国家卫生和计划生育委员会"十二五"规划教材

全国高等医药教材建设研究会"十二五"规划教材

专科医师核心能力提升导引丛书

供临床型研究生及专科医师用

# 临床应用解剖学

## Clinical Applied Anatomy

主　编　王海杰

副主编　陈　尧　杨桂姣

人民卫生出版社

PEOPLE'S MEDICAL PUBLISHING HOUSE

图书在版编目（CIP）数据

临床应用解剖学/王海杰主编.—北京:人民卫生出版社，
2014

ISBN 978-7-117-19723-6

Ⅰ.①临…　Ⅱ.①王…　Ⅲ.①人体解剖学-医学院校-
教材　Ⅳ.①R322

中国版本图书馆 CIP 数据核字（2014）第 206003 号

| 人卫社官网 | www.pmph.com | 出版物查询，在线购书 |
| 人卫医学网 | www.ipmph.com | 医学考试辅导，医学数据库服务，医学教育资源，大众健康资讯 |

临床应用解剖学

主　　编：王海杰
出版发行：人民卫生出版社（中继线 010-59780011）
地　　址：北京市朝阳区潘家园南里 19 号
邮　　编：100021
E － mail：pmph@ pmph. com
购书热线：010-59787592　010-59787584　010-65264830
印　　刷：三河市宏达印刷有限公司
经　　销：新华书店
开　　本：850×1168　1/16　印张：29
字　　数：877 千字
版　　次：2015 年 3 月第 1 版　2015 年 3 月第 1 版第 1 次印刷
标准书号：ISBN 978-7-117-19723-6/R·19724
定　　价：108.00 元

打击盗版举报电话：010-59787491　E-mail：WQ@pmph.com
（凡属印装质量问题请与本社市场营销中心联系退换）

# 编　者 <small>（以姓氏笔画为序）</small>

王顺祥（河北医科大学第四医院）　　　　杨桂姣（山西医科大学）

王海杰（复旦大学上海医学院）　　　　　郑　艳（四川大学华西医院）

王唯析（西安交通大学医学部）　　　　　范益民（山西医科大学第一医院）

许　珉（西安交通大学第二附属医院）　　徐　飞（大连医科大学）

陈　尧（四川大学基础医学与法医学院）　贾长青（中国医科大学附属盛京医院）

邵旭建（青岛大学医学院）　　　　　　　顾春东（大连医科大学附属第一医院）

张建一（中南大学湘雅医学院）　　　　　黄飞舟（中南大学湘雅三医院）

宋修军（青岛大学医学院附属青岛市立医院）鹿　欣（复旦大学附属妇产科医院）

初国良（中山大学中山医学院）　　　　　崔慧先（河北医科大学）

李洪鹏（中国医科大学）　　　　　　　　盛璞义（中山大学附属第一医院）

**绘　图**　陈丁惠（复旦大学上海医学院）

　　　　　吴国正（四川大学基础医学与法医学院）

3

# 主 编 简 介

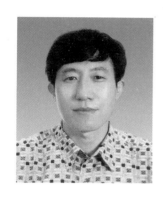

王海杰　男,复旦大学上海医学院人体解剖与组织胚胎学教授、博士生导师。曾任复旦大学上海医学院人体解剖学教研室主任。1987 年毕业于山东医科大学,获硕士学位。1992 年获日本文部省奖学金资助赴日留学,1996 年毕业于信州大学医学院,获甲级博士学位。1997 年在日本信州大学从事博士后研究工作。2006 年获国家留学基金委资助,赴美国耶鲁大学医学院 Boyer 分子医学中心留学。主要研究方向为内皮祖细胞分化、细胞自噬、血管和淋巴管新生与肿瘤转移机制。曾获省部级科技进步三等奖 6 项、中国大学出版社图书奖优秀教材二等奖和上海高校优秀教材三等奖,发表科研论文 180 多篇。任《解剖学报》、《解剖科学进展》和 *U. S. Chinese Journal of Lymphology and Oncology* 编委。主编高等医药院校研究生教材《临床局部解剖学》、"十一五"国家级规划教材《人体系统解剖学》、上海市科技著作出版基金资助专著《实用心脏解剖学》和《临床血管解剖学》、《人体局部解剖学》、《英汉人体解剖学词典》等,副主编"十二五"规划教材《人体形态学》和 *Systemic Anatomy* 等。主译 *Netter Atlas of Human Anatomy* 和 *Short Protocols in Cell Biology*。参编高等医药院校本科生和研究生教材 33 种,参考书 7 种。参译专著 4 部。

# 全国高等学校医学研究生规划教材
# 第二轮修订说明

为了推动医学研究生教育的改革与发展,加强创新人材培养,自 2001 年 8 月全国高等医药教材建设研究会和原卫生部教材办公室启动医学研究生教材的组织编写工作开始,在多次大规模的调研、论证的前提下,人民卫生出版社先后于 2002 年和 2008 年分两批完成了第一轮五十余种医学研究生规划教材的编写与出版工作。

为了进一步贯彻落实第二次全国高等医学教育改革工作会议精神,推动"5+3"为主体的临床医学教育综合改革,培养研究型、创新性、高素质的卓越医学人才,全国高等医药教材建设研究会、人民卫生出版社在全面调研、系统分析第一轮研究生教材的基础上,再次对这套教材进行了系统的规划,进一步确立了以"解决研究生科研和临床中实际遇到的问题"为立足点,以"回顾、现状、展望"为线索,以"培养和启发研究生创新思维"为中心的教材创新修订原则。

修订后的第二轮教材共包括 5 个系列:①科研公共学科系列:主要围绕研究生科研中所需要的基本理论知识,以及从最初的科研设计到最终的论文发表的各个环节可能遇到的问题展开;②常用统计软件与技术介绍了 SAS 统计软件、SPSS 统计软件、分子生物学实验技术、免疫学实验技术等常用的统计软件以及实验技术;③基础前沿与进展:主要包括了基础学科中进展相对活跃的学科;④临床基础与辅助学科:包括了临床型研究生所需要进一步加强的相关学科内容;⑤临床专业学科:通过对疾病诊疗历史变迁的点评、当前诊疗中困惑、局限与不足的剖析,以及研究热点与发展趋势探讨,启发和培养临床诊疗中的创新。从而构建了适应新时期研究型、创新性、高素质、卓越医学人才培养的教材体系。

该套教材中的科研公共学科、常用统计软件与技术学科适用于医学院校各专业的研究生及相应的科研工作者,基础前沿与进展主要适用于基础医学和临床医学的研究生及相应的科研工作者;临床基础与辅助学科和临床专业学科主要适用于临床型研究生及相应学科的专科医师。

# 全国高等学校第二轮医学研究生规划教材目录

| 13 | 医学分子生物学实验技术（第3版） | 主　编 | 药立波 |
| | | 副主编 | 韩骅　焦炳华　常智杰 |
| 14 | 医学免疫学实验技术（第2版） | 主　编 | 柳忠辉　吴雄文 |
| | | 副主编 | 王全兴　吴玉章　储以微 |
| 15 | 组织病理技术（第2版） | 主　编 | 李甘地 |
| 16 | 组织和细胞培养技术（第3版） | 主　审 | 宋今丹 |
| | | 主　编 | 章静波 |
| | | 副主编 | 张世馥　连小华 |
| 17 | 组织化学与细胞化学技术（第2版） | 主　编 | 李和　周莉 |
| | | 副主编 | 周德山　周国民　肖岚 |
| 18 | 人类疾病动物模型（第2版） | 主　审 | 施新猷 |
| | | 主　编 | 刘恩岐 |
| | | 副主编 | 李亮平　师长宏 |
| 19 | 医学分子生物学（第2版） | 主　审 | 刘德培 |
| | | 主　编 | 周春燕　冯作化 |
| | | 副主编 | 药立波　何凤田 |
| 20 | 医学免疫学 | 主　编 | 曹雪涛 |
| | | 副主编 | 于益芝　熊思东 |
| 21 | 基础与临床药理学（第2版） | 主　编 | 杨宝峰 |
| | | 副主编 | 李学军　李俊　董志 |
| 22 | 医学微生物学 | 主　编 | 徐志凯　郭晓奎 |
| | | 副主编 | 江丽芳　龙北国 |
| 23 | 病理学 | 主　编 | 来茂德 |
| | | 副主编 | 李一雷 |
| 24 | 医学细胞生物学（第3版） | 主　审 | 钟正明 |
| | | 主　编 | 杨恬 |
| | | 副主编 | 易静　陈誉华　何通川 |
| 25 | 分子病毒学（第3版） | 主　编 | 黄文林 |
| | | 副主编 | 徐志凯　董小平　张辉 |
| 26 | 医学微生态学 | 主　编 | 李兰娟 |
| 27 | 临床流行病学（第4版） | 主　审 | 李立明 |
| | | 主　编 | 黄悦勤 |
| 28 | 循证医学 | 主　编 | 李幼平 |
| | | 副主编 | 杨克虎 |

| 29 | 断层影像解剖学 | 主　编　刘树伟 |
| | | 副主编　张绍祥　赵　斌 |

| 30 | 临床应用解剖学 | 主　编　王海杰 |
| | | 副主编　陈　尧　杨桂姣 |

| 31 | 临床信息管理 | 主　编　崔　雷 |
| | | 副主编　曹高芳　张　晓　郑西川 |

| 32 | 临床心理学 | 主　审　张亚林 |
| | | 主　编　李占江 |
| | | 副主编　王建平　赵旭东　张海音 |

| 33 | 医患沟通 | 主　编　周　晋 |
| | | 副主编　尹　梅 |

| 34 | 实验诊断学 | 主　编　王兰兰　尚　红 |
| | | 副主编　尹一兵　樊绮诗 |

| 35 | 核医学（第2版） | 主　编　张永学 |
| | | 副主编　李亚明　王　铁 |

| 36 | 放射诊断学 | 主　编　郭启勇 |
| | | 副主编　王晓明　刘士远 |

| 37 | 超声影像学 | 主　审　张　运　王新房 |
| | | 主　编　谢明星　唐　杰 |
| | | 副主编　何怡华　田家玮　周晓东 |

| 38 | 呼吸病学（第2版） | 主　审　钟南山 |
| | | 主　编　王　辰　陈荣昌 |
| | | 副主编　代华平　陈宝元 |

| 39 | 消化内科学（第2版） | 主　审　樊代明　胡品津　刘新光 |
| | | 主　编　钱家鸣 |
| | | 副主编　厉有名　林菊生 |

| 40 | 心血管内科学（第2版） | 主　编　胡大一　马长生 |
| | | 副主编　雷　寒　韩雅玲　黄　峻 |

| 41 | 血液内科学（第2版） | 主　编　黄晓军　黄　河 |
| | | 副主编　邵宗鸿　胡　豫 |

| 42 | 肾内科学（第2版） | 主　编　谌贻璞 |
| | | 副主编　余学清 |

| 43 | 内分泌内科学（第2版） | 主　编　宁　光　周智广 |
| | | 副主编　王卫庆　邢小平 |

| 44 | 风湿内科学(第2版) | 主　编 | 陈顺乐　邹和健 |
| --- | --- | --- | --- |
| 45 | 急诊医学(第2版) | 主　编 | 黄子通　于学忠 |
| | | 副主编 | 吕传柱　陈玉国　刘　志 |
| 46 | 神经内科学(第2版) | 主　编 | 刘　鸣　谢　鹏 |
| | | 副主编 | 崔丽英　陈生弟　张黎明 |
| 47 | 精神病学(第2版) | 主　审 | 江开达 |
| | | 主　编 | 马　辛 |
| | | 副主编 | 施慎逊　许　毅 |
| 48 | 感染病学(第2版) | 主　编 | 李兰娟　李　刚 |
| | | 副主编 | 王宇明　陈士俊 |
| 49 | 肿瘤学(第4版) | 主　编 | 曾益新 |
| | | 副主编 | 吕有勇　朱明华　陈国强 |
| | | | 龚建平 |
| 50 | 老年医学(第2版) | 主　编 | 张　建　范　利 |
| | | 副主编 | 华　琦　李为民　杨云梅 |
| 51 | 临床变态反应学 | 主　审 | 叶世泰 |
| | | 主　编 | 尹　佳 |
| | | 副主编 | 洪建国　何韶衡　李　楠 |
| 52 | 危重症医学 | 主　编 | 王　辰　席修明 |
| | | 副主编 | 杜　斌　于凯江　詹庆元 |
| | | | 许　媛 |
| 53 | 普通外科学(第2版) | 主　编 | 赵玉沛　姜洪池 |
| | | 副主编 | 杨连粤　任国胜　陈规划 |
| 54 | 骨科学(第2版) | 主　编 | 陈安民　田　伟 |
| | | 副主编 | 张英泽　郭　卫　高忠礼 |
| | | | 贺西京 |
| 55 | 泌尿外科学(第2版) | 主　审 | 郭应禄 |
| | | 主　编 | 杨　勇　李　虹 |
| | | 副主编 | 金　杰　叶章群 |
| 56 | 胸心外科学 | 主　编 | 胡盛寿 |
| | | 副主编 | 孙立忠　王　俊　庄　建 |
| 57 | 神经外科学(第3版) | 主　审 | 周良辅 |
| | | 主　编 | 赵继宗　周定标 |
| | | 副主编 | 王　硕　毛　颖　张建宁 |
| | | | 王任直 |

| 58 | 血管淋巴管外科学（第2版） | 主　编 | 汪忠镐 | | |
| | | 副主编 | 王深明 | 俞恒锡 | |
| 59 | 小儿外科学（第2版） | 主　审 | 王　果 | | |
| | | 主　编 | 冯杰雄 | 郑　珊 | |
| | | 副主编 | 孙　宁 | 王维林 | 夏慧敏 |
| 60 | 器官移植学 | 主　审 | 陈　实 | | |
| | | 主　编 | 刘永锋 | 郑树森 | |
| | | 副主编 | 陈忠华 | 朱继业 | 陈江华 |
| 61 | 临床肿瘤学 | 主　编 | 赫　捷 | | |
| | | 副主编 | 毛友生 | 沈　铿 | 马　骏 |
| 62 | 麻醉学 | 主　编 | 刘　进 | | |
| | | 副主编 | 熊利泽 | 黄宇光 | |
| 63 | 妇产科学（第2版） | 主　编 | 曹泽毅 | 乔　杰 | |
| | | 副主编 | 陈春玲 | 段　涛 | 沈　铿 |
| | | | 王建六 | 杨慧霞 | |
| 64 | 儿科学 | 主　编 | 桂永浩 | 申昆玲 | |
| | | 副主编 | 毛　萌 | 杜立中 | |
| 65 | 耳鼻咽喉头颈外科学（第2版） | 主　编 | 孔维佳 | 韩德民 | |
| | | 副主编 | 周　梁 | 许　庚 | 韩东一 |
| 66 | 眼科学（第2版） | 主　编 | 崔　浩 | 王宁利 | |
| | | 副主编 | 杨培增 | 何守志 | 黎晓新 |
| 67 | 灾难医学 | 主　审 | 王一镗 | | |
| | | 主　编 | 刘中民 | | |
| | | 副主编 | 田军章 | 周荣斌 | 王立祥 |
| 68 | 康复医学 | 主　编 | 励建安 | | |
| | | 副主编 | 毕　胜 | | |
| 69 | 皮肤性病学 | 主　编 | 王宝玺 | | |
| | | 副主编 | 顾　恒 | 晋红中 | 李　岷 |
| 70 | 创伤、烧伤与再生医学 | 主　审 | 王正国 | 盛志勇 | |
| | | 主　编 | 付小兵 | | |
| | | 副主编 | 黄跃生 | 蒋建新 | |

# 全国高等学校第二轮医学研究生规划教材
# 评审委员会名单

**顾　问**

韩启德　桑国卫　陈　竺　赵玉沛

**主任委员**

刘德培

**副主任委员**（以汉语拼音为序）

曹雪涛　段树民　樊代明　付小兵　郎景和　李兰娟　王　辰
魏于全　杨宝峰　曾益新　张伯礼　张　运　郑树森

**常务委员**（以汉语拼音为序）

步　宏　陈安民　陈国强　冯晓源　冯友梅　桂永浩　柯　杨
来茂德　雷　寒　李　虹　李立明　李玉林　吕兆丰　瞿　佳
田勇泉　汪建平　文历阳　闫剑群　张学军　赵　群　周学东

**委　员**（以汉语拼音为序）

毕开顺　陈红专　崔丽英　代　涛　段丽萍　龚非力　顾　晋
顾　新　韩德民　胡大一　胡盛寿　黄从新　黄晓军　黄悦勤
贾建平　姜安丽　孔维佳　黎晓新　李春盛　李　和　李小鹰
李幼平　李占江　栗占国　刘树伟　刘永峰　刘中民　马建辉
马　辛　宁　光　钱家鸣　乔　杰　秦　川　尚　红　申昆玲
沈志祥　谌贻璞　石应康　孙　宁　孙振球　田　伟　汪　玲
王　果　王兰兰　王宁利　王深明　王晓民　王　岩　谢　鹏
徐志凯　杨东亮　杨　恬　药立波　尹　佳　于布为　余祥庭
张奉春　张　建　张祥宏　章静波　赵靖平　周春燕　周定标
周　晋　朱正纲

# 前　言

近十几年来,各高等医学院校相继开设了临床应用解剖学研究生课程。通过授课和实地操作,临床应用解剖学教学旨在培养研究生掌握与临床密切相关的解剖学内容,为临床工作以及相关研究奠定坚实基础。然而,迄今为止尚无适用于研究生教学的临床应用解剖学规划教材。经全国高等学校医学研究生规划教材评审委员会和人民卫生出版社批准,全国高等医学院校 21 位解剖学和外科学专家编写了研究生规划教材《临床应用解剖学》。本教材主要适用于外科学、妇产科学、眼科学、耳鼻咽喉科学和影像医学等临床专业的研究生教学,也可作为临床医师、高年级医学生和解剖学教师的参考书。

为了保证编写质量,提高编写水平,突出先进性、科学性和适用性等特点,每章分别由 1 位解剖学专家和 1 位外科学专家共同编写。在重点叙述人体各局部的表面解剖、层次结构、器官内结构、位置毗邻、神经血管的分布和变异等基础上,穿插相关疾病的发生发展机制、诊断和手术解剖等,渗透新诊断技术和新手术等临床研究进展。强调器官、结构的定位和解剖标志,注重介绍解剖操作的步骤、方法和注意事项。力求反映本教材的编写特色,即丰富的器官内解剖内容和密切的临床应用联系等。各章的内容按概述、局部层次和结构、解剖操作的顺序排列。全书共 8 章,文字 80 余万,插图 460 余幅。解剖学名词用黑体加粗表示,其常用名词后带有英文,artery、vein、nerve 和 ligament 分别用 a.、v.、n. 和 lig. 代替。插图中动脉、静脉、神经、淋巴管和淋巴结分别用红、蓝、黄、绿套色,肝门静脉和胆道分别用粉红色和绿色。书末附参考文献和中英文名词对照索引。由于受文字篇幅限制和避免偏于系统解剖学,书中没有包括脑的叙述,只有脑的解剖操作。

2013 年 4 月和 2013 年 9 月编写人员分别在成都和太原召开了编写会和定稿会,会议期间得到四川大学基础医学与法医学院人体解剖学教研室和山西医科大学人体解剖学教研室、山西医科大学第一医院神经外科的大力支持。中南大学湘雅三医院泌尿外科戴英波教授参与第四章中泌尿器官相关临床内容的编写。在此,谨向为本书的编写和出版作出贡献的单位和个人表示衷心的感谢。

由于水平所限,本教材可能存在错误和不足之处,恳请广大读者批评指正,以便在再版时改进和完善。

王海杰　陈尧　杨桂姣

2014 年 12 月于上海

# 目　录

17

# 绪　论

人体解剖学（human anatomy）是研究人体正常形态结构的科学，属于形态学范畴，可分为系统解剖学和局部解剖学。**系统解剖学**（systemic anatomy）是按人体功能系统研究各器官的位置、形态和结构等的科学。**局部解剖学**（regional anatomy）是按人体局部研究器官的位置、毗邻和层次结构等的科学。**临床应用解剖学**（clinical applied anatomy）紧密联系临床应用，研究器官和结构的位置、毗邻和层次，并通过实地解剖为临床医疗和科研奠定基础。

## 一、局部解剖学的发展简史

### （一）世界发展史

解剖学是最古老的基础医学学科之一。作为正式学科，解剖学始于古希腊时代的埃及（约公元前500年）。Hippocrates（公元前460到公元前377年）最早对解剖学作了记载。在他的著作中正确地描述了颅骨，并提出心脏包括两个心房和两个心室。Aristotle（公元前384到公元前322年）最早使用解剖（anatome）一词，该希腊词的意思是切开或分解，与拉丁词 dissecare 的意思相近。他通过动物解剖提出，心是血液循环的中心，神经不同于肌腱。他的《论解剖操作》共有16分册。Herophilus（公元前335到公元前280年）被称为"人体解剖之父"，他发现小肠起始段长约12个指幅，将其命名为十二指肠。此外，他命名了睫状体、脉络膜、视网膜、玻璃体、前列腺、乳糜管和淋巴，对肝、胰、唾液腺、子宫和输尿管等做了研究。Erasistratus（公元前310到公元前250年）解剖观察了脑和心血管，命名了大脑、小脑和三尖瓣。古罗马的 Galen（公元前201到公元前130年）出版的《医经》是西方最早的权威著作，他详细描述了血液流动、神经分支以及心和脑等器官。

Mondino（1270—1326年）于1315年公开解剖过一具女性尸体，在此基础上编著了《解剖学》。在此后200多年内，该书一直作为经典教科书。

欧洲文艺复兴时期（15—16世纪），在科学艺术蓬勃发展的影响下，人体解剖学有了较大进步。Leonardo da Vinci（1457—1519年）解剖过30多具尸体，用蜡灌注法观察了血管的走行，从而证实了血管起源于心脏。另外，他证明了空气不能直接经呼吸道进入心脏。他绘制的人体骨骼解剖学图谱细致精美。

比利时的 Vesalius（1514—1564年）是现代解剖学的奠基人。通过尸体解剖研究，于1543年出版了专著《人体结构》（*De Humani Corporis Fabrica*）。全书共七册，阐述了人体器官的形态和构造，纠正了前人的错误论点，从而为人体解剖学的深入发展奠定了基础。他命名了寰椎、砧骨、锤骨、胼胝体等。随后不久，解剖学发展为一门独立学科。1594年，Hieronymus Fabricius（1537—1619年）在意大利的帕度亚建立了著名的解剖教学实验室。他详细描述了静脉瓣、胎盘和喉。英国的 William Harvey（1578—1657年）是他的弟子之一，发现了血液循环，发表了著作《动物心脏活动和血液循环的解剖学研究》（*Exercitatio Anatomica de Motu Cordis et Sanguinis in Animalibus*）。在欧洲，直到17世纪人体解剖学才成为医学院校的重要学科，许多城市建立了解剖标本陈列馆。

随着临床医学的发展和需求，局部解剖学已成为人体解剖学的重要研究领域之一。*American Journal of Anatomy* 和 *Anatomic Record* 等期刊发表了许多高水平的局部解剖学研究论文。1978年，西欧解剖学家和临床学家创办了期刊 *Journal of Clinical Anatomy*。*Gray's Anatomy*、*Grant's Method of Anatomy*、*Grant's Dissector*、*Clinical Anatomy Principles*、*Last's Anatomy：Regional and Applied* 和 *Clinically Oriented Anatomy* 等已成为局部解剖学的经典教科书和参考书。

### （二）中国发展史

早在春秋战国时代（公元前300到公元前200年），《黄帝内经》中已有人体解剖和观察测量的记载，"若夫八尺之士，皮肉在此，外可度量切循而得之，其尸可解剖而视之……"。周朝（公元前400

年)秦越人所著的《扁鹊难经》是中国医学的经典著作,记载了较丰富的解剖方面知识。据《汉书·王莽传》记载,新莽天凤3年(公元16年),王莽令太医尚方与巧屠一起解剖被判死刑的公孙庆的尸体,不仅测量内脏器官,而且"以竹筵导其脉,知其始终……"。这是当时我国对人体解剖较详细的描述。

两宋时代,曾有尸体解剖的记载,并绘制了《五脏六腑》和《存真图》。宋慈在他著的《洗冤集录》(1247年)中详细地描述了人体器官和结构,特别是骨骼和胚胎,并附有检骨图。宋代的《铜人针灸经》,将穴位在铜质模型上标示出来。

清代道光年间,王清任(1768—1831年)编著了《医林改错》。他亲自解剖观察30余具尸体,细致描述了人体解剖学知识,对古医学书籍中的错误作了许多修正。

中国近代第一代西医学者黄宽(1828—1878年)于1857年(咸丰7年)在英国爱丁堡大学获得理学博士学位后归国,在南华医学校从事解剖学、生理学和外科学的教学工作。1867年,他在教学过程中亲自解剖过一具尸体。1881年(光绪7年),天津开办了医学馆。1893年(光绪19年),该医学馆改名为北洋医学堂,开设了人体解剖学课程。

20世纪初期,解剖学工作者前赴后继,艰苦创业。直到1913年,我国才明确人体解剖学为医学生的必修课。解剖学者勇于探索教学方法,积极编写适用于国内教学的解剖学教材。《解剖学提纲》(汤尔和,1924年)、《局部解剖学》(李定、汤肇虞,1935年)、《精选解剖学》(汤尔和,1937年)、《解剖学指导》(张查理,1938年)、《人体系统解剖学》(张岩,1945年)和《应用解剖学》(陶熙,1948年)等教科书为我国局部解剖学的发展奠定了基础。

新中国成立后,随着医学发展和医学教育的学制改革,人体解剖学分为系统解剖学、局部解剖学和组织胚胎学3门学科。各高等医药院校为本科生和专科生开设了局部解剖学课程,并根据教学特点自编或合编了教材。自1979年起,卫生部和人民卫生出版社组织出版全国高等医药院校五年制规划教材《局部解剖学》,2001年起出版八年制规划教材《局部解剖学》。另外,教育部自2009年起组织出版普通高等教育本科规划教材《局部解剖学》。这些教材的连续再版对于本科生局部解剖学教学的长期发展起到了重要作用。为了顺应医学发展趋势和满足临床医学需要,解剖学工作者编写了各类面向临床医师使用的局部解剖学参考书,如

钟世镇等主编的《临床解剖学丛书》等参考书对局部解剖学的发展和临床应用具有促进作用。近十几年来,多数高等医药院校为临床医学专业研究生开设了局部解剖学课程,选课人数很多,学生的兴趣很浓厚。2013年,国家卫生和计划生育委员会和人民卫生出版社组织编写和出版全国高等学校医学研究生规划教材《临床应用解剖学》。随着教学环境的改善和教学设备的更新,局部解剖学的教学水平逐渐提高。局部解剖学的研究工作非常活跃,在《解剖学报》、《解剖科学进展》、《解剖学杂志》和《中国临床解剖学杂志》等期刊上发表的科研论文反映我国的局部解剖学研究处于国际先进水平。

恩格斯说:"没有解剖学就没有医学"。临床应用解剖学将继续对基础医学和临床医学的发展发挥巨大的促进作用。

## 二、人体器官和结构的局部配布特点

人体可分为头部、颈部、胸部、腹部、盆部、会阴部、脊柱区、上肢和下肢等。各局部的层次结构具有许多相似之处,由浅入深为皮肤、浅筋膜、深筋膜、肌、骨和骨连接。体腔浆膜的配布、实质性内脏器官的结构以及血管神经的分布等都具有局部解剖特点。

### (一)皮肤

**皮肤**(skin)覆盖全身表面。皮肤在消化、呼吸、泌尿和生殖管道的开口处与黏膜相续,在睑缘处与睑结膜相续,在泪小点处与泪小管上皮相续。皮肤也覆盖外耳道内面和鼓膜外面。皮肤由表皮和真皮构成。由表皮衍化而来的皮肤附属器包括毛、指(趾)甲、汗腺和皮脂腺。除手掌和足底外,全身都长有毛。皮肤厚0.5～4mm。背部的皮肤比胸前壁和腹前壁的皮肤厚,但四肢前面的皮肤比后面厚。背部正中线处的皮肤最厚,其次为手掌和足底的皮肤。面部的皮肤最薄。此外,男性皮肤比女性厚,成人皮肤比小儿厚。皮肤纹理的方向和形状有着一定的规律,如指纹和掌纹。皮肤张力方向与真皮中胶原纤维束相一致,用张力线表示(绪图-1)。手术切开皮肤时应尽量沿张力线进行,以有利于皮肤切口愈合,减少瘢痕形成。幼儿皮肤的皱纹不明显。随着发育,面部、阴囊和肛门等处出现皱纹。由于皮肤弹性降低和皮下脂肪减少,老年人的皮肤皱纹明显增多。临床上可通过整形手术减少皱纹,经皮瓣移植治疗皮肤缺损。

### (二)浅筋膜

**浅筋膜**(superficial fascia)又称**皮下组织**,由疏

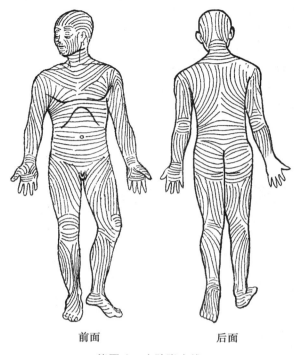

前面　　　　　　　后面

绪图-1　皮肤张力线

松结缔组织构成,位于皮肤与深筋膜之间。除眼睑、耳廓和阴茎等处的浅筋膜缺乏脂肪外,其他部位含有丰富的脂肪。浅筋膜可分为浅、深两层,即脂性层和膜性层,在腹壁下部和会阴部特别明显。浅筋膜的厚度依部位、年龄和性别的不同而差别较大。小儿和成年女性的浅筋膜较厚,而老年和成年男性较薄。颅顶、颈部、背部、手掌和足底等处的浅筋膜较致密,皮肤借纤维束连于深筋膜,故这些部位的皮肤移动度较小。在浅筋膜的两层之间有浅动脉、浅静脉、浅淋巴管、浅淋巴结、皮神经、乳腺、表情肌、掌短肌和肛门外括约肌皮下部。

### (三)深筋膜

**深筋膜**(deep fascia)又称**固有筋膜**,由致密结缔组织构成,包裹肌和深部的血管神经等。四肢和腰背部的深筋膜较厚,腹前外侧壁的深筋膜不明显。在四肢,深筋膜深入肌群之间,并附着于骨,构成肌间隔。深筋膜、肌间隔和骨构成骨筋膜鞘,骨筋膜鞘有利于各肌群的活动。深筋膜包被伴行的血管和神经形成血管神经鞘,包被腺体形成筋膜鞘或筋膜囊。在腕部和踝部,深筋膜增厚形成支持带。支持带的两端附着于骨,有约束肌腱的作用。

### (四)骨骼肌

**骨骼肌**(skeletal muscle)包括肌腹和肌腱。在手和足等处,肌腱由腱鞘包被。腱鞘可分为纤维鞘和滑膜鞘两部分。纤维鞘由深筋膜增厚形成,附着于骨,与骨围成骨纤维性管,起着滑车和约束肌腱的作用。滑膜鞘分为壁层和脏层,两层之间含少量滑液。滑液有利于肌腱在腱鞘内滑动和减少摩擦。如果肌腱在腱鞘内长期、过度用力摩擦,可发生狭窄性腱鞘炎。头部和颈部的肌较短小,四肢肌较细长。胸腹壁肌多为阔肌,轮匝肌位于面部的孔裂周围。在功能方面,肌以单块肌或肌群按关节运动轴配布。

### (五)骨骼

**骨骼**(skeleton)构成人体支架,是由全身各骨连接而成。**骨**(bone)与骨可借纤维结缔组织或软骨直接相连。椎骨间的棘上韧带、棘间韧带和黄韧带以及前臂骨、小腿骨之间的骨间膜等为纤维连接,椎间盘和耻骨间盘为软骨连接。**关节**(articulation)是骨连接的间接形式,具有关节面、关节囊和关节腔等基本构造特点。关节软骨覆盖关节面,缓冲震荡和冲击。关节囊分为纤维层和滑膜层,滑膜有产生滑液的功能。关节腔含少量滑液,呈负压。患关节炎时,可发生关节软骨损伤和关节积液。许多关节有连于相邻两骨之间的韧带,以加强关节的稳固性。在颞下颌关节、胸锁关节和膝关节内有关节盘,它使关节面更加适合,增加关节的运动形式和范围,减少震荡和冲击。在关节盂和髋臼的周缘分别有盂唇和髋臼唇,使关节窝加深,从而增加了关节稳固性。脑颅骨和椎骨分别围成颅腔和椎管,容纳脑和脊髓。胸廓和骨盆分别参与构成胸壁和盆壁,支持和保护胸、腹和盆腔内的器官。

### (六)内脏器官

**内脏器官**(visceral organ)大部分位于胸腔、腹腔和盆腔内,少部分位于头颈部和会阴部。中空性器官借孔道与外界相通。实质性器官包有结缔组织被膜或浆膜。在肺、肝和肾等实质性器官,血管和神经等结构经器官门出入。出入肺门、肝门和肾门的诸结构被结缔组织包绕,分别构成肺根、肝蒂和肾蒂。因此,手术时在器官门处显露出入结构时应注意保护血管和神经。肺段、肝段和肾段有着一定的分布规律,对于疾病诊断和手术治疗具有重要意义。

### (七)体腔

**体腔**(body cavity)包括胸膜腔、心包腔、腹膜腔和鞘膜腔等,是由壁、脏层浆膜返折形成。体腔多呈负压,内有少量的浆液,可减少脏器的摩擦。炎症时,可出现积液或浆膜粘连。

### (八)血管神经

除胸腔和腹腔内较大的动脉和静脉外,全身各部位的动脉和静脉多伴行。在前臂和小腿深部,一条动脉与两条静脉伴行。胸腔、腹腔和盆腔的内脏神经攀附器官和血管形成神经丛,再由神经丛分支至器官。在面部、颈部、体壁和四肢,除浅动脉、浅静脉和皮神经外,血管与神经伴行。颈部和四肢的血管神经束由结缔组织鞘包绕。

### (九)淋巴结

**淋巴结**(lymph node)为大小不一的圆形或椭圆形灰红色小体,多成群分布,数目不恒定。淋巴结分为浅淋巴结和深淋巴结,浅淋巴结位于浅筋膜内,深淋巴结位于深筋膜深方。淋巴结多沿血管排列,位于关节屈侧和体腔的隐蔽部位,如肘窝、腋窝、腘窝、腹股沟、脏器门和体腔大血管附近。

### 三、解剖器械的使用方法

常用的解剖器械包括解剖刀、解剖剪、无钩解剖镊、有钩解剖镊、止血钳、拉钩和探针(绪图-2)。有时需要手锯、椎管锯、肋骨钳等。解剖器械的使用方法应尽量接近手术器械使用方法,为临床手术操作养成良好习惯。

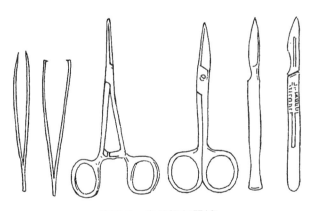

绪图-2 常用解剖器械

1. **解剖刀** 解剖刀用于切开皮肤,剥起皮肤、浅筋膜和深筋膜以及切断肌肉。刀柄用于钝性分离组织。一般用手术刀代替解剖刀,可根据需要选用不同规格的刀片。用解剖镊装卸刀片时须持稳

刀片和刀柄,以免使手受伤。如果使用普通解剖刀,应于解剖前或解剖过程中在磨刀石上磨刀,以保持刀刃锋利。解剖刀的持刀方法有执弓法和执笔法等。执弓法是用拇指与中指、无名指和小指夹持刀柄,示指按在刀背上。执笔法是用拇指、示指和中指捏持刀柄(绪图-3)。

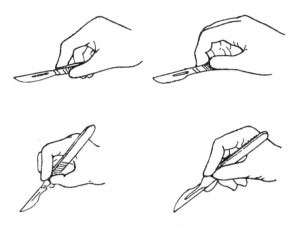

绪图-3 解剖刀持刀法

2. **解剖镊** 无齿解剖镊用于夹持各种组织,而有齿解剖镊只用于夹持皮肤。用拇指与中指和无名指夹持镊柄(绪图-4)。一般一只手持解剖镊,另一只手持解剖刀或解剖剪,也可双手同时持解剖镊分离血管和神经。如果因解剖镊上有油脂难以夹持,应及时用干抹布擦去油脂。

3. **解剖剪** 解剖剪用于剪开和分离组织。持解剖剪时,将拇指和无名指分别伸入剪柄的环内,中指抵在剪环的前方,示指按在剪轴处(绪图-4)。勿用解剖剪剪软骨和骨等硬结构,以免损坏剪刀刃。

4. **止血钳** 止血钳可用于牵拉和固定皮肤。使用方法同解剖剪。

5. **拉钩** 拉钩用于牵拉器官或结构,以便充分暴露解剖视野。一人用拉钩显露解剖视野,另一人解剖观察。在使用拉钩时,一只手握住拉钩,另一只手按在拉钩头上,以免拉钩滑过器官和

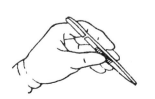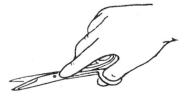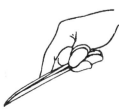

绪图-4 解剖镊和解剖剪握持法

结构。

6. 探针　探针用于探测孔、裂、沟和管道等结构。在探查过程中动作要缓慢,避免穿破管壁或造成探针弯曲。

7. 其他器械　手锯用于剖颅、锯开胸锁关节和骨盆等,椎管锯用于锯开椎弓板,肋骨钳用于剪断肋骨和下颌骨等。在使用这些器械时,手要稳,并把握好深度,以免破坏其他结构。

## 四、基本解剖方法

### (一) 皮肤解剖法

用手指触摸有关的骨性标志后,确定皮肤切口的位置。在将作切口的部位用解剖刀尖的背划痕。然后,用解剖刀沿划痕切开皮肤。皮肤切口不要过深,以免切断浅筋膜内较粗大的血管和神经。用有齿解剖镊提起皮肤边缘,使解剖刀刃与皮肤呈45°角。沿真皮下面切断连于皮肤和深筋膜之间的纤维束,从而剥起皮肤和使浅筋膜留在深筋膜上。如果皮肤较厚和剥起的皮肤面积较大,可用止血钳牵拉皮肤。要调整好解剖刀的角度,否则可能切破皮肤或切穿浅筋膜和深筋膜,甚至切入肌肉。若不解剖浅筋膜内的结构,可将皮肤和浅筋膜一起剥起。

### (二) 浅筋膜解剖法

将解剖剪伸入浅筋膜,沿与浅静脉和皮神经行走的垂直方向撑开脂肪组织,找到浅静脉和皮神经。然后,沿静脉和神经的行走方向剪开其表面的脂肪组织,分离出这些结构。保留主要的浅静脉和皮神经,用解剖刀剥除浅筋膜。

### (三) 深筋膜解剖法

剪开深筋膜,再用解剖刀将其剥起。在剥深筋膜过程中,将浅静脉和皮神经自穿出深筋膜处抽向深侧。不要剥除深筋膜形成的支持带和腱纤维鞘,以便进一步观察和解剖。在前臂近侧部和臀部等处,深筋膜与肌肉连接紧密,故不要勉强剥除这些部位的深筋膜。

### (四) 肌解剖法

沿肌的分布方向,用解剖刀的刀柄钝性分离各肌。在前臂前群肌和后群肌的近侧端,各肌之间连接紧密,故在这些部位不要分离。在有些部位,为了充分暴露深面的结构,可将浅面的肌切断或剪断。

### (五) 血管和神经解剖法

用解剖刀的刀柄或同时用两把无钩解剖镊沿血管神经束自近侧端向远侧端作钝性分离。如果分别辨认血管神经束内的结构,可采用解剖剪分离法。用解剖镊提起结缔组织鞘,再用解剖剪将其纵行剪开。然后,将解剖剪向远侧伸入结缔组织鞘与血管神经之间,撑开解剖剪,使结缔组织鞘与血管神经分离。如此反复进行,可较快地暴露血管和神经。

### (六) 淋巴结解剖法

淋巴结多位于脂肪组织或疏松结缔组织内。根据淋巴结的局部位置,用手指触摸到脂肪组织或疏松结缔组织内的淋巴结,然后用解剖剪分离暴露。

### (七) 实质性器官的解剖法

在整体上观察和触摸后,分离和观察器官蒂内的结构。剪断出入器官门的结构,取出器官,然后沿出入器官门的主要结构解剖器官内的结构。器官内解剖可采用不同的剥离法和分离法。

## 五、学习方法

1. 密切联系临床　研究生应将授课和实地操作中学到的局部解剖学内容与临床应用有机地结合起来,并将临床工作中遇到的有关问题在局部解剖学的学习过程中予以解决,为以后的临床工作和科研工作奠定基础。

2. 抓住重点内容的学习　根据所学专业明确重点学习内容,特别是从未学习过的内容。认真听讲和记录重点授课内容,仔细解剖和观察。如果实地操作时间不够,可利用课外时间。

3. 提高学习效率　遵照任课教师提出的解剖步骤和注意事项,尽量避免损坏器官和结构。提倡研究生与研究生或与任课教师进行讨论,及时解决学习过程中遇到的问题。注意观察和比较对侧的器官和结构,积极观察他人解剖出来的难以显露的结构。如果有的研究生发现变异或畸形器官和结构,每位研究生应积极观察和触摸,并掌握有关的局部解剖学知识及其临床意义。

4. 注重课外学习　由于临床局部解剖学的授课时间有限,预习是很有必要的。通过预习,了解主要学习内容和基本操作步骤,做到心中有数。课后应认真复习学过的内容,及时整理和记录实地操作体会和书中未记载的解剖发现。对于在实验室内没有解决的问题,课后通过查阅参考书进一步解决。

## 六、实验室管理

很多人关心和支持医学发展,去世后将遗体捐献给医学院校。因此,每位研究生都要尊重死者,爱护尸体,珍惜学习机会。在实地操作中,除解剖和观察的部位外,其余部位要用湿布或塑料布盖好。将剪切下来的组织和垃圾放入垃圾箱内,分别处理。将用过的刀片放入塑料瓶内,不要乱扔。实验结束时,将皮肤、浅筋膜和深筋膜复位,盖上湿布或塑料布,以防止尸体干燥。洗净和擦干解剖器械,注意保管。最后,打扫卫生,关灯、风机和空调,锁门。

（王海杰）

# 第一章　头部

## 第一节　概　述

头部(head)分为颅部和面部。脑颅骨围成颅腔,容纳脑及其被膜。面部有鼻、口、眼、耳等器官。鼻腔和口腔是呼吸、消化道的门户。视器、位听器以及口、鼻黏膜中的味器和嗅器属特殊感受器。

### 一、境界与分区

头部以下颌骨下缘、下颌角、乳突尖端、上项线和枕外隆凸的连线与颈部分界。

头部以眶上缘、颧弓上缘、外耳门上缘至乳突的连线为界,分为前下方的面部和后上方的颅部。颅部包括颅顶、颅底和颅腔三部分。颅顶又分为额顶枕区和颞区。

### 二、表面解剖

#### (一)体表标志(图1-1,图1-2)

1. **眉弓**(superciliary arch)　是位于眶上缘上方、额结节下方的弓状隆起,男性较显著。眉弓适对大脑额叶下缘,其内侧份的深面有额窦。

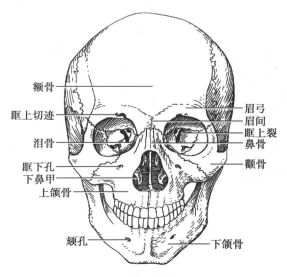

图1-1　颅骨前面

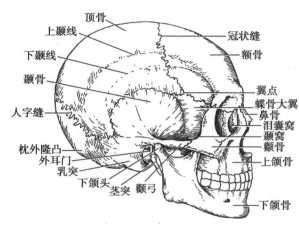

图1-2　颅骨侧面

2. **眶上切迹**(supraorbital notch)　有时为**眶上孔**(supraorbital foramen),位于眶上缘的内、中1/3交界处,距正中线约2.5cm,眶上血管和神经由此通过。用力按压时,可引起明显压痛。两侧均为切迹者占59.2%,两侧成孔者占36.1%,一侧成孔而另一侧为切迹者占4.7%。

3. **眶下孔**(infraorbital foramen)　位于眶下缘中点的下方约0.8cm处,眶下血管和神经由此穿过。可在此处进行眶下神经阻滞。

4. **颏孔**(mental foramen)　位于下颌第2前磨牙下方,下颌体上、下缘连线的中点或其稍上方,距正中线约2.5cm处。此孔呈卵圆形,实际上是一个短管,开口多向后上方。颏孔有颏血管和神经通过,为颏神经麻醉的穿刺部位。颏孔的位置和开口方向均有年龄变化,其位置可随年龄的增长而逐渐上移和后移,7~8岁儿童略低于成人位置,15岁时接近成人位置,脱牙老人由于下颌牙槽吸收接近下颌体上缘;开口方向在婴儿期朝前上方或前方,6岁以后则朝向后上方。

眶上切迹(孔)、眶下孔和颏孔之间的连线,一般为一条直线。

5. **翼点**(pterion)　为额、顶、颞和蝶骨汇合之处,位于颧弓中点上方两横指(约3.8cm)处,多呈"H"形。翼点是颅骨的薄弱部位,内面有脑膜中动脉沟,沟内有脑膜中动脉前支通过。此处受暴力打击时易发生骨折,并常伴有脑膜中动脉的撕裂出血,形成硬膜外血肿。翼点是常用的手术入路。

6. 颧弓(zygomatic arch) 由颞骨的颧突和颧骨的颞突组成,全长均可触及。颧弓上缘相当于大脑半球颞叶前端的下缘。颧弓下缘与下颌切迹之间的中点为咬肌神经封闭和上、下颌神经阻滞麻醉的进针点。

7. 耳屏(tragus) 是位于耳甲腔前方的扁平突起。在耳屏前方约1cm处可触及颞浅动脉的搏动,可在耳屏前方检查颞下颌关节的活动情况。

8. 髁突(condylar process) 位于颧弓下方和耳屏前方,张、闭口运动时可触及髁突向前、后滑动。若髁突滑动受限,将导致张口困难。

9. 下颌角(angle of mandible) 位于下颌体下缘与下颌支后缘相交处。下颌角位置突出,骨质较为薄弱,为下颌骨骨折的好发部位。

10. 乳突(mastoid process) 位于耳垂后方,其基底部的前内方有茎乳孔,面神经由此孔出颅。乳突后部的内面有乙状窦沟,容纳乙状窦。乳突根治术时,应注意勿伤及乙状窦和面神经。

11. 前囟点(bregma) 又称**冠矢点**,为冠状缝与矢状缝的相交点。在新生儿,此处的颅骨因骨化尚未完成,仍为结缔组织膜性连接,呈菱形,称为**前囟**(anterior fontanelle)。前囟在1~2岁时闭合。婴儿前囟未闭合时,临床上可依前囟的膨出或内陷判断颅内压的高低。

12. 人字点(lambda) 为矢状缝后端与人字缝的相交点。有的人此处呈一浅凹,可以触及。新生儿的后囟位于此处。后囟较前囟为小,呈三角形,生后3~6个月闭合。患佝偻病和脑积水时,前、后囟闭合较晚。

13. 枕外隆凸(external occipital protuberance) 是位于枕骨外面正中的最突出的隆起,与枕骨内面的窦汇相对应。枕外隆凸下方有枕骨导血管,颅内压增高时此导血管常扩张。施行颅后窝开颅术若采用沿枕外隆凸的正中切口时,注意勿伤及导血管和窦汇,以免导致大出血。

14. 上项线(superior nuchal line) 为自枕外隆凸向两侧延伸至乳突的骨嵴,内面与横窦平齐。

（二）体表投影

为了确定脑膜中动脉和大脑半球背外侧面主要沟回的体表投影,可使用下列6条标志线(图1-3)：①下水平线：通过眶下缘和外耳门上缘。②上水平线：经过眶上缘,与下水平线平行。③矢状线：是从鼻根至枕外隆凸的弧线。④前垂直线：通过颧弓中点。⑤中垂直线：经下颌骨髁突中点。⑥后垂直线：经过乳突基部后缘。这些垂直线向上延伸,与矢状线相交。

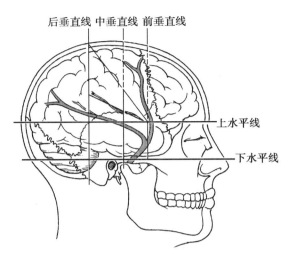

图1-3 大脑主要沟回和脑膜中动脉的体表投影

1. 脑膜中动脉 主干经过前垂直线与下水平线交点,前支通过前垂直线与上水平线的交点,后支经过后垂直线与上水平线的交点。脑膜中动脉的分支有时出现变异。探查前支时,钻孔部位在距额骨颧突后缘和颧弓上缘各4.5cm的两线相交处,探查后支时在外耳门上方2.5cm处进行。

2. 中央沟 在前垂直线和上水平线交点与后垂直线和矢状线交点的连线上,介于中垂直线与后垂直线间的一段。中央沟位于冠状缝后方约两横指处,且与冠状缝平行,其上端位于鼻根与枕外隆凸连线中点后方1cm处。

3. 中央前、后回 分别位于中央沟投影线前、后各1.5cm宽的范围内。

4. 运动性语言中枢 通常位于左侧大脑半球额下回后部,其投影区在前垂直线与上水平线相交点稍上方。

5. 外侧沟 位于上水平线与中央沟投影线夹角的等分线上,前端起自翼点,沿颞骨鳞部上缘的前份向后,终于顶结节下方附近。

6. 大脑下缘 自鼻根中点上方1.25cm处向外,沿眶上缘向后,经颧弓上缘、外耳门上缘至枕外隆凸的连线。

## 第二节 面 部

### 一、浅层结构

#### （一）皮肤

面部皮肤薄而柔软,富于弹性。面部皮肤含有较多的皮脂腺、汗腺和毛囊,是皮脂腺囊肿和疖肿的好发部位。皮肤的移动度因其与深部组织连接松紧而异,鼻尖等处连接紧密,其余部位连接疏松。面部皮纹的分布较复杂(图 1-4)。选择手术切口时,原则上应与皮纹或皱襞的方向一致,还需考虑皮下神经主支走行和面肌纤维走向。

#### （二）浅筋膜

浅筋膜由疏松结缔组织构成,颊部脂肪聚成的团块称**颊脂体**。眼睑的浅筋膜特别疏松,且不含脂肪组织,故患心、肾疾病或局部炎症时易发生水肿。浅筋膜内有神经、血管和腮腺管穿行。面部血供丰富,故创口愈合快,但创伤时出血较多。面静脉借多条途径与颅内的海绵窦交通,故面部感染可向颅内扩散。面部的小动脉有丰富的内脏运动神经分布,反应灵敏,情绪激动或患某些疾病时,面部色泽

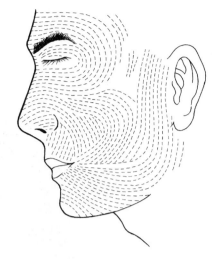

图 1-4 面部皮纹

随之变化。

#### （三）面肌

**面肌**(facial muscle)属于皮肌,薄而纤细,起自面颅诸骨或筋膜,止于皮肤,使面部产生各种表情,故又称**表情肌**。面肌主要集中在眼裂、口裂和鼻孔的周围。面肌由面神经支配,面神经受损时可引起面肌瘫痪(表 1-1)。

表 1-1 面肌

| 部位 | 名 称 | | 形状与位置 | 作 用 | 面神经支配 |
|---|---|---|---|---|---|
| 眼裂周围 | 眼轮匝肌 | 睑部 | 环状、围绕眼裂 | 眨眼 | 颞支 颧支 |
| | | 眶部 | 环状、围绕眼眶 | 闭眼 | |
| | | 泪部 | 束状、泪囊部 | 扩大泪囊,引流泪液 | |
| 鼻孔周围 | 鼻肌 | 横部 | 鼻背 | 缩小鼻孔 | 颊支 |
| | | 翼部 | 鼻翼后部 | 开大鼻孔 | |
| 口裂周围 | 浅层 | 口轮匝肌 | 环状、围绕口裂 | 闭口 | 颊支 |
| | | 提上唇肌 | 近四边形、眶下缘与上唇之间 | 上提上唇,开大鼻孔 | 颧支、颊支 |
| | | 颧肌 | 束状、提上唇肌外上方 | 牵口角向外上方 | 颧支 |
| | | 笑肌 | 束状、口角外侧 | 牵口角向外 | 颊支 |
| | | 降口角肌 | 三角形、口角下方 | 牵口角向下 | 颊支、下颌缘支 |
| | 中层 | 提口角肌 | 束状、尖牙窝 | 上提口角 | 颊支 |
| | | 降下唇肌 | 菱状、颏孔与颏联合之间 | 下降下唇 | 颊支 |
| | 深层 | 颊肌 | 长方形、颊部 | 使唇颊紧贴牙龈,参与咀嚼、吸吮 | 颊支 |
| | | 颏肌 | 锥形、颏联合两侧 | 上提颏部皮肤,前送下唇 | 下颌缘支 |

#### （四）血管、神经和淋巴引流

1. **血管** 分布于面部浅层的主要动脉为面动

脉,有同名静脉伴行(图 1-5)。

（1）**面动脉**(facial a.)：在颈动脉三角内起自

颈外动脉,穿经下颌下三角,在咬肌止点前缘处进入面部。面动脉行程迂曲,斜向内上方,经口角和鼻翼的外侧至内眦,改称**内眦动脉**(angular a.)。面动脉搏动在下颌骨下缘与咬肌前缘相交处可以

触及,面动脉供区出血时可在此处压迫止血。面动脉后方有面静脉伴行,前面被部分面肌覆盖,并有面神经的下颌缘支和颈支越过。面动脉的分支有**下唇动脉、上唇动脉**和**鼻外侧动脉**。

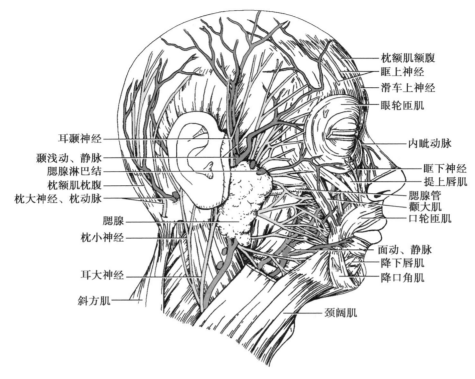

图 1-5 面部浅层结构

(2)**面静脉**(facial v.):起自**内眦静脉**,伴行于面动脉后方,在下颌角下方接受下颌后静脉的前支,穿深筋膜注入颈内静脉。面静脉经眼上、下静脉与海绵窦交通。口角平面以上的一段面静脉通常无瓣膜,面肌的收缩可使面静脉的血液逆流入颅内。在两侧口角和鼻根的三角形区域,感染有可能向颅内扩散,此区称为"危险三角"。

2. 神经 面部的感觉神经来自三叉神经,运动神经是面神经的分支。

(1)**三叉神经**(trigeminal n.):发出眼神经、上颌神经和下颌神经,其感觉支除分布于面深部外,终末支分布于相应区域的皮肤。

1)**眶上神经**(supraorbital n.):为眼神经的分支,与同名血管伴行,经眶上切迹或眶上孔穿出至皮下,分布于额部皮肤。

2)**眶下神经**(infraorbital n.):为上颌神经的分支,与同名血管伴行,穿出眶下孔,在提上唇肌深面下行,分布于下睑、鼻背外侧和上唇的皮肤。

3)**颏神经**(mental n.):为下颌神经的终支,与

同名血管伴行,穿出颏孔,在降口角肌深面分支,分布于下唇和颏区的皮肤。

三叉神经的分支在面部的分布以眼裂和口裂为界,眼裂以上为眼神经的分支分布,口裂以下为下颌神经的分支分布,两者之间为上颌神经的分支分布。

(2)**面神经**(facial n.):由茎乳孔出颅,向前穿入腮腺,先分为上、下两干,再各分为数支并相互交织成**丛**,最后呈扇形分出 5 组分支,支配面肌。

1)**颞支**(temporal branch):1~2 支,多为 2 支,经下颌骨髁突浅面或前缘上行,距耳屏前 1.0~1.5cm 出腮腺上缘。越过颧弓后段浅面,行向前上方,分布于耳、额部肌和眼轮匝肌上份。

2)**颧支**(zygomatic branch):1~4 支,多为 2~3 支,出腮腺前缘,上方的分支较细,行向前上方,经耳轮脚与外眦连线的中 1/3,越颧骨至眼轮匝肌;下方的分支较粗,沿颧弓下方 1.3mm 向前至颧肌和上唇方肌深面,分布于此二肌。在经翼点入路开颅

时,切口应尽量靠近对耳屏。分离皮下筋膜时,注意不要损伤面神经的颞支和颧支,以免引起术侧不能皱额。

3)**颊支**(buccal branch):自腮腺前缘穿出,支配颊肌和口裂周围诸肌。

4)**下颌缘支**(marginal mandibular branch):从腮腺下端穿出后,行于颈阔肌深面,越过面动、静脉的浅面,沿下颌骨下缘前行,支配下唇诸肌和颏肌。在下颌骨下缘处做手术时,切口应低于下颌骨下缘1.5~2cm,以免损伤该神经。

5)**颈支**(cervical branch):由腮腺下端穿出,在下颌角附近至颈部,行于颈阔肌深面,支配该肌。

**3. 淋巴引流** 面部浅层的淋巴管非常丰富。面前部的淋巴管注入下颌下淋巴结,面外侧部和耳廓前面的淋巴管注入腮腺浅淋巴结。另外,面部还有一些不恒定的淋巴结,如位于眶下孔附近的颧淋巴结、颊肌表面的颊淋巴结和咬肌前缘处的下颌淋巴结。以上3群淋巴结的输出淋巴管注入下颌下淋巴结。

## 二、鼻区

### (一)外鼻

**外鼻**(external nose)上部以成对的鼻骨和上颌骨的额突为支架,下部有软骨支撑,外被覆皮肤。在两侧之间的部分称**鼻根**,下延成**鼻背**,末端为**鼻尖**。鼻尖两侧扩大为**鼻翼**。鼻背下部有成对的**鼻外侧软骨**,鼻翼有**鼻翼大软骨**,鼻尖处有**鼻中隔软骨**,故鼻的下部是可动的(图1-6)。

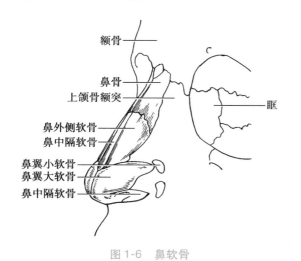

额骨
鼻骨
上颌骨额突
眶
鼻外侧软骨
鼻中隔软骨
鼻翼小软骨
鼻翼大软骨
鼻中隔软骨

图1-6 鼻软骨

### (二)鼻腔

**1. 境界** **鼻腔**(nasal cavity)以骨和软骨为支架,表面覆以黏膜。鼻腔被鼻中隔分为两半,前以**鼻孔**(naris)通外界,后经**鼻后孔**(choanae)通咽。每侧鼻腔以位于外侧壁上的弧形隆起**鼻阈**(nasal limen)分为鼻前庭和固有鼻腔。

(1)**鼻前庭**(nasal vestibule):位于鼻腔的前下部,由鼻翼和鼻中隔前部围成,略呈球形。鼻前庭由皮肤覆盖,生有鼻毛,有过滤空气的作用。

(2)**固有鼻腔**(nasal cavity proper):位于鼻阈后方,有黏膜覆盖。按功能,可将固有鼻腔的黏膜分为两区:①嗅区:位于上鼻甲和与其相对的鼻中隔部分,在活体呈苍白色或淡黄色。黏膜中有嗅细胞,其中枢突合成嗅丝,穿过筛板的筛孔,止于嗅球。②呼吸区:除嗅区外的其余部分,在活体呈红色或粉红色,血管和黏液腺丰富,可分泌黏液,具有温暖和湿润吸入空气的作用。在鼻中隔的前下部,黏膜较薄,含有丰富的毛细血管网,是鼻出血的好发部位。每侧固有鼻腔有顶、底和内、外侧壁。

1)顶:较狭窄,呈拱形,从前到后由鼻骨、额骨鼻部、筛骨筛板和蝶骨体下面构成。筛板较薄,有嗅神经和血管穿过。

脑脊液鼻漏是指脑脊液通过颅底或其他部位骨质缺损、破裂处流入鼻腔。主要表现为鼻腔间断或持续流出清亮、水样液体,早期因与血混合,液体可为淡红色。脑脊液鼻漏可分为:①创伤性脑脊液鼻漏:外伤性脑脊液鼻漏最多见,常见于车祸。约30%的颅底骨折患者伴有脑脊液鼻漏。筛板和额窦后壁甚薄,并与硬脑膜相连紧密,外伤易致骨板与硬脑膜撕裂,导致脑脊液鼻漏。蝶窦上壁骨折也是脑脊液鼻漏的常见病因。乳突上壁或咽鼓管骨部骨折可致脑脊液经咽鼓管流入鼻腔。医源性脑脊液鼻漏的原因包括中鼻甲切除术或筛窦切除术时损伤筛板、经蝶窦垂体瘤切除术等。②非创伤性脑脊液鼻漏:肿瘤源性脑脊液鼻漏是由鼻腔、鼻旁窦、颅底肿瘤直接或间接导致。先天性脑脊液鼻漏多发生在筛板、筛窦顶附近,常见原因是颅底发育畸形和颅底骨质缺损。自发性脑脊液鼻漏很罕见。经过保守治疗,部分外伤性脑脊液鼻漏可自行愈合。对保守治疗无效者应手术修补瘘口。

2)底:较宽,为上颌骨腭突和腭骨水平板构成的硬腭,分隔鼻腔和口腔。

3)内侧壁:即**鼻中隔** nasal septum,其后上部为筛骨垂直板,后下部为犁骨,前部为鼻中隔软骨。鼻中隔多偏向一侧,严重偏斜可使凹侧中鼻甲肥大。鼻中隔平直者甚少。鼻中隔偏曲是指鼻中隔向一侧或两侧弯曲,或局部形成突起,引起鼻功能障碍或产生症状。鼻中隔偏曲可采用鼻中隔矫正术和鼻中隔黏膜下切除术治疗。

4)外侧壁(图1-7):在外侧壁上可见3个向内下方卷曲的突起,分别称为**上、中、下鼻甲**,由上向下呈梯形排列,并递次增大和前移1/3。各鼻甲外侧面与鼻腔外侧壁之间的窄隙相应称为**上、中、下鼻道**。在上鼻甲后上方可出现**最上鼻甲**。上鼻甲或最上鼻甲后上方的小窝称**蝶筛隐窝**,有蝶窦的开口。在颅底及垂体病变经蝶窦入路手术

时,蝶筛隐窝是重要的解剖标志。上鼻道很短,内有筛窦后群的开口。中鼻道的前部有一浅凹,称**中鼻道前房**,其上方的弧形隆起称**鼻堤**。若将中鼻甲切除,在中鼻道中部可见一凹向上的弧形裂隙,称**半月裂孔**。裂孔下方为呈一弯形隆起的**钩突**,裂孔上方有呈圆形隆起的**筛泡**。半月裂孔向前续于**筛漏斗**,有筛窦前群的开口。筛漏斗向上借**额鼻管**通额窦。在中鼻道有上颌窦、额窦和筛窦前、中群的开口。下鼻道较长,其前部有鼻泪管的开口。各鼻甲与鼻中隔之间的窄长间隙,称**总鼻道**。

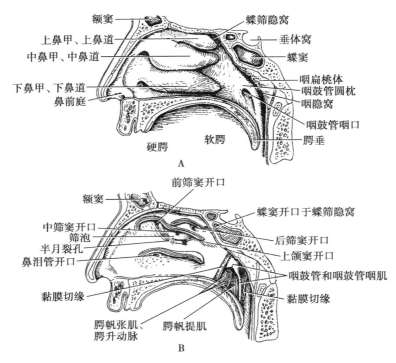

图1-7　鼻腔的外侧壁(B图中的鼻甲已切除)

窦口鼻道复合体是中鼻甲、中鼻道及其附近的结构的总称,以筛漏斗为中心,包括中鼻甲、钩突、筛泡、半月裂孔、筛窦前群、额窦口和上颌窦口等。钩突肥大、中鼻甲肥大、泡性中鼻甲、中鼻甲反向弯曲、筛泡肥大等均会影响前组鼻旁窦的通气和引流,从而导致鼻窦炎。该区域是鼻内镜手术常涉及的部位。

鼻息肉为常见的鼻病,好发于成年人,是由极度水肿的鼻腔或鼻窦黏膜在重力作用下逐渐下垂而形成,多位于鼻腔外侧壁特别是筛窦前群处。鼻息肉的治疗主要为手术切除。

2. 血管和神经

(1)动脉(图1-8)

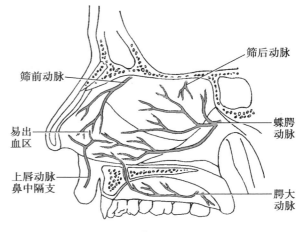

图1-8　鼻中隔的动脉

1）**蝶腭动脉**（sphenopalatine a.）：为供应鼻腔的主要血管，发自上颌动脉，经蝶腭孔入鼻腔，其外侧支分布于鼻腔外侧壁的后部和下部以及鼻腔底，内侧支分布于鼻中隔的后部和下部。术后蝶腭动脉的分支出血时，可在中鼻甲稍后方压迫或结扎该动脉。

2）**腭大动脉**（greater palatine a.）：来源于上颌动脉发出的腭降动脉，经腭大管下降，分支分布于鼻腔外侧壁后下部。主干穿腭大孔至硬腭下面，终末支向上穿切牙管，与蝶腭动脉分支吻合，分布于鼻腔底前部。

3）**筛前动脉**（anterior ethmoid a.）和**筛后动脉**（posterior ethmoid a.）：发自眼动脉，前者分支供应鼻腔外侧壁的前部和鼻中隔前部1/3，后者供应上鼻甲及相对的鼻中隔区域。

4）**眶下动脉**（infraorbital a.）：出眶下孔后分布于鼻腔外侧壁的前部。

蝶腭动脉、腭大动脉、筛前动脉、筛后动脉和上唇动脉的分支在鼻中隔前下部的黏膜下吻合，形成丰富的血管网。约90%鼻出血发生于此处，故称**易出血区**（Little区）。

（2）静脉：鼻腔的静脉在黏膜深处形成丰富的静脉丛，由静脉丛发出的静脉与动脉伴行。**蝶腭静脉**穿蝶腭孔注入翼丛，**筛前、后静脉**注入眼静脉。

（3）神经

1）**嗅神经**（olfactory n.）：分布于鼻腔黏膜的嗅部，司嗅觉。在筛板的筛孔处，嗅丝穿三层脑膜。脑膜向下连续形成神经鞘，硬脑膜与鼻腔的骨膜相续，蛛网膜和软脑膜移行为神经膜，故蛛网膜下腔延续至鼻腔。嗅部黏膜损伤或继发感染时，感染可沿此途径进入颅腔，引起鼻源性颅内并发症。

2）感觉神经：鼻腔黏膜的感觉由三叉神经传导。鼻睫神经发出的**筛前神经**（anterior ethmoid n.）分布于鼻中隔的前上部、上鼻甲和中鼻甲的前端、鼻腔外侧壁前部的黏膜。**眶下神经**（infraorbital n.）在眶下管内发出的**上牙槽前支**分布于下鼻道前部及其附近鼻腔底部的黏膜，在面部的终末支分布于鼻前庭的皮肤。翼腭神经节发出的**翼腭神经**（pterygopalatine n.）穿蝶腭孔入鼻腔，分布于上鼻甲、中鼻甲、上鼻道和鼻中隔的后部黏膜。**腭大神经**（greater palatine n.）与腭大动脉伴行，在腭大管中分支分布于下鼻甲、中鼻道和下鼻道的后部黏膜。

3）内脏运动神经：颈内动脉丛发出的岩深神经为交感神经节后纤维，在颞骨岩部尖端处与岩大神经合成**翼管神经**（n. of pterygoid canal），该神经穿翼管至翼腭窝内的**翼腭神经节**（pterygopalatine ganglion）（**蝶腭神经节**）。岩大神经为来自面神经的节前纤维，在翼腭神经节交换神经元。翼腭神经节发出的鼻支分布于鼻腔，交感神经兴奋使血管收缩，副交感神经兴奋使黏膜腺体分泌增加。

（三）鼻旁窦

**鼻旁窦**（paranasal sinus）又称**副鼻窦**，是鼻腔周围的含气空腔，共4对，开口于鼻腔的外侧壁。临床将开口于中鼻道的上颌窦、额窦和筛窦前、中群合称**前组鼻旁窦**，开口于上鼻道和蝶筛隐窝的筛窦后群和蝶窦合称**后组鼻旁窦**。前组鼻旁窦炎的分泌物主要见于中鼻道，后组鼻旁窦炎的分泌物见于上鼻道和鼻后孔。鼻旁窦内衬有黏膜，与鼻腔黏膜相续。当鼻腔黏膜发炎时，常蔓延到鼻旁窦，从而引起鼻旁窦炎。

1. 额窦（frontal sinus） 位于额鳞下部、眉弓处的两层骨板之间，多不对称，窦口向下开口于中鼻道半月裂孔前部的筛漏斗。约2%额窦未发育。急性炎症时额窦压痛点常在眶内上角处。

额窦主要由眼动脉的眶上动脉和筛前动脉分布。静脉主要注入眼上静脉。神经来自筛前神经和额神经内侧支。淋巴管注入下颌下淋巴结。

2. 筛窦（ethmoidal sinus） 位于鼻腔外侧壁上份与眶内侧壁之间，是筛骨迷路内含气的小房，可分为前、中、后3群。前、中群分别开口于中鼻道的筛漏斗和筛骨泡，后群开口于上鼻道。后群与视神经关系密切，故筛窦炎症可侵及视神经。筛窦各壁如下：①外侧壁：为纸样眶板。鼻内镜手术时，如损伤眶板易导致眶筋膜破裂和眶脂肪脱出入筛窦内，术后眼眶青紫。严重时内直肌损伤，引起眼球活动障碍和复视。②内侧壁：为鼻腔外侧壁上部。③上壁：与筛板延续，外伤和手术时此处很容易损伤，引起脑脊液鼻漏。鼻手术时若用钳夹住中鼻甲反复摇动，也容易损伤筛板。④下壁：为中鼻道外侧壁的结构，如筛泡、钩突和筛漏斗。⑤前壁：由额骨筛切迹、鼻骨和上颌骨额突组成。⑥后壁：与蝶窦相邻。

筛窦有蝶额动脉、筛前动脉和筛后动脉分布。静脉注入眼上静脉。神经来自筛前、后神经及翼腭神经节的眶支。筛窦前、中群的淋巴管注入下颌下淋巴结，后群的淋巴管注入咽后淋巴结。

3. 上颌窦（maxillary sinus） 位于上颌骨体内，为鼻旁窦中最大者，容积12～15ml。上颌窦内侧壁的后上方有上颌窦口，开口于中鼻道半月裂孔的后部。上颌窦开口的后下方有时可出现一副窦口。上颌窦开口的位置较额窦和筛窦口低,后二者感染时其分泌物可沿半月裂孔流入上颌窦口,故常合并上颌窦炎。上颌窦开口位置比窦底高,站立时不利于引流,窦内往往积脓。上颌窦各壁如下:①前壁:中央薄,其外面凹陷,称**尖牙窝**。上颌窦手术经此壁进入上颌窦腔。②后外侧壁:与翼腭窝和颞下窝毗邻,上颌窦肿瘤可侵及翼内肌,引起张口困难。③内侧壁:即鼻腔外侧壁,下鼻甲前端后方1～2cm处的骨质最薄,是上颌窦穿刺冲洗的最佳进针位置。内侧壁后上方邻接筛窦后群,此处称**筛上颌窦板**,是经上颌窦施行筛窦开放术的入路。④上壁:即眶的下壁,上颌窦感染和肿瘤可侵及眶内。外伤引起眶底爆折时,眶内容物常下垂入上颌窦内,从而导致眼球活动障碍、复视和眼球内陷。⑤下壁:即牙槽突,常低于鼻腔底,与第二前磨牙和第一、二磨牙较近,故牙根感染可引起牙源性上颌窦炎。上颌窦肿瘤侵及下壁时,可出现牙痛。

上颌窦有面动脉、眶下动脉、腭大动脉和上牙槽前、后动脉的分支分布。静脉主要注入翼丛。神经来自眶下神经发出的上牙槽前、中、后支。淋巴管注入下颌下淋巴结。

4. **蝶窦(sphenoidal sinus)** 位于蝶骨体内、垂体窝下方,常不对称。蝶窦各壁如下:①外侧壁:与海绵窦、颈内动脉和视神经管毗邻。在气化较好的蝶窦,此壁菲薄或缺损,上述结构裸露于窦腔内,手术不慎可造成严重出血和失明。②前壁:参与构成鼻腔顶的后部和筛窦的后壁,其上部有蝶窦口,开口于上鼻甲后上方的蝶筛隐窝。③后壁:骨质较厚,邻近枕骨斜坡。④上壁:为蝶鞍底,与脑垂体毗邻。⑤下壁:为鼻后孔上缘和鼻咽的顶。蝶窦的形态和大小变化很大,蝶窦可位于鞍前部或鞍后部,甚至伸入枕骨的斜坡。因此,经蝶窦手术之前应了解蝶窦的气化情况。根据气化的程度可将蝶窦分为3型:①硬化型:占2.5%,不发育或较小,不适合经蝶垂体手术。②鞍前型:15%,蝶窦仅部分气化,位于蝶鞍前方,手术有一定困难。③鞍型:75%～86%,蝶窦发育充分,呈半弧形从前、下、后方包绕蝶鞍,适合于经蝶垂体手术。约90%蝶窦腔内有隔,1隔为70%,2隔10%,3隔3.3%。因蝶窦中隔常不居中,故经蝶窦手术前应作垂体冠状CT扫描,明确蝶窦中隔与垂体及颈内动脉的关系,术中也常用X线进行监测。

蝶窦由筛后动脉和上颌动脉的咽支分布。静脉经筛后静脉注入眼上静脉。神经来自筛后神经和翼腭神经节的眶支。淋巴管注入咽后淋巴结。

## 三、口区

口(mouth)是消化管的起始部,其内腔称**口腔**(oral cavity)。口腔的前壁为上、下唇,外侧壁为颊,上壁为腭,下壁为口腔底。口腔向前经口裂与外界相通,向后经咽峡与咽相通(图1-9)。口腔被上、下牙弓分为口腔前庭和固有口腔两部分,**口腔前庭**(oral vestibule)位于上、下唇、颊和上、下牙弓之间,**固有口腔**(oral cavity proper)为位于上、下牙弓至咽峡的部分。上、下牙咬合时,口腔前庭可经第三磨牙的后方与固有口腔相通。患者牙关紧闭时可经此间隙插管注入营养物质。

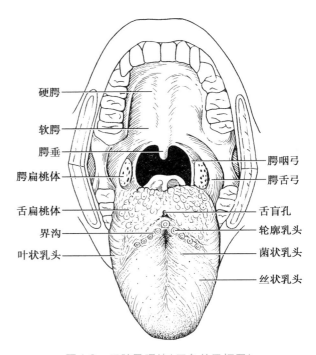

硬腭
软腭
腭垂
腭扁桃体
舌扁桃体
界沟
叶状乳头

腭咽弓
腭舌弓
舌盲孔
轮廓乳头
菌状乳头
丝状乳头

图1-9 口腔及咽峡(口角处已切开)

施行口底蜂窝织炎切开引流术时,在肿胀明显一侧下颌骨下缘下方一横指处作平行横切口,注意避免损伤面神经的下颌缘支。切开皮肤、浅筋膜及颈阔肌、封套筋膜,达下颌舌骨肌外侧的下颌骨下间隙,如有脓液即可引流。若脓肿在舌下间隙,再切开下颌舌骨肌,进入脓腔后扩张引流,并放置橡皮引流条。

### (一)口唇

**口唇**(oral lip)由皮肤、口轮匝肌及黏膜构成。上、下唇之间的裂隙称**口裂**,左、右结合处称**口角**。在口角与鼻翼稍外方有一弧形浅沟称**鼻唇沟**(nasolabial sulcus),是上唇与颊的分界线。上唇外面正中线上有一纵沟称**人中**(philtrum),其上、中1/3交界处为人中穴,常针刺或用拇指掐该穴,以抢救昏迷患者。

口唇主要动脉为面动脉在口角处发出的**上唇动脉和下唇动脉**,上唇动脉较为粗大,还发出分支至鼻中隔的前下部和鼻翼。筛前动脉和眶下动脉的分支也分布于口唇。静脉注入面静脉。淋巴管主要注入颏下淋巴结和下颌下淋巴结,上唇和口角的部分淋巴管注入耳前淋巴结。

唇裂是口腔颌面部常见的先天性畸形,因胚胎时期两侧上颌突与中鼻突融合障碍所致。唇裂的发生率约为1∶1000,男性多于女性,可以是单侧或双侧、完全或不完全的。严重者可伴有鼻翼塌陷或腭裂。采用唇裂修复术治疗。

（二）颊

颊(cheek)由皮肤、颊肌和颊黏膜构成。与上颌第二磨牙相对的颊黏膜处有腮腺管的开口。

（三）腭

腭(palate)构成固有口腔的上壁,前2/3为**硬腭**(hard palate),后1/3为**软腭**(soft palate)。软腭的前部水平,后部逐渐向后下方倾斜,称**腭帆**(velum palatinum)。腭帆的后缘游离,在中线上有一向下的突起,称**腭垂**(uvula,悬雍垂)。腭帆的两侧有两对弓形的黏膜皱襞,前方的皱襞移行于舌根两侧,称**腭舌弓**(palatoglossal arch);后方的皱襞移行于咽侧壁,称**腭咽弓**(palatopharyngeal arch)。腭垂、腭帆游离缘、两侧的腭舌弓和舌根共同围成**咽峡**(isthmus of fauces),是口腔和咽的分界(图1-9)。

腭裂较常见,可单独发生或并发唇裂,后者称唇腭裂。唇腭裂的发病率为1.82∶1000,男女之比为1.5∶1。在唇裂和腭裂,单纯唇裂约占25%,单纯腭裂35%,唇腭裂40%。腭裂是由胚胎发育过程中双侧上颌突和腭突的合并障碍所致。可分为:①软腭裂:仅软腭裂开,有时只限于腭垂。一般不伴唇裂,女性多见。②不完全性腭裂:软腭裂开伴有部分硬腭裂,有时伴发单侧不完全唇裂。③单侧完全性腭裂:腭垂至切牙孔完全裂开,与牙槽裂相连,常伴发同侧唇裂。④双侧完全性腭裂:常伴发双侧唇裂,鼻中隔以及上颌和上唇的部分位于两侧裂隙之间。腭裂患儿不能使口腔产生负压,引起吸乳困难,常导致营养不良。易发生中耳炎和呼吸道感染。重度腭裂时常有吸吮和吞咽功能障碍,引起营养障碍和吸乳时呛咳,可发生吸入性肺炎。严重时可致发音障碍,常出现开放性鼻音或构语不清。治疗采用腭裂整复手术,原则是利用裂隙邻近的组织瓣封闭裂隙,延长软腭,将错位的组织结构复位,以恢复软腭的生理功能;利用咽后壁组织瓣增加软腭长度,利用咽侧组织瓣缩小咽腔宽度,以改善腭咽闭合。

（四）牙

牙(tooth)嵌于上、下颌骨的牙槽内,分别排列成上、下牙弓。牙可分为牙冠、牙颈和牙根3部分,**牙冠**(crown of tooth)露在口腔,**牙颈**(neck of tooth)由**牙龈**(gum)固定,**牙根**(root of tooth)嵌入牙槽中。切牙、尖牙只有一个牙根,前磨牙一般也只有一个牙根,上颌磨牙有3个牙根,下颌磨牙有2个牙根。牙根与牙槽骨之间连有**牙周膜**。牙脱落后,牙槽骨则逐渐萎缩、变形或消失。**牙腔**(dental cavity)内容纳神经、血管、淋巴管和结缔组织等组成的**牙髓**(dental pulp),牙髓炎时可出现疼痛剧烈(图1-10)。

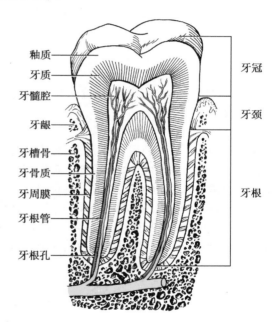

图1-10　牙的构造模式图

釉质
牙质
牙髓腔
牙龈
牙槽骨
牙骨质
牙周膜
牙根管
牙根孔

牙冠
牙颈
牙根

人的一生先后有两副牙,即**乳牙**和**恒牙**。一般在出生后6个月开始萌出乳牙,3岁出全,6岁左右乳牙开始脱落,被长出的恒牙所代替。12~14岁恒牙出全,唯有第3磨牙迟至14~28岁或更晚一些时间方可萌出,故又称**迟牙**或**智牙**。乳牙在上、下颌左右各5个,共计20个。恒牙在上、下颌左右各8个,共计32个。在临床上为记录牙的位置,常以患者的方位为准,以"+"记号划分4区表示上、下颌左、右侧的牙位。通常以罗马数字表示乳牙,阿拉伯数字表示恒牙(图1-11)。

分布于上颌牙的动脉为上颌动脉发出的上牙槽前、中、后动脉,下颌牙由下牙槽动脉供血。静脉与同名动脉伴行,注入下颌后静脉和翼静脉丛。感

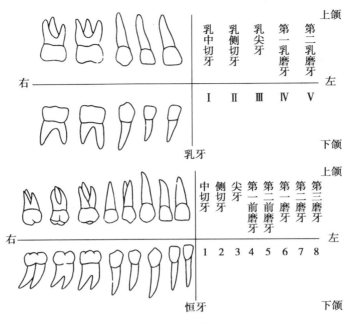

| | 乳中切牙 | 乳侧切牙 | 乳尖牙 | 第一乳磨牙 | 第二乳磨牙 | 上颌 |
|---|---|---|---|---|---|---|

右 ——————————— 左

I Ⅱ Ⅲ Ⅳ Ⅴ

下颌

乳牙

| | 中切牙 | 侧切牙 | 尖牙 | 第一前磨牙 | 第二前磨牙 | 第一磨牙 | 第二磨牙 | 第三磨牙 | 上颌 |
|---|---|---|---|---|---|---|---|---|---|

右 ——————————— 左

1 2 3 4 5 6 7 8

下颌

恒牙

图 1-11　牙的排序

觉神经与同名血管伴行。淋巴管注入颏下淋巴结和下颌下淋巴结。

（五）舌

舌（tongue）位于口腔底，以"∧"形界沟分为舌根和舌体两部分，舌体的前端为舌尖。舌根部有丰富的**舌扁桃体**（lingual tonsil）。舌上面和侧缘的黏膜上有许多**轮廓乳头**（vallate papilla）、**菌状乳头**（fungiform papilla）、**叶状乳头**（foliate papilla）和**丝状乳头**（filiform papilla），其中前3种乳头中含有味

蕾（图1-9）。丝状乳头的上皮不断角化脱落，与唾液及食物残渣相混，在舌的表面形成一薄层白色舌苔。舌苔的厚度和色泽变化常作为临床诊断的依据。舌下面黏膜光滑，中线上有纵行的**舌系带**（frenulum of tongue）连于口腔底，其根部两侧有**舌下阜**（sublingual caruncle），此是下颌下腺和舌下腺的导管开口处。舌下阜向后外侧延伸为**舌下襞**（sublingual fold），其深面有**舌下腺**（sublingual gland）。舌下腺导管开口于舌下襞（图1-12）。儿

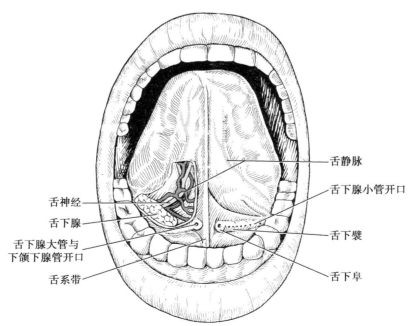

舌神经

舌下腺

舌下腺大管与
下颌下腺管开口

舌系带

舌静脉

舌下腺小管开口

舌下襞

舌下阜

图 1-12　舌（下面）

童早期发音不准,大多数都不是舌系带过短所致。只有当儿童发音时,"2"这个音(卷舌音)发不准,而非卷舌音都能准确发音,卷舌时舌尖不能触及硬腭,舌不能向前伸出下唇,且舌尖被紧张的舌系带拉出深沟,才能确诊为舌系带过短。治疗方法为舌系带矫正手术。

舌肌分为舌内肌和舌外肌。舌内肌包括舌纵肌、舌横肌和舌垂直肌,3 种肌纤维互相交错,收缩时使舌的形态发生改变。舌外肌起自舌外,止于舌内,其中最主要的是颏舌肌。**颏舌肌**(genioglossus)左右各一,起于下颌骨的颏棘,扇形分散于舌体中线两侧,两侧同时收缩使舌前伸,一侧收缩时舌尖伸向对侧(图 1-13)。当一侧颏舌肌瘫痪,伸舌时舌尖偏向瘫痪侧。

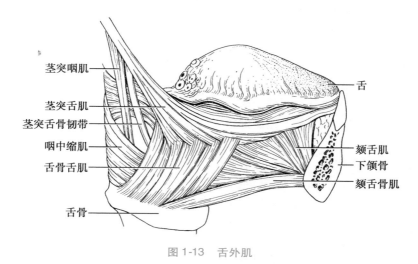

图 1-13　舌外肌

舌的主要动脉为**舌动脉**(lingual a.),面动脉的扁桃体支和腭升支、咽升动脉的分支也分布于舌根。喉上动脉的会厌支与舌动脉的舌背支吻合。舌动脉发出下列分支:①**舌背动脉**:2 ~ 3 支,在舌骨舌肌深面发出,向上行至舌根的背部,并至腭扁桃体、软腭和会厌等处。②**舌下动脉**:是舌动脉在舌骨舌肌前缘处发出的两个终末支之一,行于舌下腺内侧,沿途发支至舌肌、舌下腺、下颌舌骨肌、口底黏膜、牙龈等处。该动脉穿过下颌舌骨肌与面动脉发出的颏下动脉肌支吻合。③**舌深动脉**:是舌动脉在舌骨舌肌前缘处发出的另一终末支,上行至舌的下面,再转向前方至舌尖,沿途发支上行,分布于舌下部的肌和舌下面黏膜。每侧舌的静脉血经**舌背静脉**和**舌深静脉**回流,前者接受舌背和侧缘的静脉,向下注入**舌静脉**(lingual v.);后者与同名动脉伴行,在舌下面可透过黏膜清楚地见到此静脉,于舌骨舌肌前缘处接受**舌下静脉**,与舌下神经伴行,注入面静脉、颈内静脉或舌静脉。

舌背淋巴管注入颈外侧深淋巴结,特别是颈内静脉二腹肌淋巴结。舌边缘淋巴管引流舌上面外侧 1/3、舌侧缘、舌下面外侧份的淋巴,向下注入下颌下淋巴结,后部有的淋巴管直接注入颈内静脉二腹肌淋巴结。舌下部的中央淋巴管向下注入下颌下淋巴结或颈外侧深淋巴结。

舌黏膜有舌神经(含有鼓索纤维,舌前 2/3)和舌咽神经(舌后 1/3)分布,舌肌由舌下神经支配。

**舌下间隙**(sublingual space)位于口底肌上方,上界为舌体和口底黏膜,下界为下颌舌骨肌和舌骨舌肌,前外侧界为下颌体,后界为舌根。舌下间隙内有舌下腺、下颌下腺深部及其导管、舌神经、下颌下神经节、舌下神经和血管等。此间隙向后上与翼下颌间隙相通,在前方与对侧同名间隙相通。

## 四、眶区

### (一)境界

**眶**(orbit)为 4 壁锥体形深腔,底朝前外,尖向后内(图 1-1)。眼外伤时,可发生爆裂性眶壁骨折,通常发生在眶内侧壁和下壁。当致伤物直径大于眶口时,外力使眶内压力骤升,致相对薄弱的内侧壁、下壁发生骨折,然而在多数情况下避免了眼球破裂。眶壁骨折的主要表现有复视(眼球运动障碍所致)、眼球内陷(眼内容物疝入鼻旁窦或眶内脂肪萎缩所致)。如果骨折累及眶尖,可损伤视神经,出现严重的视力障碍。对于明显复视和眼球内陷的眶壁骨折可考虑手术治疗。

1. **底**　即眶口,略呈四边形,向前下外倾斜。眶上缘中、内 1/3 交界处有眶上孔或眶上切迹,眶下缘中份下方有眶下孔。

2. 尖　指向后内,经视神经管通向颅中窝。

3. 上壁　由额骨眶部构成,较薄,尤其是额叶脑回压迹处。在内侧部,额窦和筛窦有时可伸入上下骨膜之间。前外侧部有**泪腺窝**,容纳泪腺,前内侧部有容纳上斜肌滑车的凹陷。约在10%的颅骨上,该凹陷后方有**滑车棘**。**筛前孔和筛后孔**位于额筛缝的边缘上。眶上切迹或眶上孔位于眶上缘中、内1/3交界处,眶上神经和血管经此走行。手术时,用骨凿沿眶上神经和血管周围凿开眶上孔,将神经和血管连同带蒂骨膜向下游离,可避免神经血管损伤。

4. 内侧壁　最薄,由前向后为上颌骨额突、泪骨、筛骨眶板和蝶骨体,与筛窦和鼻腔相邻。前下份有卵圆形**泪囊窝**,容纳泪囊,此窝向下经**鼻泪管**通鼻腔。

5. 下壁　主要由上颌骨构成。下壁下方有上颌窦。在下壁和外侧壁交界处后份,**眶下裂**(inferior orbital fissure)向后通颞下窝和翼腭窝。该裂中部有前行的眶下沟,向前导入眶下管,开口于眶下孔。眶下裂主要有上颌神经通过。

6. 外侧壁　由前方的颧骨和后方的蝶骨大翼构成,后者分别借眶上裂和眶下裂与上壁和下壁分开。**眶上裂**(superior orbital fissure)位于蝶骨大、小翼之间,平均长为20.8mm,宽7.5mm。眶上裂通过的神经血管包括动眼神经、滑车神经、展神经、眼神经的分支(泪腺神经、额神经和鼻睫状神经)、脑膜中动脉的眶支、眼静脉、来自海绵丛的交感神经和进入睫状神经节的交感根和感觉根等。眶上裂处的神经受损时,可出现复杂的眼部症状,如上睑下垂、眼球固定、角膜反射消失、额部感觉障碍等,即眶上裂综合征。眶缘稍内方(约在额颧缝下方1.1mm)的突起称**外侧结节**,是睑外侧韧带、外直肌固定韧带、上睑提肌腱膜和眼球悬韧带的附着处。外侧壁有**颧眶孔**,颧神经通过。颧神经分为颧面神经和颧颞神经,分别经颧面孔和颧颞孔至颧骨外侧面。眶外侧壁最坚固,前、后端分别与颞窝和颅中窝相邻。

眶内肿瘤可引起眼球突出。筛窦后群和蝶窦紧邻视神经,这些鼻旁窦肿瘤可破坏眶壁,侵入眶内,压迫视神经及其他眶内容物。颅中窝内的肿瘤容易通过眶上裂侵入眶腔,而颞下窝的肿瘤可通过眶下裂侵入眶腔。

**(二) 内容**

眶区包括眶、眼球、眼副器以及眶内的血管神经等(图1-14)。

1. 眼球(eyeball)　呈球形,后方借视神经连于间脑。眼球由眼球壁及其内容物组成。眼外伤包括眼球穿孔伤、挫伤、化学或热烧伤及辐射电击伤等,其中眼球穿孔伤[包括角膜和(或)巩膜穿孔伤]和挫伤较常见。义眼是在先天或后天性眼球缺失或眼球严重变形等情况下为改善外观而使用的一种弥补物。

(1) 眼球壁:分为外、中、内3层。

1) **外膜(纤维膜)**:由强韧的纤维结缔组织构成,具有支持和保护作用。可分为前方的**角膜**(cornea)和后方的**巩膜**(sclera)两部分。角膜暴露在外,很容易受伤。角膜移植是治疗因角膜病致盲的有效方法,术式包括穿透性角膜移植和板层角膜移植,前者是指用健康供眼的全层角膜置换病变角膜,后者为保留患眼角膜内皮细胞,以健康供眼除内皮细胞以外的角膜组织置换患眼病变角膜组织。由于正常角膜无血管,阻止了免疫系统对移植抗原的识别,此外角膜可产生免疫抑制因子,房水也有一定的免疫抑制作用,故在所有组织器官移植中角膜移植的成功率最高。

2) **中膜(血管膜)**:富有血管和色素细胞,呈棕黑色,又称**葡萄膜或色素膜**,具有营养眼内组织及遮光作用。由前向后分为**虹膜**(iris)、**睫状体**(ciliary body)和**脉络膜**(choroid)。

3) **内膜(视网膜 retina)**:由两层构成,外层为色素部,由单层色素上皮构成;内层为神经部,可分为视部、睫状体部和虹膜部。检眼镜检查时可观察到视神经盘、黄斑和视网膜中央动、静脉。**视神经盘**(optic disc)又称**视神经乳头**,多呈竖椭圆形,直径约为1.5mm。中央处的生理性凹陷称**视杯**。视杯与视神经盘之比增加是青光眼的重要临床表现之一。**黄斑**(macula lutea)位于视神经盘颞侧约3.5mm处,直径约3mm。在检眼镜下**中央凹**(fovea centralis)呈针尖样的小亮点,称黄斑中央凹反光。

视网膜由色素细胞层和神经细胞层构成,色素细胞层牢固附着于脉络膜,但神经细胞层与色素细胞层的附着较疏松。视网膜脱离是指神经细胞层与色素细胞层分离,可分3类:①穿孔性视网膜脱离:液化的玻璃体经裂孔进入视网膜两层之间。裂孔由视网膜萎缩或由玻璃体液化、后脱离、附着部位对视网膜向前牵拉形成,前缘处的裂孔多由外伤所致。约80%以上裂孔发生于视网膜的周边部。②牵拉性视网膜脱离:由糖尿病性视网膜病变、视网膜静脉阻塞、Eales病等视网膜缺血引起的新生血管膜的牵拉,或眼球穿透伤后纤维组织增生引起

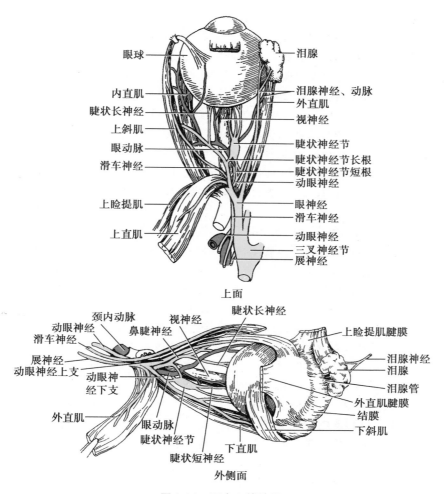

图 1-14 眶内血管神经

的牵拉所致。③渗出性视网膜剥离:见于渗出性视网膜炎、急性弥漫性脉络膜炎、妊高征性视网膜病变等,渗出液积聚于视网膜下方。视网膜脱离的治疗原则是尽早手术。

(2)眼球内容物:包括房水、晶状体和玻璃体。这些结构透明,无血管,与角膜构成眼的折光装置,使物像投射于视网膜上。如果眼轴较长或屈光系统的屈光率过强,物像落在视网膜前,称近视。反之,眼轴较短或屈光系统的屈光率过小,物像落在视网膜后,称远视。

1) **房水**(aqueous humor):为无色透明的液体,充满于眼前房和后房内。房水由睫状体产生,经眼后房、瞳孔进入眼前房,再经虹膜角膜角处的虹膜角膜角隙进入巩膜静脉窦,最后注入眼静脉。房水除有屈光作用外,还有营养角膜和晶状体以及维持眼压的功能。

房水回流受阻(如虹膜与晶状体粘连或虹膜角膜角狭窄)时,眼内压增高,可导致视力减退甚至失明,称为青光眼。一般将青光眼分为3类:①先天性青光眼:又可分为婴幼儿型青光眼和青少年型青光眼。形成原因是胎儿发育过程中前房角异常,房水引流障碍,导致眼压升高。②原发性青光眼:在急性闭角型青光眼,眼内房角突然狭窄或关闭,房水不能及时排出,眼压急剧升高。多发于中老年人,40岁以上占90%,女性发病率较高,男女比例为1:4。在慢性闭角型青光眼,发病年龄在30岁以上。发作一般有明显诱因,如情绪激动、视疲劳、用眼及用脑过度、长期失眠、习惯性便秘、妇女在经期、用药不当等。在开角型青光眼,多发生于40岁以上,25%的患者有家族史,绝大多数患者无明显症状,发作时前房角开放,但虹膜角膜角隙狭窄。③继发性青光眼:继发于某些眼部和全身疾病。青光眼的治疗原则为通过手术和药物降低眼压以及应用神经营养因子和维生素等保护视神经。

2) **晶状体**(lens):位于虹膜与玻璃体之间,为富有弹性的双凸镜状的透明体,后面较前面隆凸。

直径约9mm，厚约4mm。晶状体表面包有透明而具有高度弹性的晶状体囊，实质可分为晶状体皮质和晶状体核。晶状体周缘与睫状突之间有**睫状小带**（ciliary zonule）相连，故晶状体的曲度可随睫状肌舒缩而改变。看近物时，睫状肌收缩，使睫状体向前内方移动，睫状小带放松，晶状体借助本身的弹性而变凸，屈光力增强。看远物时，与此相反。晶状体的调节作用能使所看物体在视网膜上形成清晰的物像。随着年龄的增长，晶状体变硬，其弹性降低和调节能力减退，看近物时模糊，看远物时较清晰，出现老视。

老化、遗传、局部营养障碍、免疫与代谢异常、外伤、中毒、辐射等引起晶状体代谢紊乱，导致晶状体蛋白质变性而发生混浊，称为白内障。此时光线被混浊晶状体阻扰无法投射在视网膜上，导致视物模糊。可分为老年性、并发性、外伤性、代谢性、放射性、药物及中毒性白内障6种。老年性白内障最常见，多见于40岁以上，且随年龄增长而增多，与多因素相关。并发性白内障并发于其他眼病。常规采用白内障摘除术治疗，分为囊内摘除和囊外摘除两种术式，前者是将晶状体囊、皮质和核全部摘除，后者是在保留一部分晶状体囊的情况下将皮质和核取出。然后，植入人工晶状体。囊外摘除手术向着切口逐渐减小的微创手术发展，近年来超声乳化手术和可折叠人工晶状体的普及使白内障摘除手术更加完善。

3）**玻璃体**（vitreous body）：为无色透明的胶状物质，充满于晶状体和视网膜之间，占眼球内容积的4/5。玻璃体对视网膜具有支持作用，使视网膜与脉络膜相贴。在外伤或手术中，一旦发生玻璃体丢失，容易导致视网膜脱离。若玻璃体混浊，可影响视力。

**2. 眼副器** 包括眼睑、结膜、泪器、眼球外肌、眶脂体和眼球筋膜鞘等，对眼球起支持、保护和运动作用。

（1）**眼睑**（eyelid）：分为上睑和下睑，位于眼球前方，是保护眼球的屏障。上、下睑之间的裂隙称**睑裂**。眼睑由浅至深分为5层：皮肤、皮下组织、肌层、睑板和睑结膜。睑的皮肤薄。睫毛根部的睑缘腺发炎时形成睑腺炎。皮下组织疏松，缺乏脂肪组织。肌层主要是眼轮匝肌睑部，该肌收缩闭合睑裂。在上睑还有上睑提肌。睑板为半月形致密结缔组织板。上、下睑板的内、外两端借横位的睑内、外侧韧带与眶缘连接。**睑内侧韧带**较坚韧，前面有内眦动、静脉越过，后面有泪囊，该韧带是施行泪囊

手术时寻找泪囊的标志。睑板内有许多的与睑缘垂直排列的睑板腺，其导管开口于睑后缘。睑板腺导管被阻塞时形成睑板腺囊肿，又称睑板腺囊肿。在上睑板上缘和下睑板下缘处，各有一薄层结缔组织连于眶上、下缘，称为**眶隔**。它与眶骨膜相互延续，是眶筋膜的一部分。

睑内翻指眼睑特别是睑缘向眼球方向卷曲的位置异常。睑内翻达一定程度时，睫毛倒向眼球。因此，睑内翻和倒睫常同时存在。睑内翻可分为3类：①先天性睑内翻：大多因内眦赘皮、睑缘部轮匝肌过度发育或睑板发育不全所致。②痉挛性睑内翻：多发生于下睑，常见于老年人。由于眶隔和下睑皮肤松弛，失去对睑轮匝肌收缩的牵制；老年人眶脂肪减少，眼睑后面缺少足够的支撑所致。受炎症刺激（如结膜炎、角膜炎、结膜异物等）时，眼轮匝肌特别是近睑缘肌纤维反射性痉挛，可导致急性痉挛性睑内翻。③瘢痕性睑内翻：因睑结膜及睑板瘢痕所致，多伴有倒睫。常见于沙眼。瘢痕性睑内翻采用睑板楔形切除术或睑板切断术治疗。

上睑下垂是指上睑提肌和Müller平滑肌的功能不全或丧失，导致上睑部分或全部下垂。轻者不遮盖瞳孔，重者遮盖部分或全部瞳孔。为了克服视力障碍，需仰首视物，而形成仰头皱额的特殊姿态。先天性上睑下垂绝大多数是因动眼神经核和上睑提肌发育不全所致，为常染色体显性遗传。后天性上睑下垂的原因包括动眼神经麻痹、上睑提肌损伤、Horner综合征、重症肌无力和机械性障碍（如上睑肿胀或新生物）。手术治疗采用上睑提肌缩短术。

（2）**结膜**（conjunctiva）：是一层薄而透明的黏膜，富有血管。受到化学气体、烟雾、灰尘等刺激或感染时，结膜容易充血。按其所在部位分为3部分。

1）**睑结膜**（palpebral conjunctiva）：覆盖于眼睑内面，与睑板结合紧密。检查时可透视深层的小血管以及平行排列并垂直于睑缘的睑板腺。凡是引起睑内翻的各种原因均能造成倒睫，其中以沙眼最为常见。然而，有倒睫不一定有睑内翻，如睑缘炎、睑腺炎、睑烧伤、睑外伤均可因睑结膜瘢痕引起倒睫。倒睫患者常有眼痛、畏光、流泪、异物感等症状。由于睫毛经常摩擦角膜，可引起角膜混浊、血管新生或溃疡。

2）**球结膜**（bulbar conjunctiva）：覆盖于巩膜前面，在角膜缘处移行为角膜上皮。除在角膜缘处与

巩膜紧密结合外,其余部分与巩膜连接疏松。眼球受到挤压、剧烈咳嗽或猛烈打喷嚏时,可引起球结膜的毛细血管破裂,导致结膜下出血。出血初期呈鲜红色,随着血液吸收逐渐变为棕色。一般 7～12 天内自行吸收。翼状胬肉是睑裂部肥厚的球结膜及其深面的纤维血管组织,为眼科常见病和多发病。胬肉多见于鼻侧,呈三角形,向角膜生长,甚至可覆盖瞳孔区。多见于户外劳动者,以渔民、农民发病最多,可能与风尘、日光、烟雾等长期的环境刺激有关。多无自觉症状或仅有轻度不适,胬肉伸展至角膜时由于牵扯而产生散光,覆盖瞳孔区时造成视力障碍。小而静止的翼状胬肉无须治疗。进行性胬肉或胬肉已接近瞳孔区而影响视力时需行手术切除,术式包括单纯切除术、切除联合游离球结膜瓣移植术或结膜瓣转位等。

3）**结膜穹隆**(conjunctival fornix):位于睑结膜与球结膜相互移行处,分别构成**结膜上穹**和**结膜下穹**。

(3)**泪器**:由泪腺和泪道构成。**泪腺**(lacrimal gland)位于眶上壁前外侧份的泪腺窝内,有 10～20 条排泄小管开口于结膜上穹外侧部。泪道包括**泪点**(lacrimal punctum)、**泪小管**(lacrimal ductule)、**泪囊**(lacrimal sac)和**鼻泪管**(nasolacrimal duct)。慢性泪囊炎是一种较常见的眼病,与沙眼、泪道外伤、鼻炎、鼻中隔偏曲、下鼻甲肥大等有关。由于鼻泪管的阻塞或狭窄,泪液滞留于泪囊内,伴发细菌感染。由于女性鼻泪管相对细长,本病多见于中老年女性。主要症状为溢泪。用手指挤压泪囊区时有黏液或脓性分泌物自泪点流出。除药物治疗外,常用术式是泪囊鼻腔吻合术。

(4)**眼球外肌**:包括运动眼球的 4 块直肌、2 块斜肌和上提上睑的上睑提肌。直肌共同起于视神经管周围的**总腱环**(Zinn 肌环),向前分别在眼球的上、下、内、外 4 个方向止于巩膜前半部。**上直肌**(superior rectus)使瞳孔转向上内方,**下直肌**(inferior rectus)使瞳孔转向下内方,**内直肌**(medial rectus)使瞳孔转向内侧,**外直肌**(lateral rectus)使瞳孔转向外侧。**上斜肌**(superior obliquus)起自总腱环,位于上直肌和内直肌之间,沿眶内壁上部前行,以细腱通过附于眶壁内上方的纤维滑车,然后转向后外,在上直肌下方止于巩膜。收缩时使瞳孔转向外下方。**下斜肌**(inferior obliquus)起自眶下壁内侧部,止于巩膜外下面。收缩时使瞳孔转向外上方。**上睑提肌**(levator palpebrae superioris)起自视神经管稍前方的眶顶,在上直肌上面前行,逐渐增宽成膜状,止于上睑,作用为上提上睑。

眼球活动时,并非单一肌的作用,而是两眼球数肌的协同动作。如侧视时,一侧眼的外直肌和另一侧眼的内直肌同时收缩。

(5)**眶脂体**(adipose body of orbit):为眼球、眼肌和泪器等之间的间隙填充有大量的脂肪组织,起支持作用。眶脂体与眼球之间,隔有致密的纤维膜,称为**眼球鞘**(Tenon 囊)。该鞘包裹眼球大部,前方起于角膜缘稍后方的巩膜上,后方至视神经周围。鞘的后部厚而坚韧,有出入眼球的血管和神经穿过。前部较薄,有 6 块眼肌穿过,在眼肌的附着处延续为肌的筋膜鞘。肌筋膜鞘前部较厚,向后逐渐变薄。眼球鞘内面光滑,与眼球间的间隙称**巩膜外隙**。眼球在此间隙中可灵活转动。

3. **眶内血管**

(1)**眼动脉**(ophthalmic a.)(图 1-14):在视神经下方经视神经管入眶。在眶内,动脉先位于视神经外侧,后斜跨视神经上方至眶内侧壁,在上斜肌下方继续向前,分为滑车上动脉和鼻背动脉。眼动脉除发出肌支营养眼球外肌外,还发出下列分支。

1）**视网膜中央动脉**(central a. of retina):在眼球后约 0.5～1cm 处自视神经下面穿入该神经,向前穿经神经中央,至视神经盘处先分为上、下两支,再分别分为**视网膜颞侧**、**鼻侧上小动脉**和**视网膜颞侧**、**鼻侧下小动脉**,营养视网膜。黄斑的中央凹无血管分布。视网膜中央动脉的分支呈鲜红色,而伴行静脉呈暗红色,动脉与静脉管径之比为 2:3。动脉硬化时,管径变细,不均匀,反光增强,可出现动静脉交叉压迫征。视网膜血管壁异常时,可引起出血、脂质渗出。

2）**泪腺动脉**(lacrimal a.):沿外直肌上缘至泪腺,并发分支至眼睑和结膜。

3）**睫状动脉**(ciliary a.):分支如下:①**睫后短动脉(脉络膜动脉)**:分为约 20 支,沿视神经周围穿过巩膜,分布于脉络膜。②**睫后长动脉(虹膜动脉)**:在视神经内、外侧各 1 条,沿巩膜与脉络膜之间前行,在虹膜边缘处形成**虹膜动脉大环**,由该动脉环发出细支,在瞳孔周缘形成**虹膜动脉小环**。**睫前动脉**发自眼动脉的肌支,经前方穿巩膜,与虹膜动脉大环相吻合。

4）**眶上动脉**(supraorbital a.):绕眶上切迹或穿眶上孔,向上分布额部的肌和皮肤。

5）**筛前动脉**(anterior ethmoid a.)和**筛后动脉**(posterior ethmoid a.):分别穿筛前孔和筛后孔,分布于筛窦和鼻腔等处。

6）滑车上动脉（supratrochlear a.）：是眼动脉的终支，在眶缘内上角处出眶，分布于额部的肌和皮肤。

（2）眼静脉：**眼上静脉**（superior ophthalmic v.）和**眼下静脉**（inferior ophthalmic v.）接受眼球和眶内的静脉，向前与面部静脉吻合，向后经眶上裂注入海绵窦，故面部的感染可经此途径引起颅内感染。颈内动脉海绵窦瘘时，可出现眼球突出、搏动和杂音等。眼上静脉起自眶的前内侧处，向前与面静脉吻合。主干与眼动脉伴行，收纳与眼动脉分支的并行静脉，向后经眶上裂注入海绵窦。眼下静脉比眼上静脉细小，起自眶下壁和内侧壁的静脉网，接受附近眼肌的静脉，向后分为两支，一支经眶上裂注入眼上静脉，另一支经眶下裂注入翼静脉丛。

眼球内静脉为**视网膜中央静脉**（central v. of retina），与同名动脉伴行，穿视神经后注入眼上静脉。巩膜和脉络膜的静脉主要汇合成 4 条**涡静脉**，穿出巩膜注入眼上、下静脉。

**4. 眶内神经**（图 1-14）

（1）**视神经**（optic n.）：眶内视神经长约 3cm，周围有眼肌，后部上方有鼻睫神经、眼动脉和眼上静脉越过。视神经呈 S 形弯曲，以适应于眼球转动。视神经包被硬脑膜、蛛网膜和软脑膜延续而来的被膜，故视神经周围的蛛网膜下腔与颅内蛛网膜下腔相通。颅内压升高时可引起视神经乳头水肿，但极少出现视力障碍。此时，检眼镜检查可见视神经盘颜色较红，边界模糊，生理凹陷消失，向前形成菌状隆起。可用直接检眼镜粗略估计视乳头隆起的程度（3 个屈光度约相当于 1mm）。

（2）**眼神经**（ophthalmic n.）：入眶前分为额神经、泪腺神经和鼻睫神经。

1）**额神经**（frontal n.）：最粗，沿上睑提肌上面前行，分为眶上神经和滑车神经，分别与同名动脉伴行。**眶上神经**（supraorbital n.）向前绕眶上切迹或穿眶上孔至上睑和额、顶部的皮肤。**滑车上神经**（supratrochlear n.）行向前内，于滑车与眶上切迹之间浅出，分布于上睑和额部的皮肤。

2）**泪腺神经**（lacrimal n.）：细小，经眶上裂外侧部入眶后，经外直肌上方前行至泪腺和上睑皮肤。泪腺神经在行程中，接受颧神经发出的内含泪腺分泌纤维的分支。

3）**鼻睫神经**（nasociliary n.）：经视神经上方行向前内至眶内侧壁，在上斜肌和内直肌之间继续前行，分为滑车下神经和筛前神经，并发出睫状神经节支、睫状长神经和筛后神经，分布于眼球壁、鼻腔前部的黏膜和鼻下部的皮肤。分布于眼球的感觉神经的一部分穿经睫状神经节。作眼内手术时可将麻醉药注入睫状神经节附近进行球后麻醉。鼻睫神经的分支有：①**睫状神经节交通支**：在视神经的外侧发出，向前至睫状神经节。②**睫状长神经**：有两条，向前进入眼球。③**筛后神经**：经筛后孔至筛窦和蝶窦的黏膜。④**筛前神经**：经筛前孔入颅腔，再穿筛板向下至鼻腔，分布于鼻前部的黏膜。终支经鼻骨与鼻软骨之间穿出，分布于鼻下部的皮肤。⑤**滑车下神经**：沿内直肌上缘前行，经滑车下方出眶，分布于泪囊、泪阜以及鼻背和眼睑的皮肤。

（3）**动眼神经**（oculomotor n.）：经眶上裂入眶后，立即分为上、下两支，上支支配上睑提肌和上直肌，下支支配下直肌、内直肌和下斜肌。由下斜肌支分出一个小支，为睫状神经节的动眼神经根，在睫状神经节交换神经元后，节后纤维加入睫状短神经，向前进入眼球，支配瞳孔括约肌和睫状肌。

**睫状神经节**（ciliary ganglion）为副交感神经节，位于视神经后部的外侧，接受 3 个根：①**副交感根**：为睫状神经节的动眼神经根。②**交感根**：来自颈内动脉丛，此根有时与感觉根合并。③**感觉根**：来自鼻睫神经。睫状神经节发出 6～10 条**睫状短神经**（short ciliary n.），向前至眼球。睫状短神经为混合性，其中的感觉纤维传导眼球的痛觉等一般感觉，副交感纤维支配瞳孔括约肌和睫状肌，交感纤维支配瞳孔开大肌。

（4）**滑车神经**（trochlear n.）：在提上睑肌上方行向内侧，经上斜肌上面进入，支配该肌。

（5）**展神经**（abducent n.）：从外直肌内侧面进入，支配该肌。展神经损伤时，患侧眼球不能外展，出现内斜视。

## 五、耳区

**耳**（ear）又称**前庭蜗器**或**位听器**，包括外耳、中耳和内耳 3 部分，外耳和中耳是传导声波的部分，内耳是头部位置觉和听觉的感受器之处（图 1-15）。

### （一）外耳

**外耳**（external ear）包括耳廓、外耳道和鼓膜 3 部分。

**1. 耳廓**（auricle）（图 1-16）　位于头部两侧，与外耳道组成收集声波的漏斗状结构。大部分以弹性软骨为支架，外面覆以皮肤，血管神经丰富。**耳垂**是常用的采血部位。耳廓前外侧面高低不平，边缘向前卷曲称**耳轮**，前方与其平行的隆起称**对耳轮**，后者上端分叉为**对耳轮脚**，两脚间为凹陷的三

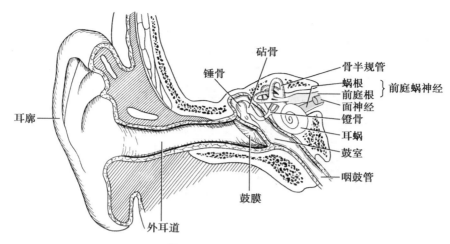

图 1-15 位听器模式图

**角窝**。对耳轮前方的深窝称**耳甲**,有**外耳门**通外耳道。外耳门前方有突起的**耳屏**,相对对耳轮下端的突起称**对耳屏**,两者间有**耳屏间切迹**。耳廓的外部形态是耳针取穴的标志。

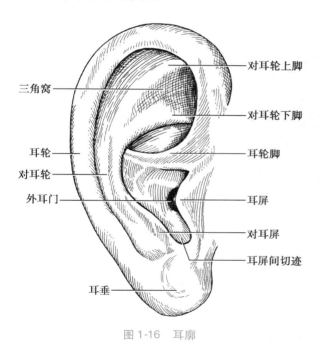

图 1-16 耳廓

先天性耳前瘘管是一种常见的先天性耳畸形,由第 1、2 鳃弓的耳廓原基在胚胎发育过程中融合不全所致,为常染色体显性遗传。瘘管开口多位于耳轮脚前,可呈分枝状,常深入耳廓软骨内。挤压时可有少量白色黏稠性或干酪样分泌物从瘘口溢出。一般无症状,反复感染可形成囊肿或脓肿。局部瘙痒、有分泌物溢出者,宜行手术切除。

2. 外耳道(external auditory meatus)(图 1-15) 为自外耳门至鼓膜间的弯曲管道,长约 2.5～

3.5cm。外侧 1/3 以软骨为基础,为软骨部,朝向内后上方。内侧 2/3 位于颞骨内,为骨部,朝向内前下方。因软骨部可牵动,检查鼓膜时应将耳廓向后上牵拉,将外耳道拉直以便观察鼓膜。儿童外耳道较短且平直,检查时应将耳廓拉向后下方。外耳道皮下组织很少,皮肤与软骨膜及骨膜结合紧密,故外耳道发生疖肿时疼痛剧烈。外伤或手术时,可引起软骨膜炎,甚至发生软骨坏死,导致耳廓变形。外耳道皮肤含有丰富的耵聍腺,其分泌的黏稠液体称**耵聍**。颞下颌关节位于外耳道前方,软骨部随着关节运动而活动,这有助于耵聍和上皮碎皮屑向外排出。外耳道有炎症时,也常因咀嚼而增加疼痛。如耵聍积存过多而凝结成块,可阻塞外耳道,称耵聍栓塞。

3. 鼓膜(tympanic membrane)(图 1-17) 为椭圆形半透明薄膜,位于外耳道底与中耳的鼓室之间。外侧面向前下外侧倾斜,与外耳道约为 45°～50°。高约 9mm,宽约 8mm,厚约 0.1mm。前上 1/4 部分薄而松弛称**松弛部**,后下 3/4 部分较坚实紧张称**紧张部**。鼓膜中心向内侧凹陷称**鼓膜脐**,在活体其前下方有一个三角形反光区称**光锥**(cone of light)。光锥消失是鼓膜内陷的重要标志。由于婴儿的鼓膜倾斜明显,没有光锥。

鼓膜外伤的原因包括:①器械伤:用火柴杆等挖耳时刺伤鼓膜、医源性损伤如取耵聍或外耳道异物等、矿渣或火花等烧伤。②压力伤:掌击耳、爆破、炮震、高台跳水和潜水等。③颞骨骨折:鼓膜多呈不规则形或裂隙状穿孔。绝大多数外伤性鼓膜穿孔可在 3～4 周内自愈,较大而不能自愈的穿孔需用烧灼法或颞肌筋膜修补法修补。

4. 血管、神经和淋巴引流
(1)动脉:耳廓的前、后面分别由颞浅动脉和

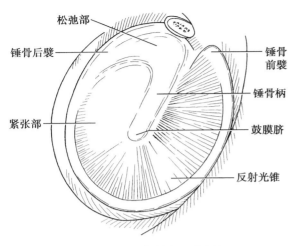

图 1-17 鼓膜外侧面 ( 右侧 )

耳后动脉的分支供血,上颌动脉的分支分布于外耳道。

（2）静脉:与同名动脉伴行,注入颞浅静脉和耳后静脉。有的耳后静脉经乳突导静脉与乙状窦

交通,故外耳感染可能引起颅内并发症。

（3）神经:耳廓的感觉神经极为丰富,包括耳颞神经、耳大神经、枕小神经以及面神经、舌咽神经和迷走神经的分支。耳廓布满许多针灸穴位。由于耳颞神经分布于外耳道后壁,牙痛可引起反射性耳痛。迷走神经的分支分布于外耳道后壁,刺激该处皮肤时可引起反射性咳嗽。

（4）淋巴引流:耳廓前面上部和外耳道前壁的淋巴管注入腮腺淋巴结,耳廓后面和外耳道后壁的淋巴管注入乳突淋巴结,耳垂和外耳道下壁的淋巴管注入颈浅淋巴管。

**（二）中耳**

**中耳**( middle ear )包括鼓室、咽鼓管、乳突窦和乳突小房。

1. **鼓室**( tympanic cavity )（ 图 1-15 , 图 1-18 ）为颞骨岩部内形态不规则的一个含气小腔,位于鼓膜与内耳之间,内面覆有黏膜。鼓室内有听小骨、韧带、肌、血管和神经等。

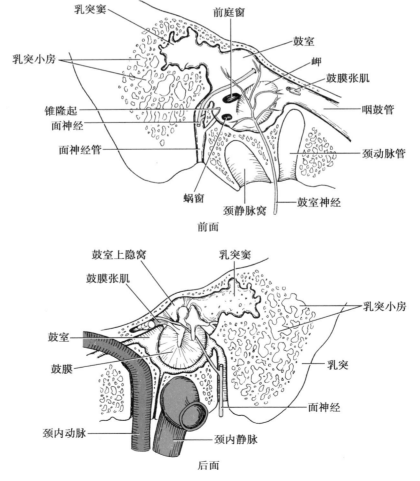

图 1-18 鼓室 ( 右侧 )

（1）鼓室壁：鼓室有 6 个壁：①上壁（盖壁）：即鼓室盖，为颞骨岩部前面外侧份薄层骨板构成。中耳炎时若破坏此壁，炎症可蔓延至颅内。②下壁（颈静脉壁）：由一薄层骨板构成，与颈内静脉起始部相邻。有的个体此壁极薄，中耳炎手术时易损伤颈内静脉。③前壁（颈动脉壁）：与颈内动脉相邻。此壁上部有咽鼓管的开口。④后壁（乳突壁）：上部有**乳突窦开口**，向后通乳突窦及乳突小房，故中耳炎可向后蔓延，引起乳突炎。乳突窦开口的下方有**锥隆起**。⑤外侧壁（鼓膜壁）：大部分由鼓膜构成，中耳炎时脓液破坏此壁，可造成鼓膜穿孔。⑥内侧壁（迷路壁）：即内耳的外侧壁，中部隆起称**岬**（promontory），其后上方和后下方分别有卵圆形**前庭窗**（vestibular window）和圆形**蜗窗**（cochlear window），后者被**第二鼓膜**封闭。前庭窗后上方的弓形隆起称**面神经管凸**（prominence of facial nerve canal），内有面神经通过。面神经管壁较薄或缺如时，中耳炎脓液可损及面神经。手术清除病变组织时注意保护面神经，避免损伤引起面瘫。

（2）听小骨（图 1-19）：位于鼓室内，自外向内依次为**锤骨**（malleus）、**砧骨**（incus）和**镫骨**（stapes），彼此之间借关节连接成听小骨链。锤骨下部附着于鼓膜，镫骨底以韧带连于前庭窗边缘。当声波振动鼓膜时，可借听小骨链的运动，使镫骨底来回摆动，将声波的振动传入内耳。

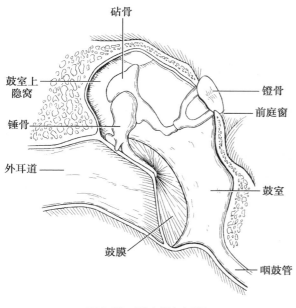

图 1-19 听小骨（右侧）

（3）运动听小骨的肌：**鼓膜张肌**位于咽鼓管上方的小管内，止于镫骨柄，收缩时紧张鼓膜。**镫骨**肌位于锥隆起内，以细腱止于镫骨头，可牵拉镫骨，以调节声波引起的对内耳的压力（图 1-18）。

2. 咽鼓管（auditory tube）（图 1-15，图 1-18）为连通咽与鼓室之间的管道，外侧 1/3 为骨部，内侧 2/3 为软骨部。咽鼓管向外侧开口于鼓室前壁，向内侧开口于鼻咽侧壁，即咽鼓管咽口。此口平时闭合，当吞咽或呵欠时开放，空气经咽鼓管进入鼓室，以保持鼓膜内、外压力的平衡，以利于鼓膜的振动。中耳黏膜内静脉血的压力低于大气压，故空气中的 $O_2$、$CO_2$ 逐渐透过黏膜进入静脉血。若没有及时经咽鼓管补充空气，中耳可呈负压。由此，黏膜内组织液渗出，甚至产生中耳积液。中耳积液可引起患儿轻、中度听力损害，影响语言学习。

咽鼓管腔内面覆有黏膜，并与鼓室和咽的黏膜相延续。幼儿的咽鼓管较成人的短而平，管径较大，故上呼吸道感染易沿此途径侵入鼓室，引起中耳炎。

3. 乳突窦和乳突小房（图 1-15，图 1-18）**乳突窦**（mastoid antrum）是介于鼓室与乳突小房之间的腔，向前开口于鼓室后壁的上部，向后下与乳突小房相通。**乳突小房**（mastoid cell）为颞骨乳突内的许多含气小腔，互相连通。根据乳突小房的发育程度，可将乳突分为 4 种类型：①气化型：约占 80%。乳突全部气化，气房较大而间隔的骨壁较薄。②板障型：乳突气化不良，气房小而多，似颅盖骨的板障。③硬化型：乳突未气化，骨质致密，多由婴儿时期鼓室受羊水刺激、细菌感染或局部营养不良所致。④混合型：乳突小房和乳突窦内衬以黏膜，与鼓室的黏膜相续，故中耳炎可蔓延到乳突窦和乳突小房。

4. 血管、神经和淋巴引流

（1）动脉：中耳的动脉大部分发自颈外动脉的分支，一部分为颈内动脉的分支，包括下列动脉：①**鼓室前动脉**：发自上颌动脉，经岩鼓裂入鼓室，主要分布于鼓室前部、锤骨、砧骨和鼓膜。②**茎乳动脉**：发自耳后动脉，经茎乳孔入面神经管，在面神经管下部发出**鼓室后动脉**，穿鼓索小管入鼓室，分布于鼓室后部、镫骨肌、乳突窦和乳突小房。③**鼓室上动脉**：发自脑膜中动脉，经岩浅小神经沟入鼓室，分布于鼓室上部和乳突小房等。④**鼓室下动脉**：发自咽升动脉，伴舌咽神经的鼓室支，经岩小窝沿鼓室小管入鼓室，分布于鼓室下部、岬和镫骨前部，并与翼管动脉的分支共同营养咽鼓管。⑤**岩浅动脉**：发自脑膜中动脉，经面神经管裂孔入面神经管，与下方的茎乳动脉吻合，其分支营养镫骨下部。⑥弓下动脉:多发自迷路动脉,也可发自小脑下前动脉,穿颞骨岩部后面弓下窝内的小管,经上半规管下方至乳突窦。⑦颈鼓支:为颈内动脉在颈动脉管内发出的两个小支,经颈鼓小管穿过薄的鼓室前壁,进入鼓室。

分布于鼓室的动脉支在鼓室黏膜中形成致密的血管网,再由血管网发出细支,营养听小骨和肌。除翼管动脉的分支外,咽鼓管的动脉还来自鼓室动脉的小支及咽升动脉的咽支。

(2)静脉:中耳的静脉与动脉伴行,回流途径如下:①沿岩浅小神经沟或穿岩鳞裂入硬脑膜静脉,再注入岩上窦。②乳突窦黏膜的静脉经上半规管下方的小管,向内至颞骨岩部后面的弓下窝,注入岩上窦。这些小静脉是儿童时期较大的弓下静脉遗留下来的,可形成从乳突窦到硬脑膜炎症蔓延的通路。③经颈鼓小管至颈内动脉静脉丛。④经岩鼓裂至颞下颌关节静脉,再注入翼丛。⑤经鼓膜边缘与外耳道静脉相通。

(3)神经:岬表面有鼓室神经丛。参与构成该丛的神经包括:①**鼓室神经**:起自舌咽神经的下神经节,经鼓室小管入鼓室,分布于鼓室、乳突小房和咽鼓管的黏膜。②**颈鼓神经**:为交感神经,由颈内动脉神经丛发出,穿颈动脉管壁的颈鼓小管入鼓室。③面神经的鼓室神经交通支:起于面神经管内的膝神经节。

三叉神经的咽支分布于咽鼓管,下颌神经的脑膜支分布于乳突小房。

鼓索发自面神经,在茎乳孔上方6mm处经鼓索后小管进入鼓室,行于鼓膜的黏膜深面,横过锤骨柄上部至鼓室前壁,穿经鼓索前小管出鼓室。

(4)淋巴引流:鼓室和乳突窦的淋巴管注入腮腺淋巴结或颈深上淋巴结。咽鼓管咽端的淋巴管直接注入颈深上淋巴结,或通过咽后淋巴结间接注入颈深上淋巴结。咽鼓管的鼓室端的淋巴管注入颈深上淋巴结。

**(三)内耳**

**内耳**(internal ear)又称**迷路**,位于颞骨岩部内、鼓室与内耳道底之间,内有位、听觉感受器。骨迷路是颞骨岩部内的骨性隧道,膜迷路套在骨迷路内。骨迷路与膜迷路之间的充满外淋巴,膜迷路内充满内淋巴,内、外淋巴互不相通。

1. 骨迷路　**骨迷路**(bony labyrinth)分为耳蜗、前庭和骨半规管3部分,由前向后沿颞骨岩部的长轴排列(图1-20)。

(1)**前庭**(vestibule)(图1-20):位于骨迷路中

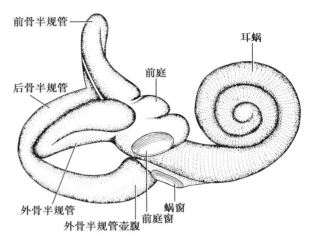

图1-20　骨迷路(右侧)

前骨半规管
耳蜗
前庭
后骨半规管
外骨半规管
蜗窗
外骨半规管壶腹
前庭窗

部,呈椭圆形,外侧壁即鼓室内侧壁,内侧壁为内耳道底。

(2)**骨半规管**(bony semicircular canal)(图1-20):是由3个相互垂直的半环形骨管组成,分别称**前、后**和**外骨半规管**。每个骨半规管有单骨脚和壶腹骨脚。前、后骨半规管的单骨脚合成一个总骨脚,故3个骨半规管有5个孔开口通于前庭。

(3)**耳蜗**(cochlea)(图1-20,图1-21):形似蜗牛壳。蜗底朝向内耳道底,蜗顶朝向前外方。耳蜗是由**蜗螺旋管**(cochlear spiral canal)环绕**蜗轴**约两圈半构成。蜗轴发出的**骨螺旋板**伸入蜗螺旋管,此板与膜迷路的蜗管相连,将蜗螺旋管分成**前庭阶**和**鼓阶**,两者在蜗顶处借**蜗孔**相通。

2. **膜迷路**( membranous labyrinth )　可分为椭圆囊、球囊、膜半规管和蜗管。

(1)**椭圆囊**(utricle)和**球囊**(saccule):位于前庭内。椭圆囊位于后上方,与膜半规管相通。球囊位于前下方,以**连合管**与蜗管相通。两囊之间以**椭圆球囊管**相连。椭圆囊底壁和球囊前壁分别有**椭圆囊斑**和**球囊斑**,均为位觉感受器,能接受直线变速运动的刺激。

(2)**膜半规管**(semicircular duct):壶腹壁上有**壶腹嵴**,为位觉感受器,能接受旋转运动开始和终止时的刺激。

(3)**蜗管**(cochlear duct):位于耳蜗内,横切面上呈三角形,上壁称**前庭壁**(前庭膜),外侧壁贴于蜗螺旋管,下壁称**鼓壁**(螺旋膜或基底膜)。螺旋膜上有**螺旋器**(Corti 器),为听觉感受器(图1-21)。

3. **血管、神经和淋巴引流**

(1)动脉:内耳的动脉包括:①**迷路动脉**:伴面神经和前庭蜗神经入内耳道,在内耳道底分为**前庭**

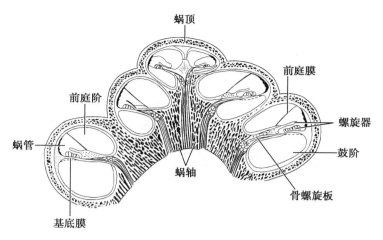

图 1-21　耳蜗(纵切面)

动脉和**耳蜗动脉**,两动脉的前庭支分布于球囊、椭圆囊和膜半规管。耳蜗动脉又发出 12 ～ 14 小支,进入蜗轴,分布于蜗管。②**茎乳动脉**:发自耳后动脉,经蜗窗入耳蜗。

(2)静脉:球囊、椭圆囊和膜半规管的静脉汇成**前庭静脉**,该静脉与来自蜗轴底的**耳蜗静脉**汇合成**迷路静脉**,注入岩上窦或横窦。**耳蜗下静脉**收集耳蜗底周和球囊的静脉血液,穿蜗小管注入颈内静脉。椭圆囊和膜半规管的静脉穿前庭小管注入岩下窦。

(3)神经:内耳的神经为前庭蜗神经,分别穿内耳道底,进入内耳道,与面神经伴行。

(4)淋巴引流:内耳无淋巴管,故内耳的淋巴不同于淋巴管内的淋巴液。骨迷路与膜迷路之间的外淋巴类似细胞内液,膜迷路中的内淋巴类似脑脊液。外淋巴管起自蜗窗处的鼓阶下壁,穿蜗小管,注入蛛网膜下腔。内淋巴管起自椭圆球囊管中部,穿前庭水管,注入内淋巴囊。

## 六、面侧区

**面侧区**(lateral region of face)为位于颧弓、鼻唇沟、下颌骨下缘与胸锁乳突肌上份前缘之间的区域,包括颊区、腮腺咬肌区和面侧深区。本节重点叙述腮腺咬肌区和面侧深区。

### (一)颞下窝和翼腭窝

1. **颞下窝**( infratemporal fossa )　位于颧弓下方、下颌骨支内侧、上颌骨体后方的不规则骨性间隙,向上与颞窝连通。前壁为上颌骨体和颧骨,内侧壁为翼突外侧板,外侧壁为下颌支。颞下窝借卵圆孔和棘孔向上与颅中窝相通,向前借眶下裂通眶,向内侧借上颌骨与蝶骨翼突之间的翼上颌裂通翼腭窝。颞下窝容纳咀嚼肌和血管神经等。

2. **翼腭窝**( pterygopalatine fossa ) ( 图 1-22 )位于上颌骨体(前壁)、蝶骨翼突(后壁)和腭骨垂直板(内侧壁)之间的锥形骨性间隙,深藏于颞下窝内侧,有神经血管由此经过。翼腭窝翼上颌裂向外通颞下窝,经眶下裂向前通眶,经腭骨与蝶骨围成的蝶腭孔向内侧通鼻腔,经圆孔向后通颅中窝,经翼管通颅底外面,经翼腭管以及腭大孔和腭小孔通口腔。

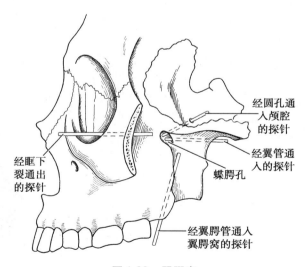

图 1-22　翼腭窝

### (二)腮腺咬肌区

**腮腺咬肌区**(parotideomasseteric region)是指腮腺和咬肌所在的下颌支外侧的区域和下颌后窝,上界为颧弓和外耳道,下界为下颌骨下缘平面,前界为咬肌前缘,后界为乳突和胸锁乳突肌上部的前缘,内有腮腺、咬肌、血管和神经等。

1. **腮腺**( parotid gland )　略呈锥体形,底向外

侧,尖突向咽旁,通常以下颌骨后缘或穿过腮腺的面神经丛将其分为深、浅两部(图1-23)。**腮腺管** parotid duct 由腮腺浅部的前缘发出,在颧弓下一横指处向前越过咬肌表面,至咬肌前缘急转向内侧,穿颊肌,在颊黏膜下潜行一段距离,开口于与上颌第2

磨牙相对处的颊黏膜。用力咬合时,在咬肌前缘处可以触摸到腮腺管。腮腺管的体表投影相当于自鼻翼与口角间的中点至耳屏间切迹连线的中1/3段。腮腺管开口处的黏膜隆起称**腮腺管乳头**(papilla of parotid duct),可经此乳头插管作腮腺管造影。

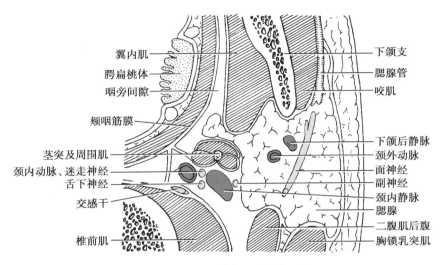

**翼内肌**
**腭扁桃体**
**咽旁间隙**
**颊咽筋膜**
**茎突及周围肌**
**颈内动脉、迷走神经**
**舌下神经**
**交感干**
**椎前肌**

**下颌支**
**腮腺管**
**咬肌**
**下颌后静脉**
**颈外动脉**
**面神经**
**副神经**
**颈内静脉**
**腮腺**
**二腹肌后腹**
**胸锁乳突肌**

图 1-23 面侧区横断面(左侧下面)

(1) **腮腺咬肌筋膜**(parotideomasseteric fascia):为颈深筋膜浅层向上的延续,在腮腺后缘分为深、浅两层,包绕腮腺形成**腮腺鞘**(sheath of parotid gland)。两层在腮腺前缘处融合,覆盖于咬肌表面,称为**咬肌筋膜**(masseteric fascia)。腮腺鞘与腮腺结合紧密,并发出间隔,深入到腺实质内,将腮腺分隔成许多小叶。由于腮腺由致密的筋膜鞘包裹,炎症时常引起剧痛。腮腺鞘的浅层特别致密,而深层薄弱且不完整,腮腺化脓时脓肿可破溃腮腺鞘深层,形成咽旁脓肿。因化脓性腮腺炎为多数小叶性脓

肿,在切开排脓时应注意引流每一脓腔。

(2) **毗邻**:腮腺位于面侧区,上缘邻接颧弓、外耳道和颞下颌关节,下平下颌角。前邻咬肌、下颌支和翼内肌后缘,浅部向前延伸,覆盖于咬肌后份的浅面。后缘邻接乳突前缘及胸锁乳突肌前缘的上份。深部位于下颌后窝内及下颌支深面。腮腺深面与茎突诸肌及深部血管神经相邻。颈内动、静脉以及舌咽神经、迷走神经、副神经和舌下神经等形成"腮腺床",紧贴腮腺深面,并借茎突与位于其浅面的颈外动脉分开(图1-24,图1-25)。

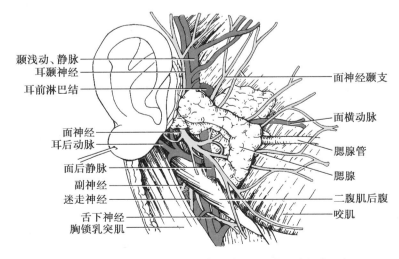

**颞浅动、静脉**
**耳颞神经**
**耳前淋巴结**
**面神经**
**耳后动脉**
**面后静脉**
**副神经**
**迷走神经**
**舌下神经**
**胸锁乳突肌**

**面神经颞支**
**面横动脉**
**腮腺管**
**腮腺**
**二腹肌后腹**
**咬肌**

图 1-24 腮腺及穿经腮腺的血管和神经(腮腺已被向前翻起)

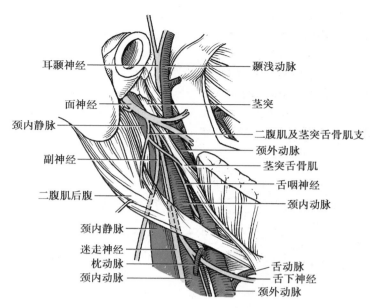

图 1-25 腮腺深面的结构

（3）**腮腺淋巴结**（parotid lymph node）：位于腮腺表面和腺实质内。浅淋巴结引流耳廓、颅顶前部和面上部的淋巴，深淋巴结收集外耳道、中耳、鼻、腭和颊深部的淋巴，其输出淋巴管注入颈外侧上深淋巴结。

（4）面神经与腮腺的关系：面神经在颅外的行程中穿经腮腺，可分为 3 段。

1）第 1 段：是面神经从茎乳孔穿出至进入腮腺以前的一段，位于乳突与外耳道之间的切迹内，长 1～1.5cm。此段向前经过茎突根部的浅面，外侧被腮腺遮盖，可在此处显露面神经主干。

2）第 2 段：为腮腺内段。面神经于腮腺后内侧面进入腮腺，在腮腺内通常分为上、下两干，再发出分支，彼此交织成丛，最后发出颞、颧、颊、下颌缘和颈支等 5 组分支。面神经位于颈外动脉和下颌后静脉的浅面。面神经与腮腺组织容易分离，但病变时两者常紧密粘连，手术分离较困难。腮腺肿瘤可压迫面神经，引起面瘫。

3）第 3 段：为面神经分支穿出腮腺后的部分。面神经的 5 组分支，分别由腮腺浅部的上缘、前缘和下端穿出，呈扇形分布，至各相应区域，支配面肌。

（5）穿经腮腺的血管和神经：纵行的有颈外动脉，颞浅动、静脉，下颌后静脉和耳颞神经。除面神经的分支外，横行的结构有上颌动、静脉和面横动、静脉。这些血管神经的位置关系，由浅入深依次为：面神经分支、下颌后静脉、颈外动脉、耳颞神经。

1）**下颌后静脉**（retromandibular v.）：颞浅静脉和上颌静脉与同名动脉伴行，穿入腮腺，汇合形成下颌后静脉。该静脉在颈外动脉浅面下行，分为前、后两支，穿出腮腺。前支注入面静脉，后支与耳后静脉和枕静脉合成颈外静脉。

2）**颈外动脉**（external carotid a.）：经二腹肌后腹和茎突舌骨肌的深面，上行入下颌后窝，由深面穿入腮腺，行于下颌后静脉前内侧，至下颌颈平面分为两个终支，上颌动脉行经下颌颈内侧入颞下窝；颞浅动脉在腮腺深面发出面横动脉，然后越颧弓至颞区。

3）**耳颞神经**（auriculotemporal n.）：穿经腮腺上部，上行至颞区。当耳颞神经因腮腺肿胀或受肿瘤压迫时，可出现由颞区向颅顶部放射的剧痛。

2. **咬肌**（masseter）（表 1-2）　后上部为腮腺所覆盖，表面覆以咬肌筋膜，浅面有面横动脉、腮腺管、面神经的颊支和下颌缘支横过。

（三）**颞下颌关节**

**颞下颌关节**（temporomandibular joint）又称**下颌关节**（图 1-26），由颞骨的下颌窝和关节结节与下颌骨的髁突组成。关节软骨为纤维软骨。内有纤维软骨盘。下颌关节属联合关节，参与咀嚼、言语、吞咽和表情等活动。

1. **骨性结构**　成人的**下颌骨髁突**（condylar process of mandible）略呈椭圆形，儿童多呈圆形。外侧端向前外方，内侧端向后内方，内外径为 1.5～2.0cm，前后径 0.8～1.0cm。**下颌窝**（mandibular fossa）似三角形，底边为关节结节，自前向后逐渐变狭窄。新生儿的下颌窝平坦,儿童和青少年在矢状切面上呈"S"形。下颌窝与颅中窝之间仅有薄骨板相隔,有时在两层骨板之间有少量骨松质,有的乳突小房扩展至下颌窝的顶部,故颞下颌关节的侧位影像不清晰。下颌窝后壁与外耳道、中耳的关系密切,幼儿下颌窝后壁与中耳仅隔一层软骨组织,故中耳与颞下颌关节感染可相互蔓延。**关节结节**（articular tubercle）横位于下颌窝的前方,略呈峰状,有一嵴及前、后两个斜面,后斜面即是下颌窝的前壁,向前方倾斜,其倾斜度有很大的个体差异,这个倾斜度与髁突的运动、咬合关系、牙尖斜度等密切相关。由于后斜面是承受压力的部位,一些损伤性下颌关节疾病常破坏此区。前斜面略似三角形,斜向前下方。

表 1-2　咀嚼肌

| 层次 | 名称 | 起　点 | 止　点 | 作　用 | 神经支配 |
|---|---|---|---|---|---|
| 浅层 | 颞肌 | 颞窝<br>颞筋膜深面 | 下颌骨冠突 | 前部:上提下颌骨(闭口)<br>后部:拉下颌骨向后 | 颞深神经 |
| | 咬肌 | 浅层:颧弓前 2/3<br>深层:颧弓后 1/3 | 咬肌粗隆 | 上提下颌骨(闭口) | 咬肌神经 |
| 深层 | 翼外肌 | 颞下窝<br>颞下嵴<br>翼突外侧板 | 下颌骨髁突、翼肌凹;下颌关节囊 | 单侧:使下颌骨向对侧移动<br>双侧:协助开口 | 翼外肌神经 |
| | 翼内肌 | 翼窝<br>上颌结节 | 翼肌粗隆 | 上提下颌骨,并向前 | 翼内肌神经 |

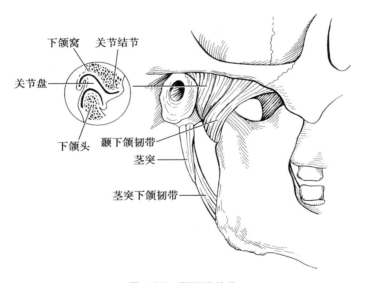

图 1-26　颞下颌关节

2. **关节盘**　位于下颌窝与髁突之间,呈卵圆形,内外径大于前后径。关节盘上面后部凸,中部凹,前部平。下面后部凹,与髁突接触;前部凸,不与髁突相接。关节盘的中央部较薄,边缘部较厚。后部厚约 3.4mm,中部 1.0mm,前部 2.0mm。

3. **关节囊**　在上前方附着于关节结节前斜面的前缘,上后方附着于鳞鼓裂,内外两侧附着于关节窝的边缘,下方止于下颌颈。关节盘将关节腔分隔成上、下两部,上腔大而松,下腔小而紧。

4. **关节韧带**　下颌关节周围的韧带悬吊下颌骨和限制关节运动范围。

（1）**颞下颌韧带**:位于关节外侧,上方起自颧弓根部和关节结节的下方,止于下颌颈的外侧和后缘。

（2）**蝶下颌韧带**:起自蝶骨的角棘,止于下颌小舌。

（3）**翼下颌韧带**:位于关节内侧,起自蝶骨翼突钩,止于下颌支前部。

（4）**茎突下颌韧带**：起自颞骨茎突，止于下颌角。

（5）**下颌锤骨韧带**：起自锤骨颈及前突，穿过鳞鼓裂，止于关节囊的后内上部、关节盘后内缘和蝶下颌韧带。

颞下颌关节脱位是指下颌骨的髁突运动时脱出颞骨的关节窝而不能自行复位。根据脱位方向可分为前、后、内侧和外侧脱位。急性前脱位、复发性和陈旧性前脱位常见。前脱位时髁突至关节结节前方，后脱位时髁突可至外耳道、鼓室和茎突外侧，上方脱位时髁突进入颅中窝。后脱位、内侧脱位和上方脱位主要由外力损伤所致，可伴有关节窝、关节结节、髁突或下颌骨骨折等，临床上少见。颞下颌关节脱位的因素如下：①急性前脱位：内源性因素常为突然张口过大，如大笑和打呵欠，或张口过久如口咽部检查或手术时使用开口器过度。外源性因素是开口状态下下颌受到外力打击；经口腔气管插管、喉镜和食管内镜检查、使用开口器、新生儿使用产钳等时，用力不当使下颌开口过大；关节囊和关节韧带松弛，习惯性下颌运动过度，下颌快速运动。②复发性脱位：多由于急性前脱位治疗不当，出现反复性或习惯性脱位。关节囊、关节韧带以及关节盘附着明显松弛。由于髁突反复撞击关节结节，髁突和关节结节变平，关节窝变浅，咀嚼肌功能失调。③陈旧性脱位：由于急性前脱位未及时治疗，长期处于脱位状态。由于髁突和关节盘周围纤维结缔组织增生，关节窝内也可出现结缔组织增生，使关节复位更加困难。颞下颌关节脱位的治疗原则是尽早手法复位，并限制下颌关节活动。

（四）面侧深区

1. 境界　**面侧深区**（lateral deep region of face）位于颅底下方，口腔和咽的外侧，上部为颞窝。面侧深区有顶、底和四壁，顶为蝶骨大翼的颞下面，底平下颌骨下缘，前壁为上颌骨体，后壁为腮腺深部，外侧壁为下颌支，内侧壁为翼突外侧板和咽侧壁。

2. 内容　翼内、外肌及出入颅底的血管和神经。翼丛和上颌动脉位于颞下窝浅部，翼内肌、翼外肌、下颌神经及其分支位于深部（图1-27，图1-28）。

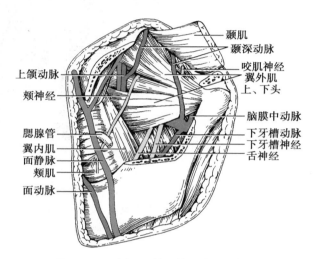

图1-27　面侧深区的血管和神经（浅部）

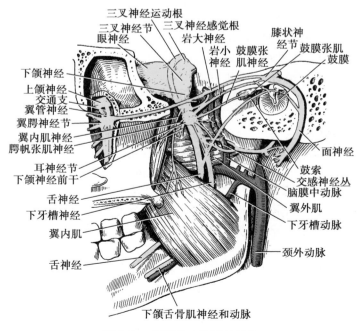

图1-28　颞下窝内侧部的结构

（1）**翼内肌**（medial pterygoid）**和翼外肌**（lateral pterygoid）（表1-2）：翼内肌位于颞下窝的下内侧部，翼外肌位于上外侧部。两肌之间及其周围的疏松结缔组织中有血管与神经通过。

（2）**翼丛**（pterygoid plexus）：位于颞下窝内，翼内、外肌与颞肌之间。翼丛接受与上颌动脉分支伴行的静脉，汇合成上颌静脉。翼丛通过眼下静脉和面深静脉与面静脉相通，并经卵圆孔静脉丛及破裂孔导血管与海绵窦相通，故口、鼻和咽等部的感染可沿这些途径蔓延至颅内。

（3）**上颌动脉**（maxillary a.）：平下颌颈高度起自颈外动脉，经下颌颈深面入颞下窝，行经翼外肌浅面或深面，经翼上颌裂入翼腭窝。以翼外肌为标志可将上颌动脉分为3段（图1-29）。

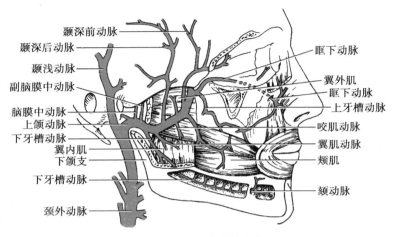

图1-29　上颌动脉的分支

1）第1段：位于下颌颈深面，自起点至翼外肌下缘。主要分支有：①**下牙槽动脉**（inferior alveolar a.）：经下颌孔入下颌管，分支至下颌骨、下颌牙及牙龈，终支出颏孔，分布于颏区。②**脑膜中动脉**（middle meningeal a.）：经翼外肌深面，穿耳颞神经两根之间垂直上行，经棘孔入颅，分布于颞顶区内面的硬脑膜，外伤时可出现硬膜外血肿。有时存在副脑膜中动脉，发自颈内动脉或脑膜中动脉，经卵圆孔入颅，分布于三叉神经节及其邻近的硬脑膜。

2）第2段：位于翼外肌浅面或深面，分支分布于咀嚼肌。**颊动脉**（buccal a.），与颊神经伴行，分布于颊肌及颊黏膜。

3）第3段：位于翼腭窝内，主要分支有：①**上牙槽后动脉**（posterior superior alveolar a.）：向前下穿入上颌骨后面的牙槽孔，分布于上颌窦、上颌骨后份的牙槽突、牙和牙龈等。②**眶下动脉**（inferior orbital a.）：穿经眶下裂、眶下管和眶下孔，沿途发出分支，分布于上颌骨前份的牙槽突、牙和牙龈以及下睑和眶前下方的皮肤。

（4）**下颌神经**（mandibular n.）：主干短，自卵圆孔出颅进入颞下窝，位于翼外肌深面。除发出分支支配咀嚼肌外，还发出下列感觉神经（图1-30）。下颌神经阻滞麻醉时，将注射针经下颌切迹刺入颞下窝，以阻滞下颌神经的分支。

1）**颊神经**（buccal n.）：经翼外肌两头之间穿出，沿下颌支前缘的内侧下行至咬肌前缘，穿颊肌分布于颊黏膜和颊侧牙龈，另有分支穿颊脂体分布于颊区和口角的皮肤。

2）**耳颞神经**（auriculotemporal n.）：以两根起自下颌神经，环绕脑膜中动脉，然后向外侧合成一干，沿翼外肌深面，绕下颌骨髁突内侧至其后方再转向上，穿入腮腺鞘，于腮腺上缘处浅出，分布于外耳道、耳廓和颞区的皮肤。

3）**舌神经**（lingual n.）：经翼外肌深面下行，途中接受鼓索的味觉纤维和副交感纤维，继续向前下行，穿经下颌支与翼内肌之间，达下颌下腺上方，再沿舌骨舌肌浅面前行至口底，分布于下颌舌侧牙龈、下颌下腺、舌下腺、舌前2/3及口底的黏膜。

4）**下牙槽神经**（inferior alveolar n.）：位于舌神经后方，与同名动、静脉伴行，经下颌孔入下颌管，分支分布于下颌牙和牙龈。出颏孔后称**颏神经**（mental n.），分布于颏区皮肤。

（五）面侧区的间隙

面侧区的间隙位于颅底与上、下颌骨之间，是散在于骨、肌肉与筋膜之间的间隙，彼此相通。间隙内充满疏松结缔组织，感染可沿间隙扩散。主要叙述以下3个间隙（图1-31）。

1. 咬肌间隙（masseter space）　位于咬肌与

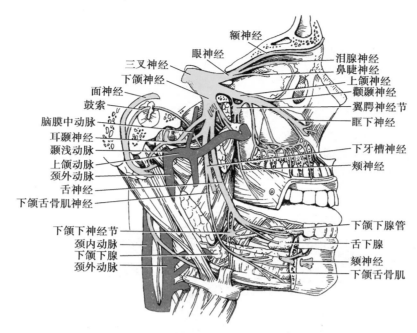

图 1-30　面侧深区的血管和神经（深部）

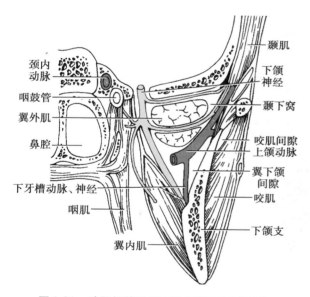

图 1-31　咬肌间隙和翼下颌间隙（冠状切面）

下颌支上部之间。咬肌的血管和神经跨越下颌切迹进入此间隙，从深面穿入咬肌。该间隙前方紧邻下颌第 3 磨牙，许多牙源性感染如第 3 磨牙冠周炎、牙槽脓肿和下颌骨骨髓炎等均有可能扩散至此间隙。

2. 翼下颌间隙（pterygomandibular space）位于翼内肌与下颌支之间，与咬肌间隙仅隔下颌支，两间隙经下颌切迹相通。上界为翼外肌下缘，下界为翼内肌在下颌支附着处，前界为颞肌和颊肌，后界为腮腺和下颌支后缘。间隙内有舌神经、

下牙槽神经和下牙槽动、静脉以及疏松结缔组织。翼下颌间隙向前与颊肌和咬肌之间的颊间隙相通，向后隔颈深筋膜浅层与咽旁间隙相邻，向上与颞下间隙相通。翼下颌间隙的感染常由下颌磨牙的炎症引起。下牙槽神经阻滞麻醉是将药液注射于此间隙内。

3. 颞下间隙（infratemporal space）　上界为蝶骨大翼，下界平翼外肌下缘，前界为上颌体后面，后界为茎突和茎突诸肌，外侧界为颧弓和下颌支，内侧界为翼突。翼外肌周围充有疏松结缔组织，内有翼静脉丛、上颌动脉及其分支以及下颌神经及其分支的始段。颞下间隙向上连通颞浅、深间隙和颅内，向下移行为翼下颌间隙，向前内侧通翼腭窝，向后内侧通咽旁间隙。

（陈尧　郑艳）

# 第三节　颅　　部

颅部（skull）包括颅顶和颅底及其围成的颅腔。颅腔容纳脑及其被膜。

## 一、颅顶

颅顶（calvarial roof）由额骨、顶骨、枕骨和颞骨及其外面的软组织构成，可分为额顶枕区和颞区。

### （一）额顶枕区

1. 境界　前界为眶上缘，后界为枕外隆凸和

上项线,两侧借上颞线与颞区分界。

2. 层次 由浅入深为皮肤、浅筋膜、帽状腱膜及颅顶肌、腱膜下疏松结缔组织和颅骨外膜(图 1-32)。其中,浅部 3 层紧密连接,故合称为**头皮**(scalp)。深部两层连接较疏松,易于分离。

(1) 皮肤:厚而致密,含有大量毛囊、汗腺和皮脂腺。发根穿过真皮直入浅筋膜内,故易于隐匿细菌,为疖肿或皮脂腺囊肿的好发部位。血管及淋巴丰富,外伤时易致出血,但创口愈合较快。

(2) 浅筋膜:由致密的结缔组织和脂肪组织构成,内有许多结缔组织小梁,使皮肤与帽状腱膜紧密相连,并将此层分隔成许多小格,内有脂肪和血管、神经穿行。皮下组织感染或形成血肿时不易扩散,早期即可压迫神经末梢引起剧痛。小格内的血管多被周围结缔组织固定,受伤破裂时不易自行收缩闭合,故出血较多,常需压迫或缝合止血。

颅顶的血管和神经由四周基底部向颅顶走行,可分为前、后和外侧组(图 1-33)。

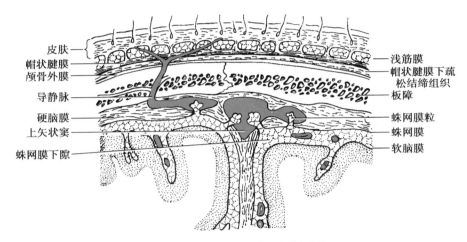

图 1-32 颅顶结构层次(冠状切面)

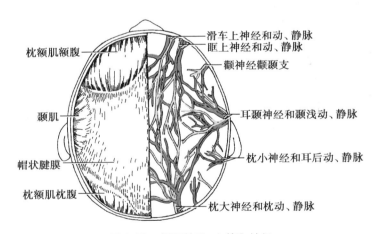

图 1-33 颅顶的肌、血管和神经

1) 前组:又分为内、外侧两组。内侧组距正中线约 2cm,有滑车上动脉、静脉和滑车上神经。外侧组距正中线约 2.5cm,有眶上动、静脉和眶上神经。滑车上动脉是眼动脉的终支之一,与滑车上神经伴行,绕额切迹至额部。眶上动脉为眼动脉的分支,与眶上神经伴行,在眶内经眶上壁和上睑提肌之间前行,至眶上孔或眶上切迹处绕过眶上缘到达额部。上述两组动脉和神经的伴行情况,常是眶上动脉位于眶上神经外侧,滑车上动脉位于滑车上神经内侧。眶上神经和滑车上神经都是眼神经的分支,故三叉神经痛患者可在眶上缘的内、中 1/3 处有压痛。滑车上静脉和眶上静脉向下注入眼上静脉或内眦静脉。

2) 后组:枕动脉和枕大神经分布于枕部。枕动脉是颈外动脉的分支,从颈部向后走行,经过颞骨乳突的枕动脉沟,斜穿枕部肌肉达枕部皮下。枕大神经穿过项深部肌群,在上项线平面距正中线 2cm 处穿斜方肌腱膜,而后与枕动脉伴行,走向颅顶。枕动脉位于枕大神经外侧,两者之间有一定距离。枕大神经附近的瘢痕、粘连可引起枕部疼痛,称为枕大神经痛。常在其浅出部位进行封闭治疗,在枕外隆凸下方一横指向外侧约2cm处进针。

3)外侧组:来源于颞区,又分为耳前和耳后两组(见颞区)。

头皮的动脉互相吻合,形成丰富的血管网,不但左、右两侧互相吻合,而且颈内动脉系统和颈外动脉系统互相联系,几个小支的结扎不会引起供血障碍,头皮大块破裂时也不易坏死。由于血管神经从四周向颅顶走行,故开颅手术作皮瓣时皮瓣蒂应在下方的血管和神经干所在部位,以保证皮瓣的营养。一般作放射状切口,以免损伤血管和神经。

颅顶的神经走行在皮下组织中,故局部麻醉时需将药物注射到皮下组织内。由于皮下组织内有粗大的纤维束,注射时可感到阻力较大。因颅顶神经分布互相重叠,局麻阻滞一支神经常得不到满意的效果,应将神经阻滞的范围扩大。

(3)**帽状腱膜**(epicranial aponeurosis):帽状腱膜位于浅筋膜的深面,前连**枕额肌**的额腹,后连枕腹,两侧逐渐变薄,续于颞浅筋膜。帽状腱膜厚实而坚韧,与浅层的皮肤和浅筋膜结合紧密,而与深面的骨膜连接疏松。头皮外伤若未伤及帽状腱膜,伤口哆开不明显。如帽状腱膜同时受伤,由于额枕肌的牵拉伤口裂开,尤以横切口为甚。缝合头皮时须将此层缝好,一方面可以减轻张力,有利于伤口愈合,另一方面有利于止血。开颅术后因脑水肿和颅压高等行硬膜不缝合减压时,更应密缝帽状腱膜层,以免伤口感染和脑脊液外漏。

(4)腱膜下疏松结缔组织:又称**腱膜下间隙**(subaponeurotic space),位于帽状腱膜与骨膜之间,为一薄层疏松结缔组织,与颅骨外膜疏松连接,故移动性大。此隙范围较广,前至眶上缘,后达上项线。外伤撕脱头皮时,整个头皮可与深层分离。如有出血或化脓,易于扩展甚至蔓延至整个帽状腱膜下层,含血量可多达数百毫升。婴幼儿易发生帽状腱膜下血肿,严重时可导致贫血或失血性休克。此间隙内的静脉经导静脉与颅骨的板障静脉及颅内的硬脑膜窦相通,若发生感染可经上述途径继发颅骨骨髓炎或向颅内扩散,故该层被认为是颅顶部的"危险区"。

(5)颅骨外膜:薄而致密,借少量结缔组织与颅骨表面相连,手术时易于剥离。在骨缝处骨膜与颅缝紧密愈着,在小儿尤为紧密。因此,骨膜下感染或血肿常局限于一块颅骨的范围之内,而不会向四周蔓延。在婴幼儿,陈旧性血肿的外围与骨膜可钙化或骨化,乃至形成含有陈旧血的骨囊肿。严重的头皮撕脱伤,可将头皮连同部分骨膜一并撕脱。骨膜对颅骨的营养有一定的关系,但部分骨膜被剥离后,颅骨常不至于坏死。

(二)颞区

1. 境界 位于颅顶的两侧,介于上颞线与颧弓上缘之间。**颞窝**(temporal fossa)容纳颞肌,其上界和后界为颞线,前界为额骨和颧骨,下界为颧弓。在颞窝前部,颧弓中点上方3~4cm处称为**翼点**(pterion),是额、顶、颞、蝶骨会合处形成的"H"形骨缝结构。此处骨板薄弱,是颅脑损伤的常见部位。内面有骨沟或骨管,有脑膜中动脉前支通过,骨折时易伤及该动脉而产生硬膜外血肿。翼点常为选择手术入路的重要标志。切除鞍区较大占位病变(如垂体瘤、颅咽管瘤、动脉瘤)时,常用翼点入路。开颅后打开硬膜,即见到额叶和颞叶。打开侧裂池减压。抬起额叶和颞叶,以暴露前颅底和鞍区结构。

2. 层次 由浅入深为皮肤、浅筋膜、颞筋膜、颞肌和颅骨外膜。

(1)皮肤:颞区的皮肤移动性较大。手术时无论选择纵行或横行切口,均易缝合,愈合后的瘢痕也不明显。

(2)浅筋膜:含脂肪组织较少,与皮肤结合不紧密,没有致密纤维性小梁。血管和神经可分为耳前和耳后两组(图1-5,图1-33)。

1)耳前组:有颞浅动、静脉和耳颞神经。颞浅动脉在腮腺内平下颌颈高度起自颈外动脉,于颞下颌关节与外耳道间出腮腺上缘至皮下。耳颞神经是下颌神经的分支,在深层越过下颌关节的内侧和后方,弯曲向上与颞浅动、静脉伴行。颞浅动脉在耳屏前方位置较浅表,在此处能够触及搏动。可在耳轮脚前方作耳颞神经阻滞麻醉。颞浅静脉向下与上颌静脉汇合成下颌后静脉。颞浅动脉沿耳颞神经与颞浅静脉的前方上行,越颧弓根表面,多数(60%)在颧弓上方2~3cm处分为额支和顶支。额支外径约1.8mm,向前与滑车上动脉吻合。顶支外径约1.7mm,向后与耳后动脉和枕动脉交通。颞浅动脉起始部的外径平均为2.6mm,平颧弓高度外径2.2mm。颞浅动脉位置恒定且表浅,管径粗大,可作为颅内、外吻合的供血动脉。在作颞区切口时,应注意保留该动脉的主干,以备必要时用于颅内、外动脉吻合。

2）耳后组：有耳后动、静脉和枕小神经、耳大神经，分布于颞区后部。耳后动脉起自颈外动脉，耳后静脉汇入颈外静脉，枕小神经和耳大神经发自颈丛。

（3）**颞筋膜**（temporal fascia）：为颞区的深筋膜，被覆于颞肌表面，上方附着于颞上线，向下分为浅、深两层，分别附着于颧弓的外面和内面。两层之间合成一封闭间隙，内容脂肪组织，有起自上颌动脉的颞中动脉和颞中静脉经过。深层筋膜质地较硬，内含腱纤维，外伤撕裂后手指触及断裂缘时，易误认为骨折。

（4）**颞肌**（temporal muscle）（表1-2）：呈扇形，起自颞窝和颞筋膜深面，肌纤维向下经颧弓深面止于下颌骨的冠突，附着牢固，手术时不易剥离。颞肌强厚，与颞深筋膜一起对颅脑有很好的保护作用。经颞区开颅术切除部分颞骨鳞部后，颞肌和颞深筋膜足以保护其深面的脑膜和脑，故开颅减压术常采用颞区入路。颞肌深部有颞深血管和神经，颞深动脉起自上颌动脉，颞深神经发自下颌神经，支配颞肌。颞肌是最常用最方便的颅底重建材料。

（5）骨膜：较薄，紧贴于颞骨外表面，故颞区很少发生骨膜下血肿。骨膜与颞肌之间含有大量脂肪组织，称颞筋膜下疏松结缔组织。此间隙经颧弓深面与颞下间隙相通，再向前与面部的颊脂体相连续。因此，颞筋膜下疏松结缔组织中有出血或炎症时，可向下蔓延至面部，形成面深部的血肿或脓肿。面部炎症如牙源性感染也可蔓延至此层。

（三）颅顶骨

颅顶各骨均属扁骨。前方为额骨，后方为枕骨。在额、枕骨之间是左、右顶骨。两侧前方小部分为蝶骨大翼，后方大部分为颞骨鳞部。颅顶各骨之间以颅缝相接合。

成人颅顶骨的厚度约为5mm，最厚的部位可达10mm。颞区最薄，仅有1~2mm。由于颅顶骨各部的厚度不一，在开颅钻孔和取颞部骨瓣时需注意：①颞骨鳞部骨质很薄，钻孔时勿用力过大，以免将钻头插入脑内损伤脑组织。②尽量咬除颞骨鳞部，直至中颅底。向前下方扩大骨窗或将骨瓣翻起时，应注意勿损伤脑膜中动脉。如果该动脉在骨管内损伤出血，电凝后用骨蜡封闭骨管。如在硬膜上损伤，可用细丝线结扎其两端或电凝止血。③骨瓣后缘钻孔时应注意勿损伤横窦。如果乳突气房打开，用骨蜡严密封闭。若肿瘤位于颅中窝前部，应将蝶骨嵴外侧半磨除。

颅顶骨分为外板、板障和内板3层。外板较厚，弧度较小，对张力的耐受性较大。内板较薄，弧度较大，质地较脆弱。因此，外伤时外板可保持完整，而内板发生骨折。骨折片可刺伤局部的血管、脑膜和脑组织等，引起血肿。板障是内、外板之间的骨松质。板障静脉位于板障管内。板障管在X线片上呈裂纹状，有时可被误认为骨折线，应注意鉴别。由于板障静脉位于骨内，手术时不能结扎，常用骨蜡止血。板障静脉可归纳为4组（图1-34）：①额板障静脉：位于额部，与上矢状窦相通。②颞前板障静脉：与蝶窦相通。③颞后板障静脉：在板障内由顶部向下至乳突部，通连横窦。④枕板障静脉：位于枕部，与横窦相通。头皮撕脱伤累及颅骨骨膜时，应在颅骨上密集钻孔至板障层，待肉芽组织长出后再植皮封闭创面。

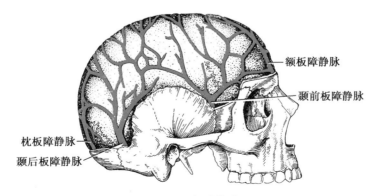

额板障静脉
颞前板障静脉
枕板障静脉
颞后板障静脉

图1-34 板障静脉

（四）颅骨的年龄变化

1. 颅骨的生后变化　从出生至25岁，颅骨的发育大致可分为3个时期：①生长期：出生至7岁。由于出牙和鼻旁窦的发育，面颅增大迅速。②相对静止期：7岁至17、18岁。整个颅骨生长较缓慢。逐渐出现性别差异。③成长期：17、18岁至25岁。

颅骨出现诸多特征,如额部向前突出,鼻旁窦、眉弓和乳突等部位显著增长,颅底的蝶骨与枕骨之间由软骨结合变为骨性结合。

2. 小儿颅骨的特点 ①新生儿的脑颅比面颅大,比例为 8:1(成人为 4:1),鼻旁窦尚未发育。②颅顶骨的板障尚未形成,故颅顶骨是一层柔软而且富于弹性的骨板,局部经受暴力打击易出现凹陷性骨折。成人骨折线多以受力点为中心向四周放射。另外,小儿骨缝处较软,受外力打击时常集中于一点,不易传至相邻骨,故多见局限性凹陷骨折。③颅骨尚未骨化完全。由于额骨和顶骨的骨化中心处增长,颅顶出现明显的额结节和顶结节。额骨的两个骨化中心尚未接合,在额中间留有额缝。④颅顶各骨之间间隙较大,骨缝尚未形成。颅内压增高时小儿骨缝可稍分离。各骨间的间隙由结缔组织填充,某些部位仍是膜性的,称为**颅囟**(cranial fontanelle),如冠矢点处的**前囟**(**额囟**)、人字点处的**后囟**(**枕囟**)、顶骨前下角处的**蝶囟**和顶骨后下角处的**乳突囟**。前囟在生后 1~2 岁时闭合,其余各囟在生后不久闭合。颅囟早闭且头围明显小于正常者为头小畸形。如果颅缝过早闭合,颅腔狭小,限制脑的正常发育,会引起狭颅症,导致颅内压增高。颅囟迟闭及头围大于正常者常见于脑积水、佝偻病等。

开颅手术入路切口的选择应注意:①切口应距离病变部位最近,利用自然解剖间隙,以尽量减少对血管、神经和脑组织的损伤。②颅底或靠近颅底的病变可利用 CT、MRI 显示的解剖标志做到较精确定位。③注意皮瓣血运状况,长度不应超过基底宽度的 1.5~2 倍。皮瓣应包括一组动、静脉。④避开主要功能区,尽量减少对运动、感觉、语言等重要功能区的损伤。⑤尽量减小切口长度,减少对患者的创伤。避免切口损伤容貌,尽量位于发际内。

常用开颅手术入路切口如下(图 1-35):①额部冠状切口:适用于经额叶入路、额下入路、经终板入路、经胼胝体间入路等。常用于额叶、鞍区及鞍上病变和前颅底病变等。②翼点入路:切口呈弧形,自耳屏前方至眉弓中点或上矢状窦。此入路适用于前循环的动脉瘤、基底动脉分叉部位较高的基底动脉瘤和小脑上动脉瘤、额叶和前额叶动静脉畸形、额颞叶病变、鞍区和鞍上病变。③颞部入路:切

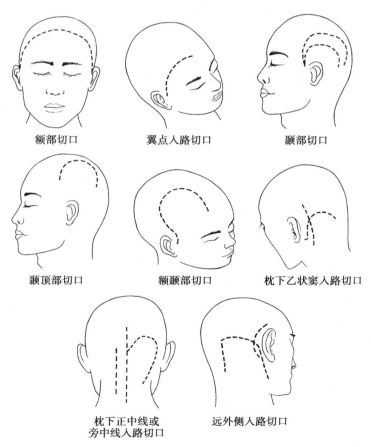

额部切口　　　　翼点入路切口　　　　颞部切口

颞顶部切口　　　　额颞部切口　　　　枕下乙状窦入路切口

枕下正中线或
旁中线入路切口　　　　远外侧入路切口

图 1-35　颅部常用手术切口

口呈"∩"形,适用于颞叶、海马及侧脑室下角病变,颞部硬膜外、下及脑内血肿,脑挫裂伤和基底核区血肿。④枕下乙状窦后入路:切口呈弧形、"C"形或"S"形,适用于桥小脑角肿瘤、三叉神经痛、面肌抽搐、前庭神经切断术、舌咽神经和膝状神经节痛、后循环血管性病变等。⑤乙状窦前入路:切口呈问号形,起自耳前颧弓,绕向耳上方,向下至乳突后1cm。主要适用于岩斜区肿瘤体积较大,且肿瘤的幕下、幕上部分基本相等;单纯幕上或幕下入路不能很好地显露全貌的肿瘤。⑥枕下中线或旁中线入路:切口自枕外隆凸上方2~3cm处向下至上颈椎。主要适用于小脑半球、蚓部、第四脑室、脑干、枕骨大孔区的血管及肿瘤性病变,Chiari畸形减压。⑦远外侧入路:切口一般为"C"形,自耳廓上方绕耳廓弯向乳突尖,到达第1颈椎水平的胸锁乳突肌。适用于延髓颈髓结合部腹侧硬膜下病变,累及下斜坡、枕髁或颈静脉孔的硬膜外病变,椎动脉和基底动脉连接处的动脉瘤等。

## 二、颅底

颅底有许多重要的孔道,是神经、血管出入颅的部位(图1-36)。颅底有内、外面之分。颅底内面有3个阶梯状的颅窝,即颅前窝、颅中窝和颅后窝。

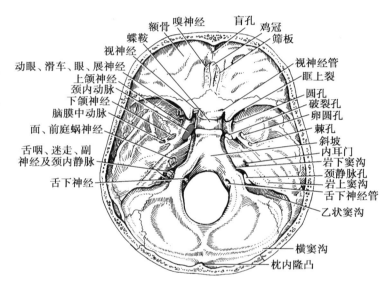

图 1-36　颅底内面

颅底在结构上和邻接上有其特点,因而颅底损伤时除本身的症状外,还可出现邻近器官损伤的症状。颅底结构的特点是:①颅底各部骨质的厚薄不一,由前向后逐渐增厚,颅前窝最薄,颅后窝最厚。创伤时骨质较薄的部位易骨折。②颅底的孔、裂、管是神经和血管出入的通道。某些骨内部形成空腔性结构,如鼻旁窦、鼓室等。这些部位都是颅底的薄弱点,外伤时不但容易骨折,而且常伴有神经和血管损伤。③颅底与颅外的一些结构不但关系密切,而且相互交通,如颅底与翼腭窝、咽旁间隙和眶等的关系。这些部位的病变如炎症、肿瘤等可蔓延入脑。相反,颅内病变也可引起颅外某些部位的病变。④颅底骨与脑膜紧密愈着,外伤后不会形成硬膜外血肿,但脑膜常同时损伤,可引起脑脊液外漏。

### (一)颅前窝

**颅前窝**(anterior cranial fossa)较平坦,容纳大脑半球额叶及嗅球、嗅束等。前界为额骨的鳞部与眶部相移行处,后界为蝶骨小翼后缘。窝中央部分较凹陷,由筛骨筛板构成鼻腔顶,筛板上有筛孔,孔内有嗅丝和筛前血管、神经通过。前外侧部形成额窦和眶的顶部。颅前窝的骨板较薄,筛板和眶部尤为薄弱,外伤时易发生骨折。累及筛板时,常伴有脑膜和鼻腔顶部黏膜撕裂,脑脊液或血液直接漏入鼻腔。额窦也常受累,脑脊液和血液可经额窦流入鼻腔。若伤及嗅丝,会导致嗅觉丧失。骨折线经过额骨眶板时,出血可流入眶部,出现结膜下出血或眶周淤血,临床俗称"熊猫眼"。

颅前窝底的肿瘤可侵及眶腔,眶内的肿瘤可突破眶壁向颅前窝生长,手术常需打开眶上壁,同时涉及颅底和眶区。眶腔内结构精细,关系复杂,在此区域内行显微外科手术操作时必须十分细致,否则任何损伤均可导致视力障碍、眼球活动受限,严重者可能失明。颅前窝底手术入路应注意保护视神经和大脑前动脉,同时尽量保护嗅球、嗅束。手术时应修复颅底硬脑膜,以防止脑脊液鼻漏等。

### (二)颅中窝

**颅中窝**(middle cranial fossa)呈蝶形,前界以锐利的蝶骨嵴与颅前窝分界,后部以颞骨岩部与颅后窝分界,故外伤时颞极可被蝶骨嵴挫伤。中颅底硬脑膜由两层组成,除形成 Meckel 腔和海绵窦外,两层之间形成潜在的硬脑膜间腔,内有三叉神经的分支通过。硬脑膜间腔向内至小脑幕游离缘。向后外在下颌神经的后缘,两层硬脑膜融合成一层覆盖岩骨前面。向前外两层硬脑膜在自眶上裂至圆孔、卵圆孔的连线上融合,并在眶尖、圆孔和卵圆孔处分别与出入眶的神经和血管的共同鞘、上颌神经及下颌神经的鞘膜延续。若去除眶上裂后外侧壁并扩大圆孔及卵圆孔,可暴露该融合区,此处是切开硬脑膜和进入硬脑膜间腔的起点。在眶尖,颞极硬脑膜和眶上裂硬脑膜之间的颞极硬脑膜索带与神经血管共同鞘关系密切,相互间无确切的解剖界面,若直接切开易损伤进入眶上裂的神经和血管,故不适合在此处切开硬脑膜双层。在硬脑膜间腔中,硬脑膜内层与三叉神经各分支之间联系疏松,容易分离。在海绵窦外侧壁,由于海绵窦固有层多不完整,在翻开海绵窦外侧壁的硬脑膜时要注意保护内侧的静脉丛,以减少出血。

颅中窝可区分为较小的中央部(蝶鞍区)和两个较大而凹陷的外侧部。蝶鞍区的前界为视交叉前缘及两侧的前床突,后界为鞍背和后床突,两侧为海绵窦。主要的结构有垂体窝、垂体和海绵窦等。

**1. 蝶鞍(sella)** 包括前床突、交叉前沟、鞍结节、垂体窝、鞍背和后床突。蝶鞍的前后径为 11 ~ 12mm,深度为 6 ~ 9mm,鞍底横径为 14 ~ 15mm。依前、后床突间距的不同,将蝶鞍分为 3 型:开放型占 39%,间距>5mm;闭锁型占 21%,间距<2mm;半开放型占 40%,间距 2 ~ 5mm。蝶鞍的形态与颅形及蝶窦的发育程度有关。

正常鞍底形状有平直型(49%)、下凹型(46%)和上凸型(5%)3 种。在下凹型鞍底的中心处,凹陷深度<2mm 占 87%,最深可达 3.5mm。所有上凸型鞍底的高度小于 1mm。正常鞍底侧角圆钝,如侧角尖锐则提示可能存在鞍内肿瘤。约 26% 鞍底不平,坡度多在 5° 以内,最大达 8°。这种倾斜为蝶窦发育不对称所致,如倾斜高度超过 2mm 可

视为异常。在垂体病变时,鞍底骨质的变化发生较早。

蝶鞍的形态可出现以下变异:①鞍桥:为前、后床突间出现骨性桥连接,出现率为 6%。有时不完整,多为双侧性。在内分泌障碍、痴呆及癫痫患者,X 线片上鞍桥的出现率为 15% ~ 38%。②颈动脉床突孔:前、中床突之间有韧带连接,与蝶鞍形成孔,孔内有颈内动脉经过,出现率为 10%。如孔过小可影响颈内动脉的血液循环,需手术切断韧带。③前、后床突侧移。④前床突缺如。

**颅咽管**又称**垂体管**,一般认为是 Rathke 囊经过蝶骨处的管道未闭合所致,成人的出现率为 0.42%。颅咽管上口位于垂体窝底最低处的正中线上,骨孔为卵圆形或圆形,直径为 1.0 ~ 1.5mm。管向下并稍向后方,开口于犁骨与蝶骨体相交角处,但常为一盲管。该管内含有黏膜和骨膜组织,并有 1 条静脉,向上注入海绵窦。有时内有异位垂体组织。Rathke 囊肿和颅咽管癌为蝶鞍区的常见病变。

**2. 垂体窝(hypophyseal fossa)** 顶为硬脑膜形成的鞍膈,鞍膈的前上方有视交叉和视神经。腺垂体的肿瘤可将鞍膈的前部推向上方,压迫视交叉,出现视野缺失。垂体窝的底,仅隔一薄层骨壁与蝶窦相邻。垂体病变时,可使垂体窝的深度增加,甚至侵及蝶窦。垂体窝的前方为鞍结节,后方为鞍背。垂体肿瘤时,两处的骨质可因受压而变薄,甚至出现骨质破坏现象。在垂体肿瘤切除术中,要注意避免损伤视神经、视交叉、海绵窦和颈内动脉等。

**3. 垂体 hypophysis(图 1-37 ~ 图 1-39)** 位于垂体窝内,借垂体柄与下丘脑的漏斗相连。垂体腺瘤发病率占颅内肿瘤的 10%,居第 3 位。多发生于中年。肿瘤起源于腺垂体。垂体在冠状断面和矢状断面上均呈横置的肾形,在横断面上呈椭圆

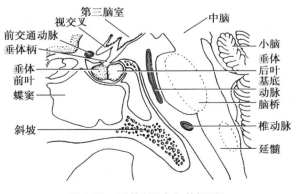

图 1-37 垂体(正中矢状切面)

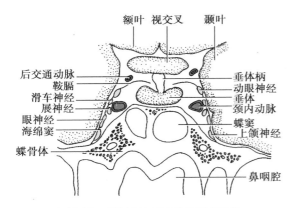

图 1-38 蝶鞍区(经垂体冠状切面)

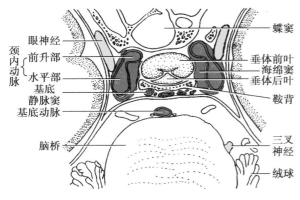

图 1-39 蝶鞍区(经垂体横切面)

形,前叶呈肾形。垂体重约 740mg,横径 9 ~ 12mm,前后径 7 ~ 10mm,高 6 ~ 9mm。在垂体肿瘤患者的 X 线片上,常见蝶鞍扩大和变形,对于诊断垂体病变有重要的参考价值。通过垂体 CT 扫描,能发现直径 3mm 以上的微腺瘤,MRI 对垂体瘤定位十分精确。垂体前上方是视交叉和视神经,后方隔鞍背和斜坡与脑干相邻,上方隔鞍膈与下丘脑和第三脑室等结构相邻,下面和蝶窦之间只隔一层薄骨壁,两侧为海绵窦。因此,垂体肿瘤可以侵及垂体窝骨壁和邻近重要结构。如底壁破坏可以侵入蝶窦。前床突受压迫可出现萎缩或骨破坏。鞍背变薄而向后倾倒或骨质破坏。垂体肿瘤如突入第三脑室,可引起脑脊液循环障碍,导致颅内压增高。若垂体肿瘤压迫视交叉,可出现两眼颞侧偏盲,而且随肿瘤的增大视野越来越小,眼科称为管状视野。如向两侧发展可压迫海绵窦,发生海绵窦淤血,以及出现动眼神经、滑车神经和展神经的受压症状,如眼球不能转动、眼睑下垂、眼球突出、瞳孔变大等。手术切除是垂体瘤的基本治疗方法。对于微腺瘤及中等大小的肿瘤多采用显微手术方法,经蝶窦或经筛窦、蝶窦通过鞍底,切除

肿瘤。

(1) 垂体高度:垂体高度测量是诊断微腺瘤的主要方法之一。垂体高度是指冠状面上鞍底上缘至垂体上缘的最大距离。垂体高度的标准应依性别和年龄而制定。垂体的平均高度女高于男,年轻妇女垂体最高,以后随年龄增大而逐渐变小,这与月经周期及更年期有关。按垂体高度 +(年龄 × 1/20)计算,女性 >9.0mm 为可疑,>10mm 为异常;男性 >6.5mm 为可疑,>7.7mm 为异常。男性的垂体高度一生中变化不明显。男性垂体内出现局部低密度变化罕见,若出现应高度怀疑垂体病变。垂体高度及男性垂体内有无低密度区可作为判断垂体是否正常的指标。

(2) 垂体上缘和侧面形状:可分为下凹型、平直型和上凸型。据影像学观察,约 54% 的垂体在鞍膈孔向下凹陷,约 42% 平直,4% 向上略凸。下凹型随着年龄增长而增多。不能仅依垂体上缘上凸诊断垂体肿瘤。垂体侧面的形状与颈内动脉海绵窦段走行有关,由于该动脉紧贴垂体外上侧及后方通过,故常在垂体外侧面形成压迹,深约 3 ~ 7mm。有时垂体沿该动脉上、下缘突出形成舌状小叶,故垂体手术中可能损伤颈内动脉而造成大出血或垂体切除术遗留舌状小叶而致手术不彻底。

(3) 垂体柄:横断 CT 图像上,垂体柄呈小圆形结构,位于鞍上池内,视交叉后面,鞍背前上方。由于血管丰富和缺乏血-脑脊液屏障,周围有脑脊液,在 CT 上大多能观察到。冠状位 CT 扫描可显示漏斗的全长。漏斗一般位于中线上,其偏移常为微腺瘤的早期征象。但是,正常漏斗可有轻微偏移。

(4) 垂体的血管:垂体的动脉主要来源于垂体上动脉和垂体下动脉。垂体上动脉起于颈内动脉末端及后交通动脉,有数支,分为前、后两组,前组多从垂体结节部的前上方穿入垂体,后组从垂体柄后方进入垂体。在垂体柄周围,垂体上动脉前、后两组间可形成环状吻合。垂体下动脉起自颈内动脉海绵窦段,左右各一,向内侧走行,至垂体处分为数支,主要分布于神经垂体。垂体的静脉注入海绵窦。

4. 海绵窦(cavernous sinus)(图 1-38 ~ 图 1-40) 位于蝶鞍的两旁,处于颅前窝、颅中窝、蝶骨嵴和岩斜嵴的交汇处。是由硬膜构成的四面体形海绵样腔隙,有上、下、内侧、外侧和后壁。海绵窦前部至眶上裂,与视神经管和颈内动脉床突上段相

邻。后部达颞骨岩部的尖端,与颈内动脉管和三叉神经节相邻。海绵窦与眼静脉、翼丛、岩上窦、岩下窦、基底静脉丛及大脑中、下静脉交通。窦中血流缓慢,感染时易形成栓塞。面部的化脓性感染可借上述途径扩散至海绵窦,引起海绵窦炎与血栓形成。两侧海绵窦经鞍膈前、后的海绵间窦相交通,故一侧海绵窦的感染可蔓延到对侧。海绵窦内容物被一层膜性结构包绕,这层纤维膜在海绵窦的下壁及内侧壁由骨膜构成,而真正的海绵窦包膜位于上壁和外侧壁,由颞叶硬脑膜的反折构成。包膜与动眼、滑车及三叉神经的第一支的神经鞘膜相延续。窦内有颈内动脉和展神经通过。颅底骨折时,不仅可伤及海绵窦,也可伤及颈内动脉和展神经。

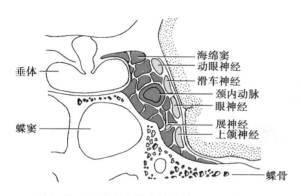

图 1-40　海绵窦内的血管和神经(冠状切面)

海绵窦向后与枕骨斜坡上的基底静脉丛相连,后者向下与椎内静脉丛相续。椎内静脉丛又与体壁的静脉相通,故腹膜后隙的感染可经基底静脉丛蔓延至颅内。窦的内侧壁上部与垂体相邻,垂体肿瘤可压迫窦内的动眼神经和展神经等。窦的内侧壁下部借薄的骨壁与蝶窦相邻,故蝶窦炎可引起海绵窦血栓形成。上外侧邻颞叶。下壁为蝶骨,与圆孔、卵圆孔相邻。在窦的外侧壁内,自上而下排列有动眼神经、滑车神经、眼神经和上颌神经。海绵窦一旦发生病变,可出现海绵窦综合征,表现为上述神经麻痹和神经痛、结膜充血以及水肿等症状。海绵窦内结构复杂,出血难以控制,手术难度大,病死率和并发症高。临床上常将海绵窦分为 3 部分,前床突以前的部分为前部,后床突以后的部分为后部,前、后床突间的部分为中部。

显示海绵窦的最佳断层是冠状断层。海绵窦位于蝶鞍两旁,两侧形状和大小对称,外缘平或稍外凸。如出现下列 CT 征象应考虑为异常海绵窦:①大小不对称。②形状不对称,尤其外侧壁。③窦内局限性异常密度区。

(1)海绵窦内的神经:①**动眼神经**(oculomotor n.):在鞍背外侧跨过小脑幕的附着缘,于后床突外下方穿过动眼神经三角进入海绵窦,沿海绵窦外侧壁的顶部向前至窦的前端,穿外侧壁经眶上裂入眶。窦内长约 0.9cm。在 MRI 冠状图像上,海绵窦外侧壁内可显示动眼神经。②**滑车神经**(trochlear n.):紧靠动眼神经外后方进入海绵窦,先位于动眼神经外下方,继而上升,跨过动眼神经外侧达其上方,至窦的前端进入眶上裂。窦内长约 1.1cm。③**眼神经**(ophthalmic n.):在海绵窦外侧壁内位于滑车神经外下方,向前走行进入眶上裂。窦内长约 1.6cm。④**上颌神经**(maxillary n.):经后下部穿于海绵窦外侧壁,沿其下部向前经圆孔出颅。窦内长度为 2.4cm。⑤**展神经**(abducent n.):最初在桥池内向前外侧行,在后床突后下方穿后壁入海绵窦。先在颈内动脉后升段的外侧,继而在水平段的外下方前行,经眶上裂入眶。窦内长度为 1.8cm。展神经于颈内动脉后升段的外侧变得扁平,且有少数分成 2～5 个神经束。

(2)海绵窦内的动脉:是指颈内动脉及其分支。颈内动脉在海绵窦内的部分称为海绵窦段。该段动脉按形态分为后升、后曲、水平、前曲和前升段 5 个连续部分。海绵窦段的主要分支有脑膜垂体干、海绵窦下动脉和 McConnell 垂体被膜动脉,这些动脉在颅内肿瘤、颈内动脉海绵窦瘘以及脑血管畸形等疾患的诊治中具有重要意义。

颈内动脉海绵窦瘘的原因为海绵窦内颈内动脉瘤破裂、颅底骨折损伤、异物穿通、外伤时颈内动脉窦内段受到剧烈动荡血流的冲击而破裂或由此造成动脉壁的点状出血或局限性挫伤以后破裂。颈内动脉窦内段破裂时,动脉血注入海绵窦,使窦内压力升高,静脉血回流障碍,从而出现相应症状:①搏动性突眼:患侧眼球突出,可见与脉搏一致的眼球搏动。球结膜及睑结膜的血管怒张,球结膜水肿和出血,眼睑水肿。②震颤及杂音:震颤及杂音的大小与漏孔的大小有关。③眼外肌麻痹:动眼神经、滑车神经和展神经受损所致,重者眼球固定。患者可出现复视。④视力障碍:由于眼静脉压升高,视网膜水肿、出血,视神经乳头水肿,或扩大的海绵窦压迫而导致原发性视神经萎缩,日久可致失明。⑤其他:由于眼神经受损,可致同侧额部麻木。

1)**脑膜垂体干**:是最大和最恒定的分支,主要起自后曲,外径约为 0.85mm(0.42～1mm),长度多

<1mm(55%)，最长可达6mm。在近海绵窦顶处分为3支：①小脑幕动脉：外径为0.3~0.85mm。走行于海绵窦后外方，穿过海绵窦上壁至颞骨岩部，继之沿小脑幕游离缘延伸，沿途分支分布于海绵窦上壁、外壁、动眼神经、滑车神经和三叉神经节被囊，并与眼动脉的脑膜支和对侧同名动脉相吻合。该动脉长为5~35mm，若超过40mm且呈波浪状，属于异常。②脑膜背侧动脉：外径与小脑幕动脉相同，自后曲顶壁行向海绵窦的后下方，穿后壁走向斜坡。沿途分支供应斜坡处的硬脑膜和展神经。有分支伸向鞍背后方的基底窦，与对侧同名动脉吻合。③垂体下动脉：外径为0.3~1mm，自后曲的顶壁向海绵窦后内侧走行，并延伸至窦底后份硬脑膜。分支供应神经垂体、鞍底和鞍背前面的硬脑膜，并与对侧同名动脉吻合。

2）海绵窦下动脉：外径平均为0.82mm(0.4~0.95mm)，长4~8.5mm。多数起自颈内动脉水平段的外侧壁。弯曲越过展神经上方，再向下行于眼动脉内侧，发支分布于海绵窦的硬脑膜和窦内的脑神经。其分支与眼动脉、上颌动脉及脑膜中动脉之间有丰富的吻合。海绵窦下动脉与颅底关系密切，颅底骨折时易受损伤。

3）McConnell垂体被膜动脉：出现率较低。多起自颈内动脉水平段内侧壁，供应垂体包膜。在鞍底前部的硬脑膜内此动脉分成前、后两支，分别与同侧的垂体下动脉和对侧的同名动脉相吻合。

颈内动脉海绵窦段的多数分支与对侧同名动脉吻合，并通过脑膜支与颈外动脉的分支吻合，海绵窦段近端闭塞时这些吻合提供了重要的侧支循环通路。

（3）海绵窦的三角：海绵窦及其周围区域被经过的神经、血管、硬膜应折及某些骨性结构分为若干个三角区（图1-41）。掌握这些三角的组成、范围和相互关系，对开展海绵窦显微外科手术有重要意义。

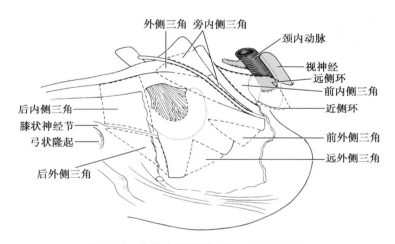

图1-41　海绵窦及其附近的三角区（右侧）

1）海绵窦上壁的三角

**前内侧三角（Dolenc三角）**：位于海绵窦上壁，内侧边为硬脑膜外视神经，外侧边为动眼神经，底边为硬脑膜缘。该三角属硬膜外隙，内含颈内动脉虹吸段。大多数颈内动脉的近段、近前床突部分及眼动脉瘤需要在磨除前床突后经此三角进行手术。

**内侧三角（Hakuba三角）**：位于海绵窦上壁，由颈内动脉前床突上段与鞍膈相交外侧点、动眼神经穿海绵窦外侧壁内侧交点和后床突外缘围成。经此三角进入海绵窦可充分显露颈内动脉前床突上段，是前床突上段动脉瘤、颈内动脉海绵窦瘘和海绵窦内肿瘤手术的常用途径。

**颈动脉三角**：内侧边为鞍膈硬膜，外侧边为床突间韧带，底边沿前床突内缘由其尖端到视神经管颅口内缘。经此三角可暴露海绵窦的后上间隙。该间隙有颈内动脉的海绵窦前膝段和脑膜垂体干的发出段。

**动眼神经三角**：内侧边为床突间韧带，外侧边为前岩床皱襞，底边为后岩床皱襞。经此三角可暴露海绵窦的后上间隙、颈内动脉虹吸段、脑膜垂体干根部和展神经在海绵窦内的近段。

2）海绵窦外侧壁及其附近的三角：外侧壁由两层组成，外层为颞叶处硬脑膜向前方的延伸，内层由动眼神经、滑车神经、眼神经和上颌神经之间的纤维组织构成。

**旁内侧三角**：动眼神经组成内侧边，外侧边为滑车神经，底边为小脑幕切迹。此三角可充分显露颈内动脉海绵窦段与岩骨段交界处，即脑膜垂体干起点的区域。可因滑车神经走行的改变而影响该三角的切开显露。

**外侧三角**（Parkinson 三角）：上界为滑车神经下缘，下界为眼神经上缘，后界为小脑幕缘。经此三角进入海绵窦是海绵窦外侧入路的常用方法，也是暴露颈内动脉及其分支的最佳途径。

**前外侧三角**（Mullan 三角）：该三角位于眼神经与上颌神经之间，底边为眶上裂与圆孔的连线。磨除此区骨质可显露眶上裂静脉，也可用来显露海绵窦内前外侧的肿瘤。

**远外侧三角**：位于上颌神经与下颌神经之间，底边为圆孔和卵圆孔的连线。可在此区显露海绵窦内肿瘤向外侧侵犯部分。

**后外侧三角**（Glasscock 三角）：为一非常重要的三角。内侧边为岩大神经，外侧边为棘孔与弓状隆起的连线，底边为下颌神经背侧缘。若从棘孔开始，沿下颌神经向内侧磨除此区骨质，可显露颈内动脉岩骨段，用于术中控制或暂时阻断颈内动脉。也用于海绵窦内颈内动脉吻合术。

**后内侧三角**（Kawase 三角）：内侧边为岩上窦，外侧边为岩大神经，底边为三叉神经。此区实际是一个四边形，是经前岩骨小脑幕入路中前岩骨的磨除范围。此区岩骨内无重要的神经血管，磨除后可显示上脑干和三叉神经根区域。

3）海绵窦后壁的三角：连接后床突和岩尖的颅后窝硬脑膜形成了海绵窦后壁，其中有展神经穿行进入海绵窦。

**下外侧三角**：内侧边为滑车神经入硬脑膜处与岩静脉入岩上窦处的连线，外侧边为展神经入硬脑膜处与岩静脉入岩上窦处的连线，底边为展神经入硬脑膜处与滑车神经入硬脑膜处的连线。

**下内侧三角**：内侧边为展神经入硬脑膜处与后床突的连线，外侧边为滑车神经入硬脑膜处与后床突的连线，底边同下外侧三角。

下内、外侧三角很少单独使用。肿瘤发生于颞骨岩部的尖端和斜坡上部并向前侵入海绵窦时，或因海绵窦内肿瘤较大无法辨认与海绵窦相关的脑神经时，可通过幕上、下联合入路，辨认与这两个三角相关的滑车神经、展神经和三叉神经，并可通过这两个三角向前追寻神经，并辨认海绵窦内的神经。

**5. 鞍周血管**　主要是颈内动脉和大脑动脉环。颈内动脉颅内段始于颈内动脉管内口处，位于三叉神经节内侧。颈内动脉在破裂孔上方向前上内走行，到达蝶鞍后部的外下方进入海绵窦，穿过硬膜进入颈动脉池。向前下方行至视神经下方，再弯向后上外行于视神经外侧，在前穿质下面分出大脑前动脉，终末支为大脑中动脉。前床突上段沿途发出眼动脉、垂体上动脉、后交通动脉和脉络膜前动脉。在增强 CT 上能清楚显示大脑动脉环的血管，但很少能见到整体的大脑动脉环。MRA 常能显示大脑动脉环及其主要分支。

**6. 鞍周神经**　除穿经海绵窦的神经外，有视神经、视交叉与视束以及三叉神经。动眼神经自中脑的脚间窝发出，脚间池的一段在 MRI 横断图像上易于显示。动眼神经在后床突前外侧，即在后床突与小脑幕游离缘的最前端穿硬脑膜入海绵窦。滑车神经在脑干背侧上髓帆处出脑，经环池，穿行于大脑后动脉及小脑上动脉之间至脑干腹侧。在后床突稍后方、动眼神经的后外侧、小脑幕游离缘的下方，穿硬脑膜至海绵窦外侧壁。展神经从延髓脑桥沟出脑，经桥池前行，在颞骨岩部尖端入海绵窦。横断层可显示展神经桥池段，冠状断层中海绵窦外侧壁上可见展神经。

（1）**视神经**（optic n.）、**视交叉**（optic chiasma）**与视束**（optic tract）：视神经颅内段呈扁圆形，自视神经管颅口至视交叉约 1.5cm，两侧视神经内缘相距约 1.4cm。两视神经夹角为 60.4°（50°～80°），该夹角过小或过大均会限制经额垂体手术入路。视交叉长约 8mm，宽 10mm，厚 3～5mm，自前下斜向后上方，后上缘大约高于鞍背 1cm。视交叉与蝶鞍及垂体的相对关系可分为 3 种类型（图 1-42）：①正常型（87%）：视交叉位于垂体和鞍膈中央部的上方，其前缘距鞍结节约 4mm。②前置型（3%）：视交叉前缘至鞍结节或其前方。③后置型（10%）：视交叉的后缘位于鞍背或其后方，其前缘距鞍结节约 7mm。视交叉前缘与鞍结节之间的间隙称视交叉前间隙，正常型此间隙的长度为 5.3mm。视交叉与蝶鞍一般并非直接接触，两者之间的距离为 1～10mm，故垂体瘤生长破坏鞍膈后还需一定时间才能出现视交叉受压症状。视交叉外侧缘距颈内动脉床突上段内侧壁约 4mm，由于两者邻近，故颈内动脉瘤可累及视神经，向后可累及视束。视交叉上方有终板，后方有漏斗、灰结节、乳头体和动眼神经，下方有鞍膈和垂体。视神经、视交叉、视束位于大脑动脉环中，上方有大脑前动脉和前交通动脉，下方有大脑后动脉和基底

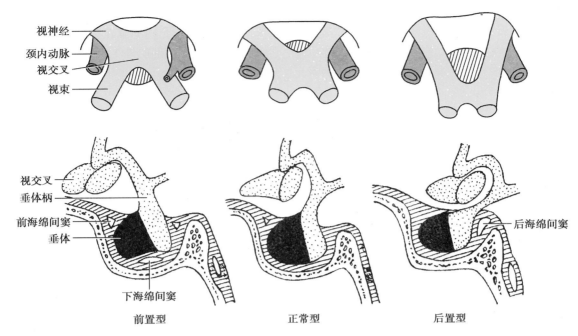

视神经
颈内动脉
视交叉
视束

视交叉
垂体柄
前海绵间窦
垂体

下海绵间窦

后海绵间窦

前置型　　　　　　　　正常型　　　　　　　　后置型

图 1-42　视交叉与蝶鞍的位置关系

动脉。

（2）**三叉神经**（trigeminal n.）：三叉神经连于脑桥，经脑桥小脑三角池上份行向前外侧，进入Meckel 腔。三叉神经节的凸面朝向前外方，由此发出眼神经、上颌神经和下颌神经。眼神经和上颌神经向前穿入海绵窦侧壁。下颌神经穿卵圆孔出颅。MRI $T_1$ 加权像比 $T_2$ 加权像能更有效地评价三叉神经，尤其是冠状断层图像，不仅能显示海绵窦内的脑神经，而且有利于左、右对比观察圆孔处的上颌神经和卵圆孔处的下颌神经。MRI 横断图像和 CT可被用来评价脑池内的三叉神经。MRI 矢断层图像对诊断三叉神经节和 Meckel 腔的病变非常有用。

Meckel 腔又称**三叉神经腔**，位于颞骨岩部尖端，是颅后窝伸向颅中窝后内侧部的一个硬膜隐窝，开口处位于小脑幕游离缘的下方，内耳道和鞍背的中点。三叉神经在进入 Meckel 腔时，蛛网膜随之突入腔内，在周围部与三叉神经节周围的结缔组织相连（图 1-43～图 1-46）。蛛网膜下隙包绕神经根，直达神经节处。因蛛网膜与神经节相连的部位不同，蛛网膜下隙沿神经节和近段神经根向前延伸的距离而有变化。在三叉神经节上面，蛛网膜延至神经节的中部，与包绕神经节的结缔组织相续。在神经节下面，蛛网膜至神经节的中部稍前方与神经节相连，蛛网膜下隙可沿下颌神经延伸至三叉神经节的近侧 2/3 部。鉴于这种毗邻关系，在向三叉

神经节作注射治疗时应防止药液注入蛛网膜下隙，以免扩散至脑干。

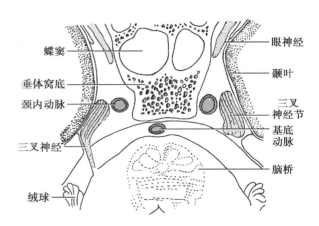

蝶窦
垂体窝底
颈内动脉
三叉神经
绒球

眼神经
颞叶
三叉神经节
基底动脉
脑桥

图 1-43　三叉神经（经 Meckel 腔横切面）

Meckel 腔内的蛛网膜下隙称**三叉神经池**，向后与脑桥小脑三角池相通。因此，行 Amipaque 脑池造影 CT 检查时，可被增强。在静脉增强的 CT 图像上，Meckel 腔呈不被增强的低密度影。以眦耳线，1.5mm 薄层 CT 扫描，即使不行增强扫描，也能显示Meckel 腔。但是，无论使用何种扫描，三叉神经节均不单独显像。

海绵窦及 Meckel 腔均为硬膜间位结构，三叉神经节和三叉神经的分支行于硬膜间腔中。眶上裂、圆孔和卵圆孔处的硬膜与神经鞘膜相续。经硬膜外入路显露海绵窦，关键在于安全地将海绵窦外

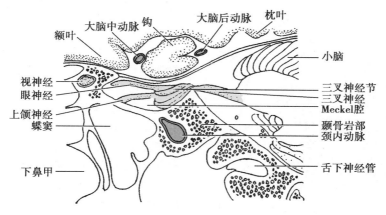

图 1-44　三叉神经(经 Meckel 腔矢状切面)

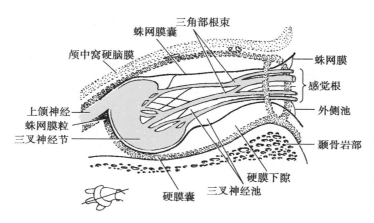

图 1-45　Meckel 腔

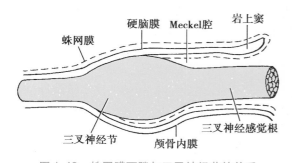

图 1-46　蛛网膜下隙与三叉神经节的关系

侧硬膜层与外固有层分离。在硬膜外磨除骨质时,要求磨除从眶上裂外端至圆孔的一层骨质,约 5mm 宽,显露眶上裂硬膜与颞极硬膜的相续区。在圆孔处,暴露上颌神经(3～5mm)神经鞘膜与颞极硬膜相续区。此处是切开硬膜和进入硬膜间腔的解剖标志。沿上颌神经表面向内向后分离,同时扩大硬膜夹层切口至卵圆孔,显露三叉神经节和眼神经根部。

7. 蛛网膜下池 ( subarachnoid cistern ) 　鞍区蛛网膜下池是进行鞍区手术的重要部位。了解蛛网膜下池的解剖特点,有利于减低脑压和充分暴露肿瘤等(图 1-47,图 1-48)。

(1) 嗅池( olfactory cistern ):嗅池位于嗅沟处。呈长条状,由眶回和直回间的蛛网膜包绕嗅束而形成,前达筛板,下贴颅前窝,向后与视交叉池相接。内有嗅球、嗅束、部分眶额动脉、嗅动静脉等。

(2) 颈动脉池( carotid cistern ):位于蝶鞍两侧,上界为前床突硬脑膜和额叶眶面,下界为海绵窦。内侧邻视交叉池,外侧为颞叶和小脑幕缘。向后连后交通池、脚池和环池。池内有颈内动脉前床突上段、眼动脉、后交通动脉及脉络膜前动脉的起始段、垂体柄的小血管以及前床突上的小血管。颈动脉池与后交通动脉、鞍背、动眼神经和脚间池的毗邻关系非常重要。颈内动脉外侧壁的动脉瘤常累及这些结构。鞍区肿瘤常需要经过颈动脉池切除。在颈动脉池、脚池和颞叶之间有致密的蛛网膜纤维,对动脉和神经形成了束缚,手术时需仔细分离。

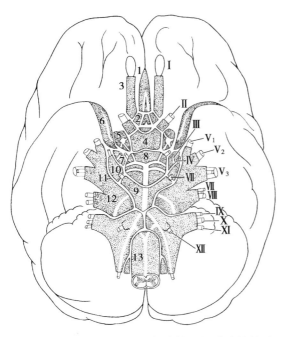

图 1-47 蛛网膜下池及其与脑神经和动脉的关系（下面）

1. 胼胝体周围池；2. 终板池；3. 嗅神经池；4. 视交叉池；5. 颈动脉池；6. 外侧裂池；7. 脚池；8. 脚间池；9. 脑桥前池；10. 环池；11. 小脑脑桥上池；12. 小脑延髓外侧池；13. 延髓前池

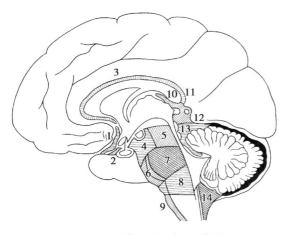

图 1-48 蛛网膜下池示意图（内侧面）

1. 终板池；2. 视交叉池；3. 胼胝体周围池；4. 脚间池；5. 环池；6. 脑桥前池；7. 小脑脑桥池；8. 小脑延髓外侧池；9. 延髓前池；10. 帆间池；11. 大脑大静脉池；12. 小脑上池；13. 小脑延髓池

（3）**终板池**（terminal laminal cistern）：位于终板前方，借一层室管膜和薄层终板与第三脑室相隔。上界是胼胝体嘴和前穿质，下界为视交叉，向外延伸围绕双侧大脑前动脉。池内通行有大脑前动脉、Heubner 返动脉、眶额动脉、前交通动脉及其

分支、前交通静脉等。可通过终板池入路切除第三脑室前下部和视交叉后方的肿瘤。

（4）**视交叉池**（optic chiasmatic cistern）：是围绕视神经和视交叉而形成的封闭性蛛网膜下隙。上面与视神经和视交叉紧密相连，外侧有膜与颈动脉池分隔，前端接终板池下部，底部与脚间池共用一个壁。向前至蝶骨缘，前下方以鞍膈为界。如鞍膈不完整，可伸入鞍内。池内有视神经、视交叉、漏斗柄、眼动脉根部和来自颈内动脉的小分支。

（5）**外侧窝池**（cistern of lateral fossa）：位于大脑外侧沟内，是基底池与大脑上外侧面蛛网膜下隙之间的过渡。池内有大脑中动脉及分支以及侧沟深、浅静脉。外侧窝池可呈不同形态。有时池容积大，蛛网膜薄而透明，手术中最易剥离。有时池容积小，膜虽薄但不透明，剥离时稍有困难。如果池容积小，壁厚而坚韧，则术中最难剥离。

（6）**脚间池**（interpeduncular cistern）：位于脚间窝，上宽下窄，上壁为下丘脑，下壁为脑桥基底部上缘。前达颈动脉池、脚池、颞叶内侧面，后外侧接环池，下方与桥池相通，在漏斗和垂体柄周围与交叉池相隔。池内有基底动脉上 1/3 段、大脑后动脉第 1 段及分支、小脑上动脉起始部、后交通动脉后部、脉络膜后内侧动脉、丘脑膝状体动脉及其分支、基底静脉和动眼神经。

（7）**脚池**（peduncular cistern）：位于海马旁回与大脑脚之间。向前延伸至颈动脉池，后内侧毗邻脚间池，后外侧通环池，上壁为视束。池内通行有脉络膜前动脉、脉络膜后内侧动脉和基底静脉。脚池位于脉络膜前动脉和后交通动脉之间，将颈动脉池与脚间池分开。可在两动脉之间提供一个手术界面。

（8）**环池**（ambient cistern）：位于中脑外侧，前上部位于小脑幕上方，后下部位于小脑幕下。内侧有大脑脚和脚间池，外侧缘为幕上的颞叶和幕下的小脑，下方与小脑脑桥池毗邻。内有大脑后动脉及其供应中脑的分支以及 Rosenthal 基底静脉。

（9）**后交通池**（posterior communicating cistern）：外侧为颞叶，上壁为视交叉和视束，下壁为动眼神经以及 Liliequist 膜的间脑膜或中脑膜，外上方与脚池毗邻。向后经大脑后动脉周围间隙通环池，向前沿后交通动脉通颈动脉池，向内侧沿大脑后动脉通脚间池。内有后交通动脉及其分支。

作鞍区肿瘤切除时，须在蛛网膜下池内操作。临床上常利用 3 个间隙暴露和切除肿瘤。①**视交叉前间隙**：大致呈等腰三角形，为两侧视神经和鞍结节间的三角形间隙，间隙下方有视交叉池的纤维

小梁网。如果是前置型视交叉,此间隙较小。额部入路时,此间隙几乎是唯一操作空间,翼点入路可经过此间隙到达视交叉池对侧半。②视神经颈内动脉间隙:内侧界为视神经后部和视交叉前部的外侧缘,外侧界为颈内动脉前床突上段的后部,间隙的顶多为嗅池的底壁、内侧嗅纹下面及直回下面的软膜。多呈三角形,向前外上方开放。翼点入路经此间隙可达上斜坡和基底动脉分叉部位。③颈内动脉间隙:大致呈"V"形,顶角在颈内动脉与颞极之间,内下角伸入颈内动脉与前床突之间,外下角突入颈内动脉与颞叶之间。内侧壁为颈内动脉,外侧壁为颞叶。前岩床皱襞将该间隙分为内、外两部分。该间隙有动眼神经鞘前内段、后床突、脉络膜前动脉、后交通动脉的起始部及颈内动脉下方的血管。松解颞叶和颈内动脉纤维联系后,可以暴露和切除视交叉前间隙和视神经颈内动脉间隙内的肿瘤组织。

**8. 外侧部** 容纳大脑半球的颞叶。眶上裂内有动眼神经、滑车神经、展神经、眼神经和眼上静脉。

穿行。在颈动脉沟外侧,由前内向后外有圆孔、卵圆孔和棘孔,分别有上颌神经、下颌神经和脑膜中动脉通过。**脑膜中动脉**(middle meningeal a.)多数发自上颌动脉(94%),本干平均长 1.7cm,外径 1.6mm。经棘孔入颅,前行 2~4.5cm 分为前、后两支。通常前支在经过翼点附近行于骨管内(60%),骨管平均长度 1cm。此处骨质较薄,受到外力打击时该动脉容易受损而出血。另外,分离硬脑膜时可能撕破而发生颅内出血。脑膜中动脉常与硬脑膜粘连,不易分离。在硬膜外入路中,需切断该动脉,才能充分翻开颞骨岩部表面的硬脑膜,这是磨除岩部和暴露岩斜区的前提。**副脑膜中动脉**的出现率为 86.6%,其中 1 支者为 80.9%,2 支 5.7%。副脑膜中动脉起自脑膜中动脉(75.7%)或上颌动脉(23.6%),经卵圆孔(73.1%)或蝶导血管孔(10%)入颅。在弓状隆起外侧有薄的鼓室盖,分隔鼓室与颞叶及其脑膜。在颞骨岩部尖端处有三叉神经压迹,三叉神经节在此处位于硬脑膜形成的间隙内(图1-49)。

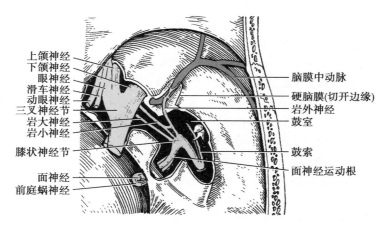

图 1-49 颞骨岩嵴处的结构

颅中窝某些部位还形成空腔,也是薄弱部位,中间部分有蝶窦,岩部内有鼓室。此外,面神经和前庭蜗神经也走行于颞骨岩部内。颅底骨折最常见于颅中窝。骨折多发生于蝶骨中部和颞骨岩部。蝶骨中部骨折时,常同时伤及脑膜和蝶窦黏膜,可出现鼻腔内出血和脑脊液外漏。穿经颞骨岩部内的面神经和前庭蜗神经受累时,可出现面神经麻痹或失听。如损伤鼓室,脑脊液和血液可流入中耳,进而经咽鼓管流至咽而入口腔。若损伤鼓室的同时损伤鼓膜,血性脑脊液可经外耳道溢出。如伤及颈内动脉和海绵窦,可形成动静脉瘘。如累及穿过海绵窦内和窦壁的神经,则出现眼球运动障碍和三叉神经刺激症状。骨折伤及脑膜中动脉可形成硬

膜外血肿。

掌握中颅底的解剖标志,有助于岩骨内部结构的定位及指导前岩骨的磨除。三叉神经根孔、**岩大神经**(great petrosal n.)与下颌神经的交点、岩大神经与**弓状隆起**(arcuate eminence)延长线的交点以及弓状隆起与岩上缘的交点是重要标志,4 点连成的菱形区域是前岩骨磨除的最大参考范围。岩大神经从膝状神经节发出后,先走行在岩浅大神经管内,后在岩大神经沟内向前走行。翻开中颅底硬脑膜后,即可见岩大神经和岩大神经管裂孔。若用金刚钻沿岩大神经方向向后磨除岩大神经管顶壁,便可显露**膝神经节**(geniculate ganglion)。由于岩大神经在膝神经节处与面神经相连,操作时可因牵拉岩

大神经引起面神经损伤。因此,手术中并不一定要完全显露岩大神经,可根据岩大神经与弓状隆起延长线的交点对膝状神经节定位。按弓状隆起与岩上缘的交点磨除前岩骨,可获得约 2.9cm² 的通道显露岩斜区。

**颈内动脉**(internal carotid a.)的岩骨段在颈内动脉管内先垂直上行,在耳蜗的后外侧(相距 2～4mm)折转呈水平走向前内方,经三叉神经深面出颈内动脉管内口,再经破裂孔入海绵窦。在三叉神经深面,颈内动脉管顶壁有时缺如,是暴露颈内动脉的起点。常采用 Glasscock 三角对颈内动脉岩段定位。显露颈内动脉岩段时,应按由外向内和自前向后的磨除顺序。此处骨质厚度约为 2.3mm。外侧界限为鼓膜张肌,后界为颈内动脉岩段的膝部。向后可达耳蜗前壁,并可磨除耳蜗下方的岩骨。向前可将三叉神经前移,磨除颈内动脉后方的所有骨质,向下到岩下窦甚至达斜坡。内耳道与颈内动脉的管壁及耳蜗表面骨质较菱形区域中心的骨质硬,掌握此点可有利于避免损伤上述结构。在深部及周边磨除时,必须用金刚钻,最后残留一层薄骨质,用剥离子去除。这样,可显露颅后窝侧壁硬膜的最大范围(约 3.1cm²),前界为 1.7cm,后界 2.1cm,内侧界 2.6cm,外侧界 2cm。后外侧视野较既往方法增加了 15°～20°的视角,明显扩大了延髓脑桥沟区域的暴露。

### (三)颅后窝

**颅后窝**(posterior cranial fossa)由枕骨和颞骨岩部后面构成。在 3 个颅窝中,颅后窝位置深,容积大,结构复杂,窝内容纳小脑、脑桥和延髓。窝底的中央有枕骨大孔,长径约 3.6cm,宽 3.0cm。枕骨大孔是延髓和颈段脊髓的连接处,椎动脉和副神经脊髓根也由此入颅。枕骨大孔的前外侧有舌下神经管,为舌下神经出颅的部位。内耳门位于颞骨岩部后面的中份,面神经和前庭蜗神经由此出入。枕骨外侧部与颞骨岩部间有颈静脉孔,颈内静脉以及舌咽、迷走和副神经经此出颅。颅内的 3 层脑膜在枕骨大孔处与相应的脊髓被膜相移行,但硬脊膜在枕骨大孔边缘与枕骨紧密愈着,故椎管硬膜外隙与颅内硬膜外隙互不交通。枕骨大孔的前方为斜坡。枕内隆凸为窦汇所在处,两侧的横窦沟为横窦压迹,转向前下是乙状窦沟,为乙状窦所在,乙状窦沟的末端接颈静脉孔。枕骨大孔区手术咬开枕部颅骨时应注意保护横窦,咬开乳突后颅骨时应避免伤及乙状窦,咬开寰椎后弓时勿伤及两侧椎动脉。切除脑干附近肿瘤时除保护好脑干外,还应注意保护后 4 对脑神经。如肿瘤侵及颈静脉孔区时应注意保护颈内静脉。

1. **内耳道**(internal acoustic meatus) 位于颞骨岩部内,自内耳门行向外,终于内耳道底。后壁微凹,长度有很大差异。自内耳门各缘至内耳道底横嵴中点的平均长度为:前壁 1.2cm,后壁 0.7cm,上壁 0.8cm,下壁 1.0cm。管腔直径约 5.9mm。内耳道内有面神经、前庭蜗神经和迷路动脉、静脉通过。在内耳道入口处,面神经运动根贴在前庭蜗神经前上方的凹槽内,中间神经夹在蜗神经和面神经运动根之间。在内耳道中部,面神经运动根和中间神经合成一干,越过前庭蜗神经的前面。至内耳道外侧部,前庭蜗神经分为前庭神经和蜗神经,面神经干位于上方。在内耳道底有一横行的骨嵴称为**横嵴**。面神经、蜗神经和前庭神经的分支分别通过相应的孔区进入内耳。在硬膜外经岩骨入路,保护内耳道的硬膜完整是防止面神经和前庭蜗神经损伤的关键。

内耳道的定位方法主要采用岩大神经与弓状隆起的夹角平分线或与弓状隆起前方呈 60°夹角方向,以后者更为可靠。显露内耳道时应从该定位线的中点开始磨除表层骨质,然后分别向内侧及外侧扩展,内侧可至内耳门,外侧以垂直嵴为界。须避免向膝状神经节和岩大神经方向磨除。由于耳蜗的内侧壁与内耳道的外端仅存在 2mm 厚的间隔,应注意避免损伤耳蜗。在内耳道后方可以大胆磨除内耳道与上半规管之间的骨质。这样,从内耳道后方、上方和前方磨除骨质,可以获得 270°显露内耳道。其他内耳道定位方法有:①在颞骨岩部弓状隆起的范围内试探性磨出上半规管的透明线作为标志。内耳道底投影点与弓状隆起最高点之间的平均距离为 9.4mm。②面神经管裂孔的位置距内耳道底较近,易于辨认,故可用面神经管裂孔对内耳道定位。

2. **蛛网膜下池** 明确脑桥小脑角附近的蛛网膜下池结构,对手术操作有着较要意义。

(1)**小脑脑桥池**(cerebellopontile cistern):为成对结构,位于脑桥前外侧、小脑前面和颞骨岩部后面的蛛网膜之间。上界平小脑幕,借蛛网膜壁与环池分隔。下缘借蛛网膜与小脑延髓外侧池毗邻。内侧借脑桥前膜与脑桥前池分隔。外侧壁为小脑。池内有小脑下前动脉、迷路动脉、小脑上动脉、三叉神经、面神经、前庭蜗神经以及脑桥静脉等。

(2)**脑桥前池**(anterior pontile cistern):位于脑桥与斜坡处的蛛网膜之间,上方与脚间池相邻,下界平脑桥延髓沟,外侧隔脑桥前膜与小脑脑桥池毗邻。小脑下前动脉在该池内自基底动脉发出。

(3)**延髓前池**(anterior medullary cistern):位

于延髓腹侧与斜坡处的蛛网膜之间。上界平脑桥与延髓交界处,隔脑桥延髓内膜与脑桥前池相邻,下方与脊髓前池相通。舌咽神经、椎动脉和脊髓前动脉穿经该池。

(4) **小脑延髓外侧池**(lateral cerebellomedullary cistern):成对,位于延髓前外侧,上方隔蛛网膜与小脑脑桥池分隔,下界平枕骨大孔,经 Luschka 孔与第四脑室外侧隐窝相通。池中有椎动脉、小脑下后动脉起始段、舌咽神经、迷走神经、副神经和舌下神经走行。在舌咽神经和迷走神经的后方,有突出的脉络丛。

(5) **小脑延髓池**(cerebellomedullary cistern):又称**枕大池**。位于延髓与小脑蚓部的后方。后壁为贴枕骨的蛛网膜,向下与脊髓后池交通。近菱形窝下角处有第四脑室正中孔,脑脊液经此孔流入枕大池。该池内无重要血管和神经通过,但在后颅窝手术中对于缓解颅压和暴露手术野有重要作用。临床进行穿刺是在颈部后正中线上,从枕骨下方或第 2 颈椎棘突上方进针,经皮肤、浅筋膜、深筋膜、项韧带、寰枕后膜、硬脊膜和蛛网膜到达该池。成人由皮肤至寰枕后膜的距离约为 4~5cm。穿刺针经寰枕后膜时有阻挡感,当阻力消失和有脑脊液流出时,表明针已进入小脑延髓池。穿刺时应注意进针的深度,以免损伤延髓。

蛛网膜下池分布是外科医生的引导图,手术时应注意:①蛛网膜下池内有不同的血管和神经通行,需深入了解它们的位置关系,从而选择有利的手术通道。②血管可从一个池进入另一个池,相邻池的间隔有时变得坚韧,并固定血管。③脑的某些部位是蛛网膜下池的交汇处,这些部位的结构多而复杂。鞍旁区是颈动脉池、视交叉池、嗅神经池、终板池、外侧窝池、脚池和脚间池的汇合处,各池之间的纤维增厚,形成一个连接后交通动脉、脉络膜前动脉、动眼神经的坚实的蛛网膜三角。松果体区是四叠体池、环池、胼胝体周围池、帆间池、小脑上池和大脑大静脉池的交汇处,位于小脑幕切迹后部和四叠体区附近,有许多血管和滑车神经通行。第四脑室外侧隐窝区是小脑延髓外侧池和小脑脑桥池汇聚处,常可见第四脑室脉络丛侧部,面神经和前庭蜗神经由此区走向上外,舌咽神经和迷走神经由此区走向下外。小脑绒球位于上方,第四脑室外侧孔开口于外侧隐窝前壁。④动脉瘤或载瘤动脉及邻近的中央动脉常与蛛网膜下池中的小梁或隔膜粘连,形成包裹层。手术中须避免过度牵拉和草率剥离,以免造成瘤壁和血管破裂出血。

3. **脑桥小脑三角**(pontocerebellar trigone)　位于延髓、脑桥和小脑的交界处,内有面神经和前庭蜗神经(图 1-50)。面神经从延髓脑桥沟出脑,与位听神经伴行,并包绕在同一硬膜鞘内,经内耳门入内耳道。与面神经相邻的血管有小脑前下动脉根部及分支、迷路动脉、侧隐窝静脉和岩上静脉。小脑前下动脉与面神经的位置关系较复杂,术中应注意。前庭蜗神经与面神经伴行,经内耳门出内耳道,于面神经背外侧经延髓脑桥沟入脑。听神经瘤、三叉神经鞘瘤、脑膜瘤、转移瘤等常可压迫脑桥小脑角处的脑神经和血管。在脑桥小脑三角区手术入路和分离切除该区的肿瘤时,应注意保护此区的神经、血管、延髓和脑桥等。脑桥小脑角区域的手术常选用枕下乳突后入路,如听神经瘤切除。

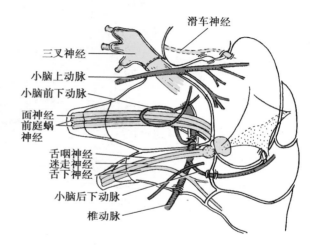

图 1-50　脑桥小脑三角的血管和神经

在脑桥小脑角的后下方,自上而下有舌咽神经、迷走神经和副神经。小脑后下动脉位于小脑延髓外侧池内,与这些神经关系密切。舌咽神经和迷走神经经第四脑室脉络丛腹侧和绒球前面行向外侧,再经颈静脉孔出颅。通常副神经的延髓根与迷走神经汇成一束穿颈静脉孔。小脑后下动脉位于小脑延髓外侧池内,与舌咽、迷走和副神经关系密切。该动脉起于椎动脉,先在这些神经的腹侧上行,后转向背侧。此处位于橄榄外侧。多为血管袢在迷走神经根丝之间穿行,约占 50%。

脑桥小脑角区是位于脑桥、小脑和延髓与颞骨岩部(内耳门)之间的区域,位于颅后窝前部的两侧。此区以面神经和前庭蜗神经为中心,周围结构复杂,也是手术常涉及的区域。该区内自上而下有三叉神经根、面神经和前庭蜗神经、舌咽神经、迷走神经和副神经(图 1-50),由外侧向内侧有前庭蜗神经、迷路动脉、小脑下前动脉、面神经和展神经。

颅后窝骨折时，由于出血和渗漏的脑脊液不易排出，易被忽视。当小脑或脑干受累时，可出现相应的症状。骨折累及颞骨岩部后外侧时，多在伤后数日出现乳突部皮下淤血。骨折累及枕骨基底部时，可在伤后数小时出现枕下颈部软组织肿胀及皮下淤血，咽后壁可出现黏膜下淤血水肿。如骨折线穿过横窦沟时，可能伤及横窦引发跨幕上、下的硬膜外血肿。颅后窝骨折有时可伴高位颈椎骨折，出现呼吸困难、四肢瘫痪等严重神经功能障碍表现，甚至死亡。如骨折引起脑内血肿以及颅内压增高时，因颅后窝代偿功能小，容易发生小脑扁桃体疝

（枕骨大孔疝），压迫延髓的呼吸中枢和心血管运动中枢，将危及患者的生命。

## 三、脑膜与脑血管

### （一）脑膜

脑膜是包裹在脑表面的 3 层被膜，依次为硬脑膜、蛛网膜和软脑膜。

1. **硬脑膜（cerebral dura mater）**（图 1-51，图 1-52） 是脑膜的最外层，由两层致密结缔组织构成，厚而坚韧，色微白。硬脑膜可防止感染进入脑，故创伤后需要及时缝合或修复。硬脑膜愈合较快，且很少与深面组织粘连。

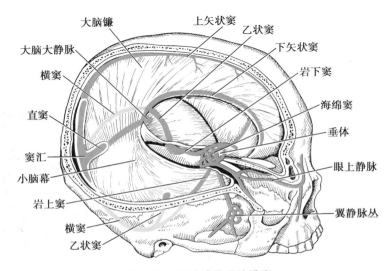

图 1-51　硬脑膜及硬脑膜窦

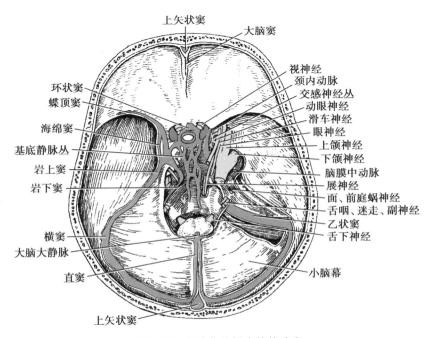

图 1-52　小脑幕及颅底的静脉窦

（1）硬脑膜隔：为硬脑膜内层折叠形成片状结构，伸入脑部间裂隙中，对脑起着支持和保护作用。间隔的边缘在脑震荡时可能将脑组织割裂，造成严重脑损伤。

1）**大脑镰**（cerebral falx）：呈镰刀形，伸入大脑纵裂，分隔两侧大脑半球。前端连于额嵴和鸡冠，向上附着于上矢状窦沟两侧，后端至枕内隆突，与小脑幕相延续，下缘游离于胼胝体稍上方。

2）**小脑幕**（tentorium of cerebellum）：是硬脑膜形成的宽阔的半月状皱襞，伸入小脑与大脑枕、颞叶之间，构成了颅后窝略呈拱形的顶，幕顶与两侧最低点相差约3cm。小脑幕中线处有大脑镰附着，后外侧缘附着于横窦沟，前外侧缘附着于颞骨岩部上缘，前内侧缘游离，为**幕切迹**（tentorial incisure），呈"U"形，与鞍背之间围成一孔，内有中脑和动眼神经通过。幕孔的游离缘上面是海马旁回和钩，游离缘下面是小脑蚓上端和小脑前叶。幕切迹与中脑的间隙内有脑池，前方为脚间池，后方为四叠体池，两侧为环池。这些脑池为脑脊液由幕下流向幕上的必经之路。脑干腹侧面的基底动脉在该间隙处分出小脑上动脉和大脑后动脉，分别行向小脑幕的下方和上方。动眼神经在两动脉之间向前穿行，进入海绵窦。颅内血肿或脑水肿引起小脑幕切迹疝时，会压迫邻近结构而出现相应症状和体征。

3）**小脑镰**（cerebellar falx）：自枕嵴向前伸入两小脑半球之间。

4）**鞍膈**（diaphragma sellae）：张于鞍结节、前床突和后床突之间的硬脑膜，呈长方形，周边厚而中央薄，中央有小孔称**鞍膈孔**，有垂体柄和垂体上动脉通过。正常人鞍膈孔的大小不一，一般直径2~3mm。如超过5mm，鞍膈不能在经蝶窦手术中起到屏障作用。按鞍膈孔的形状可将鞍膈分为3型：Ⅰ型为鞍膈完整，有垂体柄通过，占41.9%；Ⅱ型为鞍膈不完整，垂体柄周围有约3mm的开口，占37.6%；Ⅲ型周围仅为宽2mm或更窄的硬脑膜环，占20.5%。在Ⅲ型鞍膈中，有的垂体仅有蛛网膜覆盖。鞍膈大多数向下凹陷或平直，仅少数向上膨隆，若上凸提示可能是垂体扩张性病变的早期征象。少数垂体被压向鞍底，在断面上可出现空蝶鞍。

（2）**硬脑膜窦**（sinus of dura mater）：硬脑膜在某些部位两层分开，内面衬以内皮细胞，构成硬脑膜窦。硬脑膜窦无瓣膜和平滑肌，故损伤出血时难以止血，容易形成颅内血肿。一般结扎或电灼常达不到止血的目的，可用明胶海绵压迫或生物止血法进行止血。在脑静脉汇入硬膜窦的入口处具有瓣膜和类似瓣膜装置，这些结构具有调节血流的作用。硬脑膜窦收纳脑、脑膜、颅骨和眼眶等部的静脉血入颈内静脉。另外，硬脑膜窦引流脑脊液，并构成颅内、外静脉的交通。主要的硬脑膜窦如下。

1）**上矢状窦**（superior sagittal sinus）：位于颅顶中线稍偏右侧，居大脑镰的上缘，前起自盲孔，后至窦汇，逐渐变宽大。两侧壁上有许多**外侧陷窝**，**蛛网膜粒**深入其中。外侧陷窝排列在上矢状窦两侧，长轴与该窦平行，与颅骨中线的距离在成人额部平均为1.05cm，顶部为1.45cm，枕部为1.65cm。因此，一般把颅骨中线两侧2cm以内的区域视为"危险区"。上矢状窦是脑皮质静脉和脑脊液回流的必经之路。如上矢状窦后1/3部分损伤或结扎，将引起严重后果。

2）**下矢状窦**（inferior sagittal sinus）：位于大脑镰的下缘处，自前向后至小脑幕前缘，注入直窦。下矢状窦主要接受大脑内侧面、大脑镰、胼胝体以及扣带回的静脉血。

3）**直窦**（straight sinus）：位于大脑镰和小脑幕的附着处，向后直行，在枕内隆凸附近与上矢状窦汇合形成窦汇，并向两侧延为左、右横窦。在枕内隆凸处，有时窦腔中出现结缔组织隔，将其分为左、右两支，分别注入左、右横窦。直窦主要收集下矢状窦和大脑大静脉的血液，有时小脑上静脉、小脑幕静脉、小脑幕窦和基底静脉也注入此窦。直窦栓塞可产生类似大脑大静脉栓塞的症状。

4）**横窦**（transverse sinus）：位于小脑幕的后外侧缘处，向前外行至岩枕裂处急转向下延为乙状窦。左、右横窦粗细常不对称，左横窦口径平均为17.39mm²，右横窦为25.96mm²。左、右横窦的粗细取决于上矢状窦的血流方向。上矢状窦偏流于右侧的占多数，故右横窦较粗，左横窦较长。左、右窦间常有吻合支相连。一般横窦没有通过主要导血管与颅外相交通，故自枕部横窦上缘作入路行开颅手术时，可无大出血的危险。

5）**乙状窦**（sigmoid sinus）：位于乳突内侧的乙状沟内，上续横窦，向下通过颈静脉孔延续为颈内静脉。右乙状窦较粗。乙状沟的沟底骨壁很薄，与乳突小房仅以薄层骨板相隔，并借乳突导血管与颅外浅静脉相交通。术中凿开乳突时，注意勿损伤乙状窦。

6）**窦汇**（confluence of sinuses）（图1-53）：为上矢状窦、直窦和左、右横窦汇合处。窦汇变异较多，由4个窦汇合而成者少见。根据各窦汇合形式和血流方向可分为4种类型:①简单型(22%):4个窦汇合成窦汇。②双分支型(26%):上矢状窦和直窦在枕内隆凸处各分为左、右两支,分别向两侧汇合成左、右横窦。上矢状窦分支时右支常比左支粗。③上矢状窦偏侧型:上矢状窦偏右型占30%,即上矢状窦汇入右横窦,直窦汇入左、右横窦(22%)或汇入左横窦(8%)。上矢状窦偏左型少见,占2%。④直窦偏侧型:偏左型占18%,即直窦不分支、汇入左横窦,而上矢状窦汇入左、右横窦。直窦偏右型少见(2%)。了解各窦结合形式和引流方向有重要的临床意义。

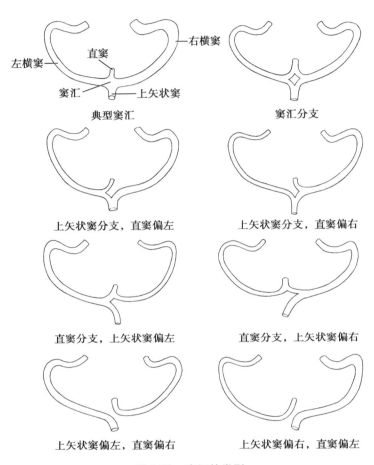

图 1-53 窦汇的类型

7)海绵窦(见颅中窝)。

8)**岩上窦**(superior petrosal sinus)和**岩下窦**(inferior petrosal sinus):分别位于颞骨岩部上缘和后缘处,向前通海绵窦,向后注入颈内静脉。

(3)血管和神经

1)血管:硬脑膜的血液供应与脑的血液供应彼此分开,很少交通。硬脑膜动脉一般有两条静脉伴行。①**脑膜中动脉**(middle meningeal a.):是硬脑膜的主要动脉,起自上颌动脉,穿棘孔入颅,分支分布于大脑额叶和顶叶处的硬脑膜。②**脑膜前动脉**:为筛前动脉的分支,分布于硬脑膜前部。③**脑膜后动脉**:为椎动脉和枕动脉的分支,有时起自咽升动脉,分布于小脑幕及其下方的硬脑膜。

2)神经:主要来自三叉神经、迷走神经、上3对颈神经和内脏神经。①三叉神经:眼神经发出的筛前神经和筛后神经分布于颅前窝的硬脑膜。上颌神经的分支分布于颅中窝的硬脑膜、小脑幕和大脑镰。下颌神经的脑膜支经棘孔进入颅腔,伴随脑膜中动脉走行,分布于脑膜中动脉的分布区。②迷走神经的脑膜支:由迷走神经上神经节发出,分布于颅后窝的硬脑膜。③上3对颈神经的脑膜支:分布于枕、颞区的硬脑膜。④内脏运动神经:交感神经纤维来自星状神经节和颈上神经节,随椎动脉和颈内动脉入颅,分布于硬脑膜的血管,使血管收缩。副交感神经纤维来自面神经和迷走神经,使血管舒张。

硬脑膜对疼痛敏感,尤其是硬脑膜静脉窦和脑膜动脉相关的部位。硬脑膜中动脉对疼痛最敏感,颈内动脉、椎-基底动脉主干、大部分静脉也有痛感。穿过硬脑膜的颅底动脉或靠近颅顶的静脉受到牵拉时会引起疼痛。头颅外伤、脑震荡、硬脑膜外及硬脑膜内出血、颅脑外伤后会引起慢性头痛。颅内肿瘤、脑膜炎、颅内血肿、中毒性脑病等引起颅内压增高时,血管被牵拉、挤压移位可引起牵引性头痛。部分腰穿或腰麻后引起头痛,有人认为是硬脑膜内的感觉神经末梢受刺激所致。颅底硬脑膜对疼痛较敏感,颅前窝的疼痛向眼眶周围扩散,颅中窝的疼痛向眶后和颞部扩散,颅后窝的疼痛向耳后及枕部扩散。小脑幕以上结构如横窦上面、上矢状窦后部、幕上硬脑膜、硬脑膜动脉、颈内动脉分支起始部等处受刺激引起的头痛多出现在眼眶、前额和颞部,而小脑幕下面结构如小脑幕下面、枕骨大孔附近的硬脑膜、硬脑膜后动脉、横窦、直窦、乙状窦等处受刺激引起的头痛多出现在枕部、耳后和咽部。

2. 蛛网膜(arachnoid mater) 位于硬脑膜与软脑膜之间,为薄而半透明的纤维膜,缺乏血管和神经。蛛网膜与硬脑膜之间有潜在性的**硬膜下隙**(subdural space)。与软脑膜之间,有较宽阔的**蛛网膜下隙**(subarachnoid space),内含脑脊液和较大的血管。此隙向下与脊髓蛛网膜下隙相通。除在大脑纵裂和大脑横裂处以外,脑蛛网膜均跨越脑的沟裂而不深入其内。因此,蛛网膜下隙的大小不一,位于半球表面的蛛网膜下隙较狭窄,脑底部或较大沟裂附近较宽大,这些宽大的部位称**蛛网膜下池**(subarachnoid cistern)(见前述)。在上矢状窦处蛛网膜形成许多绒毛状突起,突入上矢状窦内,称**蛛网膜粒**(arachnoid granulation)(图 1-32)。脑脊液经这些蛛网膜粒渗入上矢状窦。

3. 软脑膜(cerebral pia mater) 薄而透明,紧贴于脑的表面,具有丰富的血管,并深入脑的沟裂中,与脑的实质不易分离。软脑膜在大脑表面围绕小血管形成血管鞘,并随血管进入脑实质内一段距离。在脑室的某些部位,软脑膜及其血管与该部的室管膜上皮共同构成**脉络组织**。脉络组织的血管反复分支成丛,连同其表面的软脑膜和室管膜上皮一起突入脑室,形成**脉络丛**(choroid plexus)。脉络丛是产生脑脊液的主要结构。

脑积水是指颅内脑脊液容量增加,可分为:①阻塞性脑积水:由于脑脊液产生过量、脑脊液流动受阻或脑脊液吸收障碍,脑室内液体过剩以及脑组织肿胀。过多的脑脊液会使脑室扩大、大脑皮质变薄,并可造成婴儿的颅盖骨分离。阻塞多发生于中脑水管或室间孔。脑脊液循环受阻导致阻塞部位上方的脑室扩张和大脑半球受压。此种情况可挤压位于脑室和颅盖骨之间的脑组织。在婴儿,由于颅囟和骨缝仍然开放,内部压力可导致脑和颅盖的膨胀。临床治疗可以通过制造人工引流装置分流受阻的部位,以减少对脑的损伤。②交通性脑积水:可能由于先天性蛛网膜粒缺失或蛛网膜粒完全阻塞引起,虽然通过脑室进入蛛网膜下隙的脑脊液流动未受阻,但脑脊液从蛛网膜下隙进入静脉系统的流动部分或全部被阻塞。

(二) 脑的血管

1. 动脉 脑组织的耗氧量很大,约占全身总耗氧量的 20%～30%,故脑对血液供应的依赖性很强。脑的动脉为肌型动脉,管壁薄。内膜有发达的内弹力膜,但中膜和外膜较薄,仅含少量弹力纤维,无外弹力膜。脑动脉几乎无动脉搏动。

脑的动脉来自颈内动脉和椎动脉。以顶枕沟为界,大脑半球的前 2/3 和部分间脑由颈内动脉供应,大脑半球后 1/3 及部分间脑、脑干和小脑由椎动脉供应。因此,可将脑的动脉归纳为**颈内动脉系**和**椎-基底动脉系**。

大脑半球的动脉可分为皮质支和中央支,前者进入软膜后吻合成网,再从网上分出细小分支,以垂直方向进入皮质,分布于皮质和皮质下髓质;后者起自动脉主干的近侧端,几乎垂直穿入脑实质,供应基底核内囊和间脑等。过去有人认为皮质支和中央支穿入脑实质后是不相吻合的终动脉,现在很多实验证明中枢神经系统内存在毛细血管前的吻合。然而,主要血管出现阻塞时,这种吻合难以建立起有效的血液循环,因而出现该动脉分布区的缺血软化灶。

(1) **颈内动脉**(internal carotid a.)(图 1-54,图 1-55):颈内动脉起自颈总动脉,在颈部上行达颅底,穿颞骨岩部的颈动脉管,于破裂孔处出管再入海绵窦。在海绵窦内,颈内动脉平蝶鞍底由后向前行,在前行中渐偏向外侧。抵前床突下方后弯向上,在前床突尖端的内侧出海绵窦而向后,入蛛网膜下隙,从而形成一个向前的凸曲。弯曲的上部向后抵后床突上方,转向上外侧达脑的底面,分支分布于眼和脑。以颈动脉管外口为界将颈内动脉分为颅外段和颅内段。颅内段又可分为 5 部分:①**岩骨段**:走行于颞骨岩部内,自后外向前内走行。②**海绵窦段**:行于海绵窦内,由后向前走行。

③**膝段**：又称**虹吸段**，由海绵窦段移行为床突上段的转折处，呈"C"形。④**床突上段**：位于前、后床突连线的稍上方，由前向后走行。⑤**终段**：参与组成大脑动脉环。颈内动脉较粗，成人管径约为

5mm，左、右管径相差不明显，等大占多数，不等大中以左侧较粗为多。老年人可因动脉硬化变长而弯曲。临床上常用颈内动脉造影以诊断颅内占位性病变。

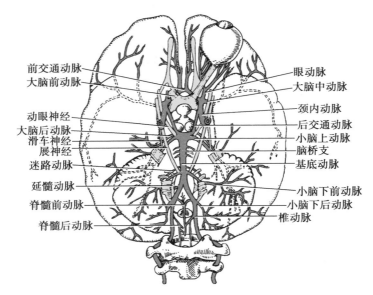

图 1-54　大脑动脉环和椎动脉

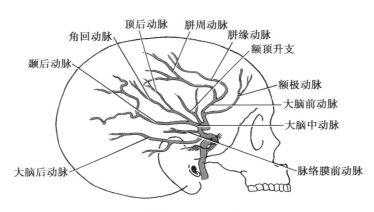

图 1-55　颈内动脉投影

1）**眼动脉**（ophthalmic a.）：是颈内动脉入蛛网膜下隙后的第 1 个分支，沿视神经下外侧经视神经管入眶腔（见眶区）。

2）**大脑前动脉**（anterior cerebral a.）：在视交叉外侧正对嗅三角处起自颈内动脉，经视神经上方，水平行向前内，近中线处借**前交通动脉**（anterior communication a.）与对侧同名动脉相连。在大脑半球内侧面绕胼胝体膝后行，沿胼胝体沟直达胼胝体压部的后方，末端移行为楔前动脉。大脑前动脉单干型较双干型多见，根部管径约为 3mm。常见变异包括：①无前交通动脉。②一侧大脑前动脉很细，血液主要由对侧供应。③一侧大脑前动脉缺如，血

液由对侧供应。④大脑前动脉有 2 支以上。结扎一侧大脑前动脉的近侧段，由于对侧大脑前动脉血液可通过前交通动脉流向结扎侧大脑前动脉远侧段，可以没有显著症状。如果结扎一侧大脑前动脉的远侧段，可造成以下肢为主的瘫痪等严重后果。

大脑前动脉的皮质支（图 1-56）主要有：①**眶动脉**（orbital a.）：发自大脑前动脉的上升段，分布于额叶眶回内侧份和直回等，在眶回外侧部与大脑中动脉的眶额动脉吻合。②**额极动脉**（frontopolar a.）：约在胼胝体的膝部附近由大脑前动脉膝段发出后，沿额底沟前行至额极，分布于额叶前部和额极内、外侧面。③**胼周动脉**（pericallosal a.）：为大脑前动

脉在胼胝体沟内走行的一段即胼周段,分支分布于胼胝体及其附近皮质。胼周动脉向上发出的分支称为**胼缘动脉**(callosomarginal a.),分布于扣带回、额上回、额中回上缘、中央旁小叶和中央前、后回的上1/4。**旁中央动脉**为胼缘动脉较重要的分支,行向后上至中央旁小叶,分为2~3支,并越过大脑半球上缘到达中央前、后回上部。**楔前动脉**为胼周动脉的终末支,在胼胝体压部的稍前方弯曲向后上方,分布于扣带回上部、楔前叶和顶上小叶等。常在胼胝体压部前方由胼周动脉后端发出**胼胝体动脉**,此动脉沿胼胝体沟后行,分布于胼胝体及附近皮质,并与大脑后动脉的胼胝体支吻合。因此,此处是颈内动脉系与椎-基底动脉系的交通途径之一。

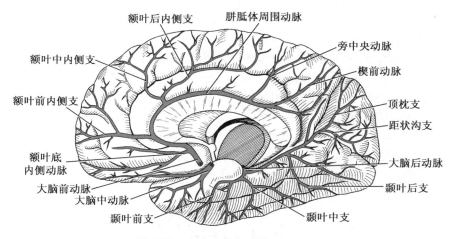

图 1-56 大脑半球的动脉(内侧面)

大脑前动脉的中央支主要有(图1-57):①**纹状体动脉**:又称Heubner返动脉,在平前交通动脉或其前方起自大脑前动脉外侧壁,继而向后折回,进入前穿质,分布于额叶眶回、尾状核前部、壳的前2/3、苍白球外侧部和内囊前肢。纹状体动脉闭塞时,可引起上肢轻瘫、面部和软腭的瘫痪。前交通动脉还发出几个穿支,分布于穹隆、胼胝体膝部、隔区和扣带回等。②大脑前动脉近侧段起始端发出2~3个中央支,进入前穿质,分布于尾状核前部。

③大脑前动脉近侧段远端向前下发出2~15个穿支,直径0.1~1.0mm,分布于第三脑室前部和丘脑下部。此动脉损伤后可引起情绪改变、记忆缺陷、视野缺损等。

3)**大脑中动脉**(middle cerebral a.):是颈内动脉的直接延续,为供应大脑血液的最大动脉,口径约4mm。大脑中动脉横过前穿质向外,约在蝶骨小翼附近进入大脑外侧沟,主干沿岛叶外侧面斜向后上,终末支为角回动脉。大脑中动脉在大脑外侧沟

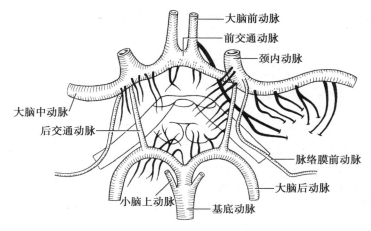

图 1-57 大脑动脉环及其中央支模式图
(黑色分支为中央支。左颈内动脉已翻起,显示背侧面)

内可为单干型、双干型或三干型。双干型占60%，在岛叶附近分为上、下两干，上干分支分布于额叶和部分顶叶，下干分支分布于颞叶、枕叶和部分顶叶。颈内动脉系统的阻塞，多见于大脑中动脉。

大脑中动脉的皮质支（图1-56，图1-58）主要有：①**眶额动脉**（orbitofrontal a.）：行向前上方，分为前、后两支，前支分布于眶回外侧半，后支分布于Broca区和额中回后部。②**中央前沟动脉**（a. of precentral sulcus）：沿中央前沟行向后上，发出2～3支，分布于岛盖后部、额中回后部、中央前回前部的下3/4。此动脉的位置较恒定，可作为中央前沟的定位标志。③**中央沟动脉**（a. of central sulcus）：沿中央沟上行，分布于中央沟两侧中央前、后回的中下3/4。此动脉与中央沟的关系恒定。④**中央后沟动脉**（a. of postcentral sulcus）：沿中央后沟上升，弯曲向后进入顶内沟，分支分布于中央后回下3/4和顶内沟前部的上、下缘。中央沟前动脉、中央沟动脉和中央沟后动脉在脑血管造影上总称为额顶升动脉，在大脑外侧沟处由大脑中动脉发出，上行供应额叶和顶叶的大部皮质。⑤**顶后动脉**（posterior parietal a.）：常为双干型上干的终支，经外侧沟后支上升，越过缘上回，进入顶内沟，分布于缘上回和顶上小叶下缘。⑥**角回动脉**（angular a.）：是大脑中动脉中最恒定的分支，沿颞上沟后段向后行，越过角回至顶内沟后部，分布于角回、顶上小叶后部的下缘。⑦**颞后动脉**（posterior temporal a.）：分布于颞上、中回的后部、颞下回后部的上缘和枕叶外侧面。⑧**颞中动脉**（middle temporal a.）：行向后下，分布于颞上、中回的中部以及颞下回上缘。⑨**颞前动脉**（anterior temporal a.）：行向后外，再行向前下，分布于颞叶上、中回的前部和颞下回上缘。⑩**颞极动脉**（temporopolar a.）：多由大脑中动脉在进入外侧沟之前发出，向外上绕至颞极，分布于颞极的内、外侧面。

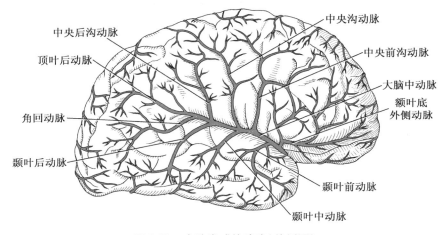

图1-58　大脑半球的动脉（外侧面）

大脑中动脉的中央支称**豆纹动脉**（lenticulostriate a.），发自大脑中动脉近段，经前穿质进入基底核。豆纹动脉可分为内、外侧两组（图1-57，图1-59）：①**内侧豆纹动脉**：由大脑中动脉起始部1cm以内呈直角发出，有时由大脑前动脉或颈内动脉发出，入蛛网膜下隙，走行0.8～1.2cm后穿入前穿质，分布于内囊、壳和苍白球的外侧部。②**外侧豆纹动脉**：距大脑中动脉起端1～2cm处呈直角发出，多为1～4支，其中1～2支稍粗大，彼此平行走行。由于发出位置靠前外侧，需行向后内侧才能达前穿质。沿豆状核的壳外侧行向上外，再弧形向内侧穿内囊至尾状核体。整个行程呈"S"形弯曲，起始段凸向内侧，末段凸向外侧。动脉硬化和高血压等状态下豆纹动脉容易破裂出血，故又称"易出血动脉"。

4）**后交通动脉**（posterior communication a.）（图1-57，图1-60）：于视交叉外侧起自颈内动脉后壁，经视束下面并沿灰结节和乳头体的外侧行向后，连于大脑后动脉。发出2～8支中央动脉，主要分布于灰结节、乳头体、视束、脚间窝、丘脑前部和内侧部、第三脑室壁等。后交通动脉的变异较多，可呈丛状或襻状，也可绕过大脑后动脉而连于其后壁，偶尔可见一侧或两侧缺如。后交通动脉是动脉瘤的易发部位之一，约60%的蛛网膜下隙出血是由该动脉瘤破裂所致。

5）**脉络膜前动脉**（anterior choroidal a.）（图1-57，图1-60）：细小，多于后交通动脉外侧发自颈内动脉，或发自后交通动脉、大脑中动脉或大脑前、中动脉交接处。行于小脑幕切迹的稍上方，沿视束上

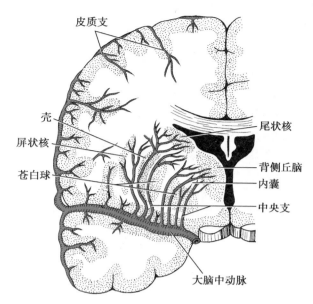

图 1-59　大脑中动脉

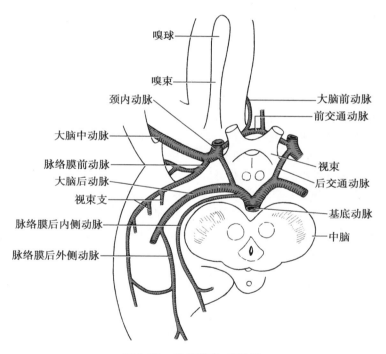

图 1-60　脉络膜前、后动脉

内侧行向后外,绕大脑脚至外侧膝状体附近分为若干支。其中一支沿脉络裂入侧脑室下角,继而沿侧脑室脉络丛外侧向后绕至丘脑枕,再向上入侧脑室中央部与脉络膜后动脉吻合。脉络膜前动脉主要分布于视束、外侧膝状体、内囊后肢的后下 2/3、钩回、大脑脚、侧脑室下角的脉络丛和苍白球的大部分。脉络膜前动脉很细,在蛛网膜下隙中行程长,易发生阻塞,可出现对侧肢体偏瘫、偏身感觉障碍或对侧同向偏盲等。

（2）**椎动脉**（vertebral a.）（图 1-54,图 6-8,图 6-9）:起自锁骨下动脉第 1 段,向上穿第 6 颈椎至第 1 颈椎横突孔,经枕骨大孔进入颅腔。在枕骨大孔上方,左、右椎动脉逐渐靠拢,在脑桥与延髓交界处合成一条基底动脉。可按行程将椎动脉可分为 4 段:①自起始处至第 6 颈椎横突孔,该段位于前斜角肌与颈长肌之间,前邻颈总动脉和椎静脉,甲状腺下动脉在其前方越过,左侧椎动脉前方有胸导管越过。②穿经第 6 颈椎至第 1 颈椎横突孔,与椎静脉伴行,交感神经丛攀附动脉上行。颈椎骨质增生可突入横突孔,压迫椎动脉,引起脑干缺血。③自寰椎横突孔穿出,绕寰椎侧块后方,经椎动脉沟前行,至寰枕后膜下缘。在枕下三角内的部分可消减动脉搏动,允许头部大幅度运动而不伤及椎动脉及其分支。④穿寰枕后膜、硬膜和蛛网膜进入蛛网膜下隙,即颅内段。该段于延髓侧方行经Ⅸ~Ⅻ脑神经前方,在脑桥下缘与对侧椎动脉合成基底动脉。椎动脉在颅内部分常有3处明显狭窄,位于穿过硬脑膜处、发出脊髓前动脉的稍上方、前两个狭窄之间的部分。这3个狭窄可能与椎动脉造影失败有关。

椎动脉在颅内的分支(图1-54)主要有:①**脑膜支**(meningeal branch):主要供应枕骨大孔前面的硬膜、小脑镰、大脑镰、小脑幕和邻近的硬脑膜。②**脊髓前动脉**(anterior spinal a.):自椎动脉末端发出,左右各一。沿延髓前面斜向下内,至橄榄下端水平,两侧脊髓前动脉汇合形成一条单干,沿脊髓前正中裂下行,称为**脊髓前正中动脉**。③**脊髓后动脉**(posterior spinal a.):是椎动脉颅内分支中位置较低的分支,发出后绕到脊髓后外侧面,沿后外侧沟下行,下行途中与脊髓根动脉吻合。④**小脑下后动脉**(posterior inferior cerebellar a.):为椎动脉分支中最长最粗分支。在橄榄下端附近发自椎动脉,行向后外,在舌咽神经、迷走神经和副神经背面上行至延髓上端,经延髓与小脑扁桃体之间,分布于小脑下面的后部和延髓后外侧部。该行程弯曲,易发生栓塞,可出现同侧面部浅感觉障碍和小脑共济失调等。

**基底动脉**(basilar a.)长2~2.5cm,沿脑桥基底沟上行,至脑桥上缘脚间窝中点分为左、右大脑后动脉。基底动脉的位置变异较多,但分为左、右大脑后动脉处通常位于正中线上。如果分叉点偏位,说明基底动脉有移位,并能确定小脑有占位性病变。基底动脉前下方是斜坡,其前端向后弯曲,距鞍背约1cm。基底动脉终于鞍背顶端或其上方。蝶鞍、斜坡或脑干的占位性病变可导致基底动脉移位。基底动脉的主要分支如下。

1)**小脑下前动脉**(anterior inferior cerebellar a.):分布于小脑下面的前部和外侧部以及脑桥尾侧被盖部。

2)**迷路动脉**(labyrinthine a.):又称**内听动脉**,细长,与面神经、前庭蜗神经伴行,穿经内耳门和内耳道,分布于内耳。几乎80%以上的迷路动脉发自小脑下前动脉。

3)**脑桥动脉**(pontine a.):约有10支以上,细小且长短不一,分布于脑桥。

4)**小脑上动脉**(superior cerebellar a.):发自基底动脉末段,沿小脑幕腹侧向外,分布于小脑上面和小脑背面,包括前髓帆、小脑上脚、小脑中角、小脑髓质深部和部分齿状核等。

5)**大脑后动脉**(posterior cerebral a.):为基底动脉于脑桥上缘附近、两侧动眼神经之间分出的两个终支。大脑后动脉与小脑上动脉平行走向外侧,两者之间夹着动眼神经。在中脑两侧,两者间又为滑车神经所分隔。大脑后动脉与后交通动脉相连接。绕过大脑脚,沿脑干和颞叶之间的沟后行,从海马旁回钩内侧行至胼胝体压部的下方。

大脑后动脉的皮质支(图1-56)主要有:①**颞下前动脉**(anterior infratemporal a.):自海马旁回钩处行向前外,分布于颞下回的前部及背外侧面,有细小分支深入海马裂。②**颞下中动脉**(middle infratemporal a.):经海马旁回中部入侧副沟,并向外行,分布至颞下回中部和梭状回。③**颞下后动脉**(posterior infratemporal a.):越过海马旁回和侧副沟后部,行向后外,分布于枕颞内侧回的后部、舌回及枕叶的背外侧面。④**距状沟动脉**(calcarine a.):为大脑后动脉的终支之一,分布于枕叶距状沟两侧的皮质,并绕至大脑半球的背外侧面,分布于顶上小叶、颞下回及外侧枕区的一部分。⑤**顶枕动脉**(parietooccipital a.):为大脑后动脉的另一终支,沿顶枕沟底行向上外,分布于楔叶和楔前叶的后部,并绕至大脑半球的背外侧面。

大脑后动脉的中央支(图1-57)包括:①**后内侧中央支**:起自大脑后动脉的环部,又可分为头侧和尾侧两组,前者分布于脑垂体、漏斗和灰结节区,有些支分布于丘脑前部和内侧部,称**丘脑穿动脉**;尾侧组分布于乳头体区、丘脑底部、丘脑内侧壁。②**后外侧中央支**:又称**丘脑膝状体动脉**,多为3~4支。在大脑后动脉绕大脑脚处发出,入外侧膝状体,分布于丘脑尾侧的大半,包括内、外侧膝状体、丘脑枕和丘脑外侧核群。③**四叠体动脉**:发出后与小脑上动脉平行绕过大脑脚,分布于大脑脚、松果体和四叠体等。④**脉络膜后动脉**(posterior choroidal a.):可分为两组,内侧脉络膜后动脉起自大脑后动脉起始段,多为1支,绕中脑至松果体外侧,分布于四叠体、松果体和第三脑室脉络丛;外侧脉络膜后动脉为两支,起自大脑后动脉绕中脑处,穿脉络裂与脉络膜前动脉分支吻合,参与侧脑室脉络丛的组成,并分布于海马和齿状回。⑤**中脑支**:可分为**旁正中动脉、短旋动脉和长旋动脉**。

(3)**大脑动脉环**(cerebral arterial circle)(图1-

54,图1-57,图1-60):又称 Willis 环,位于视交叉、灰结节、漏斗和乳头体周围的蛛网膜下隙内,由前交通动脉、大脑前动脉、颈内动脉、后交通动脉和大脑后动脉相互连接而成。组成大脑动脉环的各条动脉的粗细差别很大,有的动脉极细或缺如。闭锁型动脉环的出现率为96.3%,开放型为3.7%,其中多为后交通动脉缺如,前交通动脉和大脑前动脉近侧段也可缺如。

主要根据后交通动脉的管径可将大脑动脉环分为4种类型(图1-61):①近代型:两侧后交通动脉的管径较大,脑后动脉近侧段细,此型最多见,占62%。②原始型:两侧后交通动脉较大脑后动脉近侧段粗,出现率为5%。③过渡型:两侧后交通动脉和大脑后动脉交通近侧段的直径相等,出现率为4%。④混合型:两侧的表现类型若不同为混合型,占29%,其中一侧为近代型另一侧为过渡型为13%,原始型与过渡型共存为2%,原始型与近代型共存为14%。

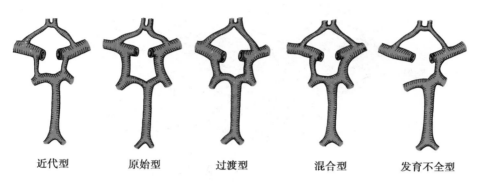

| 近代型 | 原始型 | 过渡型 | 混合型 | 发育不全型 |

图 1-61 大脑动脉环的类型

大脑动脉环的作用是平衡脑内各动脉血压和调节颈内动脉系统和椎-基底动脉系统之间的血流,以保证两侧大脑半球的血液供应。正常情况下,大脑动脉环两侧的血液不相混合。只在大脑动脉环的某一支阻塞或某一血管发育不良时,大脑动脉环可起到侧支循环的作用。然而,临床上结扎一侧颈内动脉时,往往有1/3~1/2患者由于侧支循环不完善而出现脑症状。

动脉粥样硬化性狭窄常见于颈内动脉起始处和虹吸部,其次为颈内动脉床突上段、大脑中动脉主干和大脑前动脉主干。继发于高血压的脂质透明变性和中膜肥厚主要影响大脑中动脉的豆纹动脉、大脑前动脉的前穿支、脉络膜前动脉的穿支、大脑后动脉的丘脑膝状体穿支和基底动脉的脑桥、中脑、丘脑旁正中穿支。

栓子可以阻塞任何动脉,但依栓子形状和动脉大小而不同。较大的栓子常为心源性血块,可阻塞颅外较大动脉。较小的栓子为心源性或动脉近端源性,多栓塞颅内动脉,如颈内动脉、大脑前动脉、椎动脉、基底动脉、大脑后动脉,尤其是大脑中动脉及其上、下干。更小的片段如微栓子、栓子片段、血小板纤维块、粥样硬化斑块片段等,容易栓塞大脑和小脑动脉的浅表分支、眼动脉或视网膜动脉等。

脑内出血常由于高血压损伤细小穿支动脉引起。即使没有慢性的高血压改变,血压骤然升高和血流的突然增加也会引起这种动脉破裂。血管畸形也是脑内出血的根源。畸形可发生在颅脑任何部位。动脉瘤主要发生在大脑动脉环的连接部位,常见于颈内动脉与后交通动脉连接处、前交通动脉与大脑前动脉连接处、大脑中动脉分叉处。位于大脑、软脑膜、脑室系统、蛛网膜下隙的血管畸形容易发生蛛网膜下隙出血。

2. 静脉 无瓣膜,不与动脉伴行。分为浅、深两组,浅组收集脑皮质及其邻近髓质的静脉血,直接注入邻近的静脉窦;深组收集大脑深部的髓质、基底核、间脑、脉络丛等处的静脉血,最后汇成一条大脑大静脉注入直窦。两组静脉相互吻合。两侧大脑半球的1/3静脉血注入中线处的静脉窦,2/3静脉血注入同侧岩上窦、岩下窦和横窦。

(1)浅组(图1-62):以大脑外侧沟为界分为3组:①大脑上静脉(superior cerebral v.):位于外侧沟以上,收集大脑半球上外侧面和内侧面上部的静脉血液,注入上矢状窦。②大脑下静脉(inferior cerebral v.):位于外侧沟以下,收集大脑半球上外侧面下部和下面的静脉血液,主要注入横窦和海绵窦。③大脑中浅静脉(superficial middle cerebral v.):收集大脑半球上外侧面近外侧沟附近的静脉血,主干沿外侧沟向前下,注入海绵窦。大脑中浅静脉与大脑上、下静脉之间有较多的吻合。在中央沟下端附近的一支较粗的吻合称**上吻合静脉**（Trolard 静脉），在颞叶外侧面的一支较粗的吻合称**下吻合静脉**（Labbé 静脉）。

小脑的静脉分为上、下两组，**小脑上静脉**（superior cerebellar v.）向前内注入直窦和大脑内静脉，或向外侧注入横窦和岩上窦；**小脑下静脉**（inferior cerebellar v.）注入乙状窦和枕窦。延髓和脑桥的静脉注入岩上窦和横窦。

（2）深组（图 1-63，图 1-64）：主要引流大脑半球深部、脉络丛和间脑的静脉血。

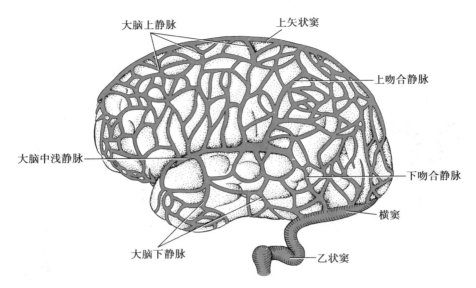

图 1-62　大脑浅静脉

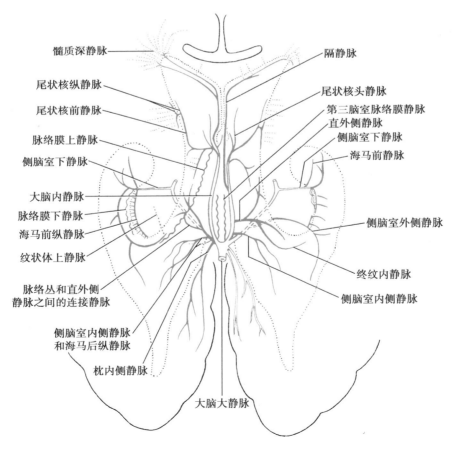

图 1-63　大脑深静脉（黑色虚线示侧脑室）

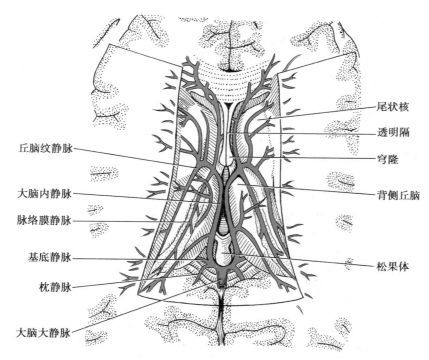

图 1-64 大脑大静脉及其属支

标注（从左上到左下）：
丘脑纹静脉
大脑内静脉
脉络膜静脉
基底静脉
枕静脉
大脑大静脉

标注（右侧，从上到下）：
尾状核
透明隔
穹隆
背侧丘脑
松果体

丘脑纹状体静脉前行，至室间孔后缘处急剧弯转向内，注入大脑内静脉（internal cerebral v.）。在两静脉衔接处，形成一个向后开放的锐角，造影上称为静脉角。静脉角位置较恒定，标志着室间孔所在的位置，可作为定位之用。

大脑内静脉向后行在第三脑室后方两侧，两条静脉汇合成大脑大静脉（great cerebral v.）。该静脉在胼胝体压部下方，走行于中脑背面、四叠体上面的大脑大静脉池内，其后端固定于大脑镰和小脑幕连接处的前缘。大脑大静脉和下矢状窦汇合成直窦。大脑大静脉收集四叠体、松果体、扣带回后部、小脑上静脉和枕叶内下面的静脉血。大脑大静脉管壁薄而脆，易破裂出血。

松果体作为一些静脉的定位标志，其上方是大脑内静脉，两侧为基底静脉，后方是大脑大静脉。造影时发现大脑深静脉位移，常提示脑的深部中线附近存在占位性病变。在颅内压增高患者，如果临床无病理征出现，脑扫描未发现异常，脑血管造影发现脑室扩大而中线结构无移位时，测量大脑内静脉弯曲度、静脉角、大脑大静脉高度有重要的鉴别诊断价值。

大脑浅、深两组静脉之间于大脑半球内侧面有广泛的吻合。其中位于额叶内侧面并和大脑前动脉伴行的大脑前静脉、行于大脑外侧沟深部的大脑中深静脉和贯穿前穿质的纹状体下静脉，这 3 条静脉最后汇集成基底静脉，绕大脑脚向后上方走行于环池内，注入大脑大静脉。

3. 脑血管畸形 可发生在任何年龄，以青壮年和男性多见。脑血管畸形多见于脑实质内，也可侵入脑膜甚至头皮。主要危害是破裂出血或血管栓塞，约占出血后异常的 4%。主要靠脑血管造影确诊。在脑血管畸形中以动静脉畸形最常见，且多数发生在大脑半球。海绵状血管瘤次之，其余较少见。

（1）脑动静脉畸形：是由一支或几支弯曲扩张的血管扭结形成的血管团。90% 以上发生于幕上，常见于皮质与白质交界处。多发于青壮年，以 16～35 岁常见，男性稍多于女性。由于畸形血管团内的动、静脉之间没有毛细血管，形成动静脉短路，导致脑血流动力学紊乱。脑组织得不到充分血液供应，其周围脑组织缺血而萎缩，引起功能减退。由于畸形血管壁发育不良，加之大量血流冲击，可导致出血。临床上表现为反复的颅内出血、部分或全身性癫痫发作、短暂性脑缺血发作及进行性神经功能障碍等。畸形血管破裂可导致脑实质内、脑室内和蛛网膜下腔出血，出现意识障碍、头痛、呕吐等症状。位于功能区的出血可致偏瘫、失语等体征。本病是引起颅内自发性蛛网膜下腔出血的常见原因之一。

（2）海绵状血管瘤：是由许多不规则的、大小不等的薄壁血管组成的如桑葚样的异常血管团。

多见于大脑皮质下白质和脑干,常为单发,多发约为 10% ~ 20% 。好发年龄为 20 ~ 40 岁,女性多于男性。随着病变发展,血管腔壁呈不同程度的纤维化、玻璃样变及增厚。海绵状血管瘤可引起患者癫痫发作并有出血倾向。

(3)脑静脉性血管畸形:可发生于脑表面软脑膜下的血管网上,也可位于大脑半球深部、小脑、四叠体等。有的静脉扩大,管壁增厚。有的管壁硬化,甚至管腔闭塞。

(4)烟雾病:又称脑底异常血管网,是以颈内动脉远端(虹吸段)和大脑前、中动脉起始部狭窄或闭塞,脑底出现异常的小血管网为特点的脑血管病。因在脑血管造影时呈现许多密集成堆的小血管影似吸烟吐出的烟雾而命名。烟雾病出现在两个年龄段,小于 10 岁的儿童和 30 岁左右的成人。患儿 81% 以缺血为主要表现,经常出现头痛、癫痫、行为障碍、反复轻偏瘫发作,蛛网膜下腔出血较少见。成年患者约 60% 以出血为主要临床表现,多引起出血或脑卒中。

4. 颅内、外静脉的交通 颅内的静脉血除经乙状窦汇入颈内静脉外,尚有下列颅内、外的静脉交通途径(图 1-65)。

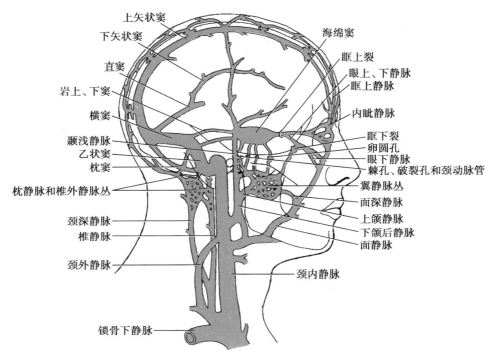

图 1-65 颅内外静脉的交通

(1)通过面部静脉与翼丛的交通途径

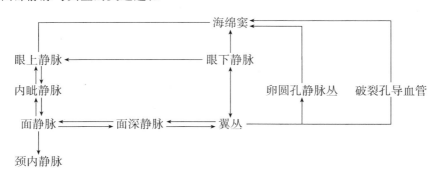

(2)通过导静脉的交通途径

1) **顶导静脉**(parietal emissary v.):通过顶孔使颞浅静脉与上矢状窦相交通。

2) **乳突导静脉**(mastoid emissary v.):经乳突孔使枕静脉与乙状窦相交通。

3) **髁导静脉**(condylar emissary v.):有时存

在,通过髁管使枕下静脉丛与乙状窦相交通。

4）**额导静脉**（frontal emissary v. ）:见于儿童及部分成人,通过盲孔使鼻腔的静脉与上矢状窦相交通。

（3）通过板障静脉的交通途径（见图 1-31）

1）**额板障静脉**（frontal diploic v. ）:使眶上静脉与上矢状窦相交通。

2）**颞前板障静脉**（anterior temporal diploic v. ）:使颞深前静脉与蝶顶窦相交通。

3）**颞后板障静脉**（posterior temporal diploic v. ）:使颅外浅静脉与横窦相交通。

4）**枕板障静脉**（occipital diploic v. ）:使枕静脉与横窦相交通。

## 第四节　头部的解剖操作

### 一、面部的解剖

#### （一）切开皮肤

尸体仰卧,头部垫高。从颅顶正中向前下作正中矢状切口,经眉间、鼻背、人中至上唇下缘,再由下唇上缘至下颌骨下缘。从鼻根中点向外至眼内眦,沿睑裂两缘至眼外眦,再向外至耳前作横切口。在鼻孔和口裂周围各作环形切口。自下颌体下缘中点,沿下颌体下缘、下颌角至乳突的连线作横切口（图 1-66）。由于面部皮肤较薄,切口不宜过深。将眼裂上方的皮肤翻向后上方,下方的皮肤向外侧翻至耳廓根部。翻开皮肤时,应尽量避免切断深面的肌。

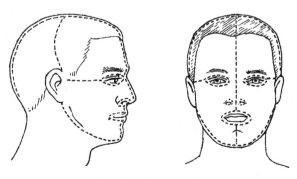

图 1-66　头部皮肤切口

#### （二）解剖浅层结构

1. 解剖面肌

（1）在眼眶周围仔细清理眼轮匝肌眶部。

（2）沿唇缘仔细清理口轮匝肌,注意不要切掉与口轮匝肌交织的肌。自颧骨至口角间清理出颧

小肌和颧大肌,颧肌的肌束间深面即为提口角肌,在眶下缘与上唇间清理出提上唇肌。追踪颈阔肌至口角,在口角下方辨认和修洁降口角肌及其前面的降下唇肌。

（3）在前额修洁颅顶肌的额腹时,刀刃应与肌纤维平行。在额腹的内侧缘,找出下降到鼻背的降眉肌。

（4）在鼻外侧的上部找出提上唇鼻翼肌,追踪到鼻翼和上唇,注意不要损伤位于浅面的面静脉。在鼻上半部靠眼内角处找出滑车下神经,并在鼻下半部找出鼻外神经。

2. 解剖面动、静脉　　在咬肌前缘与下颌骨下缘交点处找到面动脉,对其分支进行追踪和修洁,并逐一观察。在面动脉后方,解剖观察面静脉及其属支。

3. 解剖眶上、下神经和颏神经

（1）解剖穿出额肌的滑车上神经、血管以及眶上神经、血管,前者在眶上缘内侧部的上方距正中线约一横指处,后者常有两支,位于稍外侧。

（2）翻开眼轮匝肌下内侧份,找出穿出眶下孔的眶下神经和血管,修洁它们的分支。

（3）切断并向下翻开降口角肌,找出由颏孔穿出的颏神经,该神经与面神经的下颌支吻合。

#### （三）解剖腮腺咬肌区

1. 清理腮腺和腮腺管　　紧靠耳廓前面,自颧弓至下颌角切开腮腺表面的腮腺咬肌筋膜并翻起除去。须注意腮腺表面有耳大神经和腮腺浅淋巴结。清理腮腺。在腮腺前缘、颧弓下方约一横指处寻找腮腺管,追踪至咬肌前缘。在腮腺管上、下方观察有无副腮腺。

2. 解剖腮腺周围的结构

（1）在腮腺前缘上份寻找面横血管和面神经颧支。在腮腺的上端找出颞浅动、静脉,并在血管的后方找出耳颞神经。清理位于颞浅动脉分支前面的面神经颞支。

（2）在腮腺管下方找出面神经的颊支和下颌缘支,找出在腮腺下端穿出的面神经颈支和下颌后静脉的前支和后支。

3. 解剖穿经腮腺的结构

（1）追踪面神经各支到它们进入面肌处,找出自颞筋膜穿出的颞颧神经。

（2）追踪颧支。翻开眼轮匝肌外侧份,寻找穿出颧骨的颧面神经。将颧大肌、颧小肌和提上唇肌从起点处向下翻开,修洁面动、静脉及其分支。注意寻找面深静脉,该静脉在咬肌前缘处浅出,注入面静脉。

（3）小心除去咬肌前缘深面的颊脂体，追踪面神经的颊支到颊肌。找出与颊支有吻合的颊神经，修洁颊神经并向后追踪至下颌支前缘。

（4）追踪面神经下颌支到降口角肌深面。

（5）修洁提口角肌和颊肌，注意不要损坏颊神经。追踪腮腺导管到穿颊肌处，可在附近见到几个很小的臼齿腺。

（6）剥除腮腺浅部，追踪面神经各支向后至本干，同时寻找面神经分支与耳大神经和耳颞神经的交通支。与耳颞神经的交通支比耳大神经的交通支粗大，容易找到。追踪面神经干到茎乳孔，找出面神经干进入腮腺以前发出耳后神经以及至二腹肌后腹和茎突舌骨肌的分支。

（7）进一步除去腮腺组织，找出和修洁下颌后静脉及其属支和颈外动脉及其分支。

4. 剖查咬肌　修洁咬肌，观察起止点和形态。稍向前翻起后缘上部，寻找进入该肌的神经和血管。

（四）解剖颞区软组织

1. 剖开皮肤　在已切开的颅顶正中矢状切口的基础上，由颅顶至耳前作一冠状切口。然后，向下翻开颞区的皮肤至颧弓。

2. 解剖浅筋膜内的血管神经　清理颞浅动、静脉、耳颞神经和面神经的颞支。清除颞区的浅筋膜，以暴露颞筋膜。

3. 解剖颞筋膜和颞肌

（1）在颧弓中点上方，纵行切开颞筋膜浅层，沿颧弓上缘切断并除去浅层筋膜，用刀柄检查深层筋膜延续情况后剪除此层筋膜，其深面可见丰富的脂肪。注意保留颧颞神经和颞中动脉。

（2）锯断颧弓：后方锯线在颧根结节的稍前方，前方锯线自颧弓上缘最前端斜越颧骨向前下至颧骨下缘与上颌骨颧突的连接处。将颧弓和咬肌向下翻至下颌角。翻开过程中，需剪断进入咬肌的神经和血管以及由颞肌加入咬肌的纤维。剪断神经和血管时，可带上一小片肌肉，以便以后观察。

（3）修洁颞肌，观察其起止形态：在颞肌下部的深面找出向前下行走的颊神经。有时颊神经穿过颞肌，应将神经从颞肌分离出来。自下颌切迹中点到下颌支前缘与体交界处斜行锯断喙突。将喙突和颞肌向上翻，用刀柄使颞肌与颞窝下部的骨分离，以便显露颞深神经、颞深动脉以及穿入颞筋膜和颞肌深面的颞中动脉。追踪颧颞神经至穿出颧骨颞面的小孔处。

（五）解剖颞下颌关节

修洁颞下颌关节的关节囊，观察颞下颌韧带。然后切开关节囊外侧壁，观察关节盘和关节腔。

（六）解剖面侧深区

1. 剖露面侧深区　用刀柄自下颌颈和下颌支后缘的深面插入，使下颌颈和下颌支与深层的软组织分离。刀柄向下移动受阻部位即是下齿槽神经和血管穿入下颌孔之处。用骨剪剪断下颌颈，并紧靠下颌孔上方水平锯断下颌支。除去此段骨片后，小心剔除疏松结缔组织，暴露出深面的肌、血管和神经。依次找出并修洁下列结构：①在下颌孔处找到下牙槽神经和下牙槽血管，向上追踪至翼外肌下缘。在下齿槽神经进入下颌孔的稍上方，寻找细小的下颌舌骨肌神经。②在下牙槽神经的前方和翼内肌表面的脂肪组织内找出舌神经。③追踪颊神经至翼外肌两头之间，并追踪颞深神经和咬肌神经至翼外肌上缘。④剥离和修洁位于翼外肌表面的上颌动脉及其分支。在此部位有一些小静脉交织成网，即翼静脉丛，可除去。翼静脉丛向后下汇合成1支或2支上颌静脉。⑤修洁和观察翼外肌和翼内肌的起止和形态。

2. 解剖浅部结构

（1）除去颞下颌关节盘、下颌头和翼外肌，注意不要损坏耳颞神经、上颌动脉和深面其他结构。

（2）修洁下颌神经及其分支，拉舌神经向前，找出加入其后缘的鼓索神经。从外面凿开下颌管，追踪下牙槽神经到牙根和颏孔。

（3）修洁上颌动脉第1段，找出分支。追踪脑膜中动脉到棘孔，观察耳颞神经两个根与脑膜中动脉的毗邻关系。

（4）扭转下颌神经干，试寻找位于其深面的耳神经节和相连的小支。

3. 解剖深部结构

（1）用骨凿和咬骨钳除去由圆孔到棘孔连线外侧的蝶骨大翼前外侧部，以除去翼腭窝的后壁和颞下窝的顶。注意保留圆孔和棘孔，不要破坏其下方的软组织。

（2）自圆孔前方仔细分离上颌神经，在上颌神经干的下方找到翼腭神经节及其相连的神经。向前追踪上颌神经，找出颧神经、上牙槽后神经和本干延续形成的眶下神经。上牙槽后神经一般分为两支，在上颌结节附近穿入上颌骨。颧神经和眶下神经经眶下裂入眶。

（3）追踪上颌动脉第3段及其与同名神经伴行的上牙槽后动脉和眶下动脉。

（七）解剖鼻

1. 解剖鼻腔结构

（1）将探针伸入鼻腔，判断鼻中隔偏向哪一侧。紧靠鼻中隔的凹侧，按正中矢状切面将头部锯开。尽量保持鼻中隔的完整性。

（2）在带有鼻中隔的一半头部，剥除鼻中隔的黏膜，观察构成鼻中隔的骨和软骨。轻轻除去鼻中隔骨和软骨，在另一侧黏膜中寻找由后上向前下行走的鼻腭神经。

（3）观察鼻腔的顶、底和外侧壁，并用相应的颅骨标本作对照观察。在中鼻甲的后上方观察上鼻甲的形态，将上鼻甲翻起，观察上鼻道，检查筛窦后小房的开口。在上鼻甲的后上方，观察蝶筛隐窝。将中鼻甲尽量向上后翻折或切断，观察筛骨泡和半月裂。切除下鼻甲的前份，找到鼻泪管的开口。用探针探查额窦、上颌窦、筛窦和蝶窦的开口。

（4）在中鼻甲的后端，切开黏膜，暴露蝶腭孔。清理并寻找由翼腭窝穿经蝶腭孔而进入鼻腔的蝶腭动脉和蝶腭神经，追查至鼻甲的黏膜。

（5）在鼻骨后下面的沟内找出筛前神经。

2. 解剖鼻旁窦

（1）在对鼻旁窦的开口作了仔细观察以后，凿开上颌窦的内侧壁，观察上颌窦的范围，了解上颌窦开口与上颌窦的位置关系，理解经鼻腔行上颌窦内侧壁穿刺冲洗上颌窦的液体流向。剪除筛窦内侧壁，探查筛窦的形态和范围，观察筛窦的毗邻关系。凿开蝶窦的窦中隔，观察蝶窦的气化情况。窦中隔往往有完整的或不完整的副隔。

（2）从上颌窦的前壁和额窦的前壁凿开，观察窦腔的范围。在蝶鞍处凿开蝶窦的上壁，观察蝶窦的范围、窦中隔的形态和蝶窦的毗邻关系。

（八）观察口

1. 在头矢状切面的标本上结合活体观察口腔。口腔前界为上、下唇，向后以咽峡为界与口咽腔相续，腭呈穹隆状与下鼻道相隔，前2/3为硬腭，后1/3为软腭，下为肌性口底。在口底中央观察舌体，两侧为面颊部。观察上、下列咬合状态下口腔前庭和固有口腔仍可借第3磨牙后方的间隙相通。

2. 观察牙 利用牙标本观察和分辨切牙、尖牙和磨牙。取一磨牙或尖牙，观察牙冠、牙颈和牙根3部分。将牙锯成两半，观察牙的结构。

3. 观察舌 在舌背寻找人字形的界沟，观察舌根和舌体、舌尖。在界沟的尖端寻找盲孔。舌体上面可见小突起为舌乳头，操作者可在活体上互相观察和分辨丝状乳头、菌状乳头、轮廓乳头和叶状乳头。在舌根部的黏膜内有小结节状的淋巴组织。在舌下面的中线处寻找舌系带，舌系带两旁的小突起是舌下阜，舌下阜两侧的横皱襞是舌下襞。在舌的矢状切面上，寻找舌中隔或偏外侧的颏舌肌。再将保留的半边舌靠近中部作一冠状切面，观察舌内肌。

（九）解剖眶区

1. 剖开眶上壁 最好在结束颅部解剖后或用已取过脑的游离头部标本进行眶区的解剖。

（1）剥去颅前窝的硬脑膜，将额前的软组织和额骨骨膜一起向下剥离至眶上缘稍下方。

（2）紧靠眶上孔内侧锯开额骨向下直达眶上缘，再沿眶外侧壁内侧面向下锯开额骨。凿去眶上缘，用咬骨钳除去眶顶骨质（骨质与眶骨膜极易分离）。保留视神经孔。向后可达眶上裂，除去裂顶。

（3）轻轻剪除眶上壁的骨膜，注意勿破坏深面的结构。向后不要超过眶上裂，以免损坏经眶上裂入眶的神经。

2. 解剖肌、神经和血管

（1）在眶顶正中线处可见额神经位于上睑提肌浅面，清理该神经本干及其分支眶上神经和滑车上神经。在眶顶与外侧壁结合处寻认泪腺神经，并清理达泪腺，观察与额神经和泪腺神经伴行的血管。在入眶处，滑车神经紧贴额神经的内侧，横过提上睑肌的起端，在上斜肌的后份进入该肌。

（2）清理和观察上睑提肌，该肌向前扩展成腱膜，止于上睑并向两侧固定于眶壁。在近端剪断该肌，拉向前，观察从下面穿入的动眼神经分支。清理和观察上睑提肌肌腱的外侧扩展部形成的节制韧带。修洁上直肌，在近端剪断并翻向前，追踪动眼神经的上支，该支向上穿过上直肌后进入上睑提肌。清理上斜肌，该肌位于眶上壁与眶内侧壁的交界处，观察该肌与滑车的关系。清理进入上斜肌的滑车神经。

（3）在内直肌与上斜肌之间找出鼻睫神经，细心追踪发出的筛后神经至筛后孔，并追踪较粗大的筛前神经至筛前孔。向前追踪滑车下神经至上斜肌滑车的下方。然后，向后追踪鼻睫神经主干，显露发出的睫状长神经，该神经在视神经稍上方前行至眼球。

（4）在近眶尖处、视神经外侧、动眼神经下支与鼻睫神经之间清理睫状神经节，仔细追踪该神经节发出的睫状短神经。注意观察眼动脉与视神经的关系。眼动脉起自颈内动脉，向前行经视神经下方、外侧、上方。在视神经外侧发出泪腺动脉，分布于眶外侧部的结构，最后分为鼻背动脉和滑车上动脉。细致观察眼动脉的主要分支和分布。眼静脉若过于粗大，有碍操作时可不必保留。

（5）除去视神经管的上壁，沿视神经剪开视神经鞘。在近眼球处寻找在视神经下方自眼动脉发出的视网膜中央动脉，该动脉在眼球后方约1cm处穿视神经鞘进入神经。

（6）除去视神经鞘，显示下直肌。用解剖镊从眼球后极将眼球提起，观察在下直肌下方横过的下斜肌。寻找分布于下直肌、下斜肌和内直肌的动眼神经的下支。先在下直肌外侧缘拉起至下斜肌的神经，由此向后追踪以找出至下直肌的神经。至内直肌的神经在下直肌止点处横越该肌上方。

（7）在眼球外侧清理外直肌，将其近中部处切断，将后部翻向外侧，于内侧面寻找进入该肌的展神经。

3. 解剖眼球　在肉眼下或手术显微镜下解剖眼球。也可用牛的眼球代替，以便在肉眼下观察眼球内的细小结构。取新鲜牛的眼球，除去周围的脂肪，眼球内注入少量10%甲醛液。然后，放入甲醛液或酒精里过夜，使其变硬。

（1）剖开眼球筋膜鞘，探查该鞘与巩膜之间的巩膜外隙。由内向外剪开睑外侧连合，用力牵开上、下睑使眼球前突。沿角膜外周环行切开结膜及其深面的眼球筋膜，将筋膜从其深面翻起，显露4块直肌的止端。它们形成一个宽而薄的腱，在巩膜角膜连接处止于巩膜。两块斜肌的止端也形成宽而薄的腱，止于眼球后半的巩膜。显露下斜肌的起端，该肌在鼻泪管入口的外侧起自眶底，横过下直肌的下方到达其止点。观察眼球筋膜鞘形成的韧带：①由泪骨经眼球下方至颧骨的悬韧带，像吊床一样承托眼球。②由内直肌和外直肌的肌鞘分别向内、外侧连至眶壁的节制韧带。

（2）结膜疏松地附着于巩膜，容易将其分离至巩膜边缘。清除眼球外肌和脂肪。然后，纵行剪开包绕视神经的硬脑膜至眼球后极处，了解视神经被膜的临床意义。

（3）在离体眼球，于赤道附近成片地削去巩膜，直至露出脉络膜。然后，轻握眼球以消除张力，小心将探针插入，沿巩膜分离脉络膜，剪除已游离的巩膜。这样，切除眼球前后极之间的巩膜，显露出一椭圆形脉络膜的区域。为了不弄破薄弱的中层和内层，在剥离中探针尖必须贴着巩膜，以免破坏脉络膜和视网膜。从巩膜与角膜交界处的内侧

分离睫状体，它在此处附着牢固。

角膜后方的间隙是前房，通过瞳孔与后房相续。前、后房内均有房水。晶状体在瞳孔边缘接触虹膜后面，探针通过瞳孔和虹膜的后方即进入后房。

（4）纵行切开巩膜与角膜交界处，在断面上可见角膜缘被巩膜缘覆盖。在放大镜下，可观察到呈裂隙状的巩膜静脉窦。观察虹膜角膜角，探查眼前房和眼后房。剪除角膜，小心地将剪刀伸入瞳孔，剪开虹膜并翻起，向后剪开睫状体和脉络膜，观察虹膜、睫状体和脉络膜的位置和形态。然后，剪开视网膜，显露晶状体和玻璃体。

（5）用剪子沿赤道环行剪开眼球壁的三层。将眼球分为前、后两半。观察视神经盘的位置和形态。除视神经盘处，视网膜在解剖过程中容易脱落。在流水下用海绵拭去脉络膜的色素，可看到血管网。

4. 解剖泪器

（1）显露位于眶上壁前外侧部的泪腺，观察泪腺动脉、神经。

（2）剖露和观察泪小管和泪囊。沿泪点向上、下轻轻剥离，即可在眼轮匝肌睑部深面找到细小的泪小管，并沿小管向内剥离到泪囊。剪开泪囊前壁，用探针经鼻泪管向下探至下鼻道。

（十）解剖耳

1. 清除外耳道前壁前下方的软组织，暴露外耳道软骨和颞骨鼓部。由于鼓部的前壁参与构成下颌关节窝，故需清除下颌关节的关节囊和关节软骨，暴露岩鼓裂和岩鳞裂，直达蝶骨大翼根部后方的棘突。注意保留穿岩鼓裂的血管和鼓索。

2. 由外耳门前方切去耳屏和外耳道软骨部的前壁。用骨凿去掉外耳道骨部的前壁，达鼓膜前缘。注意保证鼓膜的完整。观察外耳道和鼓膜的方位。

3. 凿开鼓室前壁和上壁，观察鼓室各壁的形态结构，在观察时应结合观察剖开的颞骨标本。

4. 扩大鼓室上壁的开口，暴露出鼓室上隐窝内的锤骨和砧骨，观察各听小骨的形态、位置和连接。可用镊子夹住锤骨柄，模拟鼓膜振动，观察听骨链的运动和作用。在咽鼓管上方，剥除鼓膜张肌半管的薄片骨质，暴露管内的鼓膜张肌，观察其附着。在锤骨颈与砧骨长突之间可见索状的鼓索由后下方呈弓状弯向前下方。

5. 将耳廓推向前方，摸认乳突的范围，在平对外耳道上壁的外耳道上三角处，用骨凿剖开乳突根

部的骨质,挖去部分乳突小房,直向前上方,暴露乳突窦向乳突小房的开口。从后方观察乳突窦的位置和鼓室外侧壁与外耳道上三角的关系。

6. 在鼓室内侧壁上方面神经管凸处,轻轻剥除表面的骨质,暴露面神经管,在面神经裂孔处寻找并观察膝神经节。在岩部前面的岩大神经沟内清理出细小的岩大神经。

7. 在颞骨标本或内耳标本上观察 3 个半规管、前庭和耳蜗的形态和位置,并进一步观察它们的相互位置关系。

## 二、颅部的解剖

### (一) 解剖颅顶部软组织

1. **切开皮肤**　将头部垫高,沿颅顶正中矢状皮肤切口向后切至枕外粗隆,将未剥开的皮肤向外侧翻至耳根水平。

2. **解剖浅筋膜内结构**

(1) 在额部观察已剖出的滑车上神经和血管、眶上神经和血管以及颅顶肌的额腹,向上追踪和修洁。

(2) 向上追踪面神经颞支,同时修洁颞筋膜前部。如果面部解剖时没有找出颧颞神经,可进一步寻找。

(3) 向上追踪颞浅血管和耳颞神经,追踪修洁时可见到包在帽状腱膜内的耳前肌和耳上肌。修洁这两块肌和全部颞筋膜。

(4) 在耳廓后面,追踪并修洁耳大神经、枕小神经、耳后血管、耳后神经和耳后肌。

(5) 使尸体呈俯卧位。在枕外隆凸处的浅筋膜中找出由颈部上升的第 3 颈神经末支。摸认上项线,估计此处浅筋膜的厚度,然后在距枕外隆凸外侧 2.5cm 处剥开浅筋膜,找出穿出深筋膜的枕动脉和枕大神经,追踪至颅顶。

3. **解剖帽状腱膜和腱膜下疏松结缔组织**　在额顶部仔细成片地翻起约 5cm² 的皮下组织层,由内向外翻起,蒂连于外侧。其深面即为帽状腱膜和部分额肌。另外,在额部和枕部清理出额肌和枕肌,清理时刀锋需与肌纤维平行。注意帽状腱膜外侧缘越过颞线向下伸展到颞部。在正中线切开帽状腱膜,插入刀柄,向四周拨动,以验证其深面的疏松结缔组织及其与颅顶的相连关系。分层仔细观察帽状腱膜和腱膜下疏松结缔组织。与翻剥帽状腱膜的方法相同,翻起约 3.5cm² 的腱膜下疏松结缔组织,其深面即为颅骨外骨膜。

4. **解剖颅骨外膜**　切开颅骨外膜,将刀柄伸入骨膜与颅骨之间,作钝性分离,观察其与颅骨的结合情况。

### (二) 开颅取脑

1. **锯开顶盖**

(1) 使尸体仰卧,头下放枕木。

(2) 自眉间向上,过颅顶至枕外隆凸,纵行切开颅顶部软组织,再由颅顶向两侧切至耳根,将颅部软组织分成四片翻向下方,前到眉弓,后达枕外隆凸,两侧达耳根。

(3) 在眉弓和枕外隆凸上方 1.5cm 高度作一环形连线,沿此线锯开颅骨。额部(尤其额骨颧突)和枕部的骨质较厚,需锯的深些,但两侧骨质较薄,则不宜过深。应仔细体会锯时的手感差异。

(4) 在锯开颅骨外板见锯齿上染有血迹时,说明已锯入板障,应立即停锯。然后,凿开内板,撬开颅顶盖。用丁字形开颅器插入锯开的缝,用力撬起颅盖,使颅盖内面与硬脑膜分离。掀起颅盖后,可见硬脑膜与骨缝紧密愈着,但与颅骨表面连接疏松。操作时注意不要被骨的断端刺伤手。

2. **剖开硬脑膜**

(1) 在中线两侧各约 1cm 处,由前向后纵行剪开硬脑膜,再沿此切线之中点向两侧呈额状位切开硬脑膜到耳上方,将硬脑膜分作四片分别向外下方翻起。仅在中线位置保留一条硬脑膜,其内含有上矢状窦。沿正中线切开上矢状窦,除去窦内血块,寻认蛛网膜颗粒。观察注入上矢状窦的大脑上静脉。

(2) 观察大脑镰的形态和位置:将手分别沿上矢状窦两侧,伸入大脑半球内侧,并向外略推开大脑半球,即可见到其间的大脑镰。沿大脑镰向前伸入颅前窝,扣出筛骨鸡冠。剪断通过盲孔进入上矢状窦的鼻腔导静脉。在鸡冠处剪断大脑镰,拉向后方。然后将大脑镰连同其上缘的上矢状窦一起,由前向后拉直至小脑幕上面的连接处。

(3) 剪断进入直窦的大脑大静脉。

3. **取脑**

(1) 移去枕木,将尸体头部略伸出尸体台,使头自然向后下悬垂。用手自额骨与大脑额叶之间伸入,轻轻托起额叶,直到见筛骨筛板上的嗅球为止。用刀柄将嗅球自筛板分离,穿经筛板的嗅神经随之被离断。

(2) 继续向后拉起额叶,即可见到视神经和视交叉及其外侧的颈内动脉。在靠近脑底处切断颈内动脉,在视交叉前方靠近视神经管处切断视神经。再将脑向后推起,即可见到连于垂体的漏斗。

切断漏斗柄,再向后可见到动眼神经和外侧的滑车神经,逐一切断。

（3）使尸体头转向左侧,切断进入横窦和蝶顶窦的大脑下静脉。将颞极自蝶骨小翼深面分离,轻揭右侧大脑半球,在颞骨岩部上缘,即可见到一膜性结构,即是分隔大脑半球和小脑的小脑幕,小脑隐于幕下。沿颞骨岩部上缘切断小脑幕。轻轻托起枕叶,沿直窦右侧和横窦切断小脑幕。操作时不要过深,以免切坏深面的小脑。用同法切断小脑幕左侧部。将小脑幕从大脑半球的枕叶与小脑上面之间向外后方拉出,以充分暴露小脑。

（4）使脑向后仰。不可用力扳脑,否则易在脑干处拉断。用手轻轻拖住脑面,容脑向后脱出少许。然后,轻轻将脑向两侧移动数次,以便使小脑从颅后窝内脱出。脑桥和延髓离开颅后窝前壁时,可见三叉神经根在近颞骨岩部尖处穿硬脑膜,展神经在鞍背后面穿硬脑膜,面神经和前庭蜗神经进入内耳道,舌咽、迷走、副神经从颈静脉孔处离开颅腔,舌下神经穿硬脑膜进入舌下神经管。自上而下切断这些神经。

（5）尽量使头部后垂。经延髓腹侧和枕骨大孔之间,将刀伸入椎管,在脊髓两侧切断脊神经前、后根。约于脊髓颈 3、4 节高度切断脊髓,将脑取出,用水冲洗干净,保存备用。有的脑固定后变得很硬,不易取出,此时应先除去枕骨鳞部。

（三）解剖颅盖和颅底

1. 观察硬脑膜形成的结构　结合完整硬脑膜标本,观察包括大脑镰、小脑幕、静脉窦等结构。在上面近中线处,上矢状窦两侧壁上连有外侧陷窝,窦及陷窝的壁上有蛛网膜粒。

2. 解剖颅盖内面　寻找与硬脑膜相联系的导静脉。

3. 解剖颅底内面

（1）解剖颅前窝:观察嗅丝断端和筛孔。仔细除去筛板上面的硬脑膜,寻找极为细小的筛前神经及其伴行的筛前动脉。筛前动脉和筛前神经由筛板外缘中份入颅,前行经鸡冠两旁的小孔入鼻腔。

（2）解剖颅中窝

1）移出脑垂体:自前、后附着处切开鞍膈,可见围绕脑垂体前后的海绵间窦,与海绵窦相通形成环。切忌用解剖镊夹漏斗,以免损坏。切除鞍膈后,由前向后将垂体由垂体窝用刀柄挑出。细心去除蛛网膜,分清前、后叶。后叶较小,被前叶包绕。

2）自棘孔处切开硬脑膜,暴露脑膜中动脉及其分支。

3）解剖海绵窦:①自蝶骨小翼后缘划开硬脑膜,寻找短而窄的蝶顶窦,该窦注入垂体窝两侧的海绵窦。自颞骨岩部上缘切开小脑幕的附着缘,不要损伤三叉神经。观察岩上窦,该窦前通海绵窦,后通横窦。在鞍背两侧、动眼神经与颈内动脉断端之间,仔细切开海绵窦处的硬脑膜,清除窦内的血块。在海绵窦外侧壁内,由上向下寻认动眼神经、滑车神经和三叉神经发出的眼神经。在窦内寻认颈内动脉及其外下方的展神经。在解剖过程中可见窦内有许多纤细的小梁网分隔海绵窦。②在颞骨岩部前面近尖端处,仔细剥开硬脑膜,显露硬脑膜包裹的三叉神经节。在该窦前缘剖出三叉神经发出的眼神经、上颌神经和下颌神经,分别追踪至眶上裂、圆孔和卵圆孔处。将三叉神经节自颅底翻向前下方,观察位于神经节深面的三叉神经运动根,该神经根随下颌神经至卵圆孔。③保留动眼神经和滑车神经在后方穿过硬脑膜的孔,追踪两神经至眶上裂。动眼神经到达眶上裂之前已分为两支。④除去剩余的海绵窦外侧壁,可见位于窦内的颈内动脉由交感神经丛围绕。在鞍背外侧下方 2cm 处,找出颈内动脉外侧的展神经,并经海绵窦追至眶上裂处。

4）解剖岩浅大、小神经:细心翻起尚存在于岩部前面的硬脑膜,寻找岩浅大、小神经。岩浅大神经由面神经管裂孔穿出,行向内前方,经三叉神经节的后方至破裂孔。揭起三叉神经节,观察该神经的行程。岩浅小神经位于岩浅大神经的外侧,行向内下方,由卵圆孔旁的骨孔出颅入耳神经节。

（3）解剖颅后窝

1）在一侧切开大脑镰下缘,观察下矢状窦。切开大脑镰附着小脑幕处,观察直窦。直窦前端接受大脑大静脉。上矢状窦、直窦和左、右横窦在枕内隆凸附近汇合形成窦汇,在颅骨的相应部位有一浅窝。

2）自枕内隆凸向外侧切开横窦,再向下和向前内切开乙状窦至颈静脉孔。观察乳突导静脉开口于乙状窦后壁的中份。

3）在内耳门处,寻找面神经和前庭蜗神经。在内耳门内下方的颈静脉孔处,除去遮盖颈静脉孔的硬脑膜,寻找由前向后排列的舌咽神经、迷走神经和副神经,注意副神经脊髓根于颈段脊髓侧面穿出,合成一束,向上经枕骨大孔入颅,斜向外上方与延髓根合并。找出行至颈静脉孔的岩下窦,该窦位于颞骨岩部与枕骨基底部之间。

4）在斜坡上观察基底窦:切开硬脑膜后检查基底窦时,注意保护展神经。

### 三、解剖脑

对照教材中的插图，细致观察脑的被膜、血管和表面结构。然后，按如下步骤解剖和观察。

（一）解剖大脑半球浅层结构

1. 将右侧大脑半球上外侧面的脑膜和血管全部除去。由此面的边缘开始，将脑膜翻向外侧沟。沿外侧沟侧壁剪开脑膜，分离外侧沟内的大脑中动脉和大脑中浅静脉。掀除脑膜后，注意观察血管离开脑膜后的一般排列形式。

2. 扩充右侧大脑外侧沟，使岛叶与周围的脑叶分离，清除脑膜和血管。如果脑组织柔软，可完全暴露岛叶。如果脑组织固定后很硬，需切除岛叶周围的遮盖部分，以便充分暴露岛叶。可保留切除部分，待观察岛叶后复原，这样有助于复习。

3. 在胼胝体膝部找到右侧大脑前动脉，向下追踪主干及其分支，并观察伴行的大脑前静脉。在距状沟下端找到大脑后动脉，清理分支。清理和观察大脑半球内侧面的动脉分支和分布后，除去脑膜和血管。

4. 用手术刀柄剥除右侧大脑半球扣带回的皮质，暴露扣带，向前追踪至前穿质，向后至海马旁回。

可用右侧半脑（正中矢状切面）解剖和观察大脑半球内侧面的结构，以便配合整体脑的解剖。

（二）解剖胼胝体

在整体脑上，经大脑纵裂观察胼胝体。沿胼胝体上面向两侧清理，观察胼胝体与两侧大脑半球的关系。在正中矢状切脑标本，从大脑半球内侧面去除扣带，用刀柄沿胼胝体上面和前面向外侧清理胼胝体，观察胼胝体的分布和毗邻。仔细显露连于胼胝体干后份和压部与侧脑室后角和下角顶部之间的毯，此结构是自胼胝体进入大脑半球的一片纤维。

（三）解剖侧脑室

在左侧大脑半球的胼胝体上方作水平切面，暴露侧脑室的中央部、前角和后角。约在颞叶中份水平切开下角外侧壁，除去上方的脑组织，暴露下角。也可在大脑半球内侧面剪开透明隔，以显露侧脑室的中央部。观察脉络丛的形态和动脉来源以及侧脑室与丘脑、尾状核、海马和齿状回的位置关系。

（四）解剖大脑半球深层结构

1. 在右侧大脑半球，选择约2cm×2cm的范围，用解剖镊的柄或竹片刀剥除脑沟两侧的脑回灰质，显露弓状纤维。在大脑外侧沟下端，剥除脑岛以及附近的额叶和颞叶的灰质，显露绕过外侧裂的钩束。剥除颞叶外侧面皮质和相邻的枕叶灰质，显露下纵束。在岛叶的稍上方剥除顶叶灰质，暴露上纵束，向前追踪至额叶，向后追踪至颞叶。

2. 用解剖镊的柄或竹片刀从外侧剥除岛叶的灰质，显露出的白质为最外囊。轻轻剥除最外囊，可见较薄的屏状核。清除屏状核的下部，可见一圆形神经纤维束，为前连合，连接两侧颞叶。剥除屏状核和深面的外囊，暴露凸向外侧的豆状核。在豆状核下部的表面观察外侧纹状体血管。分离和除去钩束，追踪外侧纹状体血管，该血管经前穿质入脑。

3. 剥除豆状核后，可见内侧的内囊。沿内囊的纤维束向前、上、后剥离，了解内囊内的纤维呈放射状与额叶、顶叶、枕叶和颞叶联系。向下经过大脑脚、脑桥基底部和锥体，剥离追踪锥体束至锥体交叉。

（五）解剖基底核

取另一大脑半球，除去脑膜和脑血管。经室间孔稍上方高度作水平切面，观察尾状核、豆状核和屏状核以及丘脑和内囊的位置，并对照观察脑厚片染色标本。然后，将切开的两部分复位，作冠状切面，作进一步观察。

（杨桂姣　范益民）

# 第二章 颈部

## 第一节 概 述

颈部（neck）位于颅底、下颌骨下缘与胸廓上口之间，连接头部、躯干和上肢。颈部外形与性别、年龄和体型有密切关系，女性和小儿颈部的皮下脂肪较多，轮廓较圆；瘦体型个体的颈部细长，胖体型短粗。颈部的器官和结构多呈纵行排列。脊柱颈段构成颈部的支架，位于颈部的中后部，其周围附有多块骨骼肌。由于头部的重心位于寰枕关节的前方，脊柱前方的肌细小，两侧和后方的肌较多而粗大。脊柱前方有消化道和呼吸道，其两侧有纵形的大血管和神经。颈根部有胸膜顶和肺尖以及斜行的大血管和神经。颈部诸结构之间填有疏松结缔组织，形成筋膜鞘和筋膜间隙。颈部淋巴结较多，主要沿浅静脉和深部血管、神经排列，肿瘤转移时常被累及，手术清除淋巴结时应注意避免损伤血管和神经。颈部范围小，器官和结构复杂，故有血肿、脓肿和肿瘤时可出现明显的压迫症状。

颈部参与吞咽、呼吸和发音等生理功能。颈部能进行灵活运动，可改变颈部长度和器官位置，头后仰时，颈前部变长，气管颈部与皮肤接近；头旋转时，喉、气管、甲状腺和血管移向旋转侧，而食管移向对侧。颈部手术时应注意这些特点。

## 一、境界与分区

### （一）境界

颈部上界以下颌骨下缘、下颌角、乳突尖、上项线和枕外隆凸的连线与头部为界，下界以胸骨颈静脉切迹、胸锁关节、锁骨上缘、肩峰和肩峰至第 7 颈椎棘突的连线与胸部和上肢为界。

### （二）分区

颈部可分为前方的固有颈部和后方的项部。

1. 固有颈部（proper neck） 又称**颈前外侧部**，为两侧斜方肌前缘和脊柱颈段前方的部分，即通常所指的颈部。以胸锁乳突肌前、后缘为界，固有颈部可分为颈前区、胸锁乳突肌区和颈外侧区。

（1）**颈前区**（anterior region of neck）：其内侧界为颈前正中线，外侧界为胸锁乳突肌前缘，上界为下颌骨下缘。颈前区又以舌骨为界分为舌骨上区和舌骨下区，前者包括颏下三角和下颌下三角；后者包括颈动脉三角和肌三角。

（2）**颈外侧区**（lateral region of neck）：位于胸锁乳突肌后缘、斜方肌前缘和锁骨中 1/3 上缘之间，又称**颈后三角**，该区又以肩胛舌骨肌下腹分为后上部大的枕三角和前下部较小的锁骨上三角。

（3）**胸锁乳突肌区**（sternocleidomastoid region）：为该肌所在的区域。

2. 项部（nucha） 两侧斜方肌与脊柱颈段之间的部分，又称**颈后区**（见脊柱区）。除颏下三角是单一的以外，颈部的其他三角都是左右成对（图 2-1）。颈部的分区归纳如下。

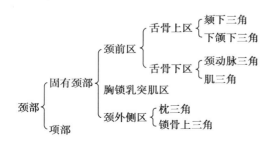

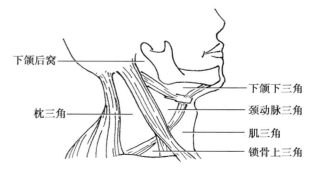

图 2-1 颈部分区

## 二、表面解剖

### （一）体表标志（图2-2）

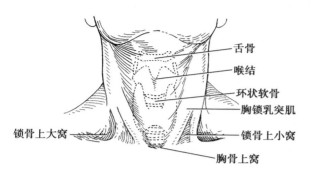

图 2-2　颈部的体表标志

舌骨
喉结
环状软骨
胸锁乳突肌
锁骨上大窝
锁骨上小窝
胸骨上窝

1. **舌骨**（hyoid bone）　位于颏隆凸的后下方，舌骨体向前平下颌骨前正中线最低点，向后平对第 3 颈椎。在舌骨体两侧可触到舌骨大角，是手术中寻找舌动脉的标志。

2. **甲状软骨**（thyroid cartilage）　位于舌骨下方。甲状软骨的前角上端向前突出，称**喉结**。男性成人的喉结明显，女性和小儿的喉结不明显，但可摸到。喉结稍上方呈"V"形的切迹称**甲状软骨上切迹**，是颈前正中线的标志。甲状软骨上缘平第 4 颈椎，该平面是颈总动脉分为颈内、外动脉以及颈外动脉发出甲状腺上动脉的部位。

3. **环状软骨**（cricoid cartilage）　位于甲状软骨下方，平第 6 颈椎。环状软骨与甲状软骨前角下缘之间可摸到一条横沟，是**环甲正中韧带（环甲膜）**所在处，为喉阻塞时行环甲正中韧带穿刺或紧急切开的部位。环状软骨弓是计数气管软骨和甲状腺触诊的标志，其下缘是喉与气管、咽与食管的分界标志。保持环状软骨完整是维持呼吸道通畅的重要解剖结构。

4. **颈动脉结节**（carotid tubercle）　即第 6 颈椎横突前结节，位于环状软骨两侧，相当于胸锁乳突肌前缘中点的深方。颈总动脉经此结节前方上行，故头面部大出血时可将颈总动脉向后压向此结节，进行急救止血。

5. **胸锁乳突肌**（sternocleidomastoid muscle）是颈部分区、体表投影和颈部外科的重要标志。转头时可见胸锁乳突肌的隆起。该肌的胸骨头、锁骨头与锁骨胸骨端上缘之间的凹陷称为**锁骨上小窝**（lesser supraclavicular fossa），胸锁乳突肌收缩时明显。先天性肌性斜颈是出生后一侧胸锁乳突肌挛缩引起头颈部向患侧偏斜的一种畸形。通常生后 2 周出现颈部包块，多位于胸锁乳突肌中、下 1/3 处。

6 个月内包块往往消失，肌肉质地变硬，挛缩逐渐加重，头部向患侧倾斜，下颌朝向健侧。头部向患侧转动受限。发现包块后应进行颈部患侧肌肉被动牵拉和包块局部理疗，约 75% 的患儿可以得到矫正。手术治疗可采用胸锁乳突肌下端切断术、胸锁乳突肌双极松解术和"Z"行延长术。

6. **锁骨上大窝**（great supraclavicular fossa）是锁骨中 1/3 上方的凹陷，在窝中可触到锁骨下动脉搏动、臂丛和第 1 肋。

7. **胸骨上窝**（suprasternal fossa）　为颈静脉切迹上方的凹陷，是气管触诊的部位。

### （二）体表投影

1. **颈总动脉**（common carotid a.）**和颈外动脉**（external carotid a.）　由下颌角与乳突尖连线的中点至锁骨上小窝（左侧）或胸锁关节（右侧）作一连线。该线平甲状软骨上缘以下的一段为颈总动脉的体表投影，以上的一段为颈外动脉的体表投影。

2. **锁骨下动脉**（subclavian a.）　相当于锁骨上小窝（左侧）或胸锁关节（右侧）至锁骨上缘中点的弧线，最高点距锁骨上缘约 1cm。

3. **颈外静脉**（external jugular v.）　下颌角至锁骨中点的连线为颈外静脉的体表投影，是小儿静脉穿刺的常用部位。

4. **副神经**（accessory n.）　自下颌角与乳突尖连线的中点，经胸锁乳突肌后缘上、中 1/3 交点至斜方肌前缘中、下 1/3 交点的连线。

5. **神经点**（punctum nervosum）　即胸锁乳突肌后缘中点，为颈丛皮支集中浅出处，是颈部皮神经阻滞麻醉的部位。

6. **臂丛**（brachial plexus）　自胸锁乳突肌后缘中、下 1/3 交点至锁骨中、外 1/3 交点稍内侧的连线。臂丛在锁骨上大窝的位置表浅，常作为臂丛阻滞麻醉的部位。

7. **胸膜顶**（cupula of pleura）**和肺尖**（apex of lung）　位于锁骨内侧 1/3 段的上方，最高点距锁骨上缘 2～3cm。

# 第二节　局部层次和结构

## 一、浅层结构

### （一）皮肤

颈部皮肤较薄，活动性较大，色泽接近面部，临床上常用颈部皮瓣修补面部缺损。皮纹呈横行，故颈部手术时多采用横行切口，以利于愈合且美观。

## （二）浅筋膜

浅筋膜较薄，含有颈阔肌、浅静脉、皮神经和浅淋巴结等。

1. 颈阔肌（platysma）（图2-3）　为一皮肌，菲薄而宽阔，位于颈前外侧部浅筋膜内的深部，起自胸大肌和三角肌表面的筋膜，肌纤维斜向上内越过锁骨进入颈部，前部肌纤维止于下颌骨下缘前部，部分纤维与对侧纤维交叉；后部肌纤维越过下颌骨，附着于面下部皮肤，并移行为降下唇肌和笑肌。颈阔肌深面有浅静脉、皮神经和浅淋巴结等。颈阔肌收缩时可拉口角和下颌骨向下，作惊讶、恐怖的表情，并使颈部皮肤出现横行皱褶。外伤或手术切断此肌进行缝合时应注意将断端对合，以免术后形成较大瘢痕。

活动。颈阔肌处皮肤的感觉神经为颈丛的颈横神经，从胸锁乳突肌后缘中点浅出，主干向前横行于颈阔肌深面，分支分布于颈阔肌表面的皮肤。如将颈阔肌肌皮瓣向上转移至面部时，需在胸锁乳突肌后缘处切断颈横神经。将肌皮瓣移植到面部后，再将颈横神经与面部的颏神经或眶下神经缝接，以获得感觉功能。

2. 浅静脉（图2-3，图2-4）　颈部浅静脉的起始、行径和注入变异较多。在浅静脉穿经深筋膜处，其管壁与筋膜紧密连接。静脉损伤或被切断时，因受筋膜的牵拉静脉壁不易塌陷闭合，有导致空气栓塞的危险。

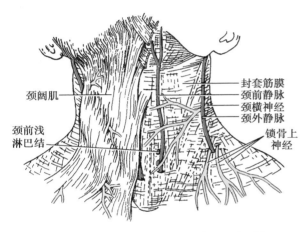

图2-3　颈部浅层结构（左侧颈阔肌已切除）

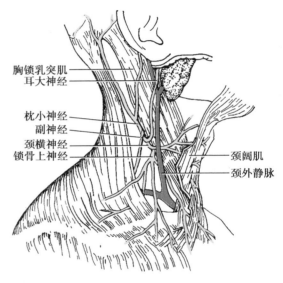

图2-4　颈部浅层结构（部分颈阔肌已切除）

在颈外侧部取皮瓣修复面部缺损时，通常将颈阔肌同时截取。对于带蒂转移的颈阔肌肌皮瓣的制作，需了解皮瓣的血管和神经的分布特点：①血液供应：颈阔肌上部的血供来自面动脉、颏下动脉、耳后动脉和枕动脉的分支，中部来自甲状腺上动脉的分支和直接发自颈外动脉的分支，下部来自颈横动脉浅支（颈浅动脉）、甲状颈干、肩胛上动脉和锁骨下动脉的分支。另外，有穿过胸锁乳突肌的穿支。这些动脉均细小，外径一般小于1mm。上部较大的血管来源于颏下动脉，下部较大的血管来源于颈浅动脉。颈阔肌肌皮瓣可作180°旋转移位，以面动脉分支或颏下动脉为蒂，可向上修复眶下部大部分面容和口底部缺损。以颈浅动脉为蒂，可用于修复颈对侧和胸上部缺损。②神经来源：支配颈阔肌的神经为面神经的颈支，自腮腺前缘的下部近下颌角处发出，入颈阔肌深面继而行向前下方，支配颈阔肌。用颈阔肌肌皮瓣修复面部时应保护面神经颈支，以便保持颈阔肌的收缩功能和修复口的表情

（1）**颈前静脉**（anterior jugular v.）：起自颏下部，沿颈前正中线两侧下降，进入胸骨上间隙内，呈直角转向外侧，经胸锁乳突肌深面，注入颈外静脉末端。偶有颈前静脉注入锁骨下静脉或头臂静脉。在胸骨上间隙内，两侧颈前静脉间常有横吻合支相连，称**颈静脉弓**（jugular venous arch）。颈前静脉有时只有一条，位于前正中线附近，称**颈前正中静脉**（anterior median jugular v.）。颈前静脉无瓣膜，距心脏较近，受胸腔负压影响较大，故颈部手术如甲状腺手术和气管切开术等时，需注意防止空气吸入静脉。

（2）**颈外静脉**（external jugular v.）：由下颌后静脉后支、耳后静脉和枕静脉在下颌角附近汇合而成，但变异较多。该静脉在胸锁乳突肌处的浅筋膜内向下外斜行，在锁骨上缘中点上方约2.5cm处穿过深筋膜，注入锁骨下静脉（约2/3）或颈内静脉、静脉角（约1/3）。该静脉末端有一对瓣膜，但不能

防止血液逆流。正常人站位或坐位时,颈外静脉常显露不明显。当上腔静脉回流受阻或右心室衰竭时,在体表可见颈外静脉充盈轮廓,称颈静脉怒张。

颈外静脉是颈部最粗大的浅静脉,管径约0.6cm,故临床上常作为静脉穿刺或切开部位,用作大量补液、长期高营养治疗或测定中心静脉压等。穿刺插管时首选右侧,因右侧颈外静脉注入锁骨下静脉或静脉角的角度比左侧小,且右头臂静脉比左头臂静脉短直。

3. 皮神经(图2-3,图2-4) 主要有颈丛皮支和面神经颈支。

(1)颈丛皮支:在胸锁乳突肌后缘中点附近穿出深筋膜,至颈阔肌的深面,向各方散开。颈丛皮支阻滞麻醉时,在胸锁乳突肌后缘中点处将麻醉药物注入皮下。

1)枕小神经(lesser occipital n.):勾绕副神经,沿胸锁乳突肌后缘上行,至头部穿出深筋膜,越过胸锁乳突肌止点的后部,继续上行至头侧面,分布于耳廓后上部、乳突部和枕部外侧区的皮肤。

2)耳大神经(greater auricular n.):为颈丛皮支最大者,绕胸锁乳突肌后缘至胸锁乳突肌表面,行向前上方,穿出深筋膜后位于颈外静脉后方,与其平行上行,浅面有颈阔肌。至腮腺下端附近,分为前、中、后3部分终末支,前部分支分布于腮腺和咬肌下部处的皮肤,中部分支分布于耳垂及耳廓后面下部的皮肤,后部分支分布于乳突处的皮肤。耳大神经主干长约6cm,宽约2.7mm,位置浅表,附近无重要结构,是临床上理想的神经移植供体。耳大

神经近侧段的血液供应来源于耳后动脉分支,远侧段来自枕动脉分支。临床上可将耳大神经作为带血管蒂的神经移植体,修复面部和颈部的神经缺损。鉴于与面神经乳突段的直径接近,耳大神经常用于周围性面瘫的面神经乳突段缺损移植。

3)颈横神经(transverse n. of neck):在胸锁乳突肌表面横行向前,行于颈外静脉深面,至胸锁乳突肌前缘穿出深筋膜,分布于颈前部皮肤。

4)锁骨上神经(supraclavicular n.):向下分为3支,在锁骨稍上方穿出深筋膜。锁骨上内侧神经(medial supraclavicular n.)向内下方越过颈外静脉和胸锁乳突肌起始段的前面,分布于胸骨柄上部处的皮肤和胸锁关节。锁骨上中间神经(intermediate supraclavicular n.)跨过锁骨,分布于胸前壁第2肋以上和三角肌区的皮肤以及肩锁关节。在锁骨附近做手术时应作纵行切口,以免损伤锁骨上中间神经。锁骨上外侧神经(lateral supraclavicular n.)斜过斜方肌和肩峰,分布于肩峰附近的皮肤。

(2)面神经颈支(cervical branch of facial n.):于腮腺下部前缘近下颌角处发出,行向前下方,经深面入颈阔肌。

4. 浅淋巴结

1)颈前浅淋巴结(superficial anterior cervical lymph node):沿颈前静脉排列,引流颈前部浅层结构的淋巴,输出淋巴管注入颈外侧下深淋巴结或直接注入锁骨上淋巴结(图2-3,图2-5)。

2)颈外侧浅淋巴结(superficial lateral cervical lymph node):沿颈外静脉排列,引流颈外侧浅层结

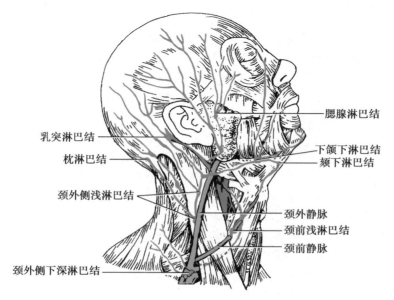

乳突淋巴结
枕淋巴结
颈外侧浅淋巴结
颈外侧下深淋巴结

腮腺淋巴结
下颌下淋巴结
颏下淋巴结
颈外静脉
颈前浅淋巴结
颈前静脉

图2-5 颈浅淋巴结

构的淋巴,并收纳枕淋巴结、耳后淋巴结和腮腺淋巴结的输出淋巴管,其输出淋巴管注入颈外侧深淋巴结(图2-5)。

## 二、颈深筋膜和筋膜间隙

颈深筋膜又称颈筋膜,分浅、中、深3层,包绕颈部的器官和结构,并构成筋膜鞘和筋膜间隙(图2-6,图2-7)。由于颈部器官较多,且活动灵活多样,深筋膜的分布复杂。掌握颈部深筋膜分布以及筋膜鞘和筋膜间隙,对于手术中选择操作途径和寻找血管、神经以及判断炎症扩散途径具有重要意义。

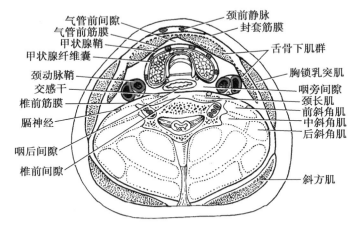

图 2-6　颈深筋膜和筋膜间隙(平第 6 颈椎横切面)

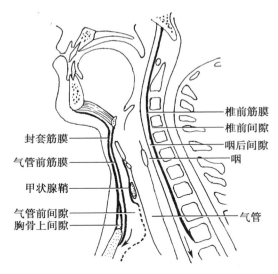

图 2-7　颈深筋膜和筋膜间隙(正中矢状切面)

### (一)层次

1. 颈筋膜浅层(superficial layer of cervical fascia) 又称**封套筋膜**(investing fascia),呈圆筒状,围绕整个颈部。此筋膜在后正中线附着于项韧带和第 7 颈椎棘突,向前至颈前正中线,与对侧交织形成**颈白线**(linea alba of neck)。在斜方肌和胸锁乳突肌处分为两层,分别包裹两肌,构成**斜方肌鞘**(sheath of trapezius)和**胸锁乳突肌鞘**(sheath of sternocleidomastoid muscle)。封套筋膜向上附着于下颌骨下缘、乳突和上项线,向下附着于颈、胸交界处的骨面。封套筋膜包裹下颌下腺和腮腺,形成**下颌下腺鞘**(sheath of submandibular gland)和**腮腺鞘**(sheath of parotid gland)。此二鞘被茎突下颌韧带分隔。封套筋膜在胸骨柄上缘分为前、后两层,分别附着于胸骨柄的前、后缘,形成胸骨上间隙。

2. 颈筋膜中层(middle layer of cervical fascia) 位于舌骨下肌群深面,包绕颈部脏器、甲状腺和甲状旁腺等,故又称**内脏筋膜**。在气管前面和甲状腺表面形成气管前筋膜和甲状腺假被膜,两侧形成颈动脉鞘,后上成为颊咽筋膜。

(1) **气管前筋膜**(pretracheal fascia):向上附着于舌骨、甲状软骨斜线和环状软骨弓,向下经气管的前面和两侧进入上纵隔,与纤维心包融合。

(2) **甲状腺鞘**(sheath of thyroid gland):包裹甲状腺。鞘的前部较致密,后部较薄弱。因此,甲状腺肿大时多向后方扩展,绕气管和食管两侧,甚至伸至其后方。

(3) **颊咽筋膜**(buccopharyngeal fascia):上部覆于咽壁后外侧面和颊肌外面,下部覆于食管后面,上方附着于颅底,向下入后纵隔。

3. 颈筋膜深层(deep layer of cervical fascia) 又称**椎前筋膜**(prevertebral fascia),位于椎前肌、斜方肌、交感干、膈神经、臂丛和锁骨下动脉等结构的前面,上方附于颅底,向下至后纵隔,与脊柱的前纵韧带和胸内筋膜相续,向后覆盖颈后肌并附着于项韧带。臂丛和锁骨下动脉穿出斜角肌间隙,椎前筋膜随其进入腋窝,形成腋鞘。颈部淋巴结清扫术的后界为椎前筋膜,应注意保护椎前筋膜覆盖的臂丛、膈神经和交感干。

颈深筋膜包绕颈总动脉、颈内动脉、颈内静脉和迷走神经形成**颈动脉鞘**(carotid sheath)。该鞘上起自颅底,下至上纵隔。鞘内有纵行纤维隔将动脉和静脉分开,颈内静脉位于颈总动脉和颈内动脉的外侧,迷走神经位于动、静脉的后方。

### (二) 筋膜间隙

1. 胸骨上间隙(suprasternal space) 位于胸骨上方。在胸骨柄上缘上方3~4cm处封套筋膜分为前、后两层,向下附着于胸骨柄前、后缘。该间隙内有胸锁乳突肌胸骨头、颈前静脉下段、颈静脉弓、淋巴结和脂肪组织等。气管切开时勿损伤颈静脉弓,以免引起出血。

2. 气管前间隙(pretracheal space) 位于气管和气管前筋膜之间,向下通上纵隔,内有甲状腺下静脉、甲状腺奇静脉丛和气管前淋巴结等,偶尔有甲状腺最下动脉和头臂干通过。另外,小儿有胸腺上部。气管前间隙的感染向下可扩散至上纵隔,前纵隔的气肿可沿此间隙进入颈部。

3. 咽后间隙(retropharyngeal space) 位于颊咽筋膜和椎前筋膜之间,两侧与咽旁间隙相通,内有咽后淋巴结。上起颅底,向下续为食管后间隙。咽后间隙被位于正中缝处的较薄**翼状筋膜**分为左、右互不相通的两半,故咽后间隙脓肿常位于咽后壁中线的一侧。咽后间隙的感染可向外侧蔓延至咽旁间隙,向下蔓延至后纵隔的食管后间隙。

咽后脓肿多见于3个月到3岁儿童,可分为化脓性和结核性,常因上呼吸道感染、咽后间隙化脓性淋巴结炎、咽后壁异物、咽后壁外伤、淋巴结结核或颈椎结核等引起。施行咽后脓肿切开引流术时,取仰卧、头低足高位,头稍后仰,以防脓肿切开后脓液流入呼吸道。先用穿刺针在脓肿隆起处抽吸脓液,以减低脓腔压力,然后在穿刺处或偏下方切开。通常经口腔在咽后壁作切口。用血管钳扩张,快速用吸引器吸除脓液。对于结核性脓肿可行多次穿刺抽脓,然后将链霉素液注入脓腔。

4. 咽旁间隙(parapharyngeal space) 咽旁间隙位于咽壁侧方的咽上缩肌与翼内肌和腮腺深部之间。前界为翼下颌韧带及下颌下腺上缘,后界为椎前筋膜。间隙呈尖朝下的锥体形底,为颅底的颞骨和蝶骨,尖至舌骨。咽旁间隙被茎突、茎突舌肌和茎突咽肌分为前、后两部:①**咽旁前间隙**,较小,内有咽升动、静脉及淋巴结和蜂窝组织。与腭扁桃体相邻,故腭扁桃体炎症可扩散至此处。②**咽旁后间隙**,较大,有出入颅底的颈内动、静脉,第9~12对脑神经和颈外侧上深淋巴结等,该处炎症和脓肿可累及这些神经,出现相应的症状。咽旁间隙与翼颌、颞下、舌下、颌下及咽后等间隙相通。其中的血管神经束上入颅内,下连纵隔,可成为感染蔓延的途径。

咽旁间隙感染多为牙源性特别是下颌智齿冠周炎,以及腭扁桃体炎和相邻间隙感染的扩散引起,偶尔继发于腮腺炎、耳源性炎症和颈外侧上深淋巴结炎。若咽旁脓肿明显突向咽侧壁,可经口腔在咽侧壁切开引流。若脓肿引起颈侧部明显肿胀,可采取颈侧途径切开。自下颌角下缘沿胸锁乳突肌前缘向下至舌骨高度,作弧形切口。切开封套筋膜,暴露下颌下腺,沿下颌下腺下缘向上分离至下颌角处,然后沿茎突下颌韧带分离至茎突处,并在茎突外侧向颅底分离,即可达咽旁脓肿的前部。另外,沿胸锁乳突肌前缘向后分离,暴露颈内、外动脉和颈内静脉,用拉钩将其向后牵引,可见甲状腺、气管、食管和椎前筋膜。沿椎前筋膜分离,即达咽旁脓肿的后部。尽量引流出脓液后,置橡皮引流条。

经颞下窝入路作颈静脉孔区肿瘤摘除术时,平舌骨在咽旁间隙内暴露颈内、外动脉并向上追踪,显露颈静脉孔处的脑神经。在茎乳孔下方和腮腺后缘,确认面神经主干。从茎乳孔至膝神经节处剖开面神经管,将面神经向前移位。磨去乳突尖部、颞骨鼓部和乙状窦下方的骨板,暴露乙状窦和颈内静脉以及颈动脉管外口。结扎肿瘤上方的乙状窦和下方的颈内静脉后,切除肿瘤。手术中应注意保护舌咽、迷走、副和舌下神经。由于岩下窦注入颈静脉球,摘除肿瘤后会有大量血液从岩下窦涌出,需用止血材料填塞窦口。

5. 椎前间隙(prevertebral space) 位于脊柱颈段和椎前筋膜之间。颈椎结核所致的寒性脓肿常积留于此间隙的中份。脓肿可向下至后纵隔,向两侧沿腋鞘向腋窝扩散。若穿破椎前筋膜,可扩散至咽后间隙和食管后间隙。

## 三、颏下三角

**颏下三角**(submental triangle)位于左、右二腹肌前腹内侧缘和舌骨体上缘之间。其浅面由浅入深为皮肤、浅筋膜、颈阔肌和封套筋膜,深面为两侧下颌舌骨肌及其筋膜,称为口膈(oral diaphragm)。口膈的深面为舌下间隙。颏下三角内有1~3个颏下淋巴结(submental lymph node),收纳舌尖、口底、下唇中部和颏部等处的淋巴,输出淋巴管注入颈外侧上深淋巴结(图2-5)。

### 四、下颌下三角

#### (一)境界和层次

下颌下三角(submandibular triangle)位于下颌骨下缘与二腹肌前、后腹之间。此三角的浅面有皮肤、浅筋膜、颈阔肌和封套筋膜,深面由浅入深为下颌舌骨肌、舌骨舌肌和咽中缩肌。茎突舌骨肌与二腹肌后腹平行,位于其内上方,止端被二腹肌中间腱穿过(图2-8,图2-9和表2-1)。

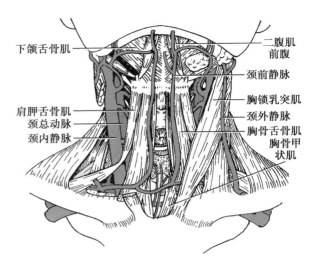

图2-8 颈前区的肌

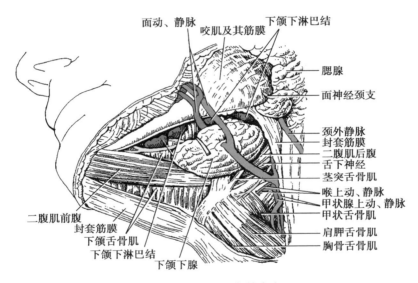

图2-9 下颌下三角的内容

表2-1 舌骨上肌群

| 名称 | 起点 | 止点 | 作 用 | 神 经 支 配 |
|---|---|---|---|---|
| 下颌舌骨肌 | 下颌舌骨肌线 | 舌骨体 | 拉舌骨向前上 | 三叉神经(下颌舌骨肌神经) |
| 颏舌骨肌 | 颏棘 | 舌骨体 | 拉舌骨向前上 | 舌下神经 |
| 二腹肌 | 乳突切迹 | 二腹肌窝 | 降下颌骨、上提舌骨 | 三叉神经(前腹)<br>面神经(后腹) |
| 茎突舌骨肌 | 茎突 | 舌骨大角 | 拉舌骨向后上 | 面神经 |

#### (二)内容及毗邻(图2-9,图2-10)

1. 下颌下腺(submandibular gland) 位于封套筋膜形成的下颌下腺鞘内。下颌下腺呈"C"形,以下颌舌骨肌为界分浅、深两部。浅部较大,呈扁椭圆形,位于下颌舌骨肌的浅面,向后绕过下颌舌骨肌后缘续为深部。

下颌下腺的浅部前缘达二腹肌前腹,后缘达下颌角附近,紧邻腮腺下缘,向上至下颌骨体内面,向下可达二腹肌中间腱的表面。面动脉在腺体浅部深面向前上行,于腺体前缘浅出。下颌下腺浅部有

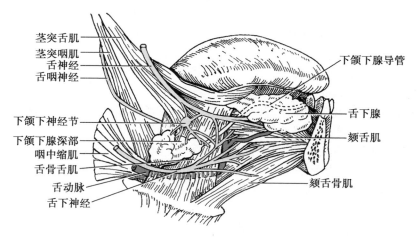

茎突舌肌
茎突咽肌
舌神经
舌咽神经

下颌下神经节
下颌下腺深部
咽中缩肌
舌骨舌肌
舌动脉
舌下神经

下颌下腺导管
舌下腺
颏舌肌

颏舌骨肌

图 2-10　下颌下腺深部及其周围结构

3 面：①外侧面：紧邻下颌骨体内侧面的下颌下腺窝，后缘与翼内肌下端前缘相邻。下颌下淋巴结常位于腺体表面或腺体与下颌骨之间。②下面：被颈阔肌和颈深筋膜浅层覆盖，表面有面静脉和面神经的下颌缘支走行。③内侧面：内侧面前份与下颌舌骨肌相邻，两者之间有下颌舌骨肌神经、血管走行。中份与舌骨舌肌相邻，两者之间自上而下有舌神经、舌下神经及其伴行的静脉，后份与茎突舌肌、茎突舌骨韧带及舌咽神经相邻。内侧面下方是茎突舌骨肌和二腹肌后腹。

下颌下腺的深部在下颌舌骨肌后缘处向前内突入下颌舌骨肌与舌骨舌肌之间，与舌下腺的后份相接。**下颌下腺管**（submandibular duct）自深部的前端发出，在下颌舌骨肌与舌骨舌肌之间前行，开口于口底的舌下阜。

下颌下腺的血液供应来自面动脉和舌动脉的分支，静脉血液注入面静脉。

### 2. 血管

（1）**面动脉**（facial a.）：平舌骨大角起自颈外动脉，向前内经二腹肌后腹和茎突舌肌的深面进入下颌下三角，沿下颌下腺浅部深面的沟内向前上行，于咬肌前缘处绕过下颌骨下缘达面部。单独起自颈外动脉的面动脉占 71.43%，与其他动脉共干起自颈外动脉的占 28.33%，起自颈总动脉占0.24%。面动脉与下颌下腺的关系有时出现变异，位于下颌下腺浅部深面和穿下颌下腺实质的面动脉分别占 46.25%，沿下颌下腺的下缘前行占 7.5%。

（2）**面静脉**（facial v.）：与面动脉伴行，下行越下颌骨下缘进入下颌下三角。越过下颌下腺浅面，在下颌角下方与下颌后静脉前支汇合成**面总静脉**（common facial v.），注入颈内静脉。

（3）**舌动脉**（lingual a.）：大多数平舌骨大角起自颈外动脉。单独起自颈外动脉的舌动脉占 67.38%，与其他动脉共干起自颈外动脉的占 28.81%，单独或共干起自颈总动脉的占 3.81%。舌动脉经舌骨舌肌深面前行，至舌骨舌肌前缘垂直上行入舌。有时舌下动脉缺如，由颏下动脉的穿支代替，这种变异是因舌下动脉起源于面动脉所致。舌动脉在行程中以舌骨舌肌为界分为 3 段：①第 1 段：由起点至舌骨舌肌后缘处。此段舌动脉位置表浅，易于暴露，临床上常选作游离瓣手术血管吻合的受区动脉，或作舌动脉结扎术以控制舌部手术或损伤时的出血。②第 2 段：位于舌骨舌肌深面。③第 3 段：舌动脉于舌骨舌肌前缘处分成舌下动脉和舌深动脉两终支。舌下动脉在口底经过下颌前磨牙或第 1 磨牙处浅面组织菲薄，以锐器或牙科砂片制备牙体时不慎损伤此处口底黏膜，可导致舌下动脉出血。

### 3. 神经

（1）**舌神经**（lingual n.）：于翼外肌深面起自下颌神经后干，紧贴下颌支内侧面下降，继而至下颌舌骨肌深方，沿茎突舌肌、舌骨舌肌和颏舌肌的外侧面前行至舌。在舌骨舌肌外侧面，舌神经于下颌下腺深部的上内方弓形向前。在舌骨舌肌的稍前方，舌神经经下颌下腺管外侧与其交叉，向前位于下颌下腺管下方。

（2）**下颌下神经节**（submandibular ganglion）：呈三角形或梭形，位于舌神经与下颌下腺之间，借细支与上方的舌神经相连，发出分支至下颌下腺和舌下腺。

（3）**下颌舌骨肌神经**（mylohyoid n.）：由下牙槽神经发出，在下颌下腺浅部和下颌舌骨肌之间行向前内方,分支支配下颌舌骨肌和二腹肌前腹。该神经在下颌下三角的位置浅表,易于暴露,可将其与面神经下颌支吻合,以修复因面神经下颌支损伤导致的口角歪斜。

(4) **舌下神经**(hypoglossal n.):在颈内动、静脉之间弓形向前下走行,经二腹肌后腹上部的深面进入颈动脉三角。向内下方跨越颈外动脉和舌动脉,再经二腹肌后腹下部的深面进入下颌下三角。舌下神经位于下颌下腺深部的内下方,经下颌舌骨肌与舌骨舌肌之间至口底,穿颏舌肌入舌。在颈部淋巴结清扫术中,可将二腹肌中间腱作为寻找舌下神经的标志。手术中勿伤及舌下神经,否则会导致同侧舌肌瘫痪。

4. **下颌下淋巴结**(submandibular lymph node)位于下颌下腺周围和下颌下腺实质内,约4~6个,收纳颏下淋巴结、颊、唇、牙、舌和口底的淋巴,输出淋巴管注入颈外侧上深淋巴结。

## 五、颈动脉三角

### (一)境界和层次

**颈动脉三角**(carotid triangle)位于胸锁乳突肌上份前缘、二腹肌后腹和肩胛舌骨肌上腹之间,浅面为皮肤、浅筋膜、颈阔肌和封套筋膜,深面为椎前筋膜,内侧为咽侧壁及其筋膜。

### (二)内容及毗邻

颈动脉三角是颈部血管和神经较为集中的部位,主要结构有颈总动脉及其分支、颈外动脉及其分支、颈内静脉及其属支、迷走神经及其分支、舌下神经及其颈袢上根、膈神经和颈外侧上深淋巴结等(图2-11)。

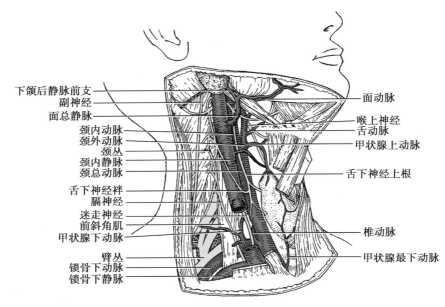

图 2-11 颈动脉三角和胸锁乳突肌区的内容

1. **血管**

(1) **颈总动脉**(common carotid a.):位于颈内静脉的内侧,平甲状软骨上缘分为颈内动脉和颈外动脉。颈总动脉末端和颈内动脉起始部的膨大处为**颈动脉窦**(carotid sinus),壁内有压力感受器。颈总动脉分叉处的后方连有**颈动脉小球**(carotid glomus),是化学感受器,呈扁椭圆形,棕红色,长5~7mm,宽2~3mm。舌咽神经发出的**颈动脉窦支**(carotid sinus branch)沿颈内动脉下降,分布于颈动脉窦和颈动脉小球。颈总动脉及其分支发生硬化时,可采用手术治疗(内膜剥脱术、血管转流术)或介入治疗(动脉球囊扩张后置入支架)。

(2) **颈内动脉**(internal carotid a.):下段位于颈外动脉后外侧,向上经颈外动脉的后方转至内侧,经二腹肌后腹深面入下颌后窝,穿颅底的颈动脉管入颅中窝。颈内动脉在颈部无分支,临床上结扎颈外动脉时常以此作为二者的区别。

(3) **颈外动脉**(external carotid a.):下部位于颈内动脉前内侧,上升途中经颈内动脉前方转至外侧,穿腮腺至下颌颈处分为颞浅动脉和上颌动脉两终支。颈外动脉下段的前壁在甲状软骨上缘与舌骨大角之间的高度由下而上发出甲状腺上动脉、舌动脉和面动脉,下端内侧壁发出咽升动脉,近二腹肌后腹下缘自后壁发出枕动脉(图2-12)。

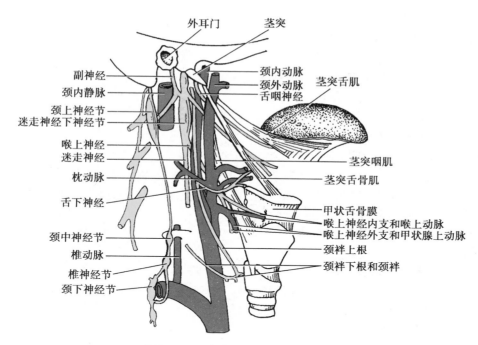

图 2-12 颈内动脉和颈外动脉的毗邻

（4）**颈内静脉**（internal jugular v.）：位于颈总动脉及颈内动脉的外侧，大部分被胸锁乳突肌覆盖。颈内静脉的属支自上而下为面总静脉、舌静脉、甲状腺上静脉和甲状腺中静脉（图 2-13）。左侧颈内静脉的直径平均为 8.6mm，右侧 10.4mm。颈内静脉壁附着于颈动脉鞘，并通过颈动脉鞘与周围的颈深筋膜和肩胛舌骨肌中间腱相连，故管腔经常处于开放状态，有利于血液回流。当颈内静脉外伤时，由于管腔不能闭锁和胸腔负压对血液的吸引，可导致空气栓塞。

颈内静脉穿刺置管的优点为：①解剖位置相对固定，插管的成功率较高；②距右心房距离短且较直，易于将导管置入右心房或上腔静脉；③并发症少于锁骨下静脉穿刺路径。由于右颈内静脉、右头臂静脉和上腔静脉几乎成一直线，较左颈内静脉粗大，右侧胸膜顶较左侧低，胸导管位于左侧等，故常选用右颈内静脉穿刺置管，尤其放置 Swan-Ganz 导管更为方便。临床上常在胸锁乳突肌前缘中点或锁骨上小窝尖作颈内静脉穿刺插管。穿刺径路包括：①中央径路：用左手确定胸锁乳突肌的胸骨头

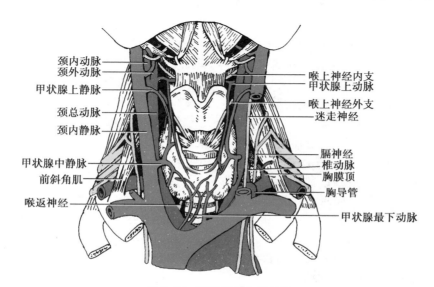

图 2-13 颈前区的血管神经

和锁骨头与锁骨形成的锁骨上小窝,触摸颈动脉搏动,并在穿刺时固定皮肤。将针头置于锁骨上小窝尖,与皮肤成35°~45°向同侧乳头方向进针。经穿刺针置入45cm长的J形头导引钢丝,导丝应在无阻力的情况下置入。导丝置入过深会进入右心室,刺激右心室壁。②前位径路:用左手在甲状软骨水平、胸锁乳突肌前缘触摸颈动脉搏动,在颈动脉搏动外侧0.5~1.0cm,与皮肤成30°针尖指向乳头方向进针。深度一般为4cm。③后位径路:在胸锁乳突肌后缘、锁骨上5cm处或颈外静脉与胸锁乳突肌交点的上方进针,针尖向前指向胸骨上切迹,并与矢状面和水平面成30°~45°。在持续负压吸引下缓慢进针,深度一般不超过5~7cm。

作颈部淋巴结清扫术时,寻找到肩胛舌骨肌下腹,在其内后方暴露颈内静脉。结扎一侧颈内静脉不会明显影响脑的静脉回流,故清扫颈外侧深淋巴结的同时可将一侧颈内静脉结扎切除。

2. 神经

(1) **颈袢**(ansa cervicalis):又名**舌下神经袢**,由**颈袢上根**(upper root of ansa cervicalis)和**颈袢下根**(lower root of ansa cervicalis)连接而成,位于颈动脉鞘浅面,最低点一般平环状软骨弓。颈袢有时位于颈动脉鞘内。在舌下神经行至第1颈神经前支处,第1颈神经前支的大部分纤维加入舌下神经。约在舌下神经绕枕动脉处,来自第1颈神经前支的部分纤维离开舌下神经,沿颈内动脉和颈总动脉的浅面下行,形成颈袢上根。其余纤维继续随舌下神经前行,然后离开,支配甲状舌骨肌和颏舌骨肌。第2、3颈神经前支的部分纤维下降形成颈袢下根。颈袢的分支支配胸骨舌骨肌、胸骨甲状肌和肩胛舌骨肌(图2-14)。颈袢分支在这些肌的外缘中点进入,故甲状腺手术需要切断舌骨下肌群时,常在上、中1/3交界处切断,以免损伤神经。

(2) **迷走神经**(vagus n.):位于颈动脉鞘内,在颈内动脉、颈总动脉与颈内静脉之间的后方下降(图2-13)。在颈动脉三角内,迷走神经发出**喉上神经**(superior laryngeal n.)和**颈心支**(cervical cardiac branch)。喉上神经见后述的"肌三角"。颈心支沿颈总动脉后面下降,继而沿气管侧壁入胸腔。

3. **颈外侧上深淋巴结**(superior deep lateral lymph node) 位于颈内静脉上段周围,多数淋巴结位于颈动脉鞘外面,鞘内也有小的淋巴结。位于颈内静脉、二腹肌后腹和面总静脉之间的淋巴结称

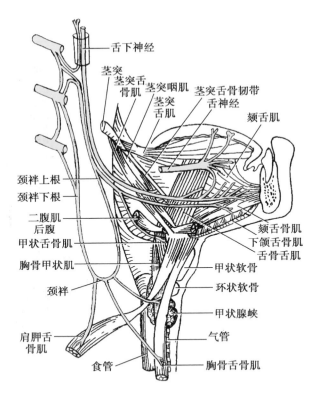

图 2-14 颈袢及其分支

**颈内静脉二腹肌淋巴结**(jugulodigastric lymph node)(临床上又称**角淋巴结**),多数为1~2个,引流鼻咽部、腭扁桃体和舌根的淋巴。鼻咽癌和舌根癌常首先转移至该淋巴结,检查时可在舌骨大角高度、胸锁乳突肌前缘处触到肿大淋巴结。位于颈内静脉与肩胛舌骨肌中间腱交叉处的淋巴结称**颈内静脉肩胛舌骨肌淋巴结** juguloomohyoid lymph node,引流舌尖的淋巴,舌尖癌常首先转移至该淋巴结。颈外侧上深淋巴结引流鼻、舌、咽、喉、甲状腺、气管、食管、枕部、项部和肩部等处的淋巴,并收纳枕、耳后、腮腺、下颌下、颏下和颈外侧浅淋巴结等的输出淋巴管,其输出淋巴管注入颈外侧下深淋巴结或颈干(图2-15)。临床上常需将肿大的颈外侧上深淋巴结与腮腺肿块相鉴别,前者位于乳突尖与下颌角之间的胸锁乳突肌深面,后者在耳垂内后方和胸锁乳突肌浅面。

**二腹肌后腹**(posterior belly of digastric):是颈动脉三角和下颌下三角的分界标志,也是颈部和面部手术的重要标志。其浅面有面静脉、下颌后静脉前支和面神经颈支,深面有颈外动脉、颈内动脉、颈内静脉、迷走神经、副神经、舌下神经和颈交感干,上缘处有耳后动脉、面神经和舌咽神经等,下缘处有枕动脉和舌下神经(图2-16)。

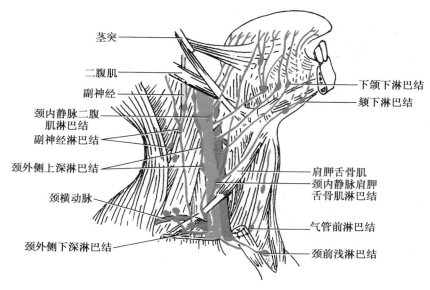

图 2-15 颈外侧深淋巴结

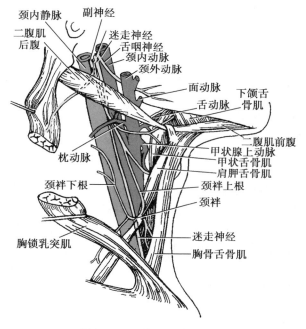

图 2-16 二腹肌后腹的毗邻

## 六、肌三角

### (一)境界和层次

**肌三角**(muscular triangle)位于胸锁乳突肌下份前缘、肩胛舌骨肌上腹和颈前正中线之间,浅面有皮肤、浅筋膜(内有颈阔肌、颈前静脉、颈丛皮支)和封套筋膜,深面为椎前筋膜。

### (二)内容及毗邻

肌三角内容由浅入深有舌骨下肌群、气管前筋膜、气管前间隙、甲状腺和甲状旁腺、气管颈部和食管颈部等。

1. **舌骨下肌群** 包括浅层的胸骨舌骨肌和肩胛舌骨肌,以及深层的胸骨甲状肌和甲状舌骨肌(图 2-8,表 2-2)。舌骨下肌群肌皮瓣可用于修复颊、咽侧壁或口底等部位。

2. **甲状腺**(thyroid gland) 呈"H"形,分**左叶**(left lobe)、**右叶**(right lobe)和中间的**峡**(isthmus)。3.9% 的甲状腺缺少峡。约 50% 的甲状腺峡向上伸出**锥状叶**(pyramidal lobe),多偏于左侧,长短不一,长者尖端可达舌背高度(图 2-17)。

甲状腺被膜包括气管前筋膜包裹甲状腺形成的甲状腺鞘(甲状腺假被膜)和甲状腺表面的**纤维囊**(fibrous capsule)(甲状腺真被膜),二者之间的间隙为**囊鞘间隙**,内有疏松结缔组织、血管、神经和甲状旁腺。甲状腺鞘在甲状腺两侧叶的内侧缘和峡部的后面增厚并附着于甲状软骨、环状软骨和气管软骨环,形成**甲状腺悬韧带**(suspensory lig. of thyroid gland),故吞咽时甲状腺随喉和气管的移动而上、下移动,临床上依此鉴别该区肿块是否为甲状腺病变。甲状腺鞘易与纤维囊分离,故可在囊鞘间隙内作甲状腺手术,以减少出血,并可防止损伤喉返神经。

(1)位置和毗邻:甲状腺位于颈前部,两侧叶居喉下部和气管上部的前外侧,上极平甲状软骨中点,下极平第 6 气管软骨环。有时侧叶的下极可伸至胸骨柄后方,称为**胸骨后甲状腺**。峡位于第 2~4 气管软骨前方(图 2-13,图 2-18)。施行气管切开时,用血管钳沿正中线分离胸骨舌骨肌及胸骨甲状

表 2-2 舌骨下肌群

| 名称 | 起点 | 止点 | 作用 | 神经支配 |
|------|------|------|------|----------|
| 胸骨舌骨肌 | 胸骨柄和锁骨端后面 | 舌骨体内侧半 | 下拉舌骨 | 颈袢($C_{1-3}$) |
| 肩胛舌骨肌 | 肩胛骨上缘和肩胛横韧带 | 舌骨体外侧半 | 同上 | 同上 |
| 胸骨甲状肌 | 胸骨柄和第1肋后面 | 甲状软骨斜线 | 下拉甲状软骨 | 同上 |
| 甲状舌骨肌 | 甲状软骨斜线 | 舌骨体与大角交界处 | 下拉舌骨 | 舌下神经($C_{1-2}$) |

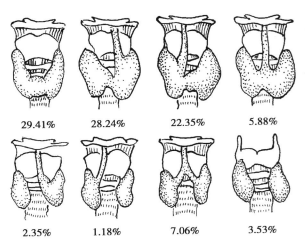

29.41%　28.24%　22.35%　5.88%

2.35%　1.18%　7.06%　3.53%

图 2-17 甲状腺的形态类型

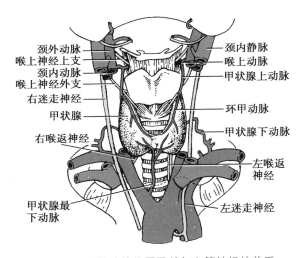

图 2-18 甲状腺的位置及其与血管神经的关系

肌,暴露甲状腺峡部,若峡部过宽,分离后向上牵引峡部,必要时可将峡部游离切断缝扎,以便暴露气管。

甲状腺原基自咽底壁向尾侧生长时,通过甲状舌管与咽底壁相连。甲状舌管在胚胎第6周开始退化,但在其开口处的舌背面仍残留一孔,称**盲孔**(图2-19)。如果甲状舌管退化不全或不退化,可出现甲状舌管囊肿、甲状舌管瘘、锥状叶或副甲状腺。其中,**甲状舌管囊肿**可发生于颈前正中线处舌盲孔

至胸骨切迹之间的任何部位,以舌骨体稍上、下方最常见,有时偏向一侧。可发生于任何年龄,但以30岁以下青少年为多见。

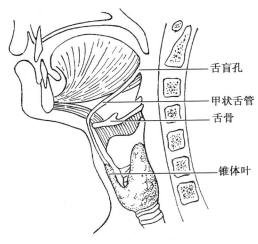

图 2-19 甲状舌管

**副甲状腺**(accessory thyroid gland)出现率为17%,位于甲状腺附近,与甲状腺本部不相连。临床上切不可将副甲状腺误认为甲状舌管囊肿而切除,鉴别方法为甲状舌管囊肿可抽出液体,B超检查显示有囊液,放射性核素扫描可确诊。**甲状腺提肌**(levator of thyroid gland)出现率为16%,起自舌骨,止于甲状腺峡或锥状叶,作用为上提甲状腺(图2-20)。

甲状腺前方由浅入深依次为皮肤、浅筋膜、颈筋膜浅层、舌骨下肌群和气管前筋膜。峡前面正中0.5～1.0cm宽部无肌肉覆盖,直接与筋膜和皮肤相邻。侧叶后内侧有喉、气管、咽、食管和喉返神经,后外侧有颈动脉鞘及其内容,以及椎前筋膜深面的交感干(图2-13,图2-18)。甲状腺肿大时,可压迫气管和食管,引起呼吸和吞咽困难。若压迫喉返神经,可出现声音嘶哑。若压迫交感干,可导致Horner综合征。

(2)动脉

1)**甲状腺上动脉**(superior thyroid a.):起自颈

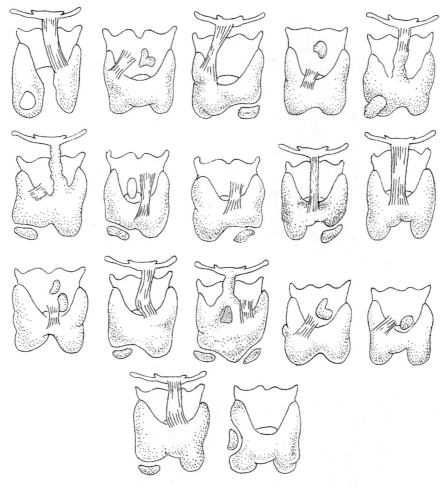

图 2-20 副甲状腺和甲状腺提肌

外动脉起始部前内侧壁（49.7%）、颈总动脉分叉处（28.9%）或颈总动脉（21.4%）。伴喉上神经外支呈弓形弯向前下，沿甲状软骨外侧下行，至侧叶上极上方 1～2cm 处分为前、后支，前支沿侧叶前缘下行，分布于侧叶前部，并有分支沿甲状腺峡上缘与对侧支吻合；后支沿侧叶后缘下行，分布于侧叶后部，并有分支与甲状腺下动脉升支吻合。甲状腺上动脉自上而下发出分支：①**喉上动脉**（superior laryngeal a.）：伴喉上神经内支穿甲状舌骨膜入喉（图 2-18，图 2-21）。②**胸锁乳突肌动脉**（sternocleidomastoid a.）：分布于胸锁乳突肌及该肌下部浅面的皮肤，其末梢向上与枕动脉的分支吻合。了解胸锁乳突肌动脉的分布，对制备胸锁乳突肌肌瓣或肌皮瓣具有临床意义。③**环甲动脉**（cricothyroid a.）：分布于环甲肌、甲状腺和舌骨下肌群等，是临床应用舌骨下肌皮瓣的血供来源。18.6% 环甲动脉特别粗大，行向前下方或横越甲状软骨中部达正中线后垂直下降，分出肌支、喉支和腺支。喉切开手术

时勿损伤该动脉，以免引起严重出血（图 2-22）。

临床上可选甲状腺上动脉起始处，行颈外动脉逆行插管施行区域动脉化疗。鼻腔出血，填塞无效时，颈外动脉结扎术在该动脉与舌动脉之间进行。因此。甲状腺上动脉的起点是一常用的标志。

2）**甲状腺下动脉**（inferior thyroid a.）：起自甲状颈干（91.3%）、锁骨下动脉（4.4%）、椎动脉（0.5%）或胸廓内动脉（0.1%），缺如为 3.6%。沿前斜角肌内侧缘上行，平环状软骨高度转向内，横过颈动脉鞘后方和椎动脉前方，然后穿出椎前筋膜弯向内下，近甲状腺侧叶下极再弯向内上，至侧叶后缘中点处发出分支，分布于甲状腺、喉、气管和食管等，并与甲状腺上动脉的分支吻合（图 2-18，图 2-21）。终末支为**喉下动脉**（inferior laryngeal a.），与喉返神经一起在环甲关节后方入喉。在甲状腺下动脉横过颈动脉鞘后方处，经交感干前方占 60.9%，后方占 39.1%。切除甲状腺时要彻底止血，以免术后出血，压迫气管，出现呼吸困难或窒息。

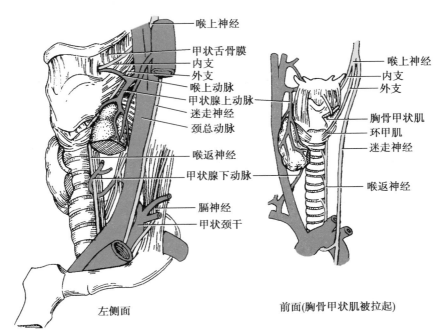

图 2-21　甲状腺的动脉和喉的神经

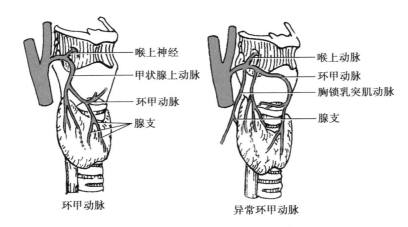

图 2-22　甲状腺上动脉及其分支

3）**甲状腺最下动脉**（thyroid ima a.）：出现率为 10%。可起自颈总动脉、锁骨下动脉、甲状颈干、胸廓内动脉或头臂干等，经气管前方上升，分布于甲状腺峡，并与甲状腺上、下动脉吻合（图 2-18）。甲状腺切除或气管切开等手术时应注意该动脉的存在，以免意外出血。

（3）周围神经与动脉的关系

1）**喉上神经**（superior laryngeal n.）：起自迷走神经下神经节，在颈内、外动脉与咽侧壁之间下行，于舌骨大角处分为内、外两支：①内支：伴喉上动脉穿甲状舌骨膜的外侧部入喉，分为上、下两支，上支分布于喉咽、会厌及喉前庭的黏膜；下支向内经梨状隐窝黏膜深面，分布于杓状会厌襞及声门裂以上

黏膜。②外支：细小，多在甲状腺上动脉内侧与其伴行，下端被胸骨甲状肌覆盖。在 10.8% 的个体，甲状腺上动脉的发出部位较低，神经与动脉不伴行。外支在距甲状腺侧叶上极 0.1～1.1cm 处离开动脉，弯向内侧，发出分支支配环甲肌和咽下缩肌（图 2-18，图 2-21，图 2-26）。

甲状腺次全切除术结扎甲状腺上动脉时应紧贴甲状腺侧叶上极进行，以免损伤喉上神经的外支。喉上神经损伤多因处理甲状腺侧叶上极时离腺体太远和分离不仔细，将神经和动脉一起结扎所致。如果单侧喉上神经的外支受损伤，患侧环甲肌瘫痪，致声音低钝、呛咳等。

2）**喉返神经**（recurrent laryngeal n.）：左、右喉

返神经的起始和行程有所不同。右喉返神经在右迷走神经经过右锁骨下动脉前方处发出，向下后勾绕此动脉，然后行向上后内，返回颈部。左喉返神经起始点稍低，在左迷走神经跨越主动脉弓左前方处发出，勾绕主动脉弓下后方，然后上行返回颈部。在颈部，左、右喉返神经均沿气管与食管之间的旁沟上行，至咽下缩肌下缘、甲状腺侧叶深面、环甲关

节后方进入喉内。终支称**喉下神经**（inferior laryngeal n.），分数支分布于声门裂以下的喉黏膜和支配除环甲肌以外的所有喉肌。喉返神经在行程中发出**心支**、**气管支**、**咽支**和**食管支**，分别参与心丛、肺丛、咽丛和食管丛的构成，分布于心、气管和食管的黏膜和肌层，咽的黏膜和咽下缩肌（图 2-18，图 2-21，图 2-23，图 2-26）。

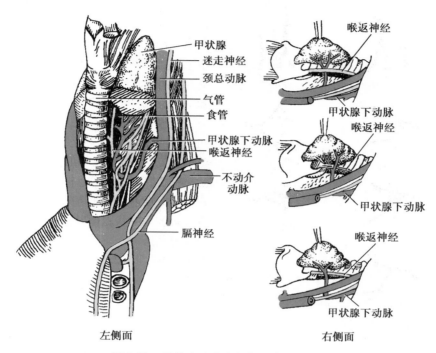

左侧面　　　　　　　　　　　右侧面

图 2-23　甲状腺下动脉和喉返神经的毗邻

由于喉下神经入喉前经过环甲关节后方，甲状软骨下角是寻找喉下神经的标志。喉下神经在入喉前往往已分支，故喉返神经与甲状腺下动脉的毗邻关系非常复杂（图 2-24）。神经的分支位于动脉前方约为 19%，位于动脉后方 38%，神经与动脉交织的为 41%，神经与动脉不交叉为 2%。

结扎甲状腺下动脉时应远离甲状腺侧叶下极进行，以免损伤喉返神经。临床上为了最大限度地保护喉返神经，术中应注意显露该神经，在直视下结扎甲状腺下动脉。喉返神经损伤大多数是因处理甲状腺侧叶下极时不慎将神经切断、缝扎、挫夹或牵拉，造成永久性或暂时性损伤所致，少数可因血肿压迫、瘢痕压迫或牵拉引起。在再次甲状腺手术患者，由于瘢痕组织收缩、解剖标志不清、分离困难，神经损伤的可能性较大。若单侧喉返神经受损，患侧声带麻痹，可导致声音嘶哑、发声无力且易疲劳、咳嗽时有漏气现象。待日后健侧声带代偿，声音得到改善。除在剧烈运动时可出现气促外，常

无呼吸困难。若两侧喉返神经同时受损，可使双侧声带麻痹，导致失音、咳嗽无力、呼吸困难，甚至窒息，应及时作气管切开，进行急救。

（4）静脉：甲状腺浅面和气管前面的静脉丛汇合成甲状腺上、中、下静脉。甲状腺上静脉多与同名动脉伴行，且行程较为恒定，甲状腺中、下静脉多数不与动脉伴行，其出现率和行程的变异较多。

1）**甲状腺上静脉**（superior thyroid v.）：在甲状腺侧叶上极汇成，沿甲状腺上动脉外侧上行，跨过颈总动脉前方，少数（19%）直接注入颈内静脉，其余注入面总静脉（40%）、与咽喉静脉汇合（26%）或与颈上部深静脉交通（1.4%），间接注入颈内静脉。尚有 1% 甲状腺上静脉缺如。

2）**甲状腺中静脉**（middle thyroid v.）：起自甲状腺侧叶外侧缘的中部，向外跨过颈总动脉前方，注入颈内静脉。双侧出现甲状腺中静脉为 24%，仅左侧出现为 16%，仅右侧出现为 18%，双侧缺如为

右　　　　左

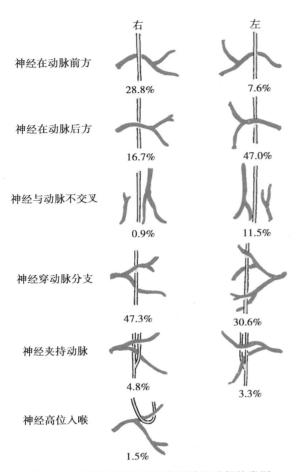

神经在动脉前方
28.8%　　　7.6%

神经在动脉后方
16.7%　　　47.0%

神经与动脉不交叉
0.9%　　　11.5%

神经穿动脉分支
47.3%　　　30.6%

神经夹持动脉
4.8%　　　3.3%

神经高位入喉
1.5%

图 2-24　甲状腺下动脉和喉返神经毗邻的类型

42%。由于甲状腺中静脉短粗,长约 1cm,外径 2～4mm,手术中牵拉甲状腺时,勿将该静脉撕裂甚至拉断,造成严重出血。

3)甲状腺下静脉(inferior thyroid v.):单干者为 17%,双干 55%,3 干 18%,多干 10%。单干者称为**甲状腺奇静脉**。甲状腺下静脉起自甲状腺侧叶下极或峡的下缘,向下经气管前面入胸腔,注入头臂静脉(图 2-13,图 2-25)。两侧甲状腺下静脉在气管前方常吻合成**甲状腺奇静脉丛**。在甲状腺峡的下方作气管切开术时,应注意止血。

(5)淋巴引流:甲状腺上部淋巴管注入喉前淋巴结、颈外侧上深淋巴结和咽后外侧淋巴结,下部淋巴管注入气管前淋巴结、气管旁淋巴结和颈外侧下深淋巴结。

(6)甲状腺神经:来源于颈上、中、下交感神节的交感神经,经心丛和甲状腺上、下动脉周围丛分布于甲状腺,调节甲状腺血管的收缩。甲状腺的分泌活动受脑垂体分泌的激素调节。

施行甲状腺侧叶切除术时,在胸骨切迹上一指宽处沿皮纹作弧形切口。分离舌骨下肌群,显露甲状腺。在甲状腺囊鞘间隙内分离,结扎切断甲状腺中、下静脉,再结扎切断甲状腺上动、静脉的甲状腺支。游离甲状腺后外侧面及其下极,显露喉返神经和甲状旁腺。在甲状腺侧叶后缘处可见喉返神经与甲状腺下动脉的分支。不要结扎甲状腺下动脉的总干或较大分支,而是结扎穿甲状腺鞘后发出的微小分支,有时用电刀切过这些分支即止血。如此游离甲状腺可保证喉返神经和甲状旁腺不受损伤。在保护好喉返神经的情况下,于喉返神经内侧紧贴着气管分离甲状腺侧叶内侧面及峡部的同时切断甲状腺悬韧带。将甲状腺游离至对侧气管旁时切断甲状腺,即除去侧叶及峡部。间断褥式缝合残端以止血。

3.甲状旁腺(parathyroid gland)　为两对扁椭圆形小体,呈淡棕黄色,平均长 6mm,宽 3～4mm,厚 1～2mm,位于甲状腺侧叶后缘处的囊鞘间隙内。幼儿甲状旁腺呈淡红色而较透明,随年龄增加颜色加深。**上甲状旁腺**(superior parathyroid gland)位置较恒定,位于甲状腺侧叶后面上、中 1/3 交界处。**下甲状旁腺**(inferior parathyroid gland)位置变化较大,多位于甲状腺侧叶下 1/3 后面,有的位于甲状腺侧叶实质内或气管前外侧的疏松结缔组织内,甚至位于上纵隔(图 2-26)。多数人有 4 个甲状旁腺,有人仅有 2 个,平均 3.2 个。左上甲状旁腺的出现率为 87%,左下甲状旁腺 72%,右上甲状旁腺84%,右下甲状旁腺 76%。

供应甲状旁腺的动脉主要来源于甲状腺下动

甲状腺上静脉

甲状腺下静脉

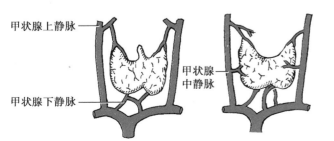

甲状腺中静脉

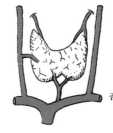

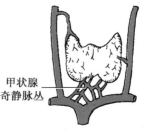

甲状腺奇静脉丛

图 2-25　甲状腺的静脉

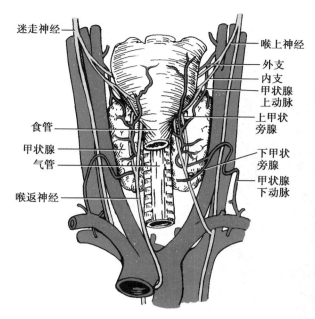

图 2-26 甲状旁腺的位置（后面）

脉的分支，也可来源于甲状腺上动脉和甲状腺最下动脉的分支，偶尔来源于喉、气管和食管动脉的分支。若损伤、切除甲状旁腺或损伤分布于甲状旁腺的动脉，可出现手足抽搐。因此，作甲状腺次全切除术时应完整保留侧叶背侧部分，并仔细检查被切除的腺体内是否有甲状旁腺，如有甲状旁腺应将其移植入胸锁乳突肌内。

## 七、胸锁乳突肌区

### （一）境界和层次

**胸锁乳突肌区**（sternocleidomastoid region）为该肌及其浅、深层结构所在的部位。胸锁乳突肌以胸骨头和锁骨头起自胸骨柄前面和锁骨内 1/3 上缘，行向上后外方，止于颞骨乳突外面及上项线外侧 1/3。该肌上部的血供来自枕动脉的分支，中部来自甲状腺上动脉的分支，下部来自颈横动脉的分支。静脉注入颈外静脉、甲状腺上静脉和颈内静脉。副神经和第 2、3 颈神经前支支配该肌。临床上依据胸锁乳突肌血管神经分布特点进行胸锁乳突肌肌皮瓣设计，用于修复半侧面部萎缩或口底癌术后面颊部、口底或舌的缺损。

### （二）内容及毗邻

胸锁乳突肌被封套筋膜构成的胸锁乳突肌鞘包裹，浅面有皮肤、浅筋膜、颈阔肌、颈外静脉和颈丛皮支，深面有颈袢、颈动脉鞘及其内容、颈外侧下深淋巴结、颈丛及其分支、椎前筋膜和交感干等（图 2-11）。

1. **颈动脉鞘及其内容** 颈动脉鞘由颈深筋膜中层形成，内有颈内静脉和迷走神经纵贯全长，上部有颈内动脉，下部有颈总动脉。在鞘的下部，颈总动脉位居颈内静脉后内侧，迷走神经位于二者之间后外方。在鞘的上部，颈内动脉位于颈内静脉前内侧，二者之间后方为迷走神经。

颈动脉鞘前面邻胸锁乳突肌、胸骨舌骨肌、胸骨甲状肌、肩胛舌骨肌、颈袢和甲状腺上、中静脉，后方有甲状腺下动脉（左侧另有胸导管）、隔椎前筋膜有交感干、膈神经、椎前肌和颈椎横突，内侧有喉和气管、咽和食管、甲状腺侧叶和喉返神经等（图 2-11）。

2. **颈外侧下深淋巴结**（inferior deep lateral lymph node） 主要沿颈内静脉下段排列，引流颈根部、胸壁上部和乳房上部的淋巴，并收纳颈前淋巴结、颈外侧浅淋巴结和颈外侧上深淋巴结的输出淋巴管，其输出淋巴管合成颈干，左侧注入胸导管，右侧注入右淋巴导管（图 2-15）。

3. **颈丛**（cervical plexus） 由第 1～4 颈神经前支构成，位于臂丛上方、胸锁乳突肌上部深面、中斜角肌和肩胛提肌前面。颈丛向内前下方发出颈袢，向外侧发出枕小神经、耳大神经、颈横神经和锁骨上神经，向下发出膈神经（图 2-11，图 2-27）。

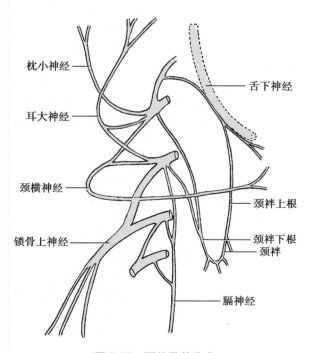

图 2-27 颈丛及其分支

4. **颈交感干**（cervical sympathetic trunk） 由颈上、中、下神经节和节间支连成，位于椎前筋膜深

面、颈椎体外侧以及头长肌、颈长肌和颈椎横突的前方（图2-28）。颈神经节数目为2~7个，其中以4

个最多见（53.9%），3个占29.3%，5个占12.5%，2个占2.1%，6个占1.8%，7个占0.4%。

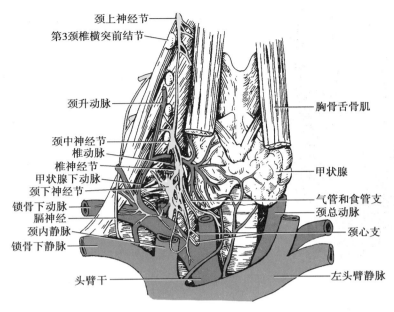

图 2-28　颈交感干

（1）**颈上神经节**（superior cervical ganglion）：最大，呈梭形，长约2.63cm。出现率为93.5%，位于第2、3颈椎横突的前方。

（2）**颈中神经节**（middle cervical ganglion）：位于第6颈椎横突前方，细小，长约0.69cm，形态不定（三角形、梭形或星形）。颈中神经节的出现率为82%，数目可为1~4个。

（3）**颈下神经节**（inferior cervical ganglion）：形态不规则，长约1.13cm。位于第7颈椎横突与第1肋颈之间高度，椎动脉起始端后方，第8颈神经前支前面。颈下神经节单独存在为36.5%，与第1胸神经节或与第1、2胸神经节合并分别为62%和1.5%。颈下神经节多与第1胸神经节合并成**颈胸神经节**（cervicothoracic ganglion）（**星状神经节**）。颈胸神经节长约1.68cm。

Horner综合征又称颈交感神经麻痹综合征，自交感神经中枢至眼部的通路上受到任何压迫和破坏都可引起，表现为上睑轻度下垂、瞳孔缩小、眼球内陷和面部皮肤干燥并有潮红现象。依据受损部位可分为中枢性障碍、节前障碍和节后障碍。病变部位及病因包括：①颅内病变：各种病因累及延髓、脑桥、中脑、丘脑和下丘脑等均可出现Horner综合征。最常见的病因是椎动脉或小脑后下动脉血栓形成导致的Wallenberg综合征。②颅底病变：三叉神经节附近的病变侵害交感神经的颅内

段时，可导致Horner综合征。③脊髓病变：脊髓颈部（特别是下颈段）或上胸段病变。④颈部病变：外伤、压迫和颈交感神经节封闭等引起颈交感干损伤。⑤肺尖部病变：肺癌、胸膜炎、气胸、肺尖部肺炎及结核等病变后期均可出现Horner综合征。

星状神经节封闭可解除星状神经节的过度紧张和功能亢进状态，使头、颈、上肢和心脏等血管扩张，改善心、脑血流量，增强机体的抗病能力，改善内分泌系统、自主神经系统的功能和平衡，可用于治疗偏头痛、面神经麻痹、颈椎病、耳鸣和神经性耳聋等。

（4）**椎动脉神经节**（vertebral ganglion）：位于椎动脉前方或前内侧，出现率为74.5%，其中与颈中神经节同时出现的占63%，单独存在的占11.5%。

## 八、枕三角

### （一）境界和层次

**枕三角**（occipital triangle）又称**肩胛舌骨肌斜方肌三角**。位于胸锁乳突肌后缘、斜方肌前缘和肩胛舌骨肌下腹上缘之间。枕三角的浅面由浅入深为皮肤、浅筋膜和封套筋膜，深面为椎前筋膜及其覆盖的前、中、后斜角肌，头夹肌和肩胛提肌（图2-29，表2-3）。

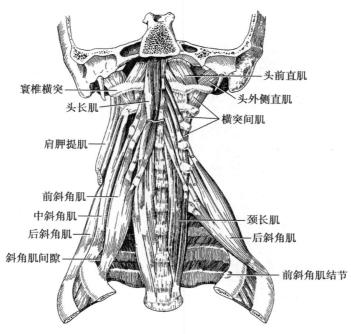

图 2-29　颈深肌

表 2-3　颈深肌

| | 名称 | 起点 | 止点 | 作用 | 神经支配 |
|---|---|---|---|---|---|
| 内侧群 | 头前直肌 | 寰椎横突 | 枕骨 | 使头前屈 | 颈神经（$C_{1~6}$） |
| | 头外侧直肌 | 寰椎横突 | 同上 | 使头侧倾 | 同上 |
| | 头长肌 | 第 3~6 颈椎横突前结节 | 同上 | 使头前屈 | 同上 |
| | 颈长肌 | 第 3~6 颈椎横突；第 1~3 胸椎体；第 5~7 颈椎体 | 寰椎前结节；第 2~4 颈椎体；第 5~7 颈椎横突 | 使颈侧屈 | 颈神经（$C_{3~8}$） |
| 外侧群 | 前斜角肌 | 第 3~6 颈椎横突前结节 | 第 1 肋骨斜角肌结节 | 提肋助吸气，使颈前倾和侧屈 | 颈神经（$C_{5~7}$） |
| | 中斜角肌 | 第 2~6 颈椎横突后结节 | 第 1 肋骨 | 同上 | 颈神经（$C_{2~8}$） |
| | 后斜角肌 | 第 5~7 颈椎横突后结节 | 第 2 肋骨 | 同上 | 颈神经（$C_{5~6}$） |

### （二）内容及毗邻

枕三角内有副神经、副神经淋巴结、颈丛皮支根部、臂丛上部和颈横动脉的分支等（图 2-30）。

1. 副神经（accessory n.）　自颈静脉孔出颅后，经二腹肌后腹深面，沿颈内静脉前外侧斜向外下方，穿胸锁乳突肌上部并发支支配该肌。在胸锁乳突肌后缘上、中 1/3 交点处进入枕三角。在胸锁乳突肌后缘处，枕小神经从外侧勾绕副神经，此是确认副神经的标志。在枕三角内，副神经沿肩胛提肌表面行向外下方，在斜方肌前缘中、下 1/3 交界处进入该肌深面，支配该肌（图 2-31）。

2. 副神经淋巴结　属于颈外侧上深淋巴结群，沿副神经排列，引流耳廓、枕部、项部和肩部的

淋巴，并收纳乳突淋巴结和枕淋巴结的输出淋巴管，其输出淋巴管注入颈外侧下深淋巴结（图 2-15）。手术清扫副神经淋巴结时，应注意保护副神经，以免损伤引起斜方肌瘫痪。

3. 颈丛和臂丛的分支　颈丛皮支在胸锁乳突肌后缘中点处穿颈筋膜浅层浅出，分布于头、颈、胸前上部及肩上部的皮肤。颈丛肌支支配肩胛提肌、斜方肌和椎前肌。臂丛发出的肩胛背神经、肩胛上神经和胸长神经见后述。

### 九、锁骨上三角

#### （一）境界和层次

锁骨上三角（supraclaviclar triangle）又称肩胛

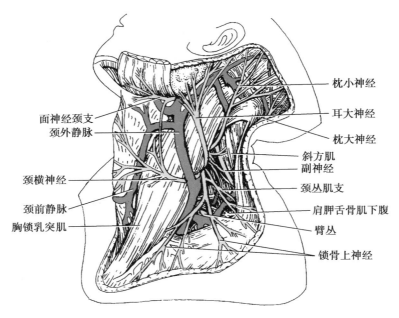

面神经颈支
颈外静脉
颈横神经
颈前静脉
胸锁乳突肌

枕小神经
耳大神经
枕大神经
斜方肌
副神经
颈丛肌支
肩胛舌骨肌下腹
臂丛
锁骨上神经

图 2-30 枕三角的内容

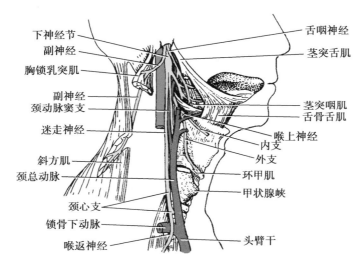

下神经节
副神经
胸锁乳突肌
副神经
颈动脉窦支
迷走神经
斜方肌
颈总动脉
颈心支
锁骨下动脉
喉返神经

舌咽神经
茎突舌肌
茎突咽肌
舌骨舌肌
喉上神经
内支
外支
环甲肌
甲状腺峡
头臂干

图 2-31 副神经和迷走神经

**舌骨肌锁骨三角**，位于胸锁乳突肌后缘、肩胛舌骨肌下腹下缘和锁骨上缘中 1/3 之间。体表为锁骨上大窝处。锁骨上三角的浅面由浅入深为皮肤、浅筋膜、颈阔肌和封套筋膜，深面为椎前筋膜及其覆盖的斜角肌下部。

（二）内容及毗邻

锁骨上三角内有锁骨下动脉、颈横动脉、肩胛上动脉、锁骨下静脉、臂丛和锁骨上淋巴结等（图 2-32）。锁骨下动脉和锁骨下静脉见后述。

1. 斜角肌间隙（interscalene space） 位于前、中斜角肌与第 1 肋之间，有锁骨下动脉和臂丛通过（图 2-29，图 2-32）。前斜角肌痉挛或肥大压迫间隙内的结构时，可引起前斜角肌综合征。前斜角肌是重要的标志，前面有膈神经、颈横动脉和锁骨下静脉，后面有臂丛、锁骨下动脉和胸膜顶（图 2-33）。

2. 臂丛（brachial plexus） 由第 5 ~ 8 颈神经前支和第 1 胸神经前支的大部分组成，经斜角肌间隙斜向外下方。第 5、6 颈神经前支在中斜角肌外侧缘处合成上干，第 7 颈神经前支自成中干，第 8 颈神经前支和第 1 胸神经前支合成下干。随后各干分为前、后股。在锁骨后方，神经股合成神经束。

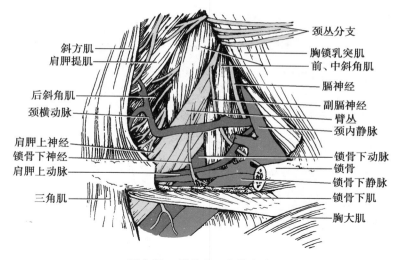

图 2-32　锁骨上三角的内容

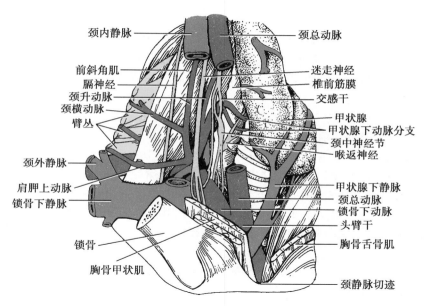

图 2-33　前斜角肌的毗邻

下干的前股成为内侧束,上干和中干的前股合成外侧束,上、中、下干的后股合成后束(图 2-34)。根、干、股组成臂丛锁骨上部。在斜角肌间隙内,臂丛位于锁骨下动脉上方。在锁骨上三角,臂丛位于锁骨下动脉外上方。臂丛上部位于椎前筋膜深面,臂丛下部位于椎前筋膜向下形成的腋鞘内。臂丛前方有颈外静脉下部、锁骨上神经、颈横血管和肩胛上血管等(图 2-32)。

(1) **肩胛背神经**(dorsal scapular n.):在椎间孔处起自第 4、5 颈神经前支,向后外下方经中斜角肌表面(或穿过该肌)与副神经伴行,至肩胛提肌前缘,经该肌(或穿过)和菱形肌深面,沿肩胛骨内侧缘下降,支配肩胛提肌和菱形肌。

(2) **肩胛上神经**(suprascapular n.):起自臂丛上干,在臂丛上方行向外后方,沿肩胛舌骨肌和斜方肌的深面至肩胛切迹处,穿肩胛切迹与肩胛上横韧带围成的孔进入冈上窝,再至冈下窝,支配冈上肌和冈下肌。

(3) **胸长神经**(long thoracic n.):在椎间孔处起自第 5、6、7 颈神经前支,向前穿中斜角肌至该肌上部前面,向下经臂丛和锁骨下动脉后方进入腋窝,继而沿前锯肌表面下行,支配前锯肌。因肩部负载过重压力或颈部受重击而损伤胸长神经时,可导致前锯肌瘫痪,出现以肩胛骨内侧缘翘起为特征的"翼状肩"体征。

将局部麻醉药注入臂丛神经干周围使其所

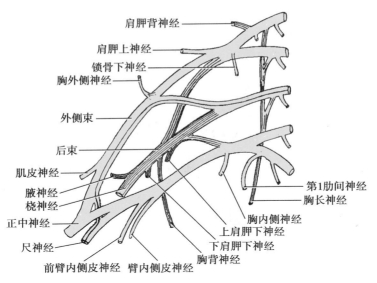

图 2-34 臂丛及其分支

支配的区域产生神经传导阻滞的麻醉方法称为臂丛神经阻滞麻醉,适用于手、前臂、上臂及肩部各种手术。根据穿刺部位不同可分为肌间沟法、锁骨上法和腋路法,前两种均在锁骨上三角实施。①肌间沟法:在环状软骨下缘(平第 6 颈椎)高度和胸锁乳突肌外侧触及前斜角肌,再往外可触到一凹陷,即为肌间沟。有穿破鞘膜感和异感出现,证明定位正确。②锁骨上法:在锁骨中点上方 1～1.5cm 处进针,注射针头向内、后、下方缓慢推进,寻找第 1 肋骨。当触及第 1 肋或出现异感时,证明定位正确。无异感出现时可沿肋骨扇形注药。

3. 颈横动脉(transverse cervical a.) 63% 单独或与肩胛上动脉起自甲状颈干,36% 起自锁骨下动脉,0.63% 起自胸廓内动脉。颈横动脉发出后,向外经前斜角肌和膈神经的前方,颈内静脉和胸锁乳突肌的后方,进入锁骨上三角。在枕三角的下部,至肩胛提肌外侧缘处分为浅、深两支,浅支为**颈浅动脉**(superficial cervical a.),向外至斜方肌前缘分为升支和降支,分布于斜方肌和肩胛提肌等;深支为**肩胛背动脉**(dorsal scapular a.),与肩胛背神经伴行,分布于肩胛提肌、菱形肌、冈上肌和冈下肌等。

颈横动脉经过臂丛前方的占 68.3%,穿过臂丛 28.2%,经过臂丛后方 3.6%。颈横动脉位于椎前筋膜浅面,是颈部淋巴结清扫术的基本平面,以此平面可暴露膈神经和副神经。

4. 肩胛上动脉(suprascapular a.) 起自甲状颈干(58.6%)、锁骨下动脉(35.6%)或胸廓内动脉(3.9%),缺如 1.9%。肩胛上动脉向外下方经胸锁乳突肌和颈内静脉后方、前斜角肌和膈神经的前方,进入锁骨上三角的下部,在臂丛和锁骨下动脉的前方、锁骨和锁骨下肌的后方继续行向外下方。与肩胛上神经伴行,经肩胛舌骨肌下腹内侧转向后下方,至肩胛切迹处经肩胛上横韧带上方进入肩胛区,分布于冈上肌和冈下肌等。

5. 锁骨上淋巴结(supraclavicular lymph node) 属颈外侧下深淋巴结群,沿颈横血管排列(图 2-15),其中位于前斜角肌前方的淋巴结称**斜角肌淋巴结**(scalene lymph node)。左侧斜角肌淋巴结又称 Virchow 淋巴结。患胸、腹、盆部的肿瘤时,尤其是食管腹段癌和胃癌,癌细胞经胸导管转移至该淋巴结,常可在胸锁乳突肌后缘与锁骨上缘的夹角处触及肿大的淋巴结。癌细胞栓子阻塞胸导管末端时,癌细胞可通过淋巴管逆向转移至左锁骨上淋巴结。另外,由于 29% 胸导管的侧支注入左锁骨上淋巴结,胸导管内的癌细胞可顺淋巴流直接转移至该淋巴结。锁骨上淋巴结是颈部淋巴结清扫术时重点清除的淋巴结。

耳、鼻、口腔、咽、喉肿瘤发生颈淋巴结转移时可行根治性颈淋巴结切除术。手术中将上至下颌骨下缘、下至锁骨、前至颈前正中线、后至斜方肌前缘区域内包括胸锁乳突肌、肩胛舌骨肌、二腹肌、颈内静脉、副神经和下颌下腺等组织与淋巴结一起切除。在两侧胸锁乳突肌和胸骨上缘处作"U"形切口,结扎切断胸锁乳突肌下端和肩胛舌骨肌肩胛端,向上翻起。结扎切断颈横动脉,沿锁骨上缘自下而上清除锁骨上三角内结缔组织及淋巴结,然后沿斜方肌前缘向前切除枕三角内的副神经及其周围淋巴结。由于头颈部肿瘤很容易转移至颈动脉鞘周围的颈外侧深淋巴结，切除颈内静脉时应尽量彻底切除这些淋巴结。术中应避免损伤颈总动脉、颈内动脉、颈外动脉和迷走神经，若淋巴结与动脉粘连，可沿动脉壁进行分离，以免剥破动脉壁。在颏下三角和下颌下三角，沿下颌骨下缘自下颌角至颈前正中线切开封套筋膜，自上而下清除淋巴结。切断二腹肌，结扎切断下颌下腺管，将下颌下腺及其邻近淋巴结一起切除。切断二腹肌时应避免损伤二腹肌后腹深面的舌下神经。

6. 颈肋（cervical rib）　出现率为 0.5%~1.0%，两侧同时出现约占 50%，女性比男性多一倍。颈肋连接于第 7 颈椎体和横突，长短不一，可能只是第 7 颈椎横突的一髁，但较长颈肋可有肋头、颈和结节以及长短不定的肋体，其前端游离或与第 1 肋骨、肋软骨甚或胸骨相连。若颈肋与第 1 肋骨相连，可将锁骨下动脉和臂丛（特别是第 8 颈神经和第 1 胸神经）向上移位并挤压在颈肋与前斜角肌之间，出现相应的压迫症状（图 2-35）。

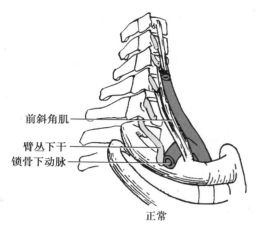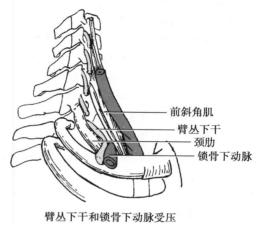

图 2-35　颈肋

## 十、颈根部

### （一）境界

颈根部（root of neck）位于颈部与胸部连接处，主要由出入胸廓上口的器官和结构占据。前界为胸骨柄，后界为第 1 胸椎体，两侧为第 1 肋。

### （二）内容及毗邻

颈根部中部有食管和气管，两侧部的主要标志是前斜角肌，该肌起自第 3~6 颈椎横突前结节，向下外斜行止于第 1 肋上面的斜角肌结节。前斜角肌的前内侧有胸膜顶和肺尖以及往返于颈、胸部之间的纵行结构，如颈总动脉、颈内静脉、迷走神经、胸导管、膈神经和颈交感干等，前、后方及外侧主要为往返于胸、颈与上肢之间的横行结构，如锁骨下动脉、锁骨下静脉和臂丛等（图 2-36）。

1. 锁骨下动脉（subclavian a.）　左侧在胸骨

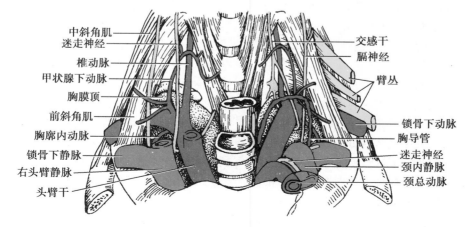

图 2-36　颈根部

柄后方起自主动脉弓,右侧在右胸锁关节后方起自头臂干,两者斜向外上至颈根部,呈弓状越过胸膜顶前方,穿斜角肌间隙,至第1肋外侧缘续为腋动脉。以前斜角肌为界将锁骨下动脉分为3段。第1段位于前斜角肌内侧、胸膜顶前方。颈内静脉、椎静脉、迷走神经和膈神经向下跨过锁骨下动脉第1段的前面。该段发出椎动脉、甲状颈干、肋颈干和胸廓内动脉等。在左侧,胸导管经过该段动脉前方。第2段在斜角肌间隙内位于臂丛下方。第3段位于前斜角肌外侧,即进入锁骨上三角,与前下方的锁骨下静脉和外上方的臂丛伴行。

(1) **椎动脉**(vertebral a.):发自锁骨下动脉第1段上壁,沿前斜角肌内侧行向后上,穿第6颈椎至第1颈椎的横突孔(90.5%),经寰椎后弓上面椎动脉沟,继经枕骨大孔入颅腔,分支营养脊髓、脑和内耳。椎动脉也可穿全部颈椎横突孔(1.2%),或仅穿上位5个颈椎(5.2%)、4个颈椎(2.6%)、3个颈椎(0.5%)的横突孔。前斜角肌内侧缘、颈长肌外侧缘和锁骨下动脉第1段围成**椎动脉三角**(triangle of vertebral a.),尖为第6颈椎横突前结节,前方有膈神经、颈动脉鞘和胸导管弓(左侧),后方有胸膜顶、第7颈椎、第8颈神经前支和第1肋。椎动脉三角内有椎动、静脉,甲状腺下动脉和交感干等经过。

(2) **甲状颈干**(thyrocervical trunk):为一短干,在椎动脉外侧、前斜角肌内侧缘处发自锁骨下动脉第1段上壁,分为甲状腺下动脉、肩胛上动脉和颈横动脉。

(3) **肋颈干**(costocervical trunk):起自锁骨下动脉第1或第2段后壁,经胸膜顶上方弓形向后至第1肋颈处分为颈深动脉和肋间最上动脉,**颈深动脉**(deep cervical a.)分布于颈深肌,**肋间最上动脉**(supreme intercostal a.)分布于第1、2肋间隙后部。

(4) **胸廓内动脉**(internal thoracic a.):在胸膜顶前方正对椎动脉起始处发自锁骨下动脉下壁,经锁骨下静脉后方下降入胸腔。

2. 锁骨下静脉(subclavian v.) 在第1肋外侧缘续于腋静脉,经锁骨外1/3的后方进入锁骨上三角,弓形向内侧经锁骨下动脉前下方、膈神经和前斜角肌的前面,至胸锁关节后方与颈内静脉汇合成头臂静脉。两静脉汇合部形成向外上开放的**静脉角**(jugular angle),左、右两侧分别有胸导管和右淋巴导管注入。锁骨下静脉的主要属支是颈外静脉。由于锁骨下静脉壁沿途与第1肋、锁骨下肌和前斜角肌的筋膜相愈着,管壁破裂后难以自动闭

合,故伤后易致气栓。临床上常经锁骨上或锁骨下入路作锁骨下静脉穿刺插管。

3. 胸导管(thoracic duct) 沿食管左侧出胸廓上口至颈部,平第7颈椎高度向左呈弓形跨越胸膜顶,形成**胸导管弓**(arch of thoracic duct),经颈动脉鞘后方和椎血管、膈神经、交感干和锁骨下动脉的前方,弯向前内下方,注入左静脉角,少数注入左锁骨下静脉或左颈内静脉。注入静脉角处有一对瓣膜,有阻止血液流入胸导管的作用。左颈干、左锁骨下干和左支气管纵隔干通常注入胸导管末端。胸导管弓可高出锁骨上缘0.5~1.5cm。胸导管颈段的数目不定,单干型占73.3%,双干型22.7%,3干型2.7%,4干型1.3%。颈部淋巴结清扫时,如果损伤胸导管,可出现乳糜漏。

4. 右淋巴导管(right lymphatic duct) 长1~1.5cm,由右颈干、右锁骨下干和右支气管纵隔干汇合而成。多数为单干或双干,也可为3干、多干。多数注入右静脉角,也可注入右锁骨下静脉、右颈内静脉或右头臂静脉等。

掌握胸导管和右淋巴导管的行程和注入部位,对施行胸导管逆行造影、胸导管引流术、胸导管或右淋巴导管颈内静脉吻合术等有重要意义。

5. 膈神经(phrenic n.) 由第3~5颈神经前支的分支组成。膈神经前面有椎前筋膜覆盖,从前斜角肌上部外侧缘向下经前斜角肌前面至该肌内侧,经锁骨下动、静脉之间进入胸腔。膈神经越过锁骨下静脉的前、后面分别为4.2%和95.8%。喉返神经损伤时可将膈神经与喉返神经损伤的远端吻合,以利于部分恢复声带功能。**副膈神经**(accessory phrenic n.)的出现率为48%,是膈神经干以外从外侧或内侧加入膈神经的一些神经纤维。从外侧加入者称为**外侧副膈神经**,主要起自第7、8颈经和第1胸神经。从内侧加入者称为**内侧副膈神经**,多来自第2、3颈神经,有时发自颈袢。偶尔有先在外侧、后至内侧者。副膈神经加入膈神经的部位高于锁骨下静脉上缘占35.9%,平锁骨下静脉7.8%,低于锁骨下静脉下缘56.3%(图2-37)。

膈神经损伤常导致膈肌麻痹、膈膨出,原因为颈丛麻醉误伤或一过性麻痹、颈胸部手术损伤、颈胸部外伤、产伤、纵隔炎症、纵隔结核性淋巴结炎、肺炎、纵隔肿瘤、颈椎疾病、颈胸部恶性肿瘤侵袭等。轻者患者出现气促、饭后闷气、气短、平卧时加重,或术后咳嗽无力、肺不张等。重症婴幼儿在吃奶时有气急或发绀。严重时出现呼吸困难、发绀、或术后不能拔管、自主呼吸时血氧饱和度持续下

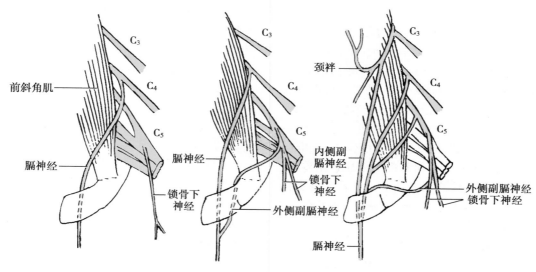

图 2-37　膈神经和副膈神经

降。由于肺膨胀受限和排痰无力,容易发生反复肺炎和肺不张。因心脏移位导致心前区不适、心绞样疼痛及期外收缩等症状。另外,出现饭后饱胀、嗳气、恶心、呕吐或上腹不适。

6. 胸膜顶( cupula of pleura )和肺尖( apex of lung )　高出锁骨内侧 1/3 段上缘 2 ~ 3cm,肺尖平第 7 颈椎棘突平面,距正中平面 2.5cm 处。胸膜顶前方有锁骨下动、静脉及其分支和属支、前斜角肌、膈神经和迷走神经,左侧还有胸导管弓跨越。后方有颈下神经节、第 1 胸神经前支和最上肋间动脉,内侧在左侧为锁骨下动脉、左头臂静脉和食管,在右侧有头臂干、右头臂静脉和气管,外侧与中、后斜角肌毗邻,上方有臂丛,下方有胸膜腔和肺尖及其被覆的脏胸膜。**胸膜上膜**( suprapleural membrane )又称 **Sibson 腱膜**,上起自第 7 颈椎横突,呈扇形附着于第 1 肋骨内侧缘,覆盖在胸膜顶的上面。**小斜角肌**位于胸膜上膜的上面,起自第 7 颈椎横突,止于第 1 肋骨锁骨下动脉沟后方的内侧缘。胸膜上膜和小斜角肌对胸膜顶有固定作用。臂丛阻滞麻醉、锁骨下静脉穿刺和颈根部手术时,应注意保护胸膜顶,以免损伤后引起气胸。

## 十一、喉、气管、咽和食管

### (一) 喉

1. 位置和毗邻　**喉**( larynx )既是呼吸道的一部分,又是发音器官,位于颈前正中、舌骨下方,上借喉口通咽,下连气管。上界为会厌上缘,下界为环状软骨下缘。上借甲状舌骨膜和甲状舌骨肌与舌骨相连,发音和吞咽时喉可上、下移动。下借环气管韧带与气管相连。随着年龄的增长,喉的位置逐渐下降。婴儿的喉平第 1、2 颈椎交界处至第 4 颈椎下缘高度,成人的喉平第 3 ~ 6 颈椎高度,老人更低些,男性比女性低。成人喉的前壁自甲状软骨上缘至环状软骨弓下缘高约 4.3cm,后壁自杓状软骨上缘至环状软骨板下缘高约 3.7cm,前后径 2.5 ~ 4.1cm,左右径 3.0 ~ 4.5cm。在小儿,男、女性喉的大小相近。青春期男性喉软骨明显增大,特别是甲状软骨向前突出,喉的前后径几乎增加一倍,故男性的喉比女性大。

喉的前方有皮肤、浅筋膜、封套筋膜、舌骨下肌群和气管前筋膜,后方紧邻喉咽部,喉后壁为喉咽部前壁,两侧有甲状腺侧叶上部、交感干和颈动脉鞘及其内容等(图 2-13)。由于咽后壁与椎前筋膜之间有少量疏松结缔组织,头部转动时咽随喉一起移动。

2. 构造　喉以软骨为支架,软骨之间借关节、韧带、纤维膜和喉肌连接。

(1) 喉软骨:包括不成对的甲状软骨、环状软骨和会厌软骨以及成对的杓状软骨、小角软骨和楔状软骨(图 2-38)。此外,尚有数目不定的籽状软骨和麦粒软骨,这些软骨是胚胎时期甲状软骨与舌骨连接的残余物。

会厌软骨、小角软骨、楔状软骨和麦粒软骨以及杓状软骨尖和声带突由具有轻度骨化或有钙化倾向的弹性软骨构成。甲状软骨、环状软骨和杓状软骨的大部分由透明软骨构成,并随年龄增长而出现骨化斑点或钙化斑点。甲状软骨一般在 25 岁左右,环状软骨和杓状软骨稍晚一些出现骨化斑点或钙化。65 岁后,透明软骨可完全骨化。

1）甲状软骨（thyroid cartilage）：位于舌骨和环状软骨之间，构成喉前壁和侧壁的大部分。甲状软骨由左、右呈四边形的甲状软骨板在前缘愈合而成，愈合处称**前角**（anterior horn）。前角上端向前突起称**喉结**（laryngeal prominence），是成年男性的特征之一。喉裂开术即沿前角切开进入喉腔。喉结上缘的"V"形切迹称**甲状软骨上切迹**（superior thyroid notch）。甲状软骨板外面的**斜线**（oblique line）为胸骨甲状肌、甲状舌骨肌和咽下缩肌的附着处。左、右甲状软骨板后缘游离并向上、下发出**上角**（superior cornu）和**下角**（inferior cornu），上角较长，全喉切除术中常需将其剪断。

2）**环状软骨**（cricoid cartilage）：位于甲状软骨下方，呈指环状，分为前部低窄的**环状软骨弓**（cricoid arch）和后部高阔的**环状软骨板**（cricoid lamina）。环状软骨是喉软骨中唯一的环形软骨，对支撑呼吸道，保持其通畅非常重要，若损伤可引起喉狭窄。

3）**会厌软骨**（epiglottic cartilage）：位于舌骨后方，呈上宽下窄的树叶状。上端游离呈弧形，下端称**会厌软骨茎**（stalk of epiglottic cartilage），借**甲状会厌韧带**（thyroepiglottic lig.）连于甲状软骨前角内面的上部。会厌软骨的前、后两面被覆黏膜构成**会厌**（epiglottis）。会厌是喉口的活瓣。吞咽时喉随咽上提并前移，会厌关闭喉口，使食物进入咽，防止其入喉。

4）**杓状软骨**（arytenoid cartilage）：成对，呈三棱锥体形，坐落在环状软骨板上缘正中两侧。尖向上微弯向后，底向前伸出**声带突**（vocal process），有声带附着，向外侧伸出**肌突**（muscular process），有环杓后肌、环杓侧肌、杓横肌、杓斜肌和甲杓肌附着。

5）**小角软骨**（corniculate cartilage）：位于杓状软骨尖的后内上方，与其相关节。在杓状会厌襞后部黏膜，可观察该处黏膜膨隆。

6）**楔状软骨**（cuneiform cartilage）：位于小角软骨的前外侧，通常也位于杓状会厌襞后部黏膜内。

（2）喉连接：包括关节、纤维膜和韧带等。

1）关节（图2-38）：①**环甲关节**（cricothyroid joint）：由环状软骨侧面的关节面和甲状软骨下角的关节面构成，属联合关节。甲状软骨可在冠状轴上作前倾和复位运动，从而改变甲状软骨前角与环状软骨之间的距离，调节声带的紧张度。②**环杓关节**（cricoarytenoid joint）：由环状软骨板上缘的关节面和杓状软骨底的关节面构成。关节囊后壁有环杓后韧带加强，防止杓状软骨过度前移。环杓关节有两种运动形式，一是杓状软骨可沿垂直轴作旋转运动，双侧杓状软骨旋转时声带突靠近或分开，引起声门缩小或开大；二是杓状软骨通过滑动使彼此之间互相靠近或分开，且向内侧滑动时伴内旋，向外滑动时伴外旋。环杓关节脱位时，杓状软骨常向前外方移位。气管插管可引起杓状软骨向后外方脱位。局部炎症可引起喉的关节僵硬或固定，声带运动障碍，从而导致永久性声音嘶哑。喉咽部癌易侵袭环杓关节，引起关节固定。

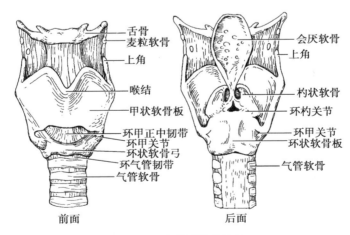

图2-38 喉软骨及其连接

（前面标注：舌骨、麦粒软骨、上角、喉结、甲状软骨板、环甲正中韧带、环甲关节、环状软骨弓、环气管韧带、气管软骨；后面标注：会厌软骨、上角、杓状软骨、环杓关节、环甲关节、环状软骨板、气管软骨）

前面　　后面

2）纤维膜和韧带（图2-38，图2-39）：①**甲状舌骨膜**（thyrohyoid membrane）：位于甲状软骨上缘和舌骨之间。正中部以及甲状软骨上角与舌骨大角之间的部分分别增厚形成**甲状舌骨正中韧带**（median thyrohyoid lig.）和**甲状舌骨外侧韧带**（lateral thyrohyoid lig.）。甲状舌骨外侧韧带内常含有麦粒软骨。喉上血管和喉上神经内支穿经甲状舌骨膜的外侧份入喉。②**方形膜**（quadrangular membrane）：起自会厌软骨两侧缘和甲状软骨前角内面的上部，向后下附着于杓状软骨前内侧缘和小角软骨。方形膜斜向内后下方，上缘位于杓状会厌襞内，下缘游离增厚称**前庭韧带**（vestibular lig.），位于前庭襞内，构成前庭襞的支架。前庭韧带较声带薄而长，男性长 1.8cm，女性 1.4cm。③**弹性圆锥**（conus elasticus）：为圆锥形的弹性纤维膜。在前庭韧带的下方，起自甲状软骨前角内面的中部，呈扇形向后附着于杓状软骨声带突，向下和向外下附着于环状软骨上缘。弹性圆锥上缘游离增厚，张于甲状软骨前角内面与杓状软骨声带突之间，称**声韧带**（vocal lig.），位于声带内，构成声带的支架。男性声韧带长 1.7cm，女性 1.3cm。弹性圆锥位于甲状软骨下缘和环状软骨弓上缘之间的部分称**环甲膜**（cricothyroid membrane），中部增厚形成**环甲正中韧带**（median cricothyroid lig.），高约 1.9cm。当急性喉阻塞来不及作气管切开术时，可横行切开环甲膜，插入气管套管。如来不及切开环甲膜时，可将多根粗注射针头或任何中空小管经环甲膜刺入喉腔，暂时缓解呼吸困难。两侧喉上动脉的环甲动脉在环甲膜前面吻合形成动脉弓，并发穿支入喉。紧急抢救切开环甲膜时，应保护或结扎该动脉弓。④**环气管韧带**（cricotracheal lig.）：为连接环状软骨下缘和第 1 气管软骨环的结缔组织膜。

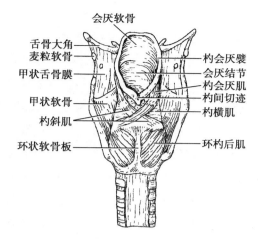

图 2-40　喉肌（后面）

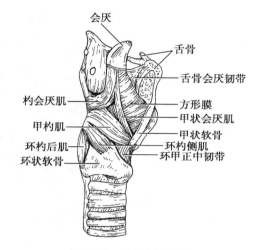

图 2-41　喉肌（右侧面）

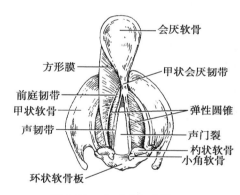

图 2-39　方形膜和弹性圆锥

（3）喉肌（图 2-40 ~ 图 2-42，表 2-4）

3. 喉腔（laryngeal cavity）（图 2-43 ~ 图 2-45）　喉腔为喉软骨、韧带、纤维膜、喉肌和喉黏膜等围成的管腔，向上经喉口与咽相通，向下与气管腔相续。小儿喉腔狭小，高龄老人因喉黏膜萎缩变薄而喉腔宽大。**喉口**（aperture of larynx）朝向后上方，由会厌上缘、杓状会厌襞和杓间切迹围成。**杓状会厌襞**（aryepiglottic fold）为由会厌软骨侧缘向后伸延至杓状软骨尖的黏膜皱襞，是喉黏膜与咽黏膜的移行处，构成喉口的两侧缘。皱襞内有茎突咽肌、甲状会厌肌和杓会厌肌等肌纤维以及小角软骨

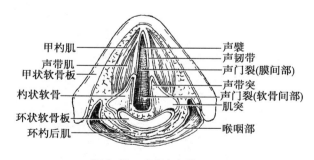

图 2-42　喉肌（声带平面）

和楔状软骨。在小角软骨和楔状软骨的所在部位，黏膜稍隆起呈结节状，后部的一对为小角结节，其前外侧者为楔状结节。两侧小角结节之间形成**杓间切迹**。喉的前壁由会厌软骨、甲状会厌韧带、甲状软骨板前部、环甲正中韧带和环状软骨弓前部等构成，两侧壁由方形膜、弹性圆锥、楔状软骨、小角软骨、杓状软骨以及甲状软骨板和环状软骨外侧部等构成，后壁由环状软骨板和杓肌等构成。

表 2-4　喉肌

| 名称 | 起 点 | 止 点 | 作 用 | 神经支配 |
|---|---|---|---|---|
| 环甲肌 | 环状软骨弓前外侧面 | 甲状软骨下缘和下角 | 紧张声带 | 喉上神经 |
| 环杓后肌 | 环状软骨板后面 | 杓状软骨肌突 | 紧张声带、开大声门 | 喉下神经 |
| 环杓侧肌 | 环状软骨弓上缘 | 杓状软骨肌突 | 缩小声门 | 同上 |
| 甲杓肌 | 甲状软骨前角内面 | 杓状软骨声带突和肌突 | 松弛声带、缩小声门 | 同上 |
| 甲状会厌肌 | 甲状软骨前角内面 | 会厌软骨外侧缘和杓会厌襞 | 开大喉口 | 同上 |
| 杓横肌 | 附着于两侧杓状软骨的外侧缘和肌突 | | 缩小声门和喉口 | 同上 |
| 杓斜肌 | 杓状软骨肌突 | 对侧杓状软骨尖 | 缩小声门和喉口 | 同上 |
| 杓会厌肌 | 杓状软骨尖 | 会厌软骨外侧缘和甲状会厌韧带 | 缩小喉口 | 同上 |

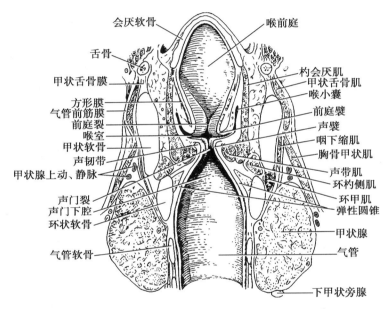

图 2-43　喉(冠状切面,后面)

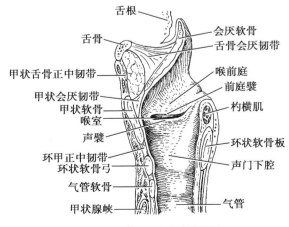

图 2-44　喉(正中矢状切面)

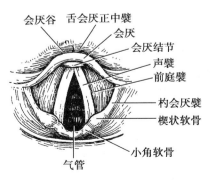

图 2-45　喉腔(呼吸时喉镜像)

正常情况下喉黏膜呈淡红色,但高海拔红细胞症患者的黏膜呈深红色,尤以会厌软骨、杓状软骨及喉室壁处的黏膜为甚,有时甚至在声带上可见纵行血管。喉黏膜由上皮和固有层组成,会厌舌面及喉面上份的黏膜上皮为复层扁平上皮,其舌面的上皮内有味蕾;其余黏膜上皮为假复层柱状纤毛上皮。喉黏膜在会厌、声带、小角软骨和楔状软骨等处附着紧密,其余部分附着疏松,小儿因咽喉小,组织更疏松,故急性炎症时,水肿更明显且快速出现,继而发生急性喉梗阻,特别在杓状会厌襞和声门下腔最为疏松,故易发生水肿或肿胀。

喉腔侧壁上、下各有一对黏膜皱襞,即前庭襞和声襞。**前庭襞**(vestibular fold)呈粉红色,连于甲状软骨前角后面与杓状软骨声带突上方前内侧缘之间,呈矢状位,内有前庭韧带、少量肌纤维、喉腺和脂肪组织。两侧前庭襞之间的裂隙称**前庭裂**(vestibular fissure),前窄后宽。**声襞**(vocal fold)呈白色,张于甲状软骨前角后面与杓状软骨声带突之间,较前庭襞更伸向喉腔,内有声韧带和甲杓肌下部构成的声带肌。声襞及其深面的声韧带和声带肌构成**声带**(vocal cord)。声带前、中 1/3 交界处振幅最大,容易损伤,是声带小结、息肉或癌的好发部位。**声门裂**(fissure of glottis)或称**声门**(glottis)为位于两侧声襞及杓状软骨底部和声带突之间的裂隙,较前庭裂狭长,是喉腔最狭窄处。声门裂可分为两侧声襞之间的**膜间部**(intermembranous part)(前 2/3)和两侧杓状软骨底部及声带突之间的**软骨间部**(intercartilaginous part)(后 1/3)。声门的大小受到声带的控制,不同的声门大小导致不同的语音音色。喉腔借前庭襞和声襞分为喉前庭、喉中间腔和声门下腔 3 部分。

(1)**喉前庭**(vestibule of larynx):位于喉口与前庭襞平面之间,呈上宽下窄的漏斗状。喉前庭的前壁是会厌的喉面,较后壁长,其下部相当于会厌软骨茎附着处黏膜和黏膜下组织隆起形成**会厌结节**(epiglottic tubercle)。因该处黏膜下有较大血管,喉手术时出血较多。

(2)**喉中间腔**(intermedial cavity of larynx):位于前庭襞平面与声襞平面之间。同侧前庭襞和声襞之间向外突出的椭圆形囊腔称**喉室**(laryngeal ventricle),其前端向外上方延伸的部分称**喉小囊**(laryngeal saccule),该囊有时可达甲状软骨上缘,偶尔向前穿过甲状舌骨膜。喉小囊黏膜下层富有黏液腺,分泌黏液以润滑声带。

(3)**声门下腔**(infraglottic cavity):位于声襞平面与环状软骨下缘平面之间,上小下大呈漏斗状。

喉镜检查包括间接喉镜、直接喉镜、纤维喉镜和电子喉镜检查。间接喉镜检查时,可见会厌、会厌结节、杓状会厌襞、楔状结节、小角结节、前庭襞和声襞等结构。发声时两侧声带内收,吸气时外展。直接喉镜检查的范围包括会厌、杓会厌襞、梨状隐窝、喉咽后壁、喉室、声带、声门下区和气管上段等处。检查时应注意喉黏膜的色泽和形态、声带运动和有无新生物等。

喉部异物一般分为扁平异物(鱼头骨片、豆荚、胡桃壳等)和尖锐异物(鱼刺、金属针等),主要采用直接喉镜钳取法。扁平异物常停留在声门裂处,在喉镜下用鳄鱼钳取出,但应注意将异物的最大横径转至与声门裂平行,以减少阻力。对于尖锐异物,需用钳口保护异物尖端,然后在喉镜下将其取出。有时可能遇到位于声门下区的异物,间接喉镜不易发现,常需要 X 线片协助诊断。取出时要将喉镜伸至声门下方,将异物钳住,使其紧靠镜口,将异物和喉镜同时取出。如遇到鱼刺(肋骨)逆行向上而钩住声门下组织,不能取出时,必要情况下可切开气管,经切口将异物取出。

4. 喉间隙

(1)**会厌前间隙**(preepiglottic space):成对,位于会厌前面的外侧部。会厌前间隙的上界为舌骨会厌韧带,前界为甲状舌骨膜,后界为会厌前面,内侧界为纤维隔,外侧为方形膜。此间隙呈楔形,由脂肪组织充填,两侧间隙被矢状位的弹性纤维隔分开,彼此不通。声带前连合的癌肿可经过会厌软骨上的小孔或绕过会厌软骨的根部侵袭会厌前间隙。

(2)**Reink 间隙**:位于声韧带、声带肌与上方的喉黏膜之间。因过度发声或喉炎造成的声带水肿常发生于此间隙。

(3)**声带旁间隙**(paraglottic space):位于喉室及喉小囊的外侧。声带旁间隙前方及外侧为甲状软骨,内侧为方形膜和弹性圆锥,后方为梨状隐窝前面,可与同侧的会厌前间隙相通。喉室的癌肿易向声带旁间隙侵袭。

5. 血管、神经和淋巴引流

(1)**动脉**:喉的血液供应来自甲状腺上动脉发出的喉上动脉、环甲动脉和甲状腺下动脉发出的喉下动脉。喉上动脉行于甲状舌骨肌深面,于喉上神经的喉内支前下方与该神经穿甲状舌骨膜外侧部,进入喉内,营养喉肌和黏膜,并与喉下动脉和对侧同名动脉吻合。两侧环甲动脉在环甲膜的前上部吻合,分布于环甲肌并发支穿环甲膜入喉内。喉下动脉随喉返神经沿气管外侧上行,在环甲关节后方入喉,与对侧同名动脉吻合,分布于喉肌和黏膜。作部分喉切除术或全喉切除术时,应仔细分离和结扎喉的血管。

(2)静脉:在喉后壁内形成静脉丛,伴同名动脉离喉。此外,喉的静脉可经甲状腺中静脉直接汇入颈内静脉。

(3)神经:包括迷走神经发出的喉上神经、喉返神经和颈上神经节发出的咽喉支。

(4)淋巴引流:声带以上的淋巴管穿甲状舌骨膜注入颈外侧上深淋巴结,声带以下的淋巴管穿环甲膜注入颈外侧下深淋巴结和喉前淋巴结,或穿气管环韧带向下注入喉前淋巴结和气管前淋巴结。喉下部癌常首先转移至喉前淋巴结,可在环甲膜前方的皮下触及肿大的淋巴结。因声带的血管和淋巴管欠丰富,故发生于声带的癌肿生长和转移均较缓慢。

对于喉肿瘤患者,根据肿瘤所侵袭的部位和大小可选用下列喉切除术式:①喉裂开术:自舌骨向下至近胸骨处作正中切口,分离舌骨下诸肌,切断甲状腺峡,暴露气管上段。切开甲状软骨及喉黏膜,切除癌肿及其周围0.5cm以上正常组织。②垂直半喉切除:于甲状软骨中线稍偏健侧切开,将患侧声带和甲状软骨切除。③水平半喉切除:横行切除甲状软骨的上半部,包括会厌、会厌前间隙、舌根处的部分组织和前庭韧带。④全喉切除:在颈前正中线,自环状软骨下缘至舌骨高度作"T"或"U"形切口。剪断舌骨中部,将断端向两侧推开。分离喉周围诸肌,结扎喉上血管和喉上神经的喉内支,切断甲状腺峡。在环状软骨下缘或第1～2气管软骨环处切断气管,将喉自下而上分离,然后将喉切除。在喉切除过程中,应注意保护喉两侧的大血管和神经。

**(二)气管颈部**

**1. 位置和毗邻**　**气管颈部**(cervical part of trachea)平第6颈椎体下缘接喉,沿颈前正中线下行,至胸骨颈静脉切迹(第2～3胸椎高度)续为气管胸部,长约6.5cm。气管全长和宽度因年龄和性别而异,成年男性长约10.31cm,女性为9.71cm。气管前方有皮肤、浅筋膜、封套筋膜、胸骨上间隙及颈静脉弓、舌骨下肌群、气管前筋膜和气管前间隙,第2～4气管软骨前方有甲状腺峡,峡下方的气管颈部前方有甲状腺下静脉、甲状腺奇静脉丛及可能存在的甲状腺最下动脉。后方有食管,上端两侧有甲状腺侧叶,气管和食管之间的旁沟内有喉返神经,后

外侧有交感干和颈动脉鞘及其内容等(图2-13)。气管起始端位置较浅,向下逐渐加深。由于气管与周围器官和结构连接疏松,其活动度较大。肺和胸膜腔病变时可牵拉或压迫气管,导致其移位。头后仰时,气管可上升1.5cm,其轮廓明显且近体表,此时气管环、环状软骨弓、喉结和舌骨均易扪得。头转向一侧时,气管偏向同侧,食管偏向对侧。

临床上经常遇到葵花籽、西瓜子等异物进入气管,随呼吸气流而上下活动,咳嗽时更为明显。取异物时用喉镜挑起会厌,暴露声门。气流推异物上升时可在声门裂处窥见异物。用鳄鱼钳将异物取出。

气管内插管术是将导管通过口腔或鼻腔,经声门置入气管,以解除呼吸道梗阻、清除呼吸道分泌物、防止误吸、进行辅助或控制呼吸等。常用于气管内麻醉和危重病患者的抢救。常用气管内插管的方法包括经口腔明视插管和经鼻腔明视插管,即借助喉镜在直视下暴露声门后将导管经口腔或鼻腔插入气管内。导管插入气管的深度成人为4～5cm,导管尖端至切牙的距离为18～23cm。

**2. 构造**　气管由6～8个气管软骨、结缔组织和平滑肌构成。**气管软骨**(tracheal cartilage)呈马蹄形,占气管周长2/3,后部1/3由平滑肌和弹性纤维封闭。相邻的气管软骨借弹性纤维构成的**环状韧带**(annular lig.)连接。40～50岁时气管软骨可出现钙化,气管壁内的弹性纤维逐渐减少。行气管断端吻合术时,应缝合软骨环及黏膜下层,但不穿入黏膜。

**3. 血管、神经和淋巴引流**　甲状腺下动脉的气管支分布于气管颈部,并与甲状腺上动脉的气管支和支气管动脉吻合。气管静脉在气管周围形成静脉丛,注入甲状腺下静脉或甲状腺奇静脉丛。神经为喉返神经和颈中神经节的分支。气管颈部的淋巴管多注入气管旁淋巴结,部分淋巴管注入气管前淋巴结和喉前淋巴结。

气管切开术是指切开气管颈部,放入气管套管,另建呼吸道,以解除上呼吸道病变所致的呼吸困难、呼吸功能失常或下呼吸道分泌物潴留所致呼吸困难的一种常见手术。在颈前部正中,环状软骨至胸骨颈静脉切迹与两侧胸锁乳突肌前缘之间无较大的血管和神经,是气管切开术的安全三角。作气管切开术时,一般取仰卧位,头后仰,使气管接近皮肤。助手坐于头侧,以固定头部,保持正中位。多采用直切口,自环状软骨下缘至接近胸骨上窝处,沿颈前正中线切开皮肤和皮下组织。分离胸骨

舌骨肌及胸骨甲状肌,暴露甲状腺峡部。若峡部过宽,将其向上牵引,必要时结扎切断,以便暴露气管。一般于第 2～4 气管环处用尖刀片自下向上挑开 2 个气管环。切开 4～5 环者为低位气管切开术。用弯钳或气管切口扩张器撑开气管切口,插入气管套管。另外,可先行环甲膜切开手术,待呼吸困难缓解后再作常规气管切开术。

(三) 咽

1. 位置和毗邻　咽(pharynx)呈上宽下窄、前后扁平的漏斗状,上端固定于颅底,下端平第 6 颈椎体下缘续为食管,长约 12cm。咽的前壁不完整,经鼻后孔、咽峡和喉口分别与鼻腔、口腔和喉腔相通(图 2-46,图 2-47)。咽的后方有咽后间隙,两侧有咽旁间隙、颈动脉鞘及其内容、茎突以及附着于茎突的茎突咽肌、茎突舌肌、茎突舌骨肌和茎突舌骨韧带等。**咽后淋巴结**(retropharyngeal lymph node)位于咽后间隙内,分为两群:**咽后内侧淋巴结**(medial retropharyngeal lymph node)位于咽上缩肌上方,内侧有咽后间隙中间的筋膜隔;**咽后外侧淋巴结**(lateral retropharyngeal lymph node)平寰椎侧块高度,外侧有颈内动脉。咽后淋巴结引流鼻腔后部、鼻旁窦、鼻咽、口咽、咽鼓管、鼓室和甲状腺等的淋巴,输出淋巴管注入颈外侧上深淋巴结。

2. 分部　咽以腭帆游离缘和会厌上缘平面为界自上而下分为鼻咽、口咽和喉咽 3 部分(图 2-46,图 2-47)。

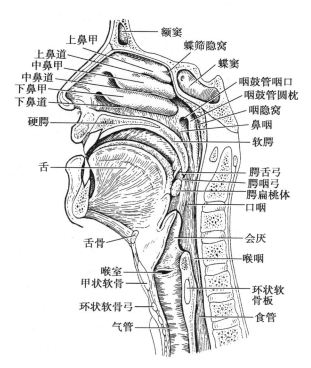

图 2-46　咽(正中矢状切面)

(1) **鼻咽**(nasopharynx):上达颅底,下至腭帆游离缘平面。**咽鼓管咽口**(pharyngeal opening of auditory tube)呈三角形或圆形,位于鼻咽侧壁,距下鼻甲后方约 1cm 处。咽经咽鼓管与鼓室相通。咽部感染时,细菌或病毒可经咽鼓管进入鼓室,引起中耳炎。咽鼓管咽口周围黏膜内的淋巴组织称**咽**

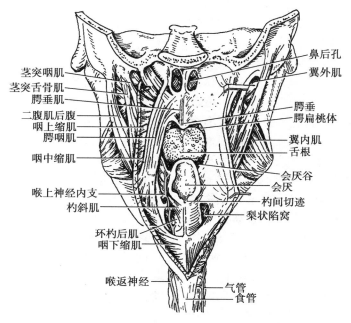

图 2-47　咽(后壁已切开)

鼓管扁桃体（tubal tonsil）。咽鼓管咽口的前、上、后方的弧形隆起为**咽鼓管圆枕**（tubal torus），咽鼓管圆枕向前与软腭之间连有**咽鼓管腭襞**（salpingopalatine fold），向下续为**咽鼓管咽襞**（salpingopharyngeal fold），该黏膜皱襞深面有咽鼓管咽肌。咽鼓管咽口下方有斜向前下方的**提肌圆枕**（torus of levator），其深面有腭帆提肌。**咽隐窝**（pharyngeal recess）位于咽鼓管圆枕的后方，是鼻咽癌的好发部位。咽隐窝距破裂孔约1cm，鼻咽癌可经破裂孔向颅腔内转移。**咽扁桃体**（pharyngeal tonsil）位于鼻咽后壁的黏膜内，黏膜表面有5~6条纵行浅沟，正中位的沟较深。6~7岁咽扁桃体较发达，10岁以后逐渐退化萎缩。如果咽扁桃体肥大，可导致咽腔变窄，后鼻孔部分或全部堵塞，影响鼻呼吸。阻塞咽鼓管咽口，可引起听力减退。

（2）**口咽**（oropharynx）：位于腭帆游离缘与会厌上缘平面之间。舌根后部与会厌之间连有**舌会厌正中襞**（median glossoepiglottic fold）和**舌会厌外侧襞**（lateral glossoepiglottic fold），皱襞间的**会厌谷**（epiglottic vallecula）是异物易停留处。腭帆两侧与舌根外侧和咽侧壁之间的黏膜皱襞分别为**腭舌弓**（palatoglossal arch）和**腭咽弓**（palatopharyngeal arch），两者上端由**半月襞**（semilunar fold）连接，腭舌弓向后下方延伸形成**三角襞**（triangular fold）。腭舌弓和腭咽弓的深面分别有腭舌肌和腭咽肌。腭垂（悬雍垂）、腭帆游离缘、两侧的腭舌弓和舌根围成**咽峡**（isthmus of fauces），此为口腔和咽的分界。在口咽侧壁上，腭咽弓后方的纵行条索状淋巴组织构成的**咽侧索**（lateral pharyngeal band），向上与咽隐窝的淋巴组织相连，是血管瘤的好发部位。

**腭扁桃体**（palatine tonsil）呈扁椭圆形，位于由腭舌弓、腭咽弓、半月襞和三角襞围成的**扁桃体窝**（tonsillar fossa）内（图2-48）。腭扁桃体内面被覆黏膜，表面有10~20个大小不等的**扁桃体小窝**（tonsillar fossula），小窝向腭扁桃体实质内延伸形成**扁桃体隐窝**（tonsillar crypt），细菌和病毒容易在此处存留繁殖。扁桃体窝上份未被腭扁桃体充满的空间称**扁桃体上窝**（supratonsillar fossa），异物常易停留于此处。腭扁桃体外面包被**扁桃体囊**（tonsillar capsule）。腭扁桃体与咽上缩肌之间有疏松结缔组织填充，故腭扁桃体及其被膜容易被剥离。颈内动脉位于腭扁桃体后外侧1~1.5cm，颈外动脉位于外侧约2cm。有时高位的面动脉行向内下方，隔咽侧壁与腭扁桃体毗邻。因此，作扁桃体切除术或咽部脓肿切开时，应熟悉腭扁桃体与这些动

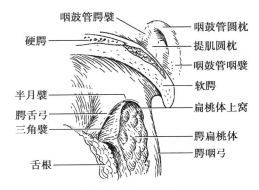

图2-48　腭扁桃体

脉的毗邻关系。

扁桃体摘除术常用剥离法和挤切法。行扁桃体剥离术时，用扁桃体钳夹住扁桃体中部，向内侧牵拉，沿扁桃体与腭舌弓边缘交界处从上向下弧形切开黏膜。将扁桃体向前、向外拉，自切口上端过扁桃体上极向下切开扁桃体和腭咽弓交界的黏膜。不要切得太深，以免损伤咽上缩肌造成出血。用扁桃体剥离器从腭舌弓切口中部沿扁桃体囊外分离腭舌弓与扁桃体。另用一钳钳住扁桃体上极，放松中部钳，用剥离器紧贴扁桃体囊向下分离扁桃体，直至下极。勿在扁桃体外侧操作过深，以免伤及咽旁间隙内的大血管。行扁桃体挤切术时，勿将腭舌弓和腭垂套入挤切刀环中。通过扭转拽拔的动作摘下扁桃体，应注意不要直接撕拉，避免损伤周围组织而导致出血过多。

施行扁桃体周围脓肿切开引流术时，选择脓肿最突出点为切开部位，也可在腭垂根部作水平线，另在腭舌弓内侧缘作垂直线，两线交点稍外即为切开处。先在脓肿最突出处穿刺，确认有脓后再切开引流。除证实脓肿是否形成外，穿刺抽脓的作用是避免脓肿切开时大量脓液突然涌入呼吸道而造成窒息。

腭扁桃体、咽扁桃体、舌扁桃体、咽鼓管扁桃体和咽侧索围成**咽淋巴环**（ring of lymphoid tissue），具有重要的防御功能。咽部及周围感染时，这些扁桃体常肿大。

（3）**喉咽**（laryngopharynx）：位于会厌上缘与第6颈椎体下缘平面之间。喉口两侧与甲状软骨内面之间形成**梨状隐窝**（piriform recess），为异物易滞留处。在梨状隐窝稍上方，会厌与咽侧壁之间连有**咽会厌襞**（pharyngoepiglottic fold），深面有茎突咽肌。在梨状隐窝的侧壁上有自外上方斜向内下方的**喉神经襞**（fold of laryngeal n.），内有喉上神经内支和

喉上血管通过。在喉咽的侧壁上,舌骨大角和甲状软骨上角形成突起。

3. 构造　咽壁从内向外由黏膜、肌层和外膜3层构成。咽肌包括斜行的咽缩肌(咽上、中、下缩肌)和纵行的咽提肌(茎突咽肌、腭咽肌和咽鼓管咽肌)(图2-47,图2-49和表2-5)。

4. 血管、神经和淋巴引流

(1) 动脉:咽的血液供应来源于上颌动脉的腭降动脉和翼管动脉、咽升动脉、面动脉的腭升动脉、舌动脉的舌背动脉和甲状腺上动脉等。分布于腭扁桃体的动脉有腭升动脉、腭降动脉、舌背动脉以及面动脉和咽升动脉发出的扁桃体支。面动脉的扁桃体支分布于腭扁桃体的实质,是主要供血动脉。

(2) 静脉:在咽后壁的外膜内吻合成咽静脉丛,该静脉丛发出的静脉注入翼丛和椎静脉丛。咽的部分静脉汇合成咽静脉,注入颈内静脉。

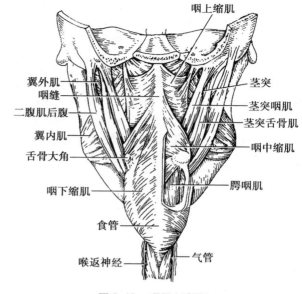

图 2-49　咽肌(后面)

表 2-5　咽肌

| 名称 | 起点 | 止点 | 作用 | 神经支配 |
|---|---|---|---|---|
| 咽上缩肌 | 翼突内侧板、翼突下颌缝、下颌舌骨肌线、舌根侧缘 | 咽缝 | 缩小咽腔 | 迷走神经的咽支 |
| 咽中缩肌 | 舌骨、茎突舌骨韧带 | 同上 | | 同上 |
| 咽下缩肌 | 甲状软骨斜线、甲状软骨后缘和下角 | 同上 | | 同上 |
| 茎突咽肌 | 茎突 | 咽后壁、甲状软骨后缘、环状软骨上缘 | 上提咽和喉、封闭喉口 | 舌咽神经的咽支 |
| 腭咽肌 | 软腭的腭腱膜 | 咽侧壁、甲状软骨后缘 | | 迷走神经的咽支 |
| 咽鼓管咽肌 | 咽鼓管软骨 | 咽侧壁、甲状软骨上角 | | 同上 |

(3) 神经:由舌咽神经和迷走神经的咽支以及交感干颈上神经节发出的喉咽支分布,鼻咽上部的黏膜由上颌神经分布。

(4) 淋巴引流:鼻咽后壁的淋巴管多注入咽后淋巴结,部分淋巴管注入颈外侧上深淋巴结。侧壁的淋巴管注入颈静脉孔前下方的颈外侧上深淋巴结,鼻咽癌转移引起淋巴结肿大时可压迫舌咽神经、迷走神经、副神经和舌下神经,出现相应的神经症状。部分淋巴管注入颈内静脉二腹肌淋巴结,鼻咽癌淋巴转移时可在胸锁乳突肌前缘和下颌角之间触及肿大的淋巴结。口咽的淋巴管注入颈内静脉二腹肌淋巴结及其下方的淋巴结,少数淋巴管注入咽后外侧淋巴结。喉咽的淋巴管注入颈外侧上深淋巴结和气管旁淋巴结。

(四) 食管颈部

1. 位置和毗邻　**食管颈部**(cervical part of esophagus)上端平第6颈椎体下缘接咽,下端平胸骨的颈静脉切迹续为食管胸部。长约5cm,约占食管全长1/5。在冠状位上,食管上端位于正中,向下偏向左侧。在矢状位上,食管伴随脊柱颈曲凸向前。食管起始部狭窄,是食管内异物容易滞留处。食管颈部前方贴气管,但稍偏向左侧,故食管颈部手术多选左侧入路。后方隔**食管后间隙**(retroesophageal space)与颈长肌和脊柱相邻。食管后间隙向下与胸部的食管后间隙相通。两侧有甲状腺侧叶、甲状腺下动脉的食管支和颈动脉鞘及其内容,在颈根部左侧有胸导管。食管与气管之间的旁沟内有喉返神经。

食管异物停留的部位以颈部为常见。食管异物大致有两种:一种是表面光滑而无刺激性的异物,如钱币、纽扣等,在食管内不会立即引起严重并发症;另一种是不规则且尖锐的异物,如枣核、鸡骨、鱼刺、义齿等,停留于食管后易引起局部肿胀,甚至导致食管穿孔和纵隔脓肿等。应尽早在食管镜下取出异物。

2. **血管、神经和淋巴引流** 食管颈部上部的血液供应主要来源于甲状腺下动脉,下部多来源于锁骨下动脉和甲状颈干。食管的静脉注入甲状腺下静脉。喉返神经和颈交感干的食管支构成食管丛分布于食管,其中喉返神经支配食管骨骼肌,交感神经管理腺体分泌。食管的淋巴注入气管旁淋巴结和颈外侧下深淋巴结。

# 第三节 颈部的解剖操作

## 一、切开皮肤

置尸体于仰卧位,垫高肩部,尽量使颈部后仰。摸认下颌骨下缘、下颌角、乳突、舌骨、甲状软骨、环状软骨、胸骨的颈静脉切迹、锁骨、肩峰、胸骨上窝和锁骨上大窝等标志。按下列方法作 3 个皮肤切口(图 2-50):①自下颌骨下缘中点起,沿颈前正中线向下至胸骨的颈静脉切迹。②自下颌骨下缘中点起,沿下颌骨下缘及下颌支后缘至乳突根部。③自胸骨颈静脉切迹中点起,沿锁骨向外至肩峰。切口以仅切开皮肤为宜,勿过深。剥皮时宜将刀刃紧靠皮肤,以免切断颈阔肌、面动脉、面静脉和锁骨上神经。将皮片自正中线向外侧翻至斜方肌前缘。

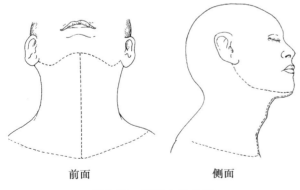

前面　　　　　　　　侧面

图 2-50 颈部皮肤切口

## 二、解剖浅层结构

### (一) 解剖颈阔肌

清除颈阔肌浅层的筋膜,观察颈阔肌的纤维走向和起止,沿锁骨将其切断(不可切深),将其向上翻起至下颌骨下缘。注意保护其深面的浅静脉和皮神经,勿一起翻起。在剥起颈阔肌前,于腮腺下端的前缘稍前方分离出面神经的颈支。

### (二) 解剖浅静脉和浅淋巴结

在颈前正中线两侧的浅筋膜内,自上而下解剖分离下行的颈前静脉,向下追踪至穿封套筋膜处。在下颌角的稍后下方分离颈外静脉,并向下游离至穿封套筋膜处。观察颈前静脉和颈外静脉的行程后,在上端剪断静脉,翻向下方。颈前浅淋巴结和颈外侧浅淋巴结分别沿颈前静脉和颈外静脉分布,解剖和观察后剥除。

### (三) 解剖皮神经

在胸锁乳突肌后缘中点附近的浅筋膜内,向上、向前和向下寻找由此处浅出的枕小神经、耳大神经、颈横神经和锁骨上神经。枕小神经细小,周围的浅筋膜较致密,故应仔细解剖。枕小神经勾绕副神经,沿胸锁乳突肌后缘向上行,分布于枕部皮肤。耳大神经较粗大,沿胸锁乳突肌表面上行,分布于耳廓及腮腺区皮肤。颈横神经越胸锁乳突肌表面横行至颈前。锁骨上神经向外下呈扇形分为内、中、外 3 支,分布于颈外侧、胸上部(第 2 肋以上)及肩部皮肤。在远侧端剪断颈横神经和锁骨上神经,并游离至胸锁乳突肌后缘中点处。可将枕小神经和耳大神经保留在原位。

保留上述浅静脉和皮神经,剥除浅筋膜。修洁并观察封套筋膜及其构成的胸锁乳突肌鞘和下颌下腺鞘。

## 三、解剖颏下三角

剥除颏下区的封套筋膜,清理两侧的二腹肌前腹内侧缘,观察颏下三角的境界。寻找并游离颏下淋巴结后,剥除疏松结缔组织和颏下淋巴结,暴露下颌舌骨肌。下颌舌骨肌构成颏下三角的三角底,观察两侧下颌舌骨肌在颈前正中线愈合。沿颈前正中线及舌骨体切断下颌舌骨肌的附着点,显露位于其深面的一对颏舌骨肌,观察其起止及纤维方向。

## 四、解剖下颌下三角

### (一) 显露下颌下三角的境界

切开封套筋膜,修洁二腹肌前腹和后腹,观察下颌下三角的境界。修洁及辨认茎突舌骨肌。

### (二) 解剖下颌下三角的内容

1. **解剖下颌下淋巴结** 在下颌下腺表面与下颌骨体下缘之间寻找下颌下淋巴结,观察后剔除。注意下颌下淋巴结与下颌下腺的毗邻关系。

2. **解剖面动脉和面静脉** 在下颌下腺与下颌

骨下缘之间显露面动脉,该动脉在舌动脉起点稍上方起自颈外动脉,经二腹肌深面进入下颌下三角,再经下颌下腺浅部深面的沟内前行。追踪面动脉绕下颌骨下缘至面部。观察面动脉和下颌下腺的位置关系。于下颌骨下缘和面动脉后方分离面静脉,向下追踪分离面静脉,进入下颌下三角。面静脉经下颌下腺浅面与下颌后静脉前支汇合成面总静脉,注入颈内静脉。

**3. 解剖下颌舌骨肌神经** 在下颌下腺浅部深面与下颌舌骨肌之间分离下颌舌骨肌神经。

**4. 解剖下颌下腺** 剥除下颌下腺鞘,游离下颌下腺浅部,将其拉向后上方。清理下颌舌骨肌和舌骨舌肌。将下颌舌骨肌拉向前,显露位于下颌舌骨肌和舌骨舌肌之间的下颌下腺深部,解剖分离深部前缘所连的下颌下腺导管。

**5. 解剖舌神经和舌下神经** 在下颌下腺导管的上方和下方分别分离舌神经和舌下神经,然后在舌神经和下颌下腺深部之间显露下颌下神经节,并观察下颌下神经节与舌神经和下颌下腺的联系。

**6. 解剖舌动脉** 在舌骨大角与舌下神经之间寻找舌动脉,该动脉前行经舌骨舌肌后缘进入其深面。

### 五、解剖颈动脉三角和胸锁乳突肌区

颈部的主要血管神经既穿经颈动脉三角又穿经胸锁乳突肌区。为了便于整体观察颈动脉三角和胸锁乳突肌区的血管神经的行程和毗邻,可同时解剖这两个局部。

**(一)显露颈动脉三角和胸锁乳突肌区的境界**

自颈前正中线向外侧剥起封套筋膜至胸锁乳突肌前缘,显露舌骨下肌群。清理胸锁乳突肌和肩胛舌骨肌上腹,观察颈动脉三角和胸锁乳突肌区的境界。切断胸锁乳突肌在胸骨柄和锁骨上起点,翻向后上方至止点。翻胸锁乳突肌时,注意该肌下部深面的肩胛舌骨肌中间腱、后缘中点附近的副神经和枕小神经,观察和保护支配该肌的副神经和颈外动脉的分支在此肌上1/3深面进入此肌。

**(二)解剖颈动脉三角和胸锁乳突肌区的内容**

**1. 解剖颈袢** 平环状软骨弓高度在颈动脉鞘浅面寻找颈袢上根和颈袢下根及其组成的颈袢,向内下方追踪颈袢发出分支至舌骨下肌群,向上分离追踪颈袢上根和颈袢下根,可见二者分别来源于舌下神经和第2、3颈神经前支。如果找不到颈袢,可在剪开颈动脉鞘后解剖。

**2. 解剖颈外侧深淋巴结** 寻找沿颈动脉鞘排列的颈外侧深淋巴结。该淋巴结群以肩胛舌骨肌中间腱为界分为颈外侧上、下深淋巴结,观察后剥除,显露颈动脉鞘。

**3. 解剖颈动脉鞘内容** 纵行剪开颈动脉鞘,分离鞘内结构,观察毗邻关系,可见颈内静脉位于颈总动脉及颈内动脉的外侧,二者后方有迷走神经。修洁颈总动脉,该动脉约在甲状软骨上缘处分为颈内动脉和颈外动脉。颈外动脉初在颈内动脉前内侧,后转至其外侧。在颈总动脉分叉处,观察颈总动脉末端和颈内动脉起始部管壁膨大形成的颈动脉窦。在颈内、外动脉起始部之间仔细分离舌咽神经发出的分布于颈动脉窦和颈动脉小球的颈动脉窦支。通过触摸确认颈总动脉与颈动脉结节(第6颈椎横突前结节)的位置关系。

**4. 解剖颈动脉小球** 在颈总动脉分叉处的后方仔细寻找颈动脉小球。

**5. 解剖颈外动脉及其分支** 分离颈外动脉,于颈外动脉起始部(也可起自颈总动脉,偶见甲状腺上动脉与舌动脉共干)寻找甲状腺上动脉,向前下分离追踪至甲状腺侧叶上极,并注意辨认甲状腺上动脉起始部发出的喉上动脉。在甲状腺上动脉起点的上方解剖舌动脉,该动脉在舌骨大角上方行向前上,经二腹肌深面进入下颌下三角,最后潜入口腔底。平舌骨大角处,于舌动脉起点上方解剖面动脉(也可与舌动脉共干),向前内上追踪其经二腹肌后腹深面进入下颌下三角。在颈外动脉后壁,与面动脉起点相对处和二腹肌后腹上缘处分别解剖枕动脉和耳后动脉。分离和观察在颈外动脉起始部的内侧壁发出的咽升动脉。

**6. 解剖颈内静脉及其属支** 解剖和观察颈内静脉及其主要属支面总静脉、舌静脉、甲状腺上静脉和甲状腺中静脉,特别注意观察甲状腺中静脉汇入颈内静脉的部位及静脉的长短,理解其临床意义。

**7. 解剖迷走神经的分支** 在迷走神经出颅后的下神经节处,解剖迷走神经发出的喉上神经,该神经在颈内、外动脉的内侧行向前下方,于咽中缩肌外侧、舌骨大角水平分成内、外支,内支伴喉上动脉穿甲状舌骨膜入喉腔;外支细小,伴甲状腺上动脉下行,支配环甲肌。在迷走神经的颈上部和颈下部寻找追踪发出的颈上心支和颈下心支,二支沿喉和气管外侧下行入胸腔。

**8. 解剖舌下神经** 修洁二腹肌后腹,于颈外、颈内动脉的浅面分离横行于二腹肌后腹下缘附近的舌下神经,该神经向前内经二腹肌后腹深面进入

下颌下三角。观察舌下神经和颈袢上根的联系。

9. 解剖颈交感干 将颈总动脉、颈内静脉和迷走神经拉向外,显露椎前筋膜。然后,在颈交感干前面剪开椎前筋膜,分离颈交感干,观察颈上神经节和颈中神经节。颈下神经节和椎神经节可在颈根部解剖时剖露和观察。

10. 观察二腹肌后腹的毗邻 二腹肌后腹浅面有面静脉、下颌后静脉前支和面神经颈支,深面有颈外动脉、颈内动脉、颈内静脉、迷走神经、副神经、舌下神经和颈交感干。

## 六、解剖肌三角

### (一) 观察肌三角的境界

将胸锁乳突肌复位,观察肌三角的境界。在胸骨上间隙内分离颈静脉弓,然后将颈静脉弓在前正中线处剪断,翻向外侧。

### (二) 解剖肌三角的内容

1. 解剖舌骨下肌群 修洁胸骨舌骨肌,在起点处剪断该肌,向上翻起。然后,用同样的方法解剖胸骨甲状肌,显露甲状腺、喉、气管和气管前间隙。胸骨甲状肌翻至止点稍下方处时,应注意保护深面的喉上神经外支。修洁和观察甲状舌骨肌。

2. 解剖甲状腺 观察甲状腺及气管颈部表面气管前筋膜,该筋膜包裹甲状腺形成甲状腺鞘。剥除甲状腺前面和侧面的甲状腺鞘,显露和观察被覆于甲状腺实质表面的纤维囊,观察甲状腺左、右侧叶和峡的形态、位置和毗邻。然后,观察甲状腺峡上方是否有锥状叶以及周围是否有副甲状腺和甲状腺提肌。

3. 解剖甲状腺上动、静脉和喉上神经 在甲状腺侧叶的上极 1~2cm 处找出甲状腺上动、静脉,追踪甲状腺上动脉至起自颈外动脉处,与之伴行的甲状腺上静脉汇入颈内静脉。在甲状腺上动脉后内方寻找与其伴行并走向环甲肌的喉上神经外支,在舌骨大角与甲状软骨间找出甲状腺上动脉起始部发出的喉上动脉及其伴行的喉上神经内支,追踪至穿入甲状舌骨膜处。注意喉上动脉与喉上神经内支以及甲状腺上动脉主干与喉上神经外支的毗邻关系。向下追踪甲状腺上动脉至甲状腺侧叶上极 1~2cm 处,可见甲状腺上动脉分为前、后支,剖查沿途发出的胸锁乳突肌动脉和环甲动脉等。

4. 解剖甲状腺中静脉 在甲状腺侧叶中部的外缘,寻找向外横跨颈内动脉浅面的甲状腺中静脉,追至其注入颈内静脉处。

5. 解剖甲状腺下动、静脉和喉返神经 在近甲状腺侧叶处剪断甲状腺中静脉。将颈总动脉、颈内静脉和迷走神经拉向外,在甲状腺侧叶中份的外侧分离横行的甲状腺下动脉。将甲状腺侧叶尽量向前内方牵拉,在气管和食管之间的沟中,寻找喉返神经,注意观察甲状腺下动脉与喉返神经交叉时的位置关系,并对比两侧是否一致。

6. 解剖甲状腺悬韧带 在甲状腺侧叶内侧和峡的后面,观察由甲状腺鞘增厚附于环状软骨和上位气管软骨上的甲状腺悬韧带。

7. 解剖甲状旁腺 将甲状腺侧叶向前内翻起,剥除甲状腺鞘,在甲状腺侧叶后缘的上、中 1/3 处寻找棕黄色的上甲状旁腺,在甲状腺下极附近试找下甲状旁腺。通常一侧有两个甲状旁腺,其位置可有变异,甚或位于甲状腺实质内和甲状腺鞘外面的气管周围结缔组织中。

8. 解剖喉和气管 剥除气管前筋膜,在甲状腺峡下方的气管前间隙内,寻找甲状腺最下动脉、甲状腺下静脉及其互相吻合形成的甲状腺奇静脉丛,并辨认和剥离气管前淋巴结。观察喉和气管的位置和毗邻,然后观察甲状软骨、环状软骨弓、气管软骨、甲状舌骨膜和环甲膜。沿前正中线自下而上剪开气管壁、喉壁、甲状舌骨膜和会厌,观察喉腔内结构和分部,探查喉室范围。剥除喉黏膜,暴露会厌软骨、杓状软骨、方形膜和弹性圆锥。

取喉标本,纵行切开后壁,观察喉腔。触摸气管后壁,了解气管与食管的毗邻关系。

9. 解剖咽和食管 在喉和气管的后方,触摸和观察咽和食管,探查咽后间隙、咽旁间隙和食管后间隙,了解咽和食管的毗邻。

颈部解剖结束前,将尸体以俯卧位放置。然后,将胸部垫起,以便使颈部尽量前屈。自枕外隆凸至第 7 颈椎棘突作后正中切口,再自枕外隆凸沿上项线向外侧和自第 7 颈椎棘突至肩峰分别作横行切口。然后,将皮肤翻向外侧,剥除项部的肌肉,暴露脊柱颈段。分别在寰椎与枕骨、第 7 颈椎与第 1 胸椎之间锯断脊柱,随后除去脊柱颈段。在鼻咽后壁的后面剥离咽后淋巴结后,清理咽缩肌。沿后正中线自下而上剪开咽和食管的后壁,仔细观察鼻咽、口咽和喉咽内的结构,探查扁桃体隐窝、咽鼓管咽口、咽隐窝和梨状隐窝以及咽的交通。将已切开的喉前壁复位,经喉口向下观察喉腔结构。

也可另取一头颈部标本,作正中矢状切面,然后解剖和观察喉、气管、咽和食管。

## 七、解剖枕三角

### （一）显露枕三角的境界

清理斜方肌前缘和肩胛舌骨肌下腹,将胸锁乳突肌复位,观察枕三角的境界。

### （二）解剖枕三角的内容

1. 解剖副神经和副神经淋巴结　剥除枕三角处封套筋膜,寻找副神经和第3、4颈神经前支至斜方肌的分支,枕小神经勾绕是寻找副神经的标志。副神经在胸锁乳突肌后缘上、中1/3交界处从该肌的深面进入枕三角,沿肩胛提肌的表面斜过枕三角中份,至斜方肌前缘中、下1/3交界处入斜方肌深面。修洁副神经,并注意观察分布于副神经附近的副神经淋巴结,观察后清除。在副神经下方约一横指处有第3、4颈神经前支的分支与副神经伴行,进入斜方肌深面。

2. 解剖前、中、后斜角肌　剪开椎前筋膜,修洁前、中、后斜角肌和肩胛提肌。

3. 解剖颈丛及膈神经　将颈内静脉和颈总动脉牵向内侧,清理颈丛及其分支。颈丛深面为肩胛提肌和中斜角肌,向内下为前斜角肌,在其表面的椎前筋膜深面寻找自颈丛发出的膈神经。观察膈神经先位于前斜角肌上端的外侧,继而经该肌表面下降至该肌内侧,在锁骨下动、静脉之间经胸廓上口入胸腔。观察颈丛与颈袢上、下根的联系。

## 八、解剖锁骨上三角

### （一）观察锁骨上三角的境界

将胸锁乳突肌复位,观察锁骨上三角的境界。

### （二）解剖锁骨上三角的内容

1. 探查斜角肌间隙　触摸前斜角肌在第1肋上面的止点,观察前、中斜角肌与第1肋上面构成的斜角肌间隙以及经此间隙穿出的臂丛和锁骨下动脉。前斜角肌前面有锁骨下静脉通过。

2. 解剖臂丛　剪开包被臂丛和锁骨下动脉的椎前筋膜,修洁臂丛,观察臂丛的位置和毗邻。在前、中斜角肌之间剖出组成臂丛的5个根（$C_5 \sim T_1$的前支）和上、中、下3个干。观察臂丛经锁骨上三角深部和锁骨后方入腋窝。寻找自臂丛的上干或下干的后股发出的肩胛上神经、自第5颈神经前支发出的肩胛背神经,该两神经均向后至背部,暂不追踪。在臂丛与中斜角肌之间寻找自第5、6、7颈神经前支发支组成的胸长神经,该神经沿前锯肌表面入腋腔。

3. 解剖颈横动脉和肩胛上动脉　分离颈横动脉和肩胛上动脉,了解其来源、行程和分布。在颈横血管附近剥离锁骨上淋巴结。另外,清理颈外侧区的肌,自下而上依次观察中斜角肌、后斜角肌、肩胛提肌和夹肌。

## 九、解剖颈根部

### （一）截除锁骨

离断胸锁关节,在锁骨中、外1/3交界处锯断锁骨,紧贴其后面分离锁骨下肌,将断离的锁骨摘除。

### （二）解剖锁骨下静脉

在前斜角肌前面清理锁骨下静脉,观察其与颈内静脉汇合成头臂静脉、汇合处的静脉角。另外,观察锁骨下静脉的属支和毗邻。有的锁骨下静脉的位置较低,故在颈部难以解剖到。

### （三）解剖淋巴导管

分别在左、右静脉角处寻找胸导管和右淋巴导管,观察汇入部位。分离胸导管,观察胸导管在颈根部的行程。

### （四）解剖迷走神经及喉返神经

修洁颈内静脉和颈总动脉,向下追踪位于二者之间后方的迷走神经,注意右迷走神经穿锁骨下动、静脉之间降入胸腔。寻认右迷走神经在此处发出的右喉返神经,从下方勾绕右锁骨下动脉至其后方,继而向内上方斜行进入右侧气管与食管之间侧方的沟内。左迷走神经在颈总动脉与锁骨下动脉之间降入胸腔。左喉返神经发自左迷走神经,勾绕主动脉弓,沿气管食管沟垂直上行进入颈根部。注意观察右喉返神经多位于气管食管沟前面（气管旁）,而左喉返神经多位于沟的后面（食管旁）。

### （五）解剖锁骨下动脉及其分支

在前斜角肌的内侧、后方和外侧修洁锁骨下动脉的第1、2、3段。仔细观察锁骨下动脉第1段的分支甲状颈干、椎动脉、胸廓内动脉和肋颈干等。查看甲状颈干,可见其为一短干,发出后即可分为甲状腺下动脉、颈横动脉和肩胛上动脉等,追踪它们的经行和分支分布。追踪椎动脉至第6颈椎横突处,该动脉向上穿经上位6个颈椎的横突孔,经枕骨大孔入颅腔。向上牵拉锁骨下动脉,在该动脉下壁、与椎动脉对应处寻找胸廓内动脉的起始端,待解剖胸部时再向下追踪。在椎动脉发出点的稍外侧,于锁骨下动脉第1段的后壁寻找肋颈干,观察其分为颈深动脉和最上肋间动脉,如分支处位置过深,可不必追踪。

观察锁骨下动脉的毗邻。锁骨下动脉第 1 段的前方有颈内静脉、椎静脉、迷走神经和膈神经跨过,右侧有右喉返神经绕其下面和后面,左侧有胸导管跨过其前方入静脉角。锁骨下动脉后面有肺尖、胸膜顶和交感干。锁骨下动脉第 3 段的下方为第 1 肋,后上方为臂丛诸干,前下方为锁骨下静脉。有时此段动脉可发出颈横动脉、肩胛背动脉和肩胛上动脉。

（六）解剖椎动脉三角

查看该三角的内侧界为颈长肌,外侧界为前斜角肌,下界为锁骨下动脉第 1 段,尖为第 6 颈椎横突前结节。三角的后方有第 7 颈椎横突、第 8 颈神经前支及第 1 肋颈,前方有迷走神经、颈动脉鞘、膈神经及胸导管弓（左侧）等。三角内的主要结构有胸膜顶、椎动脉、椎静脉、甲状颈干、甲状腺下动脉、颈交感干及颈胸（星状）神经节等。

（七）解剖膈神经

剪开前斜角肌表面的椎前筋膜,暴露膈神经,观察膈神经的行程。注意观察是否存在副膈神经。

（八）观察前斜角肌的毗邻

前斜角肌前面有膈神经、颈横动脉和锁骨下静脉,后面有臂丛、锁骨下动脉和胸膜顶。

（九）触摸胸膜顶

用示指触摸胸膜顶,探查其位置和毗邻,了解在颈根部的体表投影。

（王唯析　许珉）

# 第三章　胸部

## 第一节　概　述

**胸部**（thorax）位于颈部和腹部之间，两侧与上肢相连。胸部以胸廓为支架，表面覆以皮肤、筋膜和肌等软组织，内面衬以胸内筋膜，共同构成胸壁。胸壁与膈围成胸腔。胸腔的两侧容纳左、右胸膜腔和肺，中部为纵隔，其内有心包、心及其相连的大血管、气管、支气管、食管、胸导管和胸腺以及神经、淋巴管和淋巴结等。

### 一、境界与分区

#### （一）境界

胸部上界借自颈静脉切迹、胸锁关节、锁骨上缘、肩峰至第7颈椎棘突的连线与颈部分界，下界借自剑胸结合向两侧沿肋弓、第11肋前端、第12肋下缘至第12胸椎棘突的连线与腹部分界。由于膈呈穹隆形凸向胸腔，故胸部与腹部的分界线并不代表胸腔的真正范围。胸廓不仅保护胸腔脏器，也可保护上腹部的肝、脾和胃等器官。胸部的两侧借三角肌前、后缘与上肢分界。

#### （二）分区

1. 胸壁　可分为胸前区、胸外侧区和胸背区。胸前区又称胸前部，为位于颈静脉切迹、胸锁关节和锁骨上缘以下，剑胸结合和肋弓前部以上，两侧三角肌和腋前线以前的胸壁部分，并以前正中线分为左、右两部分。胸外侧区又称侧胸部，为腋前、后线之间的胸壁部分。胸背区为腋后线以后的胸壁部分，见第六章。

2. 胸腔　由胸壁和膈围成，可分为中部的纵隔和容纳肺和胸膜腔的左、右部。

### 二、表面解剖

#### （一）体表标志

1. 颈静脉切迹（jugular notch）　为胸骨柄上缘浅而宽的切迹，平对第2胸椎体下缘。

2. 胸骨角（sternal angle）　为胸骨柄与胸骨体连接处微向前突的角，其两侧与第2肋软骨相连，是计数肋和肋间隙的重要标志。胸骨角平对第4胸椎体下缘、主动脉弓起止端、气管杈、食管第2狭窄处以及胸导管由右转向左的部位。

3. 剑突（xiphoid process）　宽扁且细长，与胸骨体连接。上端两侧与第7肋软骨相接，下端游离并伸至腹前壁。

4. 锁骨和锁骨下窝　锁骨（clavicle）位于颈静脉切迹两侧，呈S形，全长均可触及。锁骨中、外1/3交界处下方的凹陷称锁骨下窝（infraclavicular fossa）。在锁骨下窝的外侧壁处可摸到肩胛骨的喙突，深处有腋血管和臂丛通过。

5. 肋和肋间隙　沿胸骨角向两侧可摸到第2肋，依次向下可触及下方的肋间隙（intercostal space）和肋（rib）。肋和肋间隙是胸腔、腹腔上部器官的定位标志。

6. 肋弓和胸骨下角　肋弓（costal arch）由第7~10肋软骨连接而成，自剑突两侧向外下可触及，是肝、脾的触诊标志。两侧肋弓最低点的连线平第2腰椎体下缘。两侧肋弓与剑胸结合构成向下的胸骨下角（infrasternal angle），内有剑突。剑突与肋弓的夹角称剑肋角（xiphocostal angle），为心包腔穿刺常选择的部位。

7. 乳头（nipple）　男性乳头一般在锁骨中线与第4肋间隙相交处，女性者较低，并偏外下方。

8. 胸大肌（pectoralis major）　覆盖胸前壁的大部分，在胸前、外侧区交界处可摸到该肌下缘。胸大肌发达者在体表可见其轮廓。

#### （二）标志线

为了便于叙述胸部器官以及腹上部器官的位置和毗邻，常用下列标志线（图3-1）：①前正中线：沿胸骨前面正中的垂直线。②胸骨线：沿胸骨最宽处外侧缘的垂直线。③锁骨中线：经锁骨中点的垂直线，其与通过乳头的垂直线相当。④胸骨旁线：经胸骨线与锁骨中线之间中点的垂直线。⑤腋前线和腋后线：分别为经过腋前襞和腋后襞的垂直线。⑥腋中线：经腋前、后线之间中点的垂直线。

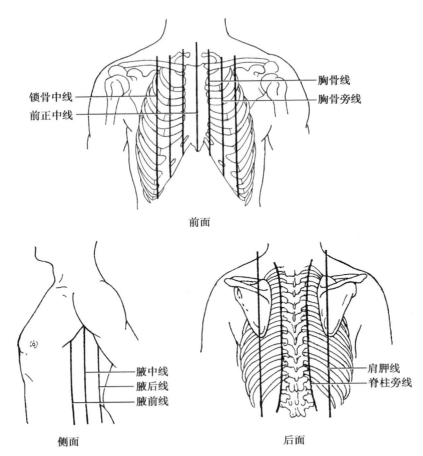

锁骨中线
前正中线
胸骨线
胸骨旁线

前面

腋中线
腋后线
腋前线

肩胛线
脊柱旁线

侧面　　　　　　后面

图 3-1　胸部的标志线

⑦肩胛线:经过肩胛骨下角的垂直线。⑧后正中线:沿胸椎棘突的垂直线。

# 第二节　胸　　壁

胸壁由固有胸壁及其浅面的皮肤、筋膜和肌等构成。固有胸壁由胸廓、肋间组织和胸内筋膜等构成。

## 一、浅层结构

### (一) 皮肤

胸前区和胸外侧区的皮肤较薄,特别是胸骨前面和乳头的皮肤。除胸骨前面的皮肤移动性较小外,其余部位的皮肤均有较大的活动性。

### (二) 浅筋膜

胸骨前面较薄,其余部分较厚,并与颈部、腹部和上肢的浅筋膜相续,内含浅血管、浅淋巴管、皮神经和乳腺。

1. 浅血管 (图 3-2)

(1) 动脉:主要来源于胸廓内动脉、肋间后动脉和胸肩峰动脉。胸廓内动脉的穿支在距胸骨外侧缘约1cm处穿出,分布于胸前区内侧部的皮肤和浅筋膜。肋间后动脉的外侧穿支、胸肩峰动脉和胸外侧动脉的分支分布于胸壁前、外侧区的皮肤、浅筋膜和乳腺。在女性,胸廓内动脉的第 3 ~ 6 穿支和第 3 ~ 7 肋间后动脉的外侧穿支和胸外侧动脉还分布于乳房。

(2) 静脉:浅静脉常吻合成静脉网,其中起自脐周静脉网的**胸腹壁静脉**(thoracoepigastric v.)行向外上方,在胸外侧区的上部汇合成**胸外侧静脉**(lateral thoracic v.),收集腹壁上部和胸壁的浅层结构静脉血,注入腋静脉。与胸廓内动脉和肋间后动脉的穿支伴行的静脉分别注入胸廓内静脉和肋间后静脉。

2. 皮神经 (图 3-2)

(1) **锁骨上神经**(supraclavicular n.):来自颈丛,2 ~ 4 支,分布于胸前区上部的皮肤。

(2) 肋间神经的**外侧皮支**和**前皮支**:肋间神经在腋前线附近发出外侧皮支,分布于胸外侧区和胸前区外侧部的皮肤;在胸骨外侧缘处发出前皮支,分

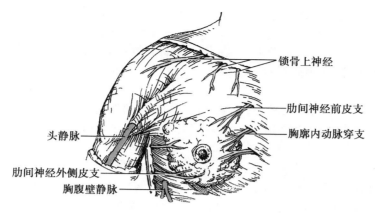

图 3-2 胸前、外侧区的浅血管和皮神经

布于胸前区内侧部的皮肤。第 2~4 肋间神经的前皮支和第 4~6 肋间神经的外侧皮支还分布于女性乳房。肋间神经的皮支呈节段性分布,第 2 肋间神经分布于胸骨角平面,第 4 肋间神经分布于乳头平面,第 6 肋间神经分布于剑突平面,第 8 肋间神经分布于肋弓平面(图 3-3)。肋间神经皮支的节段性分布特点有助于判断麻醉平面和诊断脊髓损伤节段。

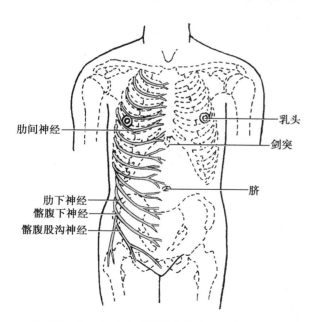

图 3-3 胸神经前支节段分布的皮肤标志(男性)

### (三)乳房

乳房为人类和哺乳动物特有的腺体,男性不发达,女性青春期后发育,妊娠和哺乳期有分泌活动。

1. 位置　　**乳房**(mamma 或 breast)位于胸前壁,胸大肌的表面。成年女性乳房基部位于第 2~6 肋高度,内侧至胸骨侧缘,外侧接近腋中线。乳房与胸肌筋膜之间的间隙称**乳房后间隙**(retromammary

space),内有疏松结缔组织和淋巴管(图 3-4),故乳房可轻度移动。患乳腺癌时,乳房可被固定在胸大肌上。

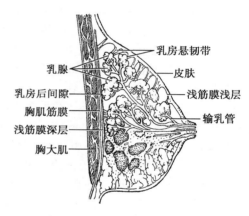

图 3-4 女性乳房(矢状切面)

多乳症是常见的先天性畸形,亚洲人群的发生率为 1%~3%,女性多于男性。在胚胎发育过程中两侧自腋窝至腹股沟之间有 6~8 对局部隆起的乳腺始基,随着胎龄增大,除胸前一对乳腺始基的表层细胞继续发育外,其余的逐渐萎缩、消失。如不消失甚至继续发育,即为**多乳症(副乳腺)**。多乳症在青春期前处于相对静止状态,但随着第二性征发育而逐渐增大,同时受激素的影响,在月经期、妊娠期和哺乳期出现局部增大、肿胀和疼痛。有的可患乳腺疾病,常需切除。

2. 形态结构　　女性乳房的大小和轮廓随年龄、妊娠等而变化,并存在着明显的个体差异。乳房中央的突起称**乳头**(nipple),表面有 12~15 个输乳管开口。乳头周围色泽较深的环行区称**乳晕**(areola of breast),其深面有乳晕腺。女性青春期后由于乳腺发育和脂肪增多,乳房明显增大,多呈半球型,乳晕和乳头也随之变大。老年女性的乳房由于脂肪减少和乳腺组织萎缩而变小皱缩。常经过乳头中心作垂直线和水平线,将乳房分为4区(象限),即上内象限、上外象限、下内象限和下外象限,以便对乳房病变定位。

女性乳房的乳头如不突出乳晕平面,甚至凹陷,称乳头内陷。女性乳头内陷的发生率为1%~2%。根据内陷深浅可分成3度:Ⅰ度为部分乳头内陷,乳头颈部存在,能轻易被挤出;Ⅱ度为乳头完全凹陷,但可用手挤出乳头,乳头较正常小,多无乳头颈部;Ⅲ度为乳头完全凹陷,内陷乳头不能挤出。乳头内陷一般是由于先天性发育不良引起,也可继发于乳腺炎症、肿瘤等疾病。可通过手法牵拉、吸引和手术矫正治疗。

乳房由皮肤、纤维组织、脂肪组织和乳腺构成(图3-4)。乳腺(mammary gland)被结缔组织分隔为15~20个乳腺叶,每个乳腺叶又分为许多个乳腺小叶。每个乳腺小叶有一个输乳管,在乳晕深面膨大为输乳窦,末端变细开口于乳头。乳腺叶和输乳管以乳头为中心呈放射状排列,故乳房脓肿切开引流时应作放射状切口,以免损伤输乳管。乳房结缔组织中有许多垂直的纤维束,连于皮肤和胸肌筋膜之间,称**乳房悬韧带**(suspensory lig. of breast)(**Cooper韧带**),对乳腺起固定作用。患乳腺癌时,乳房悬韧带常受累变短,加之淋巴回流受阻引起皮肤水肿,皮肤形成许多小凹陷,外观呈橘皮样改变。乳腺超声是检查乳腺疾病最广泛应用的手段,能清晰显示乳腺内组织结构,用来确定乳腺内囊性病变和实性肿块的大小、位置和血供特点以及与周围组织的关系。

### 3. 血管、神经和淋巴回流

(1) 动脉:乳房的动脉包括来自胸外侧动脉和胸肩峰动脉的胸肌支、肋间后动脉的外侧穿支和胸廓内动脉的穿支。乳房外侧部由沿胸大肌外侧缘下行的胸外侧动脉的乳房外侧支供应,乳房上部由第2~4肋间后动脉的外侧穿支供应,乳房内侧部由胸廓内动脉的第3~6穿支供应,乳房深面由胸肩峰动脉的胸肌支穿锁胸筋膜和胸大肌后供应。乳房内、外侧的动脉在乳房内吻合,并在乳头周围形成动脉环,这有利于哺乳期的血液循环,手术时要注意保护。

(2) 静脉:乳房外侧部的浅静脉经胸腹壁静脉注入胸外侧静脉,内侧部的浅静脉注入胸廓内静脉,或与对侧吻合,向上汇入颈前静脉。乳房深静脉与动脉伴行分别汇入腋静脉、肋间后静脉和胸廓内静

脉。乳房深部的静脉也可经肋间后静脉和椎外静脉丛注入奇静脉。因椎外静脉丛的压力较低,又无静脉瓣,故此途径是乳腺癌血液转移的重要途径之一。

(3) 神经:主要来自肋间神经,其中第2~4肋间神经的前皮支分布于乳房的内侧部,第4~6肋间神经的外侧皮支分布于乳房的外侧部。此神经穿胸大肌及其筋膜至乳房,感觉纤维分布于乳房的皮肤,交感神经纤维分布于乳房的血管以及乳头和皮下的平滑肌。

(4) 淋巴引流:女性乳房的淋巴管丰富,可分为浅、深两组,并且浅、深组相互吻合,两侧乳房之间也有吻合。浅组位于皮肤内、下方,深组位于乳腺小叶周围间隙和输乳管壁周围。乳房的淋巴引流途径有如下5条(图3-5):①乳房外侧部和中央部的淋巴管汇集成2~3条较粗的淋巴管,注入腋淋巴结的胸肌淋巴结。②乳房上部的淋巴管注入尖淋巴结和锁骨下淋巴结。③乳房内侧部的淋巴管穿肋间隙汇入胸骨旁淋巴结,并与对侧的淋巴管吻合。④乳房内下部的淋巴管穿腹前外侧壁注入膈上淋巴结,并与腹前壁、膈下和肝的淋巴管吻合。⑤乳房深部的淋巴管注入乳房后间隙内的胸肌间淋巴结或尖淋巴结。

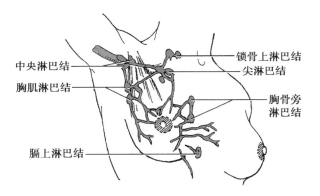

图3-5 乳房的淋巴引流

乳腺癌的癌细胞可沿淋巴管网向深部侵入至筋膜、胸肌,也可向浅层扩散至皮肤。乳腺癌的淋巴转移主要侵入同侧的腋淋巴结和锁骨下淋巴结,也可向内侧侵入胸骨旁淋巴结或向上至锁骨上淋巴结。乳腺癌的血行转移常直接沿肋间血管侵入静脉。乳腺癌的腋淋巴结转移率最高为50%~60%,胸骨旁淋巴结转移率为30%,直接血行转移为10%。

乳腺癌根治术时,除要切除癌变的乳腺组织外,还要切除胸大肌和胸小肌,并清除腋淋巴结,以达到根治目的。乳腺癌常用术式包括:①经典根治术:切除整个乳房、胸大肌、胸小肌和腋淋巴结,优

点是较彻底地清扫局部淋巴结。②改良根治术:有保留胸大、小肌的根治性乳房切除Ⅰ式(Auchincloss术)和保留胸大肌而切除胸小肌的Ⅱ式(Patey术),主要优点是保留胸大肌,使胸壁外观接近正常,术后上肢水肿减轻,能保持良好功能,并为术后乳腺再造提供条件。③乳段部分切除术:施行区段性或部分乳腺组织切除的同时辅以腋淋巴结清扫的手术,包括肿块切除术、肿瘤与周围少许乳腺组织切除术、楔形切除术和象限切除术,主要优点是创伤小,可保留乳房外形。辅以术后化疗,疗效与改良根治术接近,但局部复发率较高。

## 二、深层结构

### (一)深筋膜(图3-6)

1. 浅层　较薄弱,覆盖于胸大肌和前锯肌表面,向上附着于锁骨,向下续腹外斜肌表面的筋膜,向内侧附着于胸骨,向后与胸背区的深筋膜相续。

2. 深层　位于胸大肌深面,向上附着于锁骨,向下包绕锁骨下肌和胸小肌,在胸小肌下缘与浅层汇合,并与腋筋膜相续。深筋膜深层张于喙突、锁骨下肌和胸小肌上缘之间的部分称**锁胸筋膜**(clavipectoral fascia)。胸肩峰动脉的分支和胸外侧神经穿出该筋膜,分布于胸大、小肌。头静脉和淋巴管穿该筋膜进入腋腔,分别注入腋静脉和腋淋巴结。手术切开锁胸筋膜时,应注意保护胸外侧神经,以免引起胸大、小肌瘫痪。

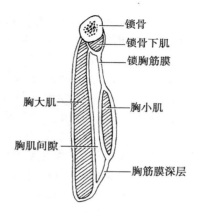

图3-6　胸前区深筋膜

### (二)胸廓外肌层

胸廓外肌层包括胸上肢肌和部分腹肌,分浅、深两层。浅层有**胸大肌**(pectoralis major)、腹直肌和腹外斜肌的上部,深层有**锁骨下肌**(subclavius)、**胸小肌**(pectoralis minor)和**前锯肌**(serratus anterior)。胸上肢肌的起止点、作用和神经支配见表3-1。胸大肌和胸小肌之间的间隙称**胸肌间隙**(interpectoral space),内含疏松结缔组织和2~3个**胸肌间淋巴结**(interpectoral lymph nade)。胸肌间淋巴结收纳胸大、小肌和乳腺深部的淋巴管,其输出淋巴管注入尖淋巴结。因胸大肌较宽大且位置表浅,故常被用于填充胸部残腔或修补胸壁缺损。肺切除术时作保留肌肉的胸部切口,在婴幼儿尤其重要,可避免生长后出现胸壁畸形。

表3-1　胸肌

| 肌群 | 名称 | 起点 | 止点 | 作用 | 神经支配 |
| --- | --- | --- | --- | --- | --- |
| 胸上肢肌 | 锁骨下肌 | 第1肋软骨上面 | 锁骨肩峰端 | 拉锁骨向内下 | 锁骨下神经($C_{4\sim6}$) |
| | 胸大肌 | 锁骨内侧半、胸骨和第1~6肋软骨 | 肱骨大结节嵴 | 使肱骨内收、旋内和前屈提肋助吸气 | 胸内、外侧神经($C_5\sim T_1$) |
| | 胸小肌 | 第3~5肋骨外面 | 肩胛骨喙突 | 拉肩胛骨向前下、提肋助吸气 | 胸内、外侧神经($C_7\sim T_1$) |
| | 前锯肌 | 上8个肋骨外面 | 肩胛骨内侧缘 | 固定肩胛骨于胸廓 | 胸长神经($C_{5\sim8}$) |
| 胸固有肌 | 肋间外肌 | 上位肋下缘 | 下位肋上缘 | 提肋助吸气 | 肋间神经($T_{1\sim11}$) |
| | 肋间内肌 | 下位肋上缘 | 上位肋下缘 | 降肋助呼气 | 肋间神经($T_{1\sim11}$) |
| | 肋间最内肌 | 下位肋中部上缘 | 上位肋中部下缘 | 降肋助呼气 | 肋间神经($T_{1\sim11}$) |
| | 胸横肌 | 剑突、胸骨体内面 | 第3~6肋软骨 | 降肋助呼气 | 肋间神经($T_{3\sim6}$) |

### (三)固有胸壁

1. 胸廓　胸廓由12个胸椎、12对肋、1块胸骨及其连接共同构成。胸廓的连接包括肋椎关节(肋头关节和肋横突关节)和胸肋关节。胸廓除保护和支持

功能外,主要是参与呼吸运动,吸气时,提肋且使肋外翻,胸腔容积增大;呼气时,降肋且使肋内翻,胸腔容积减小。多发性肋骨骨折可导致胸壁软化,会出现反常呼吸运动,即吸气时软化区内陷,呼气时软化区向外

凸出。严重时可引起纵隔摆动,导致呼吸和循环衰竭。

肋骨骨折在胸部损伤中发生率为40%～60%,常见于中、老年人,儿童很少发生,这与骨质脆性有关。直接或间接暴力均可引起骨折,直接暴力骨折多发生在直接受打击部位,尖锐的骨折端向内移位,可刺破肋间血管、胸膜、肺组织或上腹部脏器,造成血胸、气胸或血气胸、皮下气肿、咯血等;间接暴力(胸部前后受挤压)骨折发生在暴力作用点以外的部位,多见于肋骨角或肋骨体,骨折端向外移位,可损伤胸壁软组织,产生胸壁血肿。由于第4～7肋较长且固定,肋骨骨折较常见。第1～3肋较短,有锁骨、肩胛骨和较厚肌肉保护,故很少发生骨折。第8～10肋较长,但不直接与胸骨接连,弹性缓冲能力强,不易折断。第11、12肋为浮肋,前端游离,活动度较大,骨折更为少见。然而,外来强大暴力也可引起这些肋骨骨折。多根肋骨多处骨折(多于3根肋骨)时可产生"浮动胸壁"(连枷胸),患者出现反常呼吸运动,严重影响呼吸和循环功能,表现为呼吸困难和发绀等。治疗肋骨骨折的关键在于止痛和防治并发症,一般不需整复及固定,错位愈合基本不影响生理功能。

2. 肋间隙 内有肋间肌、血管、神经和结缔组织膜。肋间隙的宽窄不一,上部较宽,下部较窄;前部较宽,后部较窄,但可随体位变化而改变。

(1) 肋间肌(图3-7,图3-8,表3-1):①**肋间外肌**(intercostalis externus):位于肋间隙浅层,自肋骨与肋软骨相接处向内侧续为**肋间外膜**(external intercostal membrane),此膜附着于胸骨侧缘。②**肋间内肌**(intercostalis internus):位于肋间外肌深面,自肋角处向内侧续为**肋间内膜**(internal intercostal membrane),此膜附着于脊柱。在施行肋骨切除术时应沿肋缘顺肋间内、外肌纤维方向剥离骨膜,即沿肋下缘切时应从前向后,沿肋上缘切时应从后向前剥离。③**肋间最内肌**(intercostalis intemus):位于肋间内肌深面,肋间隙中1/3部。肋间神经和肋间后血管走行于肋间内肌与肋间最内肌之间,在肋间隙前、后部直接与内面的胸内筋膜相贴,故胸膜感染时常刺激神经引起肋间神经痛。

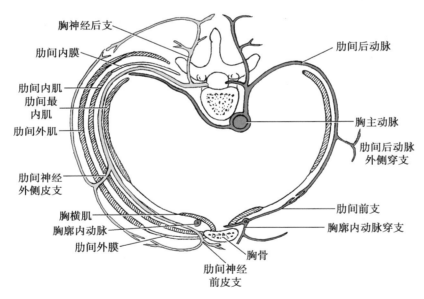

图3-7 肋间肌、肋间后动脉和肋间神经

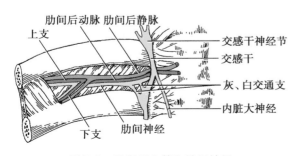

图3-8 肋间后血管和肋间神经

(2) 肋间血管和神经(图3-7～图3-9):肋颈干发出的**最上肋间动脉**分布于第1、2肋间隙,胸主动脉发出的**肋间后动脉**(posterior intercostal a.)分布于第3～11肋间隙。胸廓内动脉发出的**肋间前动脉**在第1～6肋间隙内行向外侧,与肋间后动脉吻合。肋间后动、静脉和肋间神经伴行于肋间隙内,在肋角内侧排列顺序不定。在肋角附近,肋间后动脉和肋间神经发出较小的下支,分支沿肋骨上缘前行,本干沿肋沟前行。在肋角前方,肋间后血

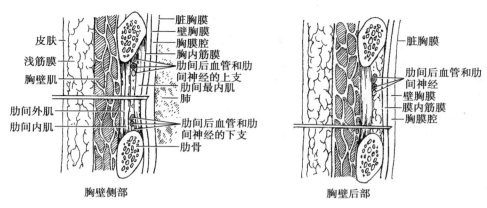

**皮肤**
**浅筋膜**
**胸壁肌**

**肋间外肌**
**肋间内肌**

脏胸膜
壁胸膜
胸膜腔
胸内筋膜
肋间后血管和肋
间神经的上支
肋间最内肌
肺
肋间后血管和肋
间神经的下支
肋骨

**胸壁侧部**

脏胸膜

肋间后血管和肋
间神经
壁胸膜
膜内筋膜
胸膜腔

**胸壁后部**

图 3-9　胸壁层次及胸膜腔穿刺部位

管和肋间神经的排列自上而下为静脉、动脉、神经。下 3 对肋间后动脉常不分为上、下支。**肋间后静脉**（posterior intercostal v.）前端与胸廓内静脉及肌膈静脉的属支吻合。右侧肋间后静脉向后注入奇静脉，左侧注入半奇静脉和副半奇静脉。

**肋间神经**（intercostal n.）是第 1～11 对胸神经的前支，在腋前线附近发出外侧皮支。第 2 肋间神经外侧皮支较粗大，称**肋间臂神经**（intercostobrachial n.），分布于臂内侧皮肤。上 6 对肋间神经至胸骨侧缘处发出前皮支。肋间神经沿途分支分布于皮肤、肋间肌、胸横肌和胸内筋膜。下 5 对肋间神经和 1 对**肋下神经**（subcostal n.）（第 12 胸神经前支）经肋弓前面向前下方进入腹前外侧壁，至腹白线附近浅出，分布于腹壁的皮肤、肌和腹膜壁层。若胸膜腔穿刺刺到肋间神经，疼痛可沿肋间神经向胸壁和腹壁放射。手术时应注意保护跨越肋弓的肋间神经，以免损伤后导致腹前外侧肌瘫痪和皮肤感觉障碍。

根据血管和神经的走行和排列，胸膜腔穿刺宜选在肋角前外侧进针，在肋角后内侧穿刺时易损伤肋间血管、神经。胸腔积液常选择在肩胛线或腋后线第 8～9 肋间隙沿肋骨的上缘进针，接近但不宜紧靠肋骨上缘，以免损伤肋间后血管和肋间神经。胸膜腔积气穿刺点常选择在锁骨中线第 2 或第 3 肋间隙，经上、下肋之间进针。

肋间神经阻滞麻醉时根据注射部位患者采取不同体位。①在肋角线以后阻滞时取俯卧位。肋角连线向下斜向外侧，第 2 肋的肋角距胸椎棘突 6cm，第 10 肋距离为 10cm。第 11、12 肋无肋角。因第 1～4 肋的后部被肩胛骨遮盖，只能行椎旁阻滞。②在肋角线或腋后线处阻滞时取侧卧位，臂举向前上方，使肩胛骨移向外上方。③在腋前线或锁骨中线处阻滞时取仰卧位。在肋骨下缘稍上方垂直进针，直达肋骨外侧面，然后将针尖轻轻移至肋骨下缘，再进入约

0.3cm，抽吸无血、无气即可注入麻醉药物。肋间神经阻滞时，应避免损伤肋间血管和刺破壁胸膜。

3. 胸廓内血管（图 3-10）　**胸廓内动脉**（internal thoracic a.）多数起自锁骨下动脉第 1 段的下壁，少数与其他动脉共干（左侧约占 30%，右侧占 5%）。在锁骨下静脉后方下行，经胸廓上口入胸腔。胸廓内动脉距起始点 0.5～4.5cm 处与膈神经交叉，约 70% 位于膈神经后方，30% 位于膈神经前方。胸廓内动脉进入胸腔后发出分布于心包和膈的**心包膈动脉**（pericardiacophrenic a.）和分布于胸腺和前纵隔淋巴结的**纵隔动脉**（mediastinal a.）。胸廓内动脉经第 1～6 肋软骨后面，沿胸骨侧缘外侧 1.25～1.5cm 下行，并发出肋间支（肋间前动脉）、穿支和胸骨支。肋间支常分为两支，与肋间后动脉的上、下支吻合，在每个肋间隙内构成动脉环。胸骨支分布于胸骨和胸横肌。穿支浅出供应附近肌肉、皮肤和女性乳房的内侧部。在哺乳期妇女，穿支常增粗，血流量增多。胸廓内动脉至第 6 肋间隙分为**肌膈动脉**（musculophrenic a.）和**腹壁上动脉**（superior epigastric a.）两终支，少数发出第 3 个分支**膈肌动脉**。胸廓内动脉前方有上 6 根肋软骨、肋间内肌和肋间外膜，后面上部紧贴胸内筋膜，在第 3 肋软骨以下借胸横肌与胸内筋膜分隔。**胸廓内静脉**（internal thoracic v.）1～2 支，与同名动脉伴行，注入头臂静脉。

4. 胸壁淋巴结

（1）**胸骨旁淋巴结**（parasternal lymph node）（图 3-10）　位于胸骨两侧，胸廓内血管周围，多见于第 1～2 肋间隙，引流胸前壁、乳房内侧部和脐以上腹前壁等处的淋巴，并收纳膈上淋巴结和纵隔前淋巴结的输出淋巴管，其输出淋巴管参与合成支气管纵隔干。因乳腺内侧部的癌肿常转移至此淋巴结，故在作乳腺癌根治术时，应切除部分肋软骨，清

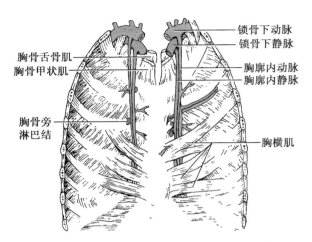

锁骨下动脉
锁骨下静脉
胸骨舌骨肌
胸骨甲状肌
胸廓内动脉
胸廓内静脉
胸骨旁
淋巴结
胸横肌

图 3-10 胸廓内血管、胸横肌和胸骨旁淋巴结

扫胸骨旁淋巴结。

（2）**肋间淋巴结**（intercostal lymph node） 位于肋间隙内，分为前、中、后组。前、中组有时缺如，后组比较恒定。前组位于肋骨和肋软骨相接处附近，输出淋巴管注入胸骨旁淋巴结。中组位于腋前线至肋角范围内，输出淋巴管注入腋淋巴结。后组位于肋角内侧，输出淋巴管注入胸导管。

5. **胸横肌**（transversus thoracis）（图 3-10，表 3-1） 是肋间最内肌的同源肌，位于胸廓内血管及其肋间支的内面。

6. **胸内筋膜**（endothoracic fascia） 衬于肋，肋间最内肌，肋间内肌前、后部和胸骨的内面，在胸骨、肋和肋间隙内面的部分较厚，脊柱两侧较薄。胸内筋膜与壁胸膜间有疏松结缔组织，脊柱两旁较发达，故两膜易于分离。胸内筋膜向下覆于膈的上面，称**膈上筋膜**（supraphrenic fascia）；向上覆于胸膜顶上面，称**胸膜上膜**（suprapleural membrane）（**Sibson 筋膜**）。

胸廓具有一定的弹性和活动性，在外力作用下允许胸前壁在一定幅度内向后移位，从而抵及心前壁和挤压心脏，这是胸外心脏按压术的形态学基础。操作时，在患者胸前壁下部即胸骨下 2/3 处有节律地（60~80 次/分）施加压力。每次按压使胸骨下陷 3~4cm，随即放松。由此，将心脏挤压于胸骨和脊柱之间，间接压迫左、右心室，使血液从心室排出。放松时胸骨以及两侧肋软骨和肋骨借弹性而恢复原位，从而使胸腔负压增加，静脉血向心回流，心充盈。如此反复按压，使心脏被动排空和充盈，建立起有效的血液循环，为心自主节律的恢复创造条件。按压用力必须适度，用力过大可导致肋骨骨折，甚至造成血气胸、心包出血、心挫伤或破裂

等合并症。老年人的骨脆性较大，易发生骨折，故按压时需注意。在儿童，根据胸部大小，采用单手、手掌或两个指尖按压，以免压力过大而引起骨折。儿童或婴儿胸外心脏按压时，胸骨下陷的距离应为前后径的 1/5。在多发性肋骨骨折、胸廓畸形（桶状胸、鸡胸等）、心包填塞症、双侧气胸、妊娠后期、胸部穿通伤等情况下，不宜采用胸外心脏按压。

常用胸壁手术入路如下：①后外侧开胸切口：是常规手术切口之一，特别适用于多种肺、食管、纵隔、主动脉和膈手术，显露术野稳定而充分。切口呈弧线形，起自腋前线，绕过肩胛下角向后上方，达胸椎棘突与肩胛骨内侧缘中点之间。层次结构由浅入深为皮肤、浅筋膜、胸廓外肌层、肋骨或肋间肌。经肋间或肋床切口进入胸膜腔后，用肋骨牵开器撑开切口以显露术野。②前或前外侧开胸切口：用以显露肺和纵隔上、中部，对肺的开胸活检术或心包引流术很有用，但显露肺下叶较为困难。优点是对胸廓外肌层破坏少，手术创伤较小。前外侧切口选在第 4 或第 5 肋间，沿乳腺下缘皮肤皱褶转向外上方，前至胸骨，向后沿肋骨至腋中线或腋后线。前开胸切口通常局限在乳腺下缘，锁骨中线与腋前线之间。在女性，可能需要在胸大肌筋膜外游离开乳腺，以显露相应的肋间。③正中劈胸骨切口：是心脏外科的主要手术入路切口，对显露前纵隔、气管极佳，并可同时显露双侧肺。双侧肺切除术和联合心肺手术可选用此切口。正中直线皮肤切口为传统的标准手术切口，但术后瘢痕影响美观。双侧乳腺下皮肤切口代替了标准的正中皮肤切口，同样可以劈胸骨进胸。直切口从胸骨上窝到剑突下，逐层切开皮肤、皮下组织、筋膜和胸骨前骨膜。用胸骨锯沿胸骨中线劈开胸骨。

电视辅助胸腔镜手术通常准备 3 或 4 个胸壁切口。3 切口法的胸腔镜置入口一般选择腋中线至腋后线第 7 或第 8 肋间，其余两个切口视病变位置及操作方便而定，间距 10~15cm。3 个切口要同时兼顾到万一手术失败或要中转开胸手术，其中两个小切口要能成为开胸切口线上的两个点。4 切口法胸腔镜置入口一般选择腋前线第 7 或第 8 肋间。主操作孔取腋前线第 4 肋间，高位辅助孔为肩胛下角下缘两横指（约第 6 肋间），低位辅助孔为肩胛线第 9 或第 10 肋间。

胸腔镜检查主要用于诊断原因不明的胸腔积气、积液，治疗恶性胸腔积液即胸膜粘连术，弥漫性肺疾病的肺活检等。穿刺点视病变部位而定，多选择腋中线第 4 或第 5 肋间。自发性气胸时，选择第

3 或第 4 肋间可全面观察肺尖。经第 5 或第 6 肋间进入可直接观察脊肋角(第 12 肋与脊柱的夹角)处和膈上面,转移癌或胸膜间皮瘤多位于此处。

## 第三节 胸膜和胸膜腔

### 一、胸膜

**胸膜**(pleura)分为脏胸膜和壁胸膜,**脏胸膜**(visceral pleura)被覆于肺的表面,与肺结合紧密,并伸入叶间裂内;**壁胸膜**(parietal pleura)贴附于胸内筋膜内面、膈上面和纵隔侧面。根据壁胸膜配布部位不同,分为**肋胸膜**(costal pleura)、**膈胸膜**(diaphragmatic pleura)、**纵隔胸膜**(mediastinal pleura)和**胸膜顶**(cupula of pleura)(图 3-11)。胸膜顶上面覆以增厚的胸膜上膜,此膜有固定和保护作用。胸膜顶的前、外、后 3 面有前、中、后斜角肌围绕。壁胸膜与胸内筋膜间连接疏松,易于分离。在肺切除术中如发现脏、壁胸膜粘连,可将壁胸膜与胸内筋膜分离,将肺连同壁胸膜一并切除(胸膜外肺切除术)。慢性脓胸或机化血胸行纤维板切除术时,应在纤维板与脏层胸膜间解剖。

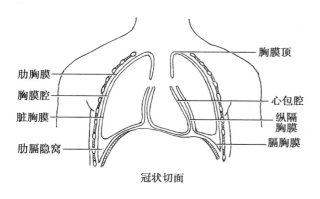

冠状切面

肋胸膜
胸膜腔
脏胸膜
肋膈隐窝

胸膜顶
心包腔
纵隔胸膜
膈胸膜

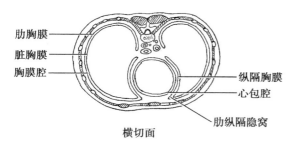

横切面

肋胸膜
脏胸膜
胸膜腔

纵隔胸膜
心包腔
肋纵隔隐窝

图 3-11 胸膜和胸膜腔

胸膜炎最常见的症状为胸痛,是由壁胸膜炎症所致。胸痛常突然出现,可仅在深呼吸或咳嗽时出现,也可持续存在并因深呼吸或咳嗽而加剧。疼痛程度差异较大,可为不明确的不适或严重刺痛。由于深呼吸可致疼痛,常引起呼吸节律浅快,患侧肌肉运动较弱。听诊时可闻及"吱吱"的胸膜摩擦音。胸膜腔大量积液导致两层胸膜相互分离后,胸痛可消失。

### 二、胸膜腔

脏、壁胸膜在肺根处互相移行围成的左、右各一密闭的潜在性腔隙,称**胸膜腔**(pleural cavity)(图 3-11)。肺根下方脏、壁胸膜的移行部分形成双层的胸膜皱襞称**肺韧带**(pulmonary lig.),有固定肺的作用。肺韧带内有**肺韧带淋巴结**(lymph node of pulmonary lig.),位于肺下静脉下方,引流肺下叶底部的淋巴,输出淋巴管注入气管支气管淋巴结。肺下叶的癌肿常转移至该淋巴结。发生人工气胸时,由于肺韧带的附着,肺固定于纵隔而被压向内侧。胸膜腔内为负压,其完整性是呼吸运动必备的条件。胸壁穿透伤时,胸膜腔内负压转为大气压,造成开放性气胸,可发生纵隔摆动,影响呼吸和血液循环。

在壁胸膜各部相互转折处形成潜在性的间隙,正常呼吸时肺缘不能伸入其内,称为**胸膜隐窝**(pleural recess),主要有肋膈隐窝和肋纵隔隐窝(图 3-11)。**肋膈隐窝**(costodiaphragmatic recess)位于肋胸膜与膈胸膜反折处,呈半环形,是胸膜腔的最低点,自剑突向后下至脊柱两侧,其后部最深,可达两个肋间隙。各种原因引起的胸膜腔积液,液体首先积聚于此处。在直立状态下,200ml 积液尚未达到膈顶平面。因此,肋膈隐窝是胸膜腔穿刺抽液的理想部位。穿刺时,进针部位在腋中线不能低于第 9 肋间隙,以免损伤膈。抽液速度要慢,且每次抽液不能超过 1000ml,以防突然发生纵隔移位。**肋纵隔隐窝**(costomediastinal recess)位于肋胸膜与纵隔胸膜反折处下部。因左肺前缘有心切迹,故左侧的肋纵隔隐窝较大。左肋纵隔隐窝位于胸骨左侧第 4～5 肋间隙后方、心包前方和肺的心切迹内侧。

临床上常采用胸膜腔穿刺术和胸腔闭式引流术,抽出胸膜腔内积液进行化验检查,以明确诊断,也可对不同原因引起的气胸、血胸、脓胸和液气胸进行治疗,还可以向胸腔内注射药物。胸膜腔穿刺和胸腔闭式引流由浅入深需经皮肤、浅筋膜、深筋膜、胸廓外肌层、肋间软组织、胸内筋膜和壁胸膜才能进入胸膜腔。穿刺部位不同所经过的肌层也不尽相同,如胸腔积气时可在锁骨中线第 2 肋间穿刺或闭式引流,需经过胸大肌;胸腔积液、血胸、血气胸和胸腔手术后的闭式引流可在腋中线第 5～6 肋间进行穿刺或引流,需经过前锯肌;胸腔积液可在肩胛线附近第7~8肋间穿刺,需经过背阔肌。总之,应依据胸部标志线、肺和胸膜的体表投影以及胸膜隐窝形成的解剖学基础,准确定位,并掌握进针深度,以免损伤血管和肺组织。

气胸是指胸腔内出现气体,在下列三种情况下发生:肺泡与胸腔之间产生破口,气体将从肺泡进入胸腔,直到压力差消失或破口闭合;胸壁创伤产生与胸腔的交通;胸腔内有产气的微生物。临床上主要见于前两种情况。除穿刺抽气外,常见的手术治疗为:①开胸手术:在胸膜漏气的部位烧灼、结扎或缝合并发的肺大疱,以关闭漏口。②外科化学性胸膜固定术。③经腋前线的小口胸廓切开术:通过该切口可进行肺尖胸膜切除术或剥脱术,并可仔细

检查肺尖的胸膜下肺大疱,必要时结扎这些肺大疱。④电视辅助胸腔镜手术:胸腔镜下探查胸腔时应遵循自上而下、从后往前的顺序,尤其是肺尖、上叶近纵隔处、叶间裂、下叶上段等肺大泡好发部位全面仔细探查,可避免遗漏。较小的肺大疱可采用套扎、钛夹夹闭缝扎、电凝、灼凝、胶水喷洒等多种方法处理,较大的肺大疱或漏气较重的大疱需用Endo-GIA 切割。在有些病例,为了防止肺大疱切除术后漏气或复发,需进行胸膜固定术,目前常用的是胸膜法和滑石粉喷撒法。

### 三、胸膜反折线的体表投影

壁胸膜各部反折部位在体表的投影中,胸膜前界和下界有实用意义(图3-12,表3-2)。

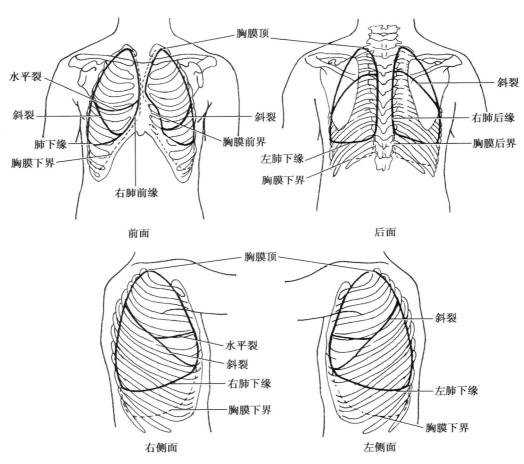

图 3-12　肺和胸膜的体表投影

表 3-2　肺和胸膜下界的体表投影

| | 锁骨中线 | 腋中线 | 肩胛线 | 脊柱旁线 |
|---|---|---|---|---|
| 肺下界 | 第6肋 | 第8肋 | 第10肋 | 第10胸椎棘突 |
| 胸膜下界 | 第8肋 | 第10肋 | 第11肋 | 第12胸椎棘突 |

（一）胸膜前界

胸膜前界为肋胸膜前缘与纵隔胸膜前缘的反折线。两侧起自锁骨内侧 1/3 上方 2～3cm 的胸膜顶，向内下方经胸锁关节后面至第 2 胸肋关节高度两侧靠拢，在中线略偏左垂直下行，右侧直达第 6 胸肋关节处转向外移行为下界；左侧至第 4 胸肋关节高度略转向外下，在胸骨侧缘外侧 2.0～2.5cm 下行，达第 6 肋软骨中点处移行为下界。两侧胸膜前界在第 2～4 胸肋关节高度靠拢，向上、下分开形成两个三角形的无胸膜区，上区为**上胸膜间区（胸腺三角）**，内有胸腺；下区为**下胸膜间区（心包三角）**，内有心包和心。胸腺和心包的前面无胸膜覆盖，直接与胸骨相贴。

两侧胸膜前界有重叠现象，出现率约为 26%，老年人可高达 39.5%。开胸手术时应注意这种情况存在的可能性，以防发生两侧气胸。右侧胸膜向下跨过右剑肋角者约占 1/3，故肋弓下切口应注意有损伤右侧胸膜的可能。左侧胸膜前界第 4 胸肋关节以下部分位于胸骨后方的个体相对较多，故临床选择心包穿刺的部位以左剑肋角处较为安全。

（二）胸膜下界

胸膜下界为肋胸膜下缘与膈胸膜的反折线。右侧起自第 6 胸肋关节后方，左侧起自第 6 肋软骨中点处，两侧均向外下行，在锁骨中线与第 8 肋相交，在腋中线与第 10 肋相交，在肩胛线与第 11 肋相交，近后正中线处平第 12 胸椎棘突。右侧胸膜下界略高于左侧。

### 四、胸膜的血管、神经和淋巴引流

1. 血管　壁胸膜的血液供应主要来自肋间后动脉、胸廓内动脉和心包膈动脉的分支；脏胸膜的血液供应来自支气管动脉和肺动脉的分支。静脉与同名动脉伴行，最终注入上腔静脉和肺静脉。

2. 神经　壁胸膜由脊神经的躯体感觉神经分布，其中肋间神经分布于肋胸膜和膈胸膜的周围部，膈神经分布于纵隔胸膜、胸膜顶和膈胸膜中央部。壁胸膜对机械性刺激敏感，痛阈低，定位准确。手术麻醉时，应逐层浸润直达胸膜壁层。胸膜炎时常可引起牵涉性痛，如出现胸腹部痛或颈肩部痛等。脏胸膜由来自肺丛的内脏感觉神经分布，故脏胸膜对触摸、温度等刺激不敏感，定位不准确，但对牵拉敏感。肺丛位于肺根前、后方，故肺手术时可在肺根进行局部麻醉。

3. 淋巴引流　胸膜的淋巴管位于间皮深面的结缔组织中。脏胸膜的淋巴管与肺的淋巴管吻合，注入支气管肺淋巴结。壁胸膜各部的淋巴管分别注入胸骨旁淋巴结、肋间淋巴结、膈淋巴结、纵隔淋巴结和腋淋巴结。

## 第四节　肺

### 一、位置和分叶

**肺**（lung）左右各一，位于胸腔内，纵隔的两侧，并借肺根和肺韧带与纵隔相连（图 3-13，图 3-14）。左肺被**斜裂**（oblique fissure）分为上、下两叶，右肺被斜裂和**水平裂**（horizontal fissure）分为上、中、下 3 叶。有的个体肺裂不完全，肺叶之间有肺实质融合，也可能有额外的肺裂和肺叶。

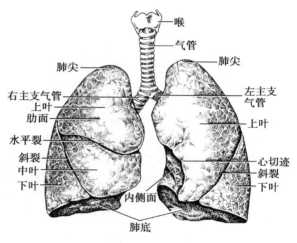

图 3-13　肺

### 二、体表投影

1. 肺的前界和下界　肺的前界几乎与胸膜前界一致，仅左肺前缘在第 4 胸肋关节高度沿第 4 肋软骨急转向外至胸骨旁线处弯向外下，呈略凸向外侧的弧形线下行，至第 6 肋软骨中点续为肺下界。两肺下界较胸膜下界稍高，平静呼吸时，在锁骨中线、腋中线和肩胛线分别与第 6、8、10 肋相交，近后正中线处平第 10 胸椎棘突（图 3-12，表 3-2）。小儿肺下缘比成人约高 1 个肋。

2. 肺裂　左、右肺斜裂平第 3 胸椎棘突高度，斜向外下方，绕过胸侧部至锁骨中线与第 6 肋相交处。右肺水平裂平右侧第 4 胸肋关节向外侧，至腋中线与斜裂相交（图 3-12）。

3. 肺根　前方平对第 2～4 肋间隙前端，后方平第 4～6 胸椎棘突高度，在后正中线与肩胛骨内侧缘连线中点的垂直线上。

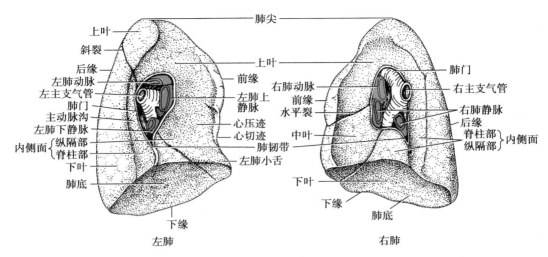

图 3-14 肺的内侧面

### 三、肺门和肺根

1. 肺门 **肺门**（hilum of lung）为肺纵隔面中部的凹陷，又称**第一肺门**，有主支气管、肺动脉、肺静脉、支气管动静脉、淋巴管和肺丛等结构出入（图 3-14）。肺门处常有数个**支气管肺淋巴结**（bronchopulmonary lymph node）（**肺门淋巴结**），结核或肿瘤引起该淋巴结肿大时可压迫支气管，甚至引起肺不张。叶支气管和血管等结构出入各肺叶处称**第二肺门**。

2. 肺根 **肺根**（root of lung）为出入肺门各结构的总称，外包以胸膜。肺根主要结构的位置关系有一定规律，由前向后两肺均为肺上静脉、肺动脉、主支气管和肺下静脉。自上而下左肺根为肺动脉、主支气管、肺上静脉和肺下静脉，右肺根为上叶支气管、肺动脉、中间支气管、肺上静脉和肺下静脉（图 3-14）。左、右肺下静脉位置最低，手术切断肺韧带时应注意保护。

肺根前方有膈神经和心包膈血管通过，后方有迷走神经，下方有肺韧带。右肺根前方尚有上腔静脉、部分心包和右心房，后上方有奇静脉弓勾绕。左肺根上方有主动脉弓跨过，后方有胸主动脉。

### 四、肺段支气管和肺段

肺由肺实质和间质构成，表面覆以胸膜脏层。肺实质主要包括肺内各级支气管和肺泡，间质是肺内血管、淋巴管、神经和结缔组织的总称。主支气管进入肺反复分支，越分越细，呈树枝状，称**支气管树**（bronchial tree）。**主支气管**（principal bronchus）是气管的第 1 级分支，**肺叶支气管**（lobar bronchus）

为第 2 级分支，**肺段支气管**（segmental bronchus）为第 3 级分支（图 3-15）。临床作气管镜检查时，可见主支气管、肺叶支气管和肺段支气管的开口。根据支气管的位置和方向，能将气管镜插入肺段支气管。

每一肺段支气管及其所属的肺组织称**支气管肺段**（bronchopulmonary segment），简称**肺段**。肺段呈圆锥形，底向肺表面，尖朝向肺门。肺段内有肺段支气管及其伴行的肺动脉和支气管动脉的分支等。肺段间有少量结缔组织和段间静脉，该静脉收集相邻肺段的血液，是肺段切除的标志。

右肺有 10 个肺段，左肺有 8～10 个肺段（图 3-15，表 3-3）。由于左肺上叶的尖段支气管与后段支气管、下叶的内侧底段支气管与前底段支气管常共干，相应出现尖后段和内侧前底段，故左肺常有 8 个肺段。

### 五、血管、神经和淋巴引流

肺的血管有两个系统，一是功能性血管，即肺动、静脉，参与气体交换；二是营养性血管，即支气管动、静脉，供给氧气和营养物质。肺动脉与支气管动脉的终末支之间有吻合。肺动脉狭窄或阻塞时，支气管动脉可代偿肺动脉，参与气体交换。患肺慢性疾病时，通过血管吻合，支气管动脉的高压血流进入肺动脉系，可加重肺动脉高压。

1. 肺动脉干（pulmonary trunk） 起自右心室，在左主支气管前方向左后上行，至主动脉弓下方，平第 4 胸椎高度分为左、右肺动脉。**左肺动脉**（left pulmonary a.）较短，在胸主动脉前方和左主支气管前上方向左上穿肺门进入左肺。**右肺动脉**（right pulmonary a.）较长，斜向右下，经升主动脉和

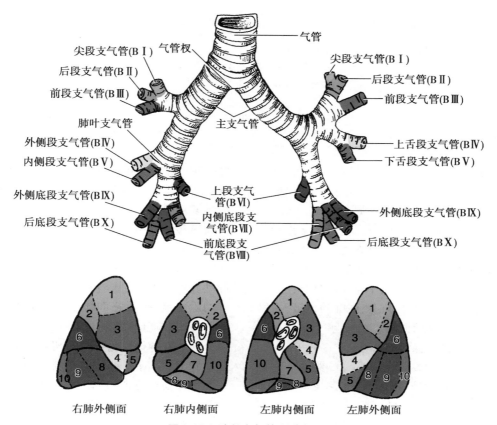

图 3-15　肺段支气管和肺段

右肺:1. 尖段；2. 后段；3. 前段；4. 外侧段；5. 内侧段；6. 上段；7. 内侧底段；8. 前底段；9. 外侧底段；10. 后底段

左肺:1. 尖段；2. 后段；3. 前段；4. 上舌段；5. 下舌段；6. 上段；7. 内侧底段；8. 前底段；9. 外侧底段；10. 后底段

表 3-3　肺段支气管和肺段

| | 肺叶 | 肺叶支气管 | 肺段支气管 | 支气管肺段 |
|---|---|---|---|---|
| 右肺 | 上叶 | 上叶支气管 | 尖段支气管 B Ⅰ | 尖段 S Ⅰ |
| | | | 后段支气管 B Ⅱ | 后段 S Ⅱ |
| | | | 前段支气管 B Ⅲ | 前段 S Ⅲ |
| | 中叶 | 中叶支气管 | 外侧段支气管 B Ⅳ | 外侧段 S Ⅳ |
| | | | 内侧段支气管 B Ⅴ | 内侧段 S Ⅴ |
| | 下叶 | 下叶支气管 | 上段支气管 B Ⅵ | 上段 S Ⅵ |
| | | | 内侧底段支气管 B Ⅶ | 内侧底段 S Ⅶ |
| | | | 前底段支气管 B Ⅷ | 前底段 S Ⅷ |
| | | | 外侧底段支气管 B Ⅸ | 外侧底段 S Ⅸ |
| | | | 后底段支气管 B Ⅹ | 后底段 S Ⅹ |
| 左肺 | 上叶 | 上叶支气管上干 | 尖段支气管 B Ⅰ ⎫（尖后段支气<br>后段支气管 B Ⅱ ⎭ 管 B Ⅰ +B Ⅱ）<br>前段支气管 B Ⅲ | 尖段 S Ⅰ ⎫（尖后段<br>后段 S Ⅱ ⎭ S Ⅰ +S Ⅱ）<br>前段 S Ⅲ |
| | | 上叶支气管下干 | 上舌段支气管 B Ⅳ | 上舌段 S Ⅳ |
| | | | 下舌段支气管 B Ⅴ | 下舌段 S Ⅴ |

续表

| 肺叶 | 肺叶支气管 | 肺段支气管 | | 支气管肺段 | |
| --- | --- | --- | --- | --- | --- |
| 下叶 | 下叶支气管 | 上段支气管 BⅥ | | 上段 SⅥ | |
| | | 内侧底段支气管 BⅦ | 内侧前底段支气管（BⅦ+BⅧ） | 内侧底段 SⅦ | （内侧前底段 SⅦ+SⅧ） |
| | | 前底段支气管 BⅧ | | 前底段 SⅧ | |
| | | 外侧底段支气管 BⅨ | | 外侧底段 SⅨ | |
| | | 后底段支气管 BⅩ | | 后底段 SⅩ | |

上腔静脉的后方、奇静脉弓下方穿肺门进入右肺。左、右肺动脉入肺后伴随支气管走行并反复分支，最后形成毛细血管，分布于肺泡周围。

2. 肺静脉（pulmonary v.） 包括**肺上静脉**和**肺下静脉**，每侧两条。肺上静脉在主支气管和肺动脉的下方行向内下，平第3肋软骨高度穿心包注入左心房。肺下静脉水平向前，平第4肋软骨注入左心房。右肺上静脉收集右肺上、中叶的血液，右肺下静脉收集右肺下叶的血液。左肺上、下静脉分别收集左肺上、下叶的血液。

3. 支气管动脉（bronchial a.） 细小。左侧支气管动脉一般有2支，平第4~6胸椎高度起自胸主动脉。右侧支气管动脉一般有1支或2支，多数起自右侧第3肋间后动脉。支气管动脉伴肺根结构入肺，分布于各级支气管壁、血管壁和脏胸膜等处。**支气管静脉**（bronchial v.）由围绕呼吸性细支气管的静脉丛发出，至肺门处汇合成2~3条，在肺根汇成总干，左侧注入半奇静脉，右侧注入奇静脉或上腔静脉。

4. 神经 迷走神经和胸交感干的分支在肺根前、后方组成肺丛，随肺根入肺，分布于支气管、血管和腺体。副交感神经兴奋，使支气管平滑肌收缩、血管舒张和腺体分泌。交感神经兴奋的作用则相反，故哮喘患者用拟交感神经性药物可解除支气管平滑肌痉挛。内脏感觉神经纤维加入肺丛，分布于肺泡、各级支气管黏膜和脏胸膜，传递内脏感觉冲动。

5. 淋巴引流 肺的淋巴管丰富，分浅、深两组，浅淋巴管位于脏胸膜深面，深淋巴管位于肺内各级支气管周围。两组淋巴管最后注入支气管肺淋巴结。肺的淋巴结包括位于肺内支气管周围的肺淋巴结和位于肺门的支气管肺淋巴结。

右肺切除术的解剖标志为上腔静脉、奇静脉和膈神经。右肺切除的术式包括：①右肺上叶切除术：先解剖肺上静脉，注意保护中叶静脉。肺动脉位于肺静脉后方。离断奇静脉，以便于分离肺动脉。注意肺动脉有时脆弱易破，尤其肿瘤破坏或与淋巴结粘连时。肺动脉近端应套带控制，肺动脉分支游离要有一定长度。由于支气管动脉旁常有肿瘤转移淋巴结，解剖层次应在淋巴结与支气管之间。松解肺韧带，以扩张残肺。②右肺中叶切除术：经斜裂解剖肺动脉和肺静脉。支气管位于肺动脉后下方，动脉离断后容易显露。③右肺下叶切除术：经斜裂解剖肺动脉。由于基底段的肺动脉短，故应分别结扎切断基底段和上段的肺动脉分支。在肺韧带内分离和切断肺下静脉。切断肺动脉后，经前方进路容易显露下方的支气管。切断下叶支气管时，应注意保护中叶支气管。如病变累及中叶支气管口处，需行中、下叶切除。④右全肺切除术：必要时在心包内处理肺血管。有时需切断支气管，以便获得处理肺血管的足够长度。尽量近气管杈处切断右主支气管，残端用纵隔胸膜包裹，以防止支气管胸膜瘘。注意保护膈神经。大的心包缺损需用人工材料修补，防止心脏疝。

左肺切除术的解剖标志为主动脉弓。左肺动脉较右肺动脉短。应注意处理动脉韧带。左肺切除术式包括：①左肺上叶切除术：尖后段动脉短粗，过度牵拉上叶可引起该血管撕裂。如不能控制出血，则需改全肺切除术，故近端应套带控制。离断动脉韧带可增加左肺动脉游离长度，但应避免损伤喉返神经。支气管断端应在分叉处。松解肺韧带，以扩张残肺。②左肺下叶切除术：经斜裂解剖肺动脉。如果斜裂不全，从肺门解剖至下叶上段的肺动脉分支，该分支的前方有上叶前段和上、下舌段的肺动脉分支。下叶基底段动脉较长，易于处理。上段和基底段动脉分支应分别结扎切断。应在分叉处切断下叶支气管。③左全肺切除术：切断动脉韧带，可能需要在心包内处理肺动脉。左主支气管位于主动脉弓下方，应尽量向近端解剖，在气管杈处切断。如果主动脉弓下方的淋巴结发生肿瘤转移并侵犯喉返神经，这些淋巴结难以解剖和切除。

袖式肺叶切除术指仅解剖和切除病变支气管及其周围的淋巴结,保留支气管动脉以促进吻合口愈合。

# 第五节 纵 隔

## 一、概述

### (一) 位置和境界

**纵隔**(mediastinum)为左、右两侧纵隔胸膜间全部器官、结构和结缔组织的总称。纵隔呈矢状位,位于胸腔正中偏左,上窄下宽,前短后长。纵隔的前界为胸骨和肋软骨的一部分,后界为脊柱胸段,两侧界为纵隔胸膜,上界为胸廓上口,下界为膈。正常情况下,纵隔的位置相对较固定,若一侧发生气胸时,纵隔可向对侧移位或摆动。

胸廓出口综合征是指因先天性或后天性因素胸廓出口处的臂丛神经、锁骨下动脉和锁骨下静脉受压迫而产生的一系列症状。任何可使胸廓出口狭窄的原因均可导致神经血管压迫,其中骨性卡压包括颈肋、第7颈椎横突过长、第1肋骨变异和锁骨骨折后骨痂形成等,软组织因素包括异常纤维束带、胸膜上膜、斜角肌、锁骨下肌等先天性或后天性改变。治疗方法多采用第1肋切除术。术中应注意:①尽可能避免损伤肋间臂神经(第2肋间神经的外侧皮支)。②在切开骨膜后,将骨膜和胸膜一并向下分开,以免造成气胸。③在切断前、中斜角肌时,需注意保护胸长神经和膈神经。④需松解所有可能造成压迫的结构,如韧带、颈肋、第7颈椎横突等。

### (二) 分区

为了便于描述纵隔的结构和临床应用,可用下列方法将纵隔分为若干区。

1. **四分法** 是常用的解剖学分区方法。以胸骨角与第4胸椎体下缘平面(胸骨角平面)为界,将纵隔分为上纵隔和下纵隔。下纵隔又以心包的前、后壁为界分为前、中、后纵隔。前纵隔为胸骨后面与心包前壁之间的部分,中纵隔为心、心包和出入心的大血管根部所占据的区域,后纵隔为心包后壁与脊柱之间的部分(图3-16)。本书按四分法叙述纵隔各区的器官和结构。

2. **三分法** 以气管、气管权前壁和心包后壁的额状面为界分为前、后纵隔,再以胸骨角平面将前纵隔分为上、下纵隔。

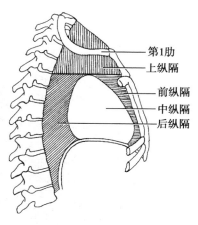

图 3-16 纵隔的分区(右侧面)

第1肋
上纵隔
前纵隔
中纵隔
后纵隔

3. **九分法** 常用于放射学检查。在侧位X线片上,经气管、主动脉升部和心包前缘作一纵线,经食管前缘作另一纵线,再经胸骨角平面和肺门下缘平面各作一水平线,将纵隔分为9区。

纵隔镜手术可分为标准纵隔镜手术、扩大颈部纵隔镜手术和胸骨旁纵隔镜手术。前两种手术主要用于主动脉弓淋巴结、气管旁淋巴结和气管支气管淋巴结以及气管周围病变的手术,在胸骨的颈静脉切迹上约一横指处作颈部正中横切口,长度一般为3~4cm。切开气管前筋膜,将纵隔镜插入气管前间隙,向下达气管胸部、气管权和左右主支气管等处,对病灶进行观察、活组织检查和胸腺肿瘤切除等。也可联合腹部切口,经膈食管裂孔途径行食管胸部肿瘤等切除术。胸骨旁纵隔镜手术主要用于主动脉弓淋巴结活检、评估肺门肿瘤的可切除性、诊断上腔静脉综合征等,在胸骨旁2cm外沿第2肋或第2肋间隙作4~5cm切口,女性患者也可作纵向切口以保护乳腺。

### (三) 纵隔左侧面

纵隔左侧面中部有左肺根,其上方有主动脉弓及其分支左颈总动脉和左锁骨下动脉,前下方有心包形成的隆凸,后方有胸主动脉、左交感干和内脏大神经等。左锁骨下动脉、主动脉弓与脊柱围成**食管上三角**,内有胸导管和食管上份。胸主动脉、心包和膈围成**食管下三角**,内有食管下份。左膈神经与心包膈血管伴行,在主动脉弓左前方下降,经肺根前方沿心包侧壁至膈。左迷走神经位于主动脉弓左前方,经肺根后方至食管前面下行。左喉返神经在主动脉弓下缘处自左迷走神经发出,在动脉韧带后外方绕主动脉弓上行(图3-17)。

### (四) 纵隔右侧面

纵隔右侧面中部有右肺根,其上方有奇静脉

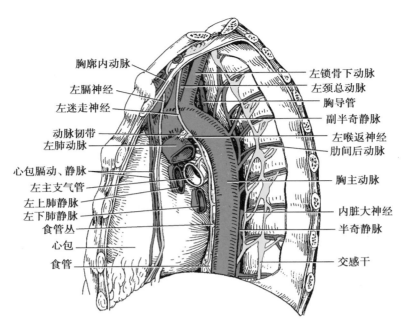

胸廓内动脉
左膈神经
左迷走神经
动脉韧带
左肺动脉
心包膈动、静脉
左主支气管
左上肺静脉
左下肺静脉
食管丛
心包
食管

左锁骨下动脉
左颈总动脉
胸导管
副半奇静脉
左喉返神经
肋间后动脉
胸主动脉
内脏大神经
半奇静脉
交感干

图 3-17　纵隔（左侧面）

弓，此弓向前注入上腔静脉。上方还有右头臂静脉、气管和食管。前下方有心包形成的隆凸，右侧隆凸远小于左侧。下方有下腔静脉。后方有食管、奇静脉和右交感干。右膈神经与心包膈血管伴行，经上腔静脉右侧、肺根前方，紧贴心包右侧壁下行至膈。右迷走神经在气管右侧下行，经肺根后方至食管后面，此神经在右锁骨下动脉高度发出右喉返神经（图 3-18）。

## 二、上纵隔

**上纵隔**（superior mediastinum）的器官由前向后大致可分为 3 层：①前层主要有胸腺，左、右头臂静脉和上腔静脉；②中层有主动脉弓及其 3 大分支（头臂干、左颈总动脉和左锁骨下动脉）、膈神经和迷走神经；③后层有气管、食管、左喉返神经和胸导管等（图 3-17 ~ 图 3-20）。食管胸部、胸导管和胸交

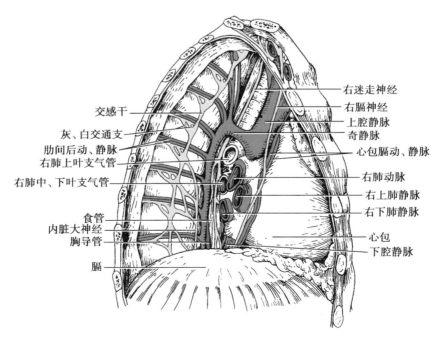

交感干
灰、白交通支
肋间后动、静脉
右肺上叶支气管
右肺中、下叶支气管
食管
内脏大神经
胸导管
膈

右迷走神经
右膈神经
上腔静脉
奇静脉
心包膈动、静脉
右肺动脉
右上肺静脉
右下肺静脉
心包
下腔静脉

图 3-18　纵隔（右侧面）

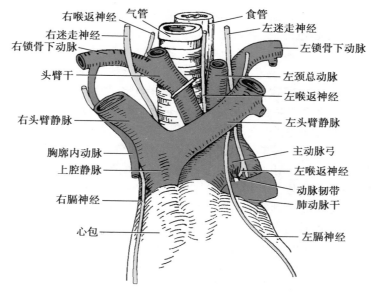

图 3-19 上纵隔的结构

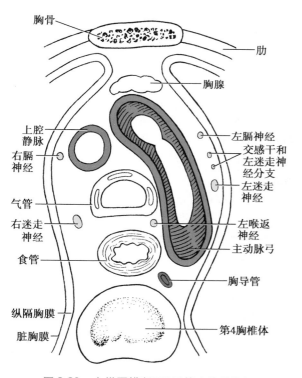

图 3-20 上纵隔横断面（平第 4 胸椎体）

感干位于上纵隔后部和后纵隔，见后纵隔叙述。

（一）胸腺

**胸腺**(thymus)为重要的淋巴器官，兼有内分泌功能。位于上纵隔前层、上胸膜间区的结缔组织内。胸腺由不均等的左、右两侧叶构成，呈锥体状，表面覆以结缔组织被囊。上端可达胸廓上口，甚至伸入颈部。下端可至前纵隔内。前方为胸骨，后面有心包、出入心的大血管和气管。新生儿和幼儿的胸腺较大，重约 10～15g，青春期后达高峰，重约 25～40g，之后逐渐退化，被脂肪组织所代替。

胸腺的动脉主要来自胸廓内动脉，静脉汇入头臂静脉或胸廓内静脉，支配胸腺的神经来自颈交感干和迷走神经的分支。胸腺的淋巴管丰富，注入纵隔前淋巴结或胸骨旁淋巴结。**纵隔前淋巴结**(anterior mediastinal lymph node)位于上纵隔前部和前纵隔内，在头臂静脉、上腔静脉、主动脉弓及其分支、心包的前方，引流胸腺、心包前部、心、纵隔胸膜、膈前部和肝上面的淋巴，其输出淋巴管注入支气管纵隔干。在作胸腺切除术治疗胸腺瘤、胸腺增生合并重症肌无力时，应完全切除胸腺，并切除胸腺两侧的疏松结缔组织。

（二）头臂静脉和上腔静脉

1. **头臂静脉**(brachiocephalic v.) 由锁骨下静脉和颈内静脉在胸锁关节后方合成。左头臂静脉长 6～7cm，斜向右下方，越过主动脉弓的 3 大分支前面，位于胸骨柄和胸腺的后方，有时甚至高于胸骨柄，贴在气管颈部的前面，尤以儿童多见，故气管切开术时应注意高位左头臂静脉存在的可能。右头臂静脉长 2～3cm，垂直下行，其后方为右迷走神经，内后方为头臂干。

2. **上腔静脉**(superior vena cava) 长约 7cm，位于上纵隔右前部，第 1、2 肋间隙前端的后方，由左、右头臂静脉在右侧第 1 胸肋结合处后方合成，向下穿心包，至第 3 胸肋关节高度注入右心房。上腔静脉前方有胸膜和右肺，后方有气管和右迷走神经，后下方有右肺根。左侧有升主动脉和主动脉弓起始部,右侧有右膈神经、心包膈血管和纵隔胸膜。上腔静脉在穿纤维心包之前,有奇静脉注入。

### (三) 主动脉弓及其分支

1. 位置　**主动脉弓**(aortic arch)位于胸骨柄下半部的后方,平右侧第2胸肋关节高度续升主动脉,从右前方弯向左后方,行至脊柱左侧第4胸椎体下缘处移行为胸主动脉。主动脉弓的上缘平胸骨柄中部或稍上方,下缘平胸骨角。小儿主动脉弓位置略高,向上可达胸骨柄上缘,作气管切开时应注意。新生儿主动脉弓在左锁骨下动脉与左颈总动脉起始部之间至动脉导管相对的部位常有一明显的狭窄段,称**主动脉峡**(aortic isthmus),其位置平第3胸椎,成人在该处下缘有一切迹。由于主动脉弓较为游离,降主动脉相对固定,减速伤的剪切力易造成主动脉峡部撕裂。

2. 毗邻　主动脉弓自右至左向上发出头臂干、左颈总动脉和左锁骨下动脉,这些分支根部前方有左头臂静脉和胸腺。主动脉弓的下方有肺动脉杈、动脉韧带、左喉返神经、左主支气管和心浅丛。左前方有左纵隔胸膜、肺、膈神经、心包膈血管、迷走神经及其发出的心支等。右后方有气管、食管、左喉返神经、胸导管和心深丛等。左膈神经和迷走神经在主动脉弓与纵隔胸膜间下行,两神经间有来自左迷走神经和左颈交感干的心支,向下形成心浅丛。偶见双主动脉弓和迷走锁骨下动脉,双主动脉弓可形成血管环,压迫气管和食管。主动脉瘤压迫气管可出现呼吸困难,累及左喉返神经时可影响发音。

### (四) 动脉导管三角

**动脉导管三角**位于主动脉弓的左前方,前界为左膈神经,后界为左迷走神经,下界为左肺动脉,内有动脉韧带(或动脉导管)、左喉返神经和心浅丛等,是手术中寻找动脉导管的标志。因左喉返神经紧贴动脉韧带(或动脉导管)左侧,绕主动脉弓下缘后上升,故左喉返神经也作为手术中寻找动脉导管的标志。在作经左胸食管癌根治术、动脉导管结扎、主动脉瘤手术和主动脉弓下淋巴结清扫时,应注意保护左喉返神经。注意事项包括:①在左侧迷走神经分出左喉返神经以下游离食管时,尽可能使用电刀或超声刀将食管及其周围组织整块切除。②在左侧迷走神经分出左喉返神经以上游离食管时,应紧贴食管外膜进行游离,特别到达胸廓入口处改锐性分离为钝性分离。③在作左侧开胸手术时如发现食管颈部和胸上部与周围组织粘连紧密

时,应果断打开食管上三角,直视下游离食管,直到使食管与周围组织明显分开为止,并减少游离食管颈部的操作。

**动脉韧带**(arterial lig.)连于主动脉弓下缘与左肺动脉起始部,长0.3~2.5cm,宽0.3~0.6cm,是胚胎时期动脉导管在出生后不久闭锁的纤维结缔组织索。若满一周岁仍未闭锁,即为动脉导管未闭,常须结扎治疗,手术时注意勿损伤左喉返神经。显露动脉导管的肺动脉端,需小心推移动脉导管表面的心包以免损伤。在动脉韧带周围有**动脉韧带淋巴结**(lymph node of arterial lig.),其输出淋巴管注入纵隔前淋巴结,左肺上叶癌常转移至此淋巴结。

**动脉导管未闭**是常见的先天性心脏病,约占15%~21%,女性发病率是男性2~3倍。根据未闭导管的形态,可分为管型、漏斗型、窗型和动脉瘤型(图3-21)。因主动脉内血液分流入肺动脉,引起肺动脉高压和右心室肥大等,严重者可发生心力衰竭。

### (五) 气管胸部和主支气管

1. 气管胸部(thoracic part of trachea)　位于上纵隔中央,平颈静脉切迹与其颈部相续,下端平胸骨角平面分为左、右主支气管,分叉处称**气管杈**(bifurcation of trachea)。气管杈位于主动脉弓下方。婴儿的气管杈位置较高,约平第3胸椎。气管杈的内面有一凸向上的半月形**气管隆嵴**(carina of trachea),此结构常偏向左侧,是气管镜检查时辨认左、右主支气管起点的标志。气管隆嵴的异常偏移常提示肺或纵隔有病变,肿瘤患者的气管隆嵴增宽或活动差常提示有纵隔淋巴结转移。气管胸部的前方有胸骨柄、胸腺、左头臂静脉、主动脉弓、头臂干、左颈总动脉、心丛等,右前方有右头臂静脉和上腔静脉。气管后方有食管,外后方有喉返神经,左侧有左迷走神经和左锁骨下动脉,右侧有奇静脉弓。在气管周围有**气管旁淋巴结**(paratracheal lymph node),引流气管和部分食管的淋巴,其输出淋巴管注入支气管纵隔干。

2. 主支气管　**右主支气管**(right principal bronchus)粗短而陡直,长1.9~2.1cm,其下缘与气管中线的夹角约23°。**左主支气管**(left principal bronchus)细长而倾斜,长4.5~4.8cm,其下缘与气管中线的夹角约37.5°。因此,气管内异物多坠入右主支气管,支气管镜或气管插管也易入右主支气管。右主支气管平第5胸椎体高度进入右肺门,其前方有升主动脉、右肺动脉和上腔静脉,后上方有奇静

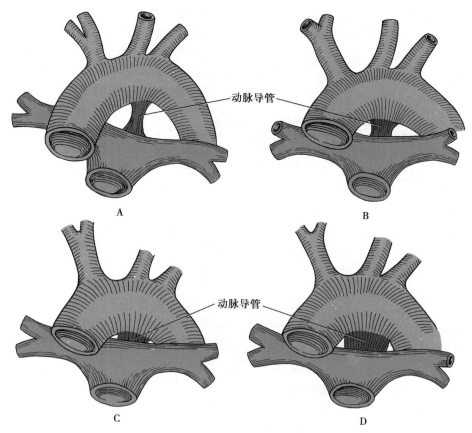

图 3-21 动脉导管未闭

A. 管型；B. 漏斗型；C. 窗型；D. 动脉瘤型

脉弓勾绕。左主支气管平第 6 胸椎高度进入左肺门，其前方有左肺动脉，后方有胸主动脉，中段上方有主动脉弓跨过。在气管杈和主支气管周围有**气管支气管淋巴结**（tracheobronchial lymph node），引流肺、主支气管、气管杈和食管的淋巴，其输出淋巴管注入气管旁淋巴结。

气管和支气管异物可分为内源性异物和外源性异物两类，前者为呼吸道内的假膜、干痂、干酪样坏死物等，后者为经口误吸入的物品。气管和支气管异物通常指外源性异物。治疗采用 Heimlich 急救法（余气冲击法），用双臂从患者身后将其抱住，一手握拳，用拇指掌关节突出点顶住患者腹部正中线脐上部位，另一只手的手掌压在拳头上，连续快速向后、上推压冲击 6～10 次。注意不要伤其肋骨。如果无效，隔几秒钟后重复操作一次。由于使患者的腹内压突然增高，膈上抬而推挤胸腔，迫使肺泡余气经气管冲向喉部，将卡在气管内的异物冲出。若此法抢救失败，可直接用喉镜或支气管镜取出异物。在经过声门取出时，应将异物的长径转到与声门裂平行的位置，以减少阻力，并尽快通过。

取出异物后，检查异物是否完整或破碎，同时检查两肺的呼吸音是否恢复正常。如认为仍有异物存留可能，应再用支气管镜进行详细检查，并将异物取尽。对于用支气管镜钳取有困难的患者，可开胸取出。

支气管镜检查是将支气管镜经口或鼻置入患者的下呼吸道，即经过声门进入气管和支气管以及更远侧，直接观察气管和支气管的病变，并根据病变进行相应的检查和治疗。最常见的应用为经支气管镜活检，适用于气管、支气管腔内的病变或肺部弥漫性病变。超声内镜引导的经支气管针吸活检的穿刺后标本获取率优于普通盲法支气管针吸活检。将支气管镜通过喉镜插向声门，吸气时顺势将支气管镜插入声门下区。向下可看到白色的气管软骨环。见到气管隆嵴时，推入左、右主支气管，进而入肺叶支气管。先进行常规支气管镜检查，并彻底清理分泌物，以减少对后续检查的干扰。经切口处置入超声支气管镜，利用超声图像顺序探查纵隔内各群淋巴结，对于影像学肿大或可疑转移淋巴结（>5mm）均须进行穿刺活检。明确目标淋巴结及气管壁穿刺部位（气管软骨环间隙）后，置入穿刺活检针,在超声图像的实时监视下进行穿刺活检。

### 三、下纵隔

**下纵隔**(inferior mediastinum)分为前、中、后纵隔。

#### (一) 前纵隔

**前纵隔**(anterior mediastinum)为位于胸骨体与心包之间的狭窄部分,内有胸腺下部、胸膜囊前部、部分纵隔前淋巴结和疏松结缔组织。

#### (二) 中纵隔

**中纵隔**(middle mediastinum)以心包前、后壁为界,位于前、后纵隔之间,平第 5~8 胸椎,内有心包、心及出入心的大血管根部、奇静脉弓、膈神经、心包膈血管、心丛和淋巴结等。心的叙述见第六节。

1. **心包**(pericardium)　为包裹心和出入心的大血管根部的纤维浆膜囊,分为纤维心包和浆膜心包(图 3-17,图 3-18,图 3-22)。**纤维心包**(fibrous pericardium)由纤维结缔组织构成,呈锥体形,向上与出入心的大血管外膜相移行。**浆膜心包**(serous pericardium)分为脏、壁两层,壁层与纤维心包内面相愈着,在出入心的大血管根部反折移行至心表面,成为脏层,即心外膜。慢性炎症时,脏、壁层常粘连愈着,从而限制心脏舒缩。缩窄性心包炎行心包剥脱术时,一般先从左心室表面开始,以免发生右心室充血性心力衰竭。要注意松解房室沟以及上、下腔静脉入口处的纤维环。由于纤维心包厚而坚韧,不易伸展,故心包腔积液时腔内压力升高,可压迫心。

**心包腔**(pericardial cavity)为浆膜心包脏、壁层

围成的潜在性的腔隙,内有少量浆液,在心搏动时起润滑作用。在心包腔内,位于升主动脉、肺动脉与上腔静脉、左心房之间的腔隙称**心包横窦**(transverse sinus of pericardium),可通过一手指,是心血管手术暂时阻断血流的部位。位于两侧肺静脉、下腔静脉、左心房后壁和心包后壁之间的腔隙称**心包斜窦**(oblique sinus of pericardium),为心包积液的常见部位(图 3-22)。浆膜心包壁层的前部和下部反折处形成的腔隙称**心包前下窦**(anteroinferior sinus of pericardium),深 1~2cm,坐位时位置最低,是心包积液常先积聚部位。

心包前壁隔着胸膜和肺与胸骨和第 2~6 肋软骨相邻。由于胸膜前界在第 4~6 肋软骨高度形成心包三角,心包直接与左第 4~6 肋软骨前部、第 4~5 肋间隙和胸骨下左半部相邻,故此处称**心包裸区**,可经此部位进行心包穿刺。心包上方有升主动脉、肺动脉干和上腔静脉,下方有下腔静脉的心包外段,与膈中心腱愈合。心包前壁借**胸骨心包韧带**(sternopericardial lig.)与胸骨相连,该韧带起固定心包的作用。心包后方有主支气管、食管、胸导管、胸主动脉、奇静脉和半奇静脉等(图 3-23),两侧覆盖纵隔胸膜。膈神经和心包膈血管下行于心包与纵隔胸膜之间。

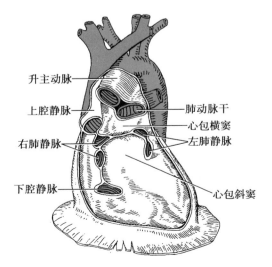

图 3-22　心包和心包窦

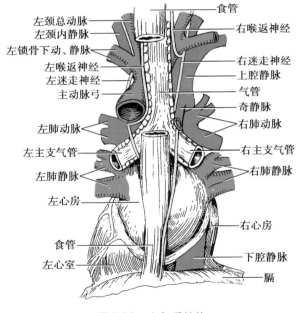

图 3-23　心包后结构

急性心包炎可出现心包积液,慢性心包炎可出现心包粘连、增厚、缩窄、钙化等病变。心包内有大量渗液时产生心包填塞症状,此时须施行心包穿刺术,抽液减压。穿刺部位如下:①在左剑肋角进针。

穿刺针向上、略向后,紧贴胸骨后推进。进针深度成人 3～5cm。穿经皮肤、浅筋膜、深筋膜和腹直肌、膈、纤维心包及浆膜心包壁层。临床上常选左剑肋角作为穿刺点。②在左侧第 5 肋间隙心浊音界内侧 1～2cm 处或在心尖搏动外侧 1～2cm 处进针。穿刺针向内、向后推进,指向脊柱。进针深度成人 2～3cm。穿经皮肤、浅筋膜、深筋膜和胸大肌、肋间外韧带、肋间内肌、胸内筋膜、纤维心包及浆膜心包壁层。③对疑有右侧或后侧包裹性积液者,可考虑选在右侧第 4 肋间隙胸骨侧缘处垂直穿刺或在右侧背部第 7 或 8 肋间隙肩胛线处穿刺。

心包的动脉来自心包膈动脉、肌膈动脉和食管动脉等。心包的静脉与动脉伴行,分别汇入胸廓内静脉、奇静脉或半奇静脉等。心包的神经来自膈神经、肋间神经、左喉返神经、心丛、肺丛和食管丛等。心包的淋巴管注入纵隔前、后淋巴结和膈上淋巴结。

2. 心包内大血管　心包内近心底处有出入心的大血管。升主动脉居中,其左前方有肺动脉干向左后方上行,右侧有上腔静脉向下注入右心房,右后下方有下腔静脉向上注入右心房。右肺上、下静脉位于上腔静脉和右心房的后方,左肺上、下静脉位于胸主动脉前方,向内侧注入左心房。升主动脉前壁有一条比较恒定的**升主动脉襞**,由心包脏层形成,位于升主动脉出心室平面至心包反折线之间,内含脂肪、小血管和神经丛,临床上可作为心血管手术的标志。升主动脉与主动脉窦的连接部位称为**窦管交界**,对主动脉瓣关闭起着重要作用,常作为主动脉和主动脉瓣手术切口的标志。升主动脉扩张时,窦管交界消失。在行保留主动脉瓣的主动脉根部重建手术时,人造血管的口径应以正常的窦管交界口径为标准。由于在心包内游离升主动脉,一旦发生夹层分离,很容易发生破裂和急性心包填塞,并可引起冠状动脉开口夹层分离、主动脉瓣关闭不全。

心脏移植术是治疗终末期心脏病的唯一有效方法。供体应选择无心脏疾患且心功能良好、无传染病、年龄在 50 岁以下的脑死亡者。应尽量缩短供心的缺血时间,一般在 6 小时以内。心脏移植术通常采用同种异体原位移植,经典的方法为心房吻合法,即切除病心时保留左、右心房后壁,供心左心房沿肺静脉开口剪开,右心房后壁自下腔静脉向上剪开,用连续缝合法先将供体和受体的左心房吻合,其次吻合右心房、主动脉、肺动脉(图 3-24)。也可采用腔静脉吻合法,即供体的左心房和受体的左心房吻合,供体的上、下腔静脉分别和受体的上、下腔静脉吻合,主动脉和肺动脉的吻合方法同经典

法,可减少术后心房纤颤和三尖瓣反流的发生。

### (三) 后纵隔

**后纵隔**(posterior mediastinum)位于心包后壁与下位 8 个胸椎体之间,上平胸骨角平面,下达膈。内有食管大部分、胸主动脉、奇静脉、半奇静脉、副半奇静脉、胸导管、迷走神经、胸交感干、内脏大神经、内脏小神经和淋巴结等(图 3-17,图 3-18)。在气管权以下,食管位居后纵隔最前部,其后方有胸主动脉、奇静脉和半奇静脉。胸导管位于胸主动脉与奇静脉之间、食管后方。食管和胸主动脉周围有纵隔后淋巴结。

1. 食管胸部 ( thoracic part of esophagus ) 经胸廓上口上接食管颈部,下行于上纵隔后部和后纵隔,穿膈食管裂孔续为食管腹部,长约 18cm,约占食管全长的 7/10(图 3-25 )。

(1) 分段与行程:食管胸部可以气管权下缘为界分为胸上段和胸下段。临床上常以主动脉弓上缘和左肺下静脉下缘为界分为上、中、下段。食管全长有 3 个生理性狭窄,其中两个位于胸部,分别位于与左主支气管相交处和穿膈的食管裂孔处,是食管疾病好发部位。食管侧面观呈凹向前的弯曲,其曲度与脊柱胸曲一致。食管在上纵隔后部位于气管与脊柱之间稍偏左侧,向下经气管权后方逐渐位于中线上,于胸主动脉右侧沿心包后壁下行至第 7 胸椎高度又偏左侧,在胸主动脉前方向左前下行,至第 10 胸椎高度穿膈的食管裂孔进入腹腔。

食管镜检查时,应将食管镜徐徐插入,可看清食管的状态、运动,看到主动脉弓压迹、左支气管压迹和心脏搏动。检查时应注意管壁的活动度和硬度、管腔状况和黏膜皱襞的形态,随时注意镜管进入的深度。如发现病变,应记录其方位以及距中切牙的距离,并进行拍照及采取组织。对于食管入口部的观察,通常只能在镜管退出时进行,故光导纤维食管镜检查有时不能达到观察食管入口处阻塞病变的目的,有必要改用硬管食管镜检查。

(2) 毗邻:食管胸段的前方有气管、气管权、左喉返神经、左主支气管、右肺动脉、心包、左心房和膈。左主支气管在平第 4、5 胸椎间向左跨过食管前方,此处为食管第 2 个狭窄,食管异物常嵌顿于此处。在第 5 胸椎以下,食管隔心包与左心房相邻,食管钡剂造影时可根据食管压迫程度判断左心房扩大程度。经食管也可行心房起搏或食管心动超声检查。食管与脊柱之间有食管后间隙,内有奇静脉、半奇静脉、副半奇静脉、胸导管、胸主动脉下部、右肋间后动脉和疏松结缔组织及淋巴结等。食管内异物穿破管壁可引起胸主动脉破裂出血。食

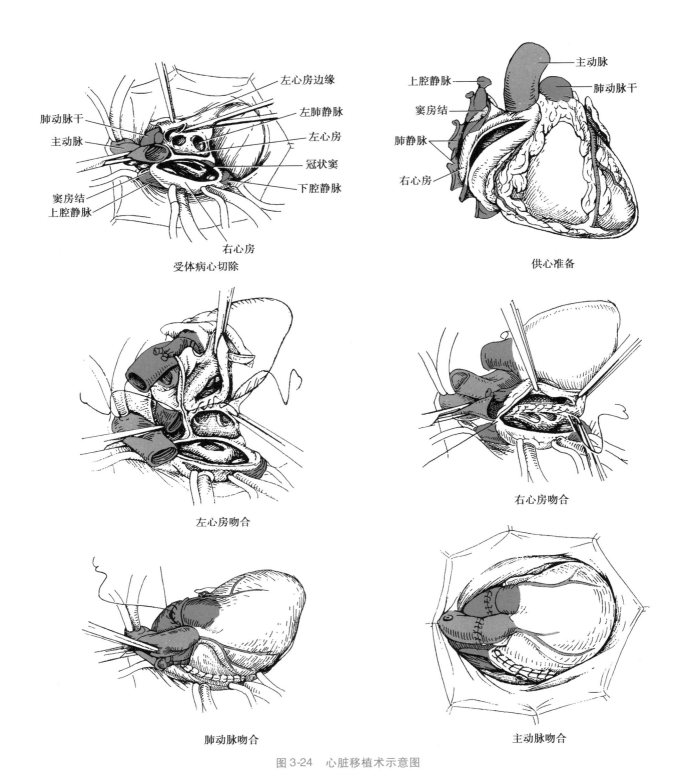

图 3-24　心脏移植术示意图

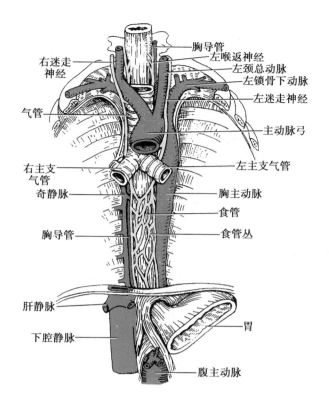

图 3-25　后纵隔的结构

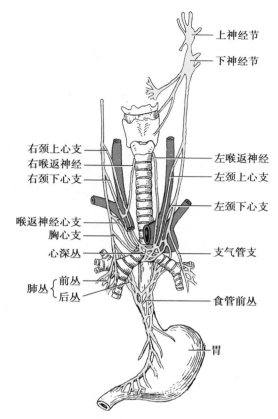

图 3-26　迷走神经的分支

管左侧有左颈总动脉、左锁骨下动脉、主动脉弓末段、胸主动脉上部、胸导管上 1/3 和左纵隔胸膜,右侧有奇静脉弓和右纵隔胸膜。在食管两侧有迷走神经绕肺根后方下行,左、右迷走神经分别至食管前、后面,分支形成食管前、后丛,由神经丛发出食管支至食管,其余神经纤维继续向下合成迷走神经前、后干,经食管裂孔入腹腔。作食管裂孔疝修补术时,应避免损伤迷走神经前、后干(图 3-26)。

(3)食管与胸膜的位置关系:食管左侧在食管上、下三角与纵隔胸膜相贴,在主动脉弓平面与第 7 胸椎之间不与纵隔胸膜相贴。食管右侧除奇静脉弓处外,其余部分均与右纵隔胸膜相贴。右纵隔胸膜在肺根以下常突至食管后方达中线,形成**食管后隐窝**(retroesophageal recess)(图 3-27),故可通过右

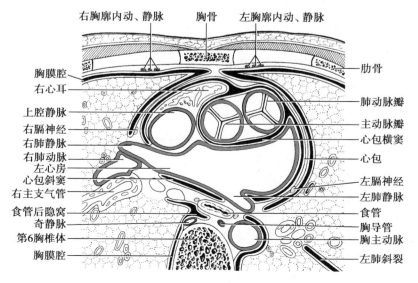

图 3-27　下纵隔横断面(平第 6 胸椎体)

侧纵隔胸膜显露食管或右迷走神经。食管下段穿孔时，可能导致右侧气胸或右侧胸膜腔感染。如果该处两侧胸膜靠近，形成**食管系膜**（mesoesophagus），将食管连于胸主动脉，对食管有固定作用。在左胸入路行食管下段手术时，若损伤食管系膜有可能破入右胸膜腔。

（4）血管、神经和淋巴引流

1）动脉：食管胸上段的动脉主要来自肋间后动脉和胸主动脉发出的支气管动脉，约有5支。胸下段的动脉主要来自胸主动脉发出的**食管动脉**（esophageal a.），1~2支。

2）静脉：食管壁内的静脉形成食管静脉丛，由丛汇成数条**食管静脉**（esophageal v.），注入奇静脉、半奇静脉或副半奇静脉。食管静脉丛向下与胃左静脉的属支吻合，故肝门静脉高压时可经此吻合途径建立肝门静脉与上腔静脉系间的侧支循环，血液通过此静脉丛经奇静脉等注入上腔静脉。这样，食管静脉丛的血流量加大时，常导致食管静脉曲张，甚至破裂出血。

3）神经：来自胸交感干和迷走神经的分支。迷走神经发出的喉返神经支配食管壁的横纹肌，食管的平滑肌和腺体则由交感和副交感神经支配，黏膜的感觉冲动经交感神经和迷走神经传入脊髓或脑。

4）淋巴引流：食管胸上段的淋巴管注入气管支气管淋巴结、气管旁淋巴结和纵隔前淋巴结；胸下段的淋巴管注入纵隔后淋巴结、胃左淋巴结和腹腔淋巴结。食管胸部的部分淋巴管直接注入胸导管。

食管手术方式主要包括开放手术和微创手术。开放手术根据病变部位选用不同的切口，如经左胸切口、经右胸切口、胸腹联合切口、颈上腹部切口、颈胸腹三切口等。经左胸切口多采用第6肋间隙或第6肋床切口，也可采用第5肋间隙或第5肋床切口，此切口对显露主动脉弓上部较好，但对于胸廓较长、有慢性阻塞性肺疾病患者的腹部脏器游离有一定困难。经右胸切口多采用第5肋间或第5肋床切口。微创手术主要有胸腔镜、腹腔镜手术等。

2. 胸主动脉（thoracic aorta）　平第4胸椎体下缘上接主动脉弓，沿脊柱左侧下行，逐渐移至脊柱前方，在平第12胸椎体高度穿膈主动脉裂孔，向下续为腹主动脉（图3-28）。胸主动脉发出的壁支包括走行于第3~11肋间隙内的9对肋间后动脉和走行于第12肋下缘的肋下动脉以及分布于膈上面后部的2~3支膈上动脉，脏支主要有数条支气管动脉、心包动脉和食管动脉，分布于同名器官。

胸主动脉前邻左肺根、心包后壁、食管和膈，后邻脊柱、半奇静脉和副半奇静脉，右侧邻奇静脉、胸导管和右纵隔胸膜，左侧邻左纵隔胸膜。

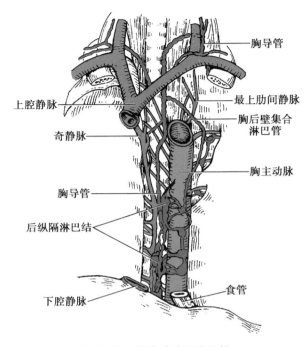

图 3-28　胸主动脉和胸导管

3. 胸导管（thoracic duct）　胸导管起自第1腰椎体前面的**乳糜池**（cisterna chyli）（左、右腰干和肠干汇合而成），向上经膈主动脉裂孔进入胸腔后纵隔，在食管后方、脊柱前方、胸主动脉与奇静脉之间上行，至第4~5胸椎高度斜行向左，经食管后方行至食管左侧，再沿食管左缘与左纵隔胸膜之间上行至颈部，在平第7颈椎体高度弯向前上，注入左静脉角（图3-28，图3-29）。

在上纵隔，胸导管前邻左颈总动脉，后邻脊柱，左邻左锁骨下动脉和纵隔胸膜，右邻食管和左喉返神经。在后纵隔，胸导管前邻食管，后邻右肋间后动脉和脊柱，左邻胸主动脉，右邻奇静脉和纵隔胸膜。因胸导管上段与左纵隔胸膜相贴，而下段与右纵隔胸膜相贴，故食管胸段手术时，若损伤胸导管上段则常会合并左胸膜破损，引起左侧乳糜胸，若损伤胸导管下段则可引起右侧乳糜胸。

胸导管瓣膜很少，注入左静脉角处的瓣膜较恒定，约占77%。胸导管多为单干型，约占85%。双干型以两干起始，上行中合成一干，约占11%。分杈型在胸部分为两支，分别注入左、右静脉角，约占3%。左、右位胸导管分别行于胸主动的左、右侧，注入左、右静脉角，约占1%。

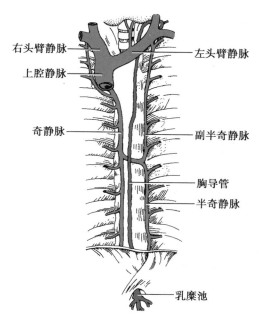

右头臂静脉
上腔静脉
奇静脉
左头臂静脉
副半奇静脉
胸导管
半奇静脉
乳糜池

图 3-29　胸导管、奇静脉及其属支

　　胸导管内淋巴液流入胸膜腔称为乳糜胸,其病因有:①外伤,如颈、胸部闭合或开放性损伤。②阻塞,如淋巴瘤、转移癌、纵隔肉芽肿。③先天性胸导管发育不全或形成瘘管。治疗乳糜胸主要的外科方法是直接结扎胸导管:①经右胸结扎胸导管:采用右后外侧切口,经第5或第6肋间隙进入胸膜腔。吸净积液,将肺推向前方,暴露后纵隔。在奇静脉与主动脉之间寻找呈白色半透明的胸导管,双重结扎破损两端。②经左胸结扎胸导管:在主动脉弓上方切开纵隔胸膜,在左锁骨下动脉稍后方找到胸导管,双重结扎。③胸腹腔分流术:在患侧乳房下皱褶处作切口,将引流管的泵囊置于前下方皮下,引流管胸膜腔端置入胸膜腔,腹膜腔端经皮下隧道穿至腹部,经皮肤切口置入腹膜腔内。

　　4. 奇静脉、半奇静脉和副半奇静脉　**奇静脉**(azygos v.)由腹部的右腰升静脉向上延续而成,行于右肋下动脉和下部右肋间后动脉的前面、食管后方、胸导管和胸主动脉的右侧。上行至第4胸椎高度处,呈弓形绕右肺根后上方汇入上腔静脉。沿途接受右肋间后静脉、食管静脉和半奇静脉。奇静脉是右肺切除术的重要解剖标志。**半奇静脉**(hemi-azygos v.)由腹部的左腰升静脉向上延续而成。在第7~10胸椎高度向右越过脊柱汇入奇静脉,接受左下部肋间后静脉和副半奇静脉。**副半奇静脉**(accessory hemiazygos v.)由左上部肋间后静脉汇合而成,沿胸椎左侧下行注入半奇静脉,并向上注入

左头臂静脉(图 3-29)。奇静脉或半奇静脉与腰升静脉构成上、下腔静脉侧支循环的重要途径之一。

　　5. 胸交感干(thoracic sympathetic trunk)　由10~12个交感干神经节和节间支构成,位于脊柱两侧、奇静脉和半奇静脉的后外方(图 3-17,图 3-18)。上段在肋头和肋间后血管的前方,下段逐渐靠近椎体。第5或第6~第9胸交感干神经节发出的节前纤维构成**内脏大神经**(greater splanchnic n.)(图 3-17,图 3-18),穿膈内侧脚与中间脚之间,终于腹腔神经节。第10~11胸交感干神经节发出的节前纤维构成**内脏小神经**(lesser splanchnic n.),有时第12胸交感干神经节发出**内脏最小神经**(least splanchnic n.),此两神经向下穿膈内侧脚与中间脚之间,终于主动脉肾节。胸交感干与肋间神经间有白、灰交通支相连,其节后纤维参与构成心丛、肺丛和食管丛,分支分布于心、气管、支气管、肺、食管和胸主动脉。

　　6. 纵隔后淋巴结(posterior mediastinal lymph mode)　位于上纵隔后部和后纵隔内,分布于心包后方、食管两侧和胸主动脉前方,引流食管胸部、心包后部、膈后部的淋巴以及肝的部分淋巴,其输出淋巴管多注入胸导管。

## 四、纵隔间隙

　　纵隔间隙为纵隔内器官和结构之间的窄隙,内有丰富的疏松结缔组织,以有利于适应各器官活动和胸腔容积的变化。纵隔间隙内的结缔组织与颈部器官周围和腹膜后间隙的结缔组织相延续,故颈部血肿、积液可向下蔓延至纵隔。胸部创伤时空气可向上扩散至颈部引起皮下气肿,炎症、积液和渗血也可向下蔓延至腹膜后间隙。

　　1. 胸骨后间隙(retrosternal space)　位于胸骨后方与胸内筋膜之间,向下至膈。该间隙的炎症可向膈蔓延,甚至穿破膈扩散至腹膜外组织。

　　2. 气管前间隙(pretracheal space)　位于上纵隔内,气管胸部、气管杈与主动脉弓之间,向上与颈部的同名间隙相通。

　　3. 食管后间隙(retroesophageal space)　位于上纵隔后部和后纵隔内,食管与胸内筋膜之间,内有奇静脉、副半奇静脉和胸导管等。向上通咽后间隙,向下通过膈的裂隙与腹膜后间隙相通。

## 五、膈

### (一) 位置和毗邻

　　**膈**(diaphragm)(图 3-30)呈穹隆状,凸向胸腔,

位于胸腔和腹腔之间,附着于胸廓下口,为一扁而薄的阔肌,其胸、腹腔面分别被覆膈上筋膜和膈下筋膜。膈的右侧隆凸较左侧高,最高点在右锁骨中线平对第5肋间隙。膈的高低位置受年龄、体位、呼吸状态和腹腔器官充盈程度的影响而变化。小儿膈的位置较高,老年人较低。坐立位时膈的位置较低,仰卧时因腹腔器官推向胸腔而升高。膈的上面与胸膜腔、肺和心包腔相邻,下面与肝、胃和脾相邻。

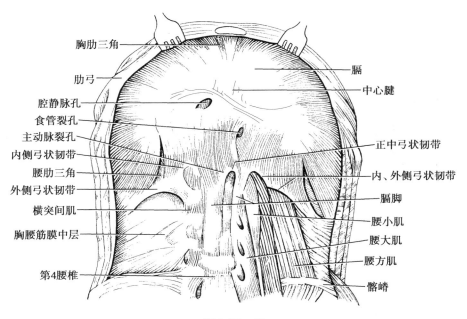

图 3-30 膈

### (二) 分部

膈的中央为膜性的**中心腱**(central tendon),呈三叶状。周围为肌性部分,包括胸骨部、肋部和腰部。胸骨部起自胸骨剑突后面及腹横肌腱膜,肋部起自下6肋和肋软骨的内面,腰部的内侧肌束以左、右脚起自上2~3个腰椎体,外侧肌束起自内、外侧弓状韧带。各部肌束均止于中心腱,各部之间缺乏肌纤维,常形成三角形的裂隙。**胸肋三角**(sternocostal triangle)位于胸骨部和肋部之间,有腹壁上血管和来自腹壁和肝上面的淋巴管通过。**腰肋三角**(lumbocostal triangle)位于腰部和肋部之间,底为第12肋,此三角前方邻肾,后方邻肋膈隐窝,故作肾手术时应特别注意,以免撕破壁胸膜而引起气胸(图3-30)。这些三角处上面仅覆膈上筋膜和膈胸膜,下面覆膈下筋膜和壁腹膜,为膈的薄弱区。腹部器官有时可经此处突入胸腔,形成膈疝。

膈疝是由腹腔内或腹膜后脏器通过膈的裂孔或缺损处突入胸腔形成,可分为先天性膈疝、食管裂孔疝和创伤性膈疝。膈疝症状轻重不一,主要决定于突入胸腔内的腹腔脏器的容量、脏器功能障碍程度和胸内压增加导致呼吸循环功能障碍的程度。食管裂孔疝最常见,手术治疗的主要目的是修复扩大的食管裂孔,同时抑制胃酸反流。手术方式可选择开胸手术、开腹手术或腹腔镜微创手术,解剖性修补及使用韧带肌瓣修补食管裂孔。抑制胃酸反流可采用胃底折叠术、部分胃底折叠术等。

膈膨出是由于膈肌麻痹、发育不全或膈萎缩,造成膈全部或部分异常突向胸腔。部分性膈膨出多见于右侧。膈膨出的原因分为:①先天性或非麻痹性因素:由于胚胎时期胸腹膜肌化不全或不肌化所致的膈薄弱或膈神经不发育、萎缩及退行性变引起。②后天性或麻痹性因素:由于膈神经或膈的病变或损伤引起,如颈丛麻醉误伤或一过性麻痹、颈胸部手术损伤、颈胸部外伤、产伤、纵隔炎症及纵隔结核性淋巴结炎、白喉及肺炎、颈椎疾病、颈胸部恶性肿瘤等。多数患者无症状,仅在X线检查时才被发现,部分患者可出现呼吸或消化系统症状。

### (三) 裂孔(图3-30,图3-31)

1. **腔静脉孔**(vena caval foramen) 位于中心腱的中央偏右,距正中线右侧2~3cm,平第8胸椎体高度,有下腔静脉和右膈神经的分支通过。

2. **食管裂孔**(esophageal hiatus) 位于腔静脉孔左下方,距正中线左侧2~3cm,平第10胸椎体高度,有食管和迷走神经的前、后干等通过,是膈疝的好发部位。在食管和裂孔之间有膈食管韧带相

图中标注文字(图3-30 膈):
胸肋三角、肋弓、腔静脉孔、食管裂孔、主动脉裂孔、内侧弓状韧带、腰肋三角、外侧弓状韧带、横突间肌、胸腰筋膜中层、第4腰椎、膈、中心腱、正中弓状韧带、内、外侧弓状韧带、膈脚、腰小肌、腰大肌、腰方肌、髂嵴

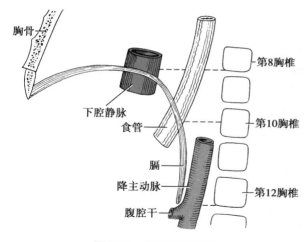

图 3-31 穿经膈的结构

连,此韧带有固定食管的作用。

3. **主动脉裂孔**(aortic hiatus) 位于膈左、右脚和脊柱之间,平第 12 胸椎体高度,略偏左侧,有主动脉和胸导管通过。奇静脉和半奇静脉也可通过主动脉裂孔。

### (四) 血管、神经和淋巴引流

1. **血管** 膈的血液供应丰富,由胸、腹主动脉发出的膈上、下动脉,肋间后动脉的分支和胸廓内动脉发出的心包膈动脉和肌膈动脉供应,这些动脉在膈内形成广泛吻合。膈的静脉无静脉瓣,与动脉伴行,注入胸廓内静脉、肋间后静脉和下腔静脉。

2. **神经** 膈的中央部由膈神经支配,前部和两侧部由下 6～7 对肋间神经支配(图 3-32)。**膈神经**(phrenic n.)由第 3～5 颈神经前支组成,在前斜角肌前方下降,经锁骨下动、静脉之间入胸腔,伴心包膈血管经肺根前方在纵隔胸膜与心包之间下降至膈。膈神经的运动纤维支配膈的运动,感觉纤维除分布于膈外,还分布于胸膜、心包和腹膜。另外,右膈神经的感觉纤维分布于肝、胆囊和肝外胆道。

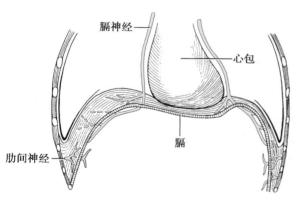

图 3-32 膈的神经

膈神经受到刺激时可出现呃逆。副膈神经出现率约为 48%,在膈神经外侧下行,达胸腔上部与膈神经汇合。

3. **淋巴引流** 膈的淋巴管注入膈上、下淋巴结。**膈上淋巴结**(superior phrenic lymph node)分前、中、后群,分别位于剑突稍后方、膈神经入膈处和主动脉裂孔附近,引流膈、壁胸膜、心包和肝上面的淋巴,其输出淋巴管注入胸骨旁淋巴结和纵隔前、后淋巴结。**膈下淋巴结**(inferior phrenic lymph node)沿膈下动脉排列,引流膈下面后部的淋巴,其输出淋巴管注入腰淋巴结。

# 第六节 心

## 一、位置和毗邻

**心**(heart)是一个中空的肌性纤维性器官,是连接动静脉的枢纽和驱动血液流动的动力泵。心形似倒置的、前后稍扁的圆锥体(图 3-33,图 3-34),周围裹以心包,并斜位于胸腔中纵隔内。心尖朝向左前下方,心底朝向右后上方,心的长轴自右肩斜向左胸下区,与身体正中线约成 45°角。

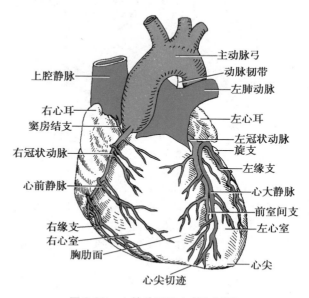

图 3-33 心的外形和血管(前面)

心约 2/3 位于正中线的左侧,1/3 位于右侧(图 3-35)。前邻胸骨体和第 2～6 肋软骨,后方平对第 5～8 胸椎,邻食管、迷走神经和胸主动脉等,两侧相邻胸膜腔和肺,上方连接出入心的大血管,下方邻膈。心底部被出入心的大血管根部和心包返折缘所固定,因而心室的活动范围较大。

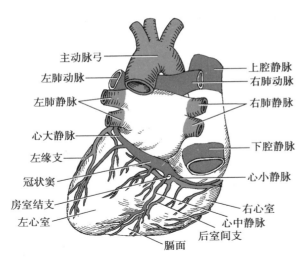

图 3-34　心的外形和血管（后下面）

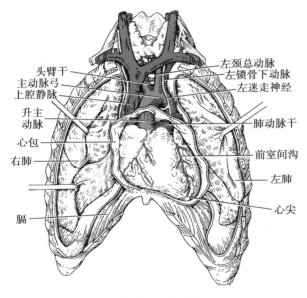

图 3-35　心的位置

偶尔在有的个体出现心反位即**右位心**,常伴有腹腔内脏器官的反位。在右位心,心的位置偏于中线右侧,心尖指向右下方,心房和心室与大血管的关系正常,无血流动力学的改变。胸外心常因胸骨发育障碍而致,较罕见。腹位心是因膈缺损,心移位于腹上部,极罕见。肺、胸膜和膈的病变可引起心的位置变化。

心内注射术是将药物通过胸壁直接注入心室腔内,以抢救心脏停搏的患者。心的胸肋面(前面)主要由右心室和小部分左心室组成,大部分被肺和胸膜遮盖,小部分隔着心包裸区与胸骨体下半和左侧第 4~6 肋软骨相贴。心内注射多选在左侧第 4 肋间隙、胸骨左缘 0.5~1cm 处进针,或在左侧第 5 肋间隙、胸骨左侧 2cm 处垂直刺入,或在左剑肋角

向后上方进针,针的长轴与腹前壁呈 15°~35°角。心前区穿刺层次为皮肤、浅筋膜、胸大肌、肋间外膜、肋间内肌、胸横肌、胸内筋膜、心包、右心室前壁,进入右心室腔。穿刺时要垂直进针 3~4cm,有回血后方可注药,以免将药物注入心肌而引起心律失常或心肌坏死。心前区穿刺点不可偏外,以免穿破胸膜,造成气胸,并要避免刺伤胸廓内血管而引起大出血。

## 二、心腔

心的表面借冠状沟、前室间沟、后室间沟和房间沟分为左、右心房和左、右心室 4 部分,并借房间隔和室间隔分为左、右半心,同侧心房和心室借房室口相通。右半心容纳静脉血,左半心容纳动脉血。

### (一) 右心房

**右心房**( right atrium )(图 3-35)位于心的右上部,为不规则的卵圆体,壁薄而腔大。右心房以界沟和界嵴为界分为前、后两部,即固有心房和腔静脉窦,分别由原始心房和胚胎时期的静脉窦发育而来。**界沟**(sulcus terminalis)位于上、下腔静脉口前缘之间的右心缘表面,在右心房内面与其相对应的纵行肌隆起为**界嵴**(crista terminalis)。界嵴的横部起自上腔静脉口前内方的房间隔,横行向外至上腔静脉口前外面,移行于界嵴垂直部,后者向下与下腔静脉瓣相续。

1. **腔静脉窦**( sinus venarum cavarum )　位于右心房的后部,内壁光滑,无肌性隆起,内有上、下腔静脉和冠状窦的开口。**上腔静脉口**( orifice of superior vena cava )和**下腔静脉口**( orifice of inferior vena cava )分别开口于腔静脉窦的上部和下部。显露上腔静脉内侧壁时,应将右心耳拉开。在下腔静脉口的前缘有**下腔静脉瓣**( valve of inferior vena cava )(**Eustachian 瓣**),此瓣在胎儿时期有引导下腔静脉血经卵圆孔流入左心房的作用。出生后下腔静脉瓣逐渐退化,形成瓣膜残痕。有时该瓣发育较好,在修补下腔静脉瓣口附近的房间隔缺损时,需注意不要将发达的下腔静脉瓣误认为房间隔缺损的边缘而予以缝合,否则将导致下腔静脉血液完全流入左心房的严重后果。下腔静脉瓣的前下方常有一袋状突出,称 Eustachian 下窦或后心耳,有许多肌小梁衬垫,插心导管时,导管有时可盘曲于此处。

**冠状窦口**( orifice of coronary sinus )位于下腔静脉口与右房室口之间,相当于房室交点区的深面。

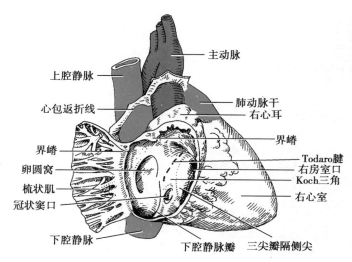

图 3-36　右心房内结构(虚线示 Todaro 腱的位置)

冠状窦口后缘有**冠状窦瓣**(Thebesian 瓣),该瓣出现率为 70%。冠状窦口的口径约 1.1cm,冠状窦口扩大常提示存在左上腔静脉或冠状窦型房间隔缺损。冠状窦口是辨别房间隔缺损继发孔型和原发孔型的重要标志,若缺损位于冠状窦口后上方为继发孔型缺损,缺损位于冠状窦口前下方为原发孔型缺损。

2. **固有心房**(atrium proper)　构成右心房的前部,其上部向前突出,形成**右心耳**(right auricle)。右心耳呈三角形,基底宽,是心脏手术时心内探查和右心房内插管的理想部位。少数患者的右心耳外侧有粗大的心房前动脉分支供应窦房结,应注意保护。固有心房内面有许多大致平行排列的**梳状肌**(pectinate muscle),起自界嵴,向前外方走行,止于右房室口。梳状肌之间心房壁较薄,作右心导管插管时需避免损伤心房壁。右心耳处的肌束交错成网,心功能发生障碍时此处血流缓慢,易形成血栓。右心房切口可为纵形,也可在冠状沟上方 1～2cm 沿其作斜形切口。

右心房内侧壁的后部主要由房间隔构成。房间隔右侧面中下部有**卵圆窝**(fossa ovalis),为胚胎时期卵圆孔闭合后的遗迹,此处薄弱,是房间隔缺损的好发部位,也是从右心房进入左心房心导管穿刺的理想部位。卵圆窝前上缘明显隆起称**卵圆窝缘**,可分为上、下缘支。上缘支较显著,为房间隔处左心房导管操作的标志,导管由上向下滑过该处时有特殊的弹动,而后进入卵圆窝。下缘支与下腔静脉瓣和冠状窦瓣相连,是心内探查的重要标志。在房间隔前上部,主动脉窦突向右心房,形成**主动脉**

**隆凸**,此为心导管术的标志。主动脉窦瘤破裂或手术误伤时,血液可破入右心房。房间隔切口是常用的二尖瓣手术径路,上端不应切破房顶,下方应离冠状窦口和右房室环有一定距离。

右心房的冠状窦口前内缘、三尖瓣隔侧尖附着缘和 Todaro 腱之间的三角区,称 **Koch 三角**(triangle of Koch)。**Todaro 腱**(tendon of Todaro)位于下腔静脉口前方,可在心内膜下触摸到。该腱向前经房间隔附着于右纤维三角,向后与下腔静脉瓣相延续。Koch 三角的前部心内膜深面有房室结,其尖对向膜性室间隔的房室部。Koch 三角为心内直视手术时的重要标志,用以指示房室结的位置所在,以防术中损伤。在作室间隔缺损修补、房室管畸形修补、三尖瓣成形或替换等手术时,缝线应放置在三尖瓣的根部。在行心导管检查时,如在此三角区过分刺激,可引起心律失常。

右心房的前下部有右房室口,右心房的血液经右房室口流入右心室。

**(二)右心室**

**右心室**(right ventricle)(图 3-37)位于右心房的前下方,直接位于胸骨左缘第 4、5 肋软骨的后方,在胸骨旁第 4 肋间隙作心内注射多注入右心室。右心室壁厚 0.3～0.4cm。右心室腔以位于右房室口与肺动脉口之间的横行肌隆起**室上嵴**(supraventricular crest)分为后下方的流入道和前上方的流出道。

1. **流入道**　又称**窦部**,从右房室口延伸至右心室尖。室壁上有许多肌性隆起,称**肉柱**(trabeculae carneae)。**乳头肌**(papillary muscle)是室壁突入室腔的锥体形肌隆起,借腱索与三尖瓣相连,分 3

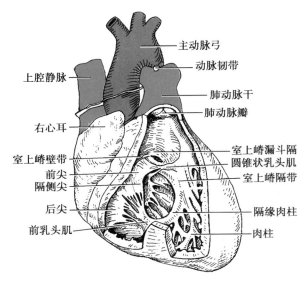

图 3-37 右心室内结构

群:**前乳头肌**1~5个,位于右心室前壁中下部,尖端发出腱索连于三尖瓣的前、后尖;**后乳头肌**较小,多为2或3个,位于下壁,发出腱索多数连于后尖;**隔侧乳头肌**更小且数目较多,位于室间隔中上部,发出腱索连于前、隔侧尖。**隔缘肉柱**(septomarginal trabecula)(**节制索**)起自室间隔,向前连至前乳头肌根部,内有房室束的右束支通过,有

防止心室过度扩张的功能。右心室手术时,要防止损伤隔缘肉柱,以免发生右束支传导阻滞。在行 Fallot 四联症根治术疏通右心室流出道时,应保留隔缘肉柱。在室间隔后部与右心室游离壁之间,有时可见含 Purkinje 纤维的游离肌性小梁,称**右心室条束**。

右心室入口为**右房室口**(right atrioventricular orifice),呈卵圆形。三尖瓣(tricuspid valve)基底部附着于右房室口周围的**三尖瓣环**上(图3-38)。三尖瓣被3个切迹分为3片近似三角形的瓣叶,按其位置称**前尖**、**后尖**和**隔侧尖**。三尖瓣的游离缘和室面借腱索连于乳头肌。在3个切迹处,两个相邻瓣膜融合形成**前内侧连合**、**后内侧连合**和**外侧连合**。瓣膜粘连多发生在连合处,可造成房室口狭窄。先天性三尖瓣下移时,多以隔侧尖和后尖为主,一般前瓣发育较好。当心室收缩时,由于三尖瓣环缩小以及血液推动,使三尖瓣紧闭。因乳头肌收缩和腱索牵拉,瓣膜不致翻向右心房,从而防止血液反流入右心房。三尖瓣环、三尖瓣、腱索和乳头肌在结构和功能上是一个整体,称**三尖瓣复合体**(tricuspid valve complex)(图3-39),作用为保证血液定向流动,任何结构损伤时将会导致血液循环障碍。

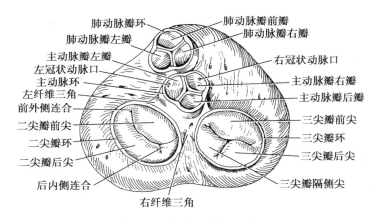

图 3-38 心瓣膜和纤维环(上面)

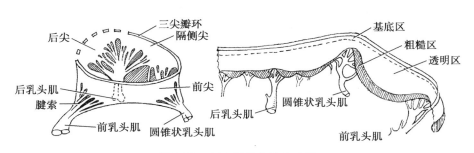

图 3-39 三尖瓣复合体模式图

相对性三尖瓣关闭不全时三尖瓣环的扩大部位主要在后尖和隔侧尖的交界、前尖和后尖的交界以及后尖处的三尖瓣环,故三尖瓣成形术主要针对后尖处的三尖瓣环。作 DeVage 三尖瓣成形术时,缝线起自前尖和后尖的交界,沿三尖瓣基底部至隔侧尖的中点,注意保护房室结。在收紧缝线时,三尖瓣口应容二指,防止三尖瓣狭窄。在放置人工瓣环时,瓣环大小取决于前尖面积,缺口朝向房室结,缝线放置不应超过隔侧尖中点。施行三尖瓣替换术时,为避免房室传导阻滞,可将人工瓣膜置于冠状窦口上方。

2. **流出道**　又称**漏斗部**或**动脉圆锥**,由流入道向左上方延伸,并逐渐变细,形似倒置的漏斗状,室壁光滑无肉柱,借**肺动脉口**(orifice of pulmonary trunk)通肺动脉干。肺动脉口周缘有**肺动脉环**,3个半月形**肺动脉瓣**(pulmonary valve)附着于此环上(图 3-38)。瓣膜游离缘朝向肺动脉干,中央处增厚称**半月瓣小结**。肺动脉瓣与肺动脉壁围成**肺动脉窦**(pulmonary sinus)。心室收缩时肺动脉瓣开放,血液射入肺动脉干。心室舒张时肺动脉瓣关闭,阻止血液逆流入右心室。

右心室流出道通常是右心室手术的切口部位,应避免损伤冠状动脉的圆锥支和起源异常的左冠状动脉的前室间支,切口长度不应超过右心室长度的 1/4,否则会影响右心室收缩功能。Fallot 四联症心脏的室上嵴向左、向下移位,肌束肥厚,心内膜也可增厚形成纤维狭窄环,引起右心室流出道狭窄。作纠治术时必须彻底解除右心室流出道狭窄,切除肥厚的室上嵴和纤维狭窄环,必要时应补片扩大。

（三）左心房

**左心房**(left atrium)(图 3-40)位于右心房的左后方,构成心底的大部。前方有升主动脉和肺动脉,后方隔心包与食管相毗邻。左心房因病扩大时,可压迫后方的食管,可用 X 线钡餐造影诊断左心房有无扩大以及扩大程度。

左心房腔面光滑,其后壁两侧左、右各有一对肺静脉开口,开口处无静脉瓣,但心房肌可围绕肺静脉延伸 1～2cm,具有括约肌样作用。房颤的异常激动点位于肺静脉开口周围,故可用消融方法处理肺静脉开口周围和左心耳基底部处的左心房壁,以治疗房颤。左心房前下部借左房室口通左心室。

左心房向左前方突出形成**左心耳**(left auricle),覆盖于肺动脉干根部左侧及左冠状沟前部。左心耳较右心耳狭长,壁略厚,边缘有几个"S"形切

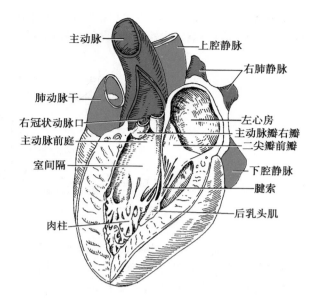

图 3-40　左心房和左心室内结构

迹。由于与二尖瓣邻近,左心耳为二尖瓣闭式分离术入路之一。左心耳腔面凹凸不平,血流缓慢时易致血栓形成。因此,二尖瓣手术时常规探查左心耳有无血栓,合并房颤者从左心房内缝闭左心耳,或在心脏外结扎左心耳。左心耳下方有左冠状动脉的旋支绕过,手术时应注意保护。

（四）左心室

**左心室**(left ventricle)(图 3-40)位于右心室的左后方,似圆锥形,锥底被左房室口和主动脉口所占据。左心室壁厚约为右室壁的 3 倍。在左心室各壁之间或室壁与乳头肌之间,常有一些游离于室腔的细索状结构,称**左心室条束**(left ventricular band)。条束多从室间隔至后乳头肌、左心室前壁和前乳头肌,内含有左束支的细小分支,机械伸张可使其自律性加强,是引起室性过早搏动的原因之一。血流冲击可引起轻度吹风样心脏杂音。左心室腔以二尖瓣前尖为界分为左后方的流入道和右前方的流出道两部分。

1. **流入道**　又称**窦部**,位于二尖瓣前尖的左后方,内壁较光滑,肉柱较右心室细小。流入道的入口为**左房室口**(left atrioventricular orifice),口周围的致密结缔组织环为**二尖瓣环**。二尖瓣基底部附着于二尖瓣环,游离缘伸向室腔。二尖瓣被两个切迹分为前尖和后尖。**前尖**呈半卵圆形,位于前内侧,介于左房室口与主动脉口之间。**后尖**较窄而长,位于后外侧(图 3-38)。前、后尖融合形成**前外侧连合**和**后内侧连合**。二尖瓣前、后尖借腱索附着于乳头肌上。二尖瓣环、二尖瓣、腱索和乳头肌构

成**二尖瓣复合体**（mitral complex）（图3-41），任何结构发生病变都可影响二尖瓣功能，导致血液循环障碍。心尖为左心室最薄处，是室壁瘤容易发生的部位，手术时可在此插入引流管或器械。

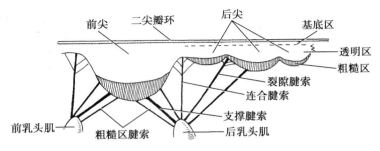

图3-41　二尖瓣复合体模式图

作二尖瓣成形术时，切除冗长、脱垂的瓣膜，缩短或延长腱索，将前、后尖拉至二尖瓣环水平。人工瓣环宽度为前尖处瓣环前后交界的间距，深度不应超过瓣膜游离缘2mm。选用弹性软环作瓣环缝缩，增加瓣膜接触面积。从右侧观察，二尖瓣环左外侧的冠状沟内有左冠状动脉的旋支，右上角处有右纤维三角，内有房室束，右下角处有冠状窦。因此，在行二尖瓣成形或替换术时，缝线不宜过深，以免损伤以上重要结构。在后尖处的瓣环下方，左心室后壁较薄，缝线过深达心室肌或切除瓣膜时伤及乳头肌，可引起左心室破裂的严重并发症。

左心室的乳头肌较右心室粗大，分为**前乳头肌**（anterior papillary muscle）和**后乳头肌**（posterior papillary muscle）两组。前乳头肌1~5个，起于左心室前外侧壁的中部，常为单个粗大的锥状肌束。后乳头肌1~5个，起于左心室后壁的内侧部。前乳头肌发出7~12条腱索连于二尖瓣前、后尖的外侧半和前外侧连合，后乳头肌以6~13条腱索连于二瓣尖的内侧半和后内侧连合。乳头肌的正常位置排列几乎与左心室壁平行，这一位置关系对保证前、后尖的有效闭合十分重要。左心室收缩时，乳头肌对腱索产生垂直的牵拉力，使二尖瓣有效地靠拢和闭合，心射血时又限制瓣膜翻向左心房。如果乳头肌因左心室壁扩张而发生向外侧移位，此时乳头肌与二尖瓣口的空间关系发生改变，乳头肌收缩时经腱索作用于瓣尖的拉力由垂直方向转变成与垂直力相抗衡的侧向，使二尖瓣关闭障碍，发生血液反流。

2. 流出道　又称**主动脉前庭**，为左心室的前内侧部分。室间隔构成流出道的前内侧壁，二尖瓣前尖构成后外侧壁。室壁光滑无肉柱，缺乏伸展性和收缩性。流出道的下界为二尖瓣尖下缘平面，此处室间隔凸向左侧，该凸起上方室间隔向右凹陷形成半月瓣下小窝，室间隔膜部即位于此高度。流出道的上界为**主动脉口**（aortic orifice），位于左房室口的右前方，口周围的纤维环上附着有3个半月形的**主动脉瓣**（aortic valve）。每个瓣膜相对的主动脉壁向外膨出，半月瓣与主动脉壁之间的袋状间隙称**主动脉窦**（aortic sinus）（Valsalva 窦），包括**左窦**、**右窦**和**后窦**（图3-37）。冠状动脉口一般位于主动脉窦内主动脉瓣游离缘以上，当心室收缩主动脉瓣开放时，瓣膜未贴附窦壁，进入窦内的血液形成小涡流，这样不仅有利于心室射血时主动脉瓣立即关闭，还可保证无论在心室收缩或舒张时都不会影响足够的血液流入冠状动脉，从而保证心肌有充分的血液供应。

左瓣与后瓣交界处正对二尖瓣前尖环中点。在主动脉瓣环细小的患者行主动脉瓣替换时，可将主动脉切口向左瓣与后瓣交界处延伸至二尖瓣环，切开主动脉瓣环下的帘状结构，必要时可切开二尖瓣环达二尖瓣体部。行主动脉瓣环扩大术以容纳更大外径的人工瓣膜。

### 三、构造

#### （一）纤维性支架

**纤维性支架**（fibrous skeleton），位于左房室口、右房室口、肺动脉口和主动脉口的周围，由致密结缔组织构成。心纤维性支架包括左、右纤维三角、4个瓣纤维环（肺动脉瓣环、主动脉瓣环、二尖瓣环和三尖瓣环）、圆锥韧带、室间隔膜部和瓣膜间隔等（图3-38，图3-42）。纤维性支架质地坚韧而富有弹性，是心房肌、心室肌和心瓣膜的附着处，在心肌运动中起支持和稳定作用。人的心纤维性支架随着年龄的增长可发生不同程度的钙化。

1. 右纤维三角（right fibrous trigone）　位于二尖瓣环、三尖瓣环和主动脉后瓣环之间，向下附

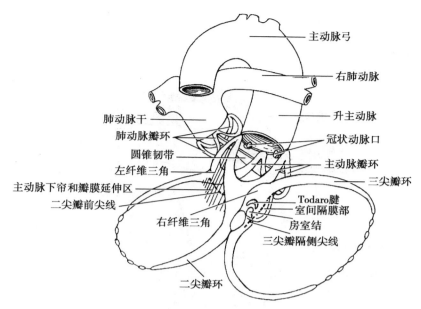

图 3-42 心纤维性支架模式图

着于室间隔肌部,向前逐渐移行为室间隔膜部,略呈三角形或前宽后窄的楔形。因右纤维三角位于心的中央部位,又称**中心纤维体**。右纤维三角后面发出 Todaro 腱。该三角与房室结、房室束的位置关系密切,心外科较重视。

2. 左纤维三角(left fibrous trigone) 位于主动脉左瓣环与二尖瓣环之间,较小,其前方与主动脉左瓣环相连,向后发出纤维带,与右纤维三角发出的纤维带共同形成二尖瓣环。左纤维三角位于二尖瓣前外侧连合前面,外侧与左冠状动脉旋支邻近,是二尖瓣手术时的重要外科标志,也是冠状动脉旋支易于损伤的部位。

二尖瓣环、三尖瓣环和主动脉瓣环彼此靠近,肺动脉瓣环位置较高,借**圆锥韧带(漏斗腱)**与主动脉瓣环相连。主动脉瓣环和肺动脉瓣环各由三个弧形瓣环连接而成。主动脉左、后瓣环之间的三角形致密结缔组织板称**瓣膜间隔**,向下与二尖瓣前尖相续,并向左、右延伸连接左、右纤维三角。

(二)心壁

心壁由心内膜、心肌层和心外膜组成,与出入心大血管的三层膜相对应。心瓣膜由心内膜向心腔折叠成双层,中间夹致密结缔组织而构成。心房肌与心室肌不连续,分别附着于纤维性支架上。心房肌较薄,分横行的浅层和襟状或环状的深层。部分深层肌纤维环绕心耳、腔静脉口和肺静脉口,起括约作用。有些肌纤维形成梳状肌。心室肌分浅、中、深 3 层,浅层起自纤维环,向左下方斜行,在心尖处捻转成心涡后移行为纵行的深层肌,续为肉柱

和乳头肌;中层肌纤维分别环绕左、右心室(图3-43)。心外膜是浆膜性心包的脏层,深层含脂肪、血管和神经。

(三)心间隔

心间隔包括房间隔、室间隔,将心分隔为容纳静脉血的右半心和容纳动脉血的左半心,两侧彼此互不相通。

1. 房间隔(interatrial septum)(图 3-44) 位于左、右心房之间,由两层心内膜中间夹心肌纤维和结缔组织共同构成,向左前方倾斜,其前缘与升主动脉后面相对,后缘对心表面的房间沟。房间隔右侧面中下部有卵圆窝,是房间隔最薄弱处。在 15%~25% 的成人心脏,卵圆窝上部与卵圆窝缘之间存在小的裂隙,使左、右心室相通,但一般无临床症状。

**房间隔缺损**常为卵圆孔未闭而致,出现率为1/1500,占先天性心脏病的 6%~10%。根据缺损位置,可将房间隔缺损分为中央型(卵圆窝型)、上腔静脉型(静脉窦型)、下腔静脉型和混合型(图3-45)。

2. 室间隔(interventricular septum)(图 3-44)位于左、右心室之间,呈 45° 倾斜,室间隔上部呈斜位,随后向下至心尖呈顺时针方向作螺旋状扭转,其后部较平直,前部较弯曲,这种扭曲使室间隔中部明显凸向右心室。室间隔可分为膜部和肌部。

(1)**膜部**:位于室间隔的后上部,近心房与心室交界处,其上界为主动脉右瓣和后瓣下缘,前下

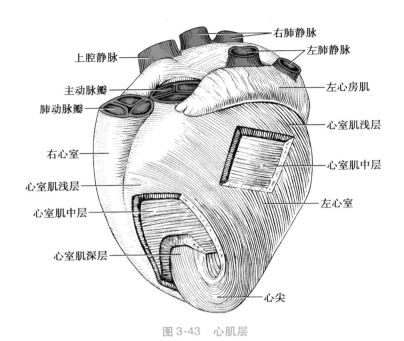

图 3-43　心肌层

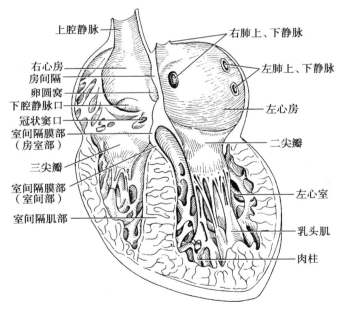

图 3-44　房间隔与室间隔

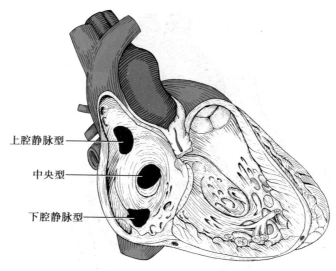

图 3-45　房间隔缺损

上腔静脉型
中央型
下腔静脉型

缘为室间隔肌部,后缘为右心房壁。可根据三尖瓣隔侧尖附着处将膜部分为右心房与左心室之间的**房室部**和左、右心室之间的**室间部**。室间部位于室上嵴下方,室间隔缺损多发生于此。

（2）肌部:位于室间隔的前下部,占室间隔的大部分,左侧面心内膜深面有左束支及其分支通过,右侧有右束支通过,其表面有薄层心肌覆盖。

**室间隔缺损**多因胚胎期室间隔发育障碍而致,约占先天性心脏病的 25%。根据缺损位置,室间隔缺损可分为膜周型、肌部型和动脉干下型（图 3-46）。

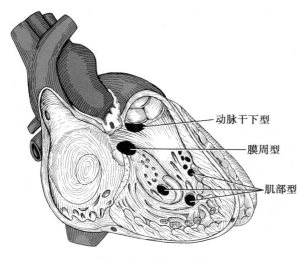

动脉干下型
膜周型
肌部型

图 3-46　室间隔缺损

**Fallot 四联症**是常见的发绀型先天性心畸形,占先天性心脏病的 12%～14%。特征为肺动脉狭窄、室间隔缺损、主动脉骑跨和右心室肥大（图 3-

47）。由于分隔主动脉和肺动脉的螺旋形隔偏位,肺动脉狭窄和室间隔膜部缺损,粗大的主动脉骑跨在缺损部位。肺动脉狭窄使右心室射血阻力增大而致右心室代偿性肥大。

## 四、血管、神经和淋巴引流

心的血液供应来自左、右冠状动脉。心的静脉血绝大部分经冠状窦汇入右心房。心本身的血液循环称冠状循环,其血流量占心排出量的 4%～5%。

### （一）冠状动脉

1. **左冠状动脉**（left coronary a.）（图 3-33,图 3-34）　起于主动脉左窦,主干较短约 0.5～1.0cm,经左心耳与肺动脉干之间向左行,分为前室间支和旋支。左冠状动脉分叉处常发出**对角支**（diagonal branch）,向左下斜行,分布于左心室前壁,粗大者可至前乳头肌。

（1）**前室间支**（anterior interventricular branch）:又称**前降支**,为左冠状动脉的延续,沿前室间沟下行,多数向下绕过心尖切迹至后室间沟下 1/3、少数至后室间沟中 1/3 或在心尖切迹处,与后室间支吻合。前室间支分布于左心室前壁、前乳头肌、心尖、右心室前壁一小部分、室间隔前 2/3 以及右束支和左束支的前段。

前室间支的主要分支有:①**左心室前支**:多为 3～5 支,分别向心左缘或心尖斜行,主要分布于左心室前壁、前乳头肌和心尖部。②**右心室前支**:分布于近前室间沟的右心室前壁。右室前支最多有 6 支,第 1 支常在近肺动脉瓣水平处发出,分布于肺动脉圆锥,称为**左圆锥支**。此支与右冠状动脉右圆

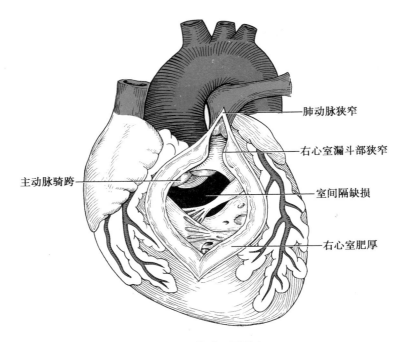

图 3-47 Fallot 四联症

肺动脉狭窄

右心室漏斗部狭窄

室间隔缺损

右心室肥厚

主动脉骑跨

锥支互相吻合形成动脉环,称为 **Vieussens 环**。③**室间隔前支**(anterior septal branch):有 12~17 支,起自前室间支深面,穿入室间隔,分布于室间隔的前 2/3。第 1 间隔支较粗大,在切取自体肺动脉瓣行主动脉瓣替换术(Ross 手术)时,应避免损伤该动脉。

（2）**旋支**(circumflex branch):行走于左侧冠状沟内,绕心左缘至左心室膈面,多至心左缘与后室间沟之间的中点附近。旋支分布于左心房以及左心室前壁一小部分、侧壁、后壁的一部分或大部分,甚至可达后乳头肌。约 40% 的旋支分布于窦房结。

旋支的主要分支有:①**左缘支**:斜行至心左缘。该支较恒定,也较粗大,近端较易显露,远端多行于心肌内。由于旋支位于冠状沟内,较难显露,冠状动脉旁路移植术常将移植物与左缘支吻合。左缘支供应心左缘及邻近的左心室壁。②**左心室后支**:多数为 1 支,分布于左心室膈面的外侧部。较大的旋支发出的左心室后支可分布于后乳头肌。③**窦房结支**(branch of sinuatrial node):约 40% 起自旋支的起始段,沿左心耳内侧壁向上,再沿左心房前壁向右至上腔静脉口,多以逆时针方向从上腔静脉口后方绕至前面,从窦房结尾端穿入该结。④**心房支**:为一些细小分支,分别供应左心房前壁、外侧壁和后壁。⑤**左房旋支**:起于旋支近侧段,与主干平行,向左后行于旋支上方,分布于左心房后壁。

2. **右冠状动脉**(right coronary a.)(图 3-33,图 3-34） 起自主动脉右窦,行于右心耳与肺动脉干之间,再沿冠状沟右行,绕心右缘至膈面的冠状沟内。在房室交点处或右侧,分为后室间支和左室后支。右冠状动脉分布于右心房、右心室前壁大部分、右心室侧壁和后壁、左心室后壁的一部分和室间隔的后 1/3,并分布于左束支后段以及房室结和窦房结(60%)。

右冠状动脉的分支有:①**右圆锥支**:起自右冠状动脉的近侧段,向左横过动脉圆锥前面,与左冠状动脉圆锥支吻合形成 Vieussens 环。②**窦房结支**(branch of sinuatrial node):发自右冠状动脉起始处 1~2cm 范围内,沿右心房内侧壁行向后上方,多逆时针绕上腔静脉口穿入窦房结。③**右缘支**(right marginal branch):较粗大,恒定,沿心下缘左行,分布于邻近的心室壁。左、右缘支可作为冠状动脉造影时确定心缘的标志。④**后室间支**(posterior interventricular branch):又称**后降支**,约 94% 起自右冠状动脉,其余起自左冠状动脉的旋支,沿后室间沟下行,多数至后室间沟下 1/3,小部分至中 1/3 或心尖切迹,与前室间支吻合。该支分布于后室间沟附近的左、右心室壁外,还发出 7~12 支**室间隔后支**(posterior septal branch),穿入室间隔,供应室间隔的后 1/3。⑤**左室后支**:向左越过房室交点,至房室交点与心左缘之间,与左冠状动脉的旋支吻合,分布于左心室膈面心壁。⑥**右房支**:分布于右心房,并形成心房动脉网。⑦**房室结支**（branch of atrioventricular node）：93% 的个体发自右冠状动脉，供应房室结和房室束近侧段，并发出细小分支供应室间隔上缘的小部分。右冠状动脉主干在房室交点常形成倒"U"形弯曲，房室结支多起自该弯曲的顶端，进入 Koch 三角深面，至房室结。右冠状动脉的"U"形弯曲出现率为 69%，是冠状动脉造影的辨认标志。

3. **冠状动脉的分布类型**　左、右冠状动脉在心膈面的分布范围有较大的变异。以后室间沟为标准，将冠状动脉分布分为下列 3 型（图 3-48）。

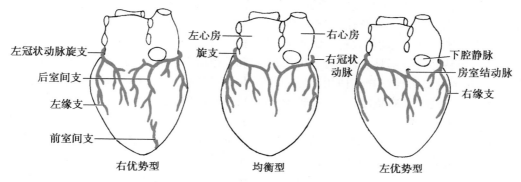

图 3-48　冠状动脉的分布类型

（1）右优势型（65.7%）：除分布于右心室膈面外，右冠状动脉通过左室后支分布于左心室膈面的一部分或全部。后室间支起自右冠状动脉。

（2）左优势型（5.6%）：除分布于左心室膈面外，左冠状动脉分支分布于右心室膈面的一部分。后室间支和房室结动脉起自左冠状动脉。

（3）均衡型（28.7%）：左、右心室的膈面分别由左、右冠状动脉分支供应，互不越过房室交点。后室间支为左或右冠状动脉的终末支，或来自左、右冠状动脉（双支）。

左优势型虽然出现率较低，但临床上不能忽视，一旦左优势型的左冠状动脉主干或旋支及前室间支同时受累，可引起广泛性左心室的心肌梗死，常累及房室结和左右束支等，发生严重的心律失常。

4. **壁动脉**　冠状动脉主干或分支的一段被浅层心肌即**心肌桥**（myocardial bridge）所掩盖，该段动脉称**壁动脉**（mural a.）。壁动脉多发生于前、后室间支（图 3-49），一处者多见，也可出现多处，最多可达 7 处。壁动脉长 0.2～5cm 不等，其表面心肌桥的厚薄不一。壁动脉受心肌桥的保护，局部承受的应力较小，心舒张时也可控制血管，使动脉不致于过度扩张，故较少发生动脉硬化。在冠状动脉手术时，应注意壁动脉的存在。

冠状动脉近侧段比其他器官的动脉靠近心室，承受较大的收缩期血流撞击。另外，由于冠状动脉分支因心脏形状有着多方向改变，承受较大的血流剪应力。因此，冠状动脉好发粥样硬化。病变部位多见于前室间支，其余依次为右冠状动脉主干、左冠状动脉主干或旋支、后室间支。粥样硬化斑块多分布于动脉近侧段，尤其动脉的分支处。

冠状动脉造影术是诊断冠状动脉粥样硬化性心脏病的一种常用而且有效的方法。多取四肢的动脉为入路部位，尤其经皮穿刺桡动脉最常用，也可穿刺股动脉或肱动脉。通过特制定型的心导管，

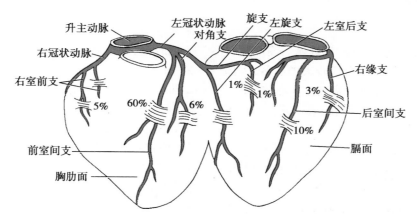

图 3-49　壁动脉和心肌桥的分布示意图

探寻左冠状动脉或右冠状动脉口,插入导管后注入造影剂,选择合适的投照体位使冠状动脉显影。

经皮冠状动脉介入治疗是指经心导管技术疏通狭窄甚至闭塞的冠状动脉管腔,从而改善心肌的血流灌注的治疗方法,主要包括经皮冠状动脉球囊血管成形术、冠状动脉支架植入术、冠状动脉旋磨术、冠状动脉内血栓抽吸术等。治疗途径分为经股动脉路径和经桡动脉路径。股动脉较桡动脉粗大,穿刺成功率高。桡动脉管径细且表浅,便于压迫,止血容易,不影响抗凝或溶栓药物的使用。另外,桡动脉周围无重要的血管、神经伴行,损伤较小。不易形成假性动脉瘤和动静脉瘘。

冠状动脉旁路术又称冠状动脉旁路移植术,是治疗冠心病最有效的方法。冠状动脉外科技术的核心是选择和找到正确的目的血管,并在病变远端

合适位置很好地施行远端吻合。高质量的血管吻合是保证近期和远期通畅率的重要条件。移植血管的选择包括:①胸廓内动脉:广泛应用于冠状动脉旁路术,其远期效果明显改善。将左胸廓内动脉与前室间支吻合后1年通畅率达95.7%,10年通畅率在90%以上,效果明显优于大隐静脉。②大隐静脉(图3-50):是最常用和易于取材的血管,口径较大,长度一般均够用。由于内膜损伤、过分牵拉和其他原因,大隐静脉易出现内膜增厚和血管硬化,一年内可能发生静脉近端吻合口狭窄、血栓形成,10年通畅率约为50%,长期效果不如胸廓内动脉。③桡动脉:若患者<50岁,可选用桡动脉,行完全动脉化的冠状动脉旁路术。一般多用左侧桡动脉,并发症少,但有极少数患者术后感到拇指小范围麻木,可能与取动脉时损伤相应神经分支有关。

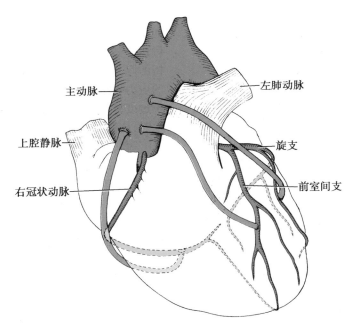

图3-50　冠状动脉旁路术示意图(蓝色示大隐静脉)

（二）静脉

心的静脉可分为浅静脉和深静脉。浅静脉起于心肌各部,在心外膜下汇合成较大的静脉,大部分注入冠状窦,有些小静脉可直接注入心腔(图3-51)。深静脉也起于心肌层,直接注入心腔,以注入右心房多见。

1. 冠状窦及其属支

冠状窦(coronary sinus):位于心膈面的冠状沟内,从左房斜静脉与心大静脉汇合处作为起点,最终经冠状窦口注入右心房。冠状窦表面由来自心房的薄层肌束覆盖,有类似瓣膜的作用,心房收缩

时,肌束收缩可限制血液流入右心房;心房舒张时,肌束舒张可使血液流入右心房。冠状窦的主要属支(图3-33,图3-34,图3-51)有:①心大静脉(great cardiac v.):在前室间沟内伴左冠状动脉的前室间支上行,斜向左上进入冠状沟,绕心左缘至心膈面,于左心房斜静脉注入处移行膨大为冠状窦。心大静脉收集左心室前壁、右心室前壁的小部分、室间隔前部、心左缘、左心房前外侧壁、左心耳和大动脉根部的静脉血。心大静脉汇入冠状窦处约70%出现半月形瓣膜,心大静脉属支的开口处也有瓣膜,有防止血液逆流的作用。②心中静脉(middle car-

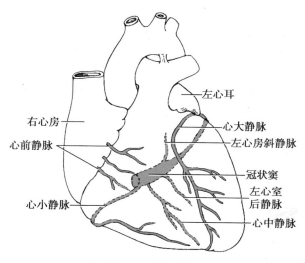

图 3-51 心的静脉模式图

diac v.)：位于后室间沟内，起于心尖部，伴右冠状动脉的后室间支上行，注入冠状窦的末端。心中静脉收集心室后壁、室间隔后部、心尖部和部分心室前壁的静脉血。③**心小静脉**（small cardiac v.）：起于心右缘，与右冠状动脉伴行，沿冠状沟至心膈面，向左注入冠状窦右端或心中静脉，收集心右缘和部分右心室前、后壁的静脉血。

2. 心前静脉（anterior cardiac v.）　1～4支，起于右心室前壁，向上越过冠状沟注入右心房（图3-33，图3-51）。有些心前静脉常与心小静脉吻合。

3. 心最小静脉（smallest cardiac v.）　又称 **Thebesius 静脉**，直径约1mm，位于心壁内，直接开口于心房腔或心室腔。由于心最小静脉无瓣膜，冠

状动脉阻塞时心肌可借此静脉从心腔获得血液供应，对心肌内层有一定的保护作用。

心静脉之间有丰富的吻合，冠状窦属支之间以及属支与心前静脉之间均在心表面广泛吻合。经冠状静脉窦灌注心肌保护液，是保护心肌的方法之一。

（三）神经

主动脉弓下方和右肺动脉前方的心浅丛以及主动脉弓与气管权之间的心深丛分支分布于心。交感神经来自位于脊髓上5个或6个胸段的侧角中间外侧核发出的节前纤维以及由颈部和上胸部交感干椎旁节发出的节后纤维，经心丛的分支分布于窦房结、房室结和心壁。副交感神经来自迷走神经的节前纤维，在心丛内的心神经节或心壁内神经节换元，节后纤维分布于窦房结、房室结和心壁。心的感觉经迷走神经传入中枢。

（四）淋巴引流

心内膜和心肌的淋巴管通向心外膜下的淋巴管丛，由淋巴管丛汇集成较粗大的淋巴管，与左、右冠状动脉主干伴行，在冠状沟内汇合成左、右淋巴干。左淋巴干收纳左冠状沟和前室间沟内的淋巴管，引流左心室大部分以及前室间沟附近的右心室的部分淋巴，多注入肺动脉后淋巴结，再注入左气管支气管上淋巴结或气管支气管下淋巴结。右淋巴干收纳右冠状沟和后室间沟内的淋巴管，引流右心室大部分以及近后室间沟的左心室的部分淋巴，多注入主动脉弓前淋巴结，再注入主动脉弓淋巴结（图3-52）。

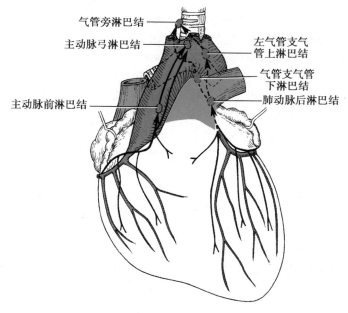

图 3-52　心的淋巴流向

心房和动脉圆锥处的淋巴管可不经左、右淋巴干直接汇入局部淋巴结。

## 五、传导系统

心传导系统由特殊分化的心肌细胞构成,包括窦房结、结间束、房室束、左、右束支和 Purkinje 纤维网(图 3-53)。

### (一)窦房结

窦房结(sinuatrial node)是心节律性活动的正常起搏点,多呈长梭形,或呈半月形,位于上腔静脉与右心房交界处,界沟上 1/3 的心外膜下,其长轴与界沟基本一致。窦房结中央有窦房结动脉穿过。在手术剥离上腔静脉根部时,注意不要过低,以免损伤窦房结及其血管。窦房结正常每分钟发出 60～100 次冲动,经结间束传至心房,使心房肌收缩,并传至房室结,引起心室肌收缩。

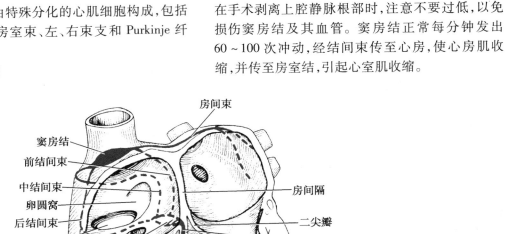

图 3-53　心的传导系统

### (二)结间束

1. 前结间束(anterior internodal tract)　由窦房结头端发出,经右心房前壁向左行,至房间隔上缘处分为两束:上房间束(Bachmann 束)左行,分布于左心房前壁;另一束下行,经卵圆窝前方的房间隔下降至房室结上缘。

2. 中结间束(middle internodal tract)　又称 Wenchebach 束,由窦房结右上缘发出,向右、向后弓状绕过上腔静脉,然后进入房间隔,经卵圆窝前缘,下降至房室结上缘。

3. 后结间束(posterior internodal tract)　又称 Thorel 束,由窦房结尾端发出,在界嵴内下行,再转向下内,经下腔静脉瓣,越冠状窦口上方,至房室结的后缘。此束在行程中发出纤维至右心房壁。

3 条结间束在房室结上方相互交织,并有分支与房间隔左侧的左心房肌纤维相连,从而将冲动传至左心房。

### (三)房室结

房室结(atrioventricular node)是呈矢状位的扁薄结构,位于 Koch 三角尖端的深面。房室结的左下面邻右纤维三角,右侧有薄层心房肌及心内膜覆盖。后上端和右侧面有数条纤维束伸至房间隔和冠状窦口周围,即房室结的心房扩展部,也是结间束的入结部分。房室结的前端变细穿入右纤维三角,即为房室束。房室结只是房室交界区的中央部分,各部之间分界不明显。

房室交界区(atrioventricular junction region)又称房室结区(图 3-54),是心传导系在心房与心室连接部位的特化心肌结构,位于房室隔内,其范围基本与房室隔右侧面的 Koch 三角一致。房室交界区由房室结、房室结的心房扩展部(结间束的终末部)和房室束的近侧部(穿部和未分叉部)组成。房室交界区能延搁窦房结的兴奋下传至心室,使心房肌和心室肌依先后顺序收缩。房室交界区的传导功能有两个特点:一是双向传导,可将心房来的冲动向下传入心室,也可以将心室的异位冲动逆行传向心房,形成折返环路;二是双路传导,冲动下传经房室交界区时可分离成快传导和慢传导两条通路。

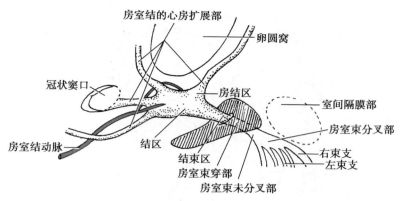

图 3-54　房室交界区模式图

房室交界区是窦房结冲动从心房传向心室的必经之路,且为最重要的次级起搏点(40 次/分钟),此处病变可导致心律失常。

**（四）房室束**

**房室束**(atrioventricular bundle)又称 **His 束**,起自房室结前端,穿右纤维三角,向前下行于室间隔膜部的后下缘,至室间隔肌部上缘处分为左、右束支。心外科手术如瓣膜置换时要注意房室束的位置和毗邻,避免损伤房室束,以免发生房室传导阻滞或不同形式的束支传导阻滞。

1. 左束支(left bundle branch)　呈瀑布状发自房室束的分叉部,发出后呈扁带状在室间隔左侧心内膜下行走,于室间隔肌性部上、中 1/3 交界处发出 3 组分支:①前组:至前乳头肌中下部,分布于前乳头肌和附近游离心室壁。②后组:行向后下,至后乳头肌下部,分布于后乳头肌和附近游离心壁。③间隔组:分布于室间隔中下部,并绕心尖处分布于左心室游离壁。上述 3 组分支从室间隔上部的前、中、后方向辐射至整个左心室内面,并在心室游离壁内相互吻合成 Purkinje 纤维网。

2. 右束支(right bundle branch)　呈细长圆索状,向前下弯行,表面有室间隔右侧面的薄层心肌覆盖,向下穿入隔缘肉柱,至右心室前乳头肌根部发出分支,分布于右心室壁。因右束支主干较长,呈圆索状,分支较晚,故易受局部病灶影响,常发生传导阻滞。

3. Purkinje 纤维网　左、右束支的分支在心内膜下交织形成 Purkinje 纤维网。在室间隔中下部、心尖、乳头肌下部和游离室壁下部,Purkinje 纤维网较丰富,而室间隔上部、动脉口和房室口附近的分布稀少或无。心内膜下 Purkinje 网发出纤维以直角或钝角进入心室壁内,形成心肌内 Purkinje 纤维网,最后与普通心肌纤维相连,传导的冲动引起心肌收缩。

**（五）常见变异**

异常传导束或纤维的存在可将窦房结的冲动过早地传至心室肌某部,使之提前收缩,可引起预激综合征。常见的异常传导束如下(图 3-55)。

1. Kent 束　又称**房室副束**,为位于房室环浅面的肌束,连接心房肌和心室肌。Kent 束可出现在左、右房室环的任何部位,也可出现在间隔内,以左房室环的后外侧、右房室环的外侧和后间隔区较多见。

2. Mahaim 纤维　包括**结室副束**和**束室副束**,前者连接房室结和室间隔心肌,后者连接房室束或束支主干和室间隔心肌。

3. James 旁路束　后结间束的大部分纤维和前、中结间束的小部分纤维可绕过房室结右侧面至房室结下部或房室束近侧部,构成旁路纤维。

心律失常指心脏电活动的频率、节律、起源部位、传导速度或激动次序的异常,按其发生原理分为:①冲动形成异常:自律性增高,指自律性心肌细胞由于自主神经系统兴奋改变或其内在的病变使其自律性增高,导致不适当的冲动发放;异常自律性,为无自律性心肌细胞由于心肌缺血、药物、电解质紊乱、儿茶酚胺增多等导致的异常自律性;触发活动,是由正常动作电位触发的后除极并触发新的动作电位而产生的持续快速性心律失常。②冲动传导异常:包括折返激动、传导阻滞等。激动从心脏某处一条径路传出后,又从另外一条径路返回原处,使该处再次发生激动的现象称为折返激动,是快速心律失常最常见的发生机制。心脏的某一部分对激动不能正常传导时称传导阻滞,包括生理性传导阻滞和病理性传导阻滞。

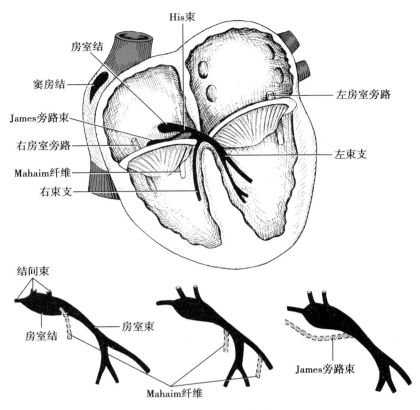

图 3-55 心传导系统旁路模式图

## 六、体表投影

### (一)心界

心在胸前壁的投影可用 4 点的连线来表示。①左上点:在左第 2 肋软骨下缘,距胸骨侧缘约 1.2cm。②右上点:在右第 3 肋软骨上缘,距胸骨侧缘 1cm。③左下点:在左第 5 肋间隙,距前正中线 7~9cm 或锁骨中线内侧 1~2cm。④右下点:在右第 6 胸肋关节处。左、右上点的连线为心上界,左、右下点的连线为心下界,右上、下点间作一微向右凸的弧形线为心右界,左上、下点间作一微向左凸的弧形线为心左界。心尖的投影即左下点。

### (二)心瓣膜

各心瓣膜的体表投影如下:①二尖瓣(左房室口):位于左第 4 胸肋关节平面,胸骨左半的后方。②三尖瓣(右房室口):位于前正中线与两侧第 4 肋间隙连线交点处。③主动脉瓣:位于胸骨左缘第 3 肋间隙。④肺动脉瓣:位于左第 3 胸肋关节处。因血流方向、瓣膜位置的深浅和组织传音性质的不同,故瓣膜的投影位置与心脏听诊部位不完全一致(图 3-56,表 3-4)。

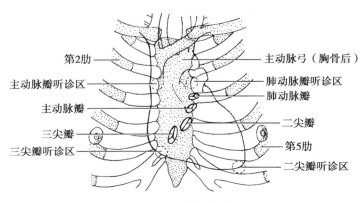

图 3-56 心的体表投影

表 3-4 瓣膜的投影位置和听诊部位

| 名　称 | 投 影 位 置 | 听 诊 部 位 |
|---|---|---|
| 肺动脉瓣 | 左第 3 胸肋关节处 | 胸骨左缘第 2 肋间隙 |
| 主动脉瓣 | 胸骨左缘第 3 肋间隙 | 胸骨右缘第 2 肋间隙 |
| 左房室瓣 | 左第 4 胸肋关节处 | 左第 5 肋间隙锁骨中线内侧 1～2cm |
| 右房室瓣 | 前正中线与第 4 肋间隙交点处 | 胸骨下端偏右 |

# 第七节　胸部的解剖操作

## 一、解剖胸壁、胸膜和肺

### (一) 解剖浅层结构和胸廓外肌层

皮肤切口、浅层结构以及胸大、小肌和锁胸筋膜的解剖操作见第七章。若上肢已解剖,辨认胸大肌、胸小肌、前锯肌的附着及腹外斜肌、腹直肌的起始部,复查肋间神经前皮支、外侧皮支及其伴行的血管。将前锯肌从起自上 8 肋骨处剥离并翻向外侧,注意保护其表面的胸长神经和胸外侧血管。将腹外斜肌起自肋骨的肌齿剥离,充分显示肋骨和肋间肌。

### (二) 解剖肋间隙结构

1. 解剖肋间肌　选择第 4 或第 5 肋间隙,观察肋间外、内肌的纤维走向。在肋间隙的浅层,可见肋间外肌纤维斜向前下方。再沿肋间隙向前观察,可见在肋软骨之间肋间外肌移行为透明的肋间外膜。透过肋间外膜可见其深面的肋间内肌。沿下位肋上缘轻轻切开肋间外肌和肋间外膜,将其上翻,暴露深面的肋间内肌。观察肋间外肌与肋间外膜的延续,并观察肋间外、内肌的纤维方向成直角相互交叉。

2. 解剖肋间后血管和肋间神经　在第 5 肋间隙内自锁骨中线向后,沿肋骨下缘轻轻切开肋间内肌,将其向下翻,用镊子在肋沟内寻找行走于肋间内肌与肋间最内肌之间的肋间神经本干及肋间后动、静脉主干,三者伴行,从上向下依次为静脉、动脉、神经。然后,在同一肋间隙内沿下位肋骨上缘寻找肋间后动脉下支。在解剖肋间神经、血管的同时,注意观察深面的在肋间隙中 1/3 段较明显的肋间最内肌,此肌肌纤维方向与肋间内肌的方向相同。

### (三) 切开胸前壁

胸壁切口见图 3-57。

1. 断离胸锁关节　切开胸锁关节,注意观察

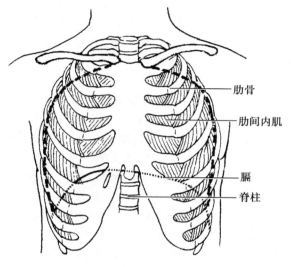

图 3-57　胸壁切口

关节盘和关节面的形态,再将此关节断离,向外牵拉锁骨。

2. 切断肋间肌　沿腋前线游离第 1 肋,切除第 1 肋间肌。再沿腋中线将第 1～9 肋间隙的肋间肌剥除约 1.5cm 宽度,切剥时注意勿损伤深面的壁胸膜。将手指探入已剥除肋间肌的各肋间隙内,向深面缓缓地钝性按压、推开附于胸壁内面的壁胸膜,使之与胸内筋膜分离。防止弄破壁胸膜。

3. 剪断肋骨　将肋骨剪较弯曲尖端插入肋骨与被推开的壁胸膜之间,在前斜角肌附着处的前缘将第 1 肋切断,再将第 2～10 肋骨依次剪断。注意去掉肋骨断端的碎骨片,以防手被刺伤。

4. 掀开胸前壁　沿胸骨上缘切断胸锁乳突肌、胸骨舌骨肌和胸骨甲状肌。一只手在胸骨柄处慢慢拉起胸前壁,另一只手轻轻地将胸前壁深面的结构和肋胸膜钝性推开。在胸前壁稍被掀起时,于第 1 肋间隙前端内侧剪断胸廓内血管(距该血管起始点约 2cm 处)。继续掀开胸前壁,小心剥离胸前壁的胸膜壁层,尽量保留胸膜壁层的前反折线,将胸前壁翻至剑胸结合高度。在掀开胸前壁时,钝性分离或切断连于胸骨与心包间的胸骨心包韧带。

（四）剖查胸前壁内面的结构

1. 观察胸内筋膜和胸横肌 观察衬于胸前、外侧壁内面的胸内筋膜的配布,透过胸内筋膜可见附着于胸骨体和肋软骨的胸横肌。

2. 剖查胸廓内动、静脉和胸骨旁淋巴结 在翻下的胸前壁内面找到胸廓内动、静脉的断端,沿胸廓内动脉的行程向下修洁至第6肋间隙,并在此处剖出胸廓内动脉发出两终支,即腹壁上动脉和肌膈动脉。修洁过程中注意胸廓内血管与胸骨、胸横肌的位置关系,寻认由胸廓内动脉发出的肋间前支、穿支、心包膈动脉及其排列于胸廓内血管周围的胸骨旁淋巴结。

（五）探查胸膜腔

1. 切开壁胸膜 约在肋胸膜中点作"十"字切口,即纵切口沿锁骨中线自第2肋间隙切至第6肋间隙;横切口约在第4肋间隙高度,自胸骨旁线切至腋前线。将肋胸膜翻开,暴露胸膜腔及覆于肺表面的脏胸膜。脏、壁胸膜如有粘连,需钝性分离。

2. 探查壁胸膜 将手伸入胸膜腔探查胸膜顶、肋胸膜、纵隔胸膜和膈胸膜。探明胸膜顶突至颈根部的位置,若颈部已解剖则观察胸膜顶与颈根部大血管和臂丛的毗邻关系,并观察覆于胸膜顶上方的胸膜上膜。将双手同时伸入左、右两侧的胸膜腔内,循胸膜顶向前下行,用手指探查壁胸膜前、下反折线。观察在第2~4肋高度之间左、右胸膜前界在正中线稍左侧是否互相接触。将胸前壁反复掀起、复位,验证胸膜前、下界的体表投影。将手指循胸膜下返折线,自纵隔处向外侧移动,探查胸膜下返折线与胸廓下缘之间的距离。胸膜后反折线待取肺后观察。

3. 探查肋膈隐窝和左肋纵隔隐窝 将手伸入肋胸膜与膈胸膜反折线处的胸膜腔内探明肋膈隐窝,伸入左纵隔胸膜前缘下部与肋胸膜反折线处的胸膜腔内探明左肋纵隔隐窝。

4. 探查肺韧带 沿胸膜前界、下界和腋中线剪除肋胸膜的前部。一只手提起肺底,另一只手在肺根下方、纵隔胸膜外侧探入胸膜腔,拇指在前,其他指在后,可摸到张于纵隔与肺之间的呈额状位的肺韧带。

（六）解剖肺

1. 原位观察 观察两肺的位置、分叶和形态。探查肺尖突向胸膜顶以及伸至颈根部的位置。将已掀起的胸前壁反复复位,验证肺前、下缘和叶间裂(斜裂、水平裂)的体表投影,并观察和比较肺前、下缘与胸膜前、下界的位置关系。将肺稍向上推,观察肺底与膈穹隆的关系。

2. 解剖肺根结构 将一只手自肺前缘沿纵隔面伸入,将肺拉向外侧,在肺根处边解剖边观察。左肺根前方有膈神经,后方有右迷走神经。右肺根前方有膈神经和心包膈血管,后方有迷走神经,上方有奇静脉弓。

3. 取肺 一只手自肺前缘沿纵隔面伸入,将肺拉向外侧,另一只手摸清肺根和肺韧带,在紧靠肺门处自上而下切断肺根各结构和肺韧带。注意勿切及肺组织及周围的神经血管。将肺取出后,剥除肺门处的结缔组织,辨认肺出入肺门的主要结构,即上、下肺静脉、肺动脉、主支气管及肺门淋巴结的相互位置关系,并比较左、右侧的异同点。在肺根后部,寻认支气管动脉。

4. 剥离肺内支气管和血管 自肺门处的主支气管向肺内追踪,剖出叶支气管和段支气管,并观察这三级支气管在肺内的方位和分支部位。同时解剖与支气管伴行的肺动脉分支、支气管动脉以及沿支气管排列的肺淋巴结。解剖和观察肺静脉属支后将其剪除,以便充分显露支气管。

（七）解剖肋间隙后部结构

观察胸后壁胸膜壁层的后返折线,该返折线不明显。透过胸后壁的肋胸膜,观察肋间隙中的肋间后血管和肋间神经。在两侧第6、7肋间隙内,剥除肋胸膜和胸内筋膜,自后向前修洁肋间后动、静脉和肋间神经。在肋角附近,清理出肋间后动脉发出的细小下支。观察比较血管神经在肋角内、外侧的位置关系以及主干和下支的行程。在肋头附近,寻找1~2个肋间淋巴结。

## 二、解剖纵隔

（一）观察纵隔侧面

在纵隔侧面以肺根为中心,隔着纵隔胸膜观察其上、下、前、后方的器官和结构配布,并将两侧作对比。

1. 左侧面观 左肺根的前下方为心包,前方有膈神经和心包膈血管下行。后方有迷走神经和食管下行,还有胸主动脉、胸交感干及内脏大、小神经。上方有主动脉弓、左喉返神经、左颈总动脉和左锁骨下动脉。

2. 右侧面观 右肺根的前下方为心包,前方有膈神经和心包膈血管下行。后方有迷走神经和食管下行,还有奇静脉、胸交感干及内脏大、小神经。上方有奇静脉弓、右头臂静脉、上腔静脉、气管和食管。

（二）解剖上纵隔前部的结构

1. 解剖胸腺　在上胸膜间区内沿心包前面分离和上翻胸腺，观察胸腺的位置和毗邻。然后，剥除胸腺，修洁此处的结缔组织，并剪除两侧的胸膜，显露深面的血管。

2. 解剖头臂静脉和上腔静脉　修洁左、右头臂静脉，并注意查认椎静脉、胸廓内静脉、甲状腺下静脉等属支。沿左、右头臂静脉向下修洁上腔静脉。在纵隔右侧面、右肺根上方观察奇静脉弓的走行和注入上腔静脉的部位。上腔静脉的下段行于心包腔内，待以后观察。

3. 解剖纵隔前淋巴结　在清理头臂静脉和上腔静脉时，注意在上腔静脉和头臂静脉前方、主动脉弓和左颈总动脉起始部附近以及心包前方寻找纵隔前淋巴结。

4. 解剖主动脉弓及其分支　将左头臂静脉中部两处结扎后从中间切断，翻向两侧。修洁主动脉弓及其向上自右向左发出的头臂干、左颈总动脉和左锁骨下动脉。清理主动脉弓时，仅略观其轮廓即可，注意暂时勿剖查其左前下方的结构。修洁3大分支时，要纵行分离，以免切断行于其间的神经。向上追踪头臂干至分为右颈总动脉和右锁骨下动脉处。

5. 解剖膈神经和心包膈动脉　剥除纵隔胸膜，在右侧沿上腔静脉旁和右肺根前方，在左侧于左颈总动脉与左锁骨下动脉之间及左肺根前方，分别查找右、左膈神经及伴行的心包膈动、静脉。向上追查膈神经至颈根部，向下追查其至膈。心包膈动、静脉向下清理一段即可。

6. 解剖左迷走神经　在左颈总动脉与左头臂静脉间，观察该神经从颈部进入胸腔，向下追踪至肺根后方。在主动脉弓前下方、动脉韧带后方寻查左喉返神经，并观察该神经勾绕主动脉弓下缘、向上后走行。观察左迷走神经和左膈神经均从主动脉弓左前方跨过，并且左迷走神经位于左膈神经后方。向下追查可发现膈神经行于肺根前方，迷走神经行于肺根后方。继续追踪迷走神经的支气管支至肺根、胸心支至主动脉弓下后方、食管支至食管前面。

7. 解剖右迷走神经　将上腔静脉推向左侧，在气管右侧的结缔组织中查找右迷走神经，并向上清理至胸廓上口，向下至右肺根后方。在右锁骨下动脉下缘处，查找右喉返神经，观察其勾绕右锁骨下动脉，然后向上追查至颈根部。右侧支气管支和胸心支的追踪同左侧，右食管支至食管后面，暂不

追查。

8. 解剖由颈部至心的神经　在主动脉弓3大分支周围的结缔组织中，查找来自颈交感干的颈心神经和发自迷走神经颈部的颈心支，追查至主动脉弓前面即可。

9. 解剖肺动脉及其分支　在左、右肺根处查找左、右肺动脉，并向内侧追至肺动脉干分叉处，观察肺动脉的毗邻关系。

10. 解剖心浅丛　在主动脉弓下方和右肺动脉前方的结缔组织，用尖镊仔细剔除脂肪，观察心浅层。因神经丛为相互交错的细小神经纤维，难以剖清，稍加分离即可。

11. 解剖动脉韧带　在主动脉弓下方和左喉返神经前内侧，用解剖镊钝性剥离出动脉韧带。探查该韧带两端连接的部位。辨认由左膈神经、左迷走神经和左肺动脉构成的动脉导管三角及其内容，即左喉返神经、动脉韧带和心浅丛。

12. 解剖气管和主支气管　在头臂干与左颈总动脉起点间切断主动脉弓，拉向两侧，推开其后方的右肺动脉，查看气管的位置和毗邻。在气管两侧剖查气管旁淋巴结，并在气管杈周围剖查气管支气管淋巴结。

（三）解剖中纵隔

1. 切开心包　原位观察心包的形态以及纤维心包向上、下的延续附着。查看胸膜前界下部形成的下胸膜间区（心包裸区）的范围。用镊子提起心包，在心包两侧、膈神经前方纵行切开心包，再于上述两切口的下端、膈上方约1cm作一横行切口，使3个切口连成"U"形。向上翻开心包前壁，显露心包腔。

2. 探查心包腔　清除心包腔中可能积有的胶冻样物质，用手指探查浆膜心包脏、壁层的配布及二者的反折部位。将左手一手指或解剖镊探入升主动脉、肺动脉干与上腔静脉、左心房之间，由右向左伸出，所经过的腔隙为心包横窦。掀起心尖，用手探查其后的心包斜窦，并观察此窦的范围。触摸和观察心包前下窦。注意左心房与食管的毗邻关系。

3. 观察心包腔内的大血管　在心底上方，观察从右向左排列的上腔静脉、升主动脉和肺动脉干。将心提起，在右下方观察穿心包、注入右心房的下腔静脉以及从两侧注入左心房的肺静脉。

4. 观察心的形态和毗邻　观察心的位置、心尖和心底的方位。触摸和观察心的毗邻结构。查看冠状沟和前、后室间沟的走行以及心的胸肋面、膈面、右缘、左缘和下缘的构成。将胸前壁复位，反

复验证心界的体表投影。

5. 取心 在心包腔内沿心包内面切断与心相连的上腔静脉、升主动脉、肺动脉干、下腔静脉和肺静脉,将心取出。

6. 解剖心的血管 在心的胸肋面,沿前室间沟用刀尖轻轻划开浆膜心包脏层(心外膜),清除沟内的脂肪,显露并修洁心前面的血管,向下追踪至心切迹,向上至冠状沟。辨认前室间支及其分支和心大静脉。然后,沿冠状沟修洁左、右冠状动脉主干、旋支、窦房结支、动脉圆锥支、右缘支及其伴行静脉。在膈面,自冠状沟向下清除后室间沟内的脂肪,修洁沟内的血管。辨认后室间支、心中静脉、心小静脉等。在冠状沟后部左侧,修洁冠状窦及其属支。在清理血管过程中,应耐心剥离以免血管断裂或破损。解剖结束后,详细观察血管的起源、行程和分支分布。查找壁动脉和心肌桥。

7. 解剖右心房 自上腔静脉下端沿右心房上缘切至右心耳尖,再转向下,沿右心房前缘切至下腔静脉处,将右心房壁翻向右侧。清除血凝块,用水清洗,观察右心房内的界嵴、梳状肌和卵圆窝等结构以及上、下腔静脉口、冠状动脉口和右房室口,确认 Koch 三角的位置。

8. 解剖右心室 将刀自肺动脉干的起始部插入,向左横切至距前室间沟 0.5cm 处,再向下沿前室间沟右侧切至心下缘。自肺动脉干处的横切口向右切至冠状沟,再沿冠状沟下方 0.5cm 切至心下缘。将右心室前壁翻向下,清除右心室内的血凝块,观察三尖瓣各瓣的位置以及腱索、乳头肌的形态特点和配布。然后,观察肉柱、隔缘肉柱、室上嵴、动脉圆锥、肺动脉口及肺动脉瓣的形态。理解流入道和流出道的划分。比较心房壁和心室壁的厚度。

9. 解剖左心房 在左心房后壁 4 条肺静脉之间作"U"形切口,向上翻开。清除血凝块后,观察左心房内的肺静脉口。比较左、右心房的形态结构特点。

10. 解剖左心室 在前室间沟左侧 0.5cm 处,自心尖向主动脉根切开左心室前壁直至左肺动脉下方,再沿冠状沟下方 0.5cm 处环形切开左心室前壁及后壁至距后室间沟 0.5cm 处。向下翻开左心室壁。左心室壁较厚,不要用力牵拉,以免拉断腱索和损坏瓣膜。比较左、心室壁的厚度,观察左心室内的结构,注意与右心室的区别。

(四)解剖上纵隔后部和后纵隔的结构

由于上纵隔后部和后纵隔的结构大多连续,故同时解剖。

1. 解剖心深丛 将已切断的主动脉弓拉向两侧,在气管杈前方用尖镊或刀尖背轻轻剔去脂肪,查找心深丛。探查交感干和迷走神经的分支与心深丛的联系。

2. 解剖食管、左喉返神经和迷走神经前、后干 将气管和主支气管推向一侧,可见其后的食管。在食管上段前面清除结缔组织,观察其两侧紧贴纵隔胸膜,左侧与胸导管相贴。在左、右侧于气管与食管之间查找左、右喉返神经,向下追踪至其发出处,向上至喉。将心包后壁翻开,观察食管下段。在食管前、后面用尖镊清除结缔组织,查看食管前、后丛及由丛向下汇成的迷走神经前、后干。清理并辨认发自胸主动脉的食管动脉。

3. 解剖胸导管 将食管推向右侧,在脊柱前方中线附近寻找胸导管,向上追踪至颈部注入左静脉角处,向下清理至膈主动脉裂孔处。胸导管至第 5 胸椎高度斜行向左侧,在食管左缘与纵隔胸膜之间上行至颈部。追踪清理时注意观察行程和毗邻。注意观察并确认胸导管前方有食管,后方有脊柱,左侧有胸主动脉,右侧有奇静脉。

4. 解剖胸主动脉及其分支 将气管和食管推向右侧,在第 4 胸椎左侧,自主动脉弓末端沿脊柱前面向下修洁胸主动脉至膈主动脉裂孔处,注意胸主动脉的走行和毗邻。清理观察胸主动脉发出的食管动脉,寻找 1~2 支即可。在胸主动脉起始部和沿主支气管后壁解剖出支气管动脉,每侧寻认 1~2 支。稍提起胸主动脉,在其后壁分离出 2~3 条肋间后动脉即可,向两侧修洁至肋角附近,将其与肋间隙后部已解剖的肋间后动脉一起观察。复查肋间后动、静脉和肋间神经三者的位置关系。

5. 解剖纵隔后淋巴结 修洁上述结构过程中,注意在食管和胸主动脉周围的结缔组织中寻找 1~2 个纵隔后淋巴结。

6. 解剖奇静脉、半奇静脉及副半奇静脉 将食管拉向左侧,在脊柱右前方、胸主动脉和胸导管的右侧修洁奇静脉,追查其行程,观察自膈向上沿途接受的属支。清理时注意勿损坏其右后方的内脏大神经和左侧的胸导管。然后,将食管推向右侧,修洁位于脊柱左前方、胸主动脉后方的半奇静脉和副半奇静脉。约在第 7~10 胸椎高度找出半奇静脉向右汇入奇静脉的部位。

7. 解剖胸交感干及其分支 撕去脊柱两侧的肋胸膜,自上而下显露位于肋头前方的串珠状的胸交感干。用尖镊清除其周围的结缔组织,查看交感干神经节及其节间支。仔细清理出胸交感干发出的灰、白交通支及内脏大、小神经,并观察交通支的联系。将膈推向下,探查内脏大、小神经的组成和去向。

### 三、解剖膈

待腹部解剖结束后解剖和观察膈,并结合膈的示教标本进行观察。

#### (一) 观察膈的毗邻

1. 观察膈上面的毗邻　膈的肌性部分位于周边,中央部为中心腱。从上面可见心包纤维层与中心腱融合,上方与心下面毗邻。在中心腱两侧,膈与两肺下面毗邻,肺下面的形状与膈穹隆一致。

2. 观察膈下面的毗邻　沿肝上面将手伸入肝的左、右上间隙,体会膈与肝的位置关系。将膈的前部牵向上,触摸和观察连于膈和肝之间的镰状韧带、冠状韧带及左、右三角韧带。切断这些韧带后,将肝游离,观察肝裸区和膈对应部位。除肝外,观察膈在左侧与胃底、脾、左肾、左肾上腺等的毗邻,在右侧与右肾、右肾上腺等的毗邻。

#### (二) 解剖和观察膈

1. 切除腹部器官　在食管近胃贲门处将其切断,切除胃、肠、胰、脾、肾和肾上腺。剪断肝静脉,切除肝。保留腹主动脉和下腔静脉。

2. 观察膈及穿经结构　清理膈,观察膈的附着部位、膈脚、正中和内、外侧弓状韧带,并观察胸肋三角和腰肋三角。对着强光观察膈的中心腱。确认食管裂孔、腔静脉孔和主动脉裂孔。在食管裂孔处,清理穿经膈的食管以及沿食管前、后面下行的迷走神经前、后干。在腔静脉孔处,观察穿经膈的下腔静脉。在左、右膈脚之间理清主动脉裂孔,分离和观察穿经膈的主动脉及在其右后方的胸导管。另外,在脊柱前面和外侧自前而后仔细剖查穿经膈的腰升静脉、内脏大神经、内脏小神经和交感干。

(徐飞　顾春东)

# 第四章 腹部

## 第一节 概　　述

**腹部**(abdomen)位于胸部和盆部之间,由腹壁、腹腔和腹腔内器官构成。腹壁以脊柱腰段为支柱,由皮肤、筋膜及肌等软组织构成,起支持、保护作用。腹壁和膈围成**腹腔**(abdominal cavity),腹腔内有消化系统的大部和泌尿系统的一部分,还有脾、肾上腺、血管、神经、淋巴结、淋巴管及腹膜等器官和结构。

### 一、境界与分区

#### (一)境界

腹壁的上界由剑突、肋弓、第11肋前端、第12肋下缘和第12胸椎棘突围成,下界为耻骨联合上缘、耻骨嵴、耻骨结节、腹股沟、髂嵴和第5腰椎棘突的连线。腹壁以腋后线为界分为腹前外侧壁和腹后壁。腹前外侧壁活动度较大,腹内压增高时(如妊娠、腹水或肿瘤等)明显向前膨隆。

腹腔的上界与膈穹隆一致。在深呼气时,右侧和左侧膈穹隆可分别达第4和第5肋间隙高度,高于腹壁上界。腹腔下方经小骨盆上口通盆腔。由于腹腔的范围超过腹壁的上界和下界,腹腔与胸部、盆部有重叠区域,胸壁下部或盆部贯通性损伤,常可伤及腹腔内器官。

#### (二)分区

为了描述腹腔器官的位置,常使用两条水平线和两条垂直线将腹部分为9个区,即九分法。上水平线为经过两侧肋弓最低点(相当于第10肋)的连线,下水平线为经过两侧髂嵴最高点的连线,两条垂直线分别通过左、右腹股沟韧带中点或腹直肌外侧缘。9个区为:上方的**腹上区**(epigastric region)和**左、右季肋区**(hypochondriac region),中部的**脐区**(umbilical region)和**左、右腰区**(lumbar region),下方的**腹下区**(hypogastric region)和**左、右腹股沟区**(inguinal region)(图4-1A)。另

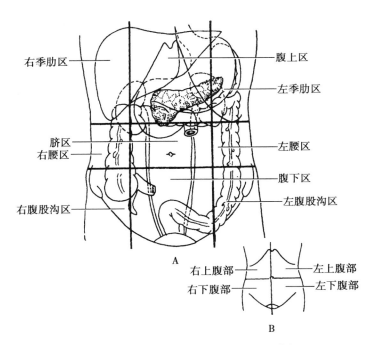

图 4-1　腹部的分区和腹腔主要器官的体表投影

外,可按较为简单的四分法进行分区,即经脐作垂直线和水平线,将腹部分为左、右上腹部和左、右下腹部(图4-1B)。

## 二、表面解剖

### (一)体表标志

1. **脐**(umbilicus)　青年人位于腹白线中点稍下方,后方平对第3、4腰椎之间,随着年龄的增长,腹壁肌张力减低,脐的位置下降。幼儿的脐也较低。

2. **半月线**(linea semilunaris)　又称**腹直肌线**或**Spiegel 线**,其位置与腹直肌外侧缘处相当,在体表呈一浅沟,自耻骨结节向上达第9肋软骨下缘。右侧半月线与肋弓相交处为胆囊底的体表投影,称**Murphy 点**。半月线与肋弓的夹角为前肾点,是肾盂的投影位置。半月线平脐处为上输尿管点,平髂前上棘处为中输尿管点。

3. **耻骨联合**(pubic symphysis)　由两侧耻骨联合面借纤维软骨连接而成。上方、下方均有韧带

加强。膀胱在空虚状态位于耻骨联合上缘平面以下。

4. **耻骨结节**(pubic tubercle)　位于耻骨联合外侧约2~3cm 处,为腹股沟韧带内侧端的附着点。耻骨结节外上方1~2cm 处为腹股沟管皮下环的投影位置。

5. **腹股沟**(groin)　位于腹前壁与股前区交界处,髂前上棘与耻骨结节连线的稍下方。

6. **髂嵴**(iliac crest)　为髂骨上缘弓形骨嵴,全长于体表都可触及。两侧髂嵴最高点的连线平对第4腰椎棘突,是腰椎穿刺定位的重要标志。髂嵴的前端为**髂前上棘**(anterior superior iliac spine),有腹股沟韧带附着,是常用的骨髓穿刺部位。髂嵴的后端为**髂后上棘**(posterior superior iliac spine),有时作为骨髓穿刺点。

### (二)体表投影

腹腔内器官的位置因年龄、体型、体位、呼吸运动和内脏充盈程度等的不同而发生变化,通常情况下在腹前壁的投影见图4-1A 和表4-1。

表4-1　腹腔主要器官在腹前壁的投影

| 右季肋区 | 腹上区 | 左季肋区 |
|---|---|---|
| 1. 右半肝大部分<br>2. 部分胆囊<br>3. 结肠右曲<br>4. 右肾上部 | 1. 右半肝小部分和左半肝大部分<br>2. 胆囊<br>3. 胃幽门部和部分胃体<br>4. 胆总管、肝固有动脉和肝门静脉<br>5. 十二指肠大部分<br>6. 胰的大部分<br>7. 两肾—部分及肾上腺<br>8. 腹主动脉和下腔静脉 | 1. 左半肝小部分<br>2. 贲门、胃底及部分胃体<br>3. 脾<br>4. 胰尾<br>5. 结肠左曲<br>6. 左肾上部 |
| **右腰区** | **脐区** | **左腰区** |
| 1. 升结肠<br>2. 部分回肠<br>3. 右肾下部 | 1. 胃大弯(胃充盈时)<br>2. 横结肠<br>3. 大网膜<br>4. 左、右输尿管<br>5. 十二指肠小部分<br>6. 部分空、回肠<br>7. 腹主动脉和下腔静脉 | 1. 降结肠<br>2. 部分空肠<br>3. 左肾下部 |
| **右腹股沟区** | **腹下区** | **左腹股沟区** |
| 1. 盲肠<br>2. 阑尾<br>3. 回肠末端 | 1. 回肠袢<br>2. 膀胱(充盈时)<br>3. 子宫(妊娠期)<br>4. 部分乙状结肠<br>5. 输尿管 | 1. 乙状结肠大部分<br>2. 回肠袢 |

### 三、腹膜腔与腹腔器官

**腹膜**（peritoneum）为体内面积最大、配布最复杂的浆膜。衬贴于腹、盆壁内面的称为**壁腹膜**（parietal peritoneum），被覆于腹、盆腔器官表面的称为**脏腹膜**（visceral peritoneum），二者相互移行，共同围成潜在性的**腹膜腔**（peritoneal cavity），腔内仅有少量浆液。男性腹膜腔封闭，女性腹膜腔可通过输卵管腹腔口与外界相通，故女性生殖道的细菌可经输卵管逆行扩散至腹腔，导致原发性腹膜炎。壁腹膜主要受躯体神经支配，对各种刺激敏感，痛觉定位准确，壁腹膜炎症时表现为局部疼痛、压痛、反跳痛和肌紧张。膈中央部处腹膜受到刺激时，通过膈神经反射可引起肩部放射痛。脏腹膜受自主神经支配，对牵引、扩张、炎症、压迫等刺激较为敏感，对疼痛的定位差，表现为钝痛，重刺激可引起心率变慢、血压下降和肠麻痹。

#### （一）腹膜与腹、盆腔器官的关系

腹、盆腔器官位于腹膜腔之外，被脏腹膜覆盖，依据情况不同，可分为3类。

1. **腹膜内位器官**（intraperitoneal viscera）器官表面均被腹膜覆盖，如胃、十二指肠上部、脾、空肠、回肠、盲肠、阑尾、横结肠、乙状结肠、卵巢和输卵管等。在有些腹膜内位器官，双层腹膜在器官边缘愈合，并延续形成系膜，内含至器官的血管、神经和淋巴管等。

2. **腹膜间位器官**（interperitoneal viscera）为三面或一半以上的表面被腹膜覆盖的器官，如肝、胆囊、升结肠、降结肠、子宫、膀胱和直肠上段等。

3. **腹膜外位器官**（introperitoneal viscera）仅一面被腹膜覆盖的器官，如肾、肾上腺、输尿管、胰、直肠下段以及十二指肠的降部、水平部和升部等。大多数腹膜外位器官紧贴腹后壁，故又称**腹膜后位器官**。

消化管是否有腹膜被覆对于外科手术有重要意义。腹膜的被覆使消化管在端端吻合后较少出现漏。因此，在消化道重建时，处理好消化管无腹膜覆盖部分是十分关键的步骤。

临床上经超声、CT、MRI等影像学检查仍不能明确诊断时，可以选择直观的腹腔镜检查。它适用于腹部闭合性损伤、原因不明的急腹症、原因不明的腹水的鉴别诊断（观察腹水性质）、腹腔内脏器和腹膜病变、原因不明的腹部包块、腹膜炎和术后粘连引起的慢性腹痛、腹腔内脏器肿瘤分期和治疗后

的转归、妇科疾病的诊断和鉴别诊断，如盆腔炎、附件炎、卵巢囊肿、肿瘤、子宫内膜异位症等。慢性肝脏疾病时，能清楚地观察到肝表面的情况，如有无肝硬化，脂肪肝、血管瘤、肝囊肿、肝癌等。

#### （二）腹膜腔的分区及交通

以横结肠及其系膜为界，腹膜腔分为结肠上区和结肠下区（图4-2）。

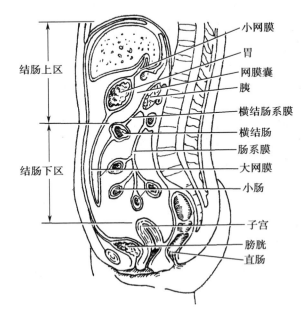

图4-2　腹膜腔的分区（正中矢状切面）

1. **结肠上区**（supracolic region）　位于膈与横结肠及其系膜之间，又称**膈下间隙**（subphrenic space）。膈下间隙被肝分为肝上、下两个间隙：①肝上间隙（superior hepatic space）被镰状韧带分为**左肝上间隙**和**右肝上间隙**，左肝上间隙以左冠状韧带及左三角韧带分为**左肝上前间隙**和**左肝上后间隙**，右肝上间隙以右冠状韧带及右三角韧带分为**右肝上前间隙**和**右肝上后间隙**。由于右冠状韧带前、后两层均位于肝的后方，且相距较远，故右肝上后间隙不明显。右冠状韧带前、后两层之间的肝表面无腹膜覆盖，称为**肝裸区**（bare area of liver）。膈与肝裸区之间的间隙称为**膈下腹膜外间隙**（subphrenic retroperitoneal space），肝脓肿可经此间隙穿膈破溃流入胸腔，此间隙也常作为经肝穿刺行肝内胆管造影的进针部位。②**肝下间隙**（inferior hepatic space）被肝圆韧带分为**左肝下间隙**和**右肝下间隙**，左肝下间隙以小网膜和胃为界分为**左肝下前间隙**和**左肝下后间隙**，后者为网膜囊。右肝下间隙又称**肝肾隐窝**（hepatorenal recess），是平卧位时腹膜腔的最低点，腹膜腔的渗

出液和脓液常聚集于此(图4-3,图4-4)。在膈下间隙内发生的脓肿称膈下脓肿,其中以右肝上间隙和右肝下间隙的脓肿较为多见。膈下腹膜内的血管和淋巴管丰富,膈下脓肿形成后感染中毒症状较重,且临床处理较困难。因此,对于有形成膈下脓肿可能的患者,胃肠手术后或腹膜炎时等情况下多采取半坐位,早期下床活动,以防止膈下脓肿的形成。

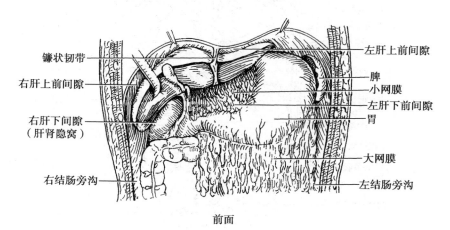

前面

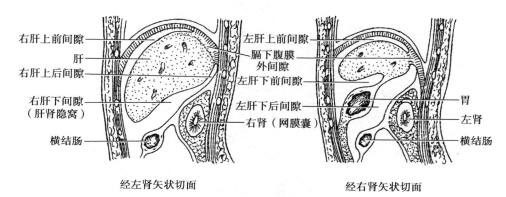

经左肾矢状切面    经右肾矢状切面

图4-3 膈下间隙

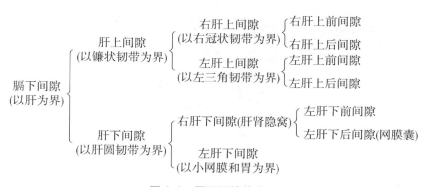

图4-4 膈下间隙的分区

2. 结肠下区(infracolic region) 位于横结肠及其系膜与小骨盆上口之间。以升、降结肠和小肠系膜根为界分为左、右结肠旁沟和左、右肠系膜窦(图4-5,图4-6)。

(1) 左结肠旁沟(left paracolic sulcus):又称降结肠旁沟,位于降结肠左侧与壁腹膜之间。由于向上被膈结肠韧带阻隔,此沟不与结肠上区相通,向下可经左髂窝通向盆腔。

(2) 右结肠旁沟(right paracolic sulcus):又称升结肠旁沟,位于升结肠右侧与壁腹膜之间。此沟向上通肝肾隐窝,向下通右髂窝和盆腔。急性阑尾炎穿孔时可沿此沟向上蔓延并发膈下脓肿,而胃和十二指肠溃疡穿孔时胃肠内容物亦可至右髂窝甚至盆腔,引起右下腹的压痛和反跳痛,易误诊为急

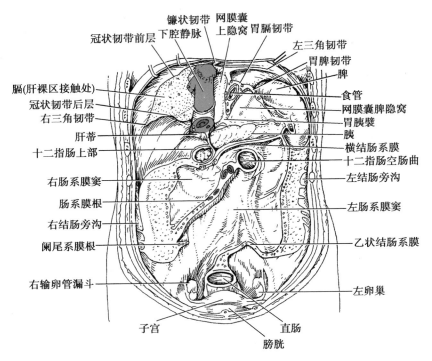

图 4-5 腹后壁腹膜的分布

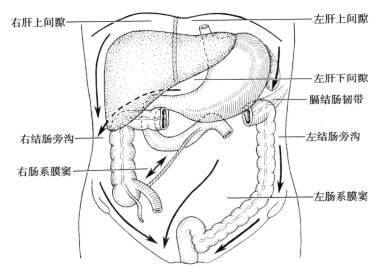

图 4-6 腹膜腔的沟通

性阑尾炎。

（3）**左肠系膜窦**（left mesenteric sinus）：又称**左结肠下间隙**，位于小肠系膜根与横结肠、降结肠和乙状结肠之间，呈向下开口的斜方形。此窦向下开放，连通盆腔，故该窦内的积液可直接流入盆腔。

（4）**右肠系膜窦**（right mesenteric sinus）：又称**右结肠下间隙**，位于小肠系膜根与升结肠和横结肠之间，呈三角形，窦内为小肠袢所占据。此窦周围几乎封闭，窦内有炎症时，其渗出液往往积聚在局部，形成肠间脓肿或局限性腹膜炎。

## 第二节　腹前外侧壁

### 一、层次

#### （一）皮肤

腹前外侧壁皮肤薄而富于弹性，与皮下组织连接疏松，易于分离，临床上常从腹部取皮瓣作整形手术，特别是腹股沟附近的皮肤。该区皮肤的移动性小，可供吻合的皮血管丰富，故常作为切取皮片或皮瓣的部位。

在真皮层内,胶原纤维呈束横行排列,形成皮肤的纹理或张力线(绪图-1)。腹部手术切口与张力线平行时,切口处张力小,形成瘢痕较细小。若切口与张力线垂直,则瘢痕较宽大,甚至会因瘢痕挛缩而影响局部功能。在承受较大张力的情况下(如快速生长的肿瘤或妊娠),胶原纤维会发生断裂,继而生成瘢痕,在皮肤表面出现白色的条纹,在孕妇称为**妊娠纹**。

支配腹部皮肤感觉的神经为 7 ~ 11 肋间神经、肋下神经及第 1 腰神经的前支,各神经在体表呈条带状分布。第 6 肋间神经分布于剑突平面,第 10 肋间神经分布于脐平面,肋下神经分布于髂前上棘平面,第 1 腰神经分布于腹股沟平面(图 3-3)。相邻神经分布之间存在重叠区域,单条神经损伤时出现相应区域皮肤的感觉减弱或改变,2 条以上神经损伤时方出现带状感觉缺失区。临床上常根据此关系推定椎管内麻醉平面的高低,或根据皮肤感觉障碍带确定脊髓疾病损害的节段。

### (二)浅筋膜

主要由富含脂肪的疏松结缔组织构成,其厚度因人而有较大差异。脐平面以下的浅筋膜分浅、深两层,浅层称 Camper 筋膜,含有大量脂肪组织,又称脂性层,与胸部及股部的浅筋膜相连续;深层称 Scarpa 筋膜,主要由弹性纤维组成,脂肪含量少,又称膜性层。膜性层与深面的深筋膜间结合疏松,存在潜在性的间隙,但在中线处附于腹白线,向下附于大腿阔筋膜,并与会阴的 Colles 筋膜相续,在男性延续为阴囊肉膜(图 4-7)。因此,尿道球部损伤时,尿液可经会阴浅隙蔓延到同侧的腹前外侧壁,但不越过中线到对侧或进入股部。

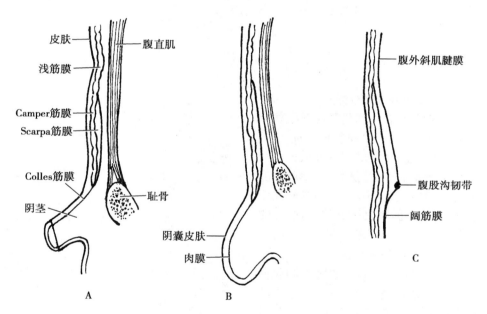

图 4-7　腹壁下部的浅筋膜及其延续
A. 正中矢状切面;B. 经阴囊矢状切面;C. 经大腿矢状切面

腹部浅筋膜内有丰富的浅血管、淋巴管和皮神经。脐平面以上的浅血管较细小,动脉为肋间后动脉的分支,浅静脉主要汇入胸腹壁静脉,继经胸外侧静脉注入腋静脉;脐平面以下有较粗大的腹壁浅血管和旋髂浅血管。皮神经包括肋间神经和肋下神经的外侧皮支和前皮支以及髂腹下神经的终末支(图 4-8)。

1. **腹壁浅血管**　**腹壁浅动脉**(superficial epigastric a.)起自股动脉,在腹股沟韧带中点下方 2.5cm 处穿筛筋膜浅出,上行于腹部浅筋膜的浅、深两层之间,最高可达脐平面。腹壁浅动脉多可分为内、外侧两支,分别沿腹股沟韧带中点垂直线的两侧上行。**腹壁浅静脉**(superficial epigastric v.)与动脉伴行,向下注入大隐静脉,也可经深静脉注入髂外静脉。在腹股沟疝修补手术切口时,常可遇到此血管,一般应先结扎,以防出血。此血管及其供血的皮肤常作为带血管皮瓣进行移植。

2. **旋髂浅血管**　**旋髂浅动脉**(superficial iliac circumflex a.)发自股动脉,部位常较腹壁浅动脉高,在浅筋膜两层之间,沿腹股沟韧带斜向外上方,可达髂前上棘。体表投影为腹股沟韧带中点下方 1.5cm 处至髂前上棘连线上、下 1cm 范围内。**旋髂浅静脉**(superficial iliac circumflex v.)与动脉伴行,向下汇入

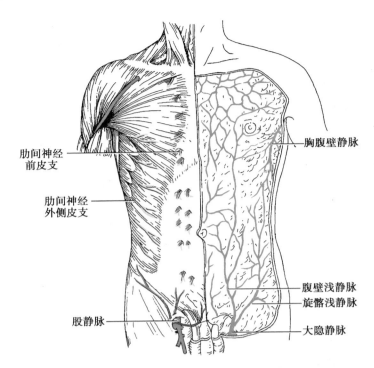

图 4-8　腹前外侧壁的皮神经和浅静脉

大隐静脉,也可经深静脉回流至髂外静脉。

　　在脐区,浅静脉明显吻合成网状称为**脐周静脉网**(periumbilical venous rete)。脐周静脉网向上、下分别与胸腹壁静脉和腹壁浅静脉吻合,并通过经肝圆韧带走行的附脐静脉与肝门静脉相通,为肝门静脉系与上、下腔静脉系的交通部位。肝门静脉高压时,血液可反流向脐周静脉网,呈现以脐为中心的放射状静脉曲张,形成"海蛇头"征。曲张静脉内血流形成湍流,局部可产生震颤和杂音。

　　3. 淋巴引流　脐平面以上的淋巴管伴胸腹壁静脉走向外上,注入腋淋巴结前群。脐平面以下的淋巴管伴旋髂浅静脉、腹壁浅静脉向下,汇入腹股沟浅淋巴结上群。此外,浅淋巴管也可经肝圆韧带周围淋巴管与肝的淋巴管相交通,故在临床上可以见到胃癌、胰腺癌等的脐周转移。

　　(三)肌层

　　腹前外侧壁的肌包括位于正中线两侧的腹直肌、锥状肌以及位于外侧的腹外斜肌、腹内斜肌和腹横肌(图 4-9 ~ 图 4-12,表 4-2)。

　　1. 腹直肌(rectus abdominis)　为上宽下窄的带形多腹肌。位于腹白线两侧,包被在腹直肌鞘内。肌纤维被 3 ~ 5 个**腱划**(tendinous intersection)分隔。腱划为腹直肌肌节融合的痕迹,与腹直肌鞘前层紧密愈合,故腹壁横切口切断腹直肌时,断端不易回缩。手术切开腹直肌鞘前层后,可向外侧牵

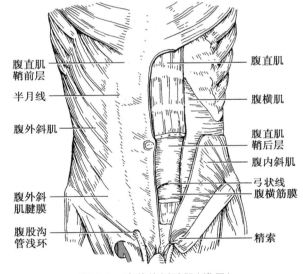

图 4-9　腹前外侧壁肌(浅层)

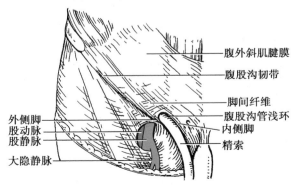

图 4-10　腹外斜肌腱膜

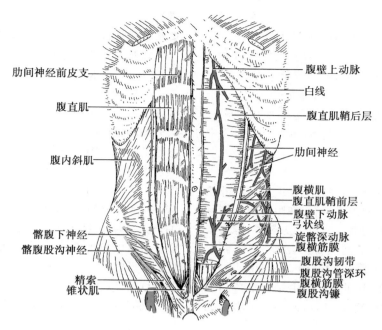

肋间神经前皮支
腹直肌
腹内斜肌
髂腹下神经
髂腹股沟神经
精索
锥状肌

腹壁上动脉
白线
腹直肌鞘后层
肋间神经
腹横肌
腹直肌鞘前层
腹壁下动脉
弓状线
旋髂深动脉
腹横筋膜
腹股沟韧带
腹股沟管深环
腹横筋膜
腹股沟镰

图 4-11 腹前外侧壁肌(深层)

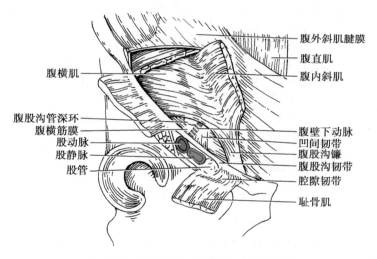

腹横肌
腹股沟管深环
腹横筋膜
股动脉
股静脉
股管

腹外斜肌腱膜
腹直肌
腹内斜肌
腹壁下动脉
凹间韧带
腹股沟镰
腹股沟韧带
腔隙韧带
耻骨肌

图 4-12 腹内斜肌、腹横肌和腹股沟镰

表 4-2 腹前外侧壁肌

| 肌名 | 起点 | 止点 | 作用 | 神经支配 |
|---|---|---|---|---|
| 腹直肌 | 第 5~7 肋软骨外面 | 耻骨联合与耻骨结节之间 | 前屈脊柱、降胸廓,增加腹压 | 第 5~11 肋间神经和肋下神经 |
| 腹外斜肌 | 下 8 个肋骨外面 | 借腱膜止于腹白线和髂嵴前部 | | |
| 腹内斜肌 | 胸腰筋膜、髂嵴、腹股沟韧带外侧 1/2 | 借腱膜止于腹白线和下位 3 个肋,下部肌束参与形成提睾肌 | 增加腹压,前屈、侧屈并旋转脊柱 | 第 5~11 肋间神经、肋下神经、髂腹股沟神经、髂腹下神经 |
| 腹横肌 | 胸腰筋膜、髂嵴、腹股沟韧带外侧 1/3 | 腹白线 | | |

拉腹直肌,显露腹直肌鞘后层。尽量不要将腹直肌向内侧牵拉,以防损伤肋间神经和肋下神经。

2. 锥状肌(pyramidalis) 为长三角形的小扁肌,长3~7cm,在腹直肌鞘内,位于腹直肌下端的前内方。起于耻骨联合前面,纤维向内上方,止于腹白线。该肌在人类已退化,甚至缺如(5.6%)。手术时可利用两侧锥状肌纤维的相交线确定正中线的位置。

3. 腹外斜肌(obliquus externus abdominis) 为腹前外侧壁浅层的扁肌,在发生学上与肋间外肌同源。肌纤维自外上向内下斜行,在腹直肌外侧移行为腱膜。髂前上棘与脐连线以下为腱膜,腱膜张于髂前上棘至耻骨结节间的部分增厚,并向后反折,形成沟槽状,称为腹股沟韧带(inguinal lig.)。腹股沟韧带内侧端有小部分纤维由耻骨结节向下后外侧转折形成腔隙韧带(lacunar lig.)(陷窝韧带)。该韧带继续向外侧延续,附着于耻骨梳,构成耻骨梳韧带(pectineal lig.)(Cooper 韧带)。

在耻骨结节上外方,腹外斜肌腱膜形成一个三角形裂孔,称腹股沟管浅环(superficial inguinal ring)(皮下环)。腹股沟管浅环的内上部纤维称为内侧脚(medial crus),止于耻骨联合,外下部纤维称为外侧脚(lateral crus),止于耻骨结节。连接两脚之间的纤维称脚间纤维(intercrural fiber),有防止两脚分离的作用。外侧脚有部分纤维经精索深面向内上方反折至腹白线,并与对侧的纤维相接,称反转韧带(reflected lig.)(Colles 韧带),有加强腹股沟管浅环的作用(图4-13)。用手指通过阴囊皮肤可以伸入皮下环,大小可容一指尖。经由腹股沟管形成的疝为腹股沟斜疝,可触及皮下环扩大,腹壁软弱,患者咳嗽时指尖有冲击感。疝囊在男性可降入阴囊,在女性可降入大阴唇。

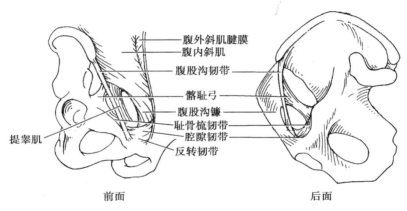

图4-13 腹股沟区的韧带

4. 腹内斜肌(obliquus internus abdominis) 位于腹外斜肌深面,在发生学上与肋间内肌同源。肌纤维由外下斜向内上,在腹直肌稍外侧移行为腱膜,分两层包绕腹直肌,参与构成腹直肌鞘的前、后层及腹白线。

5. 腹横肌(transversus abdominis) 位于腹内斜肌的深面,与胸横肌同源。肌纤维横行,至腹直肌外侧缘移行为腱膜,参与构成腹直肌鞘后层及腹白线。

在腹直肌下部的外侧缘附近,腹横肌腱膜与腹内斜肌腱膜互相融合,构成腹股沟镰(inguinal falx)(联合腱),部分纤维向下止于耻骨嵴和耻骨梳,尚有部分纤维向内加入腹直肌鞘前层。联合腱的构成变异较多,部分个体以两肌结合而非腱性融合,可称联合肌。在男性,腹横肌和腹内斜肌下部的少量肌纤维呈袢状附于精索内筋膜的表面,并包括睾丸,称为提睾肌(cremaster)。此肌受第1腰神经发出的生殖股神经生殖支支配,收缩可使睾丸上提。

(四)腹横筋膜

腹横筋膜(transversalis fascia)衬贴于腹横肌深面,为腹内筋膜的一部分,与膈下筋膜和髂腰筋膜相延续,向下经小骨盆上口与盆筋膜相移行。腹横筋膜各处薄厚不均,在腹股沟区较厚。除参与构成腹股沟管后壁外,还形成一些结构:①在腹股沟韧带中点上方1.5cm 处呈漏斗状突出,形成腹股沟管深环(deep inguinal ring)(腹环)。在腹股沟斜疝压迫腹环可以阻止疝内容物突出,以此与腹股沟直疝鉴别。②在深环内侧增厚形成凹间韧带。修补腹股沟斜疝时,缝合凹间韧带可缩紧深环。③在弓状线下方形成腹直肌筋膜。④形成精索内筋膜。⑤于腹股沟韧带后方、股血管前面向下延伸形成股鞘前层。

### （五）腹膜外组织

**腹膜外组织**（extraperitoneal tissue）（**腹膜外筋膜**）位于腹横筋膜与腹膜壁层之间，因通常含较多的脂肪组织如腹前壁下部，故又称腹膜外脂肪。向后与腹膜后间隙内的结缔组织相续，内有肝圆韧带、脐正中韧带、髂外血管及其分支、髂外淋巴结、生殖股神经等。体质瘦弱者的脂肪组织较少，该层呈膜状，易同腹横筋膜混淆。因腹膜外组织无固定作用，在疝修补时应注意分辨。

### （六）壁腹膜

由于上腹部的腹横筋膜和腹膜外组织相对较薄弱，膈下壁腹膜与膈紧密愈合，受膈运动的影响其张力较大，故上腹部切口缝合腹膜时易撕裂，宜连同腹直肌鞘的后层一起缝合。在脐以下，腹膜外组织内走行的韧带及血管使壁腹膜隆起，形成5条皱襞：①**脐正中襞**：位于前正中线上，自脐至膀胱尖，其内有脐尿管索，是胚胎期脐尿管闭锁形成的遗迹。如出生后仍未闭锁，常在脐部有蚯蚓状皮管突出，并与膀胱连通。②**脐内侧襞**：一对，位于脐正中襞外侧，其内含有脐内侧韧带，为胚胎期脐动脉闭锁后的遗迹，故又称**脐动脉襞**。③**脐外侧襞**：一对，位于最外侧，其内有腹壁下血管通过，又称**腹壁下血管襞**。

在腹前壁下部，上述5条腹膜皱襞之间形成3对小凹，即**膀胱上凹**、**腹股沟内侧凹**和**腹股沟外侧凹**。腹股沟内侧凹对向腹股沟三角和腹股沟管浅环，稍下方的小凹为**股凹**，对向股环。腹股沟外侧凹对向腹股沟管深环（图4-14）。

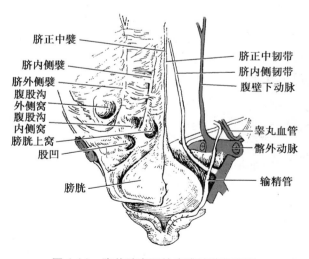

图4-14　腹前壁内面的腹膜皱襞和隐窝

脐正中襞
脐内侧襞
脐外侧襞
腹股沟外侧窝
腹股沟内侧窝
膀胱上窝
股凹
膀胱

脐正中韧带
脐内侧韧带
腹壁下动脉
睾丸血管
髂外动脉
输精管

腹膜腔穿刺和肝、脾穿刺在腹前外侧壁进行，穿经层次依穿刺部位而有所不同。腹膜腔穿刺术

常用于明确腹膜腔积液的性质，协助诊断；进行诊断性或治疗性腹膜腔灌洗；腹水过多引起胸闷、气急难以忍受者，放水减轻压迫症状；行人工气腹作为诊断和治疗手段；经穿刺注入药物。穿刺部位包括：①McBurney点穿刺：即脐与右髂前上棘连线中、外1/3交界处进针，不易损伤腹壁下血管。②前正中线穿刺：在脐与耻骨联合连线的中点上方1cm，稍偏左或右1～2cm处进针，对脏器尤其是脐以下脏器的损伤可能性较小。③腹直肌外侧缘穿刺：穿刺点在脐水平线与腋前线或腋中线交叉处，常用于诊断性穿刺。经皮肝穿刺常选在右侧腋中线第7、8、9肋上缘或腋前线第8、9肋上缘进针。经皮脾穿刺常在左侧腋中线第8、9肋间隙，沿下位肋的上缘进针。

### （七）深层的血管和神经

1. **腹壁上动脉**（superior epigastric a.）　为胸廓内动脉的延续，经膈的胸肋三角处进入腹直肌鞘内，于腹直肌后面或内部下行，营养腹直肌及腹前壁皮下组织和皮肤。同名静脉与其伴行。

2. **肋间后动脉**（posterior intercostal a.）及**肋下动脉**（subcostal a.）　第7～11对肋间后动脉和肋下动脉越过肋弓至腹前壁，行于腹横肌与腹内斜肌之间，营养附近各层结构。终支穿入腹直肌鞘，与腹壁上、下动脉的分支吻合。同名静脉与其伴行。

3. **腹壁下动脉**（inferior epigastric a.）　在近腹股沟韧带中点内侧上方1cm左右处发自髂外动脉，在腹膜外组织内斜向上内，经腹股沟管深环内侧入腹直肌深面，与腹壁上动脉吻合。同名静脉与其伴行。腹壁下动脉的体表投影为腹股沟韧带中点与脐的连线，腹腔穿刺时应在此投影的外上方进针，以免损伤该动脉。

4. **旋髂深动脉**（deep iliac circumflex a.）　约与腹壁下动脉同一水平发自髂外动脉外侧，在腹股沟韧带后方斜向外上方，至髂前上棘附近发出数支，终末支进入髂嵴内唇。旋髂深静脉与其伴行。临床上常取旋髂深动脉作为营养动脉，进行带血管蒂髂骨移植。

5. **肋间神经**（intercostal n.）及**肋下神经**（subcostal n.）　为第7～12胸神经的前支。越过肋弓后行于腹横肌和腹内斜肌之间，斜向内下，分支支配腹壁三层扁肌，于腋中线处发出外侧皮支穿腹内、外斜肌至皮下，分布于皮肤。主干在腹直肌鞘外缘穿入鞘内，分支支配腹直肌及锥状肌，并穿腹直肌及腹直肌鞘前层，分布于腹白线两侧皮肤。

6. 髂腹下神经(iliohypogastric n.) 主要来自第 1 腰神经的前支,由腹膜后间隙进入腹横肌与腹内斜肌之间前行,分支支配此二肌。主干于髂前上棘内侧 2 ~ 3cm 处穿腹内斜肌,至该肌与腹外斜肌腱膜之间。在腹股沟管浅环上方 3 ~ 4cm 处穿至皮下,分布于耻骨联合以上的皮肤。阑尾手术作 McBurney 切口时,容易伤及位于腹内、外斜肌之间的髂腹下神经,可能导致腹股沟区肌肉松弛甚至萎缩,由此易发生腹股沟疝。

7. 髂腹股沟神经(ilioinguinal n.) 主要来自第 1 腰神经前支,位于髂腹下神经下方,走行基本与其平行。进入腹股沟管后,行于精索上方,穿过腹股沟管浅环后分布于股部上内侧面、阴囊或大阴唇的皮肤。肌支支配腹横肌、腹内斜肌和腹外斜肌。髂腹股沟神经有时与髂腹下神经合为一干,至末梢处再分支分布。

8. 生殖股神经(genitofemoral n.) 发自第 1、2 腰神经的前支,沿腰大肌前面下行,至髂总血管外侧分为两支,**股支**沿髂外血管经腹股沟韧带深面进入股部,分布于股三角处皮肤;**生殖支**经腹股沟管深环进入腹股沟管,沿精索下行,分支支配提睾肌及阴囊(男性)或大阴唇(女性)的皮肤。

髂腹股沟神经和生殖股神经的生殖支常通过腹股沟管,并经浅环穿出。手术显露腹股沟管或处理疝囊时,应尽量避免损伤这两条神经。行腹股沟疝手术时,除在髂前上棘内侧 2.5cm 处扇形注射麻醉药以阻滞髂腹下神经和髂腹股沟神经外,还应在腹股沟管浅环附近和阴囊根部麻醉生殖股神经生殖支,以获得满意的麻醉效果。

## 二、局部结构

### (一)腹直肌鞘

**腹直肌鞘**(sheath of rectus abdominis)为包裹腹直肌、锥状肌及其血管神经的结缔组织鞘,由腹外斜肌、腹内斜肌和腹横肌的腱膜构成(图 4-15)。可分为前、后两层,前层由腹外斜肌腱膜和腹内斜肌腱膜的前层构成,后层由腹内斜肌腱膜的后层和腹横肌腱膜构成。在脐与耻骨联合连线中点(脐以下 4 ~ 5cm)以下,3 层扁肌的腱膜均参与构成腹直肌鞘前层,后层缺如,形成一弯向下的弓状游离缘,称**弓状线**(arcuate line)(**半环线**)。弓状线以下腹直肌后面紧贴腹横筋膜。在弓状线以下的腹直肌鞘前层,腹外斜肌腱膜与腹内斜肌腱膜的愈合不紧密,故可用翻转腹外斜肌腱膜(腹直肌前鞘瓣)的方法修补腹股沟疝和股疝。如果腹直肌、腱划、腹直肌鞘等薄弱松弛,可发生腹直肌鞘内疝、腱划疝和半月线疝等。

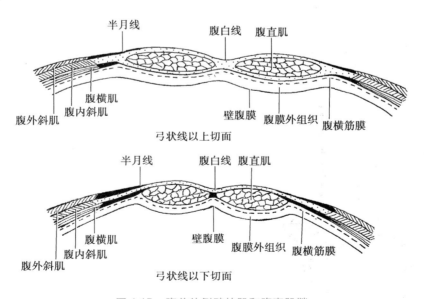

图 4-15 腹前外侧壁的肌和腹直肌鞘

### (二)腹白线和脐环

**腹白线**(linea alba)又称**白线**,位于前正中线深面,由腹壁 3 层扁肌的腱膜纤维在此与对侧相互交织愈合而成,附着于剑突和耻骨联合之间。脐以上腹白线较薄且宽,交错的腱膜纤维之间有血管和神经通过。如果腹膜外组织或壁腹膜经腹白线的小孔或裂隙突出,即形成白线疝。脐以下腹白线厚而窄。因此,两侧腹直肌上半相距较远,而下半相距较近。

腹白线的腱膜纤维环绕脐形成**脐环**(umbilical ring)。若此环薄弱、发育不良或残留有小裂隙,可发生脐疝。小儿脐疝常发生于出生数周以后,是脐环未能闭锁之故。成人脐疝女性多于男性。反复妊娠和肥胖是重要的原因。

### (三)腹股沟管

**腹股沟管**(inguinal canal)(图4-16~图4-18)是腹前外侧壁下部肌与腱膜之间的潜在性裂隙,位于腹股沟韧带内侧半上方,由外上斜向内下,长约4~5cm。在腹股沟管中男性有精索,女性有子宫圆韧带通过。

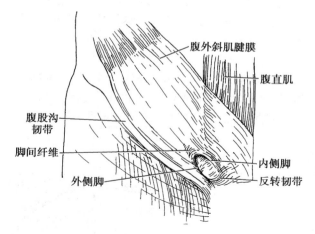

图4-16 腹股沟管前壁

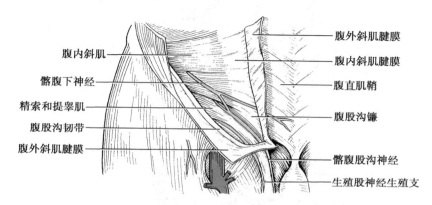

图4-17 腹股沟管(前壁已翻开)

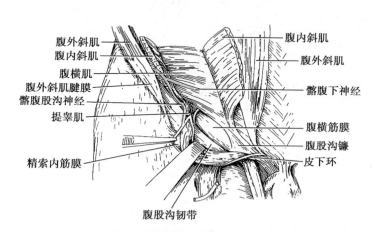

图4-18 腹股沟管各壁及内容

腹股沟管有2个口和4个壁:①内口:即腹股沟管深环或腹环,约在腹股沟韧带中点上方1.5cm处,腹壁下动脉外侧,为腹横筋膜向外突出形成的卵圆形孔。从腹膜腔内观察,腹股沟管深环的位置相当于腹股沟外侧凹。腹股沟斜疝是疝囊由腹股沟外侧凹处经腹股沟管深环突入腹股沟管而形成的。②外口:即腹股沟管浅环或皮下环,为腹外斜肌腱膜于耻骨结节外上方形成的三角形裂隙,精索或子宫圆韧带由此穿入皮下。③前壁:主要由腹外斜肌腱膜构成,外上方还有腹内斜肌最下部的肌纤维覆盖于精索前面。④后壁:主要由腹横筋膜及内侧的腹股沟镰构成,在近外口处尚有反转韧带参与。⑤上壁:由腹内斜肌和腹横肌的弓状下缘构成。⑥下壁:为腹股沟韧带。

### (四) 腹股沟三角

**腹股沟三角**(inguinal triangle)又称 Hesselbach 三角,位于腹前壁下部,由腹直肌外侧缘、腹股沟韧带和腹壁下动脉围成的三角区(图 4-19,图

4-20)。此区的层次由浅入深依次为皮肤、浅筋膜、腹外斜肌腱膜、腹横筋膜、腹膜外组织和壁腹膜。腹股沟三角内无腹肌,腹横筋膜又较薄弱,腹股沟管浅环也位于此区,故是腹前外侧壁的薄弱部位。疝囊在腹股沟内侧凹处突出,推顶腹横筋膜等经腹股沟三角穿腹股沟管浅环,在精索后方突入皮下,即形成腹股沟直疝。

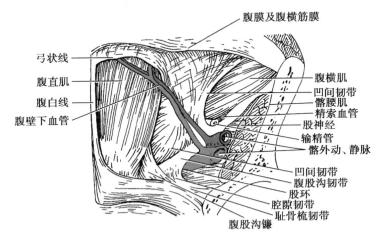

图 4-19　腹股沟区(内面)

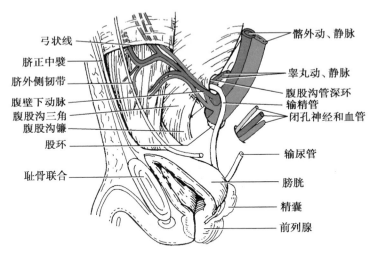

图 4-20　腹股沟三角(内面)

### (五) 睾丸下降

胚胎早期,睾丸位于腹后壁上部,脊柱两侧,腹膜后间隙内。睾丸下端与阴囊底部之间有一条索状的结缔组织,称**睾丸引带**(testis gubernaculum)。随着胚胎发育,引带牵拉睾丸逐渐下降,于胚胎第3个月末降至髂窝,第7个月达腹股沟管内口。此处腹膜形成鞘状突起,称**腹膜鞘突**,包被在睾丸的外面,随睾丸、附睾和输精管等一起沿腹股沟管通过腹壁,于出生前后降入阴囊(图 4-21)。睾丸下降

后,睾丸引带消失,鞘突和体腔相通的部分闭锁,形成鞘突剩件或鞘韧带,而下部并不闭锁,围绕睾丸形成双层的**睾丸鞘膜**(tunica vaginalis of testis),两层之间的腔隙为**鞘膜腔**(cavity of tunica vaginalis),腔内含少量液体,有减少睾丸和附睾摩擦的作用。如鞘突闭锁不全,可形成交通性鞘膜积液,易并发先天性腹股沟斜疝(图 4-22)。如出生后睾丸仍未降入阴囊而停留在下降过程中的其他部位,称为隐睾症。隐睾可发生于单侧或双侧,以单侧较为多

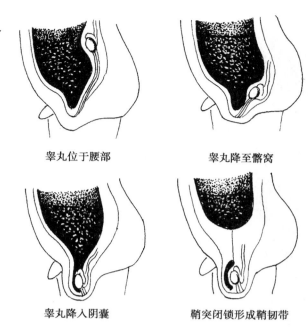

睾丸位于腰部　　　　　　睾丸降至髂窝

睾丸降入阴囊　　　　　鞘突闭锁形成鞘韧带

图4-21　睾丸下降过程示意图

见,单侧隐睾者在右侧的发生率略高于左侧。隐睾分为:①高位隐睾:指睾丸位于腹腔内或靠近腹股沟管深环处,占隐睾的14%～15%;②低位隐睾:指睾丸位于腹股沟管或浅环处。

随睾丸下降的输精管、血管和神经均包被于结缔组织膜内,形成**精索**(spermatic cord)。腹前壁的

各层随着腹膜向外膨出,形成睾丸和精索的各层被膜。由浅入深依次为:①**精索外筋膜**(external spermatic fascia):是腹前壁深筋膜和腹外斜肌腱膜的直接延续。②**提睾肌**:来自腹内斜肌和腹横肌下缘,向下构成薄而稀疏的肌囊,包被精索和睾丸。③**精索内筋膜**(internal spermatic fascia):为腹横筋膜的延续(图4-23)。

由于腹股沟管和腹股沟三角的存在,腹股沟区是腹前外侧壁的薄弱部位。腹腔内容物经腹股沟区膨出,形成腹股沟疝。根据疝囊膨出的部位分为斜疝和直疝(图4-24):①腹股沟斜疝:肠管、大网膜等腹腔内容物在腹股沟外侧凹处推顶壁腹膜呈囊袋状突出,依次经腹股沟管深环、腹股沟管、腹股沟管浅环突入皮下,甚至降入阴囊。被顶出的壁腹膜成为疝囊。腹股沟斜疝的疝囊突出部位是疝环,即腹股沟管深环,位于腹壁下血管的外侧。在腹股沟管内,斜疝的疝囊位于精索前外方。在先天性腹膜鞘突未闭的情况下,如果腹内压力增高,腹腔内容物可突入腹膜鞘突,经腹股沟管到达皮下或阴囊,称为先天性腹股沟斜疝。疝囊为腹膜鞘突。②腹股沟直疝:腹腔内容物推顶壁腹膜在腹股沟内侧凹处突出,经腹股沟三角和皮下环,到达皮下或阴囊。疝囊为腹股沟内侧凹(疝环)处的壁腹膜。手术时确认腹股沟斜疝和腹股沟直疝的标志是腹壁下动

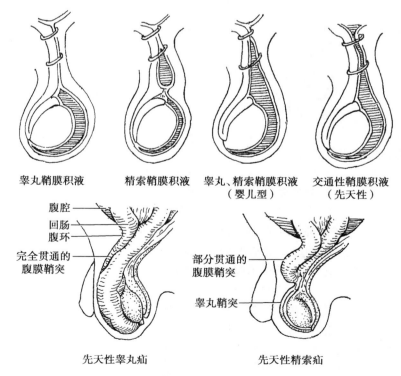

睾丸鞘膜积液　　精索鞘膜积液　　睾丸、精索鞘膜积液　　交通性鞘膜积液
　　　　　　　　　　　　　　　　　　（婴儿型）　　　　　（先天性）

腹腔
回肠
腹环
完全贯通的
腹膜鞘突

部分贯通的
腹膜鞘突

睾丸鞘突

先天性睾丸疝　　　　　先天性精索疝

图4-22　腹膜鞘突未闭或闭锁不全的类型

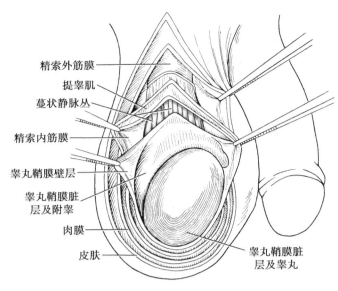

图 4-23　睾丸和精索的被膜

精索外筋膜
提睾肌
蔓状静脉丛
精索内筋膜
睾丸鞘膜壁层
睾丸鞘膜脏层及附睾
肉膜
皮肤
睾丸鞘膜脏层及睾丸

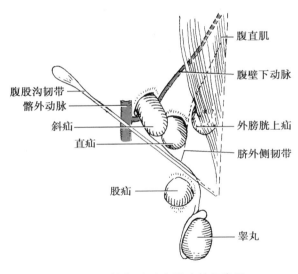

图 4-24　斜疝、直疝和股疝的示意图

腹直肌
腹壁下动脉
腹股沟韧带
髂外动脉
斜疝
直疝
外膀胱上疝
脐外侧韧带
股疝
睾丸

脉,疝囊由动脉外侧突出者为腹股沟斜疝,由动脉内侧突出者为腹股沟直疝。

作腹股沟疝修补术时,显露、分离和高位结扎疝囊,并利用邻近正常组织结构或补片修补腹壁薄弱或缺陷处。传统的腹股沟疝修补方法有加强腹股沟管前壁的 Ferguson 法和加强腹股沟管后壁的 Bassini 法等。由于缝合张力大,造成术后手术部位疼痛和修补组织愈合差等缺点,故现代疝修补术强调无张力缝合修补。分离出疝囊后,高位结扎。然后,用合成纤维网片制成补片充填于疝环处,再用一合成纤维网片平铺于腹横筋膜表面,将腹股沟管深环边缘固定于网片上,并将网片缝合于耻骨梳韧带、耻骨结节、腹直肌鞘外侧缘和腹股沟镰。近年

来,已经开展经腹腔镜疝修补术,利用腹腔镜从内部用合成纤维网片加强腹壁的缺损,或用钉或缝线缩小疝环。

腹前外侧壁手术切口的选择,既要有利于充分暴露和易于接近需要手术的器官,又要保留腹壁结构和功能的完整性以及避免过多地损伤组织、血管和神经,即暴露好、创伤小、易延长。腹壁切口可分为纵切口、横切口、斜切口和特殊切口 4 类。纵切口是腹部手术中最常用的切口,优点是切开缝合迅速、出血少、损伤小,方便上下延长。缺点是比较容易裂开,切口疝的发生率较高。纵切口包括(图 4-25):①正中切口:为沿腹白线作的切口,分为上腹和下腹正中切口,80% 以上的腹部手术可以通过此切口完成。切开层次为皮肤、浅筋膜、腹白线、腹横筋膜、腹膜外组织和壁腹膜。正中切口损伤血管少,层次简单,操作简便,开腹和关腹快,可以向上切除剑突,打开膈肌,向下延长可左侧绕脐至耻骨联合,是腹部常用的手术切口之一。由于腹白线处的血液供应差,切口所承受两侧腹壁肌肉收缩时的张力大,故可发生切口裂开和切口疝。上腹部正中切口适用于胃、肝、胆道系统、空肠、横结肠和脾的手术,下腹部正中切口适用于妇产科手术和膀胱等手术。②旁正中切口:根据需要可位于左或右侧,上、中、下腹。距前正中线 1～2cm 并与其平行,切开层次为皮肤、浅筋膜、腹直肌鞘前层、腹直肌、腹直肌鞘后层(弓状线以下无此层)、腹横筋膜、腹膜外组织和壁腹膜。手术中,游离腹直肌内侧缘,将该肌拉向外侧。旁正中切口损伤血管、神经和肌肉

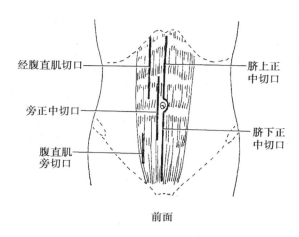

前面

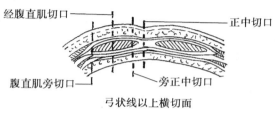

弓状线以上横切面

图 4-25　腹部的纵切口

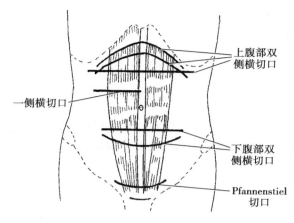

图 4-26　腹部的横切口

较少,切口血液供应丰富,且有肌肉保护,是较理想的纵切口。不足之处是对侧脏器显露较差。③经腹直肌切口:在腹直肌鞘的中央纵行切开。除将腹直肌正中纵行裂开后拉向两侧外,切口层次同旁正中切口。此切口损伤血管、神经和肌肉较多,内侧半腹直肌易萎缩,影响腹壁强度。④旁腹直肌切口:沿腹直肌外侧缘或稍内侧的纵切口。切口层次同旁正中切口,但游离腹直肌外侧缘后将腹直肌拉向内侧。此切口损伤血管和神经较多,现已很少采用。

横切口是沿皮纹横行切开腹前外侧壁的各层(图 4-26)。横切口暴露手术野范围大,能满足腹内巨大肿物的切除和较大的手术。横切口虽将肌肉横行切开,但一般不损伤神经,肌肉经缝合后仍能保持原有张力,不影响其正常功能。另外,由于按皮肤张力线切开,术后切口不易哆开。虽可能损伤腹壁上、下血管,但因两组血管在腹直肌内的吻合很丰富,腹直肌断端不会缺血。上腹部横切口沿肋弓下缘或剑突与脐连线的中点平面横行切开。中腹部横切口一般在脐上或脐下 2~3cm 的平面横行切开,适用于十二指肠、胆道系统、胰、小肠和结肠等手术。下腹部横切口因受骨盆侧壁的限制,不能向两侧延伸,显露范围并不比纵切口大,故临床上较少采用。Pfannenstiel 切口为在耻骨联合上方 1~2cm 处作的弧形切口。因切口较小(长约 10~15cm),仅适用于盆腔内的一些小手术。

斜切口的优点是显露好,缺点是损伤大,常需要离断 1 或 2 根肋间神经。常在腹前外侧壁的扁肌区进行(图 4-27)。①肋弓下斜切口:又称 Kocher 切口。在肋弓下方 2~3cm 处,与肋弓平行切开皮肤、浅筋膜、肌层、腹横筋膜、腹膜外组织和壁腹膜。②McBurney 切口:为通过 McBurney 点的斜切口,常用于阑尾手术。切口层次同肋弓下斜切口。切口与腹外斜肌纤维走向一致,至肌层时沿肌纤维方向分离肌肉。该切口可避免切断肌纤维和神经,故不会造成手术区腹壁变薄弱。另外,可根据需要作左、右下腹部斜切口和腹股沟区斜切口,前者适用于暴露回盲部、乙状结肠、输尿管和髂血管等,后者适用于腹股沟疝修补术。这些切口基本上都沿肌纤维方向分离,且与神经走行一致,故对肌肉和神经的损伤较小,切口缝合后愈合良好。

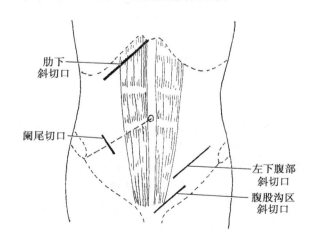

图 4-27　腹部的斜切口

在上腹部的旁正中切口或经腹直肌切口,如沿第 8 或第 9 肋间隙向上延长,同时切开肋软骨和膈,则为胸腹联合切口。该切口有利于广泛暴露上腹部和胸腔的脏器,适用于胃上部、食管下部和肝的手术。

# 第三节　结肠上区相邻的器官和结构

腹膜腔的结肠上区位于膈与横结肠及其系膜之间。与结肠上区相邻的器官有网膜、胃、十二指肠上部、肝、胆囊、脾和胰等。

## 一、网膜

网膜为与胃相连的双层腹膜结构,其间含有血管、神经、淋巴管及结缔组织等。网膜分为大网膜和小网膜(图4-28)。

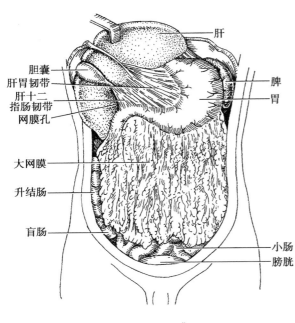

图4-28　网膜

### (一) 小网膜

**小网膜**(lesser omentum)是位于肝脏面与食管腹段、胃小弯和十二指肠上部之间的双层腹膜结构。小网膜左侧部连于肝的静脉韧带裂与食管腹段和胃小弯上份之间,称**肝胃韧带**(hepatogastric lig.),其内含有胃左、右血管,迷走神经前干的胃前支和肝支,迷走神经后干的胃后支,胃左淋巴结等。小网膜的右侧部连于肝门与十二指肠上部之间,称**肝十二指肠韧带**(hepatoduodenal lig.),其右缘游离,内有肝固有动脉、胆总管、肝门静脉、淋巴结、淋巴管和肝神经丛等。该韧带后方为**网膜孔**(omental foramen),从右侧通过网膜孔即可进入胃后方的网

膜囊。遇到外伤性肝破裂或肝门附近出血时,可在网膜孔处压迫肝十二指肠韧带以暂时止血。

### (二) 大网膜

**大网膜**(greater omentum)是连于胃大弯和横结肠之间的4层腹膜结构。胃前、后壁的脏腹膜自胃大弯和十二指肠上部向下延续构成了大网膜的前两层,下降一段后,向后上反折形成了大网膜的后两层,向上包被横结肠,并延续形成横结肠系膜。随着年龄的增长,大网膜的前两层和后两层常愈着,连于胃大弯和横结肠之间的部分形成**胃结肠韧带**(gastrocolic lig.)。大网膜呈筛状,含有丰富的脂肪,依个体不同而厚薄不一。大网膜的大小存在年龄差异,新生儿长仅2~3cm,成人大多数可至脐平面以下。

大网膜内含有丰富的血管,除来自胰横动脉、胰背动脉、胰大动脉和中结肠动脉等的分支外,主要来自胃网膜左、右动脉的供应。胃网膜左、右动脉在胃大弯下缘约1cm处的大网膜前层(胃结肠韧带)中走行,并吻合成胃网膜动脉弓,由此动脉弓向上发出10余支**胃支**,分布于胃大弯侧的胃前、后壁;向下发出7~13支长短不等的**网膜支**,分布于大网膜。其中,有较长的**网膜左动脉、网膜右动脉**和**网膜中动脉**,分别在大网膜的近左侧缘、中部和近右侧缘下行,并在近大网膜下缘处互相吻合成**大网膜边缘动脉弓(Barkow弓)**。由胃网膜动脉弓发出的进入大网膜的较小分支,统称为**网膜前动脉**。用大网膜作为移植瓣时,应注意大网膜的血管分布类型和吻合情况(图4-29)。

大网膜的静脉与同名动脉伴行,胃网膜左、右静脉注入脾静脉和肠系膜上静脉。

大网膜内有丰富的毛细血管和毛细淋巴管,具有很强的吸收及防御功能。在局部器官有炎症时,大网膜可向病灶游走并进行包裹,阻止炎症扩散并促进炎症消退。此外,大网膜具有较强的存活能力,与其他组织愈着后可迅速建立广泛的侧支循环,故临床上切取游离或带蒂网膜瓣,充填深部缺损,修复体表缺损、顽固性溃疡、复杂性瘘管和压疮,重建乳房等。

### (三) 网膜囊和网膜孔

**网膜囊**(omental bursa)是位于小网膜和胃后方的扁窄腹膜间隙,又称**小腹膜腔**。网膜囊上壁为肝尾状叶及膈下面的腹膜,前壁由上向下依次为小网膜、胃后壁腹膜和大网膜前层,下壁为大网膜的前、后层反折处,后壁由下向上依次为大网膜后层、横结肠及其系膜以及覆盖胰、左肾、左肾上腺等处的

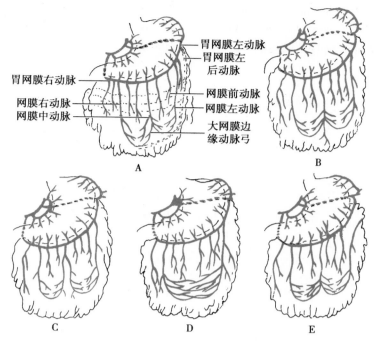

图 4-29 大网膜的动脉类型

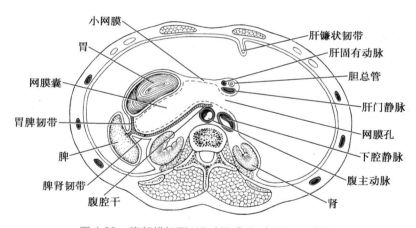

图 4-30 腹部横切面(通过网膜孔,虚线示网膜囊)

腹膜,左侧壁为脾、胃脾韧带和脾肾韧带。网膜囊右侧借**网膜孔**(omental foramen)(**Winslow 孔**)与腹膜腔其余部分相通,此孔位于肝十二指肠韧带后方,可通过 1~2 横指,是网膜囊与腹膜腔其余部分之间的唯一通道。网膜孔的前界为肝十二指肠韧带,后界为下腔静脉,上界为肝的尾状叶,下界为十二指肠上部。胃后壁的溃疡穿孔时,胃内容物首先流入并聚积在网膜囊,随体位的变化和容量的增多,可经网膜孔进入腹膜腔的其余部分(图 4-30)。

## 二、食管腹段

食管腹段长约 1~2cm,穿食管裂孔后行向左下方,经肝左叶后缘的食管切迹,末端与胃贲门相

续。右缘续于胃小弯,左缘与胃底之间形成贲门切迹。右前壁被腹膜覆盖,左后壁以结缔组织固定于膈腰部的左内侧角。

在食管腹段内面,食管复层扁平上皮与胃单层柱状上皮连接处称为**食管胃黏膜线**(esophagogastric line),呈齿状(82%)或环形(18%),多位于膈和贲门切迹平面之间(72%),斜向右下方(图 4-31)。食管黏膜呈淡粉红色,胃黏膜呈橘红色,胃镜检查时可根据位置和黏膜颜色确认食管胃黏膜线。患食管静脉曲张、反流性食管炎和食管癌时,食管胃黏膜线的形态发生变化,胃镜检查时需要仔细观察。在 Barrett 食管,柱状上皮向食管延伸,致食管胃黏膜交界上移。胃镜下可见胃黏膜全周或呈岛

形伸至食管胃黏膜线水平的上方。因此,应依据位置、表面形态和上皮类型将 Barrett 食管时出现的食管胃黏膜交界与正常食管胃黏膜线相鉴别。

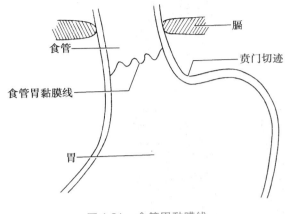

图 4-31　食管胃黏膜线

## 三、胃

### (一) 位置与毗邻

**胃**(stomach)是腹膜内位器官,位置因体型、体位、充盈程度、周围器官状态等发生变化。在中等充盈时,一般胃的大部位于左季肋区,小部分位于腹上区。贲门位于第 11 胸椎左侧,幽门位于第 1 腰椎右侧(图 4-32)。直立和高度充盈时,除贲门外,其他部分均可下移。胃大弯的最低点可达第 12 胸椎至第 1 骶椎平面之间,幽门可达第 12 胸椎至第 5 腰椎平面之间。临床上,胃的最低部、胃小弯和幽门分别不超过髂嵴间线下方 15.0cm、7.5cm 和 5.0cm,可视为正常。胃底突向左上,与膈穹隆左侧部分一致,最高点可达左侧第 5 肋间隙,与左肺底部分重叠。由于胃底常有气体潴留,故在人直立位 X 线片上可见左膈下有一半月形或三角形透明区,即 Traube 区,叩诊呈鼓音。左胸部乳头以下的穿通

伤可能伤及胃底。新生儿可以出现幽门痉挛,表现为呕吐,能自行缓解。先天性肥大性幽门狭窄,表现为幽门环形肌肥厚,幽门处管腔狭窄,引起幽门梗阻。

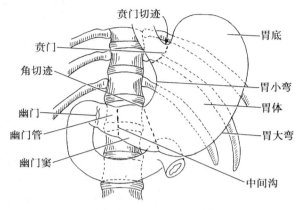

图 4-32　胃的位置和分部

胃前壁的右上部分与肝左叶相邻,左上部分与膈和左肋弓相邻。胃前壁下部位于胸骨下角处,直接与腹前壁相接触,为胃前壁的游离区,是胃的触诊区。胃后壁隔网膜囊与胰、左肾上腺、左肾、脾、横结肠及其系膜等相邻,这些器官和结构合称为**胃床**。胃后壁靠近贲门的一小部分无腹膜覆盖,称为**胃的裸区**。此区贴近左膈脚,胃左血管、胃后血管、迷走神经的胃后支经此区到达胃和食管下端(图 4-33)。胃床的变异有时在胃镜下表现为局限性隆起,可能误诊为黏膜下肿瘤,超声胃镜检查能够避免此类情况的发生。

在立位 X 线造影检查时,胃的形状常分为 4 型(图 4-34):①牛角型:角切迹不显著,幽门偏于脊柱右侧,为胃的最低部。该型胃属高度张力性胃。常见于小儿及矮胖体型者。②鱼钩型:胃内腔上、下部的宽度接近一致,胃下缘约与髂嵴同高,该型胃

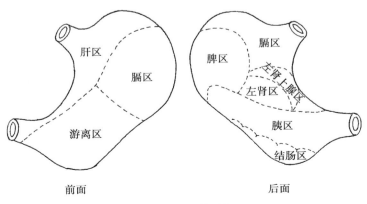

图 4-33　胃的毗邻

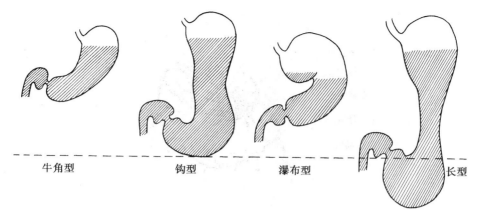

图 4-34 胃的分型(虚线平髂嵴高度)

属中度张力性胃,为最常见类型。③瀑布型:胃底向胃体上后方弯曲,胃泡大,胃体窄小。此型多见于溃疡病及胆囊炎患者。④无力型:胃体和幽门较宽大,内腔上窄下宽,胃体垂直下降,角切迹呈明显锐角,胃大弯可达髂嵴水平以下。该型胃属低张力胃,多见于瘦长体型者。

通过胃镜在直视下对胃进行检查,从口腔开始循腔进镜,依次经咽部、食管、贲门、胃体、胃窦、经幽门进入十二指肠。在退镜时依反方向全面观察,有无炎症、糜烂、溃疡、出血、食管静脉曲张、肿瘤、黏膜萎缩、胃肠憩室等。发现病变时应确定其性状、范围和部位。必要时可进行摄影、活检及细胞学取材。在出血患者,不仅可以检查出血部位和性质,而且可在胃镜下通过各种器械止血。对于胃息肉等良性病变,可在胃镜下切除。超声胃镜能观察到胃黏膜以下各层次及胃邻近脏器的超声图像。同时在超声引导下进行穿刺活检,进行组织细胞学诊断,明确淋巴结有无转移,与分子生物学、免疫组织化学相结合,对胃癌分期和恶性程度可进行综合判断。

### (二) 韧带

胃的韧带除前述的肝胃韧带及胃结肠韧带外,尚有下列韧带。

1. 胃脾韧带( gastrosplenic lig. ) 为连于胃大弯左上部与脾门之间的双层腹膜,向下与大网膜左侧部相续,内含 2~8 支胃短动脉和胃网膜左动脉。全胃切除或近端胃大部切除时需离断胃脾韧带,应注意避免损伤脾。

2. 胃膈韧带( gastrophrenic lig. ) 为连于胃底近贲门处与左膈脚之间的腹膜皱襞,由胃脾韧带和脾肾韧带的上端合并形成。该韧带内常有胃后动脉通过。全胃切除时,须切断此韧带,以便游离

贲门部和食管下端。术中需注意韧带内有无胃后血管。

3. 胃胰襞( gastropancreatic fold ) 位于网膜囊后壁上,为胃小弯近贲门处至胰颈和胰体的腹膜皱襞,隆起明显时称胃胰韧带,内含胃左动脉和迷走神经后干的腹腔支,是手术时显露胃左动脉和腹腔干的标志。在行胃切除手术时,需将此韧带切开,以便游离幽门和十二指肠上部。

### (三) 血管、神经和淋巴引流

1. 动脉 胃的动脉均来源于腹腔干的分支(图 4-35)。

(1) 胃左动脉( left gastric a. ):又称胃冠状动脉,在胰颈上方起自腹腔干,行向左上,经胃胰襞达贲门处转向前下,在肝胃韧带内沿胃小弯行向右,约在胃小弯的中部与胃右动脉吻合成动脉弓。依据胃左动脉的行程,可将其分为升段、弓形段和降段。在近贲门处,自弓形段发出 2~3 支食管支至食管下段。食管支可向上穿过食管裂孔至食管胸部,与来自胸主动脉的食管动脉分支吻合。降段在胃小弯处发出 5~6 支胃支至胃的前、后壁。胃大部切除时,在胃小弯侧以第 1 和第 2 胃支为标志,经两动脉之间切断胃壁。

(2) 胃右动脉( right gastric a. ):又称幽门动脉,在十二指肠上部上方起自肝固有动脉,在肝十二指肠韧带内下行至幽门上缘,沿胃小弯向左走行,与胃左动脉吻合。沿途发出胃支,供应胃小弯近幽门侧的前、后壁。胃右动脉有时起于肝左动脉、胃十二指肠动脉或肝总动脉,各分别占 10% 左右。

(3) 胃网膜左动脉( left gastroepiploic a. ):在脾门附近起自脾动脉的脾下极支或脾动脉主干,于胃脾韧带内行向右下方,继在大网膜前两层之间沿

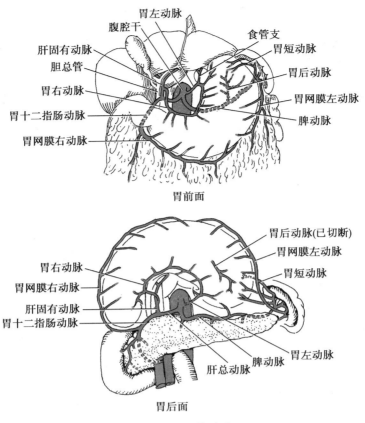

图 4-35　胃的动脉

胃大弯行向右，与胃网膜右动脉吻合成胃网膜动脉弓。

（4）**胃网膜右动脉**（right gastroepiploic a.）：在十二指肠上部下缘起自胃十二指肠动脉，于大网膜前两层之间沿胃大弯行向左，与胃网膜左动脉吻合。胃网膜左、右动脉和胃网膜动脉弓距胃大弯约2cm。

胃网膜左、右动脉在走行中发出多条胃支和网膜支（图 4-29），胃支向上分布于胃大弯处的前、后壁，各胃支之间的距离约为 1～2cm。胃网膜左、右动脉的最后 1 支胃支均较细小，且两者间距离较大，可作为两条动脉的分界标志。

（5）**胃短动脉**（short gastric a.）：又称**胃底动脉**，有 2～8 支，在脾门附近起自脾动脉主干、脾动脉的脾支或胃网膜左动脉，在胃脾韧带内行向右上方，分布于胃大弯上部和胃底。胃短动脉各支之间、胃短动脉与胃网膜左动脉的胃支之间在胃壁外均无吻合，故胃部分切除时在胃大弯侧经最下方的胃短动脉与胃网膜左动脉最上方的胃支之间切断胃壁，是胃 75%～80% 切除的标志。行远端胃大部切除时，胃短血管必须保留。

（6）**胃后动脉**（posterior gastric a.）：出现率为72%，起自脾动脉或脾动脉的脾支，多为 1 支。在网膜囊后壁的腹膜深面上行，经胃膈韧带至胃后壁，分布于胃体后壁的上部。胃后动脉在胃、脾、胰和网膜囊后壁手术中有重要意义：①在胃大部切除术和高位胃切除合并脾切除术，胃后动脉是残胃的主要供血动脉。②在全胃切除、全胰切除或胰尾切除术中，应注意胃膈韧带处有无胃后血管。③由于胃后动脉及其伴行静脉由腹膜深面至胃膈韧带，胃膈韧带向腹后壁延续处形成一腹膜皱襞。该皱襞是手术时寻找胃后血管的标志。

除腹腔干为胃的主要供血动脉外，肠系膜上动脉、左膈下动脉和食管动脉等也可发分支至胃。胃的血供丰富，故能耐受广泛的结扎，而不引起缺血。

2. **静脉**　胃的静脉多无静脉瓣，与同名动脉伴行，直接或间接汇入肝门静脉（图 4-36）。胃左静脉、胃短静脉和胃后静脉与食管静脉丛相交通，是门静脉高压症时主要的侧支循环途径之一，可以引起食管胃底静脉曲张破裂大出血。

（1）**胃左静脉**（left gastric v.）：常为 2 支，与胃左动脉伴行，注入肝门静脉。胃左静脉收集同名动

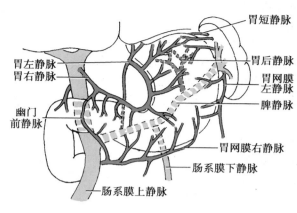

图 4-36 胃的静脉

脉分布区的静脉血和食管腹段的静脉血。

（2）**胃右静脉**（right gastric v.）：常有 2～3 支，较细小，与胃右动脉伴行，并与胃左静脉吻合，在幽门附近注入肝门静脉。在注入肝门静脉前常接受**幽门前静脉**（prepyloric v.），此静脉在活体上比较明显，手术时可作为胃与十二指肠分界的标志。胃右静脉收集同名动脉分布区的静脉血。

（3）**胃网膜左静脉**（left gastroepiploic v.）：与胃网膜左动脉伴行，收集胃大弯上部附近的胃前、后壁静脉，注入脾静脉的起始部。

（4）**胃网膜右静脉**（right gastroepiploic v.）：与胃网膜右动脉伴行，收集胃下部和大网膜静脉。常与右结肠静脉汇合成 Henle 干，注入肠系膜上静脉。

（5）**胃短静脉**（short gastric v.）：多为 3～4 支，收集胃底和胃大弯左侧部分静脉，经胃脾韧带注入脾静脉。

（6）**胃后静脉**（posterior gastric v.）：出现率为64.5%，多为 1 支，收集胃底和胃小弯侧胃体后壁的静脉，与胃后动脉伴行，注入脾静脉。

3. **神经** 运动神经包括交感和副交感神经。

（1）交感神经：胃的交感神经节前纤维起自脊髓第 5～10 胸段的灰质侧角，构成**内脏大神经**（greater splanchnic n.），穿膈脚入腹腔。在腹腔干根部两侧的**腹腔神经节**（celiac ganglia）交换神经元，节后纤维加入**腹腔丛**（celiac plexus），缠绕腹腔干及其各级分支至胃壁。作用为抑制胃壁平滑肌，兴奋括约肌，并抑制腺体的分泌。

（2）副交感神经：胃的副交感神经节前纤维起自延髓内的迷走神经背核，加入**迷走神经**（vagus n.）（图 4-37）。在胃壁内神经节交换神经元，节后纤维支配胃壁平滑肌收缩，促进腺体分泌。左、右迷走神经在食管胸部周围形成食管前、后丛，两神经丛在穿膈之前于食管前、后面分别形成迷走神经前干、后干。

1）**迷走神经前干**（anterior vagal trunk）：主要由左迷走神经的纤维组成，在食管腹段右前方行于浆膜与食管肌层之间。在贲门附近，迷走神经前干分为肝支和胃前支。**肝支**（hepatic branch）有 1～3支，约在肝下方 2～3 横指处与肝下缘平行向右走行于小网膜两层之间，经肝静脉韧带裂至肝门，缠绕肝固有动脉构成**肝丛**（hepatic plexus）。**胃前支**（anterior gastric branch）伴随胃左动脉沿胃小弯行向右，沿途发出 4～6 支，与胃左动脉的胃壁支伴行，分布于胃前壁。胃前支的终末支在角切迹附近

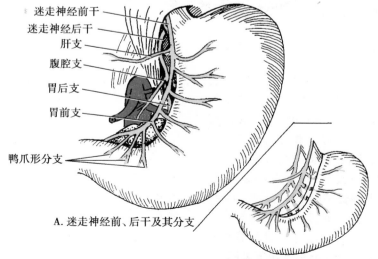

A. 迷走神经前、后干及其分支

B. 高选择性胃迷走神经切断术示意图

图 4-37 分布于胃的迷走神经

有 2 ~ 4 支,呈"鸦爪"形,分布于幽门部前壁。

2）**迷走神经后干**（posterior vagal trunk）：主要由右迷走神经的纤维组成,在食管腹段的右后方结缔组织内下行,至贲门附近分为腹腔支和胃后支。**腹腔支**（celiac branch）是迷走神经在腹腔内的最大分支,沿胃左动脉右行至腹腔丛,由腹腔丛发出分支分布于小肠、盲肠、阑尾、升结肠、横结肠、胰、脾、肾和肾上腺等器官。**胃后支**（posterior gastric branch）沿胃小弯后面行向幽门,沿途发出 4 ~ 6 支,分布于胃后壁。在角切迹附近的终末支也呈"鸦爪"形,分布于幽门部后壁。

高选择性胃迷走神经切断术时,沿小弯侧胃壁由下向上切断迷走神经胃前、后支分布于胃体前、后壁及食管下端和贲门部的所有分支,但保留分布于幽门部的"鸦爪"形分支。该术式既能减少胃酸的分泌,又能保留胃窦、幽门及十二指肠的解剖及功能的完整性,是治疗十二指肠溃疡有效和比较合理的手术方式。但手术分离不当可引起食管远端和胃缺血,最终导致吞咽困难或穿孔。

（3）感觉神经：一般认为传导胃的痛觉纤维随交感神经上行,而传导胃的一般内脏感觉（不适感、恶心、呕吐、饥饿感和饱胀感等）的纤维伴迷走神经上行。由于胃的感觉神经大部分经过腹腔丛,故在腹腔丛处注射麻醉剂,可阻断胃的感觉传导。传导胃的痛觉神经纤维来自第 5 ~ 10 胸神经后根处的节细胞,故胃的体表牵涉痛区是胸前区剑突附近和背部中部的小区域,因为这些区域皮肤的感觉神经也来源于上述节细胞。

4. **淋巴引流**　胃壁的黏膜层、黏膜下层、肌层内均有毛细淋巴管网,尤其黏膜下层淋巴管网最为丰富。各层淋巴管网相互交通,并也与食管与十二指肠的淋巴管网相交通,故胃癌可经此途径在胃壁各部、食管或十二指肠间扩散。胃的淋巴管多伴胃的血管走行,经 2 ~ 3 级淋巴结后汇入腹腔淋巴结（图 4-38）。按淋巴回流可将胃壁分为下列 4 区。

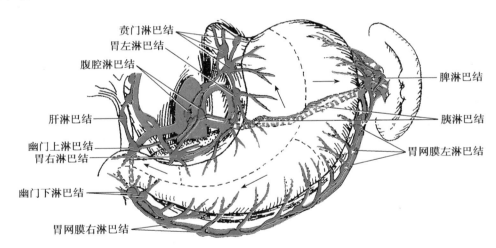

图 4-38　胃的淋巴引流方向

（1）第 1 区（胃左动脉供血区）：范围最大,包括贲门部、胃底右半部及近小弯侧的胃体。淋巴管注入**贲门淋巴结**（cardiac lymph node）和**胃左淋巴结**（left gastric lymph node）（**胃上淋巴结**）,前者位于贲门周围,后者沿胃左血管排列,输出淋巴管注入腹腔干周围的**腹腔淋巴结**（celiac lymph node）和腹主动脉周围的**主动脉淋巴结**（aortic lymph node）。

（2）第 2 区（胃网膜右动脉供血区）：包括胃大弯幽门侧和幽门下部。淋巴管注入**胃网膜右淋巴结**（right gastroepiploic lymph node）（**胃下淋巴结**）和**幽门下淋巴结**（subpyloric lymph node）,前者沿胃网膜右血管排列,输出淋巴管注入幽门下淋巴结;后者位于幽门下方、胰头前面,输出淋巴管注入肝总动脉周围的肝淋巴结、腹腔淋巴结和位于肠系膜上动脉根部的**肠系膜上淋巴结**（superior mesenteric lymph node）。

（3）第 3 区（胃短动脉和胃网膜左动脉供血区）：包括胃底左半部、胃大弯左上部。淋巴管注入**胃网膜左淋巴结**（left gastroepiploic lymph node）和**脾淋巴结**（splenic lymph node）,前者位于胃脾韧带内、胃网膜左血管周围,后者位于脾门附近,沿脾动脉排列。有人将此两组淋巴结统称为**脾胰淋巴结**,输出淋巴管注入腹腔淋巴结。

（4）第 4 区（胃右动脉供血区）：包括胃小弯

近幽门侧和幽门上部,淋巴管注入**幽门上淋巴结**(suprapyloric lymph mode)和**胃右淋巴结**(right gastric lymph node),前者位于幽门上方,后者沿胃右血管排列,输出淋巴管注入肝淋巴结和腹腔淋巴结。

胃癌可能改变正常的淋巴回流,癌细胞除到达引流区域的局部淋巴结外,还可经淋巴管间的交通支向其他区域淋巴结转移,故胃癌根治性手术时除切除足够的胃之外,尚需清除多个区域的淋巴结。

胃切除手术按照切除范围包括全胃切除术、胃大部切除术、半胃切除术和胃窦切除术。根据胃切除的部位分为远端胃切除术和近端胃切除术。切除胃远端70%～75%的标志约相当于胃小弯侧胃左动脉第1、2胃支之间与胃短动脉和胃网膜左动脉之间的无血管区的连线,半胃切除的标志约相当于胃小弯侧胃左动脉第1、2胃支之间与胃大弯侧胃网膜左右动脉交界处的连线,胃窦切除的界限是角切迹上2cm至胃大弯侧的垂直线。根据胃所患疾病良恶性病理类型不同,胃切除范围不同。手术主要包括胃切除和胃肠重建两部分。

在胃部分切除术,开腹后需先找出胃十二指肠的分界,通常用幽门前静脉来判定,该静脉经幽门口处胃前壁上行汇入胃右静脉。游离胃大弯时,可经胃结肠韧带的无血管区开孔伸入手指至胃大弯侧,分离胃网膜血管弓,向右至幽门部,向左至胃网膜左血管区的最后1～2个分支。恶性肿瘤患者行胃次全切除术时,需将大网膜全部从结肠上游离,近根部切断结扎胃网膜右动脉。中结肠动脉位于横结肠系膜内,故游离胃大弯时应注意避免损伤中结肠动脉。处理胃左动脉时,如果是恶性肿瘤需要从根部切断结扎。处理胃小弯侧血管时,需在靠近肝固有动脉处切断胃右血管及胃十二指肠血管的分支。分离十二指肠第一段时,应细心分离、结扎十二指肠下缘与胰头间的细小血管,以免出现广泛渗血。一般游离十二指肠2～3cm已足够,过长容易导致术后残端缺血坏死。在胃切除术后重建消化道,关闭十二指肠残端或行吻合时应注意吻合口的血液供应情况。

在全胃切除术,探查时若癌肿累及横结肠系膜根部及中结肠动脉,可同时切除横结肠。行脾切除时,切断脾周围韧带,包括脾肾、脾结肠和膈脾韧带,于胰尾处切断结扎脾动、静脉避免损伤胰尾。显露贲门及食管下端时,必须切断肝冠状韧带左侧部分。切开食管周围的腹膜和切断迷走神经前、后干才能顺利下拉食管下端,有利于食管与胃或小肠的吻合。

胃癌根治术的淋巴结清扫分类方案较多,目前临床多采用日本胃癌研究会的淋巴分组方案,该方案较好地适应于胃癌根治手术清扫淋巴结的需要。将胃周围淋巴结分为16组(表4-3)。根据16组淋巴结距原发瘤所在部位的远近将其组合为4站,由近而远以N1、N2、N3、N4表示(图4-39)。

表4-3 胃周淋巴结的代号、名称和位置

| 分群 | 名称 | 位置 |
|------|------|------|
| No1 | 贲门右淋巴结 | 位于胃左动脉食管支入胃壁第1支上方 |
| No2 | 贲门左淋巴结 | 沿左膈下动脉贲门食管支分布 |
| No3 | 小弯淋巴结 | 位于胃右动脉胃小弯分支第1支上方 |
| No4 | 大弯淋巴结 | 沿胃网膜左、右动脉分支分布 |
| No5 | 幽门上淋巴结 | 胃右动脉根部 |
| No6 | 幽门下淋巴结 | 胃十二指肠动脉分叉处 |
| No7 | 胃左动脉干淋巴结 | 胃左动脉根部至食管支的发出部 |
| No8 | 肝总动脉干淋巴结 | 沿肝总动脉前面、上缘和后面分布 |
| No9 | 腹腔干周围淋巴结 | 胃左动脉、肝总动脉和脾动脉根部 |
| No10 | 脾门淋巴结 | 与脾动脉干淋巴结的界限为胰尾末端 |
| No11 | 脾动脉干淋巴结 | 沿脾动脉干分布 |
| No12 | 肝十二指肠韧带内淋巴结 | 分别沿肝动脉、肝外胆道、肝门静脉后面、胆囊管和肝门等处分布的淋巴结 |
| No13 | 胰头后淋巴结 | 位于胰头后面 |
| No14 | 肠系膜根部淋巴结 | 沿肠系膜上动脉、静脉分布 |
| No15 | 中结肠动脉周围淋巴结 | 位于横结肠系膜内和中结肠动脉旁 |
| No16 | 腹主动脉周围淋巴结 | 以左肾静脉下缘为界分为上、下两组 |

胃癌原发瘤所在部位与手术切除范围密切相关。肿瘤局限于胃窦部时,需切除2/3胃及相应大网膜以及3～5cm十二指肠,并清扫邻近的淋巴结。

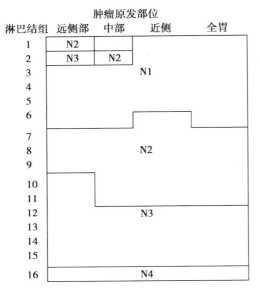

图 4-39 淋巴结清扫的分站

如浸润基底较宽时,应结扎胃左动脉起始部,清扫胃大弯、胃小弯、幽门上下、胰腺上缘和肝固有动脉旁等处的淋巴结,并切除相应的大、小网膜。在胃底贲门癌,除清扫腹腔淋巴结外,尚应清扫膈脚附近的贲门旁淋巴结以及脾门、胰尾和胰腺上缘处的淋巴结。

## 四、十二指肠

**十二指肠**(duodenum)是小肠中最短、最粗和最固定的部分,上接胃的幽门,下经**十二指肠空肠曲**(duodenojejunal flexure)连空肠,长约 25cm,呈"C"字形,贴于腹后壁。十二指肠大部分只有前面覆有腹膜。除上部外,均无系膜。十二指肠下半部位于横结肠系膜以下,但通常把十二指肠归为上腹部器官。十二指肠损伤破裂后,除表现为胆汁和胰液流入腹腔引起的腹膜炎外,如损伤发生在腹膜后可表现为严重的腹膜后感染,X 线检查可见积气。

### (一)分部和毗邻

十二指肠整体包绕胰头,可分为上部、降部、水平部和升部(图 4-40)。

1. **上部**(superior part) 位于第 1 腰椎体右侧,长约 5cm,起自胃的幽门,向右后上延续,至肝门下方、胆囊颈附近急转向下,形成**十二指肠上曲**(superior duodenal flexure),移行为降部。在靠近幽门的部分(长约 2cm),肠壁薄,管径较大,黏膜平坦,无环状襞,在 X 线片上呈边界光滑的三角形或卵圆形图像,称**十二指肠球部**,是溃疡的好发部位。十二指肠上部向上连有肝十二指肠韧带,上方有网膜孔,前上方紧邻肝方叶和胆囊,后面邻胃十二指肠动脉、胆总管(动脉右侧)和肝门静脉(前二者后面),下面邻胰头和胰颈。十二指肠球部由小网膜延续而来的腹膜包裹,故活动度较大,这有利于幽门和十二指肠成形术的操作。

2. **降部**(descending part) 长约 8cm,自十二指肠上曲起始,在第 1~3 腰椎右侧下行,至第 3 腰椎体下缘水平急转向左侧,形成**十二指肠下曲**(inferior duodenal flexure),移行为水平部。降部管壁较厚,环状襞明显。在中段后内侧壁上有胆总管和胰管共同斜穿肠壁而形成的**十二指肠纵襞**(longitudinal fold of duodenum),该纵襞下端的黏膜隆起称**十二指肠大乳头**(major duodenal papilla),为肝胰壶腹的开口部位(图 4-67,图 4-70)。十二指肠纵襞的出现率为 96%。十二指肠大乳头位于纵襞中部的占 36%,上端 24%,下端 18%,左侧 16%,右侧 2%,无纵襞 4%。偶尔在十二指肠大乳头上方 1~2cm 处出现**十二指肠小乳头**(minor duodenal papilla),为副胰

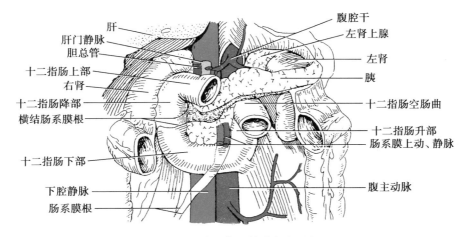

图 4-40 十二指肠的分部和毗邻

管的开口部位(图4-70)。十二指肠小乳头的出现率为48%,1～3个,多为1个。十二指肠小乳头位于十二指肠大乳头上方约为17%,左上方8%,右上方75%。十二指肠降部的左侧紧贴胰头,左侧后方有胆总管的胰腺段,右侧邻结肠右曲,前方有横结肠及其系膜横跨,后方邻右肾蒂、右输尿管的起始部、右肾上腺、下腔静脉右缘和腰大肌等。

3. 水平部( horizontal part )　长约6cm,自十二指肠下曲向左,横过下腔静脉和第3腰椎体的前方,于腹主动脉前面折向左上,移行为升部。十二指肠水平部上面紧贴胰头和胰颈,下方有空肠袢和小肠系膜,前方有横结肠、小肠系膜根及穿行的肠系膜上血管,后方有右输尿管、右睾丸(卵巢)血管、下腔静脉、腹主动脉、肠系膜下动脉的起始部和腰大肌。肠系膜上动脉与腹主动脉的夹角过小或狭窄,引起肠系膜上动脉压迫综合征,可造成十二指肠部分性急性或慢性梗阻。

4. 升部( ascending part )　长约3cm,在第3腰椎左侧续于水平部,沿脊柱上升至第2腰椎左

侧,急转向左前下方形成十二指肠空肠曲( duodeno-jejunal flexure ),移行为空肠。十二指肠升部前面有横结肠及其系膜横过,后面有左交感干、左肾血管、左睾丸(卵巢)血管和肠系膜下静脉,左侧有左肾和左输尿管,右侧有小肠系膜根。十二指肠空肠曲与胰体下缘相邻。胰体肿瘤可侵及十二指肠空肠曲,引起梗阻。十二指肠升部及十二指肠空肠曲周围常有腹膜形成的隐窝和皱襞,若隐窝较大而深,则可能发生腹内疝,在手术松解时,应注意勿损伤走行于皱襞内的血管。

(二) 十二指肠悬韧带

十二指肠空肠曲后上壁借十二指肠悬肌( suspensory muscle of duodenum )固定于右膈脚(图4-41)。成人十二指肠悬肌长约7～11cm,婴幼儿约2～5cm。十二指肠悬肌及包被的腹膜皱襞构成十二指肠悬韧带( suspensory lig. of duodenum ),也称Treitz韧带。十二指肠悬韧带是手术时识别空肠起始部的标志(图4-42)。患肠系膜上动脉压迫综合征时,切断十二指肠悬肌可使升段下降,能够缓解症状。

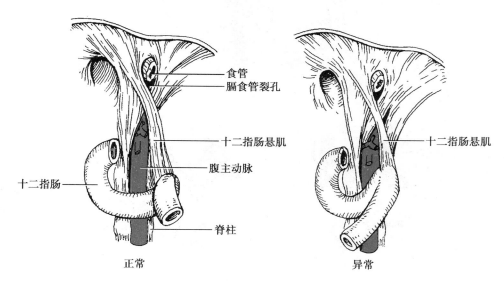

图4-41　十二指肠悬肌

食管
膈食管裂孔
十二指肠悬肌
腹主动脉
十二指肠
脊柱
正常

十二指肠悬肌
异常

(三) 血管、神经和淋巴引流

1. 动脉　十二指肠的动脉来源于胃十二指肠动脉和肠系膜上动脉(图4-43)。

(1) 胰十二指肠上前动脉( anterior superior pancreaticoduodenal a. ):在十二指肠上部下缘处,起自胃十二指肠动脉,在胰头前面或实质内行向十二指肠下曲,终末支与胰十二指肠下前动脉吻合成胰十二指肠前动脉弓。

(2) 胰十二指肠上后动脉( posterior superior

pancreaticoduodenal a. ):在十二指肠上部上缘处,由胃十二指肠动脉直接发出,经肝门静脉和胆总管的前面至右侧,继在胰头与十二指肠降部之间下行,终末支在胆总管与胰管汇合部的后方与胰十二指肠下后动脉吻合成胰十二指肠后动脉弓。

(3) 十二指肠上动脉( superior duodenal a. ):为一不恒定血管,亦可为2支,起于胃十二指肠动脉、肝固有动脉或胃右动脉,分布于十二指肠球部。该动脉常横过胆总管前方,切开胆总管时可能损伤

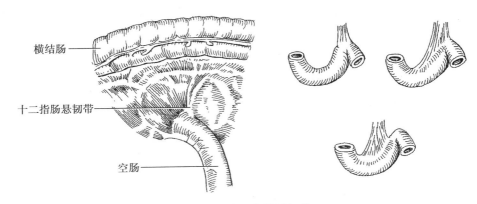

图 4-42 十二指肠悬韧带

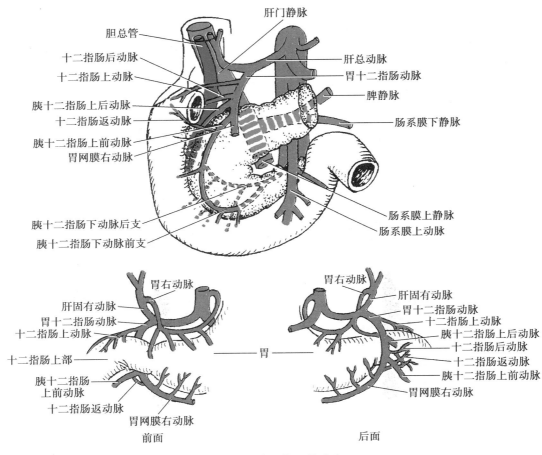

图 4-43 十二指肠的动脉

此动脉而导致出血。

（4）**十二指肠后动脉**（posterior duodenal a.）：为胃十二指肠动脉或胰十二指肠上动脉发出的多个小支,分布于十二指肠上部后壁。

（5）**胰十二指肠下动脉**（inferior pancreaticoduodenal a.）：约在十二指肠水平部上缘水平起自肠系膜上动脉或第1空肠动脉,通常立即分为**胰十二指肠下前动脉**（anterior inferior pancreaticoduodenal

a.）和**胰十二指肠下后动脉**（posterior inferior pancreaticoduodenal a.）,前者在胰头前面右行,末端与胰十二指肠上前动脉吻合;后者在胰头后面行向右上方,与胰十二指肠上后动脉吻合。

胰十二指肠前、后动脉弓是腹腔干和肠系膜上动脉之间的重要侧支循环通路,分支供应十二指肠大部和胰头,故临床上常采用胰十二指肠联合切除的术式。分布于十二指肠的动脉均由其凹侧进入肠壁,故沿十二指肠凸侧切开腹膜或肠壁是相对安全的。

2. 静脉　与动脉伴行,由小静脉汇合成胰十

二指肠前、后静脉弓,再注入肝门静脉的属支(图4-44,图4-45)。

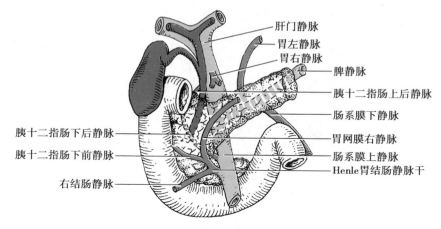

图 4-44　十二指肠的静脉(前面)

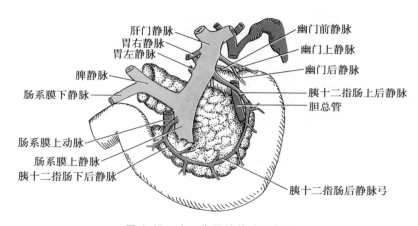

图 4-45　十二指肠的静脉(后面)

胰十二指肠前静脉弓分别经**胰十二指肠上前静脉**和**胰十二指肠下前静脉**回流,前者多数注入胃网膜右静脉或中结肠静脉,形成非典型 Henle 干;后者在胰颈下缘注入肠系膜上静脉。

胰十二指肠后静脉弓分别经**胰十二指肠上后静脉**和**胰十二指肠下后静脉**回流,前者经十二指肠上部后方,在胆总管左侧注入肝门静脉;后者单独或与胰十二指肠下前静脉合干后注入肠系膜上静脉。胰十二指肠上后静脉在胆总管手术、门腔静脉分流术和胰十二指肠切除术时容易损伤。

3. 神经　主要来源于内脏神经的肝丛和肠系膜上丛。交感神经兴奋时,肠壁括约肌舒张,肝胰壶腹括约肌收缩。副交感神经兴奋时的作用与其相反。感觉神经纤维伴随交感神经和副交感神经上行。

4. 淋巴引流　十二指肠的淋巴管主要注入**胰十二指肠前淋巴结**( anterior pancreaticoduodenal lymph node)和**胰十二指肠后淋巴结**( posterior inferior pancreaticoduodenal lymph node)(图4-73,图4-74),其输出淋巴管分别注入幽门下淋巴结和肠系膜上淋巴结。上部的部分淋巴管可注入幽门下淋巴结和脾淋巴结,水平部和升部的淋巴管注入肠系膜上淋巴结。

## 五、肝

肝(liver)(图4-46)是人体最大的腺体,成人约占体重的1/50。肝血液供应丰富,呈红褐色,质软且脆,易破裂出血,较难缝合。

(一) 位置、体表投影和毗邻

肝大部分位于右季肋区,小部分位于腹上区和左季肋区。正常成人肝上界与膈穹隆一致,在右腋中线与第7或第8肋相交,在右锁骨中线平第5肋,在前正中线越过胸骨体与剑突结合处,至左锁骨中线与第5肋间隙相交。肝下界右侧与右肋弓

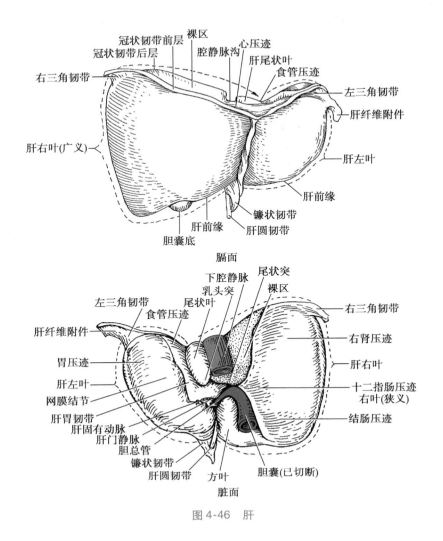

图 4-46 肝

一致,在前正中线可低于剑突下约3cm。婴幼儿的肝相对较大,下界可低2cm左右。深吸气时,肝可略向下移动。在正常情况下,右肋弓下不能触及肝。在肺气肿或内脏下垂患者,常在肋弓下扪到肝下缘,应注意与病理性肝大鉴别。胃肠道穿孔和右侧膈下有气体时,叩诊的肝浊音区缩小或消失。肺气肿或膈下有病变时,肝浊音区上界可相应降低或上升。

　　肝的上面与膈相贴,又称为膈面,隔着膈与胸腔器官相邻。肝右叶与右肋膈隐窝、右肺底及胸廓前、外侧壁相对。肝组织活检或肝右叶脓肿穿刺引流时,可在腋中线第10肋间隙(胸膜下界以下)进行。肝左叶上面隔着膈的中心腱对向心包和心的膈面,其中一部分隔着膈与左肋膈隐窝及左肺底相对。肝的下面微凹,朝向下后方,邻接腹腔器官,称为脏面。左叶下面邻胃贲门及胃前壁的大部分,形成胃压迹。胃压迹右侧有圆形隆起的网膜结节,邻接小网膜。方叶的下面为胃幽门和十二指肠上部。

右叶下面的前1/3部邻近结肠右曲和横结肠,后部邻近右肾和右肾上腺,两部之间的部位与十二指肠上曲相邻(图4-47)。在游离肝裸区时,应注意避免损伤右肾上腺及其血管。

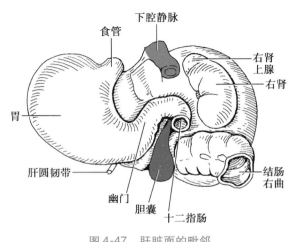

图 4-47　肝脏面的毗邻

（二）韧带

除了膈面的裸区和脏面的沟裂外，肝表面均有腹膜被覆。腹膜反折贴合处形成韧带，对肝起固定作用，并作为划分肝叶的标志。肝脏手术时，必须离断同侧韧带，游离并暴露肝脏。需注意有的韧带内有血管、神经和淋巴管通过，应避免损伤。

1. 镰状韧带（falciform lig.） 为肝上面连于膈和脐以上腹前壁的双层腹膜，呈矢状位的镰刀形，居前正中线偏右。向后于肝裸区处双层腹膜向左、右分开，移行为冠状韧带的前层。镰状韧带在肝下缘与脐之间形成游离缘，内含脐静脉闭锁形成的肝圆韧带以及附脐静脉。镰状韧带为左叶间裂在肝表面的标志。镰状韧带有固定肝的作用，故右半肝切除后需将已切断的镰状韧带和肝圆韧带固定于原位，以防术后发生肝脏扭转，影响肝脏血液回流。部分肝切除术时，除用大网膜覆盖肝的切面外，也可用镰状韧带覆盖。

2. 冠状韧带（coronary lig.） 为肝上、后面连于膈的冠状位双层腹膜，与镰状韧带呈“T”形相交，分为左、右冠状韧带，对肝有一定的固定作用。在肝右叶后面，冠状韧带前、后层之间的区域无腹膜覆盖，称为肝裸区，肝左、中、右静脉在裸区的腔静脉窝上部出第2肝门注入下腔静脉。手术切开冠状韧带时需注意勿损伤膈下血管和肝静脉。

3. 三角韧带（triangular lig.） 分为左、右三角韧带，为冠状韧带在肝左、右缘与膈之间的双层腹膜。其内常有血管，离断时应注意止血。在切断左三角韧带时，应注意勿损伤肝左静脉和左膈下血管。

4. 肝圆韧带（ligamentum teres hepatis） 位于镰状韧带游离缘内，为脐静脉闭锁而成的脐静脉索，连于脐至肝圆韧带裂，在肝门左端连于肝门静脉左支的囊部顶端。脐静脉索往往不完全闭锁，故可通过脐静脉插管测肝门静脉压或注入造影剂、抗癌药物。约60%左纵沟有时被肝组织或韧带封闭形成左纵沟管。

5. 肝肾韧带（hepatorenal lig.） 由右冠状韧带后层延伸至右肾及右肾上腺的单层腹膜构成。手术游离肝右叶时，需切开此韧带，即可见右肾上腺静脉注入下腔静脉，应保护右肾上腺及其静脉。

此外，肝的韧带还有前述的肝胃韧带和肝十二指肠韧带以及不恒定的肝结肠韧带、胆囊结肠韧带和静脉韧带等。

（三）肝门

1. 第一肝门（first porta hepatis） 又称肝门（porta hepatis），为肝下面方叶和尾状叶尾状突之间的横沟，内有肝门静脉及其左、右支，肝固有动脉及肝左、右动脉，肝左、右管及肝总管，肝神经丛和淋巴管等出入。出入肝门的诸结构被肝十二指肠韧带包绕，构成肝蒂（hepatic pedicle）。在肝蒂内，肝门静脉位于后方，其右前方为肝总管和胆总管，左前方为肝固有动脉。在肝门处，肝左、右管在前偏右，肝左、右动脉居中偏左，肝门静脉左、右支在后。3种管道的分支和汇合点的高低也有不同，肝左、右管汇合成肝总管的位置最高，紧贴横沟；肝固有动脉分为肝左、右动脉的水平最低；肝门静脉分为左、右支的水平居中。辨别三者的关系对于手术时解剖第一肝门至关重要（图4-48）。

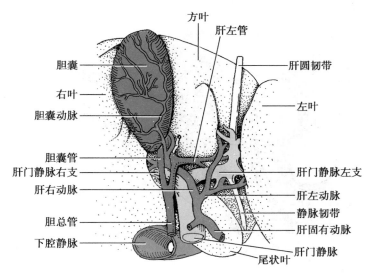

图4-48 肝门处的结构

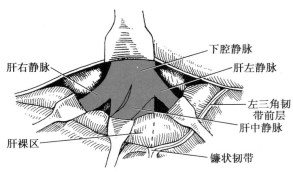

图 4-49 出第二肝门的肝静脉

注入下腔静脉,此处称第二肝门(图 4-49,图 4-50)。沿镰状韧带向后上方至腔静脉沟的延长线是显露第二肝门的标志。在大多数情况下,肝右静脉单独汇入下腔静脉,肝中静脉多与肝左静脉汇合后再注入下腔静脉。因此,在行肝左外叶或左半肝切除时,应注意勿将肝中静脉和肝左静脉一并结扎,以免影响肝血液回流。

3. 第三肝门(third porta hepatis) 在腔静脉沟的下端,来自右半肝的肝右后下静脉和来自尾状叶的若干肝小静脉注入下腔静脉,此处称第三肝门(图 4-50)。在行右半肝切除或尾状叶切除时,这些静脉易撕裂出血,并发生空气栓塞,应仔细分离。

2. 第二肝门(secondary porta hepatis) 在肝膈面的裸区和腔静脉沟的上端,肝左、中、右静脉

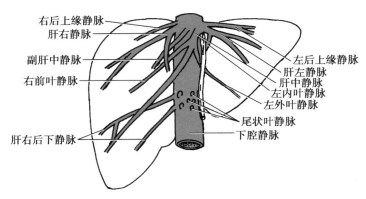

图 4-50 出第三肝门的肝静脉

(四)肝叶和肝段

依据肝下面的沟裂可将肝分为左叶、右叶、方叶和尾状叶。这种分叶方式常用于描述肝的外形,不能满足肝内疾病的准确定位诊断及精准手术需要。临床上常依据肝内管道系统的分布并结合肝

的外形来划分肝叶和肝段。肝内共有 4 种管道系统,即肝门静脉的分支、肝固有动脉的分支、胆管和肝静脉属支。其中,动脉和胆管沿肝门静脉分支呈缠绕式伴行,三者共同被结缔组织包绕,构成 Glisson 系统(图 4-51)。常以 Glisson 系统的分布进行

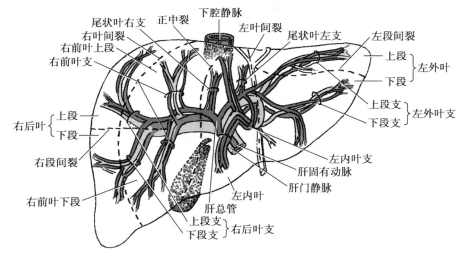

图 4-51 Glisson 系统的分布

分叶和分段。Glisson 系统在肝内的分布存在着个体差异和变异,手术前通过影像学检查、CT 模拟成像及肝门静脉灌注染色,可以指导进行精准肝切除术,防止手术错误的发生。

1. **肝裂**　肝的叶间及段间缺少 Glisson 系统,在 Glisson 系统铸型标本上呈现为裂隙,称为**肝裂**(hepatic fissure)。肝裂可作为肝叶与肝段分界的标志(图 4-51 ~ 图 4-53)。

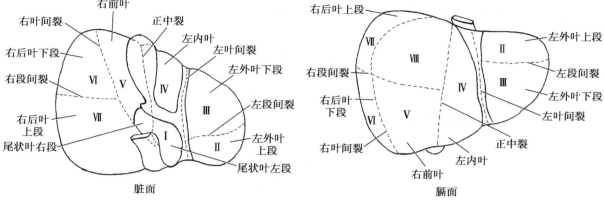

图 4-52　肝的分叶和分段

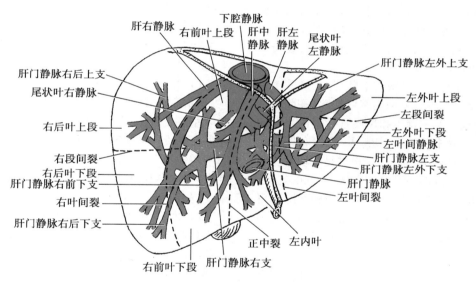

图 4-53　肝内静脉与肝裂的关系

(1) **正中裂**(median fissure):又称**主裂**,为一斜面,在肝膈面,由胆囊切迹中点向后上方,至下腔静脉左缘(肝左静脉汇入处);在肝脏面,自胆囊窝中线向左上后方,与肝门交叉后至腔静脉沟。肝中静脉位于正中裂中。

(2) **左叶间裂**(left interlobar fissure):在肝膈面以镰状韧带附着线为标志,在肝脏面以左纵沟或左纵沟左侧近处为标志。裂内有肝左静脉的叶间支通过。

(3) **右叶间裂**(right interlobar fissure):为自肝前缘右端与胆囊切迹中点的中、外 1/3 交界处向左上后方斜至下腔静脉右缘(肝右静脉汇入处)的斜面。肝右静脉位于右叶间裂中。

(4) **左段间裂**(left intersegmental fissure):相当于自肝左静脉汇入下腔静脉处至肝左缘中、上 1/3 交界处连线的平面,裂内有肝左静脉及其段间支通过。

(5) **右段间裂**(right intersegmental fissure):呈水平位,相当于肝门右切迹(横沟右端)至肝右侧缘中点连线的平面。裂内有肝右静脉段间支走行。

(6) **尾状叶段间裂**(intersegmental fissure of caudate lobe):即正中裂通过尾状叶的部分,将尾状叶分为左、右两段,分属左半肝和右半肝。

2. **肝的划分**　以肝裂可将肝分为两半肝、5

叶和 6 段（图 4-51 ~ 图 4-54）。以正中裂为界将肝分为左半肝和右半肝。**左半肝**以左叶间裂分为左外叶和左内叶，左外叶又以左外叶段间裂分为左外叶上段和左外叶下段。**右半肝**以右叶间裂分为右前叶和右后叶，右后叶又以右后叶段间裂分为右后叶上段和右后叶下段。尾状叶分属

左半肝和右半肝，分别称为尾状叶左段和尾状叶右段，但尾状叶血管走行不规则，且体积小，从外科角度和临床实用价值分析，尾状叶亦可不必分段。这种肝叶和肝段的划分方法，对于肝脏疾病的定位诊断以及肝脏的精准手术都有重要的临床意义。

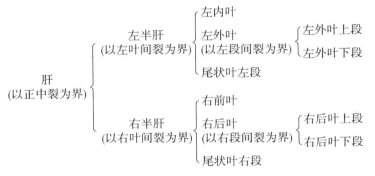

图 4-54　肝内分叶和分段

临床上亦采用 Couinaud 八段分法：Ⅰ 段为尾状叶，Ⅱ、Ⅲ 段分别为左外叶上段和下段，Ⅳ 段为左内叶，Ⅴ、Ⅷ 段分别为右前叶下部和上部，Ⅵ、Ⅶ 段分别为右后叶下段和上段。

部分肝切除有左半肝或右半肝切除（切除 Ⅰ ~ Ⅳ 段或 Ⅴ ~ Ⅷ 段）、左三叶或右三叶切除（切除 Ⅰ ~ Ⅳ 段和 Ⅴ、Ⅷ 段或 Ⅴ ~ Ⅷ 段和 Ⅳ 段）、扩展的半肝切除或三叶切除、肝中叶切除（切除 Ⅴ、Ⅷ 段和 Ⅳ 段）、肝左外叶切除（切除 Ⅱ、Ⅲ 段）。根据是否切除尾状叶，左半肝切除又分左半肝全切和次全切除。由于手术器械的改进和技术的提高，各肝段的切除都可进行，但难易程度不同。尾状叶的血管和胆道均为多支，切除时难度较大。

**（五）血管、神经和淋巴引流**

**1. 血管**　经肝门入肝的是肝门静脉和肝固有

动脉，在腔静脉沟出肝的是肝静脉。

（1）**肝门静脉**（hepatic portal v.）　由肠系膜上静脉和脾静脉汇合而成，在肝门处分为左支和右支（图 4-53，图 4-55）。

1）左支：在左半肝内行走，主干分为横、角、矢状、囊 4 部。**横部**发出 1 ~ 3 支尾状叶左段支，至尾状叶左段。**角部**发出左外叶上段支，呈伞形分布于左外叶上段。**矢状部**发出左外叶下段支，呈伞形分布于左外叶下段。**囊部**或矢状部的前壁发出左内叶支，在左半肝内侧部（左内叶）分为上、下两个终末支，分别分布于左内叶上、下部。

2）**右支**：长约 1 ~ 3cm，在右半肝内分为右前叶支和右后叶支。右前叶支多为 1 支，常自右支呈直角向前发出，进而发出伞状分支，分布于右半肝前部，即右前叶。右后叶支在右后叶分为右后叶上

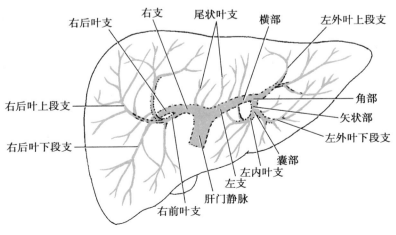

图 4-55　肝门静脉的肝内分支

段支和右后叶下段支两个终末支,分布于右后叶上、下段。此外,肝门静脉右支还发出 1～3 支尾状叶右段支,分布于尾状叶右段。

原发性肝癌在病灶部位侵入肝门静脉分支时,首先在肝内转移,并可以形成肝门静脉癌栓,从而影响肝癌的预后。各种原因造成肝门静脉血液回流受阻时,可以导致肝门静脉高压症,表现为呕血、黑便、腹水、脾大及脾功能亢进。

（2）**肝固有动脉**（proper hepatic a.）:出现率约为 79%,3/4 发自肝总动脉,1/4 发自肠系膜上动脉。肝总动脉在网膜囊后方沿胰上缘向右走行,至幽门上缘在肝门静脉左前方分为胃十二指肠动脉和肝固有动脉。肝固有动脉经肝十二指肠韧带上行,通常位于胆总管左侧和肝门静脉左前方。自肠系膜上脉发出的肝固有动脉经肝门静脉后方至肝门静脉与胆总管之间,然后至肝门静脉前方。肝固有动脉在网膜孔前方和肝门处分为肝左动脉和肝右动脉（92%）,或分为肝左、中、右动脉（8%）。

1）**肝左动脉**（left hepatic a.）:发自肝固有动脉（77%）,或直接起自肝总动脉、胃左动脉或胃右动脉等（11%）。副肝左动脉的出现率为 12%。

2）**肝右动脉**（right hepatic a.）:发自肝固有动脉（79%）,或直接起自腹腔干、腹主动脉和胃十二指肠动脉等（16%）。副肝右动脉的出现率为 5%。

起源于腹腔干以外的肝动脉称**迷走肝动脉**。在常见肝动脉类型中,如果另有一支异位起始的动脉营养一部分肝组织,此种肝动脉称**副肝动脉**。在多数个体,自肝左动脉、肝右动脉或肝左、右动脉分叉处发出肝中动脉,少数肝中动脉起自胃十二指肠动脉、腹腔干、肝动脉或副肝动脉。肝中动脉主要分布于方叶。在肝内,肝动脉反复分支。小叶间动脉行于门管区,在肝小叶周边与肝血窦相通。动脉血流量为入肝血流总量的 25%（20%～40%）。肝动脉及其分支的变异相当多见,故施行肝脏及上腹部手术特别是肝移植时,术前必须作 CT 血管成像,对肝动脉的可能变异进行评估。

（3）**肝静脉**（hepatic v.）:由肝门静脉及肝动脉流入肝的血液在肝窦内混合,汇入肝小叶的中央静脉,再汇集为小叶间静脉。小叶间静脉汇合形成肝左、中、右静脉和若干肝小静脉,分别经第二和第三肝门处出肝,注入下腔静脉。肝右静脉和肝左静脉注入下腔静脉处略微超出肝脏上面。肝静脉不与 Glisson 系统伴行,大多行于叶间裂和段间裂内（图 4-53）。

1）**肝左静脉**（left hepatic v.）:常由上、下两支合成,主干和上支行于左外叶段间裂内,下支行于左叶间裂内。收集肝左外叶和部分左内叶的静脉血,在第二肝门处开口于下腔静脉左前壁。有时肝左静脉可单独穿膈直接注入右心房,并常伴有卵圆孔未闭,心脏手术时应予以注意。

2）**肝右静脉**（right hepatic v.）:是肝静脉中最粗大的,常为 1 支,收集右后叶右前上部和肝右缘的静脉血,主干行于右叶间裂内,经第二肝门开口于下腔静脉右前壁。

3）**肝中静脉**（middle hepatic v.）:一般由左、右两支合成,收集左内叶和部分右前叶的静脉血,主干行于肝正中裂的深部,在第二肝门处单独或与肝左静脉合干开口于下腔静脉左前壁。

4）**肝小静脉**（small hepatic v.）:又称**肝背静脉**、**肝短静脉**或**副肝静脉**,常有 1～8 支,为来自右半肝脏面和尾状叶的短小静脉,在下腔静脉沟下端处（第三肝门）注入下腔静脉。

在肝部分切除时,分离和结扎肝静脉应防止损伤其他肝静脉及下腔静脉。肝中静脉与肝左静脉可能合干,肝右前叶上段静脉可注入肝中静脉或肝左静脉,故肝切除术时在未切开肝以前应避免结扎肝左、肝中静脉。在大多数患者可先结扎肝右静脉再切肝。另外,在活体肝移植时,术前要通过超声或 CT 等检查,充分评估肝静脉走行,保证供肝和保留肝的肝静脉通畅。

2. **神经**　交感神经的节前纤维起自脊髓第 7～10 胸段,在腹腔神经节交换神经元,节后纤维与副交感神经节前纤维构成**肝丛**。副交感神经节前纤维来自左、右迷走神经。肝丛围绕肝固有动脉和肝门静脉,分别称为**肝前丛**和**肝后丛**,经肝门入肝,分布于血管和胆管的平滑肌。

肝的感觉神经起自第 7～10 胸神经后根处的脊神经节及迷走神经的下神经节,分别伴随交感神经和副交感神经走行,亦加入肝丛。此外,还有来自右膈神经的感觉纤维分布于肝膈面,这可能是肝、胆囊疾患时右肩部牵涉性痛的解剖学基础。

3. **淋巴引流**

（1）**淋巴管**:分浅淋巴管和深淋巴管,两者之间存在着丰富交通（图 4-56）。

1）**浅淋巴管**:位于外膜下,形成丰富的毛细淋巴管网,引流肝外膜和浅层肝组织的淋巴。膈面的浅淋巴管注入膈上淋巴结、纵隔后淋巴结、胃左淋巴结和主动脉前淋巴结等。脏面的浅淋巴管多走向肝门,注入肝淋巴结,尾状叶及其附近的淋巴管注入纵隔后淋巴结。

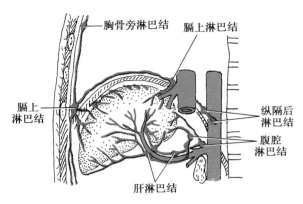

图 4-56　肝的淋巴引流

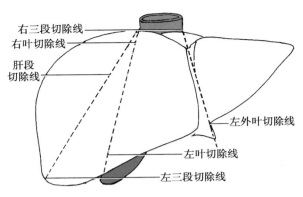

图 4-57　不同范围的肝切除示意图

2）深淋巴管：位于肝实质内，引流大部分肝组织的淋巴。与肝门静脉的分支伴行的淋巴管注入肝淋巴结，与肝静脉的属支伴行的淋巴管注入纵隔后淋巴结，故肝的炎症或膈下感染可引起纵隔炎症或脓胸。

（2）**肝淋巴结**（hepatic lymph node）：多为 3～6 个，位于肝十二指肠韧带内，沿肝固有动脉、胆总管和肝门静脉分布。肝淋巴结接受胃、十二指肠、肝、胆囊、胆道和胰等处的淋巴管，输出淋巴管注入腹腔淋巴结（图 4-56）。

### （六）肝内胆道

**肝内胆道**（intrisic hepatic biliary duct）起始于肝细胞间的毛细胆管，经前小胆管、小叶间胆管逐级汇合形成肝段和肝叶的胆管，在肝门处形成**肝左管**（left hepatic duct）和**肝右管**（right hepatic duct）。由于分支形态似树状，故肝内胆道也称为**胆树**。肝左、右管和肝叶肝管、肝段肝管有时亦分别称第 1、2、3 级肝管。

肝左管多由左外叶和左内叶的肝管于肝门静脉左支角部的内侧处汇合而成，贴肝门静脉左支横部的前上缘行向右。

肝右管多由右前叶和右后叶的肝管合成，行于肝门静脉右支的前上缘，向左与肝左管合成肝总管。肝内胆管结石多位于左外叶和右后叶，常合并有病变侧胆管扩张和肝组织硬化、萎缩，易发生癌变。

肝切除手术分为规则性肝叶切除和非规则性肝切除，规则性肝叶切除是按照肝内管道的分布规律进行的；非规则肝切除根据不同情况切除部分肝组织，切除时并不按照肝内管道分布进行。不同范围的肝切除界限见图 4-57。肝切除的腹壁切口一般采用右肋缘下切口、上腹部屋顶或反 L 形切口。

肝右叶切除术又称右半肝切除术，经左、右肝叶间的正中裂切除其右侧的肝组织，切除平面为从胆囊切迹的中点向后至下腔静脉右侧壁的连线。首先探查，在确定可行右半肝切除后先切除胆囊，以解剖肝门右切迹处的肝门静脉右支、右肝管和肝右动脉。将其离断或结扎，这样可以减少恶性肿瘤血行播散的机会。如果是良性血管瘤，可使瘤体缩小，易于操作，同时减少分离肝脏和断肝时的出血。然后，离断肝圆韧带、镰状韧带、右冠状韧带、右三角韧带、肝结肠韧带和肝肾韧带，将右半肝充分游离。剪开右冠状韧带时，注意保护下腔静脉和肝静脉。分离、切断、结扎肝短静脉。随后，结扎切断肝右静脉。肝右静脉在肝外行程较短，如肝外分离困难，可在离断肝实质后切断结扎肝右静脉。肝门处管状结构阻断后，沿左右半肝分界线离断肝实质。断面的所有可见管道均需结扎。

右肝三叶切除术又称扩大肝右叶切除术，切除 IV、V、VI、VII、VIII 等 5 个肝段。先在第一肝门处分离和切断通向左内叶和肝右叶的肝动脉、胆管和肝门静脉的分支，再在肝镰状韧带右侧分离肝实质，切断结扎肝中静脉和肝右静脉。注意保护肝左静脉，认清肝左、中静脉共干部分，阻断第一肝门血流后，切除肝右三叶。

肝左叶切除术指切除正中裂左侧的肝组织，切除范围为 II、III、IV 肝段。首先离断肝圆韧带、镰状韧带、左冠状韧带、左三角韧带和肝胃韧带，将左半肝游离，解剖肝门的左侧部。左肝门变异较多，处理肝门静脉左支时，注意不要损伤起始部发出的尾状叶左段支。肝门静脉左支位于左纵沟与肝门相交处，左肝管位于方叶上缘和肝门静脉左支之间。结扎和切断肝门处结构时，应注意血管和胆管的变异。有时有迷走肝左动脉和肝中动脉，切断结扎时宜在肝外分离。应保留肝中静脉主干，只结扎其左侧属支。

肝左外叶切除术的切除范围包括Ⅱ段和Ⅲ段。首先切除肝圆韧带、镰状韧带、左冠状韧带和左三角韧带,阻断第一肝门血流,自镰状韧带左侧断肝,注意保留肝门静脉左支横部和矢状部以及引流左内叶的胆管分支。由于肝中静脉和肝左静脉有时共干注入下腔静脉,处理肝左静脉时,应避免损伤肝中静脉。

左肝三叶切除术又称扩大左半肝切除术,切除左半肝和右前叶的大部或全部,包括Ⅱ、Ⅲ、Ⅳ、Ⅴ、Ⅷ段。首先切断肝周韧带,切除胆囊,解剖肝门左侧部,阻断第一肝门血流,沿右叶间裂离断肝脏。在肝内离断肝门静脉右支、右肝管和肝右动脉的右前叶支。由于肝右前叶和右后叶并无明显的解剖学界限,真正的规则性切除较难做到。

肝移植手术主要包括供肝切取修整、受体病肝切除和供肝植入。肝移植手术的术中和术后并发症的防治在很大程度上依赖于术者对肝的毗邻、结构和变异的熟悉程度。因此,掌握肝的局部解剖对肝移植的成功具有重要的意义。

供肝切取有标准供肝切取、快速供肝切取和亲属供肝切取等几种方式。主要包括预置腹主动脉和肠系膜上静脉灌注管、切断肝的韧带、分离血管和胆总管、灌注和切取肝等步骤。在切开冠状韧带、镰状韧带和左三角韧带时,应避免损伤肝左静脉和膈下静脉。由于肝左动脉可发自胃左动脉,切断肝胃韧带时应注意保留胃左动脉。亲属供肝切取一般切除肝左外叶或左半肝(图4-58)。游离左外叶肝动脉时应注意保护分布于左内叶的分支,需全部解剖肝门静脉左支横部。要单独游离肝左静脉,注意肝左静脉与肝中静脉共干或成角等情况。供肝切取时,必须注意保留移植肝的全部肝动脉血供,避免部分肝动脉血供受损引起移植后部分肝组

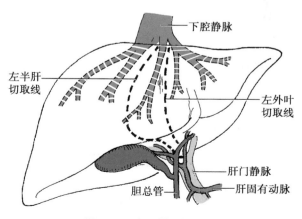

图 4-58　亲属供肝切取线

织梗死。活体部分肝移植切取供肝时,必须熟悉门静脉的分支关系。劈离式肝移植时,供肝切成两半后应将肝中静脉留在右半肝,以防右肝淤血和右肝切面出血。

受体病肝切除主要有标准肝移植的病肝切除和背驮式肝移植的病肝切除两种方式,区别是后者的受体下腔静脉保留完整。在标准肝移植病肝切取,切断肝的全部韧带,将肝完全游离。近肝门处切断肝动脉,在肾静脉上方钳夹并离断肝下下腔静脉,在肝静脉汇合平面上方钳夹肝上下腔静脉。然后,完全切除病肝(图4-59)。

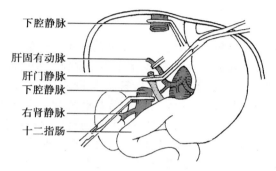

图 4-59　标准肝移植病肝切除后示意图

供肝植入主要包括腔静脉的吻合、门静脉吻合、肝再灌注、肝动脉吻合和胆管重建几个主要步骤。相对于供肝切取修整和病肝切除,供肝植入相对容易,但吻合技术要求较高。在标准式肝移植手术中,肝上下腔静脉的吻合是最困难的一步。

肝动脉的走行及变异情况对顺利进行供肝获取和血管吻合具有十分重要的意义。如果肝动脉无变异,游离时可分别结扎切断脾动脉、胃左动脉、胃右动脉和胃十二指肠动脉。术中应注意肝中动脉和副肝动脉的出现。受体的副肝右动脉可直接与供肝腹腔干吻合(图4-60)。了解肝动脉变异在活体部分肝移植、减体积性肝移植和劈离式肝移植手术中尤其重要。在供肝动脉重建时,应将异常肝动脉吻合在一支主要的肝动脉上。

标准肝移植必须分别吻合肝上、肝下下腔静脉,背驮式肝移植则需保留肝后下腔静脉,故了解下腔静脉的走行及毗邻有重要意义。肝后下腔静脉位于腔静脉沟内,与肝相连长约7~9cm,多见为左弯型(75%)和左斜型(17%)。下拉肝脏时,可暴露出1~2cm肝上下腔静脉,以供吻合。肝下下腔静脉在肾静脉分支以上可游离足够长度供吻合用。

胆道系统常有变异,这些变异在肝移植处理胆

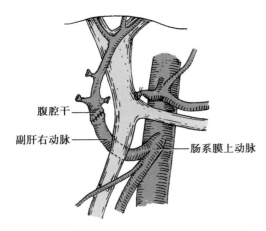

图 4-60　供肝腹腔干同受体副肝右动脉吻合

管时及预防术后胆道并发症至关重要。肝左、右管在肝门内汇合为肝总管，术中不易显露。左内叶的胆管可直接开口于肝总管或与肝右管汇合，约43.6%右前叶和右后叶的胆管与肝总管汇合，尾状叶的胆管分别注入肝左、右管。选择活体供肝时须注意胆道系统的变异，供体一般需要行胆管造影。移植术中处理胆总管时，一般剥离长度不超过2cm，以免胆总管缺血坏死或吻合口瘘。

## 六、肝外胆道

肝外胆道包括肝左管、肝右管、肝总管、胆囊和胆总管（图 4-61）。

### （一）胆囊

1. 形状和变异　**胆囊**（gallbladder）贮存和浓缩胆汁，呈长梨形，长 8～12cm，最宽处 3～5cm，容积 40～60ml。胆囊分底、体、颈和管 4 部分。胆囊

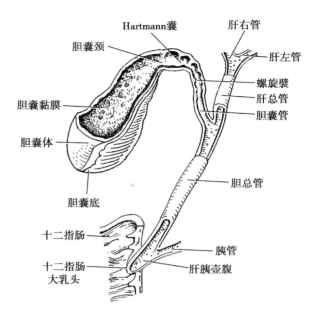

图 4-61　肝外胆道

颈的起始部膨大，形成 Hartmann 囊，胆囊结石多停留于此囊中。胆囊颈和胆囊管内有特征性的螺旋状黏膜皱襞，即 Heister 瓣，有控制胆汁流入和流出的作用。胆囊的变异包括双胆囊、系膜胆囊、中隔胆囊、二裂胆囊、憩室胆囊、肝内胆囊等，也可出现胆囊缺如，但变异较少见（图 4-62）。

**胆囊管**（cystic duct）长 2.5～4cm，口径约0.4cm，向上与胆囊颈相续，向下与胆总管汇合成胆总管。胆囊管汇入肝总管约为 97%，也可汇入右肝管（3%）或副右肝管（1%）。汇入肝总管右侧壁约为 77%，左侧壁 3%，前壁 7%，后壁 13%。胆囊管异常约为 25%（图 4-63）。胆囊切除时，如果胆囊

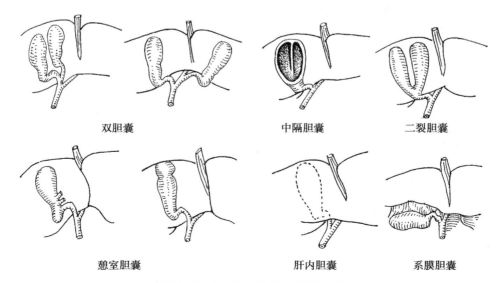

双胆囊　　　　　　　　　　中隔胆囊　　　　　二裂胆囊

憩室胆囊　　　　　　　　　肝内胆囊　　　　　系膜胆囊

图 4-62　胆囊变异（肝已向上翻起）

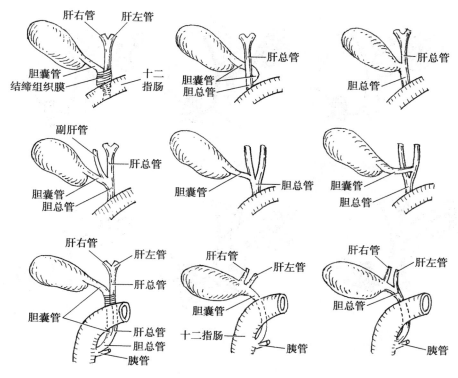

图 4-63　胆囊管异常类型

管残留过长,术后可能发生胆囊管残端综合征。

2. 位置和毗邻　胆囊位于肝脏面偏右前方的胆囊窝内,上面借结缔组织与肝相连,该处除有血管和淋巴管与肝内管道相通外,还有可能存在迷走胆管,在胆囊切除时应注意结扎,以防止术后胆瘘。胆囊有时位置较深,甚至完全埋藏于肝实质内。有时完全被腹膜包被,形成系膜胆囊,活动度较大。胆囊底凸向前,与前腹壁相贴,体表投影位于右侧腹直肌外侧缘与右肋弓相交处,即 **Murphy 点**。胆囊炎和胆结石时,常在此区有压痛和反跳痛,也可扪及肿大的胆囊。胆囊的位置随肝的位置而变化,在常规 X 线片检查中胆囊位于第 3 腰椎横突平面或以下较常见。胆囊体与下方的横结肠和十二指肠相邻,左侧与胃幽门部相贴,右侧邻近结肠右曲。

3. 血管、神经和淋巴引流

(1) 血管

1) **胆囊动脉**(cystic a. ):通常发自肝右动脉,在肝总管、胆囊管和肝下面所围成的**胆囊三角**(cystic triangle)(**Calot 三角**)内发出。胆囊动脉经胆囊管表面至胆囊颈上面,在胆囊颈处通常分为下方的浅支和上方的深支进入胆囊(图 4-48)。胆囊动脉的支数、起源、行径、与肝总管和胆囊管的位置关系常有变化。1 支型胆囊动脉最常见,占 70.2%,2 支型占 29.4%,3 支型占 0.5%。胆囊动脉也可发自

肝固有动脉,经胆总管或肝总管的前方或后方行至胆囊。可能有**副胆囊动脉**(accessory cystic a. )从肝总动脉等发出(图 4-64)。因此,在解剖胆囊三角时,应充分注意胆囊动脉的变异情况。

2) **胆囊静脉**(cystic v. ):胆囊的静脉比较分散,胆囊与肝之间有数条小静脉相通。胆囊下面的小静脉汇合成 1~2 条静脉经胆囊颈处注入肝内的肝门静脉分支。有的胆囊静脉注入肝门静脉主干或肝门静脉右支。

(2) 神经:交感神经来自肝前、后丛的分支,肝前丛发出的分支至胆囊和胆囊管,肝后丛发出的分支大部分至胆总管。交感神经兴奋使胆囊舒张,肝胰壶腹括约肌收缩。副交感神经兴奋使胆囊收缩,肝胰壶腹括约肌舒张。胆囊和胆道的感觉纤维随右膈神经走行,患胆囊疾病时可出现右肩部牵涉性痛。

(3) 淋巴引流:胆囊底和胆囊体的淋巴管网汇集成两条较大淋巴管,沿胆囊两侧缘走行。左侧的淋巴管注入胆囊三角内的**胆囊淋巴结**(cystic lymph node),其输出淋巴管注入肝淋巴结。右侧淋巴管与胆囊淋巴结的输出淋巴管一起沿胆囊管走行,注入肝十二指肠韧带内的网膜孔淋巴结(图 4-65)。

腹腔镜胆囊切除的主要步骤包括建立气腹和操作孔、解剖胆囊三角、剥离胆囊。采用脐下或脐

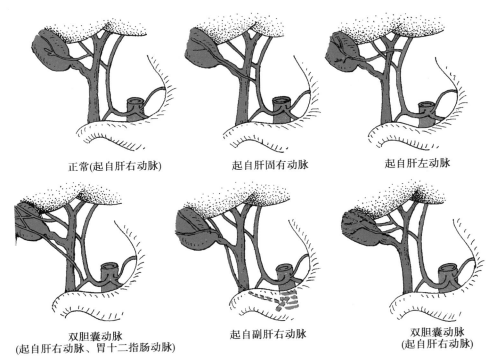

正常(起自肝右动脉)　　起自肝固有动脉　　起自肝左动脉

双胆囊动脉
(起自肝右动脉、胃十二指肠动脉)　　起自副肝右动脉　　双胆囊动脉
(起自肝右动脉)

图 4-64　胆囊动脉的类型

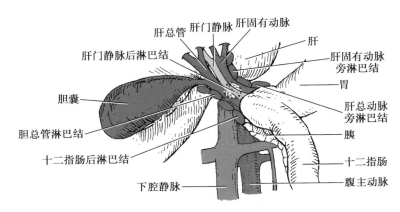

图 4-65　肝十二指肠韧带内的淋巴结

上 1cm 横切口,插入气腹针,使腹内压保持在 12 ~ 13mmHg,再插入 1cm 操作孔,注意不要损伤腹腔内脏器。然后,在腹腔镜直视下分别于剑突或肋弓下建立 2 ~ 3 个操作孔。确认胆囊管、肝总管和胆总管的关系后,距胆总管 0.5cm 离断胆囊管,注意不要灼伤胆总管。在胆囊三角内寻找胆囊动脉,靠近胆囊壁离断。最后,沿胆囊和肝脏之间的疏松结缔组织间隙,顺行或逆行剥离胆囊。期间注意有无副肝管和变异的胆囊动脉。

胆囊癌根治切除术包括切除病变胆囊及 2cm 以上的肝组织和淋巴结清扫术。在十二指肠上缘至肝左、右管汇合部,将肝十二指肠韧带骨骼化,应注意保护肝右管、肝右动脉和肝门静脉右支,避免

损伤胆总管 3、9 点钟处的供血动脉。在胆囊三角内结扎胆囊动脉,切断胆囊管,清除胆囊三角内的胆囊淋巴结和脂肪组织。如肝总管或胆总管受累,应同时切除,施行肝门胆管与空肠 Roux-en-Y 吻合术。

**(二)肝管、肝总管和胆总管**

1. **肝管**(hepatic duct)　**肝左管**(left hepatic duct)细长,长约 14.9mm,口径 3.3mm,与肝总管约成 100°角。**肝右管**(right hepatic duct)粗短,长约 8.8mm,口径 3.5mm,与肝总管成 129°角。肝左、右管分别引流左、右半肝的胆汁。肝左、右管汇合处的后方有肝固有动脉和肝门静脉的分支。除肝左、右管外,尚可能出现副肝管,直接自肝实质中发出,

与其他肝外胆道汇合,出现率为5%～15%(图4-66)。副肝管多见于右侧,长约11.3mm,口径为1.5mm。副肝管与胆囊管走行关系密切,在胆囊手术时,应避免切断或误扎,造成区域性肝内胆汁淤积或胆漏。

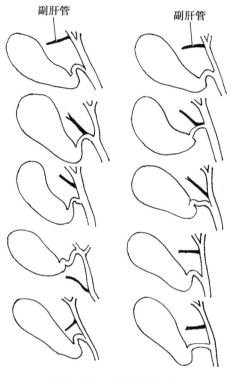

图4-66　副肝管的类型

2. 肝总管(common hepatic duct)　由肝左、右管汇合而成,长3～5cm,口径约0.5cm。在肝门处,肝总管位于肝门静脉右前方、肝右动脉右侧。在肝门下方,肝右动脉位于肝总管后方并与其交叉

为75.3%,位于肝总管前方为13.4%。分离肝总管时要考虑到肝总管与肝右动脉的位置关系和变异。

3. 胆总管(common bile duct)　由胆囊管与肝总管汇合而成,长4～8cm,口径0.6～0.8cm。在肝十二指肠韧带内,胆总管位于肝固有动脉右侧,肝门静脉右前方。根据胆总管的走行可将其分为4段(图4-67)。

(1) 十二指肠上段:长约1.4cm,由胆总管起始处至十二指肠上部的上缘。该段位于肝十二指肠韧带内,与肝固有动脉和肝门静脉相邻,后方有网膜孔。在胆管结石、肿瘤或胆道蛔虫病时,可导致近端胆管不同程度扩张,胆总管切开探查引流术在该段进行。此段仅由与其伴行的胆总管边缘吻合动脉供血,损伤后极易引起缺血狭窄,应注意保护。

(2) 十二指肠后段:长约2.0cm,位于十二指肠上部后方、下腔静脉前方和肝门静脉右侧。

(3) 胰腺段:长1～2cm,位于胰头和十二指肠之间的沟内,有的完全埋于胰头实质内,有的位于胰头后方或十二指肠降部后方。胰头癌或慢性胰腺炎时,胰腺段常受累而导致梗阻性黄疸。胰腺段与十二指肠降部内侧壁紧密靠近,这种解剖关系为胆总管括约肌成形术提供了解剖学基础。

(4) 十二指肠壁段:斜穿十二指肠降部后内侧壁,最短,长约1cm。在十二指肠大乳头开口处,口径为2.1mm,是胆结石容易嵌顿的部位。胆总管和胰管的异常汇合是一种罕见的畸形,可导致胰液反流入胆管,为引起先天性胆总管扩张症的主要原因。根据胆管扩张的部位、范围和形态,可分为5型:Ⅰ型为囊性扩张,Ⅱ型为憩室样扩张,Ⅲ型为胆

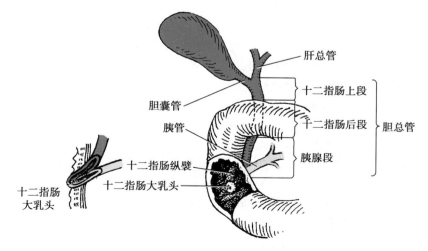

图4-67　胆总管的分段

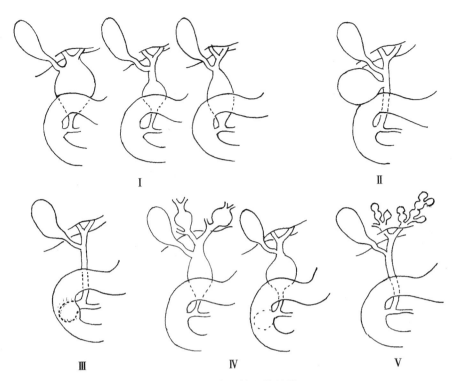

图 4-68　先天性胆管扩张

囊管开口部囊性脱垂，Ⅳ型为肝内外胆管扩张或胆囊管囊性扩张和脱垂，Ⅴ型为肝内胆管扩张（图 4-68）。

医源性胆管损伤多见于肝脏、肝外胆管及其周围的手术。医源性胆管损伤有多种情况，最常见的有两种：一种是肝外胆管被切断并结扎，术后很快出现梗阻性黄疸；另一种为肝外胆管切割伤，未被横断和结扎，术后胆汁漏入腹腔，引起胆汁性腹膜炎。造成损伤的原因有多种，除技术因素外，还有解剖因素：异常胆囊管和副肝管的出现以及胆囊三角内穿经结构不同，在手术中极易引起肝外胆管损伤；在肥胖患者，肝门区脂肪较多，加上炎症粘连，不易认清局部结构，是造成损伤的常见原因；正常肝总管较细，易被误认是胆囊管；在胆囊切除时，未清楚辨认胆囊管与肝总管的位置关系时把肝总管误认为是胆囊管，将肝总管结扎切断；胆囊动脉出血时，盲目钳夹，易误伤肝总管或肝右管；肝门区肝手术如肝外伤缝合术，可将胆管缝合而致胆道梗阻；在十二指肠溃疡患者，勉强切除病灶，缝闭十二指肠残端，可误缝闭胆总管中下段。

胆管损伤的预防关键是熟悉肝外胆管的局部解剖和变异，遵守规范的手术操作步骤。以胆囊切除术为例，传统方法包括顺行性切除法和逆行性切除法，前者是首先切断胆囊管和胆囊动脉，再剥离

胆囊；后者是先自胆囊底向胆囊颈剥离胆囊，切断胆囊动脉，认清胆囊管与肝总管汇合关系后切断胆囊管。绝大多数医源性胆管损伤是在顺行性胆囊切除术中发生的。因此，在单纯胆囊切除术中，采用逆行切除术，认清胆囊管和肝总管后切断胆囊管，这比顺行性切除术合理。总之，不论顺行或逆行切除胆囊，在离断胆囊管之前必须清楚显露胆囊管开口上下方的肝总管和胆总管，确认三者的关系，这是避免医源性胆管损伤应遵循的重要原则。

## 七、胰

胰（pancreas）是人体第 2 大消化腺，亦是重要的内分泌器官。全长 14～20cm，呈横行的三棱柱状，右端膨大，向左逐渐狭长，可分为前、后、下 3 个面。胰实质柔软、灰红色，重 80～90g。胰大体可分为头、颈、体、尾 4 部（图 4-69）。

（一）位置和毗邻

胰位于腹上区和左季肋区，平第 1、2 腰椎体水平，属腹膜外位器官，前面被壁腹膜覆盖。胰解剖位置深，在体表不能触及，临床多依靠超声、CT、MRI 等影像学检查了解其大小、形态及有无病变。胰腺一般不易受到损伤，但在上腹遭到撞击时，可以造成胰腺损伤，常为复合伤，合并胰管断裂时表现为弥漫性腹膜炎。

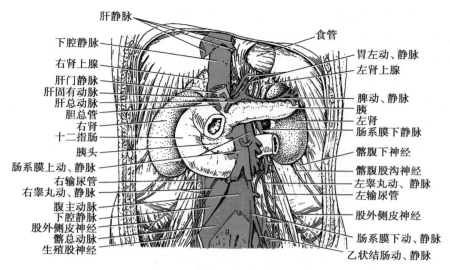

图 4-69 胰和十二指肠

**1. 胰头(head of pancreas)** 为胰右侧最膨大部分,位于第 2 腰椎右侧。可分前后两面,上下宽约 4.7cm,厚约 1.7cm。胰头与十二指肠降部和水平部之间紧密相邻,并有结缔组织相连,故胰头癌可压迫十二指肠引起肠梗阻。二者共同由胰十二指肠前、后动脉弓供血,临床上一般将胰头和十二指肠视为一个整体,不进行单独切除。胰头的后下部有一向左后下方的突起,称**钩突**(uncinate process),通过钩突系膜与肠系膜上动脉相连。此处是胰十二指肠切除术的关键,有时因胰腺癌包绕肠系膜血管,导致手术无法进行,同时为保证手术的彻底性和预防胰瘘,应将钩突完整切除。胰头和钩突的 2~5 支小静脉直接汇入肠系膜上静脉的右后壁,因此处解剖位置深,且小静脉壁薄易撕裂,故胰十二指肠切除术时应仔细处理这些小静脉,以防出血。胰头前面中部有横结肠系膜根横向附着,其上、下部覆盖腹膜,分别与幽门、横结肠和空肠袢相邻。胰头后面有下腔静脉、右肾血管、胆总管和肝门静脉等结构。因此,胰头癌肿大压迫胆总管时,可引起阻塞性黄疸,压迫肝门静脉时可引起胃肠道淤血或肝门静脉高压症。

**2. 胰颈(neck of pancreas)** 为胰头和胰体之间的狭窄部分,亦称为**胰切迹**,长约 2cm,上下宽 2.8cm,前后厚 1.6cm。胰颈前面覆盖腹膜,邻近胃幽门部,后面与胆总管、肝门静脉、肝固有动脉、肠系膜上血管等相邻。胰颈与肝门静脉之间有疏松结缔组织,一般无血管相连,容易钝性分离,是行胰十二指肠和胰体尾切除的重要解剖标志。在胰颈处,肠系膜上动脉有时发出异常肝胆动脉(7%~12%),行于胰颈和肝门静脉的后方,手术时应注意保护。

**3. 胰体(body of pancreas)** 为胰的中间部分,长约 7.8cm,上下宽 2.5cm,前后厚 1.3cm,呈三棱形,平第 1 腰椎高度,横过腹主动脉、肠系膜上血管、肠系膜上神经丛和脊柱前方。因其后方较硬,故上腹部挤压伤时,容易受损,甚至发生断裂。脾动脉位于胰体上缘后方,脾静脉位于脾动脉下方和胰体后面,故胰的病变可引起脾血管异常改变,如脾静脉栓塞、脾动脉瘤等。横结肠系膜根附着于胰体前面,将胰体前面分为上、下两部,上部参与构成网膜囊后壁的一部分,胃后壁溃疡可与此部粘连;下部与十二指肠空肠曲、空肠和结肠左曲相邻。

**4. 胰尾(tail of pancreas)** 为胰腺窄细的左端,与胰体没有明显分界。胰尾与脾动、静脉一起伸入脾肾韧带的两层腹膜之间,可达脾门(33.33%)或不达脾门(64.45%)。因此,脾切除术时应避免损伤胰尾。在脾门处,胰尾血管多位于胰尾上缘,有多支细小血管出入,在行保留脾脏的胰体尾切除、脾肾静脉吻合、脾腔静脉吻合等手术时应仔细分离,以避免损伤胰尾而造成胰瘘或胰腺假性囊肿。

在腹腔上部、胃壁、肠壁及肝和脾的实质内,有时可发现小块的胰腺组织,这种胰腺组织与正常的胰腺没有解剖联系,称为**副胰**(**异位胰**、**迷走胰**)。副胰的出现率约为 0.29%,大小为 1~4cm。与胰腺组织相似,质地较硬,呈浅黄色或白色,多为圆形或椭圆形的盘状物,表面也呈分叶状。

**(二)胰管和副胰管**

**1. 胰管(pancreatic duct)** 由胰腺小叶导管汇集而成,为胰液的排泄管。起自胰尾,贯穿胰腺全长,长约13.8cm。胰头处的胰管直径约为4mm,胰尾处2mm。胰体部胰管多靠中央或偏后,这对于胰腺手术时寻找和处理胰管有重要意义。胰管可容纳2~3ml胰液,故在行胰管造影时造影剂应控制在3ml以内,以免胰腺实质和胰小管等显影,造成急性胰腺炎或血尿淀粉酶升高。在胰头右缘,胰管与胆总管汇合形成**肝胰壶腹**(hepatopancreatic ampulla)(**Vater壶腹**),开口于十二指肠纵襞下端的十二指肠大乳头(图4-70)。开口处有**肝胰壶腹括约肌**(sphincter muscle of hepatopancreatic ampulla)(**Oddi括约肌**)环绕。胰管与胆总管的汇合处成45°角,汇合部位于十二指肠壁外为82%,壁内18%。胰管与胆总管末端的关系包括:①汇合成肝胰壶腹,然后开口于十二指肠大乳头(47%)。②并行分别开口于十二指肠大乳头(50%)。③完全分开,分别开口于十二指肠(3%)。胰管与胆总管的共同开口关系是胆道疾病和胰腺疾病相互关联的解剖学基础。如胆总管结石等可导致壶腹部发生梗阻,使胆汁反流入胰管内,激活胰酶系统,引起自身消化,可导致急性胰腺炎。胰管和胆总管汇合的类型见图4-71。

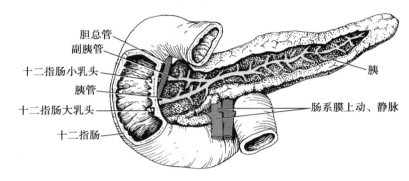

图4-70 胰管和胆总管

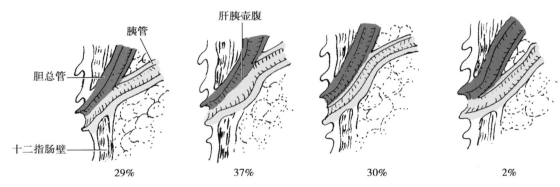

图4-71 胰管和胆总管汇合的类型

2. 副胰管(accessory pancreatic duct) 较短而细,位于胰头上部,与胰管相连,引流胰头前上部的胰液。当胰管梗阻时,副胰管能引流全部胰液。副胰管的出现率为76%,开口于十二指肠小乳头(图4-70)。主胰管和副胰管走行的变异一般不影响胰腺手术的实施,但在胰腺分离患者,由于缺乏胰管括约肌和乳头结构,肠液易反流,可以引起急、慢性胰腺炎。胰管和副胰管的变异见图4-72。

(三)血管、神经和淋巴引流

1. 动脉 分别来自胃十二指肠动脉、肠系膜上动脉和脾动脉(图4-73,图4-74)。

(1)胃十二指肠动脉和肠系膜上动脉:自胃十二指肠动脉发出的胰十二指肠上前、上后动脉和自肠系膜上动脉发出的胰十二指肠下动脉,在胰头前、后面相互吻合,形成胰十二指肠前、后动脉弓,由动脉弓发出分支分布于胰头和十二指肠。

(2)脾动脉:沿胰上缘蜿蜒左行至脾门,发出分支至胰体和胰尾。

1)**胰背动脉**(dorsal pancreatic a.):多起自脾动脉(40%),也可起自肠系膜上动脉(17%)、肝总动脉(14%)和腹腔干(8%)等。胰背动脉缺如者占5%。胰背动脉经胰体、肝门静脉或脾静脉的背侧至胰腺下缘,分左、右两支,左支较大即**胰横动脉**(transverse pancreatic a.),供应胰体和胰尾;右支短小,供应胰头。

2)**胰大动脉**(great pancreatic a.):可起自脾动

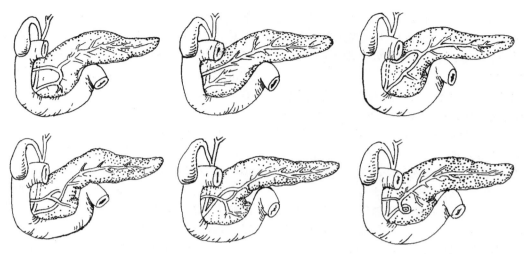

图 4-72 胰管和副胰管的变异

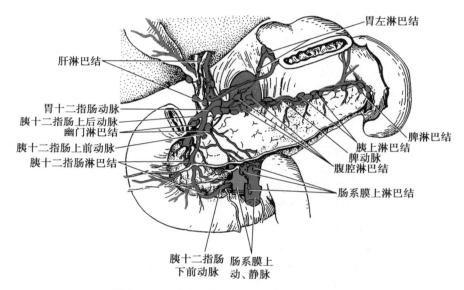

图 4-73 胰和十二指肠的血管和淋巴结（前面）

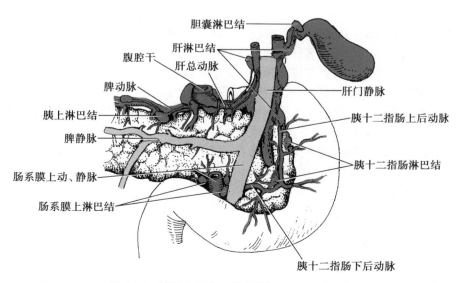

图 4-74 胰和十二指肠的血管和淋巴结（后面）

脉的胰段、胰前段和门前段,分别占 14%、28% 和 8%。胰大动脉通常进入胰的中 1/3 与尾侧 1/3 的交界,分成左、右支,左支与脾门处的动脉吻合,右支与胰背动脉吻合。

3）**分界动脉**:为起自脾动脉的小分支,位于胰体与胰尾的交界处,特点是既短又粗,口径可达 3～4mm。由于胰外段仅 3～5mm,不利于分离和结扎,故手术时应注意处理。

4）**胰尾动脉**(caudal pancreatic a.):多起自脾动脉主干,有 1～4 支,多数为 1～2 支。

2. 静脉　包括胰十二指肠静脉、胰横静脉和胰背静脉(图 4-44,图 4-45)。由于这些静脉的壁较薄,剥离时应避免撕裂而产生大出血。

（1）**胰十二指肠静脉**(pancreaticoduodenal v.):位置表浅,与同名动脉伴行。其中,胰十二指肠上前静脉注入胃网膜右静脉,胰十二指肠上后静脉注入肝门静脉。

（2）**胰横静脉**(transverse pancreatic v.):与同名动脉伴行,大多数注入肠系膜上静脉,少数注入脾静脉。

（3）**胰背静脉**(dorsal pancreatic v.):平均有 7 支,引流胰体和胰尾的静脉血液,多数注入脾静脉,也可注入肠系膜上、下静脉或胃网膜左静脉。

3. 神经　胰的交感神经起自脊髓第 5～10 胸段的侧角细胞,节前纤维经内脏大神经进入腹腔,终止于腹腔神经节,节后纤维沿脾动脉、胃十二指肠动脉等的分支至胰,分布于血管壁、胰管、腺泡以及胰岛。副交感神经节前纤维起自脑干内的迷走神经背核,经迷走神经的腹腔支和腹腔丛分支进入胰内,在胰内神经节换元后节后纤维分布于胰腺实质和胰岛。

胰的感觉神经来源于第 5～10 胸神经后根处的脊神经节和迷走神经的下神经节,前者伴随交感神经走行,一般认为是传导痛觉;后者随迷走神经走行。慢性胰腺炎和胰腺癌均可出现顽固性疼痛,可以采用手术切断腹腔神经节或使用注射无水酒精等化学方法破坏神经节,以缓解疼痛。另外,放射治疗也可以起到止痛效果。胰腺癌本身具有嗜神经生长的特性,神经受侵是术后复发的重要原因,故手术清扫神经丛较为关键。

4. 淋巴引流(图 4-73,图 4-74)

（1）**胰头的淋巴管**:前上部淋巴管注入幽门下淋巴结、十二指肠上曲胰头前淋巴结、肝总动脉前淋巴结和胆总管下部后淋巴结,前下部淋巴管注入肠系膜上静脉右缘淋巴结和十二指肠水平部与钩突下缘之间的淋巴结,后部淋巴管注入胆总管下部右后淋巴结、胰头与十二指肠之间后方淋巴结和肠系膜上动脉根部右侧的胰头后面的淋巴结,钩突前上部淋巴管注入肠系膜上血管后淋巴结。

（2）**胰颈的淋巴管**:注入肝总动脉前淋巴结和肠系膜上静脉右缘淋巴结。

（3）**胰体的淋巴管**:前部淋巴管注入胰体上缘淋巴结、肝总动脉前淋巴结、胃左淋巴结、脾动静脉间淋巴结、肠系膜上静脉右缘淋巴结和胰体下缘肠系膜上血管前淋巴结,后部淋巴管注入肠系膜下静脉上端前、后淋巴结。

（4）**胰尾的淋巴管**:注入胰体和胰尾上缘的淋巴结、胰尾下缘近横结肠系膜根部的淋巴结和脾血管周围的淋巴结。

在施行胰腺癌根治术前,要进行可切除性的评估。不可切除的因素包括胰周侵犯、血管受累、腹腔种植、淋巴结和肝转移。目前的评估手段主要是影像学评估,包括超声、内镜超声、CT、MRI 和腹腔镜,其中 CT 占有核心地位,腹腔镜可以发现其他检查无法发现的肝微小转移灶和腹膜种植。由于胰腺周围分布有丰富的淋巴管网和大量淋巴结,胰腺癌在早期即可向周围扩散并发生淋巴结转移。因此,除切除原发灶外,胰腺癌手术需要清扫淋巴结。包括胰头癌在内的壶腹周围癌行胰十二指肠切除的范围如下:①胰腺头颈部,含完整的钩突;②胃远侧 1/2、十二指肠和距 Treitz 韧带 10cm 空肠;③肝总管以下的胆道及胆囊;④清扫第 8、9、12、13、14、16 组淋巴结。施行胰腺癌根治术时,切除胆囊,切断胆总管或肝总管,清除肝十二指肠韧带内淋巴结和肝总动脉旁淋巴结。清除沿胃左静脉主干分布和胃左动脉右侧的淋巴结。游离十二指肠和胰头,将胰头和胰十二指肠前、后淋巴结一起切除。清除下腔静脉前方的组织,显露肠系膜上静脉,清除肠系膜上动、静脉根部的疏松结缔组织和淋巴结。切断胰颈和离断胰钩突时,剥除肠系膜上动脉血管鞘,同时清除腹主动脉和下腔静脉间的淋巴结以及腹主动脉前右侧的淋巴结。注意妥善结扎淋巴管,防止淋巴漏。胰体尾癌根治切除时,应清除胰上淋巴结、脾门淋巴结、肠系膜上淋巴结、腹主动脉前淋巴结和腹腔淋巴结。

（崔慧先　王顺祥）

## 八、脾

**脾**(spleen)是人体最大的淋巴器官。脾的体积常随机体的生理状况和病理变化而异,进食后和血压增高因含血量增加脾可变大,运动、饥饿或失血后因血排出量增加脾可变小,发生免疫反应时脾的淋巴组织增生而致脾大。老年人的淋巴组织逐渐退化,脾的体积也逐渐变小。脾色泽暗红,质软而脆。脾有脏、膈两面,前、后两端,上、下两缘。膈面光滑隆凸,对向膈。脏面凹陷,朝向前内,中央处有**脾门**(splenic hilum),为脾的血管和神经出入之处。上缘有 1～3 个**脾切迹**(splenic notch),脾大时脾切迹是触诊脾的标志(图 4-75)。

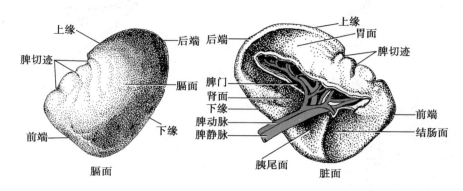

图 4-75　脾

**副脾**(accessory spleen)是指脾以外的呈结节状的脾组织团块,出现率约为 10%,数量为 1～5 个不等,有一个副脾占 86.2%。约 75% 副脾位于脾门及其附近的胃脾韧带、大网膜内或脾血管周围。在脾功能亢进、血小板减少性紫癜、溶血性黄疸行脾切除术时,应同时切除副脾,以免术后疾病复发。在外伤性脾破裂行脾切除术时则需保留副脾。

**(一)位置和毗邻**

脾位于左季肋区,第 9、10 和 11 肋的深面,人体仰卧时其长轴与第 10 肋平行。前端平第 1 腰椎棘突,位于腋中线后方。后端约在第 10 胸椎棘突平面靠近脊柱,距后正中线 3～4cm。脾的下缘不超过左侧肋弓,故正常时不能触及。婴儿的脾较大,有时在左肋弓下可扪及。脾的位置可因体位和呼吸而变化,站立时比仰卧时低约 2.5cm。膈面与膈相贴,借膈与左肺、左胸膜腔及左肋膈隐窝相邻。脏面前部与胃底、胃大弯后壁相邻,后部与左肾、左肾上腺邻接,脾门邻近胰尾(图 4-76)。脾下部与结肠左曲相邻,下端位于膈结肠韧带上方。

**(二)韧带**

脾为腹膜内位器官,由双层腹膜构成的胃脾韧带、脾肾韧带、膈脾韧带和脾结肠韧带固定。

1.**胃脾韧带**(gastrosplenic lig.)(图 4-76)为胃大弯上部连至脾门的双层腹膜结构,上接胃膈韧带,下续胃结肠韧带。该韧带上份内有胃短动、静脉及淋巴结,下份有胃网膜左血管和淋巴结。

2.**脾肾韧带**(splenorenal lig.)(图 4-76)为

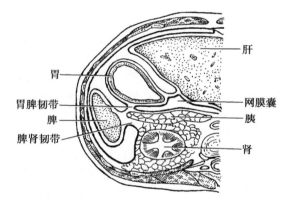

图 4-76　脾的毗邻和韧带(横切面)

脾门至左肾前面的双层腹膜,内含脾动脉及其分支、脾静脉及其属支和脾淋巴结等。有时胰尾伸入,脾切除术处理脾蒂血管时切勿伤及胰尾。

3.**膈脾韧带**(phrenicosplenic lig.)为连接于脾上极与膈之间的腹膜,较窄小,仅见于脾上极向脏面转角处形成的少许腹膜皱襞。在脾大时,该韧带比较明显。

4.**脾结肠韧带**(splenocolic lig.)较短,连接脾下极与结肠脾曲,脾切除术时注意勿伤及结肠。

**(三)血管、神经和淋巴引流**

1.**脾动脉**(splenic a.)(图 4-73,图 4-74,图 4-77)为腹腔干的最大分支。脾动脉在网膜囊后壁的后面沿胰上缘左行,依次越过左膈脚、左肾上份和胰尾的前方。经脾肾韧带达脾门,分为数支入脾。依其行程中的毗邻关系,可将脾动脉分为 4 段:胰上段、胰段、胰前段和门前段。

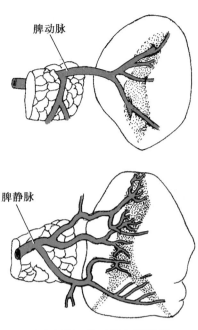

图 4-77 脾动脉和脾静脉

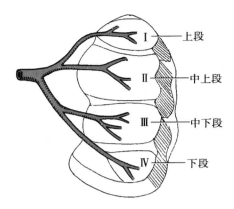

图 4-78 脾段模式图

（1）胰上段：长 1～3cm，位于胰上方，通常为先行向下再行向左下的凹向上的弯曲，越过腹主动脉前方，行向胰上缘续为胰段。胰上段发出左膈下动脉、胰背动脉、胰横动脉、胃后动脉、脾上极动脉，偶尔发出副肝动脉和肠系膜下动脉等。

（2）胰段：最长，沿胰上缘左行，有的脾动脉一小段走行在胰腺实质内。在行程中可有一个或数个袢状弯曲或卷缩成血管环。脾动脉迂曲程度与年龄有关，老年人最显著。胰段发出脾上极动脉、胃网膜左动脉、胰大动脉、胃后动脉和胃短动脉，也可发出胃左动脉。

（3）胰前段：位于胰尾前方，多分为上、下两支终动脉干（86.12%），再相继发出前终动脉和最后终动脉入脾。该段脾动脉可发出胃网膜左动脉、脾上极动脉、胃短动脉和胰尾动脉等。

（4）门前段：为脾动脉走行在胰尾与脾门间的部分。如果胰尾很长而伸抵脾门，则此段缺如。

**脾段**（splenic segment）是指每支脾段动脉分布的脾组织。每个脾段由进入脾门的脾段动脉供应，段间动脉吻合很少。每段有一支静脉引流该段的静脉血，相邻脾段的静脉由段间静脉相连。脾段以 4 段型多见，即上段、中上段、中下段和下段（图 4-78）。上极脾动脉出现率为 13%，下极脾动脉为 31%，二者同时出现率为 16%。

2. 脾静脉（splenic v.）（图 4-74，图 4-77）在脾门处由 2～6 支终静脉汇合而成。脾静脉较直，走行于脾动脉下方和胰后面，沿途接受胃短静脉、胃网膜左静脉、胃后静脉、肠系膜下静脉和来自胰的静脉，呈直角与肠系膜上静脉汇合成肝门静脉。脾静脉初始段位于脾肾韧带内，与脾动脉和胰尾伴行。脾静脉向右跨左肾及左肾门的前面。

3. 神经 来自腹腔丛的无髓交感神经纤维，随脾动脉及其分支入脾，分布于脾血管、脾被膜和脾小梁。

4. 淋巴引流 脾小梁和被膜内的淋巴管行向脾门，与来自胃底和胃大弯的淋巴管汇合，注入脾门处的**脾淋巴结**（splenic lymph node）。脾淋巴结的输出淋巴管与脾动脉伴行，沿途收纳胰淋巴结，注入脾动脉周围的胰上淋巴结，然后注入腹腔淋巴结（图 4-73，图 4-74），最终注入乳糜池。

施行脾切除术时，采用长达腋前线的左肋弓下切口，脾显著肿大时采用正中切口或左侧旁正中切口。通常在胃网膜血管弓下方打开胃结肠韧带，切断结扎胃网膜左血管，有时需要切断结扎部分胃短血管。高位的胃短血管通常位置很高且短，邻近贲门与食管交界处，位置越高其长度一般越短，而且胃壁与脾上极紧邻，如强行分离则会撕裂脾胃韧带中走行的胃短血管，可待脾游离后再作处理。提起胃分离胃胰皱襞的无血管区以暴露胰，在胰体或胰尾上缘处触摸确认脾动脉，剖开脾动脉周围结缔组织，小心分离并结扎脾动脉。将脾向内下牵拉，切断脾肾韧带和膈脾韧带，分离肾和膈。切断脾结肠韧带，游离结肠脾曲。在近脾处逐一结扎切断脾动脉和脾静脉的终末支。对于因血液病而施行脾切除者，重要的是仔细寻找副脾。副脾较小（大多1～2cm，一般<4cm），如果未被发现并切除，可逐渐增大，并引起与需要脾切除时相同的症状。对于脾上极或下极的广泛损伤或某一支脾门血管损伤，可进行脾部分切除术。结扎脾动脉分支或供应受损部位的分支后，出血会停止或明显减慢。脾缺血部分

会变暗并与正常部分形成一条分界线,应沿着这条分界线切除脾。

腹腔镜手术对于体积不大的脾切除很容易,亦可用于切除体积大的脾。经脐下穿刺孔伸入腹腔镜,游离结肠脾曲,切断膈结肠韧带。通过游离腹膜反折与胃短血管,打开网膜囊,显露脾门。在脾门附近辨认脾动脉主干。在脾动脉下方及胰后面寻找脾静脉。结扎切断脾血管,取出脾脏。在腹腔放气和关闭穿刺部位之前,需寻找并切除副脾。

施行脾修补术时,显露和游离脾脏,用腹腔填塞物直接压迫出血部位,如有必要用无创伤性血管钳夹住脾门血管。牵拉胃或结肠时易引起医源性脾被膜撕脱损伤,此时应直接压迫止血。较大的被膜牵拉损伤或单纯的脾裂伤需要缝合。由于脾被膜薄而脆弱,缝合要精细轻柔,必要时可用聚丙烯小片垫着,在其上面打结,以减少缝合时贯穿脾。如果需要,可用网膜修补损伤处。如果脾损伤较为严重但脾门血管仍然完整,可用可吸收的补片包裹脾。

## 九、肝门静脉

**肝门静脉**(hepatic portal v.)为肝的功能性血管,血流量占肝血流总量的 75%(60% ~ 80%)。主要收集食管腹段、胃、小肠、大肠(到直肠上部)、胰、胆囊和脾等腹腔内不成对脏器(除肝脏外)的静脉血,在肝内反复分支,最后注入肝血窦。因此,肝门静脉的始、末两端均为毛细血管。肝门静脉及其属支一般无静脉瓣,当肝内肝门静脉分支或肝外肝门静脉主干阻塞时均可引起血液逆流,导致肝门静脉高压。

### (一) 合成类型

肝门静脉多数在胰颈后面约平第 2 腰椎体高度由肠系膜上静脉和脾静脉汇合而成(86.7%),少数由肠系膜上静脉、脾静脉和肠系膜下静脉汇合而成(13.3%)。肝门静脉与脾静脉之间的夹角为113°,肝门静脉与肠系膜上静脉之间的夹角为151°。肝门静脉干自胰的后方上行,经十二指肠上部的深面进入肝十二指肠韧带,上行至肝门分为左右两支,分别入左、右半肝。在肝十二指肠韧带内,肝门静脉位于肝固有动脉和胆总管的后方。

### (二) 属支

肝门静脉的属支主要包括肠系膜上静脉、脾静脉、肠系膜下静脉、胃左静脉、胃右静脉、胆囊静脉和附脐静脉等,多与同名动脉伴行。

1. **脾静脉**(splenic v.)(图 4-44,图 4-45)起自脾门处,在脾动脉下方沿胰后面右行,在胰颈后面与肠系膜上静脉汇合成肝门静脉。脾静脉远侧段的后方有左肾静脉,两者的近侧部互相重叠者为 39.0%,两者平行且脾静脉位于左肾静脉上方者为 35%,脾静脉与左肾静脉成角并位于其上方的为26.0%。熟悉脾静脉与左肾静脉的位置关系,对施行脾肾静脉分流术很有帮助。

2. **肠系膜上静脉**(superior mesenteric v.)(图 4-44,图 4-45) 是肝门静脉最大的属支,在右髂窝处由回肠末端、盲肠和阑尾的小静脉汇合而成。向上行于小肠系膜两层之间、同名动脉的右前方,沿途依次经右输尿管腹段、下腔静脉、十二指肠水平部、胰头钩突的前方至胰颈后方,与脾静脉汇合成肝门静脉。

3. **肠系膜下静脉**(inferior mesenteric v.)(图4-69) 由直肠上静脉、乙状结肠静脉和左结肠静脉汇合而成,经腹膜后面、左腰大肌前面上行,至十二指肠空肠曲左侧转向右上方,在胰后面注入脾静脉(52.0%)、肠系膜上静脉(34.7%)或肠系膜上静脉与脾静脉汇合处(13.3%)。

4. **胃左静脉**(left gastric v.)(图 4-36) 注入肝门静脉(51.2%)、脾静脉(40.1%)或肠系膜上静脉与脾静脉汇合处(8.8%)。

5. **胃右静脉**(right gastric v.)(图 4-36) 接受幽门前静脉,注入肝门静脉。

6. **胆囊静脉**(cystic v.) 注入肝门静脉右支或肝门静脉主干。

7. **附脐静脉**(paraumbilical v.) 起自脐周静脉网,沿肝圆韧带上行至肝下面,注入肝门静脉主干(73.8%)或肝门静脉左支(26.2%)。

胃网膜右静脉常与右结肠静脉汇合成 Henle 干(67%),汇入肠系膜上静脉。Henle 干汇入处与回结肠静脉汇入处之间的一段肠系膜上静脉称**外科干**(图4-77)。肠系膜上静脉是肝门静脉的最大属支,在肝门静脉高压导致上消化道大出血时,可施行肠系膜上静脉-下腔静脉分流术,而外科干是该分流术的理想部位。

### (三) 肝门静脉与上、下腔静脉系的交通途径

肝门静脉与上、下腔静脉系的交通主要有 4 条途径:①通过食管腹段黏膜下的**食管静脉丛**形成肝门静脉系的胃左静脉与上腔静脉系的奇静脉和半奇静脉之间的交通。②通过**直肠静脉丛**形成肝门静脉系的直肠上静脉与下腔静脉系的直肠下静脉和肛静脉之间的交通。③通过**脐周静脉网**形成肝门静脉系的附脐静脉与上腔静脉系的胸腹壁静脉

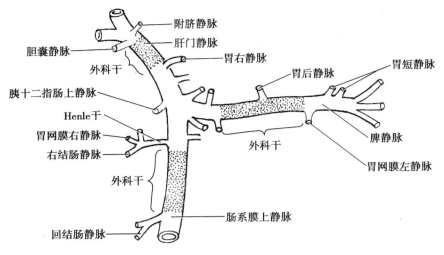

图 4-79　Henle 干和外科干

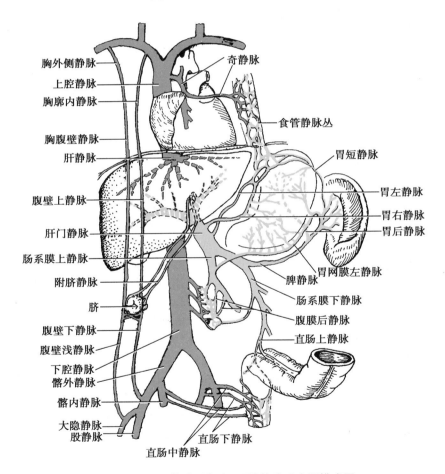

图 4-80　肝门静脉系与上、下腔静脉系交通模式图

和腹壁上静脉、下腔静脉系的腹壁浅静脉和腹壁下静脉之间的交通。④通过椎内、外静脉丛形成腹后壁前面的肝门静脉系的小静脉与上、下腔静脉系的肋间后静脉和腰静脉之间的交通（图 4-80）。此外，肝门静脉系在肝裸区、胰、十二指肠、升结肠和

降结肠等处的小静脉与上、下腔静脉系的膈下静脉、肋间后静脉、肾静脉和腰静脉等交通。

正常情况下，肝门静脉系与上、下腔静脉系之间的交通支细小，静脉血分别回流到所属静脉系统。肝硬化、肝肿瘤、肝门处淋巴结肿大或胰头肿

瘤等可压迫肝门静脉,导致肝门静脉回流严重受阻,肝门静脉系的血液可经上述交通途径形成侧支循环,直接通过上、下腔静脉系回流。由于交通支血流量增多,这些小静脉显著扩张,出现静脉曲张,如食管静脉丛、直肠静脉丛和脐周静脉丛曲张。如果食管静脉丛和直肠静脉丛曲张破裂,则引起呕血和便血。临床上将脐周静脉丛及腹壁浅静脉曲张称为"海蛇头"。肝门静脉系的侧支循环失代偿时,可引起收集静脉血范围的器官淤血,出现脾大和腹水等。

门腔静脉分流术是通过手术建立肝门静脉和上、下腔静脉系统之间的血液分流通道,降低肝门静脉压力,从而有效防治食管胃静脉曲张破裂出血。大多数食管胃静脉曲张出血患者,可通过内镜等非手术治疗得到有效控制,只在少数情况下需要施行手术分流。各种术式的分流手术在临床上均有采用,门腔静脉分流或远端脾肾静脉分流术是两种经典的术式。

门腔静脉分流进一步减少肝硬化患者的肝血流灌注,可引起或加重肝性脑病,且可能增加以后肝移植手术的操作难度,临床使用有减少趋势。然而,门腔静脉分流术在技术上远比远端脾肾分流术容易。手术采用右肋下斜切口或右上腹部直切口。用细导管插入胃网膜静脉并连接到静脉测压计,测量肝门静脉压力。游离肝门静脉,翻起胰头和十二指肠,显露下腔静脉。门静脉高压症时,腹后壁的壁腹膜水肿增厚和静脉侧支增粗,十二指肠后方常有扩张的静脉侧支,故应谨慎分离以免撕裂出血。游离下腔静脉时应仔细,避免下腔静脉的属支撕脱。将肝门静脉与下腔静脉作侧侧吻合或端侧吻合(图4-81)。然后,松开下腔静脉,再松开肝门静脉。若分流成功,肝门静脉压力应明显降低,接近中心静脉压。在关闭腹壁前,触摸肝门静脉和吻合口,应感觉到柔软并用指尖压下去时容易变形,若吻合口内有血栓则感觉较硬。形成血栓就意味着出现了技术问题,必须予以相应解决。

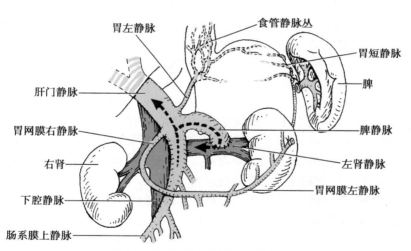

图4-81 门腔静脉端侧吻合示意图

施行远端脾肾分流术时,取左肋弓下切口,并越中线取右肋弓下延长切口。切开胃结肠韧带,将胃和横结肠分别向上、下拉开,充分显露胰下缘。钝性分离并将胰向上翻起,显露脾静脉。切开十二指肠悬韧带,如有必要可向下游离十二指肠升部。识别并结扎汇入脾静脉的肠系膜下静脉。脾静脉周围的结缔组织较多,切开后才能清晰显露。胰背静脉有多支,短而细,注入脾静脉,需仔细结扎。胃左静脉结扎是获得选择性分流目的的关键步骤,可在近肝门静脉汇合处的脾静脉后缘找到胃左静脉。触摸左肾和腹主动脉,分离左肾静脉,切断结扎左肾上腺静脉。左肾静脉大部分位于胰和十二指肠

下缘的后面,与脾静脉毗邻。在近肠系膜上静脉注入处离断脾静脉,与左肾静脉端侧吻合(图4-82)。远端脾肾分流术设计的目的是选择性地降低曲张的食管胃静脉压力的同时维持肝门静脉的灌注压。将脾静脉从肝门静脉端离断,与左肾静脉行端侧吻合;沿着胃大弯、胰体及胰头的侧支循环路径潜行结扎胃左静脉,从而将曲张的食管胃静脉与高压的肝门静脉系统完全分离,通过左肾静脉将其压力分流到低压的下腔静脉。然而,高压的肝门静脉系统和低压的下腔静脉系统之间小的侧支血管随着时间的推移会再通和增粗,使选择性分流的目的丧失,从而引起静脉曲张出血和肝性

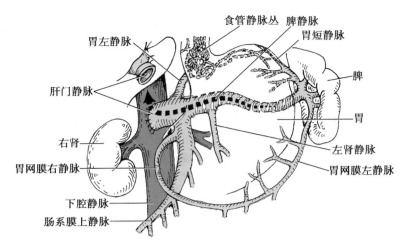

图 4-82 脾肾静脉端侧吻合示意图

脑病复发。

# 第四节 结肠下区相邻的器官和结构

结肠下区位于横结肠及其系膜与小骨盆上口之间。与结肠下区相邻的器官有十二指肠下半部、空肠、回肠、盲肠、阑尾和结肠等。

## 一、空肠和回肠

空肠和回肠属小肠,上端起自十二指肠空肠曲,下端开口于盲肠,长 5 ~ 7m。在形态和肠壁结构上,空肠和回肠之间没有明显的分界。空肠为近端 2/5,回肠为远端 3/5。空、回肠盘曲于横结肠下方,左、右两侧分别有降、升结肠,前方有大网膜覆盖,后方与腹后壁及腹膜后隙相邻。

### (一) 位置

1. 空肠(jejunum) 起自十二指肠空肠曲,上端多位于后正中线左侧 0.6 ~ 3.4cm 处,平第 1 腰椎高度。空肠大部分位于左上腹部,小部分位于盆腔内。空肠口径较大,肠壁较厚,色泽较红,肠壁内有散在的**孤立淋巴小结**(solitary lymphoid nodule)。

2. 回肠 ileum 口径较空肠小,色泽较白,管壁较薄,多位于右下腹,其末端向右开口于盲肠,二者之间的夹角约 90°,容易形成肠套叠。回肠下部的肠壁内有**集合淋巴小结**(aggregated lymphoid nodule)(**Peyer 斑**),有 20 ~ 30 个,呈长椭圆形。集合淋巴小结的长轴与肠管的长轴一致,较恒定地位于对肠系膜缘的肠壁内。肠伤寒时病变常发生于集合淋巴小结,可引起肠穿孔或出血。

空、回肠的先天性异常包括:①旋转异常:若肠

袢旋转异常或肠袢不旋转,可致肠的位置关系反常。若肠袢未退回腹腔,或已退回但脐腔未闭锁,当腹内压力增高时肠袢可突入脐腔内形成**先天性脐疝**。②重复异常:常见于回肠末端,多见于新生儿和婴儿。常见症状为右下腹部肿块,可导致反复疼痛和肠梗阻,需外科手术切除重复肠段。③Meckel 憩室:是因卵黄管退化不全引起的回肠壁囊状突起,为消化系统的常见畸形,出现率为 2% ~ 4%,男女之比为 3:1。憩室长约 5cm,口径 1.2cm,与回肠口径相近。好发于距回盲瓣 40 ~ 50cm 的回肠游离缘。憩室盲端游离或被一条纤维带连至腹壁或脐,易发生肠扭转或肠梗阻。有时,憩室与脐相通形成脐瘘。Meckel 憩室的黏膜通常是回肠黏膜,也可来源于胃、胰、十二指肠、结肠和胆管的黏膜。

确诊 Meckel 憩室炎时,需要检查至少 200cm 小肠。如果行单纯的憩室切除术,首先要鉴别和控制 Meckel 憩室的供应血管,该血管通常走行在回肠表面的脂肪条纹带中。也可楔形切除包括憩室在内的肠管。

### (二) 肠系膜

**肠系膜**(mesentery)由双层腹膜构成,呈扇形,将空肠和回肠固定于腹后壁。因此,空肠和回肠的**系膜缘**有肠系膜附着,**对系膜缘**游离。肠系膜的双层腹膜几乎全部包裹肠管,但系膜缘处是裸区,肠壁与两层腹膜围成三角形的腔隙称**系膜三角**,容血管和神经出入。肠系膜内有空肠和回肠的血管、淋巴结、淋巴管、神经和脂肪组织。**肠系膜根**(radix of mesentery)长约 15cm,上端起自腹后壁第 2 腰椎左侧,依次向右下跨越十二指肠水平部、腹主动脉、下腔静脉、右输尿管及右腰大肌的前面,抵达右骶髂

关节前方,其体表投影位于左腋窝顶至右腹股沟韧带中点的连线上。小肠系膜根将横结肠及其系膜与升、降结肠之间的腹膜腔分隔成左、右肠系膜窦。

（三）血管、神经和淋巴引流

1. **动脉** 肠系膜上动脉的分支分布于空肠和回肠。该动脉平第1腰椎体高度起自腹主动脉,在胰颈后面下行,越过十二指肠水平部前面,继而进入肠系膜根,行向右髂窝。肠系膜上动脉左侧壁上发出13~18条**空肠动脉**（jejunal a.）和**回肠动脉**（ileal a.）,这些动脉在肠系膜内反复分支并互相吻合成动脉弓,从最后一级动脉弓上发出长1~5cm的直小分支进入肠壁。近空肠近侧端动脉弓为1~2级,近回肠远侧端为3~5级。肠壁内血管与肠管纵轴呈垂直分布,相互吻合不丰富,特别是对系膜缘肠壁的血运较差。肠系膜上动脉右侧壁发出的回结肠动脉除分布于阑尾、盲肠和升结肠外,还分布于回肠末端（图4-83）。

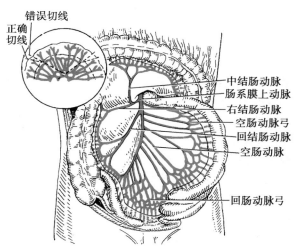

**图4-83 肠系膜上动脉及其分支**
（小图示小肠切除范围与肠壁动脉的关系）

图中标注：
错误切线
正确切线
中结肠动脉
肠系膜上动脉
右结肠动脉
空肠动脉弓
回结肠动脉
空肠动脉
回肠动脉弓

2. **静脉** **空肠静脉**（jejunal v.）和**回肠静脉**（ileal v.）注入肠系膜上静脉。肠系膜上静脉与同名动脉伴行,位于动脉的右侧,依次经右输尿管、下腔静脉、十二指肠水平部和胰头钩突的前面上行,然后在胰颈后面与脾静脉汇合成肝门静脉。根据走行位置可将肠系膜上静脉分为胰颈后段和胰下段。肠系膜上静脉除接受空肠和回肠的静脉外,还接受回结肠静脉、右结肠静脉、胃网膜右静脉（或Henle干）和中结肠静脉等。

3. **神经** 交感神经来自腹腔神经节发出的节后纤维,沿肠系膜上动脉走行,并构成肠系膜上丛,分布于肠壁。交感神经减缓或抑制肠蠕动和消化液分泌,使肠道的血管收缩,并使全身的血液重新分布。副交感神经纤维来自迷走神经,在肠壁内或肠壁旁的神经节交换神经元后进入肠壁内。副交感神经促进肠蠕动和消化液的分泌,不影响血管的运动功能。空肠和回肠的感觉神经终末包括环层小体及有髓和无髓的游离神经末梢,分别经内脏神经通路传入脊髓和脑。

4. **淋巴引流** 空肠和回肠的淋巴管起始于小肠绒毛内的中央乳糜管,管内充满乳白色的淋巴液,在肠壁内形成黏膜丛和黏膜下丛。淋巴管注入位于肠系膜内的肠系膜淋巴结,其输出淋巴管注入肠系膜上动脉根部的肠系膜上淋巴结,最终通过肠干注入乳糜池。

小肠部分切除吻合术是腹部外科应用非常广泛的手术方法,传统开放手术和腹腔镜手术的手术原则大致相同,如"V"形切除相应肠系膜。小肠断端吻合常用的方式包括端端吻合术、端侧吻合术和侧侧吻合术,吻合器技术的应用也相当普及。小肠广泛切除后可出现短肠综合征,通常发生在急症手术,往往是被迫和别无选择的,如肠系膜上血管栓塞、广泛小肠扭转及坏死、出血坏死性肠炎、小肠及其系膜广泛损伤等。切除多少长度的小肠才能导致短肠综合征迄今尚无确定标准。若残留肠管长度<100cm,可能出现明显的临床症状。切除80%肠管时,将引起极严重的症状。切除70%时若能保留末端回肠和回盲瓣,可不致发生严重的吸收不良。但若切除了回盲瓣,虽然只切除50%~60%也会产生严重症状。

## 二、大肠

大肠是消化管的下段,长约1.5m,分为盲肠、阑尾、结肠、直肠和肛管。盲肠和结肠有3个特征：①**结肠带**（colic band）：3条,由肠壁纵行肌增厚形成,沿肠纵轴排列,并汇集于阑尾根部。按照位置关系分别称为结肠系膜带、网膜带和独立带,**结肠系膜带**（mesocolic band）为与横结肠系膜和乙状结肠系膜相连的结肠带,位于横结肠后缘、乙状结肠后内侧缘和升、降结肠的后内侧缘；**网膜带**（omental band）为与大网膜相连的结肠带,位于横结肠前上缘以及升、降结肠和乙状结肠的后外侧缘；**独立带**（free band）位于结肠系膜带和网膜带之间、横结肠下缘以及升、降结肠和乙状结肠的前缘,容易被发现。②**结肠袋**（haustra of colon）：为呈囊状的肠壁突起。③**肠脂垂**（epiploic appendix）：是位于结肠带附近的许多大小不等的脂肪突。

（一）盲肠

1. 位置　**盲肠**（cecum）长6~7cm，位于右髂窝，属腹膜内位器官，活动度较大。约5%盲肠未完全被腹膜包裹，其后壁借结缔组织与髂筋膜相连。被覆盲肠的腹膜在升结肠后方反折至腹后壁的腹膜，形成左、右两条腹膜皱襞，称**盲肠襞**（cecal fold）。盲肠襞与盲肠后壁围成**盲肠后隐窝**（retrocecal recess），出现率约为37%，可经该隐窝寻找盲肠后位阑尾（图4-84）。回肠末端向右通入盲肠，开口处有成对的肠黏膜皱襞称**回盲瓣**（ileocecal valve），具有防止大肠内容物反流的功能。因回肠管径小，且汇入盲肠处呈直角，故回盲部的肠套叠发生率较高。

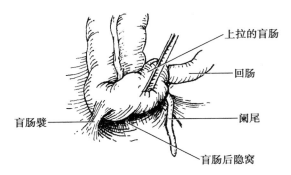

图4-84　盲肠后隐窝

2. 血管、神经和淋巴引流　盲肠的动脉来源于回结肠动脉的分支。**回结肠动脉**（ileocolic a.）发自肠系膜上动脉凹侧的下部，向右下方越过右输尿管、右睾丸血管和腰大肌的前面，至盲肠附近分为结肠支、回肠支、盲肠前动脉和盲肠后动脉（图4-83）。**盲肠前动脉**（anterior cecal a.）和**盲肠后动脉**（posterior cecal a.）分布于盲肠前、后壁。**盲肠前静脉**（anterior cecal v.）和**盲肠后静脉**（posterior cecal v.）与同名动脉伴行，注入**回结肠静脉**（ileocolic v.）。盲肠受肠系膜上神经丛的分支支配，感觉经交感神经和迷走神经传导。盲肠的淋巴管注入**盲肠前淋巴结**（anterior cecal lymph node）和**盲肠后淋巴结**（posterior cecal lymph node）或**回结肠淋巴结**（ileocolic lymph node）。

（二）阑尾

1. 位置　**阑尾**（vermiform appendix）又称蚓突，为一细长管状器官，开口于回盲瓣下方2~3cm处的盲肠后内侧壁，开口周围有黏膜皱襞，可阻挡粪便的坠入。阑尾管腔狭小，仅约2~4mm，粪便残渣或蛔虫的进入是阑尾炎产生的原因之一。**阑尾系膜**（mesoappendix）呈三角形，将阑尾连于肠系膜下

端，多呈扇形（70%），也可呈三角形（23%），无系膜者占1.9%。阑尾系膜过短时，阑尾易扭转而致梗阻。

阑尾的远端为盲端，游离于腹膜腔内，其位置变化较大，可高至肝下或低达盆腔。回肠前位阑尾为28%，盆位26.1%，盲肠后位24.1%，回肠后位8.3%，盲肠下位6.1%，盲肠外侧位4%，其他位置3.4%（图4-85）。作阑尾切除术时，可沿结肠带汇合处寻找阑尾根部。

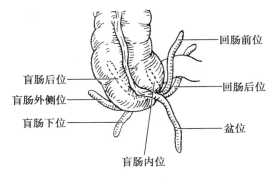

图4-85　阑尾的位置

阑尾位于右髂窝，其根部体表投影多在**McBurney点**或**Lanz点**，前者位于脐与右髂前上棘连线的中、外1/3交界处，后者位于左、右髂前上棘连线的中、右1/3交界处。患阑尾炎时，在McBurney点或Lanz点常有压痛。国人阑尾根部的体表投影大多在McBurney点与Lanz点之间，距右侧髂前上棘约7cm的腹直肌外侧缘处。

2. 血管、神经和淋巴引流　**阑尾动脉**（appendicular a.）发自回结肠动脉，经回肠后方下降入阑尾系膜，沿系膜游离缘走行（图4-87）。阑尾动脉以单支、双支多见，3支以上少见。阑尾切除时应在系膜游离缘结扎血管。阑尾动脉为末梢动脉，若血管痉挛可致供血障碍，若血栓形成可出现组织坏死。**阑尾静脉**（appendicular v.）多为1支，与动脉伴行，注入回结肠静脉。阑尾感染偶尔可引起肝门静脉炎或细菌性肝脓肿。阑尾受肠系膜上神经丛的分支支配，痛觉纤维沿右侧交感神经入脊髓第10~12胸段，其他感觉纤维随迷走神经入延髓孤束核。急性阑尾炎早期多表现为脐周痛，刺激壁腹膜时出现右下腹疼痛。阑尾的淋巴管注入**阑尾淋巴结**（appendicular lymph node）或回结肠淋巴结。

阑尾切除术一般采用McBurney切口，即在McBurney点与脐和右髂前上棘的连线垂直。该切口可以降低局部皮肤及皮下组织的张力。也可采用经过McBurney点横行的Rocky-Davis切口，该切

口平行于 Langer 线,能够获得较好的美观效果。由于肋下神经和髂腹下神经的存在,应谨慎处理腹内斜肌和腹横肌之间的平面。利用结肠带、回肠末端以及侧腹壁附着等识别盲肠。提起盲肠,即可显露阑尾。阑尾连于盲肠的中部后内侧壁,沿结肠带向下即可找到阑尾根部。急性阑尾炎的最常见原因是粪石阻塞阑尾管腔,粪石阻塞的近侧部相对正常。因此,越过远侧发炎部分向盲肠解剖,常可安全地在阑尾根部进行结扎。阑尾手术过程中如果观察到阑尾无异常,须着手探查邻近的器官。首先检查回肠末端,以判断有无炎性肠病或肿大的肠系膜淋巴结。其次,自回盲部逆行探查小肠,以查明是否存在 Meckel 憩室。然后,仔细触摸右半结肠、乙状结肠和膀胱,在女性患者还要触摸子宫和卵巢。偶尔,胃、十二指肠溃疡穿孔时内容物流至右结肠旁沟,可以引起继发性下腹痛。

利用腹腔镜切除阑尾时,在脐上穿刺孔插入腹腔镜,McBurney 点上外方 4cm 处设主操作孔,脐至耻骨连线中点上方或左下腹设辅助操作孔。应谨慎地选择腹直肌外侧的穿刺位置,以避免损伤腹壁下动脉。腹腔镜技术的优势是可以在腹腔内进行操作,从头侧有利的位置接近阑尾,盲肠被提起后阑尾根部是最先能看到的部分。除了盲肠后位,各位置的阑尾都能清晰显露。

### (三) 结肠

**结肠**(colon)长约 1.09m,在右髂窝内续于盲肠,于第 3 骶椎平面连接直肠,可分为升结肠、横结肠、降结肠和乙状结肠 4 部分。升结肠和降结肠为腹膜间位,借疏松结缔组织附着于腹后壁,故较为固定。横结肠与乙状结肠为腹膜内位,连有结肠系膜,因而活动幅度较大。

#### 1. 位置和毗邻

(1) **升结肠**(ascending colon):长 12~20cm,接续盲肠,沿腹腔的右侧上行,于肝右叶下方向左转形成**结肠右曲**(right colic flexure)(**肝曲**),移行为横结肠。升结肠内侧为右肠系膜窦及回肠袢,外侧与腹壁间形成右结肠旁沟,由外侧腹膜反折而成。此沟向下经右髂窝通入盆腔,向上连通膈下间隙。胃后壁穿孔内容物可经网膜孔沿右结肠旁沟至右髂窝,而误诊为阑尾炎。结肠肝曲位于第 9~10 肋软骨深处,后方与右肾相邻,内侧与十二指肠降部相贴,前上方与肝右叶和胆囊底相邻。胆囊结石或胆囊炎时可与结肠壁粘连并被其包裹,有时可出现肠瘘,结石进入结肠。肝或肾感染引起肝脓肿或肾周围脓肿时,脓液可能破溃入结肠。

(2) **横结肠**(transverse colon):长 40~50cm,始于结肠右曲,向左横行,止于**结肠左曲**(left colic flexure)(**脾曲**)。横结肠一般为腹膜完全包裹并形成横结肠系膜,悬于腹后壁,因而活动度较大。**横结肠系膜**(transverse mesocolon)两端较短,中部较长,故横结肠呈弓形下垂,致使成人大网膜可达盆腔。横结肠系膜根部起自结肠右曲,向左跨过右肾中部、十二指肠降部、胰和左肾中部的前面,直至结肠左曲。施行胃空肠吻合术时,常在中结肠动脉左侧无血管区的横结肠系膜上切口。由于横结肠系膜悬系于胰的前面,可切开此系膜作为胰腺手术的一种入路。横结肠上方与肝、胆囊、胃大弯和脾相邻,下方与空、回肠袢相邻,前面与大网膜后层相贴,后面与十二指肠降部、胰头等相邻。结肠左曲位于脾的下方第 10、11 肋水平,其外侧面借膈结肠韧带连于膈肌下面,后方邻胰尾和左肾,前方贴胃大弯,并为肋弓掩盖,故结肠左曲肿瘤常易被忽略。

(3) **降结肠**(descending colon):长 25~30cm,起自结肠左曲,经左肾外侧缘和腰方肌前面下降,达左髂嵴高度与乙状结肠相续。降结肠后面隔肾筋膜和腹内筋膜分别与左肾下部和腰方肌相邻,前面和两侧被覆腹膜,外侧为左结肠旁沟,该沟向上为膈结肠韧带阻隔,不与膈下间隙直接相通,但向下可沿乙状结肠外侧至盆腔。降结肠内侧为小肠袢,并与肠系膜围成左肠系膜窦,该窦向下开放与盆腔相通,也是液体易积聚部位。

(4) **乙状结肠**(sigmoid colon):长 33~42cm,呈"乙"形弯曲,于左髂嵴处起自降结肠,沿左髂窝入盆腔,在第 3 骶椎平面与直肠相续。乙状结肠可分为髂段和盆段,髂段长约 9cm,位于髂窝内,一般无系膜;盆段又称盆结肠,长约 30cm,此段以系膜悬于盆腔后壁。乙状结肠空虚时前方被小肠袢遮盖,扩张时可直接与腹前壁相贴或伸入小肠袢之间。**乙状结肠系膜**(sigmoid mesocolon)的根部跨越左髂外血管、睾丸血管(女性为卵巢血管)和输尿管的前面,附着于左髂窝和盆腔左后壁,自乙状结肠系膜根至乙状结肠的最大宽度为 1~10cm。乙状结肠系膜内含乙状结肠动脉和直肠上动脉。由于系膜中部较宽,乙状结肠中部活动范围较大,为乙状结肠扭转的原因之一。

#### 2. 血管、神经和淋巴引流

(1) 动脉:升结肠、结肠右曲和横结肠的血液供应来自肠系膜上动脉的分支右结肠动脉和中结肠动脉,降结肠和乙状结肠的血液供应来自肠系膜下动脉的分支左结肠动脉和乙状结肠动脉(图 4-

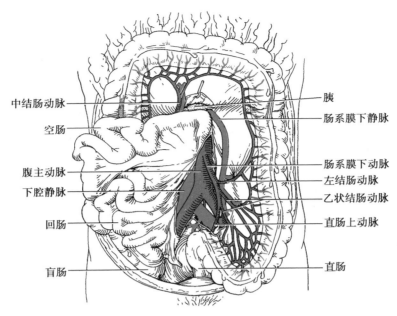

图 4-86　肠系膜下动、静脉

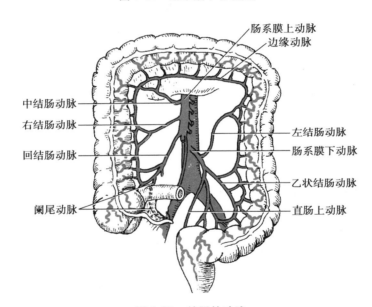

图 4-87　结肠的动脉

83,图 4-86,图 4-87)。

1) **右结肠动脉**(right colic a.):多为 1 支(83%),至升结肠内侧分为升、降两支,分布于升结肠上 2/3 和结肠右曲,并与中结肠动脉和回结肠动脉吻合。

2) **中结肠动脉**(middle colic a.):多为 1 支,约90% 中结肠动脉在胰头下缘或胰颈后面起自肠系膜上动脉的右侧壁,其他起自腹腔干、肠系膜下动脉或腹主动脉。中结肠动脉向右进入横结肠系膜,分为左、右两支,分布于横结肠,并与右、左结肠动脉吻合,故大部分中结肠动脉有良好的侧支循环。

胰手术或胃手术结扎胃大弯侧血管和切开横结肠系膜时,应注意保护中结肠动脉。

3) **左结肠动脉**(left colic a.):多为 1 支,分为升、降两支,分布于结肠左曲和降结肠,并与中结肠动脉和乙状结肠动脉吻合。

4) **乙状结肠动脉**(sigmoid a.):多为 2 支(53%),分别发自肠系膜下动脉和左结肠动脉,也可都从肠系膜下动脉或左结肠动脉发出,分布于乙状结肠,并与左结肠动脉和直肠上动脉吻合。

自回盲部至乙状结肠,各结肠动脉分支在近结肠处依次吻合,形成一弧形的动脉弓,称为**边缘动**

脉(marginal a.)(图4-87)。由边缘动脉发出至肠壁的分支称为**直动脉**,直动脉又分长、短支,长支行经肠脂垂深面(图4-88)。因此,结肠手术中不宜过度牵拉或结扎肠脂垂,以免损伤浆膜下的长支,导致结肠壁缺血坏死。结肠切除时应保留足够的边缘动脉,对维持肠管血供有重要意义。中结肠动脉左支与左结肠动脉升支之间(结肠左曲附近)以及最末一支乙状结肠动脉与直肠上动脉之间的吻合较差(图4-87),手术时应予注意。

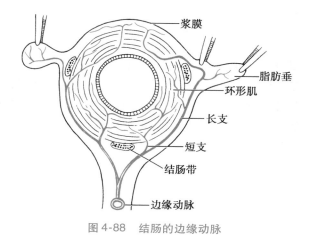

图4-88 结肠的边缘动脉

(2) 静脉:与同名动脉伴行,汇入肠系膜上、下静脉。

(3) 神经:来自脊髓第6~10胸段侧角的交感神经节前纤维经内脏大神经至腹腔神经节和肠系膜上神经节交换神经元,节后纤维进入肠系膜上丛,其分支分布于盲肠、升结肠和横结肠。来自脊髓第1~2腰段侧角的交感神经节前纤维在肠系膜下神经节交换神经元,节后纤维进入肠系膜下丛,其分支分布于降结肠和乙状结肠。迷走神经纤维分布于结肠左曲以上的结肠,来自脊髓第2~3骶段的副交感纤维经盆内脏神经分布于降结肠和乙状结肠。交感神经减弱结肠的蠕动和分泌,而副交感神经对结肠的蠕动和分泌起促进作用。盲肠、升结肠及横结肠的感觉神经主要伴随交感神经走行,降结肠、乙状结肠及直肠的感觉神经主要伴随副交感神经走行。

(4) 淋巴引流:结肠的淋巴结可分为4组:①结肠上淋巴结:位于肠脂垂内。②结肠旁淋巴结:位于结肠的系膜缘处,沿边缘动脉排列。③中间组淋巴结:沿右、中、左、乙状结肠血管排列。④中央组淋巴结:沿肠系膜上、下血管分布(图4-89)。

袢式结肠造口术是操作最简单的结肠造口术,通常在需要紧急减压或引流肠内容物时作为一种暂时的治疗措施。横结肠造口术的解剖学基础如下:①开放性造口术:覆盖有大网膜是辨认横结肠的解剖标志。横行切断6~7cm大网膜,显露横结肠。然后,根据结肠带、结肠袋和肠脂垂进一步确认横结肠。避开中结肠动脉及边缘动脉,靠近肠壁分离横结肠系膜,于无血管区用血管钳或手指开一小孔。然后,提起横结肠。由于因结肠梗阻而手术的患者结肠常过度膨胀,拉出腹腔时有可能挤破横结肠,故需穿刺和吸出气体。减压后即可将结肠容易拉出切口。沿横结肠前壁结肠带纵行切开肠壁,吸净肠内容,然后将结肠壁全层与真皮下层间断缝

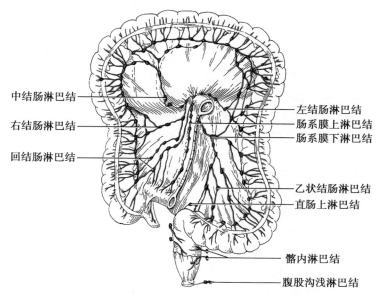

图4-89 结肠的淋巴结

合,完成造口一期开放并安置结肠造口袋。如果结肠胀气不明显,也可暂不切开肠壁,待术后2~3天肠蠕动恢复时,再用电刀纵行切开结肠前壁,安置结肠造口袋。如果需要,可用直线形闭合器关闭远端肠管,从而保证结肠内容物的完全分流。关闭造口时完全分离结肠袢和腹壁后,牵引出足够长的肠管。如果条件许可,可施行切开肠壁的简单横向吻合,否则需要切除造口肠段,行对端吻合。②腹腔镜下造口术:若手术目的仅为改变肠内容物的流向,且结肠无过度膨胀时,对于腹腔镜下结肠造口非常有利。经脐下穿刺孔制造气腹,并置入套管。在预定造口部位的腹壁处作操作孔,置入套管。然后,延长操作孔皮肤,从腹壁切口牵引出结肠袢。然后,同开腹技术一样完成横结肠的袢式造口。腹腔镜技术的优势在于术者可直视造口结肠袢的具体情况。如果患者大网膜和下腹壁间粘连较多,影响结肠袢的活动度,可选择另一段结肠袢做造口。可选择在下腹部开另一个小孔用于松解粘连,增加结肠袢的活动度。

右半结肠切除术的切除范围包括回肠末端、阑尾、盲肠、升结肠和横结肠右半部分,行回肠和横结肠的端端吻合。提起盲肠,在腹膜后无血管平面分离升结肠和结肠肝曲。通常在回肠末端近侧5~10cm处将其切断。由于回结肠动脉的降支供应盲肠、阑尾和回肠末端,右半结肠切除应包括回肠的末端,这样可以保证吻合部位有足够的血供。切开肠系膜表面的腹膜,显露肠系膜上血管,于其右侧分别结扎切断中结肠血管右支、右结肠血管和回结肠血管,"V"形切除相应肠系膜。

左半结肠切除术的切除范围包括横结肠左半部分、降结肠和乙状结肠,行横结肠和直肠上端的端端吻合。向内上方提起乙状结肠,游离降结肠和乙状结肠及其系膜。输尿管在腹膜后隙越过髂动脉分叉处,最好用橡皮管将输尿管环绕,以防误伤。乙状结肠系膜大多数排列成倒"V"形,其"V"形的尖端位于左髂总动脉分支附近,指向左输尿管进入盆腔处。系膜内包含乙状结肠血管和直肠上血管。确认并控制这些结构将便于游离肠管,避免发生输尿管的医源性损伤。结肠脾曲位置高而深,显露较为困难,故脾曲游离是左半结肠切除术中的难点。近脾曲的组织中常含有一些小血管,分离比较困难。切勿强力下拉脾曲,以免撕裂脾下极导致难以控制的出血。在腹主动脉前方切开壁腹膜,分离显露肠系膜下动脉起始部并结扎切断,清除局部淋巴结和脂肪组织。然后,在十二指肠悬韧带左侧、胰

尾下缘切断结扎肠系膜下静脉。

# 第五节 腹膜后隙

**腹膜后隙**(retroperitoneal space)是指腹后壁腹膜与腹内筋膜之间的间隙,上达膈,下至骨盆上口处。腹膜后隙可分左、右腰窝、椎前区和左、右髂窝。此间隙向上可经腰肋三角与后纵隔相通,向下与直肠后间隙相续。因此,发生在腹膜后隙的感染容易向上、下扩散。

腹膜后隙内主要的器官和结构有肾上腺、肾、输尿管、胰、十二指肠的降部和水平部、腹主动脉及其分支、下腔静脉及其属支、淋巴结、胸导管起始部、腰交感干、脂肪和结缔组织等(图4-90)。腹膜后隙原发肿块种类繁多,且多为恶性肿瘤。由于腹膜后隙深藏于腹后部,前面被许多器官覆盖,给此间隙疾病的早期诊断造成困难。

## 一、肾

### (一)位置和毗邻

**肾**(kidney)位于脊柱两侧、腹膜后间隙内,为腹膜外位器官。左肾位于第11胸椎体下缘至第2~3腰椎间盘之间。右肾受肝的影响,比左肾低1~2cm(约半个椎体),即位于第12胸椎体上缘至第3腰椎体上缘之间。正常情况下肾的位置受多种因素影响,与体型有关,也可随体位和呼吸而改变。肾可随呼吸略有上、下移动,但移动范围多不超过一个椎体。肾的位置可有个体差异,一般女性低于男性,儿童低于成人,新生儿可达髂嵴平面。两肾上端相距较近,距正中线约3.8cm;下端相距较远,距正中线约7.2cm。左、右第12肋分别斜过左肾中部和右肾上部的后面。在后正中线两侧各2.5cm和8.5cm处作一条垂直线,再通过第11胸椎棘突和第3腰椎棘突各作一条水平线,两肾位于此纵横标线组成的两个四边形区域内(图4-91)。肾门约平第1腰椎体,相当于第9肋软骨前端高度附近,在正中线外侧约5cm。在腰背部,肾门的体表投影点在竖脊肌外侧缘与第12肋下缘的夹角处,称**肾区**(renal region)。肾病变时,此处常有压痛或叩击痛。

肾的上方有肾上腺,二者共有肾筋膜包绕,但其间被疏松结缔组织分隔。由于肾上腺位于肾纤维膜之外,肾下垂时肾上腺可不随肾下降。左肾和右肾的内侧分别有腹主动脉和下腔静脉,两肾的内下方有肾盂续为输尿管,内后方有腰交感干。由于

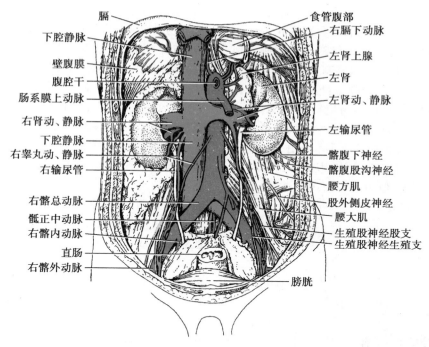

图 4-90　腹膜后间隙内的器官和结构

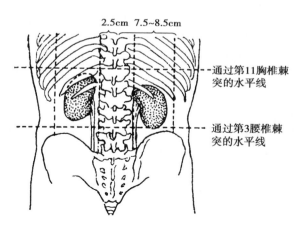

图 4-91　肾的体表投影

经等（图 4-69，图 4-90，图 4-94）。肾周围炎症或脓肿时，可刺激腰大肌，引起该肌痉挛，导致患侧下肢屈曲。

（二）肾门、肾窦和肾蒂

1. 肾门（renal hilum）（图 4-92，图 4-93）　位于肾内侧缘中部，有肾动脉、肾静脉、肾盂、神经和淋巴管等出入。肾门的边缘称**肾唇**（renal lip），具有弹性，尤其是前唇和后唇。手术分离肾门时，可借助肾唇的弹性作用，牵开前、后唇，以扩大肾门和显露肾窦内结构。

2. 肾窦（renal sinus）（图 4-92，图 4-93）　为自肾门伸入肾实质的凹陷，内有肾盏、肾盂、血管、

右肾与下腔静脉相邻，右肾肿瘤或炎症可侵及下腔静脉，故右肾切除时需注意保护下腔静脉。在肾的前方，左肾前上部与胃底后面相邻，中部与胰尾、脾血管接触，下部邻接空肠和结肠左曲，外侧缘接触脾；右肾前上部与肝相邻，下部与结肠右曲接触，内侧缘邻接十二指肠降部。左肾切除时应避免胰体和胰尾的损伤，右肾切除时要注意保护十二指肠降部。肾后面第 12 肋以上部分与膈相贴，并借膈与肋膈隐窝相邻。肾手术需切除第 12 肋时，要注意保护膈和胸膜，以免损伤后引起气胸。第 12 肋以下部分自内侧向外侧有腰大肌及其前面的生殖股神经、腰方肌及其前面的髂腹下神经和髂腹股沟神

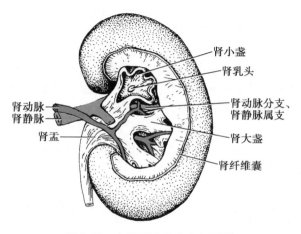

图 4-92　右肾窦及其内容（后面）

神经、淋巴管和脂肪组织等。肾窦的长、宽径,男性左侧分别为 6.7cm 和 3.0cm,右侧分别为 6.3cm 和 3.1cm;女性左侧分别为 6.5cm 和 3.1cm,右侧分别为 6.2cm 和 3.0cm。肾血管入肾窦前已分支,进入肾窦后其分支增多。肾段动脉与肾盂、肾盏的位置关系在手术切开肾盂和肾盏时应引起特别注意。肾内型肾盂或肾盏内结石时,为了顺利切开肾盂取出结石,可行肾窦内肾盂切开取石术。由于肾窦内肾盂血液供应良好,可作任何方向切口。缝合切口时尽管缝合不够完全,但由于肾组织压迫,也不易发生尿外渗或形成尿瘘。

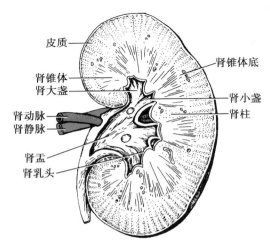

图 4-93　右肾冠状切面(后面)

3. **肾蒂**(renal pedicle)　出入肾门的结构被结缔组织包绕,构成肾蒂。肾蒂主要结构的排列自前向后依次为肾静脉、肾动脉和肾盂,由上向下依次为肾动脉、肾静脉和肾盂(图 4-92,图 4-93)。少数肾动脉在肾静脉平面之下起自腹主动脉,向前绕肾静脉的上缘,然后经肾静脉的前面到达肾门。由于这种解剖关系,肾动脉可压迫肾静脉,有时肾静脉可见压迹,以致肾静脉回流受阻。因肾内静脉压增高,故肾动脉的血流量相对减少。在这种缺血和缺氧情况下,受累肾可发生高血压。肾动脉压迫肾静脉在直立时更加严重,可能成为直立性高血压或直立性蛋白尿的病因之一。

**(三) 异常和畸形**

肾的先天性异常和畸形包含数目异常、位置异常、形状异常和多囊肾等,可两种或多种合并存在。

1. **数目异常**　常见肾一侧缺如或一侧发育不全,以右侧发生率较高。可出现**双肾盂**和**双输尿管**。

2. **位置异常**　常见为**低位肾**,一侧者多见,多因胚胎期肾上升受影响所致。因输尿管短、尿液引流不畅或血液供应障碍,低位肾易引起泌尿系统感染、结石和肾盂积水等。手术时低位肾会被认为其他肿块而切除,故须仔细鉴别。

3. **形状异常**　常见为**马蹄肾**,出现率为 1% ~ 3%,两侧肾的下端互相连接呈马蹄铁形。马蹄肾位置较低,易引起肾盂积水、感染或结石。

4. **多囊肾**　为遗传性疾病,胚胎时肾小管与集合管不交通,以致肾小管分泌物排泄困难,引起肾小管膨大成囊状。多囊肾多为双侧性。

**(四) 肾的被膜**

肾皮质表面由平滑肌纤维和结缔组织构成的**肌织膜**(muscular tunica)包被,它与肾实质紧密粘连,不可分离。在肾窦内,肌织膜被覆于肾乳头以外的窦壁上。除肌织膜外,肾的被膜分为 3 层,由内向外依次为纤维囊、脂肪囊和肾筋膜(图 4-94)。

1. **纤维囊**(fibrous capsule)　为坚韧致密的、包裹于肾实质表面的薄层结缔组织膜,由致密结缔组织和弹性纤维构成,具有保护肾实质的作用。肾破裂或部分切除时需缝合此膜。在肾门处,纤维囊分为两层,一层贴于肌织膜外面,另一层包被于肾窦内结构表面。纤维囊与肌织膜连接疏松,易于剥离。病变时则与肾实质粘连而剥离较困难。

2. **脂肪囊**(fatty renal capsule)　又称**肾床**,是位于纤维囊外面、包裹肾脏的脂肪层,成人的厚度可达 2cm。肾的边缘部脂肪丰富,并经肾门进入肾窦,填充于肾窦内各结构之间。临床上作肾囊封闭,即将药液注入脂肪囊内。

3. **肾筋膜**(renal fascia)　又称 **Gerota 筋膜**,位于脂肪囊外面,分为前后两层包绕肾和肾上腺,其发出的结缔组织小梁穿脂肪囊与纤维囊相连,有固定肾脏的作用。位于肾前、后面的肾筋膜分别称**肾前筋膜**(prerenal fascia)和**肾后筋膜**(retrorenal fascia),肾前筋膜很薄,肾后筋膜较厚。二者在肾上腺的上方和肾外侧缘处相移行,在肾的下方互相分离,分别与腹膜外组织和髂筋膜移行,其间有输尿管通过。在肾的内侧,肾前筋膜被覆肾血管表面,并与腹主动脉和下腔静脉表面的结缔组织及对侧的肾前筋膜相续。肾后筋膜向内侧经肾血管和输尿管的后方,与腰大肌及其筋膜汇合并向内附着于椎体和椎间盘。由于肾筋膜向下方开放,当腹壁肌力弱、肾周脂肪减少和肾的固定结构薄弱时,可产生肾下垂或游走肾。肾积脓或肾周围炎症时,脓液可沿肾筋膜向下蔓延,达髂窝或大腿根部。

腹膜后隙以肾筋膜为中心可分为下列 3 个间

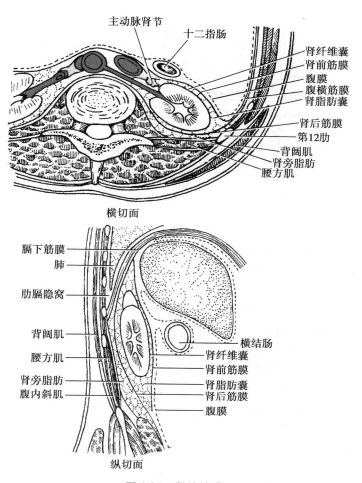

图 4-94 肾的被膜

隙:①**肾前间隙**:位于肾前筋膜与腹后壁腹膜之间,主要内容物有十二指肠降部和水平部、胰、升结肠、降结肠等。②**肾后间隙**:位于肾后筋膜与腹内筋膜之间,主要内容物有腹主动脉和下腔静脉等。③**肾周间隙**:由肾前、后筋膜围成,主要内容物有肾和肾上腺等。

**(五) 血管、神经和淋巴引流**

1. **肾动脉(renal a.)** 多数为 1 支(85.8%),有时为 2 支(12.6%)或 3~5 支(1.6%)。如有多条肾动脉时,可能起自腹主动脉的分支,肾手术结扎血管时须注意。肾动脉多在第 1~2 腰椎椎间盘高度起自腹主动脉,在肾静脉后上方行向肾门。由于腹主动脉偏左,故右肾动脉较长,并经下腔静脉后面向右行。肾动脉入肾门前多分为前、后两干,在肾窦内前干行于肾盂前方,发出**上段动脉、上前段动脉、下前段动脉**和**下段动脉**;后干行于肾盂后方,延续为**后段动脉**。每支肾段动脉分布的肾实质称为**肾段(renal segment)**。肾分 5 个肾段,即**上段、上前段、下前段、下段**和**后段**(图 4-95)。各肾段间

有少血管的段间组织(乏血管带)分隔。肾段动脉阻塞可导致相应肾段坏死。肾段的分布为局限性病变定位以及肾段或肾部分切除提供了解剖学基础。

不经肾门入肾的动脉称为**肾副动脉(accessory renal a.)**,出现率为 59%,1 支占 81%,2 支 17%,3 支 2%。肾副动脉起自肾动脉或前、后干(58%),腹主动脉(22%),肾上腺中、下动脉(16%)等。入肾部位包括肾上端(81%)、肾下端(16%)。经肾上、下端入肾的动脉称为**上极动脉**和**下极动脉**。肾副动脉的分支与肾动脉的分支之间在肾内无吻合,故损伤或结扎肾副动脉可导致出血或相应肾组织坏死。

2. **肾静脉(renal v.)** 肾静脉的变异较少,其属支大部分与动脉分支伴行。肾内静脉无节段性,吻合丰富,在肾窦内汇成 2 或 3 支,出肾门后合为肾静脉。左肾静脉位于脾静脉和胰体的后方,经腹主动脉前方向右注入下腔静脉。约有 5% 个体的左肾静脉位于腹主动脉后方,如在腹主动脉瘤患者腹

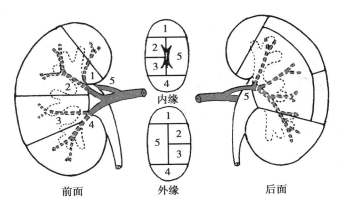

图 4-95　肾段动脉与肾段（右肾）

主动脉前方未找到左肾静脉，阻断腹主动脉近端血流时须谨慎，以防损伤左肾静脉。右肾静脉位于十二指肠降部的后方，向左注入下腔静脉。左肾静脉注入点较右肾静脉高 1.5~2cm。左肾静脉的肾外属支较右肾静脉多，接受左肾上腺静脉、左膈下静脉和左睾丸静脉（女性为卵巢静脉），约有半数以上与左腰升静脉相连，经腰静脉与椎内静脉丛、颅内静脉窦相通。因此，左肾或左睾丸的恶性肿瘤可沿此途径转移至颅内。由于左肾静脉的属支与周围静脉间的广泛吻合，故若在近下腔静脉端切断左肾静脉，左肾的静脉血也可通过这些吻合支回流入下腔静脉。

3. 神经　交感神经起于脊髓第 6~12 胸段侧角的中间外侧核，经内脏大、小神经和腰内脏神经至腹腔神经丛和主动脉肾丛，在腹腔神经节和主动脉肾节交换神经元，节后纤维经肾血管周围的肾丛到达肾，作用为使血管收缩。副交感神经来自迷走神经，经肾丛至肾周围的副交感神经节，节后纤维入肾，使血管舒张和肾盂收缩。肾的感觉由内脏大、小神经和迷走神经传导。

4. 淋巴引流　浅淋巴管位于肾被膜内，引流肾被膜的淋巴。深淋巴管位于肾实质内，沿血管行向肾门，引流肾实质的淋巴。浅、深淋巴管在肾内相互吻合，在肾门附近汇合成较粗的淋巴管。左肾的淋巴管注入主动脉旁淋巴结，右肾的淋巴管注入腔静脉前、后淋巴结和主动脉旁淋巴结。肾上极的部分淋巴管向上注入纵隔后淋巴结。

经皮肾镜检查、经皮肾镜下取石、经皮肾镜切除肾盂肿瘤通常经皮顺行穿刺建立通道。最为关键的是选择合适的穿刺点和进入的肾盏。体表的穿刺点常选择腋后线第 12 肋稍下方。皮肤至肾被膜 4~6cm，肥胖患者可达 8~10cm。依次穿过皮肤、浅筋膜、腰方肌或腰大肌。有时采用经第 11 肋间穿刺点，穿过肋间外肌和肋间内肌，然后穿过腰方肌或腰大肌，该穿刺点容易刺破胸膜，从而导致血气胸。肾动脉入肾门前分出的前、后两干之间的无血管区（Brödel 线）是理想的穿刺点。后组肾盏也是最为理想的穿刺入路。术中逆行造影可显示肾盏，后组肾盏靠近中线，前组肾盏位于外侧。经肾乳头穿刺进入肾盏可避免刺伤叶间动脉。遇到肾盏颈部狭窄需要扩张或切开狭窄时，应注意切开深度，避免损伤叶间动脉而导致出血。

腹腔镜下肾手术入路包括：①经腹腔入路：操作空间大，解剖标志清楚。左肾手术时，在髂血管水平沿左结肠旁沟切开腹膜，向上至脾上方，并切开脾结肠韧带，将结肠向内侧牵引。然后，切断肾与结肠相连处腹膜，显露左肾。右肾手术时，从右侧将腹膜游离切开至结肠肝曲，显露肾与结肠相连处腹膜并切开，即可显露右肾。牵开结肠后沿腰大肌找到睾丸（卵巢）血管，其内侧可见输尿管，沿输尿管向上游离可至肾下极及肾门，从前面逐层为肾静脉、肾动脉和肾盂。肾切除时先夹闭切断肾动脉，其次是肾静脉。如果同时切除左肾上腺，左肾静脉的阻断位置在肾上腺静脉的近心侧。如要保留左肾上腺，阻断位置在肾上腺静脉的远心侧。如果同时切除右肾上腺，沿下腔静脉向上分离找到右肾上腺静脉。②经腹膜后入路：可以避开粘连的腹壁和肠管，直接显露血管并方便控制血管。进入腹膜外间隙后，先清除腹膜外脂肪，扩大腹膜外间隙。在腰大肌前方切开腰背筋膜，沿腰大肌肌腱与肾后筋膜之间分离至肾后方，于肾中段处可见肾动脉搏动。左侧可见输尿管与主动脉邻近，而右侧输尿管贴近下腔静脉，提起输尿管后下腔静脉容易显露，但易被误认为右肾静脉，须防止误当肾静脉结扎。右肾静脉很短，在处理时应注意防止撕裂下腔静脉及肾静脉。体积小于 4cm 的肾肿瘤可采取腹腔镜下保留单位手术。充分显露肾蒂血管后,阻断肾动脉或段动脉,沿肿块边缘以远 5mm 切除肾肿块。根据术前血管造影或 MRI 肾血管成像,可于肾窦内分离出供应肾肿瘤的肾段动脉或其分支,选择性阻断该动脉,在不阻断整个肾血运的情况下进行肿瘤切除。

　　肾移植是目前器官移植中较为成熟的、数量较多、成功率较高、术后 5 年生存率高达 70% 的一种器官移植手术。供体肾的生理状况应良好,血液循环正常,取出后须保存在含有高渗透压、高浓度钾、钙和镁的低温营养保存液中。另外,须使保留的输尿管有良好的血液供应。肾移植手术包括供肾的切取和植肾手术。活体供肾切取可在开放手术或

腹腔镜下完成。通常将移植的肾放在受体的盆腔内,髂窝是供体肾移植的较理想部位。Murray(1956 年)首次报道了从腹膜外将肾移植到髂窝的手术方法。将供体肾静脉与受体髂外静脉吻合,并将肾动脉与髂内动脉吻接。也可将肾动、静脉分别与髂外动、静脉吻合。由于肾动脉可能有多条,特别是副肾动脉发生率较高,并且肾段动脉分布区之间有乏血管区,须将所有的肾动脉与受体的动脉吻合,以免发生肾局部供血不良或坏死。为小儿进行肾移植时,在分离受体髂内动脉时注意不要错将对侧的髂总动脉误认为髂内动脉。输尿管与膀胱的吻合需细心谨慎,以防尿液渗漏导致局部感染和败血症等并发症,避免由此引起手术失败(图 4-96)。

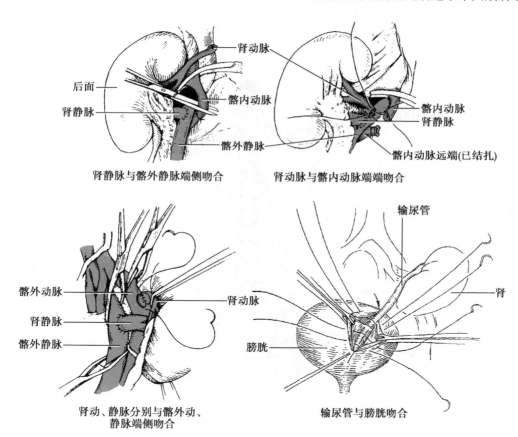

肾静脉与髂外静脉端侧吻合

肾动脉与髂内动脉端端吻合

肾动、静脉分别与髂外动、
静脉端侧吻合

输尿管与膀胱吻合

图 4-96　肾移植示意图

## 二、输尿管腹部

　　输尿管(ureter)(图 4-88)为肌性管道,平第 2 腰椎上缘起自肾盂,终于膀胱,长约 20～30cm。可分为腹部、盆部和壁内部,腹部又以睾丸(卵巢)血管与其交叉处为界分为腰部和髂部。输尿管有 3 个狭窄,分别位于肾盂移行处、跨越髂血管处和壁内部。两输尿管上端距离较远,下端距离较近。全

长有 3 个弯曲,第 1、2 个弯曲的位置与上两个狭窄相同,第 3 个弯曲位于盆部。

　　输尿管的先天性异常包括:①数目异常:常见为多输尿管畸形,往往伴有肾盂积水或输尿管积水。②异位开口:在女性多开口于尿道下段、阴道前庭或阴道,在男性多开口于尿道前列腺部。女性患者多于男性。可能并发其他泌尿生殖器畸形。③先天性输尿管狭窄:大多数狭窄部位在肾盂与输

尿管移行处,形成梗阻,是引起小儿肾积水的主要原因。

### (一) 位置和毗邻

**输尿管腹部**(abdominal part of ureter)为腹膜外位器官,沿腰大肌内侧部的前面下行,周围有疏松结缔组织包绕。左输尿管上部的前方有十二指肠空肠曲,下部的前方有左睾丸(卵巢)血管和左结肠血管跨过。在骨盆入口附近,左输尿管经乙状结肠及其系膜后方及乙状结肠间隐窝后壁深面下降,故乙状结肠手术时注意勿伤及左输尿管。右输尿管沿下腔静脉右侧下行,上部的前方被覆有十二指肠降部,下部的前方有右睾丸(卵巢)血管、右结肠血管和回结肠血管跨过,并与盲肠和阑尾相邻。女性右输尿管与右输卵管和卵巢接近。因此,右下腹疼痛时应将输尿管结石与阑尾炎、右输卵管和卵巢炎鉴别。

### (二) 血管、神经和淋巴引流

1. 动脉　输尿管行程长,动脉来源多,变异也多,且管径细小,手术时应避免损伤而致输尿管缺血。输尿管动脉的主要来源为肾动脉、腹主动脉、髂总动脉、髂内动脉、膀胱动脉、睾丸(卵巢)动脉和子宫动脉(图4-97)。上部由肾动脉和肾下极动脉的分支供应,下部由腹主动脉、第1腰动脉、睾丸(卵巢)动脉、髂总动脉和髂内动脉的分支供应。输尿管有3～9支动脉供应,多数为5支,其中腹部多为3支,盆部多为2支。这些动脉进入管壁的方向与动脉发出的位置有关,在输尿管腹部多从其内侧进入,达输尿管边缘0.2～0.3cm处分为升支和降支,行于输尿管周围的疏松结缔组织内,手术时应注意保护。输尿管手术时如游离范围过大,可导致局部缺血或坏死。在输尿管外侧游离,可减少对血液供应的影响。

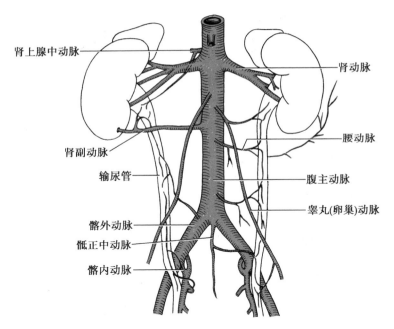

图 4-97　输尿管的动脉

2. 静脉　输尿管腹部的静脉与动脉伴行,注入肾静脉、睾丸(卵巢)静脉和髂内静脉。

3. 神经　来自主动脉肾丛、上腹下丛和下腹下丛的分支形成的输尿管丛,内有内脏运动、感觉神经。交感神经抑制输尿管蠕动,副交感神经促进输尿管蠕动。

4. 淋巴引流　输尿管腹部上部的淋巴管注入主动脉旁淋巴结,下部的淋巴管注入髂总淋巴结。

输尿管损伤多见于贯穿性腹部损伤或医源性损伤,以盆段较为多见。常与盆腔脏器损伤同时发生或见于盆腔手术中的意外损伤,特别是在妇科手术以及直肠癌或乙状结肠癌的手术中易致输尿管损伤。妇科手术中以子宫颈癌行根治性子宫切除术时误伤输尿管最常见。由于子宫动脉是输尿管盆部血液供应的重要来源,如过分靠近子宫动脉根部结扎子宫动脉,可影响输尿管的血液供应。另外,过分游离输尿管或过多剥离输尿管周围的结缔组织和外膜也可减少血液供应。直肠癌根治切除术造成的输尿管损伤多见于左侧,由于肿瘤浸润粘连,分离过程中可损伤输尿管,导致输尿管出血。

在预防输尿管损伤方面,应熟悉输尿管的走行,术中注意保护输尿管。如发现输尿管与肿瘤粘连,难于显露,应先显露非粘连处的输尿管,再将输尿管从粘连处分离出来。如因多次手术,局部粘连严重,无法显露输尿管时,可先行输尿管插管,以便分离时辨认。

一旦发生输尿管损伤应妥善处理,重建输尿管的功能。输尿管损伤范围在 1/3 周径以内时,可用 5/0 可吸收线缝合修补。如损伤周径超过 1/3 或完全横断,应行对口吻合。最好采用斜口吻合,以防狭窄,并放置输尿管支架管。由于输尿管无浆膜层,吻合口不应存有张力。输尿管游离不宜过长,以免损伤输尿管的血供。损伤范围不超过 2cm 时,可切除损伤段,行输尿管端端吻合。上段输尿管损伤时,可行输尿管肾盂吻合术,下段输尿管损伤时可行输尿管膀胱吻合术。

### 三、肾上腺

肾上腺(suprarenal gland)(图 4-90,图 4-98)重 3~7g,左侧呈半月形,右侧呈三角形。肾上腺血管、淋巴管和神经出入处称**肾上腺门**。

#### (一) 位置和毗邻

左肾上腺前面上部借网膜囊与胃后壁相隔,下部与脾动脉、静脉以及胰接触,内侧与左腹腔神经节和左膈下动脉相邻。右肾上腺紧贴下腔静脉后面,外侧与肝右叶和十二指肠上部相邻,内侧与右腹腔神经节和右膈下动脉相邻。

#### (二) 血管、神经和淋巴引流

1. **动脉** 来源于膈下动脉发出的**肾上腺上动脉**(superior suprarenal a.)、腹主动脉发出的**肾上腺中动脉**(middle suprarenal a.)和肾动脉发出的**肾上腺下动脉**(inferior suprarenal a.)(图 4-98)。肾上腺上动脉多为 6、7 支。肾上腺中动脉为 1~3 支,多数为 1 支。肾上腺下动脉为 1~3 支,以 2 支多见。

2. **静脉** 肾上腺的静脉血液主要通过肾上腺静脉回流,但少量通过与肾脂肪囊的静脉相交通的小支回流。肾上腺静脉多为 1 支。左肾上腺静脉接受左膈下静脉,行向内下方,以锐角注入左肾静脉。右肾上腺静脉长约 5mm,向内下注入下腔静脉,约有 30% 注入右肾静脉。由于右肾上腺静脉短,结扎时需保护好下腔静脉,以免撕裂。

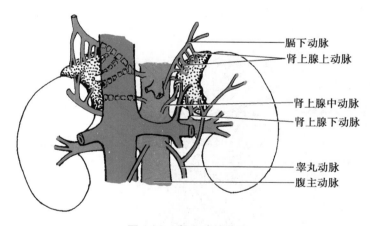

图 4-98 肾上腺的动脉

3. **神经** 交感神经纤维来自脊髓第 10 胸段至第 1 腰段的侧角,经内脏小神经和内脏最小神经走行,从肾上腺后面和内侧进入腺体,促进激素分泌。

4. **淋巴引流** 肾上腺的淋巴管注入主动脉旁淋巴结和纵隔后淋巴结。

腹腔镜下肾上腺及肿瘤切除术已被认为肾上腺手术的"金标准"。手术入路分为:①经腹腔入路:可根据患者的肥胖程度将第 1 穿刺点由脐外缘移至脐或脐上水平。可根据需要增加第 4 个穿刺点。左侧肾上腺手术时,沿左结肠旁沟切开腹膜,将降结肠向内侧游离,于肾前筋膜深面显露肾上腺,避免损伤胰尾和脾静脉。沿着左肾内侧缘游离,在肾门处左肾静脉的上方找到肾上腺。分离肾上腺时注意保护左肾静脉。右侧肾上腺手术时,沿右结肠旁沟切开腹膜。将肝脏和胆囊向上翻起,在肾筋膜深面显露下腔静脉,于右肾上极内上方的脂肪囊内找到右肾上腺。分离右肾上腺时注意勿损伤十二指肠。切断结扎右肾上腺静脉时应注意避免损伤下腔静脉。②经腹膜后入路:由于腹膜后间隙是潜在的,需要通过气囊扩张或镜体、分离钳分离建立腹腔镜工作腔隙。操作过程中应避免刺破腹膜或胸膜。以腰大肌为标志向下分离至膈下,于肾上极处脂肪囊内分离至肾上极内侧缘找到肾上腺。注意分离过程中勿损伤肾静脉。左肾上腺上极与胰尾靠近,术中如腹膜破裂,腹膜向后膨隆,可影响视野,需夹闭破口或扩大腹膜破口,改为经腹腔途径手术。

开放式肾上腺手术入路如下:①经腹腔途径:包括经腹中线、肋缘下和胸腹联合途径。腹肋缘下切口或上腹正中切口常用于双侧肾上腺手术或单侧巨大肿瘤切除。胸腹联合切口方便于显露肾上腺和大血管,用于切除巨大或侵袭性恶性肾上腺肿瘤,可同时处理血管内瘤栓。②经腹膜后途径:包括后腰背部途径和腰部途径。在经第 12 肋腰部斜切口,沿第 12 肋切开背阔肌及下后锯肌,显露第 12 肋,切开骨膜后可分离至肋角内侧并剪除第 12 肋,注意避免损伤胸膜。于第 12 肋床下缘切开骨膜及腰背筋膜,剪开膈肌脚下缘并向上推开膈肌脚,显露肾筋膜,可方便地显露肾上腺。在经第 11 肋腰部斜切口,沿第 12 肋前段向外斜行切口,切开背阔肌和腹外斜肌,切除肋骨的操作与第 12 肋相同。将膈下的腹膜与肝分离,然后把腹膜与肾筋膜分离,显露肾上腺。经第 10 肋间切口与该切口操作类似。

## 四、腹主动脉

### (一)位置和毗邻

**腹主动脉**(abdominal aorta)上端平第 12 胸椎体下缘在主动脉裂孔处续于胸主动脉,沿脊柱左前方和下腔静脉右侧下行,在第 4 腰椎体下缘处分为左、右髂总动脉(图 4-90)。全长为 14~15cm,上、下端外径分别约为 15mm 和 16mm。在主动脉裂孔处,腹主动脉右侧有胸导管。上部前方有腹腔丛和腹腔神经节,下部前方有主动脉丛。后方与第 1~4 腰椎体和前纵韧带毗邻,后外侧有腰淋巴结。在胰颈后方,腹主动脉前邻肠系膜上血管、脾静脉或肝门静脉、左肾静脉。在胰头下方,腹主动脉前方有十二指肠水平部跨越,此平面以下,肠系膜根自左向右斜越。在肠系膜根下方分离腹膜壁层,易显露腹主动脉。

### (二)分支

#### 1. 成对的脏支(图 4-90,图 4-99)

(1)**肾上腺中动脉**(middle suprarenal a.):多平第 1 腰椎高度起自腹主动脉,也可起自腹腔干,分布于肾上腺。

(2)**肾动脉**(renal a.):约平第 1~2 腰椎的椎间盘从腹主动脉左、右侧壁发出,经肾门入肾。肾

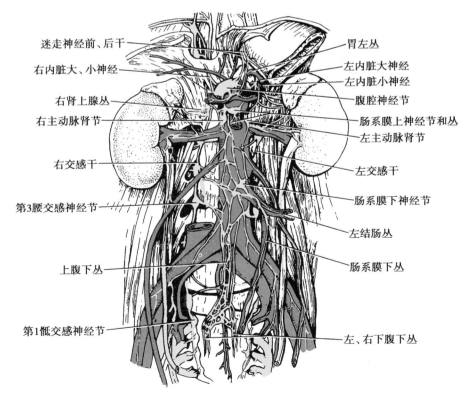

迷走神经前、后干 —— 胃左丛
右内脏大、小神经 —— 左内脏大神经
—— 左内脏小神经
右肾上腺丛 —— 腹腔神经节
右主动脉肾节 —— 肠系膜上神经节和丛
—— 左主动脉肾节
右交感干 —— 左交感干
—— 肠系膜下神经节
第3腰交感神经节 —— 左结肠丛
—— 肠系膜下丛
上腹下丛 —— 
第1骶交感神经节 —— 左、右下腹下丛

图 4-99　交感干、神经节和神经丛

副动脉的起点可在肾动脉上方或下方。

（3）**睾丸动脉**（testicular a.）或**卵巢动脉**（ovarian a.）：为一对细小的动脉，在肾动脉起始处稍下方由腹主动脉前壁发出，沿腰大肌前面斜向外下方。该动脉起点与肠系膜上、下动脉起点的距离分别约为4cm和3cm。睾丸动脉经腹股沟管深环与输精管共同穿腹股沟管，分布于睾丸和附睾。沿途发出输尿管支，和其他输尿管动脉吻合。发出的提睾肌支至提睾肌。卵巢动脉在小骨盆入口处，跨越髂总动脉分叉处或髂外动脉起始端，进入卵巢悬韧带，继续下行于子宫阔韧带的两层腹膜中，最后在输卵管下方与子宫动脉的卵巢支吻合成动脉弓，自该弓发出小支至卵巢和子宫。沿途尚发出输尿管支、输卵管支和伴随子宫圆韧带分布至大阴唇的小支。

**2. 不成对的脏支**（图4-90，图4-99）

（1）**腹腔干**（celiac trunk）：在主动脉裂孔稍下方从腹主动脉前壁发出，立即分为胃左动脉、肝总动脉和脾动脉。

（2）**肠系膜上动脉**（superior mesenteric a.）：平第1腰椎高度在腹腔干稍下方由腹主动脉前壁发出，经胰颈后方下行，越过十二指肠水平部前面进入小肠系膜根，分布于结肠左曲以上的肠管。

（3）**肠系膜下动脉**（inferior mesenteric a.）：约平第3腰椎高度从腹主动脉前壁发出，分布于降结肠、乙状结肠和直肠上部。

**3. 壁支**（图4-90，图4-99）

（1）**膈下动脉**（subphrenic a.）：多起自腹主动脉或腹腔干，多数为1支，起点平第12胸椎和第1腰椎高度。膈下动脉的胃底支出现率为60.9%，外径1.2mm，经食管裂孔左前方至胃底后壁（69%）、贲门后壁（20%）或食管腹段（11%）。胃次全切除术、膈肌修复术或胰十二指肠切除术时应注意保护该动脉。膈下动脉尚发出肾上腺上动脉，分布于肾上腺。

（2）**腰动脉**（lumbar a.）：为节段性动脉，多为4对（90%），起自腹主动脉侧壁，经腰交感干、腰丛和腰大肌的后方以及脊柱前外侧面行向外侧。右侧腰动脉还经过下腔静脉后方。右侧第1、2腰动脉走行于乳糜池后方。在椎间孔处腰动脉分为前支、后支和脊支，供应腰大肌、腰方肌、竖脊肌、脊髓及其被膜等。原发性腹膜后肿瘤的血供也大多来自腰动脉。

（3）**骶正中动脉**（median sacral a.）：起自腹主动脉分叉处后上壁1~15mm处，比较恒定。动脉细小，有两条静脉伴行，供应髂肌、腰方肌、梨状肌、脊髓和直肠后壁。此动脉发出后在第4、5腰椎体以及骶骨和尾骨的前面下行，终于尾骨。前面有交感神经的腹下丛。

腹主动脉瘤是指腹主动脉局限性扩张超过正常管径50%，是一类常见的主动脉退行性病变。95%的腹主动脉瘤位于肾动脉水平以下，多数腹主动脉瘤应该切除并以人工血管重建动脉的连续性。手术时游离腹主动脉及双侧髂总动脉，结扎切断肠系膜下动脉。理论上结扎该动脉不会引起严重后果，但由于吻合支不一定会发挥作用，应仔细检查降结肠和乙状结肠是否有缺血表现。1%~2%的患者可发生乙状结肠严重缺血，此时应尽量将肠系膜下动脉重新吻合于腹主动脉壁或植入的人工血管上。由于交感神经和副交感神经主要位于腹主动脉左侧，选择腹主动脉前壁偏右侧切口，而不选择中线或左侧切口，以尽量保护这些神经。过度分离腹主动脉周缘既无必要也是禁忌。置入经预抗凝处理的人工血管，分别对端缝合于瘤体近端和远端的主动脉壁。术中动脉瘤内的血栓可能脱落栓塞远端动脉，故术中须确认髂总动脉回血通畅，术毕须确认股、腘、胫后及足背动脉的搏动存在。若手术后下肢动脉搏动减弱，应考虑用Fogarty导管技术行动脉切开取栓。手术中需注意左肾静脉位于腹主动脉后方、双下腔静脉和马蹄肾等变异和畸形。

腹主动脉瘤腔内修复术是治疗腹主动脉瘤的微创介入治疗新方法。该技术是在数字减影血管造影的动态监测下，经双侧股动脉的小切口，应用特殊的导入系统，将折叠的覆有人工血管薄膜的金属支架送入腹主动脉瘤腔内，利用支架的弹性和头端的钩状附件加以球囊扩张作用，将其固定于动脉瘤近远端的正常动脉壁上。利用人工血管支架在瘤腔内重建血流通道，隔绝了腹主动脉高压血流对瘤壁的冲击，从而防止动脉瘤的增大与破裂。

### 五、下腔静脉

**下腔静脉**（inferior vena cava）（图4-90）是人体最粗大的静脉，全长25.7~27.1cm，收集腹部、盆部和下肢的静脉血液。下腔静脉由左、右髂总静脉在第4~5腰椎体右前方汇合而成，沿腹主动脉右侧和脊柱右前方上行，经肝的腔静脉沟，穿膈的腔静脉裂孔进入胸腔，再穿纤维心包注入右心房。

**（一）位置和毗邻**

临床上将下腔静脉分为肠系膜后段、十二指肠后段、肝后段和肝上段。显露下腔静脉各段时，应注意相邻的器官和结构。

1. 肠系膜后段　剪开升结肠外侧腹膜,将右半结肠和末端回肠向内侧游离牵拉,可显露肠系膜后方的下腔静脉。显露时应注意保护右输尿管和右睾丸(卵巢)静脉。也可在十二指肠悬韧带下方和腹主动脉前方剪开壁腹膜,向右侧牵拉空肠上段,从左侧入路显露下腔静脉。在脾腔分流术或肠系膜下静脉与下腔静脉吻合术以及此段下腔静脉疾病手术中,也需经此入路显露下腔静脉。

2. 十二指肠后段　剪开十二指肠右侧的腹膜,将十二指肠降部、部分水平部和胰头充分游离,并向左前方牵拉,以充分显露该段下腔静脉。在肠腔分流术中,需经此入路显露下腔静脉。

3. 肝后段　切断右三角韧带、右冠状韧带、肝结肠韧带及肝肾韧带,将右半肝掀起并轻轻拉向左侧,可经右侧肝后入路显露肝后下腔静脉的右侧壁。然后,经肝下剪开下腔静脉前方的腹膜,沿下腔静脉前壁向上游离。同时轻轻向上掀起肝,可见右肾上腺静脉从下腔静脉右侧汇入,还可见第三肝门处的多支肝短静脉,小心将其切断结扎。将下腔静脉的前壁显露清楚。经肝右静脉与肝中静脉间隙向上分离,将肝左外叶游离后向右侧掀起,可见左外叶与尾状叶之间有一条纵行的间隙,纵向剪开此间隙内的结缔组织,可显露下腔静脉左侧壁。

4. 肝上段　自肝的腔静脉沟上端至膈的腔静脉孔,长约1.3cm。在肝外科和肝移植手术中,常需解剖该段静脉。一般沿镰状韧带向第二肝门解剖,剪开第二肝门前浆膜,小心解剖至下腔静脉前壁。沿左三角韧带和左冠状韧带向第二肝门解剖,到达下腔静脉左侧壁。沿右三角韧带和右冠状韧带向第二肝门解剖,到达下腔静脉的右侧壁。如此,显露出该段下腔静脉壁的前3/5。然后,钝性分离下腔静脉后壁。

(二)变异和畸形

下腔静脉的畸形发生率为1.5%～4.4%。

1. 双下腔静脉　在下腔静脉畸形中最多见,主要是由于胚胎时期的左主静脉退化不全所致。一般于脊柱两侧各有1条下腔静脉,口径大小相似或右侧口径较大。

2. 左位下腔静脉　位于脊柱左侧,经左髂总动脉后方、腹主动脉左后方上行。施行腹膜后手术时,如发现腹主动脉左侧存在纵行的大静脉,须考虑可能是下腔静脉畸形。

3. 先天性下腔静脉闭塞　下腔静脉发生膜状或纤维性闭塞,但下腔静脉的数目和行径均正常。

病变部位大多在膈平面。

(三)属支

包括髂总静脉、腰静脉、右睾丸(卵巢)静脉、肾静脉、右肾上腺静脉、肝静脉和右膈下静脉等,其中大部分属支与同名动脉伴行。

1. 腰静脉(lumbar v.)　4～5对,与腰动脉伴行,多在相应椎体平面直接注入下腔静脉。

2. 腰升静脉(ascending lumbar v.)　与各腰静脉相连,经腰椎横突前方上行,穿膈脚入后纵隔,左、右腰升静脉分别移行为半奇静脉和奇静脉。腰升静脉下部与髂总静脉、髂腰静脉及髂内静脉相通,上部与肾静脉和肋下静脉相通。因此,腰升静脉是上腔静脉系和下腔静脉系之间的侧支循环途径之一,盆腔肿瘤可直接转移至脊柱区或颅内。

3. 睾丸静脉(testicular v.)　起自蔓状静脉丛,与同名动脉伴行,左侧以直角汇入左肾静脉,右侧以锐角注入下腔静脉。左睾丸静脉以直角注入左肾静脉是发生左侧精索静脉曲张的原因之一。因静脉血回流受阻,严重者可导致不育。卵巢静脉(ovarian v.)起自卵巢静脉丛,与同名动脉伴行,注入部位同睾丸静脉。

4. 膈下静脉(inferior phrenic v.)　与同名动脉伴行,左膈下静脉注入左肾上腺静脉(98%)、左肾静脉或下腔静脉,右膈下静脉多注入下腔静脉。

## 六、腰交感干

腰交感干(lumbar sympathetic trunk)(图4-99)由腰神经节和节间支构成。向上经膈内侧脚与中间脚之间与胸交感干相连,沿腰椎体前外侧面与腰大肌内侧缘之间下降,在盆部延续为骶交感干。左、右腰交感干长分别为17.6cm和16.6cm。腰动脉通常位于腰交感干后方,有1/4腰静脉走行在腰交感干前方。腰交感干外侧有生殖股神经,腰交感神经节切除时应注意鉴别。左腰交感干与腹主动脉相距0.5～2cm,下端位于左髂总静脉后方。右腰交感干前面有下腔静脉覆盖,下段位于右髂总静脉后方。

腰神经节(lumbar ganglia)通常有3～4个,多呈菱形或三角形,高度约平同序数腰椎体,最恒定的腰神经节平第5腰椎体。腰交感神经节有时呈链珠形,长可达6.1cm。节间支为1～3支。手术中需将腰神经节与小的腰淋巴结相鉴别。

腰交感干上的单个神经节与脊神经相连的交通支有0～6支,多数为2～3支。腰神经除接受相应位置神经节的交通支外,还可与上、下相邻的神经节发生联系。两种交通支中浅支(或下支)较粗,与脊神经连接点距椎间孔较远,为白交通支;深支(或上支)较细,与脊神经的连接点距椎间孔较近,为灰交通支。

腰交感神经切除术的对象主要是下肢灼性神经痛的患者。鉴于腰交感神经切除的结果很难预料,目前该手术仅用于对药物或其他手术治疗不起作用或不能耐受的患者。分离暴露交感干应始终在腹膜外操作。在腰大肌前方将腹膜连同腹膜外脂肪、输尿管等推向脊柱旁。腰交感干位于腹内筋膜后面,不易看见,可在腰椎旁用示指触及。显露右侧交感干应谨防撕裂腰静脉,可能需要分离和结扎1支或2支腰静脉。切开腹内筋膜,便可见交感神经节及其神经纤维。分离交感干,切除第2~4腰交感神经节及其节间支。第2腰椎水平的神经节位置较恒定,也是体积最大的神经节,可作为手术时寻找的标志。交感干下端的分离常因髂总血管遮盖而受限,不能达到第5腰交感神经节。对于男性患者,切除双侧第1腰交感神经节可发生射精困难,故须保留一侧的第1腰交感神经节。

# 第六节 腹部的解剖操作

## 一、切开皮肤

尸体仰卧。观察或触摸脐环、半月线、腹白线、腹股沟韧带、剑突、肋弓、髂前上棘、耻骨结节和耻骨联合上缘等结构。

皮肤切口从剑突沿前正中线向下绕脐切至耻骨联合上缘,再从剑突向两侧沿肋弓切至腋中线,从耻骨联合上缘沿腹股沟切至髂前上棘(图4-100)。自前正中线向外侧翻开皮肤,直至腋后线向下的延长线处,显露浅筋膜。

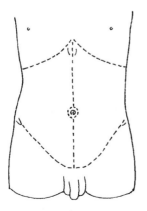

图4-100 腹部皮肤切口

## 二、解剖腹前外侧壁

### (一) 解剖浅层结构

1. 解剖浅血管 于脐平面以下观察浅层的Camper筋膜和深层的Scarpa筋膜。在下腹部浅筋膜的两层之间,髂前上棘与耻骨结节的连线中点下方1.5cm附近,找出旋髂浅动脉和腹壁浅动脉,观察其行程、分布。距浅动脉外侧1~2cm范围内找出同名浅静脉,追踪它们至汇入大隐静脉处。然后,观察脐周静脉网。

2. 解剖皮神经 翻开腹直肌鞘前面的浅筋膜时,寻找穿出腹直肌鞘的肋间神经前皮支和肋间后血管浅支,并找出腹壁上、下血管的浅支。在腋中线的向下延长线附近的浅筋膜内,找出下5对肋间神经、肋下神经和髂腹下神经的外侧皮支,它们自上而下呈节段性排列。剥除浅筋膜,显露腹外斜肌。

### (二) 解剖深层结构

1. 解剖腹外斜肌 观察腹外斜肌的肌纤维自外上向内下方斜行,辨认腹外斜肌肌腹移行为腱膜处的位置。注意观察腹外斜肌腱膜在到达腹直肌外侧缘处参与形成腹直肌鞘前层并止于腹白线。修洁腱膜下缘,确认腹股沟韧带和浅环及其通过结构。沿腋后线的延长线自肋弓下缘至髂嵴垂直切断腹外斜肌,自切口上、下端向内横行切断该肌至腹直肌外侧缘,然后将腹外斜肌翻向内侧,显露腹内斜肌。

2. 解剖腹内斜肌 观察腹内斜肌的肌纤维自外下向内上方斜行,至腹直肌外侧缘附近移行为腱膜,参与形成腹直肌鞘。观察腹内斜肌与腹横肌下缘呈弓状越过精索上方以及在腹直肌外侧缘附近构成的腹股沟镰。两肌下缘的部分纤维及其筋膜沿精索向下延伸形成提睾肌。在距腹外斜肌切口边缘的内侧1~2cm处切断腹内斜肌,边切边将肌束向前内侧翻转至腹直肌外侧缘处。注意其深面的下5对肋间神经、肋下神经、与肋间神经伴行的肋间后血管。

3. 解剖腹横肌 腹横肌的肌纤维自后向前横行,至腹直肌外侧缘附近移行为腱膜,参与形成腹直肌鞘后层。在距腹内斜肌切口边缘的内侧1~2cm处切断腹横肌,向内侧翻开。

4. 解剖腹横筋膜、腹膜外组织和壁腹膜 腹横肌深面的厚膜状结构由腹横筋膜、腹膜外组织和壁腹膜构成。在腹壁下部,切开腹横筋膜约2cm长,显露腹膜外组织。轻轻剥除腹膜外组织,即可见壁腹膜。

5. 解剖腹直肌鞘及其内容　显露腹白线，观察和对比脐以上部分与脐以下部分的宽度。辨明腹白线两侧腹直肌鞘的范围，注意腹直肌鞘外侧缘形成的半月线。

（1）解剖腹直肌鞘前层：沿腹直肌鞘前层的中线自上而下纵行切开，并在切口的上、下端作一横切口，向两侧翻开。注意腹直肌鞘前层与腹直肌腱划紧密愈着，需用刀尖仔细剥离。

（2）解剖腹直肌：用刀柄或手指游离腹直肌内、外侧缘，再将该肌拉向外侧，注意腹直肌腱划与腹直肌鞘后层无愈着。

（3）解剖腹壁上、下血管：在腹直肌的后面，找出自上而下走行的腹壁上动脉及其伴行静脉。在弓状线附近找出腹壁下血管进入腹直肌鞘处。注意腹壁上、下动脉的吻合。

（4）解剖腹直肌鞘后层：将腹直肌拉向外侧，在半月线内侧1cm附近找出穿过腹直肌鞘后层进入腹直肌外后缘的下5对肋间神经、肋下神经和肋间后血管。在脐以下4～5cm处附近，仔细辨认弓状线。确认弓状线以下为增厚的腹横筋膜。也可在腹直肌中部将该肌横向切断，分别向上、下翻开，然后观察腹直肌鞘后层。

6. 解剖腹股沟管　在髂前上棘与耻骨结节之间，寻认腹外斜肌腱膜下缘向后上反折和增厚形成的腹股沟韧带。在耻骨结节稍外上方，找出精索（女性为子宫圆韧带）穿出腹外斜肌腱膜处的腹股沟管浅环。剥开精索外筋膜至腹股沟管浅环的边缘，观察浅环的形态，修洁浅环的内侧脚、外侧脚以及连接于两脚之间的脚间纤维。在腹外斜肌的下横切口处沿腹直肌鞘外侧缘向下切开腹外斜肌腱膜至耻骨联合，然后向下外翻开，游离腹内斜肌和腹横肌的下缘。分离并提起精索或子宫圆韧带，以它为标志，辨认腹股沟管的4个壁。约在髂前上棘内侧2.5cm处，于腹内斜肌表面找出髂腹下神经，分离至穿出腹外斜肌腱膜处。在腹股沟管内，于精索外侧找出髂腹股沟神经，该神经随精索穿出腹股沟管浅环。在起点处切开腹内斜肌的起始部，并向上翻起，然后用手指游离精索，将其提起，观察腹横筋膜。约在腹股沟韧带中点的上方一横指处，腹横筋膜包绕精索呈漏斗状向外突出，随精索下降形成精索内筋膜。此漏斗状突出的开口即是腹股沟管深环。

7. 观察腹股沟三角　在腹股沟深环内侧，找出腹壁下动脉，检查由腹壁下动脉、腹直肌外侧缘和腹股沟韧带内侧半围成的腹股沟三角。此三角的内侧区正对腹股沟管浅环。

## 三、探查腹膜腔

### （一）切开腹壁

1. 自剑突沿腹白线向下，绕脐外周至耻骨联合，切开腹壁。剪开腹膜时，应注意保护大网膜和腹腔器官。平脐下缘作横切口，切开腹前外侧壁，向外侧至腋中线的向下延长线附近。将4片腹壁翻开，显露腹腔器官。

2. 如果已结束胸部解剖，沿胸壁左、右侧腋中线切口向下切开腹壁至髂嵴水平。在膈的附着处切断该肌，将胸壁连同腹壁向下翻开。贴腹前壁切断肝镰状韧带。从腹前壁向下分离肝圆韧带至脐，然后将其切断。

### （二）探查结肠上区

1. 探查网膜和网膜囊　大网膜大部由4层腹膜折叠而成，上部前两层与横结肠愈着，形成胃结肠韧带，右侧半更明显。将肝推向上方，观察和触摸连于肝门与胃小弯和十二指肠上部之间的小网膜，它包括肝胃韧带和肝十二指肠韧带。用左手示指沿小网膜右侧游离缘后方向左伸入网膜孔内，探查其境界。沿胃大弯下方1～2cm处，将胃结肠韧带剪开，注意勿损坏沿胃大弯走行的胃网膜左、右动脉。将右手伸入网膜囊内，触摸网膜囊的前、后、上、下壁，以及左侧界和右侧界。使左、右手示指在网膜孔处触及，理解网膜囊的交通。

2. 探查韧带和膈下间隙　将膈向上翻，除肝胃韧带和肝十二指肠韧带外，用手触摸附着于肝上面的镰状韧带和位于其游离缘内的肝圆韧带，以及冠状韧带和左、右三角韧带。将胃牵拉向右侧，触摸连于胃底与脾门之间的胃脾韧带，于脾门与左肾前面之间触摸脾肾韧带。将横结肠上翻，观察和触摸连于十二指肠空肠曲后上壁与横结肠系膜根之间的十二指肠悬韧带，内有十二指肠悬肌。

将膈再向上翻，用右手伸入位于镰状韧带右侧的右肝上间隙。然后，将手伸入镰状韧带左侧，探查位于左三角韧带前、后方的左肝上前间隙和左肝上后间隙。将肝向上翻，触摸位于肝圆韧带右侧和肝右叶下方的右肝下间隙、位于肝右叶与右肾之间的肝肾隐窝以及位于小网膜和胃前、后方的左肝下前间隙和左肝下后间隙。膈下腹膜外间隙存在于肝裸区与膈之间，可在离体肝标本上观察。

### （三）探查结肠下区

1. 探查肠系膜窦和结肠旁沟 将小肠推向左侧，观察小肠系膜根、升结肠与横结肠及其系膜的右 2/3 部之间围成的右肠系膜窦，该窦呈三角形。然后，将小肠推向右侧，观察小肠系膜根、横结肠及其系膜的左 1/3 部、降结肠、乙状结肠及其系膜之间围成的左肠系膜窦，该窦向下通盆腔。用手触摸右结肠旁沟，可见此沟向上通右肝下间隙，向下经右髂窝达盆腔。然后，触摸左结肠旁沟，在此沟上端手被膈结肠韧带阻挡。左结肠旁沟向下经左髂窝与盆腔相通。

2. 探查腹膜皱襞和隐窝 观察和触摸位于腹前壁内面的脐正中襞、脐内侧襞、脐外侧襞、膀胱上窝、腹股沟内侧窝和腹股沟外侧窝。股凹位于腹股沟内侧窝的稍下方。腹股沟内、外侧窝分别与腹股沟管的皮下环和腹环的位置相对应。在前正中线的右侧，剥除脐平面以下的腹膜，观察脐正中韧带、脐内侧韧带和腹壁下血管，理解腹股沟内侧窝、腹股沟外侧窝和股凹分别与直疝、斜疝和股疝的关系。

用手触摸盲肠后隐窝和乙状结肠系膜与腹后壁之间的乙状结肠间隐窝，理解临床意义。

## 四、解剖结肠上区相邻的器官结构

### （一）解剖肝

1. 观察肝的形态和位置 向上翻起膈，可见肝位于右季肋区、腹上区和左季肋区，肝的膈面借冠状韧带和镰状韧带连于膈。镰状韧带将肝分为左、右两叶，右叶较厚，占右季肋区及腹上区；左叶较薄，自腹上区达左季肋区。结合离体肝标本观察肝脏面的左、右纵沟和横沟。右纵沟前半部的胆囊窝内有胆囊，后半部的腔静脉沟内有下腔静脉。左纵沟的前半部内有肝圆韧带，后半部的静脉韧带裂内有静脉韧带。两纵沟之间的横沟即为第一肝门，在此处确认肝左、右动脉，肝左、右管，肝门静脉左、右支的排列关系。

2. 切除肝 先在平网膜孔处切断肝蒂，继而分别在膈腔静脉裂孔及肝尾状叶水平切断下腔静脉，紧贴膈切断左、右冠状韧带以及左、右三角韧带，同时剥离肝裸区结缔组织，将肝完整取出。可

在整个腹部解剖结束时再切除肝，以免影响观察其他器官与肝的毗邻关系。

3. 剥离肝内结构 在切除的肝上或取另一肝标本，观察第一、二、三肝门的位置和穿经结构。用解剖镊或竹片刀经第一肝门向内剥离肝门静脉的主要分支，理解肝的分段。同时显露肝动脉的分支和肝管，理解 Glisson 系统。然后，经第二肝门剥离和观察肝静脉。辅助以肝内管道铸型标本，观察肝内血管和胆管的分布。

### （二）解剖胃

1. 观察胃的位置和毗邻 胃位于肝的左下方，腹上区和左季肋区内。辨认其右上缘的胃小弯和与其附着的小网膜以及左下缘的胃大弯和与其附着的大网膜。观察上端借贲门在肝左叶后缘处接食管腹部，下端借幽门在肝右叶下方接十二指肠上部。

2. 解剖胃的血管和淋巴结

（1）尽量将肝前缘向上翻起，以显露胃小弯侧的小网膜。在胃小弯中份处剖开小网膜，寻认胃左动脉及与其伴行的胃左静脉，沿胃小弯向左上方分离胃左血管至贲门处，观察胃左动脉发出的食管支。分离胃左静脉，该静脉经腹腔干前方向右下注入肝门静脉。注意沿胃左血管分布的胃左淋巴结。在胃小弯右侧解剖出胃右动、静脉，分别追踪动脉至起自肝固有动脉处、静脉注入肝门静脉处，并注意沿胃右血管分布的胃右淋巴结。

（2）在胃大弯的下方 1～2cm 处分离胃网膜左、右动脉及其分布于胃前、后壁的胃支和分布于大网膜的网膜支。向右分离胃网膜右动脉，直到幽门下方，追寻至发自胃十二指肠动脉处。向左分离胃网膜左动脉至脾门处，可见它起自脾动脉。然后，分离由脾动脉发出的胃短动脉，此动脉向上经胃脾韧带分布于胃底。胃网膜左静脉注入脾静脉，胃网膜右静脉注入肠系膜上静脉。分离和观察沿胃网膜左、右血管分布的胃网膜左、右淋巴结，并寻找幽门上、下淋巴结。

（3）观察胃的神经 在胃的神经标本上观察胃的神经分布。

3. 解剖胃内结构 沿胃的长轴剪开胃前壁，观察贲门、幽门、幽门括约肌和幽门瓣，比较幽门管和幽门窦的壁厚。另外，剪开食管腹部，辨认食管胃黏膜线。该黏膜线呈齿状或环形，多位于膈和贲门切迹平面之间。食管黏膜呈灰白色，胃黏膜呈暗

灰色。

**（三）解剖肝总动脉和脾动脉**

1. 解剖肝总动脉　将胃向上翻,暴露网膜囊后壁,沿剖出的胃左动脉,找到腹腔干。沿胰头上缘找出行向右前方的肝总动脉,可见肝总动脉至十二指肠上部的上方分为行于十二指肠上部后方的胃十二指肠动脉和行于肝十二指肠韧带内的肝固有动脉。肝固有动脉沿肝门静脉前方、胆总管左侧走向肝门。分离肝固有动脉在肝门处发出的肝左动脉和肝右动脉,可见它们经肝门入肝。分离胃十二指肠动脉,可见该动脉向下至幽门下缘处分为两支,一支为胃网膜右动脉,经幽门下方沿胃大弯的大网膜前两层之间走向左侧,与胃网膜左动脉相吻合;另一支为胰十二指肠上动脉,向下走行于胰头和十二指肠降部之间的沟内。

2. 解剖脾动脉　分离脾动脉,它从腹腔干发起,循胰上缘向左行。如脾动脉位置过深不易操作时,可将胰上缘稍翻向前下,再行分离。向左追查此动脉至脾门附近,可见脾动脉发出若干条终末支入脾门。

**（四）解剖胆囊、胆总管及肝管**

从肝的胆囊窝内将胆囊稍加分离,分别辨认胆囊的底、体、颈。可见胆囊颈在肝门处急转向左上连于胆囊管。胆囊管以锐角与肝总管汇合成胆总管。观察胆囊三角是由胆囊管、肝总管和肝右叶下面组成的,在胆囊三角内寻找胆囊动脉,并追踪该动脉的起点,观察是否起自肝右动脉。向下分离胆总管,可见胆总管位于肝固有动脉右侧和肝门静脉前方,在肝十二指肠韧带内沿右缘下行。然后,沿胆总管起始部向肝门方向剖查肝总管及肝左、右管。分离和观察位于肝十二指肠韧带内的肝淋巴结。

**（五）解剖肝门静脉**

将胰头和胰体翻向下,分离脾静脉,追踪至在胰颈后方与肠系膜上静脉汇合成肝门静脉处。分离时注意保护从下向上注入脾静脉的肠系膜下静脉。然后,分离位于肝十二指肠韧带内的肝门静脉至肝门处,并追踪它的左、右支。同时检查胃左静脉汇入肝门静脉。

**（六）解剖胰和十二指肠**

观察胰分为头、颈、体、尾4部。被十二指肠包绕的是胰头,胰尾较细与脾接触,胰头与尾之间为颈、体部。细心剖开胰体前面的一部分胰组织,寻找与胰长轴平行的胰管。胰管在十二指肠降部后内侧壁内与胆总管汇合形成肝胰壶腹,共同开口于十二指肠大乳头。

辨认十二指肠的上、降、水平和升4部。十二指肠全长形似马蹄铁状,可见其上部起自幽门,位于肝下方,向右后上行至胆囊颈处,移行为降部。降部急转向下,沿脊柱右侧至第3腰椎水平,再急转向左移行为水平部。水平部向左横过下腔静脉和脊柱等的前方续为升部。升部上升至第2腰椎左侧移行为十二指肠空肠曲,续接空肠。将横结肠及其系膜向上翻,向下牵拉十二指肠空肠曲,观察和触摸十二指肠悬韧带。

纵行切开十二指肠降部的前壁,观察十二指肠的环状襞和纵襞。纵襞下端的突起即十二指肠大乳头,是肝胰壶腹的开口处。观察是否存在十二指肠小乳头。

**（七）解剖脾**

1. 观察脾的形态和位置　脾位于左季肋区,借腹膜形成的胃脾韧带和脾肾韧带分别与胃、左肾相连。触摸脾,确认脾的前、后端,上、下缘,脏、膈面。可见上缘有2~3个脾切迹。脾膈面邻接膈,脏面与胃、左肾、左肾上腺、胰尾、结肠左曲相邻。脏面中央有脾门,是脾血管和神经出入之处。

2. 解剖脾内结构　分离和观察出入脾门的脾动脉分支和脾静脉属支等,剥离脾淋巴结。用解剖镊或竹片刀剥离脾叶动脉和脾段动脉以及伴行的脾静脉属支,理解脾的分段。

## 五、解剖结肠下区相邻的器官结构

**（一）观察空肠和回肠**

将大网膜的游离下缘提起,翻向上方,可见空肠和回肠位于腹中、下部。空肠多位于左上方,肠袢多横行走向。寻找十二指肠空肠曲,可见空肠在横结肠系膜根部稍下方的脊柱左侧借十二指肠空肠曲续十二指肠。回肠多位于右下方,小部分位于盆腔,肠袢多为纵行走向,可见其下端在右髂窝连于盲肠。提起肠袢观察时,可见空、回肠借肠系膜固定于腹后壁,确定肠系膜根的位置。

**（二）观察阑尾、盲肠和结肠**

结肠位于空、回肠的周围。观察结肠和盲肠的3条纵行结肠带、肠壁呈袋状突起的结肠袋和位于结肠带附近的肠脂垂。在右髂窝处找到回肠、盲肠和升结肠的汇合部位。观察阑尾的方位。

可见盲肠位于右髂窝内,阑尾附于盲肠下端后内侧壁处,3条结肠带汇集于阑尾根部。将腹前壁复位,观察阑尾的体表投影位置。提起阑尾,见阑尾系膜呈三角形,其根部附着于肠系膜下端。阑尾系膜较阑尾短,仔细观察沿系膜游离缘走行的阑尾血管。盲肠向上续于升结肠。将盲肠提向前上方,观察是否存在盲肠后隐窝。升结肠位于腹后壁上,无系膜,向上达肝右叶下面,折向左前下方,形成结肠右曲,再向左移行为横结肠。横结肠向左跨脐区达左季肋区脾的下方,折向前下方,形成结肠左曲,向下续为降结肠。提起横结肠,可见横结肠系膜附着于腹后壁,该系膜内有中结肠动、静脉。降结肠附着于腹后壁,下降至髂嵴高度续于乙状结肠。乙状结肠借系膜附着于左髂窝和盆后壁,向下移行为直肠。

### (三) 解剖肠系膜上血管

沿肠系膜根右侧小心切开肠系膜,向小肠剥开腹膜,于小肠系膜缘处切除腹膜,分离和显露肠系膜上动脉的各级分支和肠系膜上静脉的各级属支。注意动脉位于静脉的左侧。可见肠系膜上动脉向左侧发出13~18条空、回肠动脉,分布于空、回肠。这些肠动脉在肠系膜内分支,形成动脉弓。观察和比较空肠和回肠附近的动脉弓分布特点。分离和观察由肠系膜上动脉向右侧发出的分支,即从下而上依次追踪回结肠动脉、右结肠动脉和中结肠动脉及其分支,观察这些动脉的分布部位和相互间吻合,同时清理与动脉主干的伴行静脉。在解剖肠系膜上血管的过程中,分离和观察沿血管分布的肠系膜上神经丛和位于肠系膜上动脉根部周围的肠系膜上淋巴结。

### (四) 解剖肠系膜下血管

将全部小肠袢推向右侧,在腹主动脉下段的左侧和腹后壁的前面可见肠系膜下动脉表面的腹膜隆起。切开其表面的腹膜,分离和观察肠系膜下动脉主干。向左侧修洁由该动脉发出的左结肠动脉和乙状结肠动脉,然后向下找出该动脉的终末支直肠上动脉,追踪至骨盆上口处。观察并追踪左结肠动脉与中结肠动脉以及各分支之间的吻合。注意肠系膜下静脉不与肠系膜下动脉伴行,在腹后壁向上追踪肠系膜下静脉至注入脾静脉处。分离和观察沿肠系膜下动脉分布的肠系膜下神经丛,剥离肠系膜下动脉根部周围的肠系膜下淋巴结。整体观察边缘动脉及其发出的直动脉,确认边缘动脉的薄弱处。

### 六、解剖腹膜后隙的器官结构

#### (一) 解剖腹主动脉

剥除腹后壁残存的壁腹膜,即可显露腹膜后隙。分离腹主动脉和下腔静脉周围的腰淋巴结,观察后剥除。清除腹主动脉和下腔静脉前面的神经丛和疏松结缔组织,观察腹主动脉的位置。追踪腹主动脉发出的腹腔干、肠系膜上动脉和肠系膜下动脉,观察这些动脉的起始部位。在腹腔干两侧清理腹腔神经节。解剖观察成对的肾上腺中动脉、肾动脉和睾丸动脉(女性为卵巢动脉),观察这些动脉的起始部位和行程。然后,解剖观察膈下动脉、腰动脉和骶正中动脉。

#### (二) 解剖下腔静脉

观察下腔静脉的合成和位置以及与腹主动脉的位置关系。解剖观察下腔静脉的属支肝静脉、肾静脉、肾上腺静脉和睾丸静脉(卵巢静脉),比较左、右肾上腺静脉和睾丸静脉(卵巢静脉)的行程和注入部位的不同。

#### (三) 解剖腰交感干

沿腰大肌内侧缘与脊柱之间,分离腰交感干,观察腰交感干神经节和交通支。

#### (四) 解剖肾

1. 观察肾的位置和毗邻 了解肾的大体位置和毗邻。将手伸入肋膈隐窝的后部,隔着膈触及肾的上部,了解肾与胸膜腔的毗邻关系。

2. 解剖肾被膜 分别剥除肾前方的腹膜,显露深面的肾前筋膜。用解剖镊提起肾前筋膜,作纵行切口。用刀柄将肾前筋膜与脂肪囊分离,并用刀柄向上、下和外侧探查,了解肾前、后筋膜的愈着。纵行切开脂肪囊,显露深面的纤维囊。然后,纵行切开纤维囊,了解纤维囊与肾实质表面的肌织膜的附着关系。

3. 解剖肾蒂结构 将肾动脉、肾静脉分别分离至腹主动脉和下腔静脉,清理肾盂,观察肾动脉、肾静脉和肾盂的毗邻关系,并观察左、右侧血管行程的不同。注意是否存在肾副动脉。

4. 解剖肾内结构 结扎切断一侧肾蒂,将肾切除。剥去肾的被膜后,将肾切成前、后两半,观察肾皮质、肾髓质、肾锥体、肾乳头和肾柱。仔细剔除肾窦内的脂肪组织,解剖和观察肾段动脉,理解肾的分段。然后,解剖和观察肾静脉的属支、肾小盏、肾大盏和肾盂。

（五）解剖输尿管腹部

自肾盂向下清理输尿管腹部至骨盆入口处，注意它与睾丸血管（卵巢动脉）和结肠血管的毗邻关系。

（六）解剖肾上腺

剥除肾筋膜和脂肪囊，观察左、右肾上腺的形态和位置。仔细寻找来源不同的肾上腺上、中、下动脉，并观察肾上腺静脉注入部位。

（七）解剖腰丛分支

在腰大肌外侧缘自上而下辨认肋下神经以及腰丛发出的髂腹下神经、髂腹沟神经、股外侧皮神经和股神经。然后，观察自腰大肌前面穿出的生殖股神经和自腰大肌内侧缘穿出的闭孔神经。

（八）解剖乳糜池

在第 1 腰椎至第 12 胸椎水平、腹主动脉后方略偏右侧，寻找乳糜池以及注入的左、右腰干和肠干。追踪乳糜池向上至膈的主动脉裂孔处，分离和观察与乳糜池相连的胸导管。

（张建一　黄飞舟）

# 第五章　盆部与会阴

## 第一节　概　　述

　　盆部和会阴紧密相连,是躯干的一部分。**盆部**(pelvis)分别与上方的腹部和下方的会阴相续,并与下肢和脊柱区相连。盆部以骨盆为支架,由骨盆、肌和筋膜围成**盆腔**(pelvic cavity),向上与腹腔相通。盆腔内容纳消化、泌尿和生殖系统的器官。骨盆和盆腔脏器存在着性别差异。盆腔范围小,而其中的器官和结构较多,故妊娠晚期或患有肿瘤时可出现明显的压迫症状。腹膜向下覆盖盆腔脏器,故盆腔含有腹膜腔的下部。由于坐立时盆部腹膜腔的位置最低,腹膜腔的渗出液、脓液和血液容易在此处积聚。**会阴**(perineum)是指盆膈以下封闭骨盆下口的全部软组织,有消化、泌尿和生殖管道的开口。会阴的感染机会较多,是炎症和肿瘤的好发部位。

### 一、境界与分区

#### (一)境界

　　盆部上以耻骨联合上缘、耻骨结节、腹股沟、髂嵴、骶骨外侧缘和尾骨尖的连线与腹部和脊柱区分界,下以耻骨联合下缘、两侧坐骨结节和尾骨尖的连线与下肢和会阴分界。盆部两侧有下肢的臀部和股部的一部分,后方有脊柱区的骶尾区,下方接会阴。会阴的境界同盆部下界,向上与盆部相续,两侧连下肢。狭义的会阴是指阴茎根与肛门(男性)或阴道前庭后端与肛门(女性)之间的部分。

#### (二)分区

　　会阴以两侧坐骨结节的连线分为前方的尿生殖区和后方的肛区(图5-1)。

### 二、表面解剖

#### (一)体表标志

　　在盆部和会阴可触到**耻骨联合**(pubic symphysis)上缘、**耻骨结节**(pubic tubercle)、**髂前上棘**(anterior superior iliac spine)、**髂嵴**(iliac crest)、**髂后上**

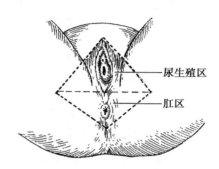

图5-1　会阴分区

**棘**(posterior superior iliac spine)、**耻骨弓**(public arch)、**坐骨结节**(ischial tuberosity)和**尾骨尖**(apex of coccyx)。

#### (二)体表投影

　　髂总动脉和髂外动脉的体表投影为脐左下方2cm处至髂前上棘与耻骨联合连线中点的连线,上1/3段为髂总动脉的投影,下2/3段为髂外动脉的投影。上、中1/3交点处为髂内动脉的起点。

## 第二节　盆　　部

### 一、盆壁

　　盆壁由骨盆、肌和筋膜构成。骨盆参与构成盆部的前壁、后壁和侧壁,而下壁仅由肌和筋膜构成。

#### (一)骨盆

　　**骨盆**(bony pelvis)由两侧的髋骨、骶骨和尾骨及其骨连接构成(图5-2)。幼年时在髋臼处借软骨结合,16岁前后完全长合。骨盆具有支持和保护盆腔脏器以及承受和传导重力的作用,在女性构成骨性产道。

　　儿童患佝偻病时,由于骨质不够坚硬,骶骨岬被压向前下方,致骨盆上口呈扁椭圆形。骨软化时,耻骨变形,盆侧壁向内侧移位,骨盆上口呈鸟嘴状,形成扁小骨盆(图5-3)。

　　骶骨形态与分娩存在一定关系:①中弧型:对分娩最合适,上段的弧度有利于胎头衔接与下降,

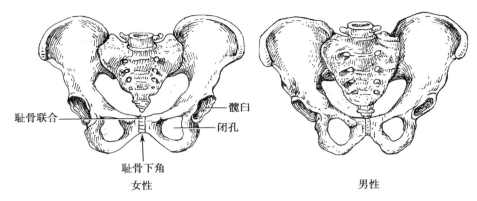

耻骨联合　　　　　　　　　　　髋臼

　　　　　　　　　　　　　　　闭孔

耻骨下角

女性　　　　　　　　　　　　　男性

图 5-2　骨盆

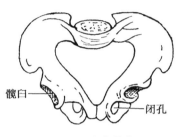

髋臼

闭孔

图 5-3　扁小骨盆

下段的弧度有利于胎头俯屈与内旋转。②直型:缺乏弧度,妨碍胎头下降和旋转。③浅弧型:界于中弧型与直型,对分娩稍有不良影响。④深弧型:弧度过大,骶岬和骶骨末端明显前凸,致骨盆上、下口平面前后径缩短,不利于分娩。⑤上凸型:妨碍胎头衔接,但胎头一旦通过上凸部即可顺利下降。⑥钩型:上部直,缺乏应有的弧度,妨碍胎头衔接与下降。下部急转成钩状,致骨盆下口平面前后径缩短,妨碍胎头娩出。

### 1. 骨盆的连接

（1）**耻骨联合**（pubic symphysis）（图 5-4）:由两侧耻骨联合面借纤维软骨构成的**耻骨间盘**（interpubic disc）连接而成。耻骨间盘的厚薄存在个体差异,后上部常有一矢状位的纵行裂隙,但无滑膜,称**耻骨联合腔**。该腔在 10 岁后出现,女性大于男性,特别是孕妇和经产妇明显增大。耻骨联合的前面和上、下方分别由**耻骨前韧带**（anterior pubic lig.）、**耻骨上韧带**（superior pubic lig.）和**耻骨弓状韧带**（arcuate pubic lig.）加强。耻骨联合活动甚微,但在孕妇、产妇由于受内分泌激素的影响,韧带松弛,耻骨联合腔变大,活动度增加,便于胎儿娩出。妊娠末期耻骨联合可增宽约 5mm。

（2）**骶髂关节**（sacroiliac joint）（图 5-5,图 5-6）:由髋骨和骶骨的耳状面构成。关节面凹凸不

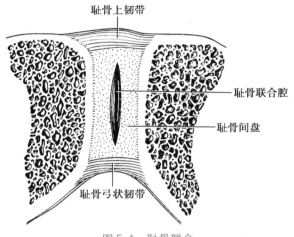

耻骨上韧带

耻骨联合腔

耻骨间盘

耻骨弓状韧带

图 5-4　耻骨联合

平,彼此对合非常紧密。关节囊厚而紧张,周围有坚强的韧带加强,结构牢固,活动度很小,适应下肢支持体重的功能,并有缓冲自下肢上传的冲击和震荡的作用。关节腔狭小,老年人因发生纤维化或骨化导致部分闭锁。妊娠晚期和分娩时受内分泌的影响,韧带变松弛,关节的活动度增大。骨盆上、下口前后径延长,最多可增加 15%。

骶髂关节的韧带有:①**骶髂骨间韧带**（interosseous sacroiliac lig.）:厚而坚韧,连接髂粗隆与骶粗隆。②**骶髂前韧带**（anterior sacroiliac lig.）:位于骶髂关节前面,连于骶骨盆面侧缘与髂骨耳状面前缘及前下方的前沟之间。③**骶髂后韧带**（posterior sacroiliac lig.）:位于骶髂关节后面,包括**骶髂后短韧带和骶髂后长韧带**,前者起自髂粗隆、髂骨耳状面后缘和髂后下棘,斜向内下方,止于骶外侧嵴;后者位于骶髂后短韧带后面,连于髂后上棘与第 2～4 骶椎外侧缘之间。

（3）**骶尾连接**（sacrococcygeal joint）:由第 5 骶椎体和第 1 尾椎体借椎间盘构成,前、后面分别有

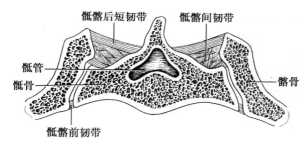

图 5-5 骶髂关节

前纵韧带和后纵韧带加强。分娩时尾骨稍向后移位，骨盆下口的前后径增大，有利于胎儿通过产道。

（4）**髂腰韧带**（iliolumbar lig.）：强韧而厚，起自第 5 腰椎横突前面，呈放射状止于髂嵴后上部，有防止腰椎向下脱位的作用。

（5）**骶结节韧带**（sacrotuberous lig.）和**骶棘韧带**（sacrospinous lig.）（图 5-6）：是连接髋骨与骶骨、尾骨的韧带，前者起自髂骨翼后缘和骶骨、尾骨的侧缘，斜向下外，附着于坐骨结节；后者起自骶骨、尾骨的侧缘，连于坐骨棘。分娩时上述两条韧带松弛。这两条韧带与坐骨大、小切迹围成**坐骨大孔**（greater sciatic foramen）和**坐骨小孔**（lesser sciatic foramen），孔内有肌肉、血管和神经通过。

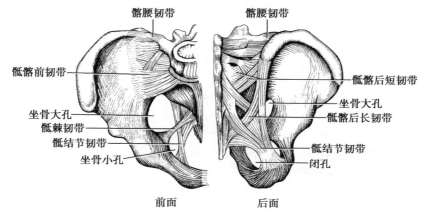

图 5-6 骨盆的韧带

2. 大骨盆与小骨盆　骨盆借界线分为大骨盆和小骨盆。**界线**（terminal line）是由耻骨联合上缘和骶骨岬以及两侧的耻骨嵴、耻骨结节、耻骨梳和弓状线围成的环状线。

（1）**大骨盆**（greater pelvis）：几乎无前壁和后壁，侧壁由髂骨翼构成。

（2）**小骨盆**（lesser pelvis）：**骨盆上口**（superior pelvic aperture）由界线围成，**骨盆下口**（inferior pelvic aperture）由耻骨联合下缘、耻骨下支、坐骨支、坐骨结节、骶结节韧带和尾骨尖围成。小骨盆内腔称**骨盆腔**（pelvic cavity）。骨盆腔为前壁短、侧壁和后壁较长的弯曲骨性管道。在女性，小骨盆是胎儿娩出的骨性产道。

3. 骨盆的性别差异　由于女性骨盆适应于分娩的生理需要，故其形态特征显著区别于男性骨盆。在法医学，骨盆常用于性别鉴定。

（1）形态比较：见图 5-2 和表 5-1。

（2）女性骨盆内径：妊娠和分娩时受性激素的影响，骨盆内径的大小可发生变化。妊娠时耻骨间盘增厚，耻骨联合腔变大。分娩时骨盆的韧带松弛。由于骶尾连接允许尾骨向后下方移动，使骨盆下口的前后径增大。

表 5-1 男性和女性骨盆的差别

| | 男性 | 女性 |
| --- | --- | --- |
| 外形 | 窄而长 | 宽而短 |
| 质地 | 厚而重 | 薄而轻 |
| 髂骨翼 | 较垂直 | 较水平 |
| 骨盆上口 | 心形 | 近似圆形 |
| 骨盆腔 | 漏斗形 | 圆桶形 |
| 骶骨 | 长而弯曲、骶骨岬突出明显 | 短而垂直、骶骨岬突出不明显 |
| 闭孔 | 圆形 | 卵圆形 |
| 骨盆下口 | 较窄小 | 较宽大 |
| 耻骨下角 | 约 70°～75° | 约 80°～100° |
| 髋臼 | 较大 | 较小 |

1）骨盆上口平面：前后径（耻骨联合上缘至骶骨岬）约为 11.6cm，横径（两侧弓状线间的最大距

离)为12.3cm,斜径(髂耻隆起至对侧骶髂关节)为12.7cm(图5-6)。前后径的大小与分娩的关系密切。

2)骨盆下口平面:前后径(耻骨联合下缘至尾骨尖)约为12.3cm,横径(两侧坐骨结节之间)为9cm,前矢状径(耻骨联合下缘至横径中点)为6cm,

后矢状径(骶尾连接处至横径中点)为8.5cm(图5-7)。如果横径稍小,而后矢状径较大,两径之和>15cm时,一般大小的妊娠足月胎头可在后方的三角区经阴道娩出。因此,后矢状径须足够大以便于胎儿娩出。

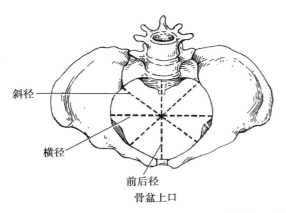
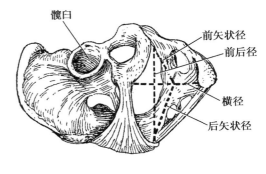

图5-7 女性骨盆的径线

3)中骨盆平面:呈椭圆形,是骨盆最狭窄处。前方有耻骨联合下缘,两侧有坐骨棘,后方有骶骨下端(图5-8)。在分娩过程中,坐骨棘是判断胎先露部下降程度的重要标志。前后径(通过两侧坐骨棘连线中点,耻骨联合下缘中点至骶骨下端)约为11.5cm,横径(两侧坐骨棘之间)为9cm。横径又称坐骨棘间径,是胎先露部通过中骨盆的重要径线。

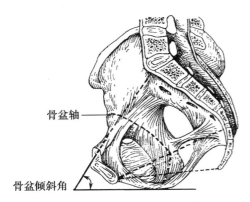

图5-8 骨盆轴和骨盆倾斜角

在分娩过程中,产道异常易导致难产。骨盆狭窄是指骨盆的某个或几个径线过短、骨盆形态异常、骨盆腔容积过小,阻碍胎先露下降,影响产程进展。

(3)女性骨盆类型:骨盆的形状和大小与种族、遗传、营养和性激素的影响有关。根据形状将女性骨盆分为4型(图5-9)。

1)女型:出现率为52%~59%。骨盆上口呈

横椭圆形,横径比前后径稍长,坐骨棘间径≥10cm。髂骨翼宽而浅,耻骨下角较大。

2)扁平型:出现率为23%~29%。骨盆上口呈扁椭圆形,横径比前后径长。骶骨失去正常弯曲度,变直向后翘或凹陷较深。耻骨下角较大。

3)类人猿型:出现率为14%~18%。骨盆上口呈长椭圆形。骨盆上口、中骨盆平面和骨盆下口的横径均较短,前后径稍长。盆侧壁稍内聚,坐骨棘突出明显。耻骨下角较小。由于骶骨向后倾斜,骨盆后部较宽。骶骨常由6块骶椎构成,并且较直,故骨盆较深。

4)男型:出现率为1%~4%。骨盆上口呈三角形。由于骶骨较直而前倾,骨盆下口的后矢状径较短。盆侧壁内聚,坐骨棘突出明显。耻骨下角较小。此型骨盆呈漏斗形,往往造成难产。

(4)骨盆轴和骨盆倾斜角(图5-8)

1)骨盆轴:为连接骨盆各平面中点的曲线。骨盆轴的上段向后下,中段向下,下段向前下。分娩时胎儿沿骨盆轴娩出,助产时应按骨盆轴的方向协助胎儿娩出。

2)骨盆倾斜角:为骨盆上口平面与水平面形成向后开放的角,男性为50°~55°,女性为55°~60°。如果女性骨盆倾斜度过大,常影响胎头衔接。人体站立时,两侧的髂前上棘和耻骨结节约位于同一冠状面上,耻骨联合上缘和尾骨尖大致位于同一水平面上。坐位时,骨盆倾斜度减小。

(5)骨盆外测量:在产前检查中,常规进行骨

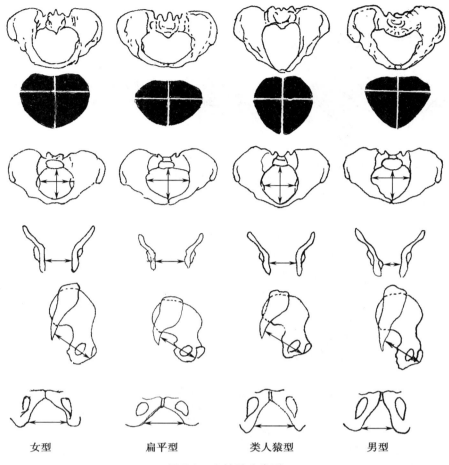

女型　　　　扁平型　　　　类人猿型　　　　男型

图 5-9　女性骨盆类型

盆外测量,以间接了解骨盆的大小和形态。

1)髂棘间径:孕妇仰卧位,两腿并拢,测量两髂前上棘外缘的距离。正常为 23～26cm。

2)髂嵴间径:将测量器两端沿两侧髂嵴外边缘循行 3 次,至最大距离时即代表髂嵴间径。正常为 25～28cm。

3)骶耻外径:取左侧卧位,右腿伸直,左腿屈曲。测量器一端放于第 5 腰椎棘突末端,即 Michaelis 菱形窝上角,另一端放于耻骨联合上缘中点。正常为 18～20cm。可用此径线间接推测骨盆上口前后径,是骨盆外测量中最重要的径线。孕妇的腰直挺后,在腰骶部可见一菱形窝,称 Michaelis 菱形窝。菱形窝上角深面有第 5 腰椎棘突,两侧角深面有髂后上棘,下角为两侧臀大肌上缘接近处。

4)下口横径:又称坐骨结节间径。孕妇仰卧位,两腿向腹部弯曲,双手抱膝,测量两侧坐骨结节内侧缘的间径。正常为 8.5～9.5cm。

5)耻骨下角:将两拇指尖斜着对拢放于耻骨弓下缘,测量两拇指间的角度。耻骨下角反映骨盆

下口的宽度,可借此间接预测骨盆下口横径。正常约为 90°,<80° 为异常。

4. 骨盆的重力传导　体重经第 5 腰椎传至骶骨底,继而传至上 3 块骶椎,再通过骶髂关节传至髋骨。传导重力的骨盆弓包括:①骶股弓:站立时,重力经骶骨、骶髂关节和髋臼至股骨。髋臼和盆侧壁趋向于向内挤压,耻骨和耻骨联合起着支撑作用。②骶坐弓:坐立时,重力经骶骨和骶髂关节至坐骨结节(图 5-10)。骶股弓和骶坐弓处的骨质特别增厚。

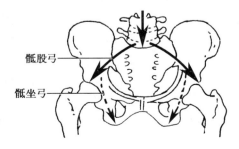

图 5-10　骨盆的重力传导

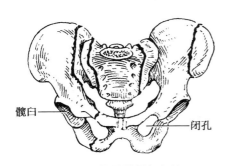

图 5-11　骨盆的骨折部位

髂骨翼、耻骨支和坐骨支是骨盆的薄弱区（图 5-11）。直接暴力如交通事故、高空坠落和厂矿意外等，可引起局部骨折。耻骨支骨折较为常见。但是，受力传导的影响可导致其他部位的骨折，如来自前后方的间接暴力可引起耻骨支骨折。骨盆骨折常伴有盆腔内脏器和血管神经的损伤，多出现腹膜后间隙血肿、腹腔脏器损伤、膀胱或后尿道损伤，以及直肠损伤、腰骶神经丛和坐骨神经损伤。骑跨伤或车祸时向前撞击可引起耻骨支骨折，但因韧带连接和纤维软骨联合可维持耻骨联合完整。如力量较大，尽管因骨间韧带坚韧，骶髂关节处骨折少见，但骶髂关节周围也可发生骨折。如骨盆横向受挤压，多发生耻骨支和髂骨翼骨折，甚至骶髂关节周围骨折。从高处跌落，一侧足或臀部着地时，除耻骨支骨折外，髋臼也可发生骨折甚至股骨头进入盆腔。坐位摔倒时，可引起尾骨骨折或骶尾连接处脱位。受肛提肌和尾骨肌的收缩作用，骨折处下方的骨片多向前移位。

## （二）盆壁肌

1. 闭孔内肌 ( obturator internus )　位于盆侧壁，为三角形扁肌，起自闭孔周围的骨面和闭孔膜内面，穿坐骨小孔，止于转子窝（图 5-12，表 5-2）。闭孔内肌和**闭孔膜**（obturator membrane）的上缘与耻骨上支下缘的闭孔沟围成**闭膜管**（obturator canal）。闭膜管内口呈椭圆形，由后上方斜向前下方。男性长约 1.62cm，宽 0.99cm。女性长约 1.54cm，宽 1.02cm。腹膜外脂肪组织或小肠等可突入闭膜管，形成闭膜疝，压迫闭孔神经。

2. 梨状肌 ( piriformis )　位于盆后壁，呈三角形，起自骶骨的骶前孔外侧部分，穿坐骨大孔，止于股骨大转子尖部（图 5-12，表 5-2）。梨状肌上孔和梨状肌下孔是盆部和臀部的通道，有血管神经通

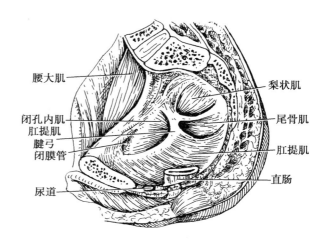

图 5-12　盆壁肌和盆膈肌（男性，上面）

表 5-2　盆壁肌和盆膈肌

| 名称 | | 起点 | 止点 | 作用 | 神经支配 |
|---|---|---|---|---|---|
| 盆壁肌 | 闭孔内肌 | 闭孔周围骨面、闭孔膜内面 | 转子窝 | 使股骨旋外 | 闭孔内肌神经（$L_5$，$S_1$、$S_2$） |
| | 梨状肌 | 骶骨盆面 | 大转子 | 使股骨旋外和外展 | 梨状肌神经（$S_1$、$S_2$） |
| 盆膈肌 | 肛提肌　耻骨阴道肌（女） | 耻骨和肛提肌腱弓 | 尿道和阴道 | 构成盆膈、承托脏器、括约阴道和肛管、协助排便和增加腹压 | 肛神经和会阴神经（$S_{2～4}$） |
| | 前列腺提肌（男） | 同上 | 会阴中心腱 | | |
| | 耻骨直肠肌 | 同上 | 肛管、会阴中心腱 | | |
| | 耻尾肌 | 同上 | 骶骨和尾骨的侧缘、肛尾韧带 | | |
| | 髂尾肌 | 肛提肌腱弓、坐骨棘 | 尾骨侧缘、肛尾韧带 | | |
| | 尾骨肌 | 坐骨棘 | 尾骨和骶骨下部的侧缘 | 构成盆膈和承托脏器 | 骶神经前支（$S_4$、$_5$） |

过。偶尔在梨状肌上孔和梨状肌下孔处发生坐骨疝，可出现神经受压症状。

（三）盆膈肌

盆膈肌为扁肌，包括1对肛提肌和1对尾骨肌（图5-12，图5-13，表5-2），呈漏斗形，收缩时上升。盆膈肌与盆膈上、下筋膜构成**盆膈**（pelvic diaphragm）。盆膈封闭骨盆下口的大部分，两侧肛提肌前内侧留有椭圆形**盆膈裂孔**（hiatus of pelvic diaphragm），由下方的尿生殖膈封闭。在盆膈裂孔处，男性有尿道通过，女性有尿道和阴道通过。盆膈后部有肛管通过。盆膈具有承托、支持和固定盆腔、腹腔脏器的作用，并对阴道和肛管有括约作用。盆膈肌、膈和腹肌共同收缩时腹压升高，这对于用力呼气、咳嗽、打喷嚏、呕吐、排便和分娩等有着重要意义。另外，肛提肌在意识性地控制排便和承托子宫（如分娩时）方面起着重要作用。盆膈肌的发育状况存在着个体差异。发育不良者的肌束稀疏，甚至出现裂隙。裂隙处仅有盆膈上、下筋膜，为盆膈薄弱处，可发生会阴疝。

1. 肛提肌（levator ani）　按纤维起止不同分为4部分，由前内向后外排列如下。

（1）**耻骨阴道肌**（pubovaginalis）［男性为**前列腺提肌**（levator prostatae）］：起自耻骨盆面和肛提肌腱弓的前份，经尿道和阴道两侧，并与尿道和阴道的肌层交织，向后与对侧肌构成"U"形襻，围绕阴道。耻骨阴道肌的作用为协助缩小阴道。前列腺提肌经前列腺两侧，向后止于会阴中心腱，作用是悬吊固定前列腺。

（2）**耻骨直肠肌**（puborectalis）：起自耻骨盆面和肛提肌腱弓的前份，止于肛管侧壁和后壁以及会阴中心腱。在直肠与肛管的移行处，两侧肌束形成"U"形襻，参与构成肛直肠环。肛瘘手术时勿损伤

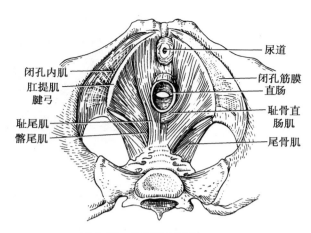

图 5-13　盆膈肌（男性，上面）

此肌束襻，以免引起大便失禁。

（3）**耻尾肌**（pubococcygeus）：起自耻骨盆面和肛提肌腱弓的中份，止于骶骨和尾骨的侧缘以及肛尾韧带。

（4）**髂尾肌**（iliococcygeus）：起自肛提肌腱弓的后份和坐骨棘盆面，止于尾骨侧缘和肛尾韧带。

2. 尾骨肌（coccygeus）　位于肛提肌的后方，起自坐骨棘盆面，止于尾骨和骶骨下部的侧缘。

（四）盆筋膜

**盆筋膜**（pelvic fascia）是腹横筋膜和腹内筋膜向下的直接延续，按位置分为3部分（图5-14，图5-15）。

1. 盆壁筋膜（parietal pelvic fascia）　在耻骨盆面和坐骨棘之间明显增厚，形成**肛提肌腱弓**（tendinous arch of levator ani）。

（1）**髂筋膜**（iliac fascia）：覆盖于髂腰肌表面，附着于髂嵴和弓状线，与腹横筋膜和闭孔筋膜相续。髂筋膜向下延伸入股三角。

（2）**闭孔筋膜**（obturator fascia）：覆盖于闭孔

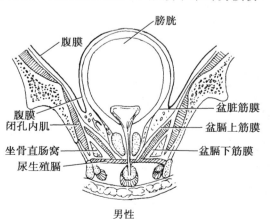

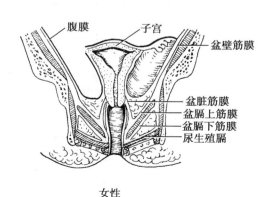

图 5-14　盆筋膜（冠状切面）

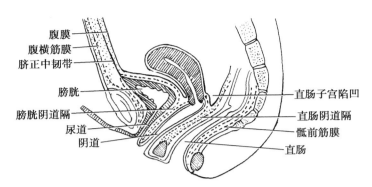

图 5-15 盆筋膜（女性，正中矢状切面，虚线）

内肌内面。附着闭孔周缘和弓状线后部，并与髂筋膜和梨状筋膜相续。在闭孔沟处，闭孔筋膜围成闭膜管内口。闭孔筋膜的下部较薄，构成坐骨肛门窝的外侧壁。

（3）**梨状筋膜**（piriform fascia）：较薄，覆盖于梨状肌内面，并延伸至臀部。

（4）**骶前筋膜**（presacral fascia）：较厚，位于骶骨前面，上方附着于第 3、4 骶椎，下方附着于直肠与肛管的移行处和直肠筋膜。骶前筋膜与骶骨之间有骶静脉丛。直肠切除时，应沿直肠后间隙的疏松结缔组织分离直肠。不要剥离骶前筋膜，以免损伤骶静脉丛，引起难以控制的出血。

2. **盆膈筋膜**（fascia of pelvic diaphragm）

（1）**盆膈上筋膜**（superior fascia of pelvic diaphragm）：覆盖于盆膈肌上面。前方附着于耻骨体后面，距下缘 2cm。在外侧附着于肛提肌腱弓，并与闭孔筋膜相续。向后与梨状筋膜和肛尾韧带相续，向内侧与盆脏筋膜相连。**耻骨前列腺韧带**（puboprostatic lig.）（男性）和**耻骨膀胱韧带**（pubovesical lig.）（女性）分别连于耻骨体后面和前列腺鞘、耻骨体后面和膀胱之间，对前列腺和膀胱有固定作用。

（2）**盆膈下筋膜**（inferior fascia of pelvic dia-

phragm）：覆盖于盆膈肌下面，构成坐骨肛门窝的内侧壁。向外侧和向后分别与闭孔筋膜和臀筋膜相续，向下与尿道括约肌和肛门括约肌的筋膜交织。

3. **盆脏筋膜**（visceral pelvic fascia） 包被盆腔脏器，除前列腺鞘外盆脏筋膜与脏器外膜难以分离。盆脏筋膜在脏器周围形成筋膜鞘、筋膜隔和韧带等，具有支持和固定脏器的作用。

（1）筋膜鞘：盆筋膜包被前列腺形成**前列腺鞘**（prostatic sheath）。

（2）筋膜隔：呈冠状位。在男性，**直肠膀胱隔**（rectovesical septum）位于直肠与膀胱、前列腺和精囊之间。在女性，有**膀胱阴道隔**（vesicovaginal septum）、**尿道阴道隔**（urethrovaginal septum）和**直肠阴道隔**（rectovaginal septum）。

（3）韧带：盆筋膜形成直肠侧韧带、子宫主韧带和骶子宫韧带。

（五）盆筋膜间隙

盆壁筋膜和盆脏筋膜之间形成筋膜间隙（图 5-16）。

1. **耻骨后间隙**（retropubic space） 又称**膀胱前间隙**，位于耻骨后面的盆壁筋膜与膀胱筋膜之间，上界为腹膜返折部，下界为尿生殖膈。间隙内含有疏松结缔组织和静脉丛等。耻骨骨折时，间隙

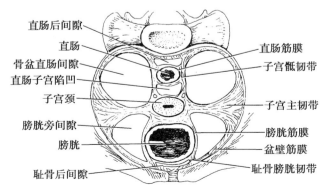

图 5-16 盆筋膜间隙（女性）

内可发生血肿。耻骨骨折合并膀胱或后尿道损伤时，尿液可渗入耻骨后间隙和膀胱周围，临床上可经耻骨上切口在腹膜外引流，并作高位膀胱造瘘。妊娠妇女作腹膜外剖宫产术时，经此间隙到达子宫下段。

**2. 膀胱旁间隙（paravesical space）** 位于盆壁筋膜和膀胱筋膜之间，含有静脉丛和疏松结缔组织。在男性，与骨盆直肠间隙相通。在女性，借子宫主韧带与骨盆直肠间隙隔开。

**3. 骨盆直肠间隙（pelvirectal space）** 位于盆侧壁筋膜和直肠筋膜之间，上界为腹膜，下界为盆膈，后界为直肠侧韧带。**直肠侧韧带**（lateral rectal lig.）连于直肠和盆后外侧壁之间，内有直肠下血管。骨盆直肠间隙较宽大，充满疏松结缔组织。骨盆直肠间隙脓肿多由肛腺脓肿或坐

骨肛门窝脓肿向上穿破肛提肌进入此间隙引起，也可由直肠炎、直肠溃疡或直肠外伤引起。直肠指检时，可在直肠侧壁上触及肿块隆起，有压痛和波动感。

**4. 直肠后间隙（retrorectal space）** 位于直肠筋膜与骶前筋膜之间，两侧借直肠侧韧带与骨盆直肠间隙相隔，下界为盆膈。间隙内有直肠上血管、骶丛、骶淋巴结和疏松结缔组织等。直肠后间隙向上与腹膜后间隙相通，故感染时可蔓延至腹膜后间隙。

## 二、血管、神经和淋巴结

### （一）动脉

盆腔内的动脉包括髂总动脉及其分支和骶正中动脉（图5-17）。

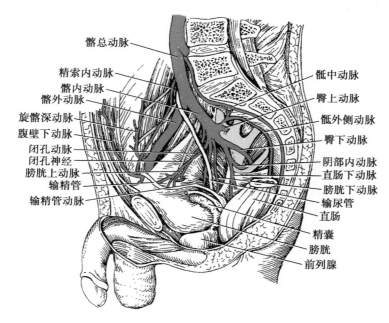

图 5-17　盆腔内的动脉（男性）

**1. 髂总动脉（common iliac a.）** 腹主动脉平第4腰椎体下缘分为左、右髂总动脉。左髂总动脉比右髂总动脉细长。男性左髂总动脉长约4.6cm，女性4.3cm。男性右髂总动脉长约4.2cm，女性4.1cm。左髂总动脉的前面有上腹下丛、左输尿管、乙状结肠及其系膜和直肠上动脉等越过。右髂总动脉的前面有上腹下丛越过，前方与小肠毗邻。髂总动脉沿腰大肌内侧斜向外下，至骶髂关节前方分为髂外动脉和髂内动脉。

**2. 髂外动脉（external iliac a.）** 沿腰大肌内侧斜向外下，穿血管腔隙至股部，移行为股动脉。

左髂外动脉长约10.6cm，右髂外动脉11.3cm。右输尿管跨越右髂外动脉起始部。在男性，髂外动脉的外侧有睾丸动、静脉和生殖股神经伴行，输精管越过髂外动脉末端的前方。在女性，卵巢动、静脉越过髂外动脉起始部的前方，子宫圆韧带越过髂外动脉末端的前方。髂外动脉在腹股沟韧带的稍上方发出**腹壁下动脉**（inferior epigastric a.）和**旋髂深动脉**（deep circumflex iliac a.），后者分布于髂肌和髂骨。

**3. 髂内动脉（internal iliac a.）** 沿盆侧壁斜向内下，发出壁支和脏支。穿梨状肌上、下孔

的髂内动脉分支类型见图5-18。左髂内动脉长约4.4cm，右髂内动脉4.6cm。髂内动脉的前外侧有输尿管，后方有腰骶干和闭孔神经。在肾移植手术中，将供体肾动脉与受体髂内动脉作端端吻合。有时通过结扎髂内动脉控制盆

腔出血。由于髂腰动脉与腰动脉、骶外侧动脉与骶正中动脉、直肠下动脉与直肠上动脉之间都存在吻合，结扎髂内动脉不会阻断盆腔血流，能够保证盆腔器官、臀部和会阴器官的血液供应。

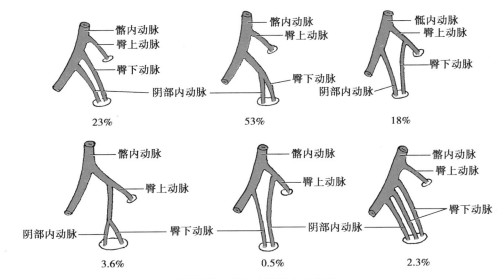

图5-18 髂内动脉的分支类型

（1）壁支

1）**闭孔动脉**（obturator a.）：与同名静脉和神经伴行，沿盆侧壁行向前下，穿闭膜管至股部，分布于大腿内侧肌群和髋关节。闭孔动脉在穿闭膜管之前发出耻骨支，与腹壁下动脉的耻骨支在耻骨上支后面吻合。约20%闭孔动脉起自腹壁下动脉，称异常闭孔动脉，而正常闭孔动脉很细小或缺如（图5-19）。该动脉沿耻骨上支后面行向外侧，穿经闭膜管后分支分布。由于异常闭孔动脉邻近股环，故股疝手术时，尤其是嵌顿性或绞窄性股疝手术切开

股环时，应注意是否存在异常闭孔动脉，以免损伤该动脉。有的闭孔动脉起自髂外动脉。闭孔动脉偶尔缺如，由旋股内侧动脉代替。

2）**髂腰动脉**（iliolumbar a.）：向外上方斜行，至腰大肌深面分支，分布于髂腰肌、腰方肌、髋骨和脊髓等。

3）**骶外侧动脉**（lateral sacral a.）：沿骶前孔内侧下行，分布于梨状肌、尾骨肌、肛提肌和骶管内结构。

4）**臀上动脉**（superior gluteal a.）：多在腰骶干

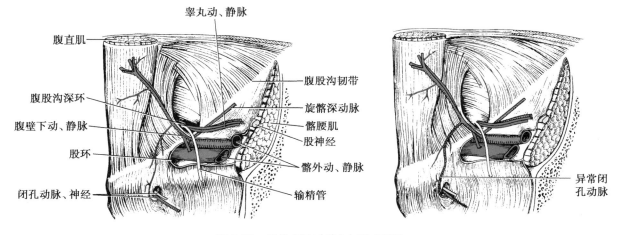

图5-19 异常闭孔动脉（右侧，后面）

与第 1 骶神经之间,向外后下方穿梨状肌上孔至臀部,分布于臀肌和髋关节。

5) **臀下动脉**(inferior gluteal a.):多在第 2、3 骶神经之间,向下穿梨状肌下孔至臀部,分布于臀大肌、髋关节、坐骨神经、臀部和股后区的皮肤。

(2)脏支:包括膀胱上动脉、膀胱下动脉、子宫动脉、直肠下动脉和阴部内动脉等,这些动脉的行程和毗邻在盆腔脏器和会阴的节段中叙述。

此外,**骶正中动脉**(median sacral a.)起自腹主动脉下端后壁,沿第 5 腰椎体、骶骨和尾骨的前面下行,分布于直肠、骶骨和尾骨。

(二)静脉

1. **髂外静脉**(external iliac v.)　是股静脉的直接延续。左髂外静脉沿髂外动脉内侧上行,右髂外静脉先沿髂外动脉内侧,后经动脉后方上行。髂外静脉接受**腹壁下静脉**(inferior epigastric v.)和**旋髂深静脉**(deep iliac circumflex v.)(图 5-20)。肾移植手术中,将供体肾静脉与受体髂外静脉作端侧吻合。

2. **髂内静脉**(internal iliac v.)　沿髂内动脉后内侧上行,与髂外静脉汇合成髂总静脉。髂内静脉的属支与同名动脉伴行。**骶外侧静脉**(lateral sacral v.)和骶正中静脉构成**骶静脉丛**(sacral venous plexus)。盆内脏器的静脉在器官壁内或表面形成丰富的静脉丛,男性有**膀胱静脉丛**(vesical venous plexus)和**直肠静脉丛**(rectal venous plexus);女性除这两个静脉丛外,还有**子宫静脉丛**(uterine venous plexus)和**阴道静脉丛**(vaginal venous plexus)(图 5-20)。这些静脉丛在盆腔器官扩张或受压时有助于血液回流。妊娠末期妇女的盆腔血液淤积,可导致回心血量不足,易产生直立性心动过速。

3. **髂总静脉**(common iliac v.)　两侧髂总静脉伴髂总动脉上行至第 5 腰椎体右侧汇合成下腔静脉。左髂总静脉长而倾斜,先沿髂总动脉内侧,后经动脉后方上行。右髂总静脉短而垂直,先行于同名动脉后方,后行于动脉外侧。髂总静脉接受**髂腰静脉**(iliolumbar v.),左髂总静脉还接受**骶正中静脉**(median sacral v.)(图 5-20)。

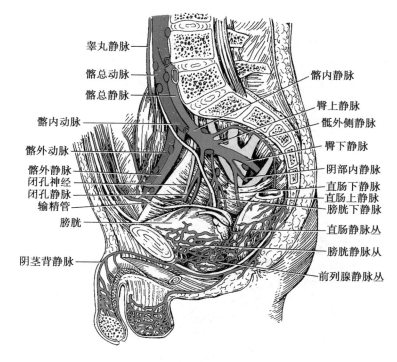

图 5-20　盆腔内的静脉(男性)

胰腺移植和肾移植多利用髂血管。通常将供肾植于右髂窝,显露右髂内动脉和右髂外静脉。髂血管的显露主要有两种途径:①经腹入路:用于胰肾联合移植和胰腺移植。采用绕脐下腹正中切口。在右输尿管和髂血管前面剪开腹膜,游离髂内动脉,注意保护右输尿管。然后,牵拉动脉,游离髂静脉。如显露左髂血管,在左髂窝提起乙状结肠,剪开乙状结肠外侧腹膜,进入腹膜后间隙,平左髂总动脉分叉高度显露左侧输尿管。然后,游离髂内动脉和髂内静脉。手术中应妥善结扎淋巴管,以防术后淋巴漏。

②经腹膜外入路:主要用于肾移植。在腹股沟韧带上方2~3横指与其平行作斜切口,自前正中线至腋前线,逐层切开,切断和结扎腹壁下血管。到达腹膜时,将腹膜推向内侧,可见髂内动、静脉。

（三）神经

1. 闭孔神经(obturator n.) 起自腰丛,与闭

孔血管伴行,穿闭膜管至股部,支配闭孔外肌和大腿内侧肌群,分布于大腿内侧面的皮肤(图5-17,图5-20,图5-21)。闭孔神经与闭孔动、静脉的位置关系见图5-21。盆腔淋巴结清扫或肿瘤压迫时可能损伤闭孔神经,引起大腿内侧肌群疼痛性痉挛和大腿内侧区感觉丧失。

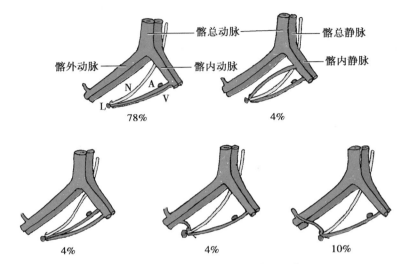

图5-21 闭孔神经和闭孔血管的位置关系

2. 骶丛(sacral plexus) 由腰骶干、骶神经和尾神经的前支组成,位于梨状肌前面和髂内动、静脉后方。骶丛的分支经梨状肌上、下孔出盆部,分布于下肢和会阴(图5-17,图5-20)。

3. 骶交感干(sacral sympathetic trunk) 位

于骶前筋膜的前面和骶前孔内侧,向上与腰交感干相续。有3~4对骶神经节(sacral ganglia),至尾骨前方两侧骶交感干联合形成奇神经节(ganglion impar)(图5-22,图5-23)。

4. 盆内脏神经(pelvic splanchnic n.) 节

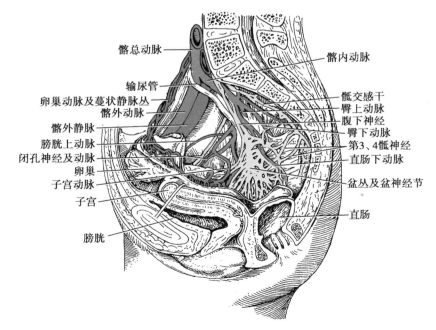

图5-22 盆腔内的神经(女性,正中矢状切面)

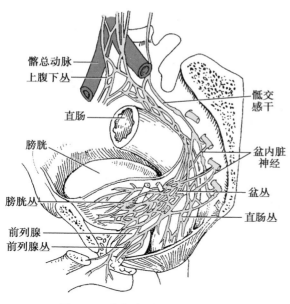

图 5-23　盆部内脏神经丛（男性）

前纤维起自骶副交感核,随第 2～4 骶神经前支出骶前孔,继而从骶神经分出,形成盆内脏神经。盆内脏神经参与构成盆丛。节后纤维分布于降结肠、乙状结肠、盆腔脏器和外阴等(图 5-22,图 5-23)。

5. 内脏神经丛　**上腹下丛**(superior hypogastric plexus)位于第 5 腰椎体前面和左、右髂总动脉之间,分别与腹主动脉丛和下腹下丛相续。**下腹下丛**(inferior hypogastric plexus)又称**盆丛**(pelvic plexus),位于直肠两侧,伴髂内动脉的分支形成膀胱丛、前列腺丛、子宫阴道丛和直肠丛等,分布于盆腔脏器(图 5-22,图 5-23)。

宫颈癌根治手术包括全子宫切除和盆腔淋巴结清扫,损伤盆腔内脏运动神经后可引起术后膀胱功能障碍、直肠功能紊乱和性功能受损。切除骶子宫韧带、分离子宫颈邻近组织、切除阴道时可损伤盆丛及其分支,清扫盆腔淋巴结时易损伤盆内脏神经。因此,手术过程中需尽量保护这些神经。施行根治性前列腺切除术时,如损伤膀胱和前列腺外侧的盆丛可发生阳痿。直肠癌切除时也应保护盆丛,以免损伤后引起尿潴留和阳痿。血管通常是辨别神经丛走行的外科标志。

(四) 淋巴结

盆部淋巴结沿盆腔血管排列(图 5-24,图 5-25)。临床上经足背淋巴管注射造影剂可显示盆腔内淋巴结和腰淋巴结,以帮助诊断肿瘤淋巴转移。妇科恶性肿瘤(宫颈癌、子宫内膜癌和卵巢癌)手术时,常需作盆腔淋巴结清扫,即切除含有淋巴结的

腹膜外组织。经子宫颈注射叶绿素可使盆腔内淋巴结染色,能有效地提高淋巴结清除率和避免损伤血管和神经。

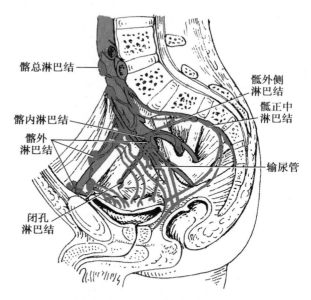

图 5-24　盆部淋巴管和淋巴结(男性)

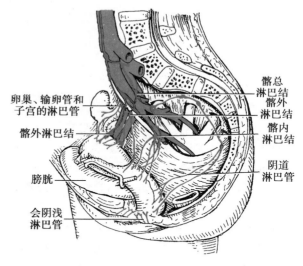

图 5-25　盆部淋巴管和淋巴结(女性)

1. **髂外淋巴结**(external iliac lymph node)沿骶正中血管和骶外侧血管排列,引流腹前壁下部、膀胱、前列腺(男性)或子宫颈和阴道上部(女性)的淋巴,并收纳腹股沟浅、深淋巴结的输出淋巴管,其输出淋巴管注入髂总淋巴结。

2. **髂内淋巴结**(internal iliac lymph node)沿髂内动脉及其分支和髂内静脉及其属支排列,引流大部分盆壁、盆腔脏器、会阴深部、臀部和大腿后部深层结构的淋巴,其输出淋巴管注入髂总淋巴

结。**闭孔淋巴结**（obturator lymph node）位于盆侧壁的闭孔窝内，引流膀胱、前列腺、子宫颈、阴道上部等处的淋巴。前列腺癌和子宫颈癌常转移至闭孔淋巴结。由于闭孔窝较深，在前列腺癌和子宫颈癌根治术清扫该淋巴结时，应注意保护闭孔血管和闭孔神经。

3. **骶淋巴结**（sacral lymph node）　沿骶正中血管和骶外侧血管排列，引流盆后壁、直肠、前列腺或子宫等处的淋巴，其输出淋巴管注入髂内淋巴结或髂总淋巴结。

4. **髂总淋巴结**（common iliac lymph node）沿髂总血管排列，收纳上述 3 群淋巴结的输出淋巴管，其输出淋巴管注入腰淋巴结。

## 三、腹膜和腹膜腔

腹膜紧贴于盆脏筋膜的表面。腹膜与盆壁筋膜之间含有丰富的腹膜外组织，内有血管、神经和淋巴结等。由于盆部腹膜的吸收能力较上腹部腹膜弱，腹膜炎时或腹、盆腔手术后多让患者采取半卧位，以减缓腹膜对渗出液、血液和脓液的吸收。

### （一）腹膜与盆腔脏器的关系

乙状结肠、卵巢和输卵管为腹膜内位器官，直肠上 1/3 段、膀胱和子宫为腹膜间位器官，输尿管、输精管、精囊和直肠中、下 1/3 段为腹膜外位器官（图 5-26）。对于腹膜间位和外位器官的手术可采取腹膜外操作，以免腹膜腔感染和术后脏器粘连。

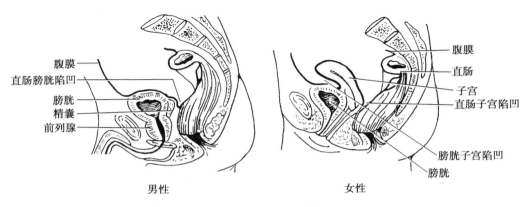

图 5-26　腹膜与盆腔脏器的关系

### （二）腹膜皱襞

腹膜覆盖输尿管、输精管和子宫圆韧带分别形成**输尿管襞**（ureteric fold）、**输精管襞**（fold of ductus deferens）和**子宫圆韧带襞**（fold of round lig.）。在男性，**直肠膀胱襞**（rectovesical fold）自直肠或骶骨至膀胱两侧，在直肠两侧呈弧形弯曲，深面有直肠膀胱韧带。在女性，**膀胱子宫襞**（vesicouterine fold）位于膀胱和子宫之间，左右各一。**直肠子宫襞**（rectouterine fold）自直肠或骶骨至子宫两侧，深面有子宫骶韧带。另外，还有由双层腹膜构成的子宫阔韧带（图 5-41）。

### （三）腹膜陷凹

**直肠膀胱陷凹**（rectovesical pouch）位于直肠与膀胱之间，两侧为直肠膀胱襞。**膀胱子宫陷凹**（vesicouterine pouch）位于膀胱与子宫之间，两侧为膀胱子宫襞。**直肠子宫陷凹**（rectouterine pouch）又称 Douglas 腔，位于直肠与子宫之间，两侧为直肠子宫襞（图 5-26）。在站立或坐位时，直肠膀胱陷凹（男性）和直肠子宫陷凹（女性）是腹膜腔的最低部位，腹膜腔的渗出液、血液和脓液可积聚于此。

## 四、盆腔脏器

左髂窝内有乙状结肠及其系膜，右髂窝内有盲肠和阑尾。盆内脏器主要位于盆腔内。除盆位阑尾、小肠袢、直肠、输尿管盆部和膀胱外，男性有输精管盆部、射精管、精囊和前列腺，女性有卵巢、输卵管、子宫和阴道。腹腔镜微创技术近年来在妇产科广泛应用，80%～90% 的妇科手术可利用腹腔镜完成。作诊断性或治疗性腹腔镜手术时，将接有冷光源照明的腹腔镜经脐穿刺孔插入盆、腹腔，通过连接摄像系统将脏器显示在监视屏幕上。右侧在 McBurney 点、左侧在 McBurney 点对称处穿刺后进行手术操作。另外，可选用耻骨上正中或脐旁 3 指等穿刺点插入腹腔镜。

### （一）膀胱

**膀胱**（urinary bladder）是储存尿液的囊状肌性器官，其形状、容量和位置因年龄、性别及尿液充盈程度不同而异。成人膀胱容量为 350～500ml，最大可达800ml。女性的膀胱容量比男性小,新生儿约为成人的1/10。老年人由于膀胱肌张力减低而容量增大。在病理情况下膀胱容量可增至800～1200ml,膀胱痉挛时可降至50ml以下。空虚的膀胱呈三棱锥体形,分尖、体、底和颈4部。充盈时,膀胱呈球形。在女性,因受子宫特别是妊娠子宫的影响,膀胱前后稍扁平,横径加大。膀胱发育畸形包括膀胱外翻、膀胱憩室和重复膀胱。膀胱外翻表现为膀胱前壁以及下腹壁缺损、膀胱后壁外翻、输尿管口显露、尿液间歇喷出等。

在膀胱内面,两侧**输尿管口**(ureteric orifice)和**尿道内口**(internal urethral orifice)围成**膀胱三角**(trigone of bladder)(图5-61,图5-63)。无论膀胱扩张或收缩,膀胱三角处的黏膜是平坦的。膀胱三角是炎症、结核和肿瘤的好发部位,膀胱镜检查时应予以注意。两输尿管口之间的**输尿管间襞**(interureteric fold)是寻找输尿管口的标志。在成年男性,特别是中年以后,由于前列腺增生而压迫膀胱,膀胱三角的前下角处可出现纵嵴状隆起,称**膀胱垂**。膀胱结石在膀胱内形成或来自肾,典型症状为排尿突然中断,伴有排尿困难和膀胱刺激等。常采用耻骨上膀胱切开取石术治疗,而膀胱镜下碎石适用于较小结石。

膀胱镜用于膀胱内全面检查,用活检钳取活组织作病理学检查。可通过输尿管口进行输尿管插管,然后作逆行肾盂造影或收集肾盂尿送检。另外,可进行输尿管套石术或安置双"J"形输尿管支架作内引流等。特殊的膀胱尿道镜借电灼、电切或激光可施行膀胱、尿道和前列腺等较复杂的手术。在操作过程中,用无菌盐水充盈膀胱,通过纤维导光束和透镜将冷光源经膀胱镜导入膀胱,从而可观察膀胱体、底、颈以及输尿管口和尿道等。使用输尿管镜时,经输尿管口插入输尿管,可进行观察、活检、碎石或取石等。

1. **位置和毗邻** 成人的空虚膀胱位于盆腔前部。胚胎发育过程中,膀胱沿腹前壁自脐区向盆腔下降。新生儿膀胱的大部分位于腹腔内,尿道内口的高度可达耻骨联合上缘水平。随着年龄增长,膀胱逐渐进入盆腔。女性膀胱比男性略低,尿道内口的高度约平耻骨联合下缘。膀胱前方隔耻骨后间隙与耻骨相邻,后方与输精管壶腹、精囊、直肠(男性)和阴道(女性)相邻,上方有小肠袢和子宫。膀胱尖借脐正中韧带(脐尿管索)连于腹前壁。男性膀胱颈与前列腺相贴,女性膀胱与尿生殖膈接触(图5-27,图5-28)。充盈时膀胱可升至耻骨联合上缘以上,腹膜返折线也随着上移,此时膀胱前外侧壁与腹壁相贴,可在耻骨联合上方作膀胱穿刺或手术切口,以避免腹膜损伤和腹膜腔污染(图5-29)。

膀胱的固定装置有脐正中韧带(脐尿管索)、脐内侧韧带(脐动脉索)、耻骨前列腺韧带(男性)、耻骨膀胱韧带(女性)和膀胱侧韧带。脐尿管索和脐动脉索分别是胚胎时期脐尿管和脐动脉闭锁后的遗迹。脐尿管未闭畸形包括脐尿管瘘(完全未闭)、脐尿管窦(脐部未闭)、脐尿管囊肿(中段未闭)和脐尿管憩室(近膀胱处未闭)。

膀胱空虚时位于盆腔内,受骨盆以及周围的筋

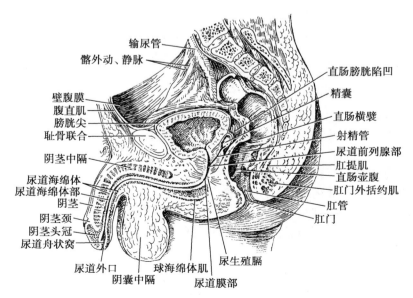

图5-27 盆部和会阴(男性,正中矢状切面)

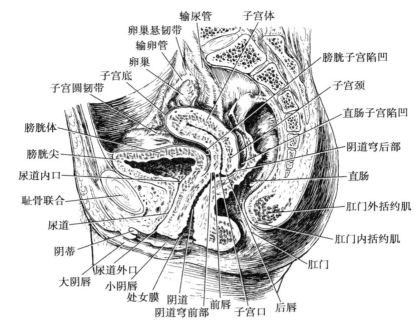

图 5-28 盆部和会阴（女性，正中矢状切面）

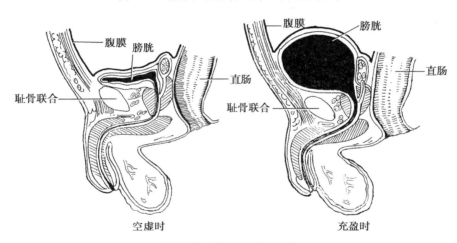

图 5-29 膀胱位置的变化

膜和韧带等保护,故除贯通伤或骨盆骨折外,很少因外界暴力发生损伤。膀胱挫伤指仅伤及黏膜或肌层,局部出血或形成血肿,可出现血尿。严重损伤可致膀胱破裂:①腹膜外型破裂:多为骨盆骨折引起的膀胱前壁破裂,腹膜完整。尿液渗入耻骨后间隙和膀胱周围的腹膜外组织,可沿输尿管周围疏松结缔组织蔓延至肾区。②腹膜内型破裂:多为膀胱后壁或上壁破裂,尿液流入腹膜腔,引起腹膜炎。膀胱破裂伴有尿外渗和出血,需尽早施行膀胱修补术。

2. 血管、神经和淋巴引流

（1）动脉:**膀胱上动脉**(superior vesical a.)起自脐动脉(89%)、闭孔动脉(5%)、阴茎背动脉

(4%)、阴蒂背动脉(1%)或髂外动脉(0.5%),多为 1 支(51%)和 2 支(41%),3 支和 4 支分别为6% 和 2%。膀胱上动脉向内下方走行,分布于膀胱中、上部。**膀胱下动脉**(inferior vesical a.)起自脐动脉(53%)、阴部内动脉(32%)、子宫动脉(12%)、闭孔动脉(2%)或髂内动脉(1%),1 支占 70%,2支 30%。膀胱下动脉沿盆侧壁行向内下,分布于膀胱下部、精囊、前列腺和输尿管盆部等(图 5-30)。此外,还有来自输精管动脉、闭孔动脉和臀下动脉的分支。在女性,子宫动脉分支也分布于膀胱。

（2）静脉:膀胱的静脉在膀胱下面和两侧形成膀胱静脉丛,静脉丛汇集成 1～2 条**膀胱静脉**(vesical v.),注入髂内静脉。

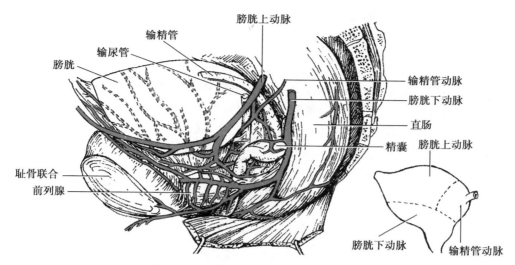

图 5-30 膀胱和盆内生殖器的动脉（男性）

（3）神经:膀胱受交感神经和副交感神经支配。交感神经来自第 11、12 胸髓节段和第 1、2 腰髓节段,纤维经上腹下丛、下腹下丛和盆丛下降,随血管分布于膀胱壁,使膀胱逼尿肌松弛,尿道内括约肌收缩,引起贮尿。副交感神经为来自第 2~4 骶髓节段的盆内脏神经,使膀胱逼尿肌收缩,尿道内括约肌松弛,引起排尿。膀胱的感觉由盆内脏神经传入。

（4）淋巴引流:膀胱的淋巴管主要注入髂内淋巴结,上面部分淋巴管注入髂外淋巴结。

膀胱肿瘤手术治疗包括经尿道肿瘤切除术、膀胱切开后肿瘤切除术、膀胱部分切除术和膀胱全切除术等。膀胱全切除术又分为单纯性膀胱切除术和根治性膀胱切除术。经腹入路多采用下腹壁正中切口或弧形切口。施行根治性膀胱切除术时,切开腹膜后分离输尿管,在与膀胱连接处切断输尿管,远端结扎,近端插入导管。纵形切开膀胱顶处腹膜,切断和结扎膀胱上动、静脉和输精管。沿盆脏筋膜分离膀胱至前列腺尖处,切断和结扎膀胱侧韧带及膀胱下动、静脉。切断耻骨前列腺韧带,结扎其间的阴茎背深静脉。切断尿道,将膀胱、前列腺和精囊以及两侧含有盆腔淋巴结的腹膜外组织一并取出。然后,行输尿管乙状结肠吻合术。分离膀胱和前列腺后壁时应注意避免损伤直肠前壁。处理膀胱侧韧带时易损伤静脉丛,损伤时应立即用纱布垫压迫止血。如果需要保存性功能,分离膀胱和前列腺侧壁时应保护前列腺丛及海绵体神经。前列腺丛位于前列腺两侧,前列腺与肛提肌之间。由前列腺丛向前延续形成的海绵体丛发出分支,向下穿会阴深横肌至阴茎背面,分布于阴茎海绵体和

尿道海绵体。神经位于血管稍外侧,故应将血管神经束推向外侧,靠近前列腺侧仔细切断和结扎膀胱下动、静脉的分支,以免损伤神经而影响性功能。

（二）输尿管盆部和壁内部

1. 输尿管盆部（pelvic part of ureter） 在骨盆上口续接输尿管腹部,跨越髂血管后进入盆腔。输尿管盆部经髂内血管和腰骶干的前方以及闭孔神经和闭孔血管的内侧,行向内前下方(图 5-27,图 5-28)。在男性,输尿管经过输精管后外方,在输精管壶腹与精囊之间至膀胱底。在女性,输尿管经子宫阔韧带基底部至子宫颈外侧约 2cm(坐骨棘上方约 2cm)处,从子宫动脉后下方绕过,继而行向下内至膀胱底(图 5-41)。在子宫切除术结扎子宫动脉、切断已结扎的子宫动脉或盲目钳夹时,有可能损伤输尿管。左侧输尿管离子宫颈较近,更容易受到损伤。输尿管损伤因素包括切断、挤压、结扎、扭转或阻断营养血管。

2. 输尿管壁内部（intramural part of ureter）向内下斜穿膀胱壁,长约 1.5cm。膀胱充盈时输尿管壁闭合,防止膀胱内的尿液反流入输尿管。如果壁内部过短或肌组织发育不良,可发生尿液反流。壁内部是输尿管的狭窄处,结石易在此处滞留,是泌尿系统结石的常见部位之一。插入输尿管镜时,常先扩张壁内部,以免损伤输尿管。

输尿管盆部的动脉来自髂总动脉、髂内动脉、膀胱上动脉和膀胱下动脉等。在女性,子宫动脉的分支也分布于输尿管。静脉注入这些动脉的伴行静脉,淋巴管注入髂内淋巴结和骶淋巴结。

（三）输精管盆部、射精管和精囊

**输精管盆部**（pelvic part of ductus deferens）经

腹环出腹股沟管,从外侧绕腹壁下动脉的起始部,转向内下方,越过髂外血管前方进入盆腔。沿盆侧壁行向后下,跨过脐动脉索、闭孔神经、闭孔血管和膀胱上血管,经输尿管末端前上方至膀胱底。输精管末端膨大形成**输精管壶腹**(ampulla of ductus deferens)(图5-17,图5-20,图5-31)。两侧输精管壶腹末端逐渐靠近和变细,与精囊的排泄管汇合成**射精管**(ejaculatory duct)(图5-27)。射精管长约2cm,向前下穿前列腺实质,开口于尿道前列腺部。

**精囊**(seminal vesicle)呈长椭圆形,表面凹凸不平。左侧精囊长约3.76cm,右侧3.94cm。精囊位于膀胱底与直肠之间,输精管壶腹下外侧(图5-31)。精囊脓肿破裂时,脓液进入腹膜腔。精囊肿大时,直肠指检可在前列腺前上方触及。可作精囊按摩,经尿道取分泌物后进行诊断。

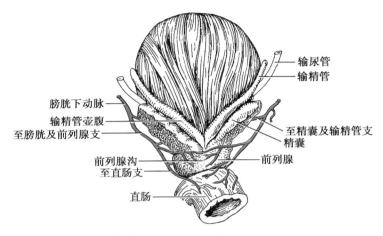

图 5-31　膀胱、精囊和前列腺(后面)

精囊腺的动脉包括输精管动脉、膀胱下动脉和直肠下动脉的分支,静脉注入膀胱静脉丛,淋巴管注入髂内淋巴结。

**(四)前列腺**

**前列腺**(prostate)形似栗子,底朝上,尖朝下。最大横径平均为4.14cm,前后径2.64cm,垂直径2.55cm,重约20g。前列腺后面平坦,中间有纵行的**前列腺沟**(prostatic sulcus)。前列腺增生时,前列腺沟可消失。前列腺的排泄管开口于尿道前列腺部。幼儿时前列腺甚小,腺组织很少,主要由平滑肌和结缔组织构成。性成熟时腺组织显著增多,前列腺增大。老年人的腺组织萎缩,前列腺变小。

传统上将前列腺分为5叶:前叶、中叶、后叶和两侧叶(图5-32)。在老年人,组织增生常从中叶开始,致尿道受压迫,引起排尿困难。后叶是肿瘤好发部位。近年来,临床上将前列腺分为4区:纤维肌质区、外周区、中央区和移行区(图5-33)。老年人前列腺增生主要是尿道周围移行区的腺组织、结缔组织和平滑肌的增生。外周区是前列腺癌最常发生的部位。对前列腺增生施行手术时,常利用经尿道前列腺电切,切除尿道周围移行区的组织,以解除尿道受压,使排尿通畅。在前列腺癌早期,常

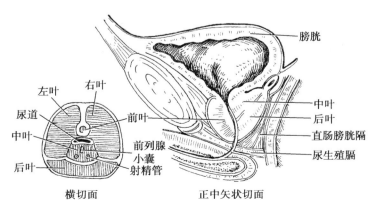

图 5-32　前列腺的位置和分叶

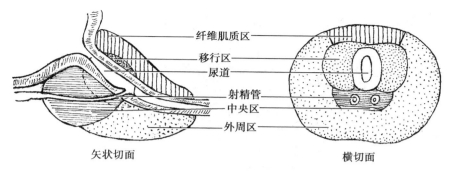

图 5-33 前列腺的分区

矢状切面　　　　横切面

采用根治性前列腺切除术,包括开放性、腹腔镜和外科机器人辅助等不同方式,经腹腔或腹膜外途径。

1. 位置和毗邻　**前列腺底**(base of prostate)与膀胱颈相贴,**前列腺尖**(apex of prostate)与尿生殖膈接触。与耻骨联合之间有前列腺静脉丛、疏松结缔组织和耻骨前列腺韧带。该韧带对前列腺有固定作用。前列腺后面借直肠膀胱隔与直肠相连,后上方有输精管壶腹和精囊。中间有尿道通过(图 5-27,图 5-31,图 5-32)。直肠指检时,可触到前列腺及前列腺沟。临床上经直肠前列腺按摩,采集前列腺液,有助于诊断前列腺炎。在疑有前列腺癌的患者,如直肠指诊时触到前列腺变硬和结节,可经直肠施行前列腺穿刺术,也可在 B 型超声引导下进行。结节作为重点穿刺部位。然后,通过活检诊断前列腺癌。

2. 血管、神经和淋巴引流　前列腺的动脉主要来自膀胱下动脉,阴部内动脉和直肠下动脉也发分支至前列腺。膀胱下动脉在膀胱与前列腺交界处的稍外侧发出两组分支,被膜组分支沿前列腺后外侧面下行,分布于前列腺鞘和前列腺外侧部的大部分;尿道组分支在膀胱与前列腺交界处进入前列腺,分布于尿道周围的腺组织(图 5-34)。前列腺的静脉在腺体周围吻合形成前列腺静脉丛,经膀胱下静脉注入髂内静脉。淋巴管注入髂外淋巴结、髂内淋巴结、闭孔淋巴结和骶淋巴结。神经来自前列腺丛的交感神经和副交感神经分支。

(五) 卵巢

**卵巢**(ovary)呈扁卵圆形。幼儿的卵巢表面光滑,性成熟后因排卵变得凹凸不平。绝经期后约缩小 1/2,质地变硬。卵巢位于髂内、外动脉分叉处的卵巢窝内(图 5-28,图 5-35)。卵巢窝的前界为脐动脉索,后界为髂内动脉和输尿管,窝底有闭孔血管和闭孔神经。新生儿卵巢的位置较高,可位于髂窝内。有的阑尾可达右侧卵巢和输卵管外侧端的部

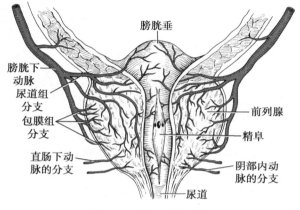

图 5-34 前列腺的动脉

位,阑尾炎时可能累及卵巢和输卵管,故应注意鉴别诊断。

卵巢上端借卵巢悬韧带连于盆侧壁,韧带内有卵巢的血管、淋巴管和神经丛等;下端借卵巢固有韧带连于子宫。卵巢切除术或输卵管卵巢切除术中结扎卵巢悬韧带(内有卵巢动、静脉)时,应注意在骨盆上口处该韧带位于输尿管稍前方。如果有粘连,需直视下将该韧带分离出来,以免损伤输尿管。约有 10% 的卵巢肿瘤并发蒂扭转,肿瘤的蒂由卵巢悬韧带、卵巢固有韧带和输卵管组成。由于急性扭转,静脉回流受阻,肿瘤内高度充血或血管破裂,从而发生剧烈腹痛甚至休克,为常见的妇科急腹症。

卵巢的血管、神经和淋巴管经卵巢门出入。卵巢有子宫动脉的卵巢支和腹主动脉发出的卵巢动脉分布。卵巢静脉与卵巢动脉伴行,左侧注入左肾静脉,右侧注入下腔静脉。卵巢的淋巴管注入腰淋巴结。

(六) 输卵管

**输卵管**(uterine tube)长 8 ~ 14cm,位于子宫阔韧带的上缘内,以**输卵管腹腔口**(abdominal orifice

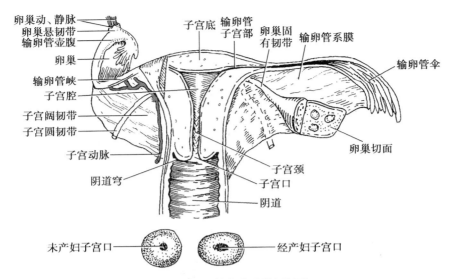

卵巢动、静脉
卵巢悬韧带
输卵管壶腹
卵巢
输卵管峡
子宫腔
子宫阔韧带
子宫圆韧带
子宫动脉
阴道穹
子宫底 输卵管 子宫部
卵巢固有韧带 输卵管系膜
输卵管伞
卵巢切面
子宫颈
子宫口
阴道
末产妇子宫口
经产妇子宫口

图 5-35 女性内生殖器(前面)

of uterine tube)和**输卵管子宫口**(uterine orifice of uterine tube)分别与腹膜腔和子宫腔相通。内侧端连于子宫,外侧端游离,与卵巢相毗邻。输卵管由外侧向内侧分为 4 部(图 5-28,图 5-38)。

1. 输卵管漏斗(infundibulum of uterine tube)呈漏斗状膨大,边缘有许多呈指状的**输卵管伞**(fimbriae of uterine tube)。

2. 输卵管壶腹(ampulla of uterine tube) 占输卵管全长的 2/3。卵细胞在此处受精,受精卵被输送到子宫,植入子宫内膜。受精卵在子宫腔以外的部位着床为异位妊娠,输卵管妊娠为 90% ~ 95%,也可发生卵巢妊娠或腹膜腔妊娠。在输卵管妊娠的发生部位,输卵管壶腹为 75% ~80%,其次是输卵管峡。输卵管妊娠流产或引起输卵管破裂可导致腹膜腔内出血,是妇科常见的急症。右侧输卵管与上方的阑尾相近,妊娠破裂时表现右下腹疼痛,常误诊为急性阑尾炎。如果患者生命体征平稳,有再生育要求,可行保守性手术,如输卵管壶腹妊娠行输卵管切开取胚术,伞端妊娠行伞端挤压术。

3. 输卵管峡(isthmus of uterine tube) 短而细直,为输卵管绝育术施行部位。输卵管绝育术是指通过切除、结扎、电凝、钳夹、环套或粘堵输卵管阻断精子与卵子相遇。传统上多以经腹结扎输卵管为主,近年来多采用腹腔镜直视下切断输卵管,然后电凝断端,或者直接电凝输卵管。

4. 输卵管子宫部(uterine part of uterine tube) 为穿过子宫壁的部分。

在女性,腹膜腔借输卵管腹腔口,经输卵管、子宫、阴道与外界相通。正常情况下,子宫颈管内的黏液栓起着屏障作用。月经、分娩或性交后精子穿经时,黏液栓的屏障作用减弱或丧失,感染可扩散至腹膜腔,引起盆腔炎甚至弥漫性腹膜炎,导致盆腔脏器粘连和发生盆腔脓肿。脓肿多位于直肠子宫陷凹,可刺激直肠,引起肛门坠痛,严重者可穿破直肠。

在女性不孕症患者,可作子宫输卵管碘油造影检查。经子宫内腔向输卵管内注射碘油,评估输卵管堵塞情况。输卵管通液术是指通过宫颈导管向子宫腔和输卵管腔灌注含有庆大霉素的生理盐水,用于测定输卵管是否通畅、疏通轻度输卵管黏膜粘连和防止输卵管再通术后吻合处粘连,可治疗原发或继发性不孕症疑有输卵管阻塞的患者。

输卵管有子宫动脉的输卵管支和卵巢动脉的分支分布,静脉注入子宫静脉和卵巢静脉。

(七) 子宫

**子宫**(uterus)呈前后稍扁、倒置的梨形(图 5-28)。子宫分为**子宫底**(fundus of uterus)、**子宫体**(body of uterus)和**子宫颈**(cervix of uterus)3 部分。子宫颈又分为**子宫颈阴道上部**(supravaginal part of cervix)和**子宫颈阴道部**(vaginal part of cervix)(图 5-35,图 5-36)。

妊娠子宫的大小和位置随着孕期而发生变化,子宫底的高度见图 5-37。12 周前子宫位于盆腔,12 周末子宫底达耻骨联合上缘水平,16 周子宫底超出耻骨联合上缘,24 周子宫底达脐平面,32 周子宫底达脐与剑突之间高度,36 周子宫底达剑突稍下方,40 周子宫底稍降低。

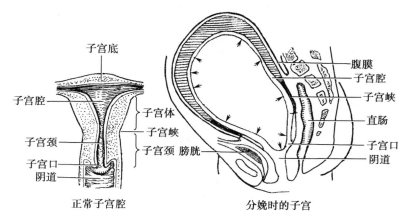

子宫底

子宫腔

子宫颈

子宫口

阴道

子宫体

子宫峡

子宫颈　膀胱

腹膜

子宫腔

子宫峡

直肠

子宫口

阴道

正常子宫腔　　　　　分娩时的子宫

图 5-36　子宫

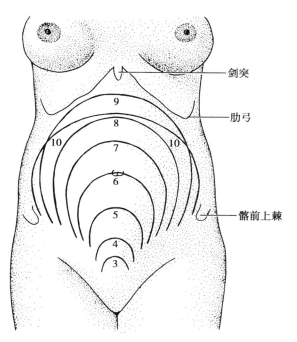

剑突

肋弓

9

8

10　　　10

7

6

5

4

3

髂前上棘

图 5-37　妊娠过程中子宫底的高度（数字表示妊娠月，每月 28 天）

**子宫峡**（isthmus of uterus）位于子宫体与子宫颈之间。非妊娠时，子宫峡不明显，长约 1cm。妊娠时子宫峡逐渐伸展变长，在妊娠末期可延长至 7~11cm（图 5-36）。产科常在此处作剖宫产术。腹壁切口包括下腹正中纵切口和 Pfannenstiel 切口（耻骨联合上两横指处横切口）。鉴于张力小和愈合佳等优点，临床上多采用后者。剪开膀胱与子宫之间的腹膜反折，并沿子宫圆韧带方向朝两侧延长。然后，将膀胱与子宫分离，显露子宫下部，剖开子宫和娩出胎儿。手术中应注意子宫和输尿管的位置关系，避免损伤输尿管。非孕期输尿管行于子

宫颈外侧 2cm 处，而妊娠晚期输尿管贴近子宫颈，尤其子宫右旋时输尿管随之右旋的情况下。因此，横切口延长或缝合时须保护输尿管。如果因胎儿过大需延长切口时，一般作 U 字形切口。此外，剖宫产术也可在腹膜外进行。

子宫颈是炎症和肿瘤的好发部位。阴道镜检查是利用阴道镜在冷光源照射下放大 10~40 倍，直接观察子宫颈阴道部的上皮病变，并可在病变部位进行定位活检，以提高确诊率。阴道镜检查时常辅助醋酸试验或碘试验，为定位活检提高诊断率。

子宫内腔分为**子宫腔**（cavity of uterus）和**子宫颈管**（cervical canal），分别位于子宫体和子宫颈内。子宫通过输卵管子宫口和**子宫口**（orifice of uterus）分别与输卵管和阴道相通（图 5-35，图 5-36）。未产妇的子宫口呈圆形，边缘光滑整齐。经产妇呈横裂状，形成前唇和后唇（图 5-35）。子宫镜检查时，用膨宫液扩张子宫内腔，通过纤维导光束和透镜将冷光源经子宫镜导入子宫内腔，直视下观察子宫颈管、子宫腔和输卵管子宫口，检查是否有子宫内膜病变、子宫畸形和占位病变等。宫腔镜手术适应于子宫内膜活检、纵隔切开、内膜下肌瘤切除、宫腔粘连分解、内膜息肉切除、输卵管通液等。

受出生前母亲激素的影响，女婴子宫的相对体积较大，各部比例接近成人，即子宫体为 2/3。在儿童和绝经后的子宫，子宫体和子宫颈几乎等长。绝经后子宫逐渐缩小。子宫发育障碍时，可出现畸形（1‰），如双子宫双阴道（22%）、双角双颈子宫（17%）、双角单颈子宫（47%）、中隔子宫（6%）、鞍状子宫（3%）、单角子宫和副角子宫（4%）、双子宫分离（1%）、先天性无子宫等（图 5-38）。

**1. 位置和毗邻**　子宫位于盆腔中央，膀胱与直肠之间。下端接阴道，两侧有输卵管和卵巢。输

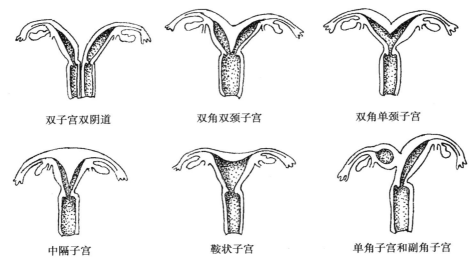

双子宫双阴道　　　　　　双角双颈子宫　　　　　　双角单颈子宫

中隔子宫　　　　　　　　鞍状子宫　　　　　　单角子宫和副角子宫

图 5-38　子宫畸形

卵管和卵巢合称为子宫附件。子宫切除术包括全子宫切除术和次全子宫切除术，区别在于前者切除附件，后者保留附件。子宫颈位于坐骨棘平面的稍上方。子宫的位置因膀胱和直肠的充盈程度以及体位而变化。直立时，子宫底和子宫体伏在空虚的膀胱上（图 5-28）。成人子宫呈轻度的前倾前屈位，**前倾**（anteversion）指子宫长轴和阴道长轴形成向前的角度，约 90°；**前屈**（anteflexion）指子宫体和子宫颈形成向前的弯曲，约 170°（图 5-39）。膀胱充盈时子宫向上伸直。极度前倾、前屈或后倾、后屈为子宫位置异常（图 5-40）。

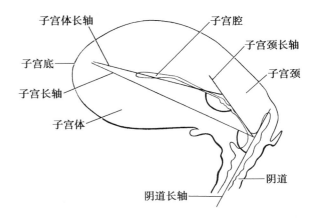

图 5-39　子宫的前倾前屈位

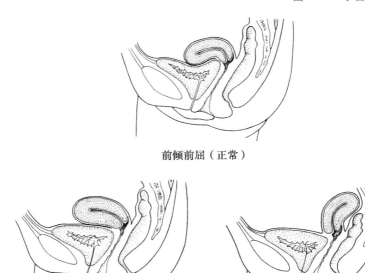

前倾前屈（正常）

前倾，无前屈　　　　　　　　　后倾后屈

图 5-40　子宫位置异常

子宫正常位置的维持依赖于子宫的韧带、盆膈、尿生殖膈和阴道等的支持和固定。子宫的韧带（图5-35，图5-41）包括：①**子宫阔韧带**（broad lig. of uterus）：位于子宫两侧，为呈冠状位的双层腹膜皱襞。上缘游离，包裹输卵管，外侧端移行于卵巢悬韧带。子宫阔韧带限制子宫向两侧移动。按附着器官子宫阔韧带可分为卵巢系膜、输卵管系膜和子宫系膜3部分（图5-42）。②**子宫圆韧带**（round lig. of uterus）：呈圆索状，长12~14cm。起自子宫体上端的两侧，经子宫阔韧带行向前

外。越过髂外血管，经腹环进入腹股沟管。出皮下环后附着于阴阜和大阴唇的皮下。子宫圆韧带维持子宫的前倾位。③**子宫主韧带**（cardinal lig. of uterus）：位于子宫阔韧带下方，连于子宫颈阴道上部和盆侧壁之间。子宫主韧带维持子宫颈的正常位置，防止子宫脱垂。④**子宫骶韧带**（uterosacral lig.）：起自子宫颈后面，向后呈弓形绕过直肠两侧，附着于骶骨前面。表面有腹膜覆盖，形成直肠子宫襞。子宫骶韧带维持子宫的前屈位，防止子宫向前移位。

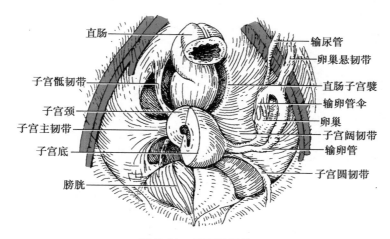

图 5-41　子宫的韧带

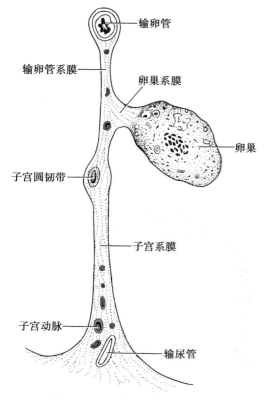

图 5-42　子宫阔韧带（矢状切面）

如果子宫的固定装置薄弱或损伤，可造成子宫位置异常或子宫脱垂。子宫脱垂指子宫从正常位置经阴道下降，子宫口达坐骨棘水平以下，甚至子宫全部脱出于阴道外。子宫脱垂常见的主要原因是分娩损伤，分娩过程中骨盆底组织极度伸张，造成盆膈肌及其筋膜和子宫韧带损伤。此外，骨盆底及会阴部组织裂伤较重，未曾缝合或虽缝合但愈合不理想，也可引起子宫脱垂。传统上可将子宫脱垂分为3度：①Ⅰ度：轻型为子宫口距处女膜<4cm，未达到处女膜缘；重型为子宫口已达到处女膜缘，在阴道口可见子宫颈。②Ⅱ度：轻型为子宫颈脱出阴道口，子宫体仍在阴道内；重型为子宫颈及部分子宫体脱出阴道口。③Ⅲ度：子宫颈与子宫体全部脱出至阴道口外（图5-43）。目前多采用盆腔脏器脱垂定量分期法，即分别利用阴道前壁、阴道顶端、阴道后壁上的两个解剖指示点与处女膜的关系来确定子宫脱垂程度。

子宫脱垂的治疗以手术为主。Manchester手术包括修补阴道前后壁、缩短子宫主韧带和切除部分宫颈，适用于年龄较轻、宫颈延长的患者。经阴道子宫全切除及阴道前后壁修补术适用于年龄较大、无须考虑生育功能的患者。LeFort阴道封闭术仅

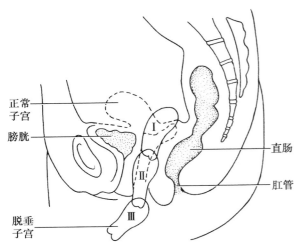

图 5-43 子宫脱垂示意图（Ⅰ、Ⅱ、Ⅲ为子宫脱垂程度）

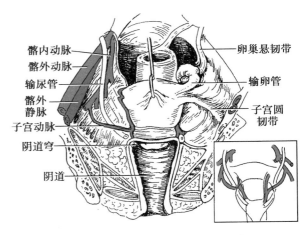

图 5-44 子宫动脉与输尿管的位置关系

适用于因年老体弱不能耐受较大手术者。近年来开展利用生物网片的盆底重建术，但穿刺时容易损伤阴部血管和神经，如穿刺过深还可损伤髂内静脉属支。

2. 血管、神经和淋巴引流

（1）动脉：**子宫动脉**（uterine a.）起自脐动脉（75%）、髂内动脉干（21%）、臀下阴部干（3%）或阴部内动脉（0.7%），沿盆侧壁行向前内下方，进入子宫阔韧带的基底部，在距子宫颈外侧约2cm处向内侧越过输尿管前上方，至子宫颈（图5-44）。1支型子宫动脉为90%；2支型10%，分别行经输尿管前、后方。子宫动脉主干沿子宫两侧迂曲上行，沿途发出分支分布于子宫。在子宫体上端处分为输卵管支和卵巢支，卵巢支与卵巢动脉吻合。在子宫颈处发出阴道支，分布于阴道上部（图5-45）。近年来，子宫动脉介入治疗已广泛应用于妇科恶性肿瘤、子宫肌瘤、子宫腺肌症、输卵管不通和妊娠、产

后出血等。

（2）静脉：子宫的静脉血液注入子宫两侧的静脉丛，继而经**子宫静脉**（uterine v.）注入髂内静脉。

（3）神经：子宫的神经来自盆丛分出的**子宫阴道丛**，随血管分布于子宫和阴道上部。

（4）淋巴引流：子宫的淋巴引流方向较广。子宫底和子宫体上部的淋巴管沿卵巢血管上行，注入腰淋巴结；沿子宫圆韧带穿腹股沟管，注入腹股沟浅淋巴结。子宫体下部和子宫颈的淋巴管沿子宫血管行向两侧，注入髂内、外淋巴结；经子宫主韧带向外侧注入闭孔淋巴结；沿骶子宫韧带向后注入骶淋巴结。

全子宫切除术可经腹膜腔和经阴道完成。经腹膜腔切除时取下腹壁正中切口，切断结扎子宫圆韧带和卵巢悬韧带（内有卵巢血管）。然后，切开子宫与膀胱间腹膜反折，切断结扎子宫动、静脉，并切断子宫主韧带和骶子宫韧带，以游离子宫。切除子宫以及卵巢和输卵管，缝合阴道断端和腹膜。术中

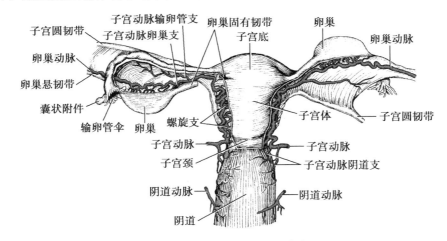

图 5-45 女性内生殖器的动脉

需注意扪清输尿管所在部位,然后才可以处理子宫动、静脉和宫颈两旁组织,以免损伤输尿管。在子宫颈两旁静脉丛较丰富,游离子宫颈时如用力推挤可损伤静脉管壁,引起出血,应予以注意。

（八）阴道

阴道(vagina)位于尿道和直肠之间,连接子宫和外生殖器,下端以阴道口(vaginal orifice)开口于阴道前庭。阴道由后上方斜向前下方,前壁长6.8~9.2cm,后壁7.0~10.7cm。阴道下端两侧有肛提肌和阴道括约肌,对阴道起约束和固定作用。阴道痉挛主要是指性交时肛提肌和阴道括约肌发生不自主的剧烈而持续的收缩,轻者性交困难,出现性交痛,重者阴茎无法插入。阴道发育异常可见先天性无阴道、阴道横膈和阴道纵隔等。成年处女的阴道较狭小,皱褶显著。经产妇的阴道腔和阴道口较大,长度也增大。老年人的阴道壁松弛,失去弹性。

阴道上端宽阔,包绕子宫颈阴道部,阴道壁与子宫颈之间形成环形的阴道穹(fornix of vagina)。阴道穹可分为前、后部和左、右部,其中后部最深。阴道穹后部又称阴道后穹(posterior fornix of vagina),后上方有直肠子宫陷凹,两者之间仅隔有阴道后壁和腹膜(图5-28,图5-44)。如果直肠子宫陷凹内有积液或肿块接近阴道后穹,可经阴道后穹穿刺,以帮助诊断。用宫颈钳向前牵拉子宫颈后唇,充分暴露阴道后穹。穿刺针经子宫颈后唇与阴道后壁之间,取与子宫颈平行稍向后的方向刺入2~3cm。出现落空感后开始抽吸,边抽吸边拔出穿刺针。若为肿物,选择最突出或囊性感最明显部位穿刺。进针不要过深,以免穿刺针超过液平面高度。要注意进针方向,避免损伤子宫或直肠。异位妊娠疑合并内出血时,可抽出不凝血液,需手术探查。怀疑肠管与子宫后壁粘连时,禁止使用阴道后穹穿刺术。另外,在超声介导下,可经阴道后穹穿刺取卵。

由于各种原因导致生殖器官与相邻器官之间形成异常通道称为生殖道瘘。常见病因有产伤、手术损伤、外伤、结核、结石、肿瘤及放疗后、子宫托长期放置后压迫等。生殖道瘘以尿瘘最常见,其次为粪瘘。尿瘘包括膀胱阴道瘘、膀胱宫颈瘘、尿道阴道瘘、膀胱尿道阴道瘘、膀胱宫颈阴道瘘和输尿管阴道瘘。治疗原则为首先去除病因,尿瘘可放置导尿管或输尿管导管支架,或者进行手术修补。

阴道上部由子宫动脉的阴道支分布,中部由膀胱下动脉的分支分布,下部由直肠下动脉和肛动脉

的分支分布(图5-45)。阴道动脉的出现率为38%,其中53%发自阴部内动脉。阴道的静脉在其两侧形成阴道静脉丛,经子宫静脉注入髂内静脉。阴道的神经来自子宫阴道丛。阴道上部的淋巴管注入髂外淋巴结和闭孔淋巴结,中部的淋巴管注入髂内淋巴结,下部的淋巴管注入腹股沟浅淋巴结。

（九）直肠

直肠(rectum)长10~14cm,上平第3骶椎高度接乙状结肠,向下穿盆膈续为肛管。先天性直肠畸形除直肠闭锁外,男性有直肠膀胱瘘、直肠尿道瘘和直肠会阴瘘,女性有直肠阴道瘘、直肠前庭瘘和直肠会阴瘘。对于直肠闭锁患儿,需作直肠成形术。在直肠瘘患儿,切除瘘管后修补相邻器官或组织。

直肠下部肠腔显著扩大,形成直肠壶腹。在矢状位上,直肠有两个弯曲:骶曲(sacral flexure)凸向后,与骶骨弯曲一致;会阴曲(perineal flexure)凸向前,向后绕尾骨尖(图5-27,图5-28)。在冠状位上有3个凸向侧方的弯曲,但不恒定。中间较大的弯曲多凸向左侧,上、下两个弯曲凸向右侧。在直肠镜或乙状结肠镜检查时,应注意这些弯曲,避免损伤肠壁。直肠内自上而下有3个横襞,中直肠横襞最大,位置恒定,位于直肠的右前壁上,距肛门约7cm,相当于直肠表面腹膜反折的高度(图5-46)。因此,直肠镜检查时常以中直肠横襞为标志,确定肿瘤与腹膜的位置关系。

1. 位置和毗邻　直肠位于盆腔后部。直肠后间隙内有直肠上血管、骶丛和骶淋巴结等。骶前筋膜与骶骨和尾骨之间有骶正中血管、骶外侧血管、骶静脉丛和骶交感干等。男性直肠前面与膀胱底、前列腺、精囊和输精管壶腹等毗邻。直肠指检时,隔着直肠前壁可触及这些器官。女性直肠前面与子宫、阴道毗邻。男性的直肠和膀胱之间的腹膜反折形成直肠膀胱陷凹,女性的直肠与子宫之间有直肠子宫陷凹(图5-27,图5-28)。盆底功能障碍时,阴道后壁脱垂多伴有直肠膨出。直肠两侧有盆丛和直肠侧韧带及其深面的直肠下血管相邻,前外侧有骨盆直肠间隙(图5-16,图5-23)。

2. 血管、神经和淋巴引流

(1) 动脉:直肠主要由直肠上动脉和直肠下动脉分布。直肠上动脉(superior rectal a.)为肠系膜下动脉的直接延续,经乙状结肠系膜下行,至第3骶椎高度分为两支,沿直肠两侧下行,分布于直肠上部。直肠下动脉(inferior rectal a.)起自髂内动脉,经直肠侧韧带至直肠,分布于直肠下部。骶正

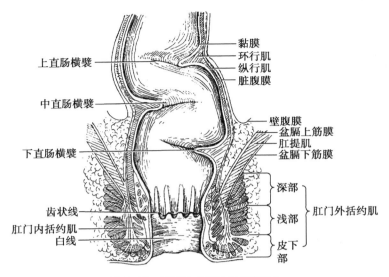

图 5-46 直肠和肛管(冠状切面)

上直肠横襞
中直肠横襞
下直肠横襞
齿状线
肛门内括约肌
白线
黏膜
环行肌
纵行肌
脏腹膜
壁腹膜
盆膈上筋膜
肛提肌
盆膈下筋膜
深部
浅部
皮下部
肛门外括约肌

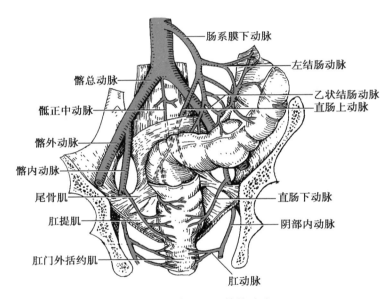

图 5-47 直肠和肛管的动脉

肠系膜下动脉
左结肠动脉
髂总动脉
骶正中动脉
髂外动脉
髂内动脉
尾骨肌
肛提肌
肛门外括约肌
乙状结肠动脉
直肠上动脉
直肠下动脉
阴部内动脉
肛动脉

中动脉分布于直肠后壁(图 5-47),膀胱下动脉也发出分支分布于直肠(图 5-30)。

(2)静脉:在黏膜下层和肠壁表面形成直肠静脉丛,**直肠上静脉**(superior rectal v.)和**直肠下静脉**(inferior rectal v.)与动脉伴行,分别注入肠系膜下静脉和髂内静脉。

(3)神经:交感神经来自肠系膜下丛和盆丛,副交感神经来自盆丛发出的直肠丛。直肠的感觉由盆内脏神经传入。

(4)淋巴引流:直肠上部的淋巴管沿直肠上血管上行,注入直肠上淋巴结。直肠下部的淋巴管沿直肠下血管行向两侧,注入髂内淋巴结。少数淋巴管与骶外侧血管伴行,注入骶淋巴结。

# 第三节 会　　阴

## 一、肛区

肛区(anal region)又称肛门三角,位于两侧坐骨结节和尾骨尖之间,内有肛管和坐骨肛门窝等。肛门周围的皮肤形成放射状皱襞,富有汗腺和皮脂腺。男性长有肛毛。浅筋膜内含有较多的脂肪,尤其在坐骨肛门窝。肛腺感染可经肛门外括约肌皮下部向外扩散形成肛门周围脓肿。

(一)肛管

**肛管**(anal canal)长 3~4cm,上端在盆膈处接

直肠,下端终于肛门(图5-27,图5-28,图5-46)。先天性肛管畸形包括肛管狭窄和肛管闭锁,需作肛管成形术。

1. **结构**　肛管内面有6~10条纵行的黏膜皱襞,称**肛柱**(anal column),相邻肛柱下端之间的半月形黏膜皱襞称**肛瓣**(anal valve)。肛瓣与相邻肛柱之间围成开口向上的**肛窦**(anal sinus),窦内常存积粪屑,容易感染,引起肛窦炎,甚至导致肛瘘或坐骨肛门窝脓肿。肛柱下端和肛瓣下缘形成环形的**齿状线**(dentate line)(图5-46)。由于胚胎来源等因素,齿状线上、下的上皮、血管分布、淋巴引流和神经分布是不同的(表5-3)。

表5-3　齿状线上、下结构的比较

| | 齿状线以上 | 齿状线以下 |
| --- | --- | --- |
| 上皮 | 单层立方上皮(黏膜) | 复层扁平上皮(皮肤) |
| 动脉 | 直肠下动脉 | 肛动脉 |
| 静脉 | 直肠上静脉(肝门静脉系) | 肛静脉(下腔静脉系) |
| 淋巴引流 | 髂内淋巴结 | 腹股沟浅淋巴结 |
| 神经分布 | 内脏神经(痛觉不敏锐) | 躯体神经(痛觉敏锐) |

齿状线稍下方有一环形光滑区,称**肛梳**(anal pecten)。肛梳稍隆起,宽约1cm。由于深面有静脉丛,活体上呈浅蓝色。肛梳下缘处有一环形线,称**白线**(white line)。活体肛诊时,在白线处可触及环行浅沟,为肛门内、外括约肌的分界处。肛裂是齿状线下方肛管皮肤裂伤后形成的小溃疡,呈梭形或椭圆形,方向与肛管纵轴平行。大多数肛裂位于肛管后正中线上,也可在前正中线上,侧方肛裂极少。肛裂多见于中青年人,常引起肛周剧痛。肛裂可导致肛周脓肿。

肛管黏膜下层和皮下组织内含有丰富的静脉丛。如果静脉血液淤积,可发生静脉曲张,形成痔,突向肠腔或体外。痔的易患因素包括妊娠、长期便秘和任何引起腹内压升高的疾病。内痔位于齿状线以上,外痔位于齿状线以下,跨越齿状线的痔为混合痔。内痔一般无疼痛,可有坠胀感。外痔常有疼痛。

2. **肛门括约肌**

(1) **肛门内括约肌**(sphincter ani internus)(图5-46,图5-48):由直肠壁下端的环行肌增厚形成,有协助排便的作用,但无括约肛门的作用。

(2) **肛门外括约肌**(sphincter ani externus)(图5-46,图5-48):为环绕肛门内括约肌周围的横纹肌。按位置,肛门外括约肌分为皮下部、浅部和深部。浅部和深部具有较强的括约肛门作用。

1) **皮下部**(subcutaneous part):位于肛门周围皮下,肛门内括约肌下方。肌束呈环形,前方少量纤维附着于会阴中心腱,后方部分肌纤维附着于肛尾韧带。直肠纵肌和肛提肌及其筋膜的部分组织经肛门内括约肌与肛门外括约肌的皮下部之间,至白线处的皮下。如果手术时切断皮下部肌束,不会引起大便失禁。

2) **浅部**(superficial part):位于皮下部外上方,起自尾骨下部和肛尾韧带,经肛管两侧向前止于会阴中心腱。肌束排列呈椭圆形,与肛管结合不太紧密。

3) **深部**(deep part):位于浅部上方。肌束呈环形,前方许多肌纤维与会阴浅横肌交织,特别是女性。后方部分肌纤维附着于肛尾韧带。上部肌纤维与耻骨直肠肌交织。

肛门外括约肌的浅部和深部、耻骨直肠肌、肛门内括约肌和直肠纵行肌在直肠与肛管移行处构成**肛直肠环**(anorectal ring)(图5-48)。肛直肠环在后方和两侧较发达。手术中不慎切断该肌环时,可引起大便失禁。

在直肠癌根治切除术,依据肿瘤下缘距肛门的距离和肿瘤恶性程度,决定是否能保留肛门。经典术式主要包括腹会阴联合直肠癌切除术(Miles术)和经腹直肠癌切除术(Dixon术),前者适用于腹膜反折以下的直肠癌,切除范围包括乙状结肠远端、直肠、局部淋巴结、肛提肌、坐骨肛门窝内脂肪、肛管、肛门周围5cm的皮肤和皮下组织、肛门外括约肌等,在左下腹作永久性结肠造口;后者适用于腹膜反折以上的直肠癌,癌肿距齿状线5cm以上,而远端切缘距癌肿下缘3cm以上,吻合口位于齿状线附近。近年来,腹腔镜下施行这两种手术取得成功,但在淋巴结清扫和对周围被侵袭脏器处理上尚有争议。另外,由于自动吻合器的应用,许多距肛门5cm的直肠癌切除后仍可保留肛门。

(二) **坐骨肛门窝**

1. **境界**　**坐骨肛门窝**(ischiorectal fossa)(图5-48,图5-49)位于肛管两侧,为尖朝上的楔形腔隙,容积约为60~90ml。坐骨肛门窝由一尖、一底和四壁构成:尖由盆膈下筋膜与闭孔筋膜汇合而成,底为浅筋膜和皮肤,前壁为尿生殖膈,后壁为骶结节韧带和臀大肌,内侧壁为肛门外括约肌、肛提肌、尾

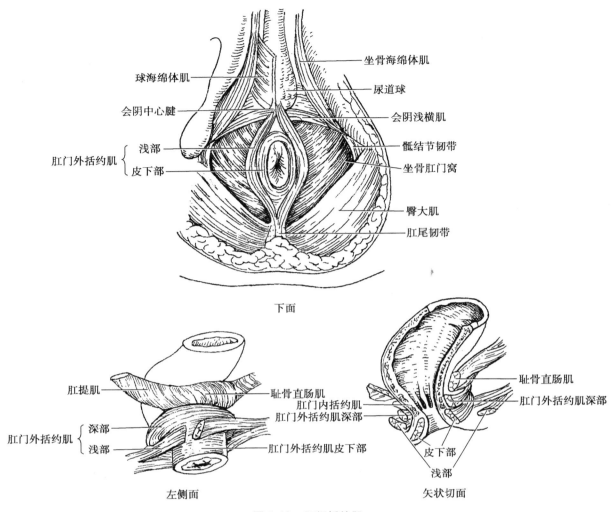

图 5-48　肛门括约肌

骨肌及盆膈下筋膜,外侧壁为坐骨结节和闭孔内肌及其筋膜。坐骨肛门窝向前后伸展形成前隐窝和后隐窝,**前隐窝**(anterior recess)位于肛提肌与尿生殖膈之间,**后隐窝**(posterior recess)位于尾骨肌、骶结节韧带和臀大肌之间。

坐骨肛门窝经坐骨小孔与臀肌间隙相通。左、右坐骨肛门窝经肛尾间隙相通。**肛尾间隙**(anococcygeal space)位于肛管和尾骨之间,上界为肛提肌,

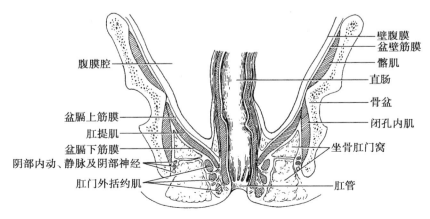

图 5-49　坐骨肛门窝

下界为**肛尾韧带**(anococcygeal lig.)(图5-48)。坐骨肛门窝为脓肿的好发部位。如果脓肿扩展至对侧,可形成马蹄状脓肿。如不及时切开,脓肿多沿肛管向下经皮肤穿出,形成肛瘘。脓肿可向肛管和直肠溃破,或经坐骨小孔扩展至臀部。

2. **内容** 坐骨肛门窝内有血管、神经和大量脂肪组织等。脂肪组织有利于排便时肛管充分扩张。

(1) **阴部内动脉**(internal pudendal a.)(图5-50,图5-53,图5-54):男性比女性粗大,起自髂内动脉,经梨状肌下孔出盆腔,绕坐骨棘后面,继而穿坐骨小孔入坐骨肛门窝。主干经坐骨肛门窝外侧壁的阴部管前行,近尿生殖区分为会阴动脉和阴茎动脉(女性为阴蒂动脉)。**阴部管**(pudendal canal)(**Alcock管**)由浅筋膜的膜性层和闭孔筋膜围成,内有阴部内血管和阴部神经通过。阴部动脉在阴部管内发出2~3支**肛动脉**(anal a.),向内侧分布于肛门周围诸肌和皮肤。

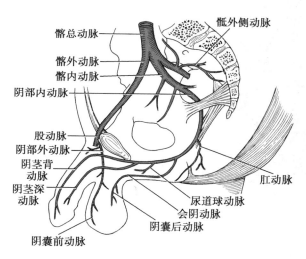

图5-50 阴部内动脉及其分支模式图

(2) **阴部内静脉**(internal pudendal v.):齿状线以下的直肠静脉丛汇集成**肛静脉**(anal v.),注入阴部内静脉。阴部内静脉与同名动脉伴行,注入髂内静脉。

(3) **阴部神经**(pudendal n.)(图5-51,图5-53,图5-54):自骶丛发出,与阴部内血管伴行,在阴部管内发出**肛神经**(anal n.),该神经分布于肛门外括约肌、肛管下部和肛门周围的皮肤。阴部神经近尿生殖区分为会阴神经和阴茎背神经(女性为阴蒂背神经)。

阴部神经阻滞麻醉适用于会阴侧切术、胎头吸引术、低位产钳牵引术、臀位牵引术等。麻醉时将手指伸入肛管,确定坐骨棘的位置,然后在坐骨结节与肛门连线的中点进针,至坐骨棘下方。另外,也可经阴道进针,即手指经阴道触到坐骨棘,然后进针至坐骨棘附近(图5-52)。该种麻醉的优点是对母亲和胎儿无影响,也不影响子宫收缩。腹股沟神经阻滞麻醉用于会阴前部(图5-52)。若阴部神

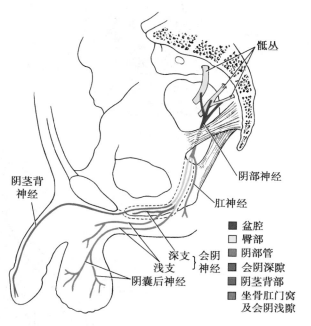

图5-51 阴部神经及其分支模式图

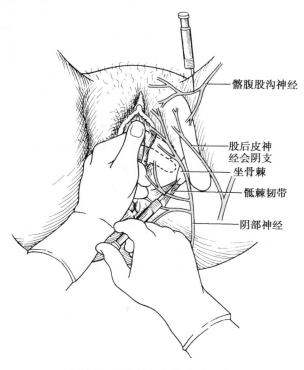

图5-52 阴部神经阻滞麻醉示意图

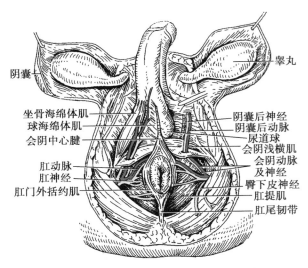

图 5-53 肛区和会阴浅间隙的结构(男性)

经和腹股沟神经阻滞麻醉后仍感疼痛,多为股后皮神经的会阴支重叠分布的缘故。会阴侧切时也可用局部麻醉。无痛分娩的麻醉方法主要包括吸入麻醉、静脉麻醉和硬膜外麻醉,其中硬膜外麻醉较常用。硬膜外麻醉止痛效果好,麻醉平面容易控制,解除子宫收缩痛的同时不影响子宫收缩,对胎儿呼吸和循环无抑制。

## 二、尿生殖区

尿生殖区(urogenital region)又称为尿生殖三角,位于两侧坐骨结节和耻骨联合下缘之间,男性有尿道通过,女性有尿道和阴道通过。此外,尿生殖区有外生殖器。皮肤长有阴毛,汗腺和皮脂腺丰富。

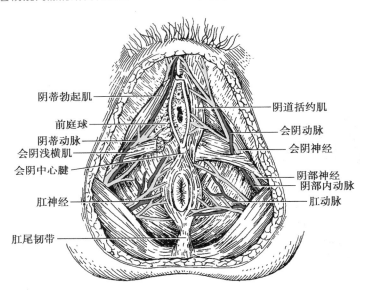

图 5-54 肛区和会阴浅间隙的结构(女性)

(一) 会阴筋膜

1. 浅筋膜 分为浅、深两层,浅层为脂性层,深层为膜性层,或称 Colles 筋膜。Colles 筋膜覆盖浅层肌(表 5-4),向前与阴囊的肉膜、阴茎的 Colles 筋膜和腹前壁的 Scarpa 筋膜相续,向后至尿生殖区后缘处与尿生殖膈下筋膜相愈着,两侧附着于耻骨下支、坐骨支和坐骨结节。

2. 深筋膜 分为尿生殖膈下筋膜(inferior fascia of urogenital diaphragm)和尿生殖膈上筋膜(superior fascia of urogenital diaphragm),两者在其前、后缘互相愈着,前缘形成会阴横韧带(transverse perineal lig.)。会阴横韧带与耻骨弓状韧带之间有一裂隙,内有阴茎背深静脉(女性为阴蒂背深静脉)穿经。尿生殖膈上、下筋膜两侧附着于坐骨支和耻

骨下支,向后移行于盆膈下筋膜。尿生殖膈上、下筋膜包被会阴深层肌(表 5-4)。

尿生殖膈上、下筋膜与其间的会阴深层肌构成尿生殖膈(urogenital diaphragm)。尿生殖膈封闭盆膈裂孔,有加强盆膈的作用。

(二) 筋膜间隙

1. 会阴浅间隙(superficial perineal space)位于 Colles 筋膜和尿生殖膈下筋膜之间,向前开放。除浅层肌[会阴浅横肌、球海绵体肌(男)或阴道括约肌(女)、坐骨海绵体肌(男)或阴蒂勃起肌(女)]、血管和神经外,男性有阴茎脚、尿道球及尿道,女性有阴蒂脚、尿道、阴道、前庭球和前庭大腺(图 5-53,图 5-54)。由于女性有尿道和阴道穿过,会阴浅间隙范围较小。

表 5-4　尿生殖区肌

| 名　称 | | 起　点 | 止　点 | 作　用 | 神经支配 |
|---|---|---|---|---|---|
| 浅层肌 | 球海绵体肌(男) | 会阴中心腱、正中缝 | 阴茎海绵体背侧及阴茎筋膜 | 压迫尿道海绵体和阴茎海绵体、助阴茎勃起、助排尿和射精 | 会阴神经 |
| | 阴道括约肌(女) | 会阴中心腱 | 阴蒂海绵体白膜 | 助阴蒂勃起、缩小阴道口 | 同上 |
| | 坐骨海绵体肌(男) | 坐骨结节 | 阴茎海绵体下面和侧面的白膜 | 压迫阴茎海绵体、使阴茎勃起 | 同上 |
| | 阴蒂勃起肌(女) | 同上 | 阴蒂海绵体下面和侧面的白膜 | 压迫阴蒂海绵体、使阴蒂勃起 | 同上 |
| | 会阴浅横肌 | 同上 | 会阴中心腱 | 固定会阴中心腱 | 同上 |
| 深层肌 | 尿道膜部括约肌(男) | 坐骨支、耻骨下支 | 会阴中心腱 | 括约尿道膜部 | 同上 |
| | 尿道阴道括约肌(女) | 会阴横韧带、耻骨下支 | 同上 | 括约尿道和阴道 | 同上 |
| | 会阴深横肌 | 坐骨支 | 同上 | 固定会阴中心腱 | 同上 |

　　**前庭大腺**(great vestibular gland)又称 **Bartholin 腺**,豌豆大小,位于前庭球后端的深面,表面覆盖阴道括约肌,深面紧邻会阴深横肌(图 5-54,图 5-65)。由于前庭大腺的质地较硬,在大阴唇的唇后连合附近可触及。导管长 1.5~2cm,向内前方开口于阴道口两侧的处女膜缘与小阴唇后部之间的沟内。前庭大腺的分泌物有润滑阴道口的作用。如因炎症导致导管阻塞,可引起前庭大腺囊肿。如继发感染,可形成脓肿,并易反复发作。

　　2. **会阴深间隙**(deep perineal space)　位于尿生殖膈上、下筋膜之间,为一封闭的间隙。除深层肌[会阴深横肌、尿道膜部括约肌(男)或尿道阴道括约肌(女)]、血管和神经外,男性有尿道膜部和尿道球腺,女性有尿道和阴道(图 5-55,图 5-56)。

　　**尿道球腺**(bulbourethral gland)是一对豌豆大小的黄褐色腺体,位于会阴深横肌内,其导管长约 3cm,向前下方开口于尿道球部(图 5-55,图 5-61)。尿道球腺的分泌物参加精液的组成。

　　(三) 血管和神经

　　**会阴动脉**(perineal a.)分布于会阴肌和阴囊或大阴唇。**阴茎动脉**(penile a.)[女性为**阴蒂动脉**(clitoral a.)]的分支分布于尿道以及尿道球、尿道球腺或前庭球、前庭大腺,终末支为阴茎背动脉(女性为阴蒂背动脉)和阴茎深动脉(女性为阴蒂深动脉),分布于阴茎或阴蒂。静脉与同名动脉伴行,注入阴部内静脉。**会阴神经**(perineal n.)和阴茎背神经(女性为阴蒂背神经)的分支和分布同动脉(图 5-53~图 5-56)。

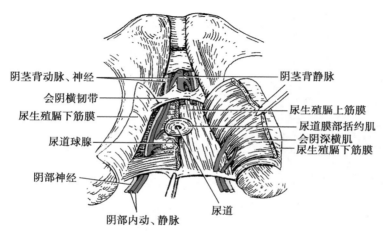

图 5-55　会阴深间隙的结构(男性)

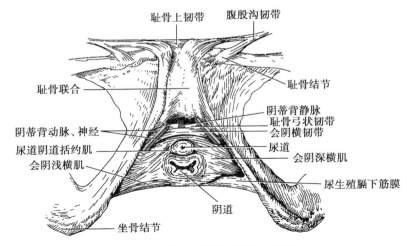

图 5-56　会阴深间隙的结构（女性）

### （四）会阴器官

除肛管位于肛区外，其余会阴器官都位于尿生殖区。

1. 阴囊（scrotum）　位于股部上端前内侧和阴茎后下方的囊袋状结构，由皮肤和肉膜组成。皮肤薄而柔软，有少量阴毛。**肉膜**（dartos coat）为浅筋膜，与阴茎的 Colles 筋膜和腹前壁的 Scarpa 筋膜相续（表 5-5）。肉膜内有平滑肌纤维，可随着外界温度的变化而舒缩，以调节阴囊内的温度，有利于精子的发育和存活。阴囊表面正中的**阴囊缝**（raphe of scrotum）向深面发出**阴囊中隔**（septum of scrotum），将阴囊分为左、右两腔，每侧容纳睾丸、附睾、输精管的睾丸部和精索下部等（图 5-57）。阴囊很容易被扩张，如腹股沟斜疝时肠袢可突至阴囊

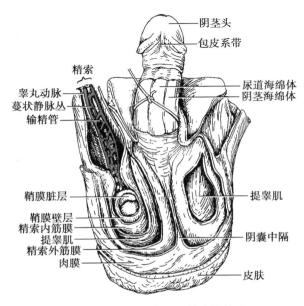

图 5-57　阴囊及睾丸和精索的被膜

处，致阴囊显著扩大。阴囊至睾丸的结构层次为精索外筋膜、提睾肌、精索内筋膜、睾丸鞘膜。

阴部外动脉发出的阴囊前动脉分布于阴囊前部及阴茎根附近的皮肤，阴部内动脉发出的阴囊后动脉分布于阴囊后部和阴囊中隔。腹壁下动脉发出的提睾肌动脉分布于精索被膜。阴囊的静脉与同名动脉伴行。髂腹股沟神经和生殖股神经的生殖支分布于阴囊前 1/3 部的皮肤，会阴神经和股后皮神经分布于阴囊后 2/3 部的皮肤。肉膜平滑肌由腹下丛的交感神经分支支配。阴囊的淋巴管注入腹股沟上浅淋巴结和腹股沟深淋巴结。

表 5-5　腹前壁层次与阴囊层次和睾丸、精索被膜的关系

| 腹前壁 | 阴囊、睾丸和精索 | |
|---|---|---|
| 皮肤 | 皮肤 | 阴囊 |
| Scarpa 筋膜 | 肉膜 | |
| 腹外斜肌筋膜 | 精索外筋膜 | |
| 腹内斜肌 | 提睾肌 | 精索和睾丸 |
| 腹横肌 | | |
| 腹横筋膜 | 精索内筋膜 | |
| 腹膜外组织 | 脂肪组织 | |
| 壁腹膜 | 睾丸鞘膜 | |

2. 睾丸、附睾和精索

（1）睾丸（testis）：呈扁椭圆形，位于阴囊内（图 5-57）。一般左侧睾丸稍低于右侧睾丸。新生儿睾丸的相对体积较大。性成熟期前发育缓慢，性成熟期显著增大。老年的睾丸萎缩变小。睾丸上端与附睾头相邻，后缘与附睾体、附睾尾和输精管的睾丸部相邻（图 5-58）。

出生后双侧或单侧睾丸没有下降入阴囊内，停

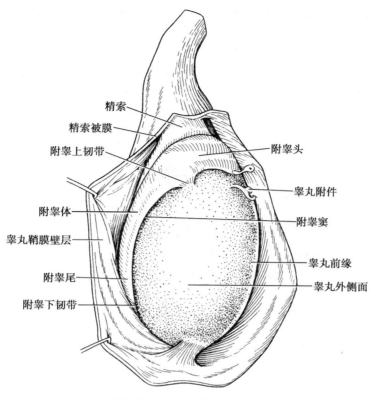

精索

精索被膜

附睾上韧带

附睾头

睾丸附件

附睾窦

附睾体

睾丸鞘膜壁层

睾丸前缘

附睾尾

睾丸外侧面

附睾下韧带

图 5-58 睾丸和附睾（右侧）

留在腹后壁、腹股沟管或阴囊入口处，称为隐睾。异位睾丸是指睾丸已穿出腹股沟管皮下环，但未入阴囊，而位于腹前壁、股部或会阴。双侧隐睾和异位睾丸没有生育能力，单侧可导致生育低下或不育。隐睾患儿在一岁内睾丸仍有降入阴囊的可能。如果一岁以后仍未下降，采用激素疗法。若两岁以后还未下降，应施行手术，即充分游离精索后将睾丸固定于阴囊内。睾丸显著萎缩或因精索过短不能拉入阴囊时，可作睾丸切除或自体睾丸移植术。异位睾丸患儿的精索较长，足以将睾丸置入阴囊内。

睾丸的血管、神经和淋巴管经睾丸后缘出入。**睾丸动脉**（testicular a.）起自腹主动脉，分布于睾丸，并发分支至附睾（图 4-90，图 5-57）。睾丸和附睾的静脉汇合成**蔓状静脉丛**（pampiniform plexus），进入盆腔后汇合成**睾丸静脉**（testicular v.），左侧以直角注入左肾静脉，右侧以锐角注入下腔静脉（图 4-90，图 5-57）。精索静脉曲张是指蔓状静脉丛异常扩张和迂曲，发病率为 10% ~ 15%，多发生在左侧。因静脉血回流受阻，睾丸功能受影响，严重者可引起不育。对于有症状的精索静脉曲张患者，可施行高位精索静脉结扎术。近年来，能够用腹腔镜完成该手术。睾丸的淋巴管沿睾丸血管上行，注入腰淋巴结，少数淋巴管注入髂总淋巴结。神经来自肾丛的交感神经。

（2）**附睾**（epididymis）：呈新月形，紧贴睾丸的上端和后缘。附睾可分为附睾头、附睾体和附睾尾（图 5-58）。附睾尾向上移行为输精管。附睾是结核的好发部位。

附睾头和附睾体由睾丸动脉的分支分布，附睾尾由输精管动脉的终末支分布。附睾的静脉参与构成蔓状静脉丛，淋巴管与睾丸的淋巴管汇合。

（3）**精索**（spermatic cord）：从腹股沟管腹环穿经腹股沟管，出皮下环后下行至睾丸上端。精索内有输精管及其血管、睾丸动脉、蔓状静脉丛、生殖股神经的生殖支、睾丸交感神经丛、淋巴管和鞘韧带等。精索的被膜由外向内依次为**精索外筋膜**（external spermatic fascia）、**提睾肌**（cremaster）和**精索内筋膜**（internal spermatic fascia）（图 5-57，表 5-5）。

**输精管**（ductus deferens）是附睾管的直接延续，长约 50cm，管壁较厚，肌层发达而管腔细小。输精管可分为睾丸部、精索部、腹股沟管部和盆部。精索部位于睾丸上端与腹股沟管皮下环之间（图 5-57）。在精索内，输精管位于其他结构的后内侧。精索部位于皮下，容易触及，是输精管结扎手术的常用部位。两处结扎后切除结扎线之间的输精管，从精囊、前列腺和尿道球腺射出的液体中不再含有精子，而精子在附睾和附近的输精管中被吸收。在30岁以下、结扎后7年内的个体，多数情况下在手术显微镜下输精管吻合后能够再通。

输精管动脉多为膀胱上动脉的分支，静脉注入膀胱静脉丛。输精管远侧部和近侧部的淋巴管分别与精索和精囊的淋巴管汇合，注入腰淋巴结和髂内淋巴结。神经主要来自输精管交感神经丛的分支。

3. 阴茎(penis)　阴茎借**阴茎系带**(fundiform lig. of penis)和**阴茎悬韧带**(suspensory lig. of penis)固定于耻骨联合前方。

(1) 结构层次：阴茎主要由两个阴茎海绵体和一个尿道海绵体构成，包被筋膜和皮肤(图5-59)。

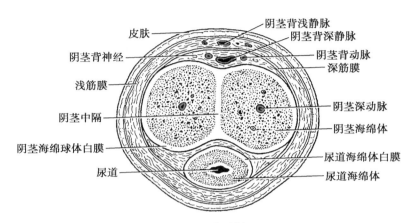

图5-59　阴茎(横切面)

图中标注：皮肤、阴茎背神经、浅筋膜、阴茎中隔、阴茎海绵球体白膜、尿道；阴茎背浅静脉、阴茎背深静脉、阴茎背动脉、深筋膜、阴茎深动脉、阴茎海绵体、尿道海绵体白膜、尿道海绵体

1) 皮肤：薄而柔软，富有伸展性。前端的双层皱襞为**包皮**(prepuce)，在包皮和阴茎头腹侧中线处连有**包皮系带**(frenulum of prepuce)。婴幼儿包皮包裹整个阴茎头，但随着年龄增长包皮逐渐退缩至冠状沟。3岁时约90%小儿的包皮能够翻转。

包皮过长是指包皮遮盖阴茎头和尿道外口，但包皮翻转后能够显露阴茎头。包茎是指包皮不能翻转至冠状沟，常因包皮口狭窄或包皮与阴茎头粘连所致。患包茎时，因存积包皮垢而常引起阴茎头包皮炎，甚至诱发阴茎癌。因此，应作包皮环切或背侧切开。手术中勿损伤包皮系带，以免术后影响阴茎勃起。包茎或包皮外口狭小的包皮过长者，如将包皮强行上翻而又不及时复位，翻转的包皮勒紧阴茎颈，阻碍包皮远端和阴茎头的静脉血液回流，导致包皮和阴茎头肿胀，称为包皮嵌顿。应及时采用手法复位，严重者手术复位。

2) 浅筋膜：即 Colles 筋膜，与尿生殖膈下面的 Colles 筋膜、阴囊肉膜和腹前壁的 Scarpa 筋膜相续，内有阴部外动脉发出的阴囊前动脉和阴部内动脉发出的阴囊后动脉的分支、**阴茎背浅静脉**(superficial dorsal v. of penis)和淋巴管等。阴茎浅筋膜的脂性层不明显。

3) 深筋膜：即 Buck 筋膜，与海绵体白膜之间有**阴茎背深静脉**(deep dorsal v. of penis)及其两侧的**阴茎背动脉**(dorsal a. of penis)和**阴茎背神经**(dorsal n. of penis)(图5-59)。作包皮环切术或阴茎手术时，可在阴茎背面两侧阻滞麻醉阴茎背神经。

4) **海绵体白膜**(albuginea of cavernous body)：分别包裹每个海绵体，并在阴茎海绵体之间形成**阴茎中隔**(septum of penis)。

5) 海绵体：①**阴茎海绵体**(cavernous body of penis)：后端以**阴茎脚**(crus penis)附着于耻骨下支和坐骨支，前端嵌入阴茎头底的陷凹内。阴茎海绵体中央有**阴茎深动脉**(deep a. of penis)。②**尿道海绵体**(cavernous body of urethra)：位于阴茎海绵体的腹侧，后端的膨大为**尿道球**(bulb of urethra)，前端膨大形成**阴茎头**(glans penis)。

(2) 血管、神经和淋巴引流(图5-59，图5-60)：阴茎主要由阴茎背动脉和阴茎深动脉供血。阴茎背浅静脉注入阴部外静脉。阴茎背深静脉经耻骨弓状韧带和会阴横韧带之间入盆腔，分为左、右两支，注入前列腺静脉丛。阴茎的感觉神经为阴茎背神经，交感神经来自盆丛，副交感神经来自盆内脏神经。副交感神经为阴茎的勃起神经，损伤后可发生阳痿。阴茎的淋巴管注入腹股沟浅、深淋巴结。

4. 男性尿道(male urethra)　起自膀胱的尿道内口，止于阴茎头的尿道外口(图5-61)。长16～22cm，内径5～7mm。平常尿道腔呈裂隙状。

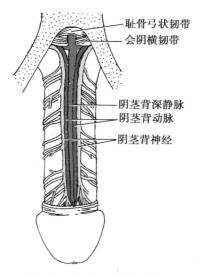

图 5-60　阴茎的血管和神经

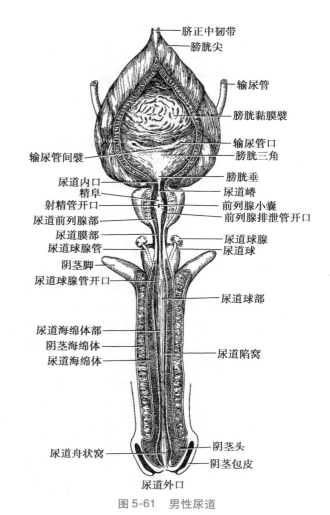

图 5-61　男性尿道

尿道下裂是因前尿道发育不全而致尿道外口异位，为男性尿道和外生殖器最常见的畸形。根据尿道外口的位置可分为阴茎头型、阴茎体型、阴茎阴囊型和会阴型。尿道下裂多伴有阴茎下弯，常表现站立排尿不便和性交困难。需采取尿道成形术进行治疗。尿道上裂较罕见，根据程度不同可分为阴茎头型、阴茎体型和完全性尿道上裂。

按位置将尿道分为 4 部分：①壁内部（intramural part）：长约 0.5cm，穿经膀胱壁，周围有尿道内括约肌环绕。该括约肌有限制排尿和防止逆行排精的作用。②前列腺部（prostatic part）：长约 2.5cm，穿经前列腺。后壁的纵行隆起为尿道嵴（urethral crest），嵴的中部膨大称精阜（seminal colliculus）。精阜上有射精管的开口，侧壁上有许多前列腺排泄管的开口。③膜部（membranous part）：长约 1.2cm，斜穿尿生殖膈。周围有尿道膜部括约肌环绕。④海绵体部（cavernous part）：长约 15cm，穿经尿道海绵体。阴茎头处的扩大为舟状窝（navicular fossa）。临床上将海绵体部称为前尿道，将前列腺部和膜部合称为后尿道。

尿道有三个狭窄、三个膨大和两个弯曲。狭窄位于尿道内口、膜部和尿道外口，是尿道结石容易嵌顿的部位。尿道外口为矢状位裂隙，长约 1.2cm。膨大位于前列腺部、尿道球部和舟状窝。尿道结石绝大多数来自肾和膀胱，半数以上尿道结石位于前尿道。对于尿道结石尽量不作尿道切开取石，以免损伤尿道引起狭窄等。可将前尿道结石轻轻挤出或用器械取出，将后尿道结石用尿道探条推入膀胱内再处理。耻骨下弯（subpubic curvature）位于耻骨联合下方约 2cm，凹向上，包括前列腺部、膜部和海绵体部的起始部。耻骨前弯（prepubic curvature）位于耻骨联合前下方，阴茎根与阴茎体之间，凹向下（图 5-27）。阴茎勃起或将阴茎上提时，耻骨前弯可消失。经尿道插入膀胱镜或导管时，应注意尿道的狭窄和弯曲，以免损伤尿道。尿道球部与膜部相续处的前壁较薄弱，尿道器械插入时可能在此处产生假道。

尿道损伤多发生于尿道球部。骑跨伤时，尿道球部被挤向耻骨联合，从而引起损伤。如果发生尿液和血液外渗，渗入会阴浅间隙内，并可向阴囊肉膜、阴茎 Colles 筋膜和腹前壁 Scarpa 筋膜的深面扩散（图 5-62）。由于会阴的 Colles 筋膜在尿生殖区后缘处与尿生殖膈下筋膜愈着，渗出液不能渗入肛区。另外，因 Scarpa 筋膜与阔筋膜愈着，渗出液最远只能到达腹股沟韧带处，不能渗入大腿。骨盆骨折常导致后尿道损伤。尿道膜部损伤时，尿液和血液外渗只局限于会阴深间隙。若尿道损伤发生在

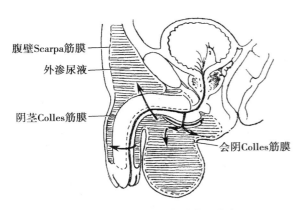

图 5-62 尿道球部破裂的尿外渗

膜部以上,尿液和血液可渗入盆部筋膜间隙。

男性尿道的动脉来自膀胱下动脉、直肠下动脉和会阴动脉的分支。后尿道的静脉注入膀胱静脉丛,前尿道的静脉注入阴部内静脉,最终汇入髂内静脉。会阴神经支配尿道膜部括约肌。交感神经和副交感神经支配尿道平滑肌和腺体。淋巴管注入髂内淋巴结或腹股沟上浅淋巴结。

5. **女性尿道**( female urethra) 较男性尿道短、粗而直,长 3 ~ 5cm,内径约 6mm。起自尿道内口,向前下方穿过尿生殖膈,终于阴道前庭的尿道外口(图 5-63)。尿道内、外口周围分别有尿道内括约肌和尿道阴道括约肌环绕。尿道下端周围有尿道旁腺,导管开口于尿道外口附近,感染时可形成囊肿,引起尿道阻塞。尿道前方有耻骨联合,后方借尿道阴道隔与阴道相连(图 5-28)。阴道内插入手指可协助确定经尿道向膀胱插入导管的方向。

张力性尿失禁是指腹压增加时尿液不自主流出,多发于 45 ~ 55 岁。解剖型尿失禁占 90%,主要是因妊娠、阴道分娩损伤、助产损伤导致盆底功能障碍,绝经后雌激素水平降低也是诱因之一。张力性尿失禁手术治疗可采用尿道中段悬吊术,即经阴道无张力尿道中段悬吊术或经闭孔阴道无张力尿道中段悬吊术。

女性尿道的动脉来自膀胱下动脉、子宫动脉和会阴动脉的分支。静脉注入膀胱静脉丛以及阴道静脉丛,最终汇入髂内静脉。会阴神经支配尿道阴道括约肌。交感神经和副交感神经支配尿道平滑肌和腺体。淋巴管注入髂内淋巴结或腹股沟上浅淋巴结。

6. **女性外生殖器**(图 5-64 ~ 图 5-66) 即**女阴**(vulva),包括下列结构:①**阴阜**( mons pubis):为耻骨前方的皮肤隆起,长有阴毛。②**大阴唇**( greater lip of pudendum):为一对纵行的皮肤皱襞,其前、后

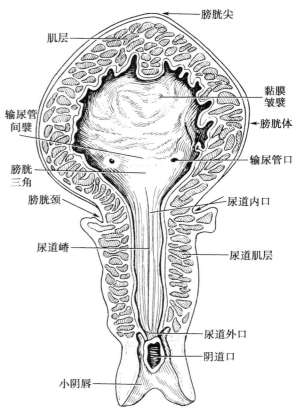

图 5-63 女性尿道

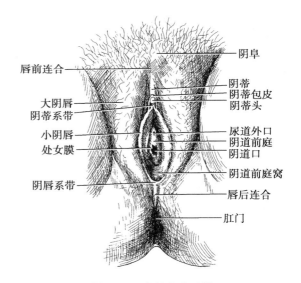

图 5-64 女性外生殖器

两端有**唇前连合**和**唇后连合**。③**小阴唇**( lesser lip of pudendum):为较薄的矢状皮肤皱襞,位于大阴唇内侧。小阴唇后端两侧连合形成**阴唇系带**。④**阴道前庭**( vaginal vestibule):位于两侧小阴唇之间的裂隙。阴道前庭的前部有尿道外口,后部有阴道口。阴道口周缘的黏膜皱襞称**处女膜** hymen,呈环

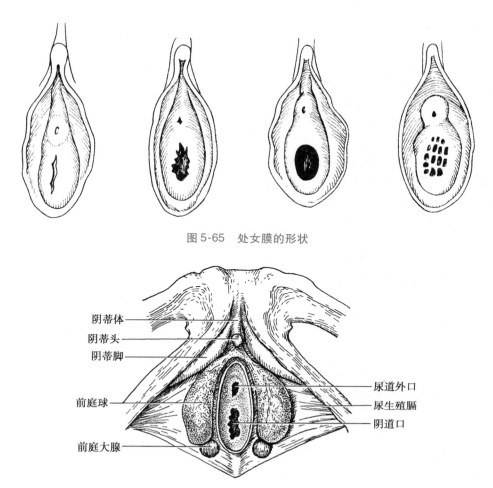

图 5-65  处女膜的形状

阴蒂体————
阴蒂头————
阴蒂脚————

前庭球————

前庭大腺————

————尿道外口
————尿生殖膈
————阴道口

图 5-66  阴蒂、前庭球和前庭大腺

形、半月形、伞状或筛状。在无孔处女膜(处女膜闭锁),经血不能排出,潴留于阴道、子宫和输卵管内,甚至进入腹腔。处女膜破裂后,阴道口处留有处女膜痕。阴道口两侧有前庭大腺导管的开口。⑤**阴蒂**(clitoris):由两个**阴蒂海绵体**(cavernous body of clitoris)构成。阴蒂海绵体相当于男性的阴茎海绵体,以阴蒂脚附着于耻骨下支和坐骨支。⑥**前庭球**(bulb of vestibule):相当于男性的尿道海绵体,呈蹄铁形。中间部位于尿道外口与阴蒂体之间的皮下,外侧部位于大阴唇的皮下。前庭球含有丰富的静脉丛,大阴唇外伤导致前庭球静脉丛破裂时可出现血肿。

成年未婚女性的两侧大阴唇相贴,隐裂闭合。阴道口狭小,处女膜多完整。已婚女性特别是经产妇的大阴唇弹性下降,隐裂开大。处女膜破裂,形成处女膜痕。阴道口扩大。阴道壁可突至阴道前庭,以前壁较显著。由于分娩损伤,大阴唇的阴唇后连合和小阴唇的阴唇系带常出现瘢痕。老年女性的外生殖器逐渐萎缩。

女阴的动脉包括阴部外动脉发出的阴唇前动脉、阴部内动脉发出的阴唇后动脉、前庭球动脉、阴蒂背动脉和阴蒂深动脉。静脉与同名动脉伴行,注入阴部内、外静脉。淋巴管主要注入腹股沟上浅淋巴结。女阴的皮肤由髂腹股沟神经的阴唇前神经、会阴神经的阴唇后神经、生殖股神经的生殖支和股后皮神经的会阴支分布(图 5-52),阴蒂海绵体和前庭球由腹下丛的交感神经分支支配。

**会阴中心腱**(perineal central tendon)由肛提肌、肛门括约肌、球海绵体肌(女性为阴道括约肌)、会阴浅横肌、会阴深横肌、尿道膜部括约肌(女性为尿道阴道括约肌)等附着形成。会阴中心腱为矢状位,呈楔形,尖向上,底朝下。男性位于肛门与阴茎根之间,女性位于肛门与阴道前庭后端之间,较男性发达。会阴中心腱有加强盆底和承托盆腔脏器的作用。在妊娠期,会阴组织变软,弹性增加。分娩时会阴中心腱的厚度由原来 3~4cm 变成薄膜状,这有利于分娩的进行。分娩时应注意保护会阴,避免会阴中心腱撕裂。如果会阴过紧或胎儿过大,估计分娩时会阴撕裂不可避免,一般作会阴侧切。

　　分娩时如果产妇会阴弹性差、胎儿过大、产力过强、阴道发育不良或手术助产等操作时,可导致会阴裂伤。会阴裂伤分为 3 度,其中Ⅰ度、Ⅱ度会阴裂伤比较表浅,出血较少,缝合后愈合良好;Ⅲ度会阴裂伤称会阴完全裂伤,包括阴道口裂伤、会阴裂伤及肛门括约肌裂伤,严重者伸展到直肠壁,引起大便失禁。产后应常规仔细检查外阴,尤其对于伴有产后出血患者,如发现会阴裂伤,需及时予以修复缝合。另外,医生或助产士在产前充分评估胎儿大小和产道情况,如有上述高危因素,可及时行会阴切开术或剖宫产术。会阴切开术是产科常用手术,包括会阴正中切开术和会阴侧切术。

# 第四节　盆部与会阴的解剖操作

　　触摸耻骨联合上缘、耻骨结节、髂嵴、耻骨联合下缘、坐骨结节、耻骨下支、坐骨支和尾骨尖。除观察肛门外,在男性观察阴囊、阴茎根、阴茎体、阴茎头、尿道外口、包皮和包皮系带,在女性观察阴阜、大阴唇、小阴唇、阴道前庭、尿道外口、阴道口和阴蒂。

## 一、会阴的解剖

### (一) 切开皮肤

1. **男性切口**　使尸体呈仰卧位,下肢分开。按下列方法作切口:①自耻骨联合上缘向两侧至耻骨结节稍外侧作横行切口。②自切口①的中点至阴茎头作正中切口。③在阴囊前面作纵行切口,切口上端与切口①相连。④在肛门周围 1cm 处作环行切口。⑤自切口①两端分别至坐骨结节,再至尾骨尖作切口。⑥在会阴下面作正中切口(图 5-67)。向两侧翻起阴茎和阴囊的皮肤,待解剖阴茎和阴囊后将会阴皮肤翻向下方。在耻骨结节外侧,切口不要过深,避免切断精索。在肛门处切开和剥起皮肤时,勿切断肛门外括约肌。

2. **女性切口**　按下列方法作切口:①沿耻骨联合下缘、两侧坐骨结节和尾骨尖的连线作菱形切口。②沿两侧大阴唇的内侧缘作梭形切口。③离肛门 1cm 作环行切口(图 5-68)。将皮肤翻向下方。

### (二) 解剖阴茎

1. **解剖阴茎背浅静脉**　分离阴茎背浅静脉,

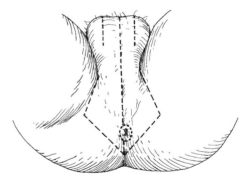

图 5-67　会阴皮肤切口(男)

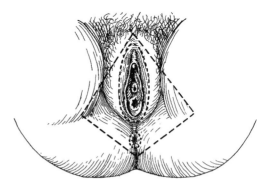

图 5-68　会阴皮肤切口(女)

向两侧翻开 Colles 筋膜,暴露深筋膜。

2. **解剖阴茎的韧带**　阴茎系带起自腹白线下端,向下分为两束,绕阴茎两侧至下面,附着于深筋膜。阴茎悬韧带位于阴茎系带的深面,连于耻骨联合前面与阴茎背侧深筋膜。

3. **解剖阴茎背深静脉、阴茎背动脉和神经**　沿阴茎背侧正中线剪开深筋膜,向两侧翻开。分离阴茎背深静脉、阴茎背动脉和阴茎背神经,观察这些血管神经的排列关系。在血管和神经的外侧剪开深筋膜,翻向两侧,暴露海绵体白膜。

4. **解剖海绵体**　在冠状沟处轻轻剥离嵌入的阴茎海绵体前端,将阴茎海绵体与尿道海绵体分离。由于两个阴茎海绵体结合紧密,不易分离。观察阴茎脚的附着部位。

### (三) 解剖阴囊、精索和睾丸

1. **观察肉膜**　了解肉膜的特点,观察肉膜与阴茎 Colles 筋膜、尿生殖膈下面的 Colles 筋膜和腹前壁 Scarpa 筋膜的延续。纵行剪开肉膜,暴露精索外筋膜。

2. **解剖精索和睾丸的被膜**　由浅入深分别纵行剖开精索外筋膜、提睾肌和精索内筋膜。如果 3 层难以分离,浅面的为精索外筋膜,翻开后看到的为精索内筋膜,两层之间的淡红色网状肌纤维束为提睾肌。借助于光照,可见提睾肌纤维束的方向。在腹股沟皮下环处,观察精索被膜与腹壁层次结构的延续关系。在睾丸处,纵行剪开精索内筋膜和鞘膜壁层。然后,触摸睾丸白膜表面的鞘膜脏层,用手或刀柄探查鞘膜腔。

3. 解剖精索内结构　用手捏到的坚硬条索状结构为输精管。分离输精管、睾丸动脉、蔓状静脉丛、生殖股神经的生殖支和淋巴管等,观察输精管与其他结构的位置关系。

4. 解剖睾丸　观察睾丸与附睾和输精管的毗邻关系。用解剖刀按矢状位切开睾丸和附睾,观察白膜、睾丸小隔、睾丸输出小管和附睾管。用解剖镊提起精曲小管,观察精曲小管的形态。

（四）解剖肛区

1. 解剖肛门外括约肌　按肌纤维束的深浅位置和排列方向,清理肛门外括约肌的皮下部、浅部和深部。皮下部与皮肤连接较紧密,应仔细解剖。然后,清理肛尾韧带。

2. 解剖坐骨肛门窝　分离肛血管和肛神经,用解剖镊取出坐骨肛门窝内的脂肪,观察坐骨肛门窝的尖、四壁和前、后隐窝。用解剖镊或探针探查肛尾间隙。在内侧壁和外侧壁作长约 0.5cm 切口,分别切开盆膈下筋膜和闭孔筋膜,观察盆膈下筋膜和闭孔筋膜与盆膈肌和闭孔内肌的关系。

3. 解剖阴部管　用手指触摸坐骨棘和阴部管内的血管神经,确定阴部管的位置。剪开阴部管的壁,分离阴部内动、静脉和阴部神经,观察发出的肛血管和肛神经。在阴部内血管和阴部神经的附近,切开臀大肌下缘,暴露骶结节韧带。用探针探查坐骨小孔,观察穿经坐骨小孔的阴部内血管、阴部神经和闭孔内肌腱。理解坐骨肛门窝的交通。

（五）解剖尿生殖区

1. 解剖会阴浅间隙

（1）剖开 Colles 筋膜:剥除浅筋膜的脂肪层,暴露 Colles 筋膜。尿生殖区的 Colles 筋膜向前与阴茎的 Colles 筋膜、阴囊的肉膜和腹前壁的 Scarpa 筋膜相续,向后与尿生殖膈下筋膜愈着。在尿生殖区后缘处自正中线至坐骨结节剪开 Colles 筋膜,于正中线上（在女性于大阴唇皮肤切口处）向前剪开 Colles 筋膜,然后向两侧翻开,显露会阴浅间隙的结构。

（2）解剖会阴浅间隙内结构:分离起自阴部内动脉和阴部神经的会阴动脉和会阴神经,清理浅层肌。在男性,于坐骨海绵体肌中份横行剪断该肌,

分别向前、后翻起,暴露阴茎脚。在正中线稍外侧,剪开球海绵体肌,翻向两侧,暴露尿道球。在女性,于阴蒂勃起肌中份横行剪断该肌,分别向前、后翻起,暴露阴蒂脚。在阴道前庭的后方,于正中线稍外侧剪开阴道括约肌,向前翻起,暴露前庭球。在前庭球稍后方寻找前庭大腺。

（3）观察会阴中心腱:确认会阴中心腱的位置,观察附着于会阴中心腱的肌。

2. 解剖会阴深间隙

（1）剖开尿生殖膈下筋膜:在会阴中心腱稍外侧,剪断会阴浅横肌,翻向外侧。清理尿生殖膈下筋膜。尿生殖膈上、下筋膜在尿生殖膈前、后缘愈着。在尿生殖膈后缘,自会阴中心腱稍外侧至坐骨支剪开尿生殖膈下筋膜。然后,在尿道球（女性为前庭球）的稍外侧剪开尿生殖膈下筋膜,向外侧翻开,暴露会阴深横肌。

（2）解剖会阴深间隙内结构:观察会阴深横肌。在阴茎脚（女性为阴蒂脚）内侧缘缓慢剪断会阴深横肌,分离阴茎动脉（女性为阴蒂动脉）和阴茎背神经（女性为阴蒂背神经）。剪断会阴深横肌时,注意保护血管神经。然后,向内侧剥起会阴深横肌,显露尿生殖膈上筋膜。

阴茎、尿道、阴道和肛管的内部结构在解剖盆部时解剖和观察。

## 二、盆部的解剖

（一）观察和触摸腹膜及其形成的结构

1. 观察腹膜与盆腔脏器的关系　观察和触摸盆腔脏器,理解乙状结肠、卵巢和输卵管为腹膜内位器官,直肠上 1/3 段、膀胱和子宫为腹膜间位器官,输尿管、输精管、精囊和直肠中、下 1/3 段为腹膜外位器官。

2. 触摸腹膜皱襞　除输尿管襞外,在男性观察和触摸输精管襞和直肠膀胱襞,在女性观察和触摸子宫圆韧带襞、膀胱子宫襞、直肠子宫襞、子宫阔韧带和卵巢悬韧带。确认输尿管、输精管和子宫圆韧带的位置。

3. 触摸腹膜陷凹　在男性触摸直肠膀胱陷凹,在女性触摸膀胱子宫陷凹和直肠子宫陷凹。理解直肠膀胱陷凹和直肠子宫陷凹的毗邻。

（二）解剖腹膜外组织内的结构

1. 翻开腹膜　在髂嵴处自前而后剪开腹膜,将其翻向内下方,至盆腔脏器。

2. 解剖骨盆上口处的结构

（1）输尿管:分离输尿管,观察输尿管与髂总

血管和髂外血管的毗邻位置。

（2）输精管或子宫圆韧带：在髂外血管远端处分离输精管或子宫圆韧带，观察毗邻位置。理解输精管或子宫圆韧带与腹股沟管腹环的关系。

（3）睾丸血管（女性为卵巢血管）：在男性，自腹股沟管腹环附近向上分离睾丸血管至腹部，观察其行程和毗邻。在女性，分离和观察卵巢血管。

（4）髂总血管和髂外血管：清理髂总血管和髂外血管，观察行程和毗邻。剥离和观察髂外淋巴结和髂总淋巴结。

3. 解剖盆腔的结构　先解剖一侧，然后解剖另一侧。为了便于解剖和显露，在操作过程中可将盆腔脏器推向对侧。由于盆腔范围小，某些结构难以暴露和观察，故可待正中矢状切开盆部后进一步解剖。

（1）探查筋膜间隙

1）耻骨后间隙：将膀胱推向后，手指伸入耻骨联合与膀胱之间，即为耻骨后间隙。体会耻骨后间隙的境界。

2）膀胱旁间隙：在男性，通向骨盆直肠间隙。在女性，子宫主韧带将其与骨盆直肠间隙隔开。将膀胱推向对侧，然后将手插入膀胱与盆侧壁之间，体会膀胱旁间隙的位置。

3）骨盆直肠间隙：沿盆侧壁用手将腹膜外组织剥向内，手所在的位置相当于骨盆直肠间隙。间隙内含有丰富的疏松结缔组织。向后可触及直肠侧韧带。

4）直肠后间隙：将手指伸入直肠与骶前筋膜之间，体会直肠后间隙的位置，理解与腹膜后间隙的连通关系。

（2）解剖输尿管、输精管或子宫圆韧带：分离输尿管至膀胱底，观察输尿管的行程和毗邻。分离输精管或子宫圆韧带，观察其行程。

（3）解剖血管和淋巴结

1）解剖髂内动脉及其分支：分离和观察髂内动脉及其分支。壁支有闭孔动脉、臀上动脉、臀下动脉、髂腰动脉和骶外侧动脉，脏支有膀胱上动脉、阴部内动脉、膀胱下动脉和直肠下动脉，女性还有子宫动脉。观察子宫动脉与输尿管的位置关系。注意是否存在异常闭孔动脉。如果出现异常闭孔动脉，观察该动脉与股环的毗邻关系。

2）解剖静脉丛：在膀胱、直肠和子宫表面分别选择一个 2cm×2cm 区域，清理和观察静脉丛。

3）解剖淋巴结：在髂内血管和闭孔血管附近分别剥离髂内淋巴结和闭孔淋巴结，并剥离沿骶正中血管和骶外侧血管排列的骶淋巴结。

（4）解剖神经

1）解剖腰大肌周围的神经：在髂窝内分离股外侧皮神经，并于腰大肌前面向下分离生殖股神经及其分支。将腰大肌拉向内侧，暴露股神经。观察这些神经的行程和毗邻。

2）解剖闭孔神经：分离闭孔神经，观察其行程以及与闭孔血管的关系。

3）解剖内脏神经丛：在第5腰椎体前面和左、右髂总动脉之间清理上腹下丛，并在直肠两侧清理下腹下丛。由于神经与结缔组织附着较紧密，不需彻底清理。

4）解剖盆内脏神经：向前提起下腹下丛，可见连于下腹下丛与骶丛的盆内脏神经。

5）解剖骶交感干：清理和观察骶交感干和奇神经节。

6）解剖骶丛：清理骶丛及其分支，观察骶丛的构成、位置和毗邻以及骶丛分支出盆的位置。

（三）切开盆部

1. 水平位切断躯干　在骶岬前方，双重结扎乙状结肠，间距为2cm。剪断乙状结肠及其系膜，游离盲肠和阑尾，将乙状结肠上部、盲肠和阑尾推向上方。平第5腰椎体下缘用解剖刀切断腹后壁软组织，然后用手锯锯断脊柱。

2. 正中矢状位切开盆部　沿尿道切开阴茎，锯开耻骨联合。用长30~50cm解剖刀切开盆腔脏器、盆膈和尿生殖膈，再用手锯锯开骶骨和尾骨。在切开盆腔脏器的过程中，用手固定脏器，以免切偏。用水冲洗掉直肠内容物。

（四）观察盆壁

观察盆前壁、后壁和侧壁的构成以及髂筋膜、闭孔筋膜、梨状筋膜和骶前筋膜。用探针探查闭膜管。隔着骶前筋膜观察位于骶骨前面的静脉丛。清理和观察盆膈肌和盆膈上、下筋膜。

在骨盆示教标本上，观察骶髂关节及其韧带、耻骨联合及其韧带、骶尾连接、髂腰韧带、骶结节韧带和骶棘韧带，理解骨盆连接的特点。另外，观察闭膜、闭膜管和坐骨大、小孔。比较骨盆的性别差异。

（五）观察和解剖盆腔脏器

1. 膀胱　观察膀胱的形态、位置和毗邻。在女性，清理和观察耻骨膀胱韧带。在膀胱内，观察两侧输尿管口、尿道内口及其围成的膀胱三角。将探针经输尿管口插入输尿管，了解输尿管壁内部的方位，从而理解其作用。观察附着在膀胱底上的输精管壶腹、精囊和射精管,了解这些结构的位置关系。

2. 前列腺　观察前列腺的形态、位置和毗邻。清理和观察耻骨前列腺韧带。另外,在示教标本上观察前列腺沟、精阜及其两侧的射精管开口。

3. 尿道　在男性,观察和辨认尿道的3部分、3个狭窄、3个膨大和2个弯曲,并观察位置和毗邻。在女性,观察尿道的位置和毗邻。比较男性尿道和女性尿道的不同特点。

4. 卵巢　观察卵巢的形态、位置和毗邻,触摸卵巢固有韧带。

5. 输卵管　观察输卵管的形态、位置和毗邻,了解输卵管的分部。用细探针分别经输卵管腹腔口和输卵管子宫口探查输卵管腔。

6. 子宫　观察子宫的形态、位置和毗邻,了解子宫的分部。然后,观察子宫腔和子宫颈管。清理和观察子宫主韧带和子宫骶韧带。结合已解剖的子宫阔韧带和子宫圆韧带,理解子宫固定装置的作用。另外,在示教标本上整体观察子宫颈和子宫口。

7. 阴道　观察阴道的位置和毗邻,并观察膀胱阴道隔和尿道阴道隔。用探针或解剖镊探查阴道后穹,了解阴道后穹和直肠子宫陷凹的毗邻关系。

8. 直肠和肛管　观察直肠和肛管的位置和毗邻,并观察直肠膀胱隔(男性)或直肠阴道隔(女性)。然后,观察直肠在冠状位和矢状位上的弯曲。在直肠内,观察直肠横襞及其位置。在肛管内,观察肛柱、肛瓣、肛窦、齿状线、肛梳和白线等。

（王海杰　鹿欣）

# 第六章　脊柱区

## 第一节　概　述

**脊柱区**（vertebral region）又称**背区**，包括脊柱及其后方和两侧的软组织。脊柱位于背部的正中，是身体的支柱，其上部悬挂胸壁和腹壁，下部将身体的重量和所受的震荡通过骨盆传递到下肢。

### 一、境界与分区

脊柱区的上界是枕外隆凸和上项线，下至尾骨尖，两侧界为斜方肌前缘、三角肌后缘上份、腋后襞与胸壁交界处、腋后线、髂嵴后份、髂后上棘至尾骨尖的连线。

脊柱区可分为4个区，即项区、胸背区、腰区和骶尾区。项区上界即脊柱区的上界，下界为第7颈椎棘突至两侧肩峰的连线。胸背区上界即项区下界，下界为第12胸椎棘突、第12肋下缘和第11肋前份的连线。腰区上界即胸背区下界，下界为两侧髂后上棘的连线。骶尾区为两侧髂后上棘与尾骨尖围成的三角区（图6-1）。位于胸背区外上份的肩胛区在第七章叙述。

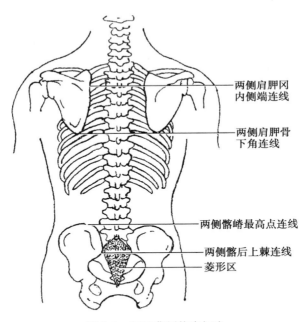

两侧肩胛冈内侧端连线

两侧肩胛骨下角连线

两侧髂嵴最高点连线

两侧髂后上棘连线
菱形区

图6-1　躯干背侧体表标志

### 二、表面解剖

1. 棘突（spinous process）　在后正中线上可摸到大部分椎骨的棘突。第7颈椎的棘突较长，可作为辨认椎骨序数的标志。胸椎棘突斜向后下，呈叠瓦状排列。腰椎棘突呈水平位，第4腰椎棘突平两侧髂嵴最高点。骶椎棘突融合成骶正中嵴。

2. 骶管裂孔（sacral hiatus）和骶角（sacral cornu）　沿骶正中嵴向下，由第4、5骶椎背面的切迹与尾骨围成的孔为骶管裂孔，是椎管的下口。裂孔两侧向下的突起为骶角，体表易于触及，是骶管麻醉的进针定位标志。

3. 尾骨（coccyx）　由3~4块退化的尾椎融合而成，位于骶骨下方，肛门后方。

4. 髂嵴(iliac crest)和髂后上棘(posterior superior iliac spine) 髂嵴是髂骨翼上缘,为计数椎骨的标志。两侧髂嵴最高点的连线平对第4腰椎棘突。髂后上棘是髂嵴后端的突起。两侧髂后上棘的连线相当于第2骶椎棘突平面。左、右髂后上棘与第5腰椎棘突和尾骨尖的连线构成一个菱形区(图6-1)。腰椎或骶、尾椎骨折或骨盆畸形时,该菱形区可变形。菱形区上、下角连线处为骶正中嵴,其外侧的隆嵴即为骶外侧嵴。骶外侧嵴是经骶后孔进行骶神经阻滞麻醉的标志。

5. 肩胛冈(spine of scapula) 是肩胛骨背面高耸的骨嵴,外侧端为肩峰,是肩部的最高点。两侧肩胛冈内侧端的连线,平对第3胸椎棘突。

6. 肩胛骨下角(inferior angle of scapula) 上肢下垂时易于触及。两肩胛骨下角的连线平对第7胸椎棘突。

7. 第12肋(twelfth rib) 可在竖脊肌外侧触及,但应注意有时甚短。如果将第11肋误认为第12肋,以致腰部的手术切口过高,有可能损伤胸膜。

8. 竖脊肌(erector spinae) 在棘突两侧可触及竖脊肌形成的纵行隆起。该肌外侧缘与第12肋的交角称为**肾区**(renal region)(**脊肋角**),肾位于脊肋角的深处,该部位疼痛常提示有肾病变。

# 第二节 层 次 结 构

脊柱区由浅入深有皮肤、浅筋膜、深筋膜、肌层、血管和神经等软组织以及脊柱、椎管及其内容物等结构。

## 一、浅层结构

### (一)皮肤
厚而致密,移动性小,有较丰富的毛囊和皮脂腺。

### (二)浅筋膜
致密而厚实,含有较多脂肪,并通过许多结缔组织纤维束与深筋膜相连。项区上部的浅筋膜特别坚韧,腰区浅筋膜内的脂肪较多。

1. 皮神经 均来自脊神经后支(图6-2)。
(1)项区:皮神经来自颈神经后支,其中较粗大的皮支有:①**枕大神经**(greater occipital n.):是第2颈神经后支的分支,在斜方肌的起点处和上项线稍下方约距中线2cm处浅出,伴枕动脉的分支上行,分布于枕部皮肤。枕大神经痛时可在该神经浅出处行神经封闭治疗。②**第3枕神经**(third

occipital n.):是第3颈神经后支的分支,穿斜方肌浅出,分布于项区上部的皮肤。

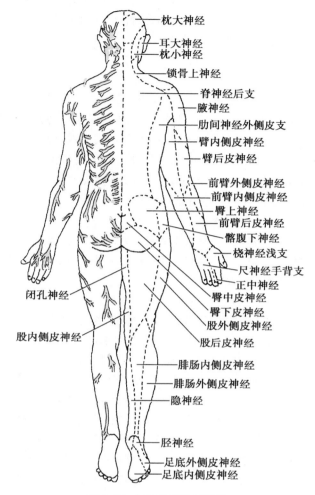

图6-2 全身皮神经(后面)

(2)胸背区和腰区:皮神经来自胸、腰神经后支。各支在棘突两侧浅出,上部的分支几乎呈水平位向外侧走行,下部的分支斜向外下,分布于胸背区和腰区的皮肤。第12胸神经后支的分支可分布于臀区。第1~3腰神经后支的外侧支组成**臀上皮神经**(superior clunial n.),行经腰区,穿胸腰筋膜浅出,向下越过髂嵴,分布于臀区上部的皮肤。臀上皮神经在髂嵴上方浅出处比较集中,此处位于竖脊肌外侧缘附近。腰部急剧扭转时该神经易被拉伤,是导致腰腿痛的常见原因之一。

(3)骶尾区:皮神经来自骶、尾神经后支,自髂后上棘至尾骨尖连线上的不同高度分别穿臀大肌起始部浅出,分布于骶尾区的皮肤。其中,第1~3骶神经后支的分支组成**臀中皮神经**(medial cluneal n.),分布于臀区内侧部的皮肤。

2. 浅血管 项区的浅动脉主要来自枕动脉、颈浅动脉和肩胛背动脉等的分支,胸背区来自肋间后动脉、肩胛背动脉和胸背动脉等的分支,腰区来自腰动脉的分支,骶尾部来自臀上、下动脉等的分支。各动脉均有伴行静脉。

## 二、深筋膜

项区的深筋膜为封套筋膜,分为浅、深两层,包裹斜方肌,深层称**项筋膜**(nuchal fascia)。胸背区和腰区的深筋膜也分浅、深两层,浅层薄弱,位于斜方肌和背阔肌的表面;深层较厚,称**胸腰筋膜**(thoracolumbar fascia)。骶尾区的深筋膜较薄弱,与骶骨背面的骨膜相愈着。

### (一)项筋膜

项筋膜位于斜方肌深面,夹肌和半棘肌的浅面,内侧附着于项韧带,上方附于上项线,向下移行为胸腰筋膜后层。

### (二)胸腰筋膜

胸腰筋膜在胸背区较为薄弱,覆于竖脊肌表面,向上续项筋膜,内侧附着于胸椎棘突和棘上韧带,外侧附着于肋角。胸腰筋膜在腰区增厚,并分为3层(图6-3):①浅层:覆盖于竖脊肌后面,与背阔肌和下后锯肌腱膜愈着,向下附着于髂嵴,内侧附着于腰椎棘突和棘上韧带,外侧在竖脊肌外侧缘与中层愈合,形成**竖脊肌鞘**。②中层:位于竖脊肌与腰方肌之间,内侧附着于腰椎横突尖和横突间韧带,外侧在腰方肌外侧缘与深层愈合,形成**腰方肌鞘**,并作为腹横肌起始部的腱膜,向上附着于第12肋下缘,向下附着于髂嵴。张于第12肋与第1腰椎横突之间的部分增厚,形成**腰肋韧带**(lumbocostal lig.)。肾手术时,切断此韧带可加大第12肋的活动度,便于暴露肾。③深层:位于腰方肌前面,又称**腰方肌筋膜**,内侧附着于腰椎横突尖,向下附着于髂腰韧带和髂嵴后份,上部增厚形成内侧弓状韧带和外侧弓状韧带。

由于项、腰部活动度大,在剧烈活动中项筋膜和胸腰筋膜可被扭伤,尤以腰部的胸腰筋膜损伤多见,是腰腿痛的原因之一。

## 三、肌层

由背肌和部分腹肌组成(图6-3,图6-4)。由浅至深大致分为4层,第一层有斜方肌、背阔肌和腹外斜肌后部,第二层有夹肌、肩胛提肌、菱形肌、上后锯肌、下后锯肌和腹内斜肌后部,第三层有竖脊肌和腹横肌后部,第四层有枕下肌、横突棘肌和横突间肌等。背浅肌和背深肌的起止点、作用和神经支配见表6-1和表6-2。主要叙述的肌如下:

1. 背阔肌(latissimus dorsi) 是位于胸背区下部和腰区浅层的宽大扁肌,以腱膜起自下6个胸椎和全部腰椎的棘突、骶正中嵴及髂嵴后部,肌束向外上方集中,止于肱骨小结节嵴。该肌由胸背神经支配,血液供应主要来自胸背动脉、肋间后动脉和腰动脉的分支。以肩胛线为界,外侧部主要由胸背动脉的分支供血,内侧部由节段性的肋间后动脉和腰动脉供血。胸背动脉的口径较大,起自肩胛下动脉,沿背阔肌深面进入该肌。该动脉较长,可作为理想的血管蒂。由于背阔肌的神经支配呈节段性,故可用背阔肌微血管游离瓣移植修复较大的颅底区等缺损(图6-5)。背阔肌微血管游离瓣的优点是:可提供较多的肌和皮肌瓣以及较长的血管蒂,可至较远距离的部位;可设计多个分开的皮肌瓣,以重建多个组织表面;可将肌肉劈开,其外侧部用作移植重建,将有神经支配和有功能的内侧部留在原位,以减轻脊柱两侧肌肉的不平衡。

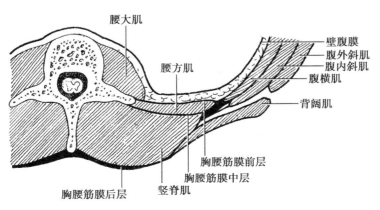

图6-3 胸腰筋膜(横切面)

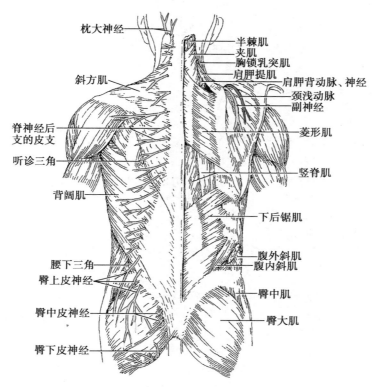

枕大神经
半棘肌
夹肌
胸锁乳突肌
肩胛提肌
斜方肌
肩胛背动脉、神经
颈浅动脉
副神经
脊神经后支的皮支
菱形肌
听诊三角
竖脊肌
背阔肌
下后锯肌
腰下三角
腹外斜肌
腹内斜肌
臀上皮神经
臀中肌
臀中皮神经
臀大肌
臀下皮神经

图6-4　背肌和皮神经(右斜方肌已翻开)

表6-1　背浅肌

| 名　称 | 起　点 | 止　点 | 作　用 | 神经支配 |
|---|---|---|---|---|
| 斜方肌 | 上项线、枕外隆凸、项韧带、第7颈椎棘突、全部胸椎棘突 | 锁骨、肩峰、肩胛冈 | 上部纤维提肩胛骨,下部纤维降肩胛骨,全部纤维收缩拉肩胛骨向内侧移动 | 副神经 |
| 背阔肌 | 下6个胸椎棘突、全部腰椎棘突、骶正中嵴、髂嵴 | 肱骨小结节嵴 | 肩关节后伸、内收、内旋 | 胸背神经($C_{6\sim8}$) |
| 夹肌 | 项韧带、第7颈椎棘突、上部胸椎棘突 | 上项线、第1～3颈椎横突后结节 | 一侧收缩头转向同侧,两侧收缩头后仰 | 颈神经后支($C_{2\sim5}$) |
| 肩胛提肌 | 上4个颈椎横突前结节 | 肩胛骨上角、脊柱缘上部 | 提肩胛骨,使其下角转向内上 | 肩胛背神经($C_{2\sim5}$) |
| 菱形肌 | 第6、7颈椎棘突、第1～4胸椎棘突 | 肩胛骨脊柱缘 | 拉肩胛骨向内上 | 肩胛背神经($C_{4\sim5}$) |
| 上后锯肌 | 项韧带下部、第6、7颈椎棘突、第1～4胸椎棘突 | 第2～5肋的肋角外面 | 上提肋,助吸气 | 肋间神经($T_{1\sim4}$) |
| 下后锯肌 | 第11、12胸椎棘突、第1、2腰椎棘突 | 第9～12肋外面 | 下降肋,助呼气 | 肋间神经($T_{9\sim12}$) |

表 6-2 背深肌

| 名 称 | | 起 点 | 止 点 | 作 用 | 神经支配 |
|---|---|---|---|---|---|
| 枕下肌 | 竖脊肌 | 骶骨背面、骶结节韧带、腰椎棘突、髂嵴后部 | 肋骨、椎骨横突、棘突、颞骨乳突 | 一侧收缩脊柱屈向同侧，两侧收缩脊柱后伸 | 脊神经后支（$C_1 \sim Co_1$） |
| | 头后大直肌 | 第2颈椎棘突 | 下项线 | 使头旋转、后仰 | 颈神经后支（$C_{1\sim2}$） |
| | 头后小直肌 | 寰椎后结节 | 同上 | 同上 | |
| | 头上斜肌 | 寰椎横突 | 同上 | 同上 | |
| | 头下斜肌 | 第2颈椎棘突 | 寰椎横突 | 同上 | |
| 横突棘肌 | 半棘肌 | 第2~7颈椎横突第1~10胸椎横突 | 上、下项线间枕骨骨面、第2~7颈椎和第1~4胸椎棘突 | 一侧收缩，脊柱转向对侧；两侧同时收缩，脊柱后伸 | 颈、胸神经后支（$C_1 \sim T_{10}$） |
| | 多裂肌 | 骶骨背面、第4~7颈椎关节突、胸腰椎横突 | 全部胸椎棘突 | 同上 | 脊神经后支（$C_1 \sim S_5$） |
| | 回旋肌 | 下位椎骨横突 | 上1~2位椎骨棘突 | 同上 | 胸神经后支（$T_{1\sim11}$） |
| 棘间肌 | | 下位椎骨棘突 | 上位椎骨棘突 | 使脊柱后伸 | 脊神经后支 |
| 横突间肌 | | 下位椎骨横突 | 上位椎骨横突 | 使脊柱向同侧屈 | 脊神经后支 |

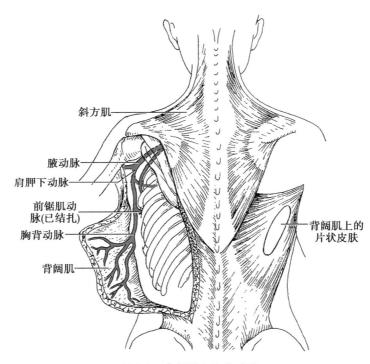

图 6-5 背阔肌和胸背动脉

2. 斜方肌（trapezius） 是位于项区和胸背区上部浅层的阔肌，该肌起自上项线、枕外隆凸、项韧带、第7颈椎和全部胸椎的棘突，分别止于锁骨外侧1/3、肩峰和肩胛冈。该肌宽大且血供丰富，由副神经支配。血液供应主要来自颈浅动脉和肩胛背动脉，其次来自枕动脉和肋间后动脉。此肌可供作肌瓣或肌皮瓣移植。

在斜方肌外下方和肩胛骨下角内侧有一肌间隙，称听诊三角（triangle of auscultation）（肩胛旁三角）。内上界为斜方肌的外下缘，外侧界为肩胛骨脊柱缘，下界为背阔肌上缘（图6-4），底为薄层脂肪组织、深筋膜和第6肋间隙，表面覆以皮肤和浅筋膜,是背部听诊呼吸音最清楚的部位。肩胛骨向前外移位时,该三角的范围扩大。

3. 半棘肌( semispinalis ) 和夹肌 ( splenius ) 位于斜方肌深面。半棘肌位于颈椎棘突两侧,夹肌位于半棘肌后外方(图 6-4 )。两肌上部即**头半棘肌**和**头夹肌**的深面为**枕下三角**( suboccipital triangle )。该三角位于项区上部的深层,由枕下肌围成,内上界为头后大直肌,外上界为头上斜肌,外下界为头下斜肌(图 6-6 )。三角的底为寰枕后膜和寰椎后弓,浅面借致密结缔组织与头夹肌和头半棘肌相贴,枕大神经行于其间。枕下三角内有枕下神经和椎动脉经过。椎动脉穿寰椎横突孔后转向内侧,行于寰椎后弓上面的椎动脉沟内,再穿寰枕后膜进入椎管,最后经枕骨大孔入颅。颈椎的椎体钩骨质增生、头部过分旋转或枕下肌痉挛都可压迫椎动脉,使脑供血不足。枕下神经是第 1 颈神经的后支,在椎动脉与寰椎后弓之间穿出,行经枕下三角,支配枕下肌(图 6-6 )。

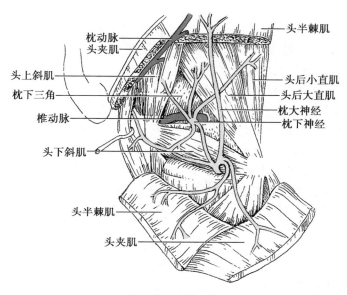

枕动脉
头夹肌
头上斜肌
枕下三角
椎动脉
头下斜肌
头半棘肌
头夹肌

头半棘肌
头后小直肌
头后大直肌
枕大神经
枕下神经

图 6-6　枕下三角

4. 竖脊肌( erector spinae ) 是背肌中最长、最大的肌,纵列于棘突两侧的沟内。下起自骶骨背面和髂嵴的后部,向上分出 3 群肌束,沿途止于椎骨和肋骨,向上可达颞骨乳突。竖脊肌由脊神经后支支配。由于脊神经后支呈明显的节段性分布,横断竖脊肌不会引起肌肉瘫痪,故术中必要时可切断该肌,以扩大侧向显露。在腰区,该肌外侧有腰上三角和腰下三角(图 6-7 )。

5. 腰上三角( superior lumbar triangle ) 位于背阔肌深面,第 12 肋下方,内侧界为竖脊肌外侧缘,外下界为腹内斜肌后缘,上界为第 12 肋。有时,由于下后锯肌在第 12 肋的附着处与腹内斜肌后缘相距较近,可参与构成一个边,形成不等的四边形。三角的底为腹横肌起始部的腱膜,其深面有3 条与第 12 肋平行排列的神经,自上而下为肋下神经、髂腹下神经和髂腹股沟神经(图 6-7 )。腹横肌腱膜的前方有腰方肌和肾。肾手术的腹膜外入路经此三角。切开腱膜时应注意保护上述神经。第12 肋前方与胸膜腔相邻。为扩大手术野,常需切断

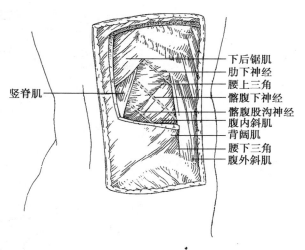

竖脊肌

下后锯肌
肋下神经
腰上三角
髂腹下神经
髂腹股沟神经
腹内斜肌
背阔肌
腰下三角
腹外斜肌

图 6-7　腰上三角和腰下三角

腰肋韧带,将第 12 肋上提,此时应注意保护胸膜,以免损伤而造成气胸。肾周围脓肿时,可在此处切开引流。腰上三角是腹后壁的薄弱区之一,腹腔器官可经此三角向后突出,形成腰疝。

**腰下三角**（inferior lumbar triangle）位于腰区下部，腰上三角外下方。由髂嵴、腹外斜肌后缘和背阔肌前下缘围成（图6-7）。三角的底为腹内斜肌，表面仅覆以皮肤和浅筋膜。此三角为腹后壁的薄弱区，此处可产生腰疝。在右侧，腰下三角前方与阑尾和盲肠相对应，故盲肠后位阑尾炎时此三角区会有明显压痛。腰区深部脓肿也可经腰下三角出现于皮下。此三角为经腹膜后隙途径的腹腔镜置入点。

## 四、深部血管和神经

### （一）动脉

项区主要由枕动脉、颈浅动脉、肩胛背动脉和椎动脉等供血，胸背区由肋间后动脉、胸背动脉和肩胛背动脉等供血，腰区由腰动脉和肋下动脉等供血，骶尾区由臀上、下动脉等供血。

1. 枕动脉（occipital a.） 起自颈外动脉，向后上经颞骨乳突内面进入项区，在头夹肌深面、头半棘肌外侧缘处越过枕下三角，并发出数支。主干继续向上，至上项线高度穿斜方肌浅出，与枕大神经伴行分布于枕部。分支中有一较大的降支，向下

分布于项区诸肌，并与椎动脉和肩胛背动脉的分支吻合，形成动脉网。枕动脉是颈外动脉较大的分支，可用作颅内、外血管吻合。颅底动脉环存在侧支循环不良的患者，需暂时或持久闭塞椎动脉时，可行枕动脉和小脑后下动脉旁路术，以提供必要的侧支循环。

2. 肩胛背动脉（dorsal scapular a.） 起自锁骨下动脉，向外侧穿过或越过臂丛，经中斜角肌前方至肩胛提肌深面，与同名神经伴行转向内下，在菱形肌深面下行，分布于背肌和肩带肌，并参与形成肩胛动脉网。有时肩胛背动脉与颈浅动脉共干起自甲状颈干，称**颈横动脉**（transverse cervical a.），颈浅动脉为颈横动脉的浅支，肩胛背动脉为深支。

3. 椎动脉（vertebral a.） 起自锁骨下动脉第1段，沿前斜角肌内侧上行，穿第6至第1颈椎横突孔，继经枕下三角走行于寰椎后弓上缘的椎动脉沟内，约至距中线1.5cm处斜穿寰枕后膜进入颅内（图6-8）。在枕项交界处的外侧区手术时，若须切开头半棘肌、头夹肌和颈夹肌等深层肌肉，应注意避免损伤椎动脉。

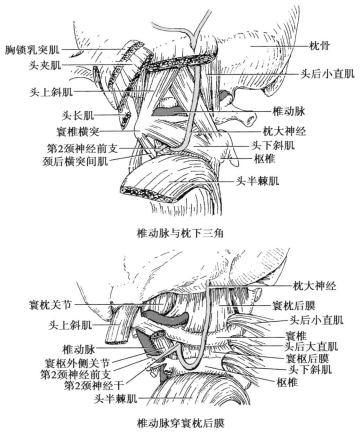

胸锁乳突肌　头夹肌　头上斜肌　头长肌　寰椎横突　第2颈神经前支　颈后横突间肌

枕骨　头后小直肌　椎动脉　枕大神经　头下斜肌　枢椎　头半棘肌

**椎动脉与枕下三角**

寰枕关节　头上斜肌　椎动脉　寰枢外侧关节　第2颈神经前支　第2颈神经干　头半棘肌

枕大神经　寰枕后膜　头后小直肌　寰椎　头后大直肌　寰枢后膜　头下斜肌　枢椎

**椎动脉穿寰枕后膜**

**图6-8 椎动脉**

椎动脉按行程可分为 4 段（图 6-8 ～ 图 6-10）：第一段自起始处至第 6 颈椎横突孔处，第二段穿经上 6 个颈椎横突孔，第三段经枕下三角入颅，第四段为颅内段。颈椎骨质增生导致第二段椎动脉受压迫时，可引起颅内供血不足，即椎动脉型颈椎病。椎动脉旁有丰富的交感神经丛。椎动脉周围有静脉丛，向下汇成椎静脉。手术显露椎动脉可引起周围静脉丛出血，故不必强求完全裸露椎动脉，可将椎动脉与其周围的静脉丛一起游离，或者在骨膜下游离椎动脉，可避免损伤静脉。

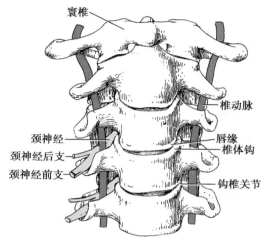

图 6-9　椎动脉和钩椎关节

手术显露椎动脉的方法包括：①自乳突分离胸锁乳突肌并将其下翻，触及寰椎侧块，然后显露寰椎横突。沿寰椎后弓上缘向内侧分离，显露椎动脉。②在枕下三角内寻找椎动脉或巡第 2 颈神经前支辨认椎动脉。③自中线向外侧咬除枕骨大孔后唇至寰枕关节，在其下方细心分离并显露椎动脉，或自寰椎后弓上缘向外侧分离，至中线外侧 1.5cm 处时，分离和显露椎动脉。

（二）静脉

脊柱区的深静脉与动脉伴行。项区的静脉汇入椎静脉、颈内静脉或锁骨下静脉。在胸背区，肋间后静脉汇入奇静脉，部分静脉汇入锁骨下静脉或腋静脉。腰区的腰静脉汇入下腔静脉。骶尾区的静脉汇入臀区静脉。脊柱区的深静脉可通过椎静脉丛广泛地与椎管内外、颅内以及盆部等处的静脉相交通。

（三）神经

脊柱区的神经主要来自 31 对脊神经后支、副神经、胸背神经和肩胛背神经。

1. 脊神经后支（posterior branch of spinal n.）（图 6-4，图 6-10）　自椎间孔处由脊神经分出后，绕上关节突外侧向后行，至相邻横突间分为内侧支和外侧支，分布于项区、胸背区、腰区、臀区和骶骨背面的肌肉和皮肤。颈神经后支分布于项区皮肤和深层肌，胸神经后支分布于胸背区皮肤和深层肌，腰神经后支分布于腰区皮肤和深层肌以及臀区皮肤，骶、尾神经后支分布于骶骨背面和臀区的皮肤。

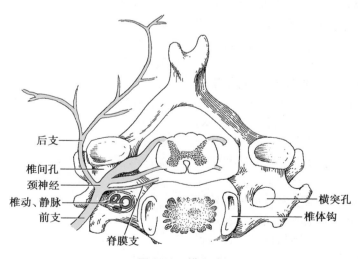

图 6-10　横突孔

（1）颈神经后支：第 1 颈神经后支又称**枕下神经**，较粗大，经寰枕后弓上方和椎动脉下方向后进入枕下三角，支配头后大直肌、头后小直肌、头上斜肌、头下斜肌和半棘肌，并可发支与第 2 颈神经后支交通。偶尔发出皮支与枕动脉伴行，分布至枕部皮肤。第 2 颈神经后支最粗，在寰椎后弓和枢椎椎板之间后行，至头下斜肌下方穿出，发出肌支配该肌。其较大的内侧支即**枕大神经**在头下斜肌和头半棘肌之间上升，穿头半棘肌与斜方肌腱，至枕区与枕动脉伴行，分布于头半棘肌和颅顶部皮肤。当寰椎和枢椎之间的椎间关节炎累及枕大神经，或枕大神经穿经颈部伸肌附着处发生病变时，会引起枕大神经分布区疼痛和感觉异常综合征。第 3 ~ 8 颈神经后支的内侧支穿夹肌和斜方肌后，分布于枕下区和颈部皮肤，外侧支均为肌支，支配颈髂肋肌、头最长肌和颈最长肌。

（2）**胸神经后支**：紧贴上关节突后行，分为内侧支和外侧支。上 6 对内侧支支配胸半棘肌和多裂肌，并发出皮支分布于躯干中线至肩胛线之间的皮肤。下 6 对内侧支支配多裂肌和胸最长肌，偶尔发出皮支分布于背部中线附近的皮肤。外侧支支配胸最长肌、胸髂肋肌和提肋肌。下 5 ~ 6 对外侧支还发出皮支，在下后锯肌、背阔肌与肋角的连线上穿出，分布于附近皮肤。

（3）**腰神经后支**：向后行，经骨纤维孔至横突间肌内侧缘分为：①内侧支：在下位椎骨上关节突根部的外侧斜向后下，经骨纤维管至椎弓板后面转向下，分布于多裂肌和关节突关节等。第 5 腰神经后支的内侧支经腰椎下关节突的下方向内下行。②外侧支：在下位横突背面进入竖脊肌，在该肌的不同部位穿胸腰筋膜浅出，向外下斜行。第 1 ~ 3 腰神经后支的外侧支参与组成**臀上皮神经**，跨越髂嵴后部达臀区上部，有时由于外伤等因素，可引起腰腿痛。腰部横突间韧带较发达，呈膜状，内下方有腰神经后支通过。该韧带增生肥厚时，可压迫腰神经后支，是腰腿痛常见的椎管外病因之一。第 1 ~ 3 腰神经后支的外侧支还发支与第 1、2 骶神经的后支相交通。

**骨纤维孔**又称**脊神经后支骨纤维孔**，位于椎间孔后外方，开口向后，与椎间孔的方向垂直。上外侧界为横突间韧带内侧缘，下界为下位椎骨横突的上缘，内侧界为下位椎骨上关节突的外侧缘。骨纤维孔的体表投影相当于同序数腰椎棘突外侧的下列两点的连线上：上位点在第 1 腰椎平面后正中线外侧 2.3cm，下位点在第 5 腰椎平面后正中线外侧 3.2cm。骨纤维孔内有腰神经后支通过。

**骨纤维管**又称**腰神经内侧支骨纤维管**，位于腰椎乳突与副突间的骨沟处，自外上斜向内下，由前、后、上、下 4 壁构成，前壁为乳突副突间沟，后壁为上关节突副突韧带，上壁为乳突，下壁为副突。管的前、上、下壁为骨质，后壁为韧带。有时后壁韧带骨化，则形成骨管。骨纤维管的体表投影在同序数腰椎棘突下外方的下列两点连线上：上位点在第 1

腰椎平面后正中线外侧约 2.1cm，下位点在第 5 腰椎平面后正中线外侧约 2.5cm。骨纤维管内有腰神经后支的内侧支通过。

腰神经后支及其分出的内侧支和外侧支在各自的行程中，都分别穿骨纤维孔、骨纤维管和胸腰筋膜裂隙。在正常情况下，这些孔、管或裂隙有保护通过其内的神经和血管的作用，但由于孔道细小，周围结构坚韧而缺乏弹性，且腰部活动度大，故在病理情况下这些孔道会变形、变窄，压迫通过的神经和血管，而导致腰腿痛。

（4）**骶神经后支**：上 4 对骶神经后支经骶后孔穿出，第 5 骶神经后支经骶管裂孔穿出。上 3 对骶神经后支分为内侧支和外侧支，前者支配多裂肌；后者参与组成**臀中皮神经**，分布于臀部的皮肤。

（5）**尾神经后支**：尾神经后支不分成内、外侧支，与下 2 对骶神经后支联合形成袢，再发支分布至尾骨周围的皮肤。

各脊神经后支与关节突关系均十分密切，且都行于项背部深肌与腱纤维之间，故横突或关节突肥大、项背部深肌或腱纤维劳损、撕裂、肿胀或出血等原因使脊神经后支受压时，可引起相应部位疼痛。临床上以第 2 腰神经后支受累最为常见，称为第 2 腰椎综合征。脊神经后支呈明显的节段性分布，故手术中横断背深肌时不会引起肌肉瘫痪。

2. **副神经**（accessory n.）（图 6-4） 自胸锁乳突肌深面分出一支进入该肌后，终支在胸锁乳突肌后缘中、上 1/3 交点处斜向外下，经枕三角至斜方肌前缘中、下 1/3 交点处或斜方肌前缘附着于锁骨处以上两横指深面进入该肌，两分支分别支配胸锁乳突肌和斜方肌。

3. **胸背神经**（thoracodorsal n.） 起自臂丛后束，沿肩胛骨外侧缘伴同名动脉下行，支配背阔肌。

4. **肩胛背神经**（dorsal scapular n.）（图 6-4）起自臂丛锁骨上部，穿中斜角肌斜向外下至肩胛提肌深面，继沿肩胛骨内侧缘下行，与同名动脉伴行，支配肩胛提肌和菱形肌。

## 五、脊柱

**脊柱**（vertebral column）是由 24 块椎骨、1 块骶骨和 1 块尾骨借椎间盘、关节突关节、韧带等椎骨间连接共同组成，构成人体的中轴。成年男性的脊柱长约 70cm，女性约 60cm。脊柱具有支持体重，承托颅，容纳和保护脊髓、神经根及被膜，参与胸廓、腹壁和盆壁的构成。另外，脊柱具有灵活的运动功能，可作屈、伸、侧屈、旋转和环转运动。

从前面观,自枢椎而下椎体逐渐变大,第 2 骶椎体最大。骶骨耳状面以下,椎体逐渐变小。从后面观,全部椎骨棘突在后正中线上连贯形成纵嵴。颈椎棘突短且分叉,近水平位。胸椎棘突细长,斜向后下方,呈叠瓦状排列。腰椎棘突呈板状,水平伸向后方。从侧面观,有 4 个生理性弯曲,颈曲和腰曲凸向前,胸曲和骶曲凸向后。这些弯曲增大了脊柱的弹性,对维持人体的重心稳定和减轻震荡有重要意义。颈曲支持头的抬起,腰曲使身体重心垂线后移,以维持身体的前后平衡,而胸曲和骶曲扩大了胸腔和盆腔的容积。

脊柱侧凸是指脊柱在冠状面上一个或多个节段偏离身体中线向侧方形成弯曲,常伴有脊柱的旋转和矢状面上后凸或前凸增加或减少。正常人的脊柱从后面观察应该是一条直线,并且躯干两侧对称。如果从正面看到双肩不等高或后面看到背部左右不平,可怀疑脊柱侧凸。在站立位 X 线正位片上,若脊柱侧方弯曲大于 10°,即可诊断为脊柱侧凸。脊柱侧凸可分为两类:①非结构性脊柱侧凸:原因为姿势性侧弯、腰腿痛(如椎间盘突出症、脊髓肿瘤)、双下肢不等长、髋关节挛缩、炎症刺激(如阑尾炎)、癔症性侧弯等。②结构性脊柱侧凸:又分为特发性脊柱侧凸,最常见(占 75% ~ 85%),青少年特殊发病,多见于青春期的女性,发生在胸腰段居多。发病原因不清楚;先天性脊柱侧凸,由于胚胎时期脊椎分节不完全、一侧有骨桥或者一侧椎体发育不完全(先天性半椎体、先天性楔形椎),致脊柱两侧生长不对称;神经肌肉性脊柱侧凸,由于神经或肌肉疾病导致脊柱两旁肌力不平衡,常见原因有小儿麻痹后遗症、脑瘫、脊髓空洞症、进行性肌萎缩症等;神经纤维瘤病合并脊柱侧凸;间质病变所致脊柱侧凸,如 Marfan 综合征、先天性多关节挛缩症等;后天获得性脊柱侧凸,由强直性脊柱炎、脊柱骨折、脊柱结核或脓胸及胸廓成形术等引起。此外,长期不正确的站姿或坐姿可引起习惯性脊柱侧凸。轻度的脊柱侧凸通常没有明显不适,外观上也没有明显的躯体畸形。较重的脊柱侧凸影响婴幼儿及青少年的生长发育,使身体变形。严重者可以影响心肺功能,甚至累及脊髓,造成瘫痪。

### (一) 脊柱的连接

脊柱的连接主要有椎体间的连接和椎弓间的连接。

**1. 椎体间连接**　相邻椎体之间借椎间盘、前纵韧带和后纵韧带相连。

(1) **椎间盘**(intervertebral disc)(图 6-11)　是连接相邻两个椎体的纤维软骨盘。中央部为**髓核**(nucleus pulposus),是柔软而富有弹性的胶状物质。周围部为**纤维环**(anulus fibrosus),由多层纤维软骨环按同心圆排列组成,富于坚韧性,牢固连接相邻椎体上、下面,保护髓核并限制髓核向周围膨出。椎间盘既坚韧,又富弹性,承受压力时被压缩,除去压力后又复原,具有"弹性垫"样缓冲作用,故可吸收震荡,允许脊柱作各个方向的运动。脊柱前屈时,椎间盘的前份被挤压变薄,后份增厚。脊柱伸直时又恢复原状。23 个椎间盘的厚薄不同,中胸部最薄,颈部较厚,腰部最厚,故颈椎和腰椎的活动度较大。脊柱全长约 3/4 由椎体构成,1/4 由椎间盘构成。虽然每相邻椎骨间的活动范围甚小,但如果把许多椎骨间的活动叠加起来,脊柱活动的范围就大大增加了。颈、腰部椎间盘的纤维环前厚后薄,纤维环破裂时髓核容易向后外侧脱出,突入椎管或椎间孔,压迫脊髓和脊神经,产生椎间盘突出症。

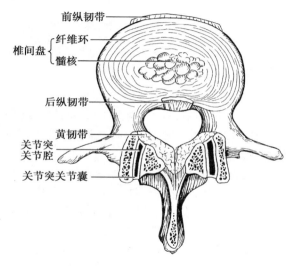

图 6-11　椎间盘和关节突关节

椎间盘承受的压力与体重和体位直接有关。体重 70kg 的人,坐直位时,因腰部屈度变直,纤维环前部高度变小,第 3、4 腰椎间的椎间盘内压力为 140kg。直立位时,因腰部前凸增加,重力线靠近髓核,该处椎间盘内压力下降至 100kg。坐位前倾 20°时,因腰椎后凸,该处椎间盘内压力增加至 190kg。侧卧时下降至 70kg,仰卧位时仅 20kg。人体弯腰从地上举起 50kg 重物时,第 4、5 腰椎间的椎间盘内压力可增加至 750kg,达重物的 15 倍。

(2) **前纵韧带**(anterior longitudinal lig.)(图 6-11,图 6-12)　位于椎体前面,宽而坚韧,上至枕骨大孔前缘,下达第 1 或第 2 骶椎体前面,其纤维与椎体及椎间盘牢固连接,有防止脊柱过度后伸和椎间盘向前脱出的作用。

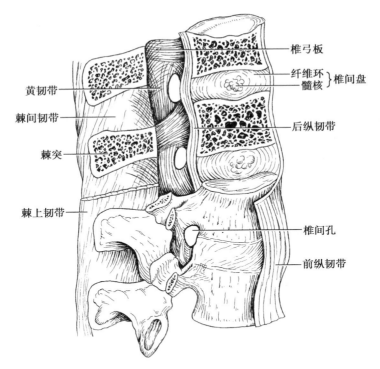

图 6-12 椎骨间的连接

标注（图6-12）：黄韧带、棘间韧带、棘突、棘上韧带、椎弓板、纤维环、髓核、椎间盘、后纵韧带、椎间孔、前纵韧带

（3）**后纵韧带**（posterior longitudinal lig.）（图 6-11，图6-12） 位于椎体后面，窄而坚韧，起自枢椎并与覆盖枢椎体的覆膜相续，下至第1骶椎。后纵韧带与椎间盘及椎体上、下缘紧密连接，而与椎体结合较为疏松，有限制脊柱过度前屈的作用。

2. **椎弓间连接** 包括椎弓板之间和椎弓突起之间的连接。

（1）**黄韧带**（ligamenta flava）（图6-11，图6-12） 连接相邻椎弓板，由淡黄色的弹力纤维构成。有限制脊柱过度前屈的作用。

（2）**棘间韧带**（interspinal lig.）（图6-12） 连于相邻棘突之间，前接黄韧带，向后移行于棘上韧带。

（3）**棘上韧带**（supraspinal lig.）（图6-12） 连接胸、腰、骶椎各棘突尖之间，向前续棘间韧带。棘上韧带和棘间韧带都有限制脊柱前屈的作用。自颈椎棘突尖向后扩展成三角形板状的弹性膜称**项韧带**（ligamentum nuchae），向上附着于枕外隆凸及枕外嵴，向下达第7颈椎棘突，并向下续于棘上韧带（图6-13）。项韧带起肌间隔作用，供肌肉附着。

（4）**横突间韧带**（intertransverse lig.） 连接相邻椎骨的横突，有限制脊柱过度侧屈的作用。

（5）**关节突关节**（zygapophysial joint）（图6-11） 由相邻椎骨的上、下关节突的关节面构成，属平面关节，只能作轻微滑动。

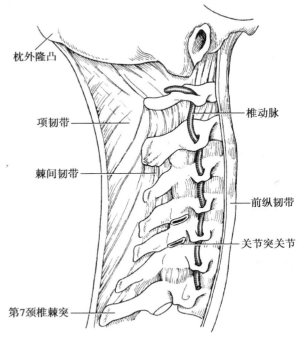

图 6-13 项韧带

标注：枕外隆凸、项韧带、棘间韧带、第7颈椎棘突、椎动脉、前纵韧带、关节突关节

3. **寰椎、枢椎的连接**

（1）**寰枕关节**（atlantooccipital joint）（图6-14）：为两侧枕髁与寰椎侧块的上关节凹构成的联合关节，属两轴性椭圆关节。两侧关节同时活动，

可使头作俯仰和侧屈运动。关节囊松弛,周围有韧带增强。**寰枕前膜**(anterior atlantooccipital membrane)是前纵韧带的最上部分,连于枕骨大孔前缘与寰椎前弓上缘之间。**寰枕后膜**(posterior atlantooccipital membrane)连于枕骨大孔后缘与寰椎后弓上缘之间。

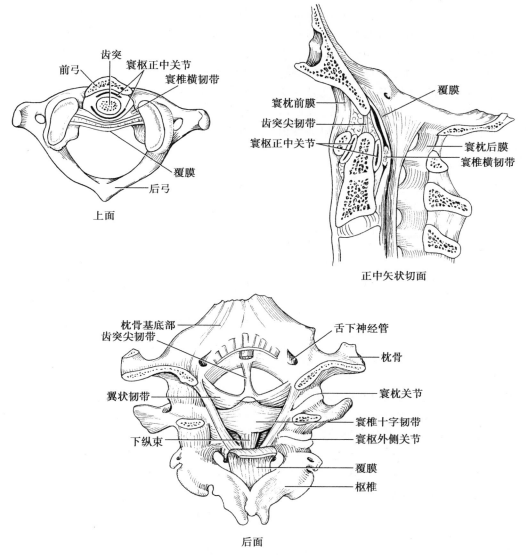

图 6-14 寰枕关节和寰枢关节

（2）**寰枢关节**(atlantoaxial joint)（图 6-14）:包括 3 个关节:①**寰枢外侧关节** lateral atlantoaxial joint:1 对,由寰椎侧块的下关节面与枢椎的上关节面构成,关节囊后部和内侧部有韧带加强。由于关节囊和周围韧带松弛,在一定限度内允许有较大范围的运动。②**寰枢正中关节**(median atlantoaxial joint):位于齿突前后,前部由枢椎的齿突与寰椎前弓的关节面构成,后部由齿突与寰椎横韧带构成。寰枢关节沿齿突垂直轴运动,使头连同寰椎进行旋转运动,故寰枕关节和寰枢关节的联合活动能使头作俯仰、侧屈和旋转运动。

寰枢关节由下列韧带（图 6-14）增强:①**齿突尖韧带**(apical lig. of dens):连于齿突尖与枕骨大孔前缘之间。②**翼状韧带**(alar lig.):由齿突尖向外上方至枕髁内侧。③**寰椎横韧带**(transverse lig. of atlas):张于寰椎侧块的内侧面,将寰椎的椎孔分为前、后二部。前部容纳齿突,后部容纳脊髓及其被膜。寰椎横韧带中部向上、向下各发出一纵行纤维束,分别附着于枕骨大孔前缘和枢椎体后面。寰椎横韧带与其上、下两纵纤维束共同构成**寰椎十字韧带**(cruciform lig. of atlas),有限制齿突后移的作用。一旦寰椎十字韧带损伤,齿突可向后移位,压迫脊髓,有致命的危险。④覆膜(tectorial membrane):是坚韧的薄膜,从枕骨斜坡下降,覆盖于上述韧带的后面,向下移行于后纵韧带。

肋后端与胸椎之间构成**肋椎关节**(costovertebral joint)(图6-15)。肋椎关节包括:①**肋头关节**(joint of costal head):由肋头的关节面与相应的胸椎体的肋凹构成。②**肋横突关节**(costotransverse joint):由肋结节的关节面与相应的胸椎体的横突肋凹构成。这两个关节在功能上是联合关节,运动时肋骨沿肋头至肋结节的轴线旋转,使肋上升或下降,以增加或缩小胸廓的前后径和横径,从而改变胸腔的容积而有助于呼吸。

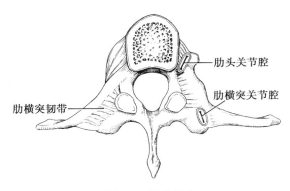

肋头关节腔
肋横突关节腔
肋横突韧带

图6-15 肋椎关节

脊柱创伤系指脊柱受到直接或间接暴力所致的脊柱骨、关节及韧带损伤,常伴有脊髓、脊神经损伤。脊柱的损伤最常见的是骨折和脱位。躯干受到暴力作用时,暴力沿脊柱传导,常导致脊柱稳定部分与活动部分交界处的椎骨损伤。根据损伤的程度和部位,可发生上颈椎、下颈椎、胸腰椎骨折,如椎体压缩性骨折、椎体粉碎性骨折、椎骨骨折等。在颈椎骨折与脱位,包括颈椎半脱位、颈椎体骨折、颈椎脱位、寰枢椎骨折与脱位等。另外,可与椎体压缩骨折合并发生关节突骨折、关节突关节脱位以及椎弓板、椎弓根、横突和棘突骨折等。在胸部和腰部,由于椎骨关节突的相互联锁,椎骨脱位少见。由于从相对不能屈曲的胸部到非常灵活的腰部之间的过渡是突然的,第11、12胸椎是除颈部以外最常发生骨折的部位。第5腰椎上下关节突之间的峡部骨折(脊椎滑脱),可能导致第5腰椎体相对于骶骨向前移位。椎骨向前移位可压迫马尾,引起腰部和下肢神经痛。

**(二)脊柱的年龄变化**

胎儿时期脊柱形成的胸曲和骶曲是初始弯曲,由椎骨前后高度的不同而致。颈曲和腰曲是继发弯曲,是由于椎间盘前后部分厚度不同而致。婴儿开始抬头时颈曲逐渐明显。胸椎体呈轻微的楔形,导致了胸曲的形成。婴儿开始行走和站立促进了腰曲的形成。腰曲向下至第5腰椎和骶骨形成**腰骶角**。女性的弯曲更明显一些,特别是腰曲。此外,男性的骶曲比女性明显。脊柱各部的发育程度在不同年龄阶段也不同,1岁半到3岁时脊柱的长和宽增长显著,尤其是宽度。此后,脊柱颈段和上胸段的发育稍见缓慢。10岁时,整个脊柱的增长较缓慢。11~17岁时,脊柱增长变快,尤其是胸段。脊椎长度和身长的关系随着年龄增大而变化。新生儿的脊柱长度为身长的40%,以后由于身长和下肢增长的不均衡,脊柱长度相对变小。从出生至20岁,脊柱的腰段增长最显著,可达4倍,而颈段仅增长2.5倍。25~30岁时脊柱发育成熟。老年椎间盘的髓核因脱水和退化而变薄,是老年人身高变矮的原因之一。椎间盘变薄还可能导致椎间孔变窄。

**(三)常见的脊柱变异与畸形**

1. **脊柱裂** 椎骨的发生形式为软骨化骨。从胎龄第8周开始,椎体中央出现一个初级骨化中心,逐步骨化成为椎体。第7~8周开始,椎弓两侧横突根部分别出现初级骨化中心。椎弓后端在生后1年左右相互融合,椎弓与椎体之间在3岁以后融合。至青春期,椎体上下面、两侧横突和棘突末端仍为软骨。此后,以上部位分别出现1个次级骨化中心,到25岁左右才与相邻部分融合。如果椎弓后端融合不全,则形成脊柱裂,椎管内容物可由此膨出。脊柱裂最常见的形式是棘突及椎弓板缺如,椎管向背侧开放,好发于腰、骶部。脊柱裂可分为隐性脊柱裂和囊性脊柱裂(图6-16)。

(1)隐性脊柱裂:多无局部体征及神经损害症状,常因其他原因拍脊柱X线片时发现。少数患儿在相应体表有皮肤小凹,或一簇毛发、血管痣、色素沉着、脂肪瘤等。

(2)囊性脊柱裂:根据膨出物的性质可分为:①脊膜膨出:脊膜囊样膨出,含脑脊液,不含脊髓和脊神经根。②脊髓脊膜膨出:膨出物含有脊髓和脊神经根。③脊髓膨出:脊髓呈板状暴露于外界。囊性脊柱裂通常伴有神经症状,如四肢麻痹、膀胱和肠的功能紊乱等。

2. **腰椎骶化和骶椎腰化**(图6-17) 腰椎骶化是指第5腰椎的一侧或两侧横突过长,与骶骨连接或融合,致使腰椎数目变为4块,骶骨由6块骶椎长合而成。骶椎腰化是指第一骶椎未参与构成骶骨,似为第6腰椎。腰椎骶化和骶椎腰化是产生腰背痛的原因之一。

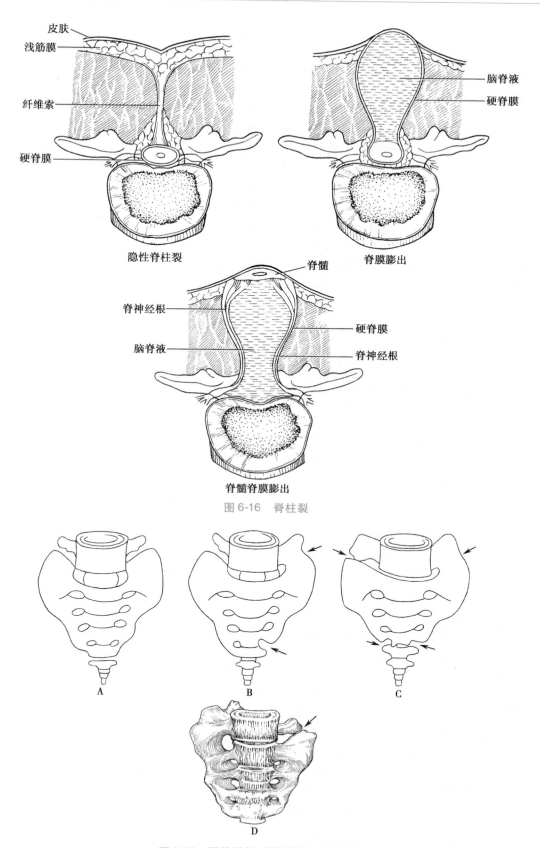

图 6-16　脊柱裂

图 6-17　腰椎骶化、骶椎尾化和骶椎腰化

A. 正常；B. 第 5 腰椎左侧骶化, 第 5 骶椎左侧尾化；C. 第 5 腰椎两侧骶化, 第 5 骶椎两侧尾化；D. 第 1 骶椎腰化

## 六、椎管

椎管（vertebral canal）是由椎骨的椎孔和骶骨的骶管与椎骨之间的椎间盘、关节突关节和黄韧带等骨连接共同连成的骨纤维性管道，上通过枕骨大孔与颅腔相通，下达骶管裂孔。椎管内容物有脊髓、脊髓被膜、脊神经根、血管及结缔组织等。

### （一）椎管壁

前壁由椎体后面、椎间盘后缘和后纵韧带构成，后壁为椎弓板、黄韧带和关节突关节，两侧壁为椎弓根和椎间孔。椎管骶段由融合的骶椎椎孔连成，故是骨性管道。构成椎管壁的任何结构发生病变，如椎骨骨质增生、椎间盘突出以及黄韧带肥厚等因素，均可使椎管变形或变狭窄，压迫其内容物而引起一系列症状。

#### 1. 前壁

（1）椎体（图6-11，图6-12）：椎体的后面参与构成椎管的前壁，左右稍凹，中央处有1～2个小孔，椎体静脉由此穿出。前面圆凸，有许多小孔，有滋养血管穿入。寰椎无椎体，枢椎的椎体不典型，从第3颈椎向下椎体逐渐增大。颈椎体的横断面呈椭圆形，横径较大。胸椎体由上向下逐渐增大，横断面逐渐变为心形，矢径大于横径。腰椎体的体积最大，呈肾形，横径和矢径向下逐渐增大，矢径小于横径。

脊柱结核占全身结核的首位，约为50%，其中以椎体结核占大多数。腰椎结核发病率最高，胸椎次之，颈椎更次之，骶椎甚为罕见。脊柱结核患者中合并肺结核或胸膜结核约占70%，这说明脊柱结核与肺结核之间有着密切的关系。椎体发生破坏时，颈部脓液可聚积于咽后，或随重力下降至锁骨下窝，也可沿臂丛下降至腋窝。在胸部，脓液可沿肋间神经到胸壁，也可影响到纵隔。在腰部，脓液可沿腰大肌筋膜下降，形成腰大肌脓肿，也可流向腹股沟下方，或绕过股骨小转子到臀部，或沿大腿后下降到腘窝。脊柱结核手术方式如下：①病灶清除术。②经前路清除病灶和经后路植骨：以修复脊柱的骨缺损，重建脊柱的稳定性。前路病灶清除、椎管减压和植骨融合术是脊柱结核最常用的术式。③脊柱内固定技术：应用于脊柱维持稳定性重建。在内固定的选择上，多采用二期或同期辅助后路固定，因为后路固定避开结核灶，安全性高。近年来，多采用同期前路内固定。

第3～7颈椎的椎体上面侧缘有明显向上的唇样突起，称椎体钩（uncus of vertebral body）。椎体下面在纵径上凹陷，在横径上微隆，其外侧缘的后份可接下位椎体的椎体钩，形成临床上的所谓钩椎关节（Luschka关节或椎体间侧关节）（图6-8）。钩椎关节位于椎间盘的外侧和后外侧，内表面覆盖软骨，被纤维囊包裹，内有少量液体。在解剖学，钩椎关节不是真正的关节。椎体钩可限制上一椎体向两侧移位，增加颈椎椎体间的稳定性，并防止椎间盘向外后方脱出。在正常情况下，位于第5～7颈椎的椎体钩受力最大。椎体钩外侧有椎动、静脉及其周围的交感神经丛，后方有颈部脊髓，后外侧部参与构成椎间孔的前壁（图6-8，图6-9）。因此，椎体钩发生不同方向的骨质增生可分别压迫上述结构，引起椎动脉型、脊髓型、神经根型或混合型颈椎病。

颈椎病指颈椎间盘退行性变及其继发性椎间关节退行性变所致脊髓、神经、血管损害而表现的相应症状和体征。颈椎间盘退变、突出或颈椎椎骨赘生物的形成，可突向椎管、椎间孔和横突孔，压迫脊髓、脊神经和椎动脉，引起神经、血管等一系列症状。寰枢关节周围有许多韧带加强。外伤时枢椎齿突可发生骨折，但若寰椎横韧带保持完整，齿突仍保持原位，不会引起严重症状。如寰椎横韧带松弛或断裂，寰椎向前脱位，齿突后移，从而导致椎管狭窄，脊髓受压，严重时可危及生命。颈椎病常见有4种类型：①神经根型颈椎病：发病率占50%～60%。由颈椎间盘向侧后方突出、钩椎关节或关节突关节增生和肥大，刺激或压迫神经根所致。引起相应的颈、肩、上肢的运动和感觉障碍。②脊髓型颈椎病：发病率占10%～15%。椎间盘的髓核、椎体后缘骨赘、增生肥厚的黄韧带或钙化的后纵韧带压迫脊髓，导致四肢运动障碍。下颈段多见。③交感神经型颈椎病：发病机制尚不清楚，X线、CT、MRI等检查结果与神经根型相似。出现交感神经兴奋或抑制症状。④椎动脉型颈椎病：横突孔狭窄或上关节突增生肥大可压迫椎动脉。颈椎退变后稳定性降低，从而牵拉椎动脉。患者表现为突发性反复发作性眩晕，头部活动时发作或加重。由于侧支循环代偿性扩张，出现自发性头部胀痛。可出现视觉障碍或因椎动脉突然痉挛引起的猝倒。也可出现交感神经兴奋症状。

颈椎手术入路包括：①前侧入路：适用于颈椎病、颈椎骨折脱位、颈椎结核、颈椎肿瘤和颈椎管内腹侧肿瘤。一般采用横行切口，也可作纵行切口。切开颈阔肌表面的筋膜鞘后，沿纤维方向纵行分开颈阔肌。在胸锁乳突肌前缘内侧切开封套筋膜，然后切开气管前筋膜。将胸锁乳突肌和颈动脉鞘牵向外侧,颈部带状肌、甲状腺、气管和食管牵向内侧,显露颈长肌和椎前筋膜。骨膜下分离椎前筋膜,显露椎体前面和椎间盘。②后侧入路:适用于颈椎病、颈椎外伤、颈椎管内肿瘤和颈椎附件肿瘤。作后正中直切口,牵开皮肤,注意勿损伤第3枕神经。通过项韧带显露棘突,单侧或双侧骨膜下剥离椎旁肌,显露椎弓板、侧块及关节突关节。

（2）椎间盘(图6-11,图6-12):除寰椎与枢椎之间外,相邻椎体之间存在椎间盘,包括第5腰椎与第1骶椎之间。成人的椎间盘有23个。在横断面上,脊柱不同部位的椎间盘的厚薄有所不同。在颈部和腰部,运动的范围较大,椎间盘较厚。在胸部和骶部,脊柱的运动范围较小,椎间盘较薄。椎间盘在第2~6胸椎处最薄,在下腰部最厚。第4、5胸椎间的椎间盘厚度仅约2.1mm,第5腰椎与第1骶椎间的椎间盘厚达1.7cm。椎间盘的总厚度为13.9cm,椎体的总厚度为43.3cm,椎间盘约占椎体的32.1%,占脊柱全长的24.3%。脊柱各段的椎间盘与椎体的平均厚度及其比例如下:颈部椎间盘总厚度为2.7cm,椎体为9.8cm,椎间盘占椎体的27.5%;胸部椎间盘厚度为4.8cm,椎体为22.4cm,椎间盘占椎体的21.5%;腰部椎间盘厚6.4cm,椎体为11.7cm,椎间盘占椎体的54.4%。

（3）后纵韧带:由于此韧带窄细,椎间盘纤维环的后外侧部又相对较为薄弱,故后外侧部是椎间盘突出的好发部位。有时后纵韧带可骨化肥厚,向后压迫脊髓。

2. 后壁

（1）椎弓板和黄韧带(图6-11,图6-12):椎弓板宽扁,向前续椎弓根,两侧椎弓板在后中线结合。颈椎的椎弓板窄长,较薄。腰椎的椎弓板较厚,略向后下倾斜,故椎孔的下部比上部大。黄韧带连于相邻椎弓板之间,两侧黄韧带间在后正中线处有一窄隙,有小静脉穿过。黄韧带的厚度和宽度在脊柱的不同部位有所差异,颈段薄而宽,胸段窄而稍厚,腰段最厚。腰穿或硬膜外麻醉,需穿经此韧带方达椎管。随着年龄增长,黄韧带可发生退行性变,增生肥厚,以腰段为多见,可导致腰椎管狭窄,压迫马尾和脊神经根,引起腰腿痛。

（2）关节突关节(图6-11):各关节囊松紧不一,颈部松弛易于脱位,胸部较紧张,腰部紧而厚。前方和后方分别有黄韧带和棘间韧带加强。关节突关节参与构成椎管和椎间孔的后壁,前方与脊髓和脊神经相邻,关节突关节的退变可压迫脊髓或脊

神经根。颈椎关节突关节的完整对于颈椎稳定性有重要影响。关节突关节切除50%时,其抗屈曲和抗扭转能力明显降低。因此,行脊髓或脊柱手术时应尽量减少损伤关节突关节。如因手术显露需要较多切除关节突关节时,应作钢板螺钉内固定,以维持脊柱的稳定性。脊神经后支分布于关节突关节,神经受压或被牵拉损伤,可引起腰背痛。

3. 侧壁

（1）椎弓根和椎间孔(图6-10~图6-12):椎弓根为椎弓连于椎体的缩窄部分,上、下缘分别有椎上切迹和椎下切迹。相邻椎骨的椎上、下切迹围成椎间孔(intervertebral foramina),内有脊神经及其脊膜支、血管和淋巴管通过。椎间孔为骨纤维性管道,上、下壁分别为椎上、下切迹,前内侧壁为椎体钩后部(颈椎)、椎间盘和椎体下部,后外侧壁为关节突关节。

颈椎间孔的矢状面呈椭圆形或卵圆形,矢径约为6.7mm,横径为7.6mm,其最小值在男性分别为5.7mm和7.5mm,女性为5.8mm和6.0mm。颈椎的椎体钩、横突和关节突构成复合体,有脊神经和椎动脉等在此通过,任何组成结构的病变均可压迫脊神经和血管。颈椎后入路手术时,安全解剖的外侧界限在寰椎水平为中线两侧1.5cm范围内,在枢椎以下为关节突关节的外侧缘。

骶骨无椎间孔,由骶前孔和骶后孔代替。骶骨前面略凹陷,中部有4条椎体融合痕迹的横线,其两端有4对骶前孔。背面粗糙隆凸,骶中间嵴和骶外侧嵴之间有4对骶后孔。骶前、后孔均与骶管相通,有骶神经前、后支通过。

（2）横突孔(图6-10):颈椎横突根部有横突孔(transverse foramen),孔内有椎动、静脉和交感神经丛。颈7横突孔只有椎静脉通过。颈椎横突孔有多种变异,单孔出现率为79.5%,双孔为27.8%。双孔多在第5~7颈椎,以第6颈椎最多。椎动脉多通过大孔,椎静脉通过小孔。椎动脉多先穿经第6颈椎横突孔,占98%左右,也可先穿经第5、7或4颈椎的横突孔。横突孔呈椭圆形,左侧的矢径大于右侧,男性左侧约为5.4mm,右侧5.3mm;女性左侧约为5.3mm,右侧5.1mm。男性左侧横径约为6.0mm,右侧5.9mm;女性左侧约为5.9mm,右侧5.8mm。在标本上测量,横突孔矢径平均为4.8mm,横径5.5mm。横突孔的横径与椎动脉的外径明显相关。椎动脉在横突孔内的位置多位于内侧。椎体钩骨质增生、横突孔内骨刺或上关节突骨质增生等均可使横突孔变小,甚至压迫椎动脉。

横突末端分为横突前、后结节,结节间有颈脊神经前支通过。第6颈椎前结节前方有颈总动脉。前结节是肋骨的遗迹,有时第7颈椎前结节长而肥大,形成颈肋,可伸达斜角肌间隙或第1肋上面,压迫臂丛和锁骨下动脉。

(3) 颈椎侧块:颈椎上关节突、下关节突和中间的峡部组成**颈椎侧块**(lateral mass of cervical spine),左右各一。上缘定义为上关节突关节面的最低点,下缘为下关节面的最远点,内侧缘为关节突与椎弓板的结合部,外侧缘为骨性边缘。内侧有椎管,前内侧有椎弓根,后内侧有椎弓板,前方有横突。颈椎手术中只能观察到峡部和下关节突,故该两部称为可视侧块。

相邻侧块中心之间的距离在第3~7颈椎为9~16mm,平均13mm。螺钉在侧块内以向头侧15°、向外侧30°、进入深度为10~11mm时不会伤及神经根。侧块后方中点至横突孔的垂直距离平均为10.4mm(9.3~12.2mm)。在第3~5颈椎,横突孔外侧缘位于通过侧块后方中点的矢状线内侧,从侧块后方中点至横突孔外侧缘的连线与矢状线的夹角呈向内夹角,为5.3°~6.3°。在第6颈椎,横突孔外侧缘位于通过侧块后方中点的矢状线的外侧,从侧块后方中点至横突孔外侧缘的连线与矢状线的夹角呈向外夹角,为5.4°~6.3°。颈神经根位于椎间孔的下部。只有侧块的外上1/4部分远离神经根。从侧块后方中点至上位神经根的平均距离为5.7mm,至下位神经根5.5mm。侧块后面中点至硬脊膜的距离为9.2mm,神经根袖距相邻侧块中点最小距离为3mm。因此,以侧块中点作为螺钉入点对于神经根和硬脊膜都是安全的。侧块螺钉的方向不要指向上关节突基底部的前外角,以免损伤脊神经后支。在作颈椎侧块钢板螺钉内固定时,熟悉颈椎侧块、横突孔和神经根等解剖毗邻关系,对于正确选择螺钉的置入点与置入方向有重要意义。

(二) 椎管腔

横断面上各段椎管的形态和大小不同,颈段上部近枕骨大孔处近似圆形,向下逐渐变为三角形,矢径短,横径长;胸段大致呈椭圆形;腰段上、中部由椭圆形逐渐变为三角形;腰段下部椎管的外侧部逐渐出现侧隐窝,使椎管呈三叶形;骶段呈扁三角形。胸段椎管腔以第4~6胸椎处最为狭小,颈段和腰段分别以第7颈椎和第4腰椎较小。

颈椎椎管矢径平均为15.5mm,横径22.6mm,男性大于女性。一般认为,如果颈椎椎管的矢径<12mm,第1、2颈椎处的横径<16~17mm,第3~7颈椎处的横径<17~19mm,即可认为有颈椎椎管狭窄。

腰椎椎管的矢径平均约17mm,以第3~4腰椎处最小,男女差别不大。横径平均24mm,以第2~4腰椎处最窄,男性平均大于女性1.1mm。一般认为,腰椎管的矢径<13mm,横径<18mm,可诊断为腰椎管狭窄。有人主张将腰椎管的矢径在10~12mm定为相对狭窄,如<10mm则为绝对狭窄。**侧隐窝**(lateral recess)是腰椎椎管最狭窄的部位,是脊神经的通道。腰椎椎管的矢径越小,横径越大,则侧隐窝越狭窄,神经根陷得越深。在第5腰椎处,右侧侧隐窝矢径平均为5.2mm,横径3.2mm;左侧侧隐窝矢径平均为5.0mm,横径3.5mm。在腰段下部,由于椎管内的脊神经根行走于椎管外侧的侧隐窝和椎间盘与黄韧带之间的**盘黄间隙**内,故腰椎间盘突出、黄韧带肥厚、关节突关节退行性变和椎体后缘骨质增生等引起侧隐窝或盘黄间隙狭窄的因素均可压迫腰脊神经,造成腰腿痛。

第3~4腰椎最易发生椎管狭窄综合征,其原因是该处椎管中央部矢径较小、矢径与横径之比较小和椎弓板较厚等。第5腰椎最易发生腰椎管侧隐窝狭窄,原因是该处椎管多呈三叶草形、侧隐窝明显和上关节突骨质增生造成侧隐窝矢径狭小等。

在正常情况下,椎管内硬脊膜周围存在相当间隙,允许硬脊膜和马尾神经根等的活动。椎管狭窄时,一旦脊柱腰段从屈曲位向后伸位运动,如站立或行走,腰椎前凸便会增加,即使椎管容积稍有减少,也可影响微循环,或使神经受压迫,从而出现跛行。改取坐位或蹲位后,脊柱腰段从后伸位转为屈曲位,腰椎呈轻度后凸,椎管容积稍有增加,症状得到缓解。

## 七、脊髓被膜和脊髓

椎管容纳脊髓及其被膜等。脊髓表面被覆3层被膜,由外向内为硬脊膜、脊髓蛛网膜和软脊膜。被膜之间以及硬脊膜与椎管骨膜间存在腔隙,由外向内依次有硬膜外隙、硬膜下隙和蛛网膜下隙(图6-18,图6-19)。

(一) 脊髓被膜

1. 硬脊膜(spinal dura mater) 由致密结缔组织构成,厚而坚韧,形成一长筒状的硬脊膜囊。上方附于枕骨大孔边缘,与硬脑膜相续,向下在第2骶椎高度形成盲端,并借终丝附着于尾骨。每对脊神经根穿硬脊膜囊处被其紧密包被,硬脊膜向外侧延续形成神经外膜,并与椎间孔周围的结缔组织紧

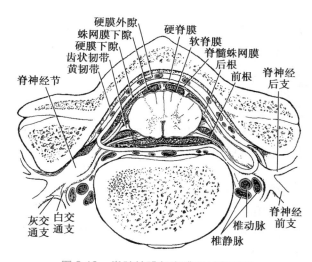

图 6-18 脊髓被膜与脊膜腔（横切面）

（标注：硬膜外隙、蛛网膜下隙、硬膜下隙、齿状韧带、黄韧带、脊神经节、灰交通支、白交通支、硬脊膜、软脊膜、脊髓蛛网膜、后根、前根、脊神经后支、脊神经前支、椎动脉、椎静脉）

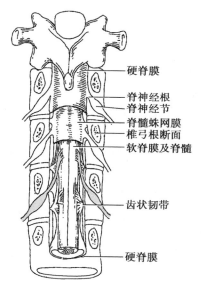

图 6-19 脊髓及其被膜（后面）

（标注：硬脊膜、脊神经根、脊神经节、脊髓蛛网膜、椎弓根断面、软脊膜及脊髓、齿状韧带、硬脊膜）

密相连,对脊神经起固定作用。有时硬脊膜围绕脊神经根和脊神经呈漏斗状膨出,形成神经鞘囊肿,在骶部较为常见。临床上需与该部位的病理性囊肿加以区别。

硬脊膜可分为两层,这在临床上具有重要意义。切除脊膜瘤时,由于肿瘤紧密粘连于硬脊膜上,可先将肿瘤基部自硬脊膜上分离,切除肿瘤后再切除肿瘤附着的硬脊膜内层。这样,既可确保全肿瘤彻底切除,又可严密缝合硬脊膜外层,减少术后并发症和减轻患者的术后反应。

硬脊膜的血供来自节段性根动脉。根动脉进入神经根前发出分支至硬脊膜。长的分支可供应几个节段,短支不超过本节段。一条根动脉有两条

伴行静脉,动脉与静脉间有较多的动静脉吻合。

2. 脊髓蛛网膜( spinal arachnoid mater ) 为半透明的薄膜,向上与脑蛛网膜相续,向下平第 2 骶椎高度成一盲端,向两侧随脊神经根外延至椎间孔附近,与神经束膜相延续。此膜发出许多结缔组织小梁与软脊膜相连。

3. 软脊膜( spinal pia mater ) 柔软并富于血管,与脊髓表面紧密相贴。在前正中裂和后正中沟处,有软脊膜前纤维索和后纤维隔与脊髓相连。软脊膜向下延伸形成终丝( filum terminale ),与硬脊膜鞘向远侧延伸的纤维一起附着于尾骨。

在脊髓两侧和脊神经前、后根之间,软脊膜增厚并向外突,形成三角形的齿状韧带( denticulate lig. )。齿状韧带呈额状位,外侧缘形成三角形齿尖,与硬脊膜相连。齿状韧带的附着部位不一,在颈段位于上、下两神经根穿硬脊膜之间,胸部以下则不很规则。齿状韧带有维持脊髓正常位置的作用。齿状韧带每侧有 15 ~ 22 个。最上一对位于椎动脉后方、第 1 颈神经根稍上方。最下一对可变动在第 11 胸神经根至第 2 腰神经根之间,其附着处的下方常恒定地发出一细小的结缔组织纤维索,经后根前方向下止于第 1 腰神经穿硬脊膜处的附近,可作为辨认第 1 腰神经的标志。

临床上,侧方增厚的软脊膜及齿状韧带可作为椎管内腹侧肿瘤与背侧肿瘤分界的标志。位于该结构腹侧的肿瘤为腹侧肿瘤,反之为背侧肿瘤。切除椎管腹侧肿瘤时,可切断齿状韧带,并适度向背侧和病灶对侧方牵拉,以牵开脊髓,增加腹侧显露。必要时还应切开脊髓侧方增厚的软脊膜,以便切除肿瘤。

（二）脊膜腔

1. 硬膜外隙( epidural space ) 是位于椎管骨膜与硬脊膜之间的窄隙,其内填有脂肪、椎内静脉丛、窦椎神经和淋巴管等,并有脊神经根及其伴行血管通过,呈负压。硬膜外隙及其内容物对脊髓有保护作用。此隙上端起自枕骨大孔高度,下端终于骶管裂孔。由于硬脊膜紧密附着于枕骨大孔边缘,故此隙与颅内腔隙不交通。硬膜外麻醉即将药物注入硬膜外隙,以阻滞通过此隙内的脊神经根。针刺入硬膜外隙后,因存在负压,会有抽空感,这与穿入蛛网膜下隙时有脑脊液流出并呈正压的情况不同。

硬膜外隙被脊神经根划分为前、后两隙。前隙窄小,后隙较大,内有脂肪、静脉丛和脊神经根等结构。颈段的后隙狭小。胸部后隙渐增宽,至中胸段宽约 2 ~ 4mm。腰部后隙更宽,可达 6mm,加上体壁

后部中线区血管较少,故此区为硬膜外麻醉的首选部位。在中线上,前隙有疏松结缔组织连于硬脊膜与后纵韧带之间,后隙有纤维隔连于硬脊膜后面与椎弓板之间。这些结缔组织纤维结构在颈段和上胸段出现率较高,且有时较致密,因此有时导致硬膜外麻醉出现单侧麻醉或麻醉不全。

骶段硬膜外隙上大下小,前宽后窄,硬脊膜紧靠骶管后壁,其间距仅为 1.0 ~ 1.5mm,故骶管麻醉时应注意入针的角度。硬脊膜囊平第 2 骶椎高度变细,裹以终丝,其前、后方有结缔组织纤维索把它连于骶管前、后壁,结合较紧,似有中隔作用,而且腔内充满脂肪,这可能导致骶管麻醉有时也会出现单侧麻醉(图 6-20)。在骶管内,骶神经根列于硬膜外隙内,外包有硬脊膜延伸而成的神经鞘(图 6-21)。第 1 ~ 3 骶神经鞘较厚,周围脂肪较多,这可能导致骶神经麻醉不全。

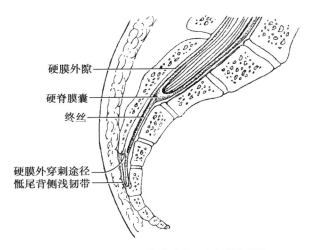

图 6-20 骶管和硬脊膜囊(正中矢状切面)

图中标注:
硬膜外隙
硬脊膜囊
终丝
硬膜外穿刺途径
骶尾背侧浅韧带

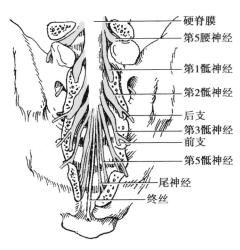

图 6-21 骶神经根

图中标注:
硬脊膜
第5腰神经
第1骶神经
第2骶神经
后支
第3骶神经
前支
第5骶神经
尾神经
终丝

将麻醉药注入硬膜外隙阻滞脊神经根的麻醉方法称硬膜外麻醉。穿刺针经皮肤、浅筋膜、深筋膜、棘上韧带、棘间韧带、黄韧带,进入硬膜外隙(图 6-22)。麻醉剂直接对穿出硬脊膜囊的脊神经根发挥作用,通常需经 10 ~ 20 分钟后生效。该种麻醉仅用于膈以下手术,如剖宫产手术。

2. 硬膜下隙(subdural space) 为位于硬脊膜与脊髓蛛网膜之间的潜在腔隙,内有少量液体。

3. 蛛网膜下隙(subarachnoid space) 位于脊髓蛛网膜与软脊膜之间,内充满脑脊液。向上经枕骨大孔与颅内蛛网膜下隙相通,向下达第 2 骶椎高度。脊髓蛛网膜向两侧包裹脊神经根,形成含有脑脊液的脊神经周围间隙。蛛网膜下隙在第 1 腰椎至第 2 骶椎扩大,形成**终池**(terminal cistern),内有腰、骶神经根构成的**马尾**(cauda equina)和软脊膜向下延伸形成的终丝。骶管裂孔至终池下端的距离平均为 5.7cm。

由于成人脊髓下端大约平第 1 腰椎下缘,而马尾浸于终池的脑脊液中,故在第 3 ~ 4 或 4 ~ 5 腰椎间隙穿刺取脑脊液或进行麻醉,将针穿至终池,一般不会损伤脊髓和马尾。患者取前屈或前屈侧卧位,以扩大棘突间隙,使穿刺针容易插入。穿刺针经皮肤、浅筋膜、深筋膜、棘上韧带、棘间韧带、黄韧带、硬脊膜和脊髓蛛网膜到达含有脑脊液的终池。成人进针深度为 4 ~ 6cm。将麻醉药注入蛛网膜下腔阻滞脊神经根称蛛网膜下腔麻醉(腰麻)(图 6-22)。

(三)脊神经根和窦椎神经

1. 脊神经根(root of spinal n.)

(1)行程和分段:脊神经根丝离开脊髓后,横行或斜行于蛛网膜下隙,汇成脊神经前根和后根,继穿蛛网膜囊和硬脊膜囊,进入硬膜外隙。脊神经根在硬脊膜囊以内的一段为蛛网膜下隙段,穿出硬脊膜囊的一段为硬膜外段。

(2)与脊髓被膜的关系:脊神经根离开脊髓时被覆软脊膜。穿蛛网膜和硬脊膜时带出此两层膜,形成蛛网膜鞘和硬脊膜鞘。3 层被膜向外达椎间孔处,逐渐与脊神经内膜、神经束膜和神经外膜相延续。

蛛网膜下隙可在神经根周围向外侧延伸,至脊神经节近端附近。由于有时神经根周围的蛛网膜下隙继续向外侧延伸,脊柱旁注射时药液可能进入蛛网膜下隙。

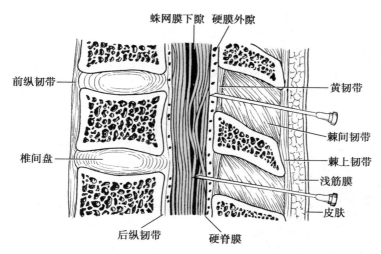

图 6-22　硬膜外麻醉和蛛网膜下腔麻醉（或腰穿）示意图

（3）与椎间孔和椎间盘的关系：脊神经根的硬膜外段较短，借硬脊膜鞘紧密连于椎间孔周围，以固定硬脊膜囊和保护鞘内的神经根不受牵拉。硬膜外段在椎间孔处最易受压。颈部的椎间孔呈水平位，较长，约 1.2cm。下腰部的脊神经根需先在椎管的侧隐窝内斜向下行走一段距离后，才紧贴椎间孔的上半出孔（图 6-23）。因此，临床上将包括椎间孔在内的脊神经根的通道称为椎间管或神经根管。椎间盘向后外侧突出、黄韧带肥厚以及椎体边缘和关节突骨质增生是压迫脊神经根的最常见原因，临床手术减压主要针对这些因素。

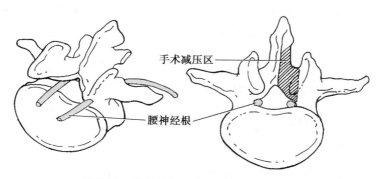

图 6-23　腰椎管侧隐窝狭窄使神经根受压

随着年龄的增长，椎间盘易发生退行性变，过度负重或剧烈运动时可导致纤维环破裂，髓核脱出，刺激或压迫脊神经根，称椎间盘突出症。脊柱前屈时压迫椎间盘前部和牵张后部，从而推动髓核向后移动，若纤维环受损或后纵韧带退化，髓核即可能突入椎管。椎间盘突出时，髓核、纤维环或两者同时突向椎管或椎间孔，挤压神经根，引起神经根充血、水肿或变性。髓核突出通常发生在后外侧，纤维环后部较薄弱，此处后纵韧带的支持较少。椎间盘突出多发于腰部，常见于第 4、5 腰椎之间或第 5 腰椎与骶骨之间，约占 95%。椎间盘突出引起局部背痛，这是因为破裂纤维环和后纵韧带受压以及髓核释放物质的化学刺激引起。患者有坐骨神经痛的表现，腰部和臀部疼痛，并沿大腿和小腿的后部向下放射。颈椎间盘的后外方有椎体钩加固，脊柱胸段的活动幅度小，故颈、胸椎间盘突出症较少见。被动性的颈部过度屈曲如橄榄球运动，可能在不引起椎骨骨折的情况下导致颈椎间盘后部撕裂，导致颈椎间盘突出症。常见部位为第 5、6 颈椎之间或第 6、7 颈椎之间。颈椎间盘突出可引起颈部和上肢的疼痛。

椎间盘突出时，为了减轻受压脊神经根的刺激，患者常常处于强迫的脊柱侧凸体位。此时，脊柱侧凸的方向，取决于椎间盘突出的部位与受压脊神经根的关系。当椎间盘突出从内侧压迫脊神经根时，脊柱将弯向患侧。如果椎间盘突出从外侧压迫脊神经根时，脊柱将可能弯向健侧。有时，椎间盘突出患者会出现左右交替性脊柱侧凸现象，其原因可能是突出椎间盘组织的顶点正巧压迫脊神经根。此时，无论脊柱侧凸弯向哪一侧后，均可缓解突出椎间盘对脊神经根的压迫（图6-24）。

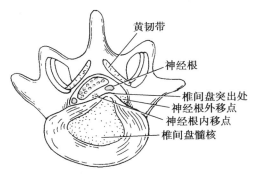

图6-24　椎间盘突出与交替性脊椎侧凸示意图

按突出程度椎间盘突出可分4型：①膨隆型：纤维环部分破裂。保守治疗为首选。②突出型：纤维环完全破裂，髓核突出。常需手术治疗。③脱垂游离型：突出的髓核垂入椎管内或完全游离。明确诊断后应尽早手术。④Schmorl结节及经骨突出型：前者是指髓核经纤维软骨板的裂隙突入椎体松质骨内，后者是指髓核沿纤维软骨板和椎体之间的血管通道向前纵韧带方向突出，形成椎体前的游离骨块。仅有腰痛，无神经根症状，无须手术治疗。

腰椎间盘切除术手术入路包括：①前外侧入路（经腹膜后）：自第12肋骨后半部向下至腹直肌外侧缘作侧方斜切口。沿皮肤切口及纤维走向切开腹外斜肌及其腱膜，与皮肤切口垂直切开腹内斜肌。用手指钝性剥离，在腹膜后脂肪和腰肌筋膜之间剥出一界面。沿此界面游离腹腔内容物，将其向内侧推开。结扎腰血管，游离下腔静脉达椎体前面，骨膜下游离后显露椎体和椎间盘。②后侧入路（椎板开窗术）：作腰后正中切口，直达棘突。从棘突及椎弓板至关节突关节向外侧剥离竖脊肌。切除黄韧带及部分椎弓板，将硬脊膜和神经根牵向内侧，显露椎间盘。

神经根管的解剖学知识对于临床切除椎管内外肿瘤或椎间孔内肿瘤的手术，具有十分重要的意义：①手术时应切开硬脊膜，宜在硬脊膜下紧贴肿瘤包膜分离。这样易于分离肿瘤至出椎间孔处的载瘤神经，以达到全肿瘤切除。有时因受压硬脊膜菲薄酷似肿瘤包膜，若分离肿瘤在硬脊膜外进行，不仅分离困难，而且不能将肿瘤自骨膜上顺利拉出，可拉破硬脊膜外静脉丛，引起较多出血，妨碍全

肿瘤切除。②在颈、腰膨大等重要功能区，应细心分离。若肿瘤仅起自脊神经后根，在切除部分肿瘤并显露脊神经前根后，可将肿瘤连同载瘤的脊神经后根一并切除，以确保全肿瘤切除。若肿瘤起自脊神经前根，在切除肿瘤的同时应尽量保存载瘤的脊神经前根，以免术后引起严重功能障碍。③解剖椎间孔时，应尽可能限于一个节段，以保持脊柱的稳定性及减少对脊髓侧支循环的干扰（见后述的脊髓血管的根动脉）。

2. **窦椎神经**（sinuvertebral n.）　即脊神经的**脊膜支**，也称**Luschka神经**。自脊神经干发出后，与来自椎旁交感干的交感神经纤维一起经椎间孔进入椎管内，分布至硬脊膜、脊神经根的外膜、后纵韧带、椎管内动、静脉和椎骨骨膜等结构（图6-25）。窦椎神经含有丰富的感觉纤维和交感神经纤维。

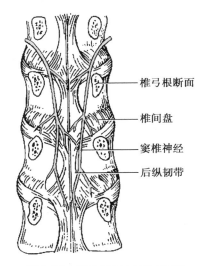

图6-25　窦椎神经（椎体后面）

（四）脊髓

**脊髓**（spinal cord）长42～45cm，位于椎管内，在枕骨大孔处连于延髓，向下平第1腰椎体下缘续为终丝。终丝对脊髓有固定作用。脊髓下端的位置在儿童较低，新生儿平第3腰椎。发生低位脊髓时，理论上可行切断终丝松解术，但实际上收效甚微。因低位脊髓是脊髓和脊柱一系列先天性畸形的一部分，切断终丝不可能解决所有畸形的治疗问题。

脊髓可按对应的脊神经根丝将其分为8节颈髓、12节胸髓、5节腰髓、5节骶髓和1节尾髓。脊髓在胚胎早期与脊柱长度一致，但以后脊柱发育较快，胚胎4个月即落后于脊柱发育。其中，脊髓胸部发育较快，腰骶部发育最慢。出生后脊髓虽有显

著增长,但仍落后于脊柱,故下端高度逐渐上移。因此,腰、骶、尾部的脊神经根需在椎管内向下走行一段距离后才穿出相应的椎间孔。脊髓节段与椎骨的位置关系可按下列方法粗略推算:上颈髓节段与椎骨体的序数相同,下颈髓节段和上胸髓节段与上1个椎骨体平齐,中胸髓节段与上2个椎骨体平齐,下胸髓节段与上3个椎骨体平齐,全部腰髓节段平对第10~12胸椎体,骶、尾髓节段平对第1腰椎体(图6-26)。了解上述的位置关系,对于临床上定位诊断与确定放射学检查部位以及确定手术切口部位很重要。

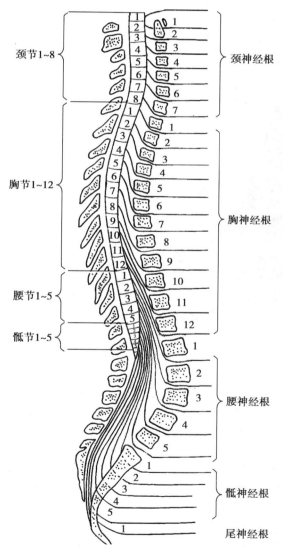

图 6-26　脊髓节段与椎骨的位置关系示意图

颈节 1~8
颈神经根
胸节 1~12
胸神经根
腰节 1~5
骶节 1~5
腰神经根
骶神经根
尾神经根

脊髓表面有**前正中裂**(anterior median fissure)、**后正中沟**(posterior median sulcus)、**前外侧沟**(anterolateral sulcus)和**后外侧沟**(posterolateral sulcus)

(图6-27)。前正中裂内有脊髓前动脉,故切除中线部位的髓内肿瘤至腹侧软脊膜时,需注意避免损伤该动脉。脊髓前、后外侧沟是脊神经前、后根穿出脊髓处。脊髓后正中沟内有脊髓后静脉。临床上当肿瘤生长使脊髓发生旋转移位时,可根据脊髓后静脉和双侧脊神经后根来判断,并作脊髓后正中切开。

脊柱脊髓损伤是指直接或间接暴力作用于脊柱,造成脊柱损伤继而使脊髓受累,常引起脊椎骨折脱位、撞击和挤压脊髓。由于颈部椎管较小,颈髓与其相接紧密,构成了潜在的危险,故颈椎轻微的骨折和微小的脱位都可能伤及脊髓。颈部损伤后,如果颈椎间盘向椎管内突出,可引起"脊髓休克"并伴有损伤部位以下的瘫痪。脊髓横断导致损伤平面以下脊髓的全部感觉和随意运动功能丧失。如横断部位在第5颈髓节段上方,患者可出现四肢瘫痪。横断部位在第4颈髓节段上方,患者可能死于呼吸衰竭。如果横断部位在颈膨大和腰骶膨大之间,患者会半身麻痹,即双下肢瘫痪。脊柱创伤多需及早手术治疗,治疗原则为恢复脊柱正常序列、彻底减压、充分松解脊髓及神经根的卡压、恢复椎体高度和生理曲度以及重建脊柱即刻稳定性。

**(五)脊髓的血管**

**1. 脊髓的动脉**　起自椎动脉的脊髓前、后动脉和节段性动脉(如肋间后动脉)的根动脉(图6-28)。

(1)**椎动脉脊髓支**(spinal branch of vertebral a.):有5~6支,通过相应的椎间孔入椎管后分为两支,一支沿脊神经根分布于脊髓及其被膜,与脊髓的其他动脉吻合;另一支分为升支与降支,与上、下节段的同类动脉吻合。

(2)**脊髓前动脉**(anterior spinal a.):起自椎动脉颅内段,向内下行,两侧动脉在脊髓第1、2颈段或更低(一般不低于脊髓第4颈段)处合为一干。少数脊髓前动脉起自椎动脉吻合弓或基底动脉。在合为一干前,脊髓前动脉可发出内侧支或外侧支,分布于延髓,故高颈髓腹侧肿瘤手术时,需注意勿损伤这些分支,以免引起术后呼吸障碍等严重后果。合为一干后,脊髓前动脉沿脊髓前正中裂下行至脊髓下端。脊髓前动脉行程中常有狭窄甚至中断,供应范围主要是脊髓第1~4颈段,第5颈髓节段以下由节段性动脉加强和营养。

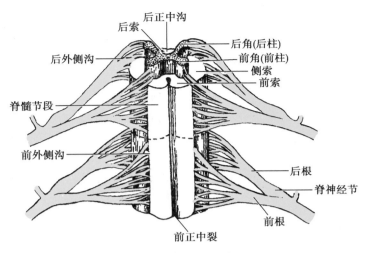

图 6-27　脊髓与脊神经

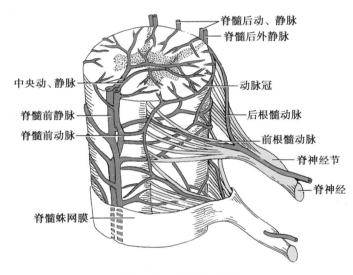

图 6-28　脊髓的血管

在颈髓,脊髓前动脉的管径约为 0.6mm。在胸髓变细,约为 0.5mm,且常见狭窄或中断。腰膨大动脉注入后其管径达最大,约 1.0mm。切除脊髓内肿瘤至腹侧软脊膜时,应避免损伤脊髓前动脉,以免引起横贯性脊髓损伤的严重后果。脊髓前动脉至脊髓圆锥高度时明显变细,供应终丝,并向侧方发出**圆锥吻合动脉**,向后与脊髓后动脉吻合。圆锥吻合动脉可在近端发出粗大的马尾根支。如伤及马尾根支,可影响马尾血供而造成截瘫。圆锥吻合动脉在脊髓动脉造影时是确定脊髓圆锥平面的标志之一。

（3）**脊髓后动脉**( posterior spinal a. )：起自椎动脉颅内段或小脑下后动脉。左右各一支,斜向后内侧,沿脊髓后外侧沟下行,途中有后根动脉加入。

有时在下行中两动脉合为一干,沿途发出分支,互相吻合成网,营养脊髓后角的后部和后索,故较少出现血供障碍。

（4）**根动脉**( radicular a. )：起自节段性动脉的脊支,左右共 31 对。颈髓根动脉常两侧对称分布。胸腰部根动脉可左右不对称,常左侧多于右侧。脊髓颈段主要来自椎动脉、颈深动脉和颈升动脉等,胸段来自肋间后动脉和肋下动脉,腰段来自腰动脉和髂腰动脉,骶、尾段来自骶外侧动脉。偶有骶正中动脉甚至闭孔动脉的分支加入。这些节段性动脉与毗邻动脉之间及与对侧同名动脉之间存在吻合,这对单侧节段性动脉被阻断的病理情况下仍可保持脊髓血供有重要作用。在肋横突关节内侧,发自肋间后动脉和腰动脉的根动脉逐渐上升至椎间盘水平,继而进入椎间孔。两相邻节段性动脉的平均距离为 3.6cm。因此,前入路手术时,宜在椎间盘水平而非椎体中部打开椎管,在肋横突关节外侧结扎肋间后动脉,可避免损伤根动脉。根动脉随脊神经穿椎间孔入椎管,分为前、后根髓动脉、根固有动脉和根软膜动脉。

1) **前根髓动脉**(anterior radiculomedullary a.):沿脊神经前根至脊髓,在到达脊髓前分为升、降两支。通常升支管径比降支粗,斜行向上注入脊髓前动脉,形成所谓的"发夹样"折曲。每一降支与相邻下位的升支相吻合。前根髓动脉较后根髓动脉粗,管径为 0.2 ~ 0.8mm,主要供应下颈髓节段以下脊髓的腹侧 2/3 区域。颈髓前根髓动脉有 0 ~ 6 支,多见于第 1、5、6 颈神经根处。起自颈深动脉的一脊支,管径较粗,经第 7 颈椎与第 1 胸椎间的椎间孔进入椎管,称**颈膨大动脉**(Lazorthes 动脉),供应脊髓及其被膜。胸髓前根髓动脉约 2 ~ 4 支,第 4 ~ 9 胸椎处的椎管区血运较差,是血供危险区。腰骶前根髓动脉有 1 ~ 2 支,主要由**腰膨大动脉**(Ad-amkiewicz 动脉、大前根髓动脉)供血,该动脉仅见于单侧第 8 胸神经根至第 2 腰神经根处,以左侧多见,管径约 0.9 ~ 1.3mm,在硬脊膜内行走距离约为 3.6cm(1.7 ~ 8.1cm),与脊髓前动脉的夹角约为 20.1°。在需要暴露肾动脉以上降主动脉的手术时,应注意保护这些动脉,以免影响脊髓的血供。在行主动脉造影时,如造影剂进入腰膨大动脉,可

能阻断该部脊髓的血液循环,有导致截瘫的可能。

2) **后根髓动脉**(posterior radiculomedullary a.):沿脊神经后根至脊髓,与脊髓后动脉吻合,分支营养脊髓侧索的后部。管径较细,为 0.2 ~ 0.5mm。支数较多,约为前根髓动脉的两倍。颈、腰部后根髓动脉较多,中胸部较少。

3) **根固有动脉**:营养神经根、硬脊膜、椎体及椎弓,后根固有动脉还发支供应脊神经节。

4) **根软膜动脉**:加入软膜动脉丛。

根动脉的临床意义在于:①在椎动脉、颈深动脉、颈升动脉、肋间后动脉和腰动脉等发出根动脉的节段性动脉部位作手术时,有可能影响脊髓血液供应。②根动脉的大小、数目和位置具有较大个体差异,特别是腰膨大动脉。选择性脊髓血管造影有助于及早发现脊髓缺血倾向。

(5) **动脉冠**(arterial vasocorona):又称**冠状动脉**,为脊髓前、后动脉和前、后根髓动脉在脊髓表面相互吻合形成的软脊膜动脉丛,横行围绕脊髓。动脉冠发出分支沿软脊膜隔呈放射状进入脊髓实质,营养脊髓的周边部。动脉冠作为脊髓前、后动脉的吻合通路,可调节整个脊髓的血流。在颈、腰膨大处,脊髓内动脉吻合较为丰富。在第 4 胸髓节段和第 1 腰髓节段的腹侧面较缺乏,为脊髓乏血区,易发生血液循环障碍,称为危险区。

(6) **脊髓内动脉**:包括中央动脉系统和周围动脉系统(图 6-29)。

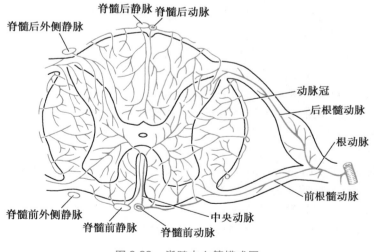

图 6-29 脊髓内血管模式图

1) 中央动脉系统:**中央动脉**又称**沟动脉**或**前中央动脉**,来自脊髓前动脉,经前正中裂达灰质前连合,再弯向外侧进入灰质,供应脊髓前 2/3 部分,包括前角、侧角、灰质前后联合、后角基部以及前索

和侧索的深部。中央动脉在脊髓颈段有 5 ~ 8 支,胸段 2 ~ 5 支,腰骶段 5 ~ 12 支,此反映胸髓血流量较少。中央动脉有上升支、下降支和横行支。相邻中央动脉的上升支与下降支相互重叠,但无吻合,

其横行支之间也无吻合。当脊髓前动脉狭窄时,会导致上述供血部位的坏死,引起截瘫或四肢瘫。

2)周围动脉系统:由来自脊髓后动脉和动脉冠的穿支构成,经脊髓表面和后正中沟穿入脊髓,供应脊髓外周及后 1/3,包括脊髓后索和侧索的浅部以及后角的顶部。

中央动脉与周围动脉属功能性终末动脉,是完全分离的独立供血系统。两种动脉交接处的血液供应较少,故在低血压和低氧状态下易发生血液循环障碍,特别在第 4 胸节上下的后角基部和中央管后面易出现"铅笔状"软化区。

节段性动脉之间存在着广泛交通,这有利于保证脊髓的血液供应。腰骶膨大、脊髓圆锥和马尾神经根等处动脉卷曲,可以避免因活动度大而过度牵拉损伤这些血管。脊髓实质内供血重叠以及小动脉分支的垂直交叉走行,使脊髓屈伸活动的任何时候都不会压闭所有血管。脊髓的动脉存在着年龄差异,婴儿脊髓供血较成人丰富,动脉管径也相对粗大;2 ~ 3 岁以前儿童的脊髓前动脉可见明显纤曲,常易将此误为动静脉畸形;老年人的脊髓表面或内部常可见小动脉纤曲或成袢状。

**2. 脊髓的静脉** 脊髓的静脉属于椎静脉系,注入椎静脉丛。与动脉系统相似,静脉血液经中央和周围两个系统引流,但不与动脉伴行。中央静脉较中央动脉多而细,周围静脉则较动脉少而粗。所有脊髓的静脉最后汇集成 6 条迂曲的纵行静脉和多条前、后根髓静脉(图 6-29):①**脊髓前静脉**(anterior spinal v.)走行在前正中裂内、同名动脉深面,由许多大小不等的前根静脉形成。②**脊髓前外侧静脉**(external anterior spinal v.)走行在两侧的前外侧沟内,由 6 ~ 11 条前根髓静脉形成。③**脊髓后外侧静脉**(external posterior spinal v.)走行在两侧的后外侧沟内,由 5 ~ 10 条后根髓静脉形成。④**脊髓后静脉**(posterior spinal v.)走行于后正中沟内,由数条后根髓静脉汇合而成,在一些节段可形成 2 支或 3 支。⑤**前根髓静脉**(anterior radiculomedullary v.)有 6 ~ 11 条,位于脊髓前面,收集前正中沟边缘和前角内侧部的静脉血。⑥**后根髓静脉**(posterior radiculomedullary v.)有 5 ~ 10 条,位于脊髓后面,收集后索和后角的静脉血。

各纵行的脊髓静脉之间有许多交通支,它们互相吻合,并穿硬脊膜与椎内静脉丛相交通。由于纵行静脉间存在许多吻合,故行髓内肿瘤切除手术时,可于电凝后切断脊髓后静脉,以便切开软脊膜,在"无血"状态下显露并切除肿瘤。

**3. 椎静脉丛**(vertebral venous plexus) 又称 Batson 静脉丛,按部位分为椎外静脉丛和椎内静脉丛(图 6-30)。

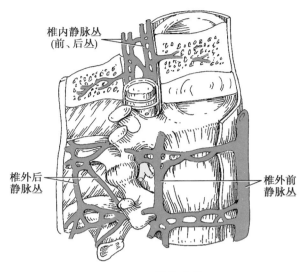

图 6-30 椎静脉丛

(1)**椎外静脉丛**(external vertebral venous plexus):围绕脊柱表面,在椎体前面和椎弓及其突起的后面较为丰富。在寰椎与枕骨之间,椎外静脉丛十分发达,称枕下静脉丛。椎外静脉丛又可分为**椎外前静脉丛**(anterior external vertebral venous plexus)和**椎外后静脉丛**(posterior external vertebral venous plexus),前者较小,位于椎体前面,接受从前、侧方穿出椎体的静脉;后者较大,位于椎弓板后面,收集通过椎间孔的椎内静脉丛的节段性静脉血液,向外侧注入附近的椎静脉、肋间后静脉、腰静脉和骶外侧静脉等。

(2)**椎内静脉丛**(internal vertebral venous plexus):相当丰富,位于硬膜外隙内的脂肪内,又称硬脊膜外丛。上自枕骨大孔,下达骶骨尖端,贯穿于椎管全长,收集椎管和脊髓的静脉血。椎内静脉丛又分为**椎内前静脉丛**(anterior internal vertebral venous plexus)和**椎内后静脉丛**(posterior internal vertebral venous plexus),前者位于椎体和椎间盘后面,排列于后纵韧带两侧;后者位于椎弓板和黄韧带的前面。

椎内、外静脉丛互相吻合沟通,无瓣膜,收集脊柱、脊髓及邻近肌肉的静脉血,向上可与颅内的横窦和乙状窦等相交通,向下与盆腔等部位的静脉广泛吻合。因此,椎静脉丛是沟通上、下腔静脉系和颅内、外静脉的重要通道。盆、腹、胸腔等部位的器官发生感染、肿瘤或寄生虫病时,可经椎静脉丛侵入颅内或其他远位器官。

# 第三节 脊柱区的解剖操作

## 一、切开皮肤

1. 尸体取俯卧位,颈下垫高,使颈部呈前屈位。

2. 摸认枕外隆突、上项线、乳突、第7颈椎棘突、肩胛冈、肩峰、肩胛骨下角、第12肋(在竖脊肌外侧有时可摸到)、髂嵴、髂后上棘、骶角和颈、胸、腰椎棘突等骨性标志。

3. 在尸体上模拟腰椎穿刺 将穿刺针从第4与第5腰椎棘突之间刺入,缓慢进针,体会进针感。穿刺针依次穿过皮肤、浅筋膜、深筋膜、棘上韧带、棘间韧带、黄韧带进入椎管,再穿通硬脊膜和蛛网膜进入蛛网膜下腔。当穿通黄韧带和硬脊膜时,有明显的突破感。

4. 作下列5个皮肤切口,将背部两侧的皮肤分为上、中、下3片(图6-31):①背部中线切口:自枕外隆突沿后正中线向下直到骶骨后面中部。②枕部横切口:自枕外隆突沿上项线向外侧至乳突。③肩部横切口:自第7颈椎棘突向外侧至肩峰,再垂直向下至臂上、中1/3交界处,然后向内侧作横切口。④背部横切口:平肩胛骨下角,自后正中线向外侧至腋后线。⑤髂嵴弓形切口:自骶骨后面中部向外上方沿髂嵴弓状至腋后线。此切口不可太深,以免切断臀上皮神经。

## 二、层次解剖

### (一)解剖浅层结构

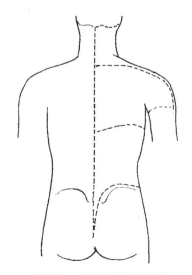

图6-31 脊柱区皮肤切口

将3片皮肤连同背部浅筋膜一起分别自内侧翻向外侧。上片翻至项部侧方,中片和下片翻至腋后线。在翻皮片的过程中,注意背部皮肤的厚薄、质地和活动度,并解剖和观察位于浅筋膜中的皮神经和浅血管。

1. 解剖皮神经和浅血管 在背部正中线两侧的浅筋膜中,注意寻找从深筋膜穿出的脊神经后支的皮支及其伴随的细小的肋间后血管的穿支。在背上部,胸神经后支靠近棘突处穿出。在下部,胸神经后支在近肋角处穿出。第1~3腰神经后支从竖脊肌外侧缘浅出,越髂嵴至臀部,形成臀上皮神经。该神经有细小的腰动脉分支伴行。第2胸神经后支的皮支最长,可平肩胛冈寻找和辨认。在枕外隆突外侧2~3cm处斜方肌的枕骨起始部,小心解剖出浅出的枕大神经。该神经向上行至枕部,外侧有枕动脉伴行。

2. 清除浅筋膜 暴露深筋膜。

### (二)解剖深层结构

1. 解剖背深筋膜浅层 背部深筋膜的浅层包裹斜方肌和背阔肌。在棘突、肩胛冈、肩峰和髂嵴等部位,深筋膜与骨面附着。一边清除,一边修洁斜方肌和背阔肌。修洁肌肉时,要使肌纤维紧张,沿肌纤维方向清除深筋膜。在项部,清理到斜方肌外侧缘时要注意不要再向外剥离,以免损伤副神经和颈丛的分支。在胸背部修洁背阔肌时,注意保留作为背阔肌起始部的腱膜,即胸腰筋膜。在腰部外侧、背阔肌前方,修出腹外斜肌后缘。

2. 观察背浅肌及肌间三角 观察斜方肌和背阔肌。两肌主要起自背部正中线,斜方肌在上方还起自枕骨的上项线。斜方肌止于肩胛冈、肩峰和锁骨,背阔肌止于肱骨的小结节嵴。在斜方肌外下缘、背阔肌上缘和肩胛冈的脊柱缘之间,找到听诊三角。在背阔肌外下缘、髂嵴和腹外斜肌后缘之间,找到腰下三角,其深面是腹内斜肌。

3. 解剖斜方肌和背阔肌

(1)从斜方肌外下缘紧贴其深面插入刀柄,钝性分离至胸椎棘突处的起始部。沿后正中线外侧1cm处由下往上纵行切开斜方肌,向外侧翻起,直至肩胛冈处的止点。注意不要破坏紧贴深面的菱形肌。然后,沿上项线将斜方肌的枕部向下翻起,注意保护枕大神经。在斜方肌上外侧缘,副神经和颈横动脉的深支于其深面进入该肌,不要向颈侧追踪。翻开斜方肌后,沿副神经及其伴行血管清除结缔组织。

(2) 从背阔肌外下缘紧贴其深面插入刀柄,向内上方钝性分离。然后,沿背阔肌的肌性部分与腱膜的移行线外侧 1cm 处纵行切开背阔肌,翻向外侧。仔细将背阔肌与其深面的下后锯肌分开。在近腋区处可见胸背神经和胸背动、静脉进入背阔肌深面,清理并观察。

4. 观察背浅肌深层和腰上三角

(1) 背浅肌深层的肌肉包括肩胛提肌、菱形肌、上后锯肌和下后锯肌。在肩胛骨上方和内侧修洁肩胛提肌和菱形肌,肩胛提肌位于颈椎横突与肩胛骨上角之间;菱形肌起自第 6 颈椎至第 4 胸椎棘突,止于肩胛骨脊柱缘。沿后正中线外侧 1cm 处切断菱形肌,翻向外侧,显露位于棘突和第 2~5 肋之间的上后锯肌。在肩胛提肌和菱形肌深面解剖寻找肩胛背神经和血管。沿后正中线外侧 1cm 处切断上后锯肌,翻向外侧,显露属于背深肌的夹肌。然后,在胸背部和腰部移行处修洁很薄的下后锯肌,该肌起自后正中线,止于第 9~12 肋。沿背阔肌的切断线切开下后锯肌,翻向外侧,观察其在肋骨的止点。

(2) 体会腰上三角由第 12 肋下缘、竖脊肌外侧缘和腹内斜肌后缘围成。有时下后锯肌也参与围成,则成四边形区域。腰上三角的表面由背阔肌覆盖,深面是腹横肌腱膜,腹横肌深面有肋下神经、髂腹下神经和髂腹股沟神经斜向穿行。腹膜后脓肿常从此突出,也是腰区的肾手术入路。

5. 解剖背深筋膜深层

(1) 切除项筋膜,并修洁夹肌。

(2) 解剖和观察胸腰筋膜:胸腰筋膜在腰区特别发达,覆盖竖脊肌,并分为 3 层。沿竖脊肌的中线,纵行切开胸腰筋膜浅层,翻向两侧,显露竖脊肌。将竖脊肌牵拉向内侧,观察深面的胸腰筋膜中层,体会竖脊肌鞘的构成。在胸腰筋膜中层的深面有腰方肌和胸腰筋膜深层,暂不解剖。

6. 解剖竖脊肌 竖脊肌纵列于脊柱的两侧,是背部深层的长肌,下方起自骶骨背面和髂嵴后部,向上分为 3 列:①外侧列是髂肋肌,止于各肋。②中间列为最长肌,止于椎骨的横突,上端止于乳突。③内侧列为棘肌,止于椎骨的棘突。小心钝性分离竖脊肌的 3 列纤维。

7. 解剖枕下三角 在项部与胸背部的移行处,沿后正中线外侧切断夹肌的起点,翻向外上方。然后,将深面的半棘肌从枕骨附着部切断,翻向下方。清理和观察枕下三角的境界,内上界为头后大直肌,外上界为头上斜肌,外下界为头下斜肌。枕下三角内有自外向内横行的椎动脉,其下缘有枕下神经穿出,支配枕下肌。

8. 解剖椎管

(1) 打开椎管:使尸体的头部下垂,垫高腹部。清除各椎骨和骶骨背面所有附着的肌。保存一些脊神经的后支,以便剖查其与脊神经及脊髓的联系。在各椎骨的关节突内侧和骶骨的骶中间嵴内侧,用椎管锯纵行锯断椎弓板,再从上、下两端横断椎管后壁,掀起椎管后壁,观察连于椎弓板之间的黄韧带。

(2) 观察椎管内容物:用探针探查位于椎管壁与硬脊膜之间的硬膜外隙。小心清除间隙内的脂肪和椎内静脉丛,注意观察有无纤维隔存在。沿后正中线纵行剪开硬脊膜,注意观察和体会硬脊膜与其深面菲薄透明的蛛网膜之间存在潜在的硬膜下隙。提起并小心剪开蛛网膜,用探针探查蛛网膜下隙及其下端的终池。认真观察脊髓、脊髓圆锥、终丝和马尾等结构。紧贴脊髓表面有软脊膜,含有丰富的血管。寻找并观察在脊髓的两侧由软脊膜形成的齿状韧带,理解其作用和临床意义。

用咬骨钳咬除几个椎间孔后壁的骨质,观察椎间关节、椎间盘、后纵韧带、脊神经节、脊神经根、脊神经干和脊神经的分支,理解神经卡压因素。

取一脊柱示教标本,在颈、胸、腰和骶段分别平椎间盘锯断脊柱,在横断面上观察椎间盘、韧带和椎管内结构及其毗邻。

9. 解剖钩椎关节 钩椎关节位于第 2~7 颈椎之间的椎间盘两侧,由下一椎体上面侧缘明显向上呈嵴样突起的椎体钩与上一椎体下面侧缘的斜坡样唇缘组成。清除颈段脊柱前后和两侧的软组织,暴露椎体和椎间盘的前面,找到各钩椎关节的位置。从第 2~3 椎间盘到第 6~7 椎间盘的两侧,用解剖刀小心解剖各钩椎关节,重点观察和理解第 6、7 颈椎椎体钩的位置、大小和骨质增生的情况及其规律性。同时，注意观察椎体钩与其外侧的椎动脉、后方的脊髓颈段和侧后方的脊神经根的毗邻关系，理解椎体钩发生骨质增生可能压迫这些结构，在临床上引起椎动脉型、脊髓型、神经根型或混合型颈椎病的不同表现。

（李洪鹏　贾长青）

# 第七章 上肢

## 第一节 概 述

**上肢**(upper limb)与颈部和胸部相连,是人体高度进化发育的一部分。由于上、下肢在进化上的差异,各自的形态结构特点有所不同。上肢骨骼轻巧,肩胛骨与躯干骨之间没有关节,只借肌肉相连。上肢各关节的关节囊薄而松弛,韧带相对薄弱。上肢的肌细长,数目较多。这些结构特点是上肢运动灵活且范围大的结构基础。

### 一、境界与分区

#### (一)境界

上肢与颈部的界线在前面为锁骨上缘的外1/3段,在后面为从肩峰至第7颈椎棘突连线的外1/3段。与胸部的界线在前面为三角肌前缘的上端与腋前襞下缘中点的连线,在后面为三角肌后缘的上端与腋后襞下缘中点的连线。

#### (二)分区

上肢可分为肩、臂、肘、前臂、腕和手6部分。

1. 肩部  是上肢的顶端部分,上界为与颈部的分界线,下界至腋前、后襞下缘的水平。

2. 臂部  自肩部的下界至肱骨内、外上髁上方两横指处的环行线。

3. 肘部  在肱骨内、外上髁连线的上、下各两横指的环行线为其上、下界。

4. 前臂  自肘部下界至尺、桡骨茎突近侧两横指的环行线。

5. 腕部  上界为前臂的下界,下界相当于屈肌支持带下缘的水平。

6. 手部  自腕部的下界至手指末端。

### 二、长度、轴线和提携角

#### (一)长度

上肢长是指由肩峰至中指尖的长度,国人汉族男性为73.3cm,女性为67.0cm。臂长是指由肩峰至肱骨外上髁的长度。前臂长是指由肱骨外上髁至桡骨茎突的长度。手长是指腕远侧纹的中点至中指尖的长度。臂中份周径是指臂长的中点周径,前臂中份周径是指前臂长的中点周径。

#### (二)轴线

上肢的轴线是自肱骨头的中心起始,经肱骨小头至尺骨头中心的连线。经过肱骨长轴的线称**臂轴**,经过尺骨长轴的线称**前臂轴**。

#### (三)提携角

在正常情况下当前臂伸直时,臂轴与前臂轴不在一条直线上。如使两线相交,则构成一个向外开放的角,该角约为165°~170°,其补角为10°~15°,该补角称**提携角**(carrying angle)。前臂旋后时提携角更为明显。提携角的大小因人而异,在女性和儿童较大。外伤后,如骨折整复不良或骨骺损伤,提携角可减小或增大。提携角在0°~10°之间为**直肘**,<0°为肘内翻,>20°为肘外翻(图7-1)。上述三种情况均属于肘畸形。儿童肱骨髁上骨折并发肘内翻畸形可高达46.7%。

### 三、表面解剖

#### (一)体表标志

1. 肩部

(1)**锁骨**(clavicle):在皮下可触及锁骨的全长。

(2)**肩峰**(acromion):是肩部最突出的部分,肩峰尖位于肩锁关节的稍前方。

(3)**肩胛冈**(spine of scapula):相当于第3胸椎的平面,沿肩峰向后内可触及到。

(4)**喙突**(coracoid process):位于锁骨中、外1/3交界处的下方约2.5cm处,被三角肌的前缘覆盖。

(5)**肩胛骨下角**(inferior angle of scapula):平对第7肋,上肢下垂时容易摸到。

(6)**肱骨大结节**(great tubercle of humerus):突出于肩峰的外下方,是肩部最外方的骨性标志。当肩关节脱位时,由于臂的极度外展,使大结节与关节盂的边缘相抵触,可导致大结节骨折。肩峰、喙突和肱骨大结节形成等腰三角形。当肩关节脱位或大结节骨折时,三者的位置关系发生改变。

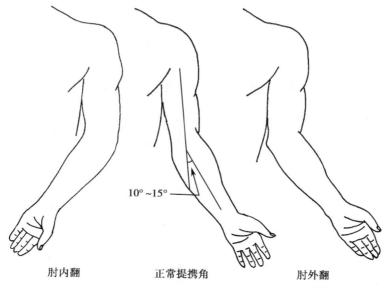

肘内翻　　　　正常提携角　　　　肘外翻

图7-1 提携角（左侧）

（7）**三角肌**（deltoid）：覆盖于肩峰及肱骨头的表面，使肩呈圆形。三角肌瘫痪时，肩部可失去圆隆的外形。

（8）**腋前襞**（anterior axillary fold）：为腋窝前壁下缘的皮肤皱襞，其深面有胸大肌下缘。

（9）**腋后襞**（posterior axillary fold）：为腋窝后壁下缘的皮肤皱襞，其深面有大圆肌和背阔肌的下缘。

2. 臂部

（1）**肱二头肌**（biceps brachii）：位于臂的前部，屈肩、屈肘时可见该肌明显隆起。该肌的两侧有**肱二头肌内侧沟**（medial bicipital groove）和**肱二头肌外侧沟**（lateral bicipital groove）。

（2）**三角肌粗隆**（deltoid tuberosity）：位于肱骨中份的外侧面。在该平面，桡神经于肱骨背面进入桡神经沟，肱骨滋养动脉穿入骨质，喙肱肌附着于肱骨内侧面。

3. 肘部

（1）**肘后三角**（posterior cubital triangle）：是指肘关节屈成直角时肱骨内上髁（medial epicondyle of humerus）、**肱骨外上髁**（lateral epicondyle of humerus）和**尺骨鹰嘴**（olecranon of ulna）形成的尖向下的等腰三角形。肘关节伸直时，三者位于同一条直线上（图7-2）。肘关节脱位时，三者的位置关系发生改变，检查时应与健侧进行比较。

（2）**肘后窝**（posterior cubital fossa）：为肘关节伸直时位于肱骨外上髁下方和鹰嘴外侧的凹陷，其深面有肱桡关节。当前臂作旋前和旋后运动时，在此处可扪及**桡骨头**（head of radius）。肘后窝消失提

示关节腔内有积液。临床上可经此窝作肘关节穿刺。

（3）**肘外侧三角**（lateral cubital triangle）：是指屈肘90°时肱骨外上髁、桡骨头和尺骨鹰嘴形成的尖向前的三角形（图7-2）。该三角的中心可作为肘关节穿刺的进针点。

（4）**肘后内侧沟**（cubital posteromedial sulcus）：位于肱骨内上髁和尺骨鹰嘴之间，其深面恰为肱骨的尺神经沟，有尺神经通过。尺神经在尺神经沟处位置表浅，易受损伤。

（5）**肱二头肌腱**（tendon of biceps brachii）：屈肘时该肌腱紧张，易触摸到。肱二头肌腱内侧有肱动脉，是触及肱动脉搏动和测量血压时听诊的部位。

4. 前臂　**尺骨**（ulna）全长可在皮下触及，也可触及**桡骨**（radius）下部。

5. 腕部

（1）皮纹标志：腕前区表面有3条皮肤皱纹，即**腕近侧纹**、**腕中间纹**和**腕远侧纹**。腕近侧纹平尺骨头，腕中间纹相当于桡腕关节腔的平面，腕远侧纹平腕中关节腔的最高点。

（2）骨性标志：在腕部桡侧可触及**桡骨茎突**（styloid process of radius）。在腕背面中点的外侧可触及向后突出的**桡骨背侧结节**（dorsal tubercle of radius）（**Lister 结节**），拇长伸肌腱绕过该结节的外侧。当桡骨下端骨折需要作髓内针固定时，此结节可作为进针标志。**尺骨头**（head of ulna）位于腕部尺侧的偏后方，其内后方的突起为**尺骨茎突**（styloid process of ulna）。

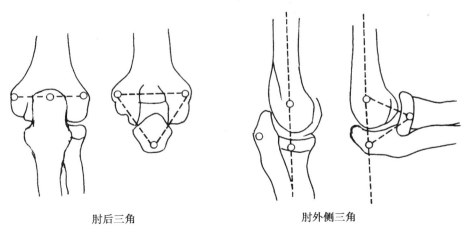

肘后三角　　　　　　　　　　　肘外侧三角

图 7-2　肘后三角和肘外侧三角

在腕远侧纹的外侧端可触及**舟骨结节**,其稍下方有**大多角骨结节**,两者构成腕掌面桡侧的隆起。在腕远侧纹的内侧端可触及**豌豆骨**和**钩骨**,两者构成腕掌面尺侧的隆起。两个隆起分别形成腕骨沟的两侧缘。

(3)肌性标志:用力握拳时腕前区有 3 条隆起的肌腱,中线上的为**掌长肌腱**(tendon of palmaris longus),其深面有正中神经通过;桡侧的为**桡侧腕屈肌腱**(tendon of flexor carpi radialis),与桡骨茎突之间有桡动脉经过,是常用的检查脉搏和切脉部位;尺侧的为**尺侧腕屈肌腱**(tendon of flexor carpi ulnaris)。

**鼻烟窝**(anatomical snuffbox)是腕背面外侧的三角形凹窝,其桡侧界为拇长展肌腱和拇短伸肌腱,尺侧界为拇长伸肌腱,近侧界为桡骨茎突,窝底为手舟骨和大多角骨。在此处可摸到桡动脉的搏动。

6. 手部　在手部可触及全部掌骨和指骨。在手掌,**鱼际**(thenar)位于手掌桡侧,**小鱼际**(hypothenar)位于手掌尺侧。**掌心**是指手掌中部尖端向上的三角形凹陷。手掌有 3 条掌纹:**鱼际纹**斜行于鱼际尺侧,近端正对腕远侧纹中点,远端达手掌桡侧缘;**掌中纹**形式不一,也为斜行纹;**掌远纹**为横行纹,适对第 3～5 掌指关节的连线。掌中线为腕远侧纹中点至中指近侧横纹中点的连线。

在手指与手掌交界处以及指间关节处,手指掌侧的皮肤有**指掌侧横纹**。指端的掌面为**指腹**。指腹的皮肤上有细密的沟、嵴,排列成弧形或漩涡状的皮纹,称为**指纹**(fingerprint)。指纹的形状终生不变,个体差异明显,故常作为个体鉴定的标志。

在掌指关节和指间关节背侧的皮肤也有横纹,适应于关节的屈伸运动。指端背面有**指甲**(nail),为皮肤的衍生物。指甲深面的真皮称**甲床**(nail bed)。甲根部的表皮基底层是指甲的生长点,手术时应注意保护。围绕甲根和甲体两侧的皮肤皱襞称为**甲襞**(nail fold)(**甲廓**),常因损伤后感染而引起甲沟炎。

**(二)动脉和神经的体表投影**

确定上肢动脉和神经的投影位置时,应使上肢外展 90°,肘关节伸直,掌心朝上。

1. 动脉的体表投影(图 7-3)

(1)腋动脉和肱动脉:自锁骨中点至肘前横纹中点远侧 2cm 处的连线为两动脉的投影,大圆肌下缘为其分界线。

(2)桡动脉和尺动脉:自肘前横纹中点远侧 2cm 处至桡骨茎突的连线为桡动脉的投影,至豌豆骨桡侧的连线为尺动脉的投影。

(3)掌浅弓和掌深弓:掌中纹与掌中线的交点相当于掌浅弓的顶点,掌深弓位于掌浅弓近侧约 1～2cm。

2. 神经的体表投影(图 7-3)

(1)正中神经:在臂部与肱动脉的体表投影一致,在前臂位于从肱骨内上髁与肱二头肌连线的中点向下至腕远侧纹中点略偏外的连线上。在手掌,相当于鱼际纹的深面。

(2)尺神经:在臂部位于从腋窝顶至肘后内侧沟的连线上,在前臂位于从肘后内侧沟至豌豆骨桡侧的连线上。

(3)桡神经:在臂部位于自腋后襞下缘的外侧端至臂外侧中、下 1/3 交接处,再至肱骨外上髁的斜行连线上。在前臂,桡神经浅支位于自肱骨外上髁至桡骨茎突的连线上,桡神经深支位于肱骨外上髁至前臂背面中线的中、下 1/3 交点处的连线上。

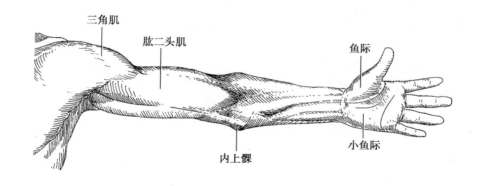

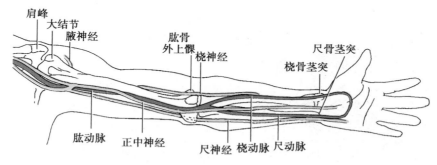

图 7-3　上肢动脉和神经的体表投影

（三）上肢骨常见的变异与畸形

1. 锁骨　可见先天性锁骨缺如。

2. 肱骨　冠突窝与鹰嘴窝之间出现穿孔，称为**滑车上孔**，内上髁的上方有时出现向下的突起，称**髁上突**，借韧带连于内上髁。该韧带若骨化则出现**髁上孔**。

3. 桡骨　可部分或全部缺如。

4. 尺骨　鹰嘴与尺骨干可不融合。

5. 腕骨　可出现二分舟骨。

6. 掌骨和指骨　可出现**多指**或**并指**。

# 第二节　肩　　部

**肩部**（shoulder）包括腋区、三角肌区和肩胛区。

## 一、腋区

**腋区**（axillary region）位于肩关节的下方，臂上部与胸上部之间。当上肢外展时，腋区向上的凹陷称**腋窝**（axillary fossa）。腋窝的皮肤较薄，其内含有大量的皮脂腺和汗腺。若汗腺分泌过盛而致气味过浓时，可发生腋臭。

（一）腋窝的构成

腋窝向深部形成一锥体形的腔，由一顶、一底和四壁围成（图 7-4）。

1. 顶　由锁骨中 1/3 部、第 1 肋外侧缘和肩胛骨上缘围成，是腋窝的上口，向上通颈根部。

2. 底　朝向下外，由皮肤、浅筋膜和腋筋膜共同构成。**腋筋膜**（axillary fascia）为腋窝底的深筋膜，与胸肌表面和臂部的深筋膜相续。腋筋膜的中央部较薄，有皮神经、血管和淋巴管穿过，因而呈筛状，故又称**筛状筋膜**。

3. 壁　有内侧壁、外侧壁、前壁和后壁，内侧壁由前锯肌、上位 4 根肋骨及肋间隙构成；外侧壁由肱骨的结节间沟、肱二头肌长、短头和喙肱肌构成；前壁由胸大肌、胸小肌、锁骨下肌和锁胸筋膜构成；后壁由肩胛下肌、大圆肌、背阔肌和肩胛骨构成。

**锁胸筋膜**（clavipectoral fascia）是位于喙突、锁骨下肌和胸小肌上缘之间的深筋膜，有头静脉、胸肩峰血管、胸外侧神经和淋巴管穿过（图 7-5）。臂外展时锁胸筋膜紧张。由于锁胸筋膜与腋鞘紧密相连，结扎腋动脉时宜将臂部贴于胸侧壁，使锁胸筋膜松弛。在锁胸筋膜与胸廓之间有一层疏松结缔组织，在锁骨下窝处特别明显，其向上沿腋鞘与颈根部的疏松结缔组织相续。因此，锁骨上大窝的感染或血肿可扩散至腋窝。胸小肌下缘以下的深筋膜与腋筋膜相连,称为**腋悬韧带**。

锁骨浅面有 3 条锁骨上神经向下越过,手术显露锁骨时不仔细辨别会被切断。如果锁骨的骨折片向下移位,可压迫或刺伤臂丛神经和锁骨下动、静脉。锁骨中段骨折严重移位有损伤肺尖造成气胸的可能。

肱三头肌长头在大圆肌后方及小圆肌前方之间穿过,参与形成内侧的三边孔和外侧的四边孔。**三边孔**( trilateral foramen)的上界为小圆肌、肩胛下肌和肩胛骨外侧缘,下界为大圆肌,外侧界为肱三头肌长头,孔内有旋肩胛动、静脉通过。**四边孔**( quadrilateral foramen)的上、下界同三边孔,内侧界为肱三头肌长头,外侧界为肱骨外科颈,孔内有旋肱后动、静脉和腋神经通过(图 7-6)。

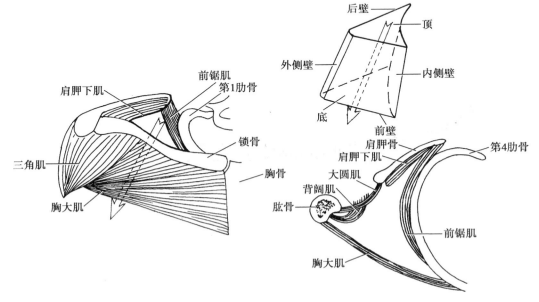

图 7-4 腋窝的构成

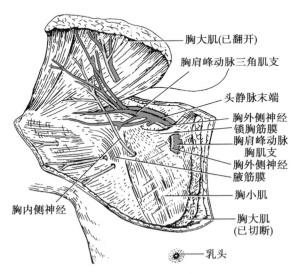

图 7-5 锁胸筋膜及其穿经结构

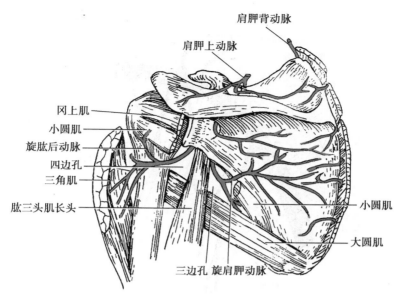

肩胛背动脉
肩胛上动脉
冈上肌
小圆肌
旋肱后动脉
四边孔
三角肌
肱三头肌长头
小圆肌
大圆肌
三边孔 旋肩胛动脉

图 7-6 三边孔和四边孔（后面）

（二）腋窝的内容

腋窝内有腋动脉及其分支、腋静脉及其属支、臂丛及其分支、腋淋巴结群和疏松结缔组织等（图 7-7）。

1. 腋动脉（axillary a.） 自第 1 肋外侧缘接续锁骨下动脉，至大圆肌和背阔肌的下缘移行为肱动脉。腋动脉前方有胸小肌覆盖，故以胸小肌为界将其分为 3 段，第 1 段自第 1 肋外侧缘至胸小肌上缘，第 2 段被胸小肌覆盖，第 3 段自胸小肌下缘至大圆肌和背阔肌的下缘（图 7-8）。

（1）毗邻：腋动脉第 1 段的前方有胸大肌、锁胸筋膜及穿过该筋膜的血管和神经，后方有臂丛内侧束、胸长神经、前锯肌和第 1 肋间隙，内侧有腋静脉，外侧有臂丛外侧束和后束。第 2 段的前方有胸大肌和胸小肌，后方有臂丛后束和肩胛下肌，内侧有腋静脉和臂丛内侧束，外侧有臂丛外侧束。第 3 段的前方有正中神经内侧根和胸大肌，后方有腋神经、桡神经、肩胛下肌、背阔肌和大圆肌，外侧有正中神经外侧根、肌皮神经、肱二头肌短头和喙肱肌，内侧有腋静脉、前臂内侧皮神经和尺神经。

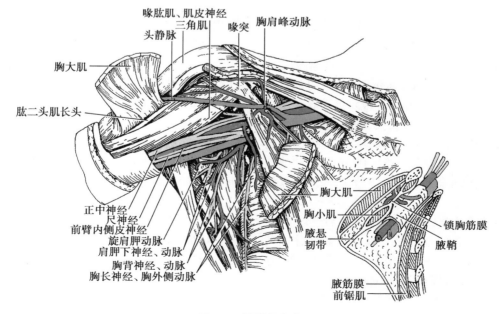

喙肱肌、肌皮神经
三角肌 喙突 胸肩峰动脉
头静脉
胸大肌
肱二头肌长头
胸大肌
胸小肌
锁胸筋膜
腋悬韧带
腋鞘
正中神经
尺神经
前臂内侧皮神经
旋肩胛动脉
肩胛下神经、动脉
胸背神经、动脉
胸长神经、胸外侧动脉
腋筋膜
前锯肌

图　　腋窝的内容

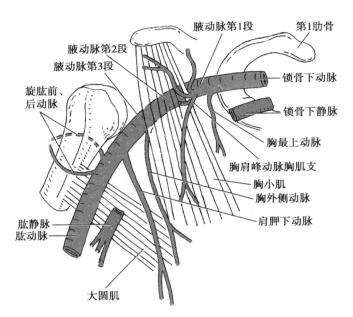

图 7-8　腋动脉的分段和分支

臂外展呈直角时,腋动脉位于腋静脉后面。暴露腋动脉时,宜使患者肩部向后上,沿喙突内侧至胸锁关节作弧形切口,然后紧贴喙突切开锁胸筋膜。注意勿损伤胸肩峰动脉和胸外侧神经。腋动脉的第 3 段位置最表浅,仅被以皮肤、浅筋膜和深筋膜,是容易剖露的部位。

(2) 分支:腋动脉的分支较多,较为恒定的分支有 6 条(图 7-8)。腋动脉各分支间可形成丰富的侧支吻合。由于肩胛动脉网的存在,在肩胛下动脉起点以上结扎腋动脉较为理想,结扎后臂部易建立良好的侧支循环。

1) 胸上动脉(superior thoracic a.):出现率约为 94%,起于腋动脉的第 1 段,少数与其他分支共干或起于第 2 段,该动脉分布于第 1、2 肋间隙。

2) 胸肩峰动脉(thoracoacromial a.):约 65% 起自腋动脉第 1 段,35% 起自第 2 段。该动脉穿出锁胸筋膜后分为肩峰支、三角肌支、胸肌支和锁骨支。

3) 胸外侧动脉(lateral thoracic a.):约 69% 起自腋动脉第 2 段,少数起自第 3 段,有的与其他分支共干。该动脉在胸小肌后面下行,分布于前锯肌和胸大、小肌。在女性有分支至乳房。

4) 肩胛下动脉(subscapular a.):约 78% 起自腋动脉第 3 段,有的起自第 2 段或与其他分支共干。肩胛下动脉为一粗大的短干,分为旋肩胛动脉和胸背动脉。旋肩胛动脉(circumflex scapular a.)经三边孔穿出至肩胛区,分布于肩带肌并参与构成肩胛动脉网。胸背动脉(thoracodorsal a.)与胸背神经伴行,至背阔肌。

5) 旋肱前动脉(anterior humeral circumflex a.):较细小,95% 以上起自腋动脉第 3 段,绕过肱骨外科颈前方与旋肱后动脉吻合。

6) 旋肱后动脉(posterior humeral circumflex a.):多数与旋肱前动脉在同一水平起始,较后者粗大。经四边孔穿出,向后方绕肱骨外科颈与旋肱前动脉吻合。

2. 腋静脉(axillary v.)　外侧有腋动脉,与腋动脉之间有臂丛内侧束、尺神经和前臂内侧皮神经,内侧有臂内侧皮神经。腋静脉远侧端和近侧端的周围分别有腋淋巴结的外侧群和尖群。上肢外展时,腋静脉位于腋动脉前面。

腋静脉的属支与腋动脉的分支同名并伴行。头静脉穿过锁胸筋膜后注入腋静脉。腋静脉的管壁与腋鞘和锁胸筋膜愈着,使其管腔保持扩张状态,损伤时可发生空气栓塞。

3. 臂丛(brachial plexus)　位于腋窝内的部分为臂丛的锁骨下部。臂丛行经锁骨和第 1 肋之间,并被锁胸筋膜固定。在腋动脉第 1 段,臂丛的内侧、外侧和后束均位于腋动脉的后外侧。在腋动脉第 2 段,臂丛的内侧、外侧和后束分别位于腋动脉的内侧、外侧和后面。在腋动脉的第 3 段,各束发出分支(图 7-9)。

(1) 肌皮神经(musculocutaneous n.):自外侧束发出后行向外下方,穿喙肱肌,分布于臂前群肌。

(2) 胸外侧神经(lateral thoracic n.):起自外

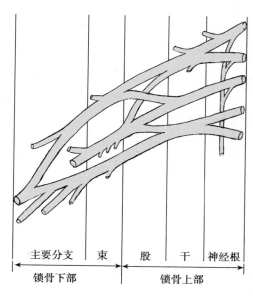

主要分支　束　　股　干　神经根

锁骨下部　　　　　锁骨上部

图 7-9　臂丛的组成

侧束,与胸肩峰动脉伴行,穿过锁胸筋膜后至胸大肌深面并分布于该肌。

(3) **正中神经**(median n.):以内、外侧两根分别起自臂丛内、外侧束,沿腋动脉前面或外侧下行。

(4) **尺神经**(ulnar n.):起自内侧束,在腋动、静脉之间下行。

(5) **胸内侧神经**(medial thoracic n.):起自内侧束,在腋动、静脉之间穿出,经胸小肌深面分布于该肌,并有分支至胸大肌。

(6) **前臂内侧皮神经**(medial antebrachial cutaneous n.):起自内侧束,于腋动、静脉之间的前方下行,分布于前臂内侧的皮肤。

(7) **臂内侧皮神经**(medial brachial cutaneous n.):较细小,从内侧束的较高部位发出,行于腋静脉内侧,分布于臂内侧的皮肤。

(8) **桡神经**(radial n.):起自后束,在腋动脉后方下行。

(9) **腋神经**(axillary n.):发自后束,行向外下方,穿四边孔进入三角肌区。

(10) **肩胛下神经**(subscapular n.):发自后束,贴肩胛下肌前面下行,分布于该肌和大圆肌。

(11) **胸背神经**(thoracodorsal n.):起自后束,随肩胛下血管和胸背血管下行于背阔肌内侧面并支配该肌。

(12) **胸长神经**(long thoracic n.):起自臂丛的锁骨上部,在臂丛各束的后方下行入腋窝,继而在腋中线后方下行于前锯肌表面并支配该肌。胸长神经的体表投影相当于背阔肌外侧缘。

经腋窝行臂丛阻滞麻醉时,先在腋窝顶部、胸大肌和背阔肌的止端之间摸到动脉搏动,然后将针尖贴近腋动脉刺入。当针穿过腋筋膜后,将针缓慢刺入腋鞘。针穿破腋鞘时有落空感。穿刺位置正确时,患者可能有上肢异感,针蒂可随动脉的搏动而摆动。固定穿刺针,回吸无血液后注入麻醉药物。在腋动脉上方注射药物可阻滞肌皮神经和正中神经,腋动脉下方注射药物可阻滞桡神经、尺神经和前臂内侧皮神经。腋窝臂丛的阻滞麻醉效果好,但应注意避免产生血肿和神经损伤。

任何能使胸廓上口缩小的外力都可能损伤臂丛,称为胸廓上口综合征。一般首先出现肩、肘关节的运动障碍,臂、前臂的外侧和拇指的皮肤感觉障碍。上肢过度外展和外旋位并受到暴力牵拉时,往往损伤臂丛下干,引起前臂型瘫痪。此时,主要表现为正中神经和尺神经的损伤症状,如大、小鱼际肌和骨间肌瘫痪,前臂尺侧和小指的皮肤感觉障碍。

臂丛神经的直接外伤见于刺伤、挫伤、锁骨和第 1 肋骨骨折,间接外伤见于强力牵拉上肢、头颈过度弯向对侧或强力将肩部下压,如重物打击或产伤等。臂丛神经可分为:①臂丛完全损伤:臂、前臂和手的肌肉瘫痪和感觉消失。第 8 颈神经和第 1 胸神经近椎间孔处损伤可出现 Horner 综合征。②臂丛上部损伤:较多见,为第 5~6 颈神经根在 Erb 点处损伤所致。该点在肩胛上神经的近侧,胸长神经和肩胛背神经的远侧。多因外伤使头肩分离、肩部下压或产伤等引起。该处损伤时前锯肌和菱形肌不受影响。第 5 颈神经前支损伤时感觉不受影响,如第 6 颈神经前支受累出现臂及前臂外侧部感觉障碍。无 Horner 综合征。③臂丛下部的损伤:主要是第 8 颈神经和第 1 胸神经根的损伤,多因上肢过度上抬或伸展以及臂部牵拉躯干过重等引起。主要症状为手内肌瘫痪,出现爪状畸形。臂丛下干损伤时,手指的屈肌和伸肌瘫痪,手和前臂的尺侧麻木,臂内侧有一小条麻木区,可出现 Horner 综合征。

4. **腋淋巴结**( axillary lymph node ) 位于疏松结缔组织内,分为 5 群(图 7-10)。

(1) **外侧淋巴结**(lateral lymph node):又称**外侧群**,沿腋静脉远侧端排列,引流上肢的淋巴,其输出淋巴管注入中央淋巴结和尖淋巴结,少数注入锁骨上淋巴结。

(2) **胸肌淋巴结**(pectoral lymph node):又称**前群**,在胸小肌下缘沿胸外侧血管排列,引流胸前外侧壁和乳房外侧部的淋巴,其输出淋巴管注入中央淋巴结和尖淋巴结。

（3）**肩胛下淋巴结**（subscapular lymph node）:

又称**后群**,位于腋后壁,沿肩胛下血管排列,引流背部、肩部和胸后壁的淋巴,其输出淋巴管注入中央淋巴结和尖淋巴结。

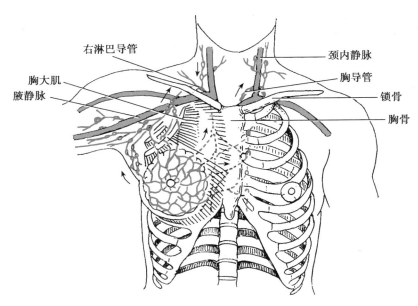

图 7-10　腋淋巴结（箭头示淋巴回流方向）

（4）**中央淋巴结**（central lymph node）:又称**中央群**,位于腋窝底的脂肪组织中,收纳上述 3 群淋巴结的输出淋巴管,其输出淋巴管注入尖淋巴结。

（5）**尖淋巴结**（apical lymph node）:又称**内侧群**,位于胸小肌与锁骨之间,锁胸筋膜深面,沿腋静脉近侧端排列,收纳中央群和其他各群淋巴结的输出淋巴管以及乳房上部的淋巴管,其输出淋巴管合成锁骨下干,左侧的注入胸导管,右侧的注入右淋巴导管。

腋淋巴结引流乳房的大部分淋巴。在实施乳腺癌手术清除腋淋巴结时,应注意保护其附近的神经,如胸长神经、胸背神经等。这些神经一旦损伤,可致前锯肌或背阔肌瘫痪。

施行腋窝淋巴结清扫术时,应注意变异细小的腋静脉,勿当作属支而结扎。不要解剖臂丛神经,保留腋静脉鞘。小心分辨并保留位于胸大肌深面的胸肩峰动脉的胸肌支和胸外侧神经,以免切断后造成胸大肌萎缩。术者应首先在肋间臂神经后方和胸廓外侧面找到胸长神经,再由上向下、由内向外分离该神经周围的疏松结缔组织。胸长神经损伤后可导致"翼状肩胛"。在沿胸背血管神经束向下分离结缔组织时,须切断结扎 2～3 支肩胛下血管的上行支,方可游离病理标本。如果肩胛下血管进入背阔肌处破裂出血,应予缝扎。

胸背神经切断后可引起背阔肌瘫痪,导致上肢的内收和内旋功能减弱,但由于其他肌肉的代偿,背阔肌瘫痪所造成的功能障碍并不明显。肋间臂神经在腋静脉内侧约 2～3cm 处和腋静脉平行向下外,穿过腋窝底。切断肋间臂神经将造成臂内侧皮肤的感觉障碍。

5. **腋鞘和腋窝疏松结缔组织**　包裹腋动脉、腋静脉和臂丛周围的致密结缔组织膜称为**腋鞘**（axillary sheath）（**颈腋管**）,向上与颈部的椎前筋膜相续。腋窝内充填有大量的疏松结缔组织。腋窝内的感染可沿腋鞘向上蔓延至颈根部,向下可达臂部,向后经三边孔和四边孔蔓延至肩胛区和三角肌区,向前可通胸肌间隙。

## 二、三角肌区和肩胛区

### （一）三角肌区

**三角肌区**（deltoid region）是指三角肌所在的区域。

1. **浅层结构**　该部皮肤较薄,浅筋膜较致密且少有脂肪。在浅筋膜内,三角肌后缘处有**臂外侧上皮神经**（superior lateral brachial cutaneous n.）浅出,分布于该区的皮肤。

2. **深层结构**　在深筋膜深面为三角肌。**三角肌**（deltoid）的起点广泛,肌束分为前、中、后 3 部,分别在前方、外侧和后方包绕肩关节。

腋神经出四边孔后位于三角肌深面,从其后缘向前横行,除分出多个细支进入该肌外,还发出关节支和臂外侧上皮神经(图7-11)。根据腋神经的分布情况,手术中宜在三角肌前部的附着处横行切开,再翻向下,以免损伤腋神经。

旋肱后动、静脉伴腋神经由四边孔穿出,穿出点恰位于三角肌后缘的中点。旋肱后动脉绕肱骨外科颈与旋肱前动脉吻合,并发出分支分布于三角肌、肩关节和肱骨等(图7-11)。

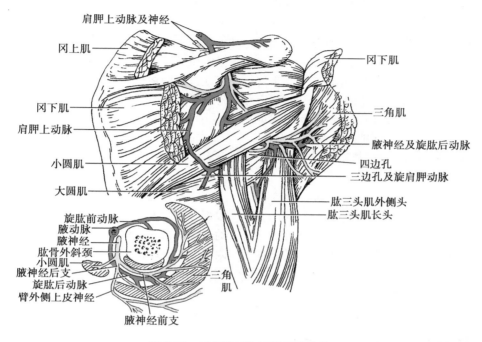

图 7-11　三角肌区和肩胛区的结构

(二)肩胛区

**肩胛区**(scapular region)指肩胛骨后面的区域。

1. 浅层结构　该部的皮肤较厚,与皮下组织连接紧密。浅筋膜致密,内有**锁骨上神经**(supraclavicular n.)。

2. 深层结构　深筋膜下有**斜方肌**(trapezius),该肌深面有**冈上肌**(supraspinatus)、**冈下肌**(in-fraspinatus)、**小圆肌**(teres minor)和**大圆肌**(teres major)。各肌的起止点、作用和神经支配见表7-1。多块肌及其筋膜在肩胛骨的表面形成一坚固的肌纤维层,对肩胛骨有保护作用。另外,由于肩胛骨与躯干骨之间无关节连接,这使肩胛骨有极大的活动度,而胸廓又有较大的弹性,因此肩胛骨甚少发生骨折。

表 7-1　肩肌

| 肌群 | 肌名 | 起点 | 止点 | 作用 | 神经支配 |
|---|---|---|---|---|---|
| 浅层 | 三角肌 | 锁骨外 1/3、肩峰、肩胛冈 | 肱骨三角肌粗隆 | 肩关节外展、前屈和旋内(前部肌束)、后伸和旋外(后部肌束) | 腋神经($C_{5,6}$) |
| 深层 | 冈上肌 | 肩胛骨冈上窝 | 肱骨大结节上份 | 肩关节外展 | 肩胛上神经($C_{5,6}$) |
| | 冈下肌 | 肩胛骨冈下窝 | 肱骨大结节中份 | 肩关节旋外 | |
| | 小圆肌 | 肩胛骨外侧缘背面 | 肱骨大结节下份 | | 腋神经($C_{5,6}$) |
| | 大圆肌 | 肩胛骨下角背面 | 肱骨小结节嵴 | 肩关节后伸、内收及旋内 | 肩胛下神经($C_{5,6}$) |
| | 肩胛下肌 | 肩胛下窝 | 肱骨小结节 | 肩关节内收、旋内 | |

在肩胛切迹上方有**肩胛上横韧带**（suprascapular lig.）附着，**肩胛上动脉**（suprascapular a.）经该韧带上方进入肩胛区，分布于冈上、下肌。**肩胛上神经**（suprascapular n.）经肩胛上横韧带与肩胛切迹形成的孔进入肩胛区，支配冈上、下肌。旋肩胛动脉经三边孔穿出后，多分为升支、降支和横支，供应肩胛区的皮肤、皮下组织和肌等结构（图7-11）。临床上常将旋肩胛动脉主干及其皮支一起截取，制成皮瓣，修补周围组织缺损。

**肩胛前间隙**（anterior scapular space）是位于肩胛下肌前面的肩胛下筋膜与胸壁间的狭窄间隙，它又被前锯肌分成前、后两个间隙。肩胛前间隙保证了肩胛骨在胸廓上的运动。间隙内有肩胛下血管、肩胛下神经、胸背神经和大量的疏松结缔组织。

### （三）肩胛动脉网

**肩胛动脉网**（scapular arterial network）是在肩胛骨周围形成的锁骨下动脉与腋动脉分支间的吻合。参与构成动脉网的主要动脉有来自锁骨下动脉的肩胛上动脉和肩胛背动脉以及来自腋动脉的肩胛下动脉（图7-12）。

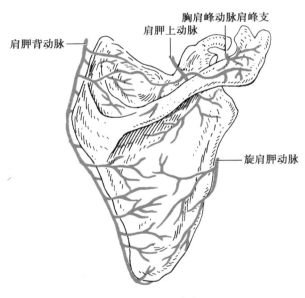

肩胛背动脉

胸肩峰动脉肩峰支
肩胛上动脉

旋肩胛动脉

图7-12　肩胛动脉网

## 三、肩部的关节

肩部的活动除依赖于肩关节的运动外，还需要胸锁关节和肩锁关节的运动配合。

### （一）肩关节

**肩关节**（shoulder joint）是人体最灵活的关节，由肱骨头和关节盂构成。两关节面的大小、曲度不相称，这是决定其运动灵活的主要因素。关节

盂周缘有盂唇附着，加深了关节窝。关节周围有较多韧带和肌腱附着，这些都成为肩关节的稳定性因素。

1. **关节囊**　起于关节盂及盂唇的周缘，前部有时可达喙突根部。向远侧其上部止于解剖颈，下部止于肱骨干。关节囊的纤维层薄而松弛。在约80%个体，滑膜层在前部形成滑膜隐窝。

2. **韧带**　关节囊周围有很多韧带，对关节起保护和加强作用（图7-13）。

（1）**喙肩韧带**（coracoacromial lig.）：连于喙突与肩峰之间，横架于肩关节上方，此韧带与喙突、肩峰共同形成一弓状骨韧带结构，称为**喙肩弓**（coracoacromial arch）。喙肩弓下方有肩峰下滑膜囊。肱骨大结节位于喙肩弓稍下方，作为肱骨头外展时的支点。

（2）**喙肱韧带**（coracohumeral lig.）：连于喙突根部与肱骨大结节之间，宽而厚。有15%的胸小肌的止端与该韧带相续。喙肱韧带限制肱骨外旋，并限制肱骨头向上脱位。肩关节周围炎时因韧带挛缩，使肱骨头处于内旋位，从而限制了肩关节外旋和外展。

（3）**盂肱韧带**（glenohumeral lig.）：位于关节囊前壁的内面，分为上、中、下3部，分别称为**盂肱上韧带**、**盂肱中韧带**和**盂肱下韧带**（图7-15）。盂肱中韧带位于关节囊前下部，肩胛下肌和肱三头肌长头起始部之间。盂肱中韧带对肩关节的稳固非常重要，如有缺如则易引起肩关节脱位。

3. **滑膜囊**　肩关节囊的纤维层松弛，滑膜层的面积大，故在多处突出于关节囊外，形成滑膜囊。肩关节的滑膜囊包括肩峰下滑膜囊、肩胛下肌滑膜囊、结节间沟滑膜囊、喙突下滑膜囊、前锯肌下滑膜囊和肩峰上滑膜囊等。肩关节的滑膜可伸入肩胛骨与某些肌腱之间形成滑液囊。

**肩峰下滑膜囊**（bursa subacromialis）是肩关节的最大滑膜囊（图7-14），与周围结构一起常被称为**肩峰下区**，并把此区视为一个功能性关节。肩峰下滑膜囊的上方为喙肩弓，下方为冈上肌腱止点和肌腱袖，中间的滑膜囊可视为关节腔。此区的病变是肩部疾病中最常见的。肩峰下滑膜囊可随年龄增加而发生退行性病变，滑膜囊壁失去正常的滑动作用。臂外展时可引起肩痛弧综合征。肩峰下滑膜囊炎症时，由于滑膜囊与关节腔相通，肿胀不明显。当臂外展时，由于大结节与肩峰摩擦而引起疼痛。但是，在外展动作刚开始和超过90°时，由于大结节不与肩峰接触，不产生疼痛或疼痛顿时消失。

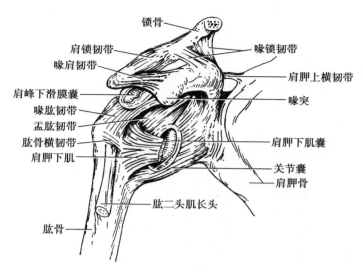

图 7-13　肩关节囊及韧带

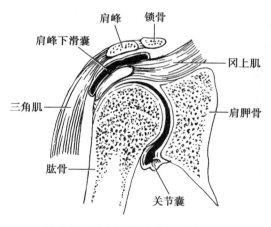

图 7-14　肩峰下滑膜囊（冠状切面）

4. **肩关节周围肌和肌腱袖**　肩关节周围的肌对该关节的稳定起着很重要的作用。三角肌是肩带肌中最强壮者,既是动力肌,又是稳定肌。该肌瘫痪时,肩关节运动障碍并可有轻度脱位,此称为麻痹性肩关节脱位。由于三角肌覆盖了肩关节的大部分,临床上作肩关节穿刺时多在三角肌的前缘进行。

冈上肌、冈下肌、小圆肌和肩胛下肌的腱经过肩关节周围时,与关节囊愈着并互相连接形成一接近环形的腱板,围绕着肩关节,该结构称为**肌腱袖**(myotendinous cuff)(**肩袖**)(图 7-15)。肌腱袖可加强肩关节的稳定性。这些肌的瘫痪容易导致肩关节脱位。当肩关节扭伤或脱位时,肌腱袖可被撕裂。冈上肌腱从冈上窝转向肱骨大结节的角度最大,所承受的牵拉力亦最大,最易断裂,与肌腱袖其他部分

相比占 50% 以上。肌腱袖完全破裂时,X 线片检查显示肱骨头与肩峰的距离变小,肩关节造影可显示关节腔与三角肌下滑膜囊的阴影相通。在 50 岁以上个体,肌腱袖的纤维常发生不完全撕裂、磨损或破碎等病变。这是一种退行性病变,可在 20～30 岁开始出现,并随着年龄增加而加重。引起肌腱袖病变的原因除年龄因素外,关节囊位于肩峰与肱骨头之间,长年受到箝夹和磨损也是一个重要原因。

肩关节周围的胸大肌、斜方肌、背阔肌等肌的纤维较长,收缩时成为肩关节运动的动力。这些肌瘫痪时,肩关节失去部分运动功能,但不至于引起脱位。

肩关节及其周围软组织因退行肩关节周围炎性改变、劳损等引起的肩关节疼痛和活动功能障碍,常统称为肩周炎。按发病部位和病理变化可分为:①肩周围滑膜囊病变;②盂肱关节腔病变;③肌腱、腱鞘的退化性病变;④其他肩周围病变,如喙突炎、肩纤维组织炎、肩锁关节炎、肩胛上神经卡压征、冈下肌及肩胛下肌损伤性病变等。病理变化主要是滑膜的病理改变。范围可累及肩峰下或三角肌下滑膜囊、肩胛下肌下滑膜囊、肱二头肌长头腱鞘以及盂肱关节滑膜、冈上肌等。早期滑膜充血、水肿、炎性渗出,腔内压力增加,出现疼痛。后期滑膜粘连,滑液腔闭锁,纤维样物质沉积。

肩关节脱位分为前脱位和后脱位,又分为肩胛盂下脱位、喙突下脱位和锁骨下脱位。在肩关节前脱位,常伴有肱骨大结节骨折。肱二头肌腱长头有时可滑脱至肱骨头外后侧,从而阻碍肱骨头复位。腋神经或臂丛有时被牵拉或被

肱骨头压迫,引起不同程度的腋神经损伤。肩关节前脱位主要表现为关节囊破裂和肱骨头移位,也可发生盂唇破裂。破裂的盂唇不易愈合,可为肩关节习惯性脱位的原因。由于受胸大肌作用发生内旋以及受肩关节囊及其周围韧带及肌肉的作用,肱骨头紧卡于关节盂边缘或喙突前下方,严重者可抵达锁骨下方,使肱骨呈外展、内旋、前屈位的弹性畸形固定,肩关节的各种运动功能丧失。在肩关节后脱位,直接暴力从前面向后作用于肱骨头,使肱骨头撞击关节囊后壁和盂唇,滑至肩胛颈或冈下窝,常伴有肱骨头前侧凹陷骨折或肩胛冈骨折。

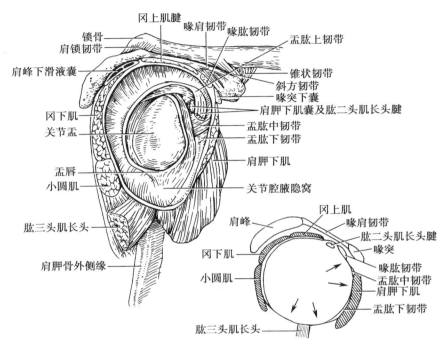

图 7-15　肌腱袖

肩关节手术常采用前上内侧入路,也可采用后侧入路、外侧入路或腋窝入路。前上内侧入路适用于大部分肩关节手术和肱骨上端肿瘤切除等。切口呈倒"L"形,自肩锁关节沿锁骨前缘向内至喙突下方,然后呈钝角转向下,沿三角肌前缘至该肌中、下 1/3 交界处。注意辨认三角肌胸大肌间沟内的头静脉,以免损伤。在三角肌起点附近横行切断起于锁骨部分,向外翻开。注意不要过分牵拉,以免损伤深面的腋神经和旋肱前动脉。术中可显露喙突、喙肱肌、胸小肌、肱二头肌短头和关节囊前部。游离喙肱肌和肱二头肌短头后,可见肩胛下肌。勿过度牵拉喙肱肌和肱二头肌短头,以免损伤肌皮神经。在肩胛下肌止点处切断其肌腱并向内翻转,暴露关节囊的前部和下部。纵行切开关节囊,显露肱骨头和关节盂前缘。前上后侧入路在切断三角肌起点并向下翻转牵拉时,需注意勿损伤腋神经和旋肱后动脉。后侧入路除注意保护腋神经和旋肱后动脉外,在分离或切断冈上肌时应注意保护肩胛上神经和肩胛上动脉。

在肩关节镜术方面,肩关节镜的进镜入路有多种,后方进路最常用。Andrew 和 Cowork 的传统后方进路位于关节盂的中线上,约在肩峰的内侧 1cm、下方 1~2cm 处进入,最低不能超过肩峰下 3cm。从此处进入肩关节所经过的结构全部为软组织,操作方便,成功率高。此外,还有锁骨上方进路、前方进路和肩峰下进路等。

**(二)肩锁关节**

**肩锁关节**(acromioclavicular joint)由肩峰和锁骨外侧端构成,其活动度较小。肩锁关节的稳定性主要靠肩锁韧带、喙锁韧带、三角肌和斜方肌的肌腱来维持。**肩锁韧带**(acromioclavicular lig.)为关节囊的加厚部分,连接肩峰和锁骨外侧端。**喙锁韧带**(coracoclavicular lig.)为一强韧的纤维束,连于锁骨下面与喙突之间。约有 1% 的个体出现喙锁关节。

如喙锁韧带断裂,锁骨外侧端与肩峰完全脱离,即为完全脱位。肩锁关节全脱位时,采用开放复位内固定并修复或修补喙锁韧带。肩锁关节半脱位的向上移位程度较轻,且肿胀不明显,诊断较困难。有时需同时向下牵引双上肢拍摄两侧肩锁关节 X 线片,或使患者站位两手提重物拍摄两肩锁关节正位 X 线片,进行对比检查,方可明确诊断。

### (三)胸锁关节

**胸锁关节**(sternoclavicular joint)由胸骨柄、锁骨内侧端和第 1 肋软骨构成,是上肢骨与躯干骨连接的唯一关节。关节内有关节盘,但有约半数的关节盘不完整,约有 4% 个体缺如。肩关节任何方向的运动都需要胸锁关节的协同。

# 第三节　臂　　部

**臂部**(arm)以肱骨和臂内、外侧肌间隔分为臂前区和臂后区。

## 一、臂前区

**臂前区**(anterior brachial region)指肱骨和臂内、外侧肌间隔以前的部分,主要包括臂肌前群、血管和神经等结构。

### (一)浅层结构

皮肤和浅筋膜较薄。臂内侧的皮肤特别薄,皮纹细,无毛,皮下脂肪少,富有弹性,故多在臂内侧取皮瓣,用于颌面部皮肤的修复。

1. 浅静脉(图 7-16)

(1)**头静脉**(cephalic v.):行于肱二头肌外侧沟内,属支细小,末端有吻合支连于颈外静脉。

(2)**贵要静脉**(basilic v.):与前臂内侧皮神经伴行于肱二头肌内侧沟的下半部,穿深筋膜注入肱静脉或腋静脉。可出现副贵要静脉(2.4%),该静脉位于贵要静脉尺侧,在臂内侧注入贵要静脉。

2. 皮神经　**肋间臂神经**(intercostobrachial n.)为第 2 肋间神经的外侧皮支,穿经腋窝底,分布于臂内侧上部的皮肤。该神经可与臂内侧皮神经结合。臂内侧皮神经分布于臂内侧下 1/3 部的皮肤。此神经短小,有时缺如,被肋间臂神经代替。**臂外侧下皮神经**(inferior lateral brachial cutaneous n.)起自桡神经发出的前臂后皮神经,分布于臂外侧下部的皮肤(图 7-16,图 7-17)。

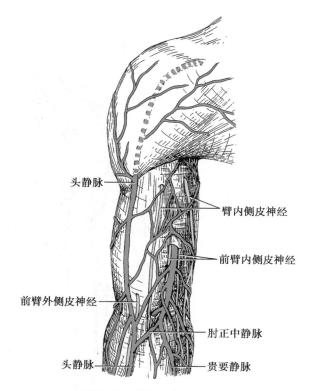

臂外侧上、下部是良好的供皮区。臂外侧上部皮瓣以旋肱后动脉的分支臂外侧上皮动脉和臂外侧上皮神经为轴心,该动脉和神经都较细小,不是最佳的吻合对象,但可以采用起自动脉和神经。臂外侧下部皮瓣以桡侧副动脉后支和臂外侧下皮神经为轴心,该动脉和神经穿过臂外侧肌间隔,此是手术分离的标志。在臂内侧,可以尺侧上副动脉为轴心切取皮瓣,此区供皮范围大,皮瓣区内含有伴行静脉、贵要静脉和臂内侧皮神经。

### (二)深层结构

1. 深筋膜　臂部的深筋膜称为**臂筋膜**(brachial fascia)。其前部较薄,向上移行为三角肌筋膜和腋筋膜,向下续为前臂筋膜。臂筋膜在臂肌前、后群之间向深面发出两个肌间隔。**臂内侧肌间隔**(medial brachial intermuscular septum)是臂筋膜伸入肱肌和肱三头肌内侧头之间形成的纵行间隔,位于臂的全长,较发达,其中点处有尺神经和血管穿过。**臂外侧肌间隔**(lateral brachial intermuscular septum)由臂外侧远部的臂筋膜伸入肱肌与肱三头肌外侧头之间形成,其中部有桡神经穿过。**前骨筋膜鞘**由臂前区的深筋膜,内、外侧肌间隔和肱骨围成,内有臂肌前群、肱血管、肌皮

图 7-16　臂前区的浅层结构

头静脉
臂内侧皮神经
前臂内侧皮神经
前臂外侧皮神经
肘正中静脉
头静脉
贵要静脉

神经、正中神经以及尺神经和桡神经的一段等（图7-18）。

2. 臂肌 前群有浅层的**喙肱肌**（coracobrachia-

lis）、**肱二头肌**（biceps brachii）和深层的**肱肌**（bra-chialis），后群有肱三头肌。各肌的起止点、作用和神经支配见表7-2。

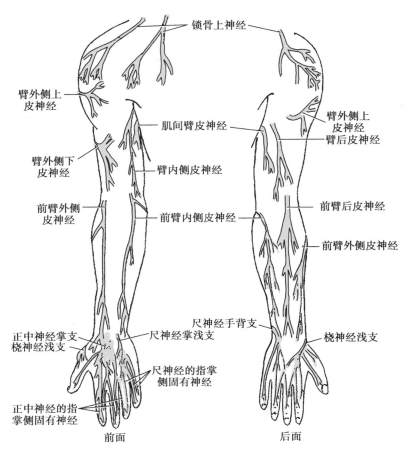

图 7-17 上肢的皮神经

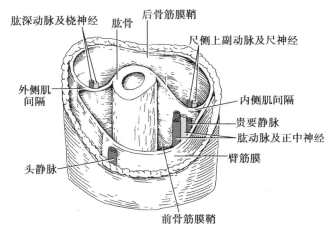

图 7-18 臂部的骨筋膜鞘

表 7-2 臂肌

| 肌群 | 肌名 | 起点 | 止点 | 作用 | 神经支配 |
|---|---|---|---|---|---|
| 前群 | 肱二头肌 | 长头:肩胛骨盂上结节<br>短头:肩胛骨喙突 | 桡骨粗隆 | 肘关节屈、前臂旋后 | 肌皮神经($C_{5~7}$) |
| | 喙肱肌 | 肩胛骨喙突 | 肱骨中部内侧 | 肩关节屈、内收 | |
| | 肱肌 | 肱骨下半前面 | 尺骨粗隆 | 屈肘关节 | |
| 后群 | 肱三头肌 | 长头:肩胛骨盂下结节<br>内侧头:桡神经沟内下方骨面<br>外侧头:桡神经沟外上方骨面 | 尺骨鹰嘴 | 伸肘关节、长头助肩关节伸及内收 | 桡神经($C_5 \sim T_1$) |

3. 血管和神经(图 7-19,图 7-21)

(1) **肱动脉**(brachial a.):在大圆肌下缘续于腋动脉,沿肱二头肌内侧沟下行至肘窝,其浅面仅有皮肤、浅筋膜和深筋膜覆盖。肱动脉在臂上份居肱骨内侧,在中份居其前内方,在下份居其前方。压迫止血时,在臂上份、中份和下份应分别将肱动脉压向外侧、后外侧和后方。

肱动脉的变异包括:① 正常型:出现率为79.3%。②浅肱动脉型:出现率为13.3%,肱动脉在正中神经内侧头和外侧头之间,行于正中神经浅面;或在臂区的近侧半或远侧半自正中神经的内侧绕行于正中神经浅面。③双干型:出现率为7.4%,肱动脉在锁骨下动脉、腋动脉或在髁间线平面以上分为二干。肱动脉的分支如下。

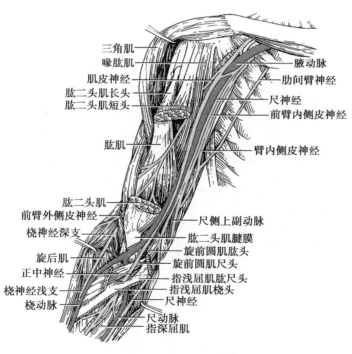

图 7-19 臂前区的深层结构

1) **肱深动脉**(deep brachial a.):在大圆肌下方起自肱动脉的后内侧壁,与桡神经伴行进入肱骨肌管,分布于肱三头肌和肱肌。

2) **尺侧上副动脉**(superior ulnar collateral a.):在肱深动脉起点的稍下方发自肱动脉,伴随尺神经向后穿过臂内侧肌间隔,参与肘关节动脉网的构成。

3) **尺侧下副动脉**(inferior ulnar collateral a.):在肱骨内上髁上方约5cm处起自肱动脉,经肱肌前面行向内侧,而后分为前、后两支,参与肘关节动脉网的构成。

（2）**肱静脉**（brachial v.）：2 条，与肱动脉伴行。在臂中部接受贵要静脉。

（3）神经

1）正中神经：伴肱动脉走行于肱二头肌内侧沟。先行于肱动脉外侧，在臂中段越过肱动脉前方，继而沿肱动脉内侧下行至肘窝。

2）尺神经：在臂上部行于肱动脉内侧，至臂中点附近离开肱动脉，向后穿过肌间隔进入臂后区。

3）桡神经：先行于肱动脉后方，继而伴肱深动脉进入肱骨肌管，至臂后区。

4）肌皮神经：在肱二头肌与肱肌之间行向外下方，行程中发出分支支配臂肌前群，终末支在肱二头肌外侧沟的下部浅出，称为**前臂外侧皮神经**（lateral antebrachial cutaneous n.）。

## 二、臂后区

**臂后区**（posterior brachial region）指肱骨和臂内、外侧肌间隔以后的部分，主要包括臂肌后群、血管和神经等结构。

### （一）浅层结构

皮肤较厚，浅筋膜较致密，内有发自腋神经的臂外侧上皮神经、桡神经发出的臂后皮神经和前臂后皮神经发出的臂外侧下皮神经（图 7-17）。在臂后区，伴随臂后皮神经的臂后皮动脉是腋动脉的分支，其外径约达 1.5mm，可以作为血管蒂切取臂后部皮瓣。此皮瓣内的血管神经蒂位置恒定，易于分离。

### （二）深层结构

1. **深筋膜**　较厚，向上续于三角肌筋膜，向下移行为前臂筋膜。**后骨筋膜鞘**由臂后区的深筋膜，内、外侧肌间隔和肱骨围成，内有肱三头肌、肱深血管以及桡神经和尺神经的一段等（图 7-18，图 7-20，图 7-21）。**肱三头肌**（triceps brachii）的起止点、作用和神经支配见表 7-2。

2. **肱骨肌管**（humeromuscular tunnel）　又称**桡神经管**，由肱三头肌与肱骨的桡神经沟构成，上口由肱三头肌内、外侧头和肱骨围成，位于大圆肌和背阔肌的下方，下口位于肱肌与肱桡肌之间的深处，约在肱骨中、下 1/3 交界处的外侧。肱骨肌管内有桡神经和肱深血管通过（图 7-20）。

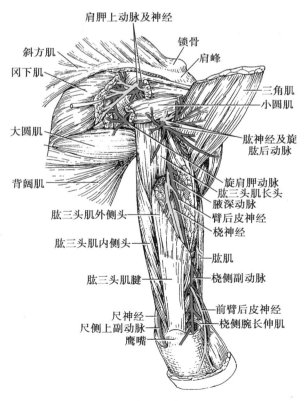

图 7-20　臂后区的深层结构

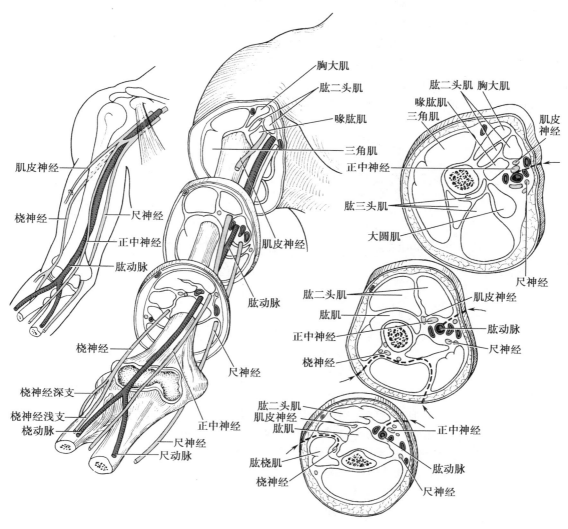

图 7-21 臂部横切面(箭头示骨及血管的手术入路)

桡神经紧贴桡神经沟的骨面走行,发支至肱三头肌。出肱骨肌管后,穿过臂外侧肌间隔至肘前外侧沟。桡神经在管内发出**臂后皮神经**( posterior brachial cutaneous n. )和**前臂后皮神经**( posterior antebrachial cutaneous n. ),后者约在臂下 1/3 处穿出深筋膜至前臂后区的皮肤。前臂后皮神经的上支称为**臂外侧下皮神经**。肱深动脉在肱骨肌管中段分为前、后 2 支,前支称**桡侧副动脉**( radial collateral a. ),伴桡神经至臂前区;后支称**中副动脉**( middle collateral a. ),在臂后区下行。桡侧副动脉和中副动脉参与肘关节动脉网的构成。**肱深静脉**( deep brachial v. )有 2 条,与肱深动脉伴行(图 7-20,图 7-21 )。

3. 尺神经　与尺侧上副动脉伴行,自臂内侧肌间隔穿出后沿肱三头肌内侧头的前面下降至肘后区(图 7-20,图 7-21 )。

肱骨外科颈骨折时,移位严重者可伤及腋神经以及旋肱前、后血管,造成三角肌瘫痪和深部血肿。桡神经沿着桡神经沟在肱骨的中、下 1/3 处贴近骨干,肱骨干骨折时桡神经易受损伤。骨痂生长过多和桡骨头前脱位也可压迫桡神经。手术不慎也可伤及此神经。桡神经损伤后表现为前臂伸肌广泛瘫痪,出现腕下垂,拇指及各手指均下垂,不能伸掌指关节。前臂不能旋后,有旋前畸形。拇指出现内收畸形。因尺侧腕伸肌与桡侧腕长伸肌瘫痪,腕部向两侧活动困难。但肱三头肌无损害,故该肌活动和反射均正常。第 1～2 掌骨间背侧、臂下半桡侧的后部及前臂后部感觉减退或消失。如果同时伤及肱深动、静脉,还可造成臂部血肿。肱骨髁上骨折近侧端移位容易损伤臂前群肌、正中神经和肱动、静脉,导致神经功能障碍、血供障碍或出血。

肱骨骨折时,由于骨折线的位置不同,骨折错位的方向也不同。如骨折发生在外科颈,骨折线多横行,常位于肱骨大、小结节与胸大肌、背阔肌止点之间。近侧断端受冈上、下肌和小圆肌的作用呈轻度的外展和外旋,而远侧断端受胸大肌、背阔肌和大圆肌的作用呈内收内旋位。当骨折发生在肱骨干,骨折线在三角肌止点以上时,近侧断端因胸大肌、背阔肌和大圆肌的牵拉而内收,远侧断端则受三角肌的作用而向外上方移位。骨折线在三角肌止点以下时,近侧断端由于受三角肌、喙肱肌和冈上肌的牵拉而向前、向外移位,远侧断端则因肱二头肌和肱三头肌的作用而向上移位(图7-22)。

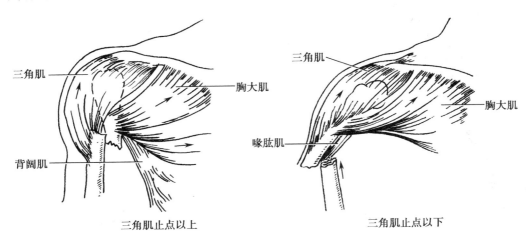

三角肌止点以上

三角肌止点以下

图7-22 肱骨干骨折

施行肱骨干手术时,可采用前外侧入路显露肱骨干,沿三角肌前缘和肱二头肌外侧缘作切口。术中应注意保护三角肌胸大肌间沟内的头静脉。后入路显露时,切口起自三角肌后缘中点,向下延伸至尺骨鹰嘴上方约6cm处。也可沿桡神经沟方位斜向前内至肘窝。分别将肱三头肌外侧头和长头向两侧牵开,可见位于桡神经沟中的桡神经和肱深血管。切勿损伤这些神经和血管。

## 第四节 肘 部

肘部(elbow)以肱骨内、外上髁的冠状面分为肘前区和肘后区。

### 一、肘前区

**肘前区**(anterior cubital region)指通过肱骨内、外上髁的冠状面以前的部分,主要包括臂肌前群的远侧段、前臂肌前群的近侧段、血管和神经等结构。

(一)浅层结构

皮肤薄,浅筋膜也较薄,内有下列浅静脉、皮神经和浅淋巴结。

1. 浅静脉 头静脉跨越前臂外侧皮神经,在肱二头肌腱外侧上行。贵要静脉与前臂内侧皮神经伴行,在肱二头肌腱内侧上行。**肘正中静脉**(median cubital v.)通常在肘窝处连接头静脉和贵要静脉。在肘窝中部,肘正中静脉与深静脉之间有交通支。肘正中静脉容易显露,临床上常经此静脉穿刺取血。肘正中静脉有时很粗大,可将头静脉的全部或大部分血液引流至贵要静脉,致使头静脉上段消失或变小。**前臂正中静脉**(median antebrachial v.)注入肘正中静脉。前臂正中静脉有时分叉,分别注入头静脉和贵要静脉,因而不存在肘正中静脉。

肘前区浅静脉的类型个体差异很大。头静脉和贵要静脉借肘正中静脉相连的约为51%,前臂正中静脉分为两支,分别注入头静脉和贵要静脉约为30%,少数出现双肘正中静脉等(图7-23)。

2. 皮神经 前臂内侧皮神经与贵要静脉伴行,向下分为前支和后支,分别位于贵要静脉的前方和后方。前臂内侧皮神经较为恒定,位置表浅,有足够的长度和直径,临床上常用作周围神经外伤的移植体。**前臂外侧皮神经**(lateral antebrachial cutaneous n.)在肱二头肌腱的外侧穿深筋膜浅出。

3. 肘浅淋巴结(superficial cubital lymph node)位于肱骨内上髁上方,贵要静脉附近,有1～2个,引流手和前臂尺侧半浅层结构的淋巴,其输出淋巴管注入腋淋巴结。

(二)深层结构

1. 深筋膜 由臂筋膜延续而成,向下续于前臂筋膜。**肱二头肌腱膜**(bicipital aponeurosis)自肱二头肌腱斜向内下方,移行于前臂筋膜。

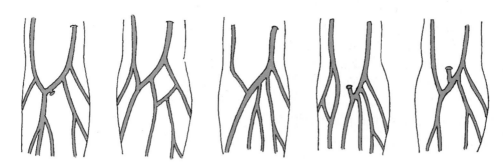

图 7-23　肘前区浅静脉的类型（右侧）

2. 肘窝（cubital fossa）　位于肘关节前方，为尖朝向下的三角形凹陷。

（1）境界：上界为肱骨内、外上髁的连线，下外侧界为肱桡肌，下内侧界为旋前圆肌。顶由浅入深依次为皮肤、浅筋膜、深筋膜及肱二头肌腱膜。底为肱肌、旋后肌和肘关节囊。

（2）内容：肘窝内有肱二头肌腱、血管、神经和淋巴结等（图 7-24）。

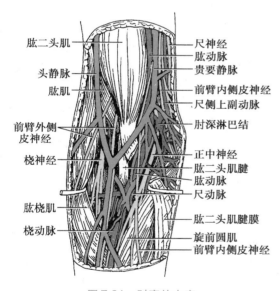

图 7-24　肘窝的内容

1）肱二头肌腱：位于正中，是寻找神经和血管的标志。

2）肱动脉：位于肱二头肌腱内侧，此处是触及肱动脉搏动和测量血压时听诊的部位。肱动脉在肘窝远端约平桡骨颈高度分为桡动脉和尺动脉，少数人在肘窝以上分为桡动脉和尺动脉。**桡动脉**（radial a.）在起始段的 1cm 以内发出**桡侧返动脉**（radial recurrent a.），该动脉于肘窝尖处进入肱桡肌与桡侧腕屈肌之间，而后下行至前臂。桡动脉可

起自肱动脉或腋动脉，出现率为 6.2%。**尺动脉**（ulnar a.）比桡动脉稍粗大，约在起始后的 2cm 处发出**尺侧返动脉**（ulnar recurrent a.），该动脉经旋前圆肌深面进入前臂的浅层肌与深层肌之间。尺侧返动脉的前、后支有时分别起自尺动脉（约 18%）。尺浅动脉的位置特别表浅且行程异常，高位尺浅动脉可起自肱动脉或腋动脉，出现率为 2.5%；低位尺浅动脉的出现率为 1.8%。肘窝的动脉常有变异，如肱动脉的末端位于肱二头肌腱膜内侧，尺动脉位于肱二头肌腱膜浅面，桡、尺动脉之间存在吻合支等。

肘关节脱位可损伤肱动脉或其分支。如果肱骨髁上骨折固定位置不正确或包扎时夹压过度，可致前臂骨筋膜室综合征（Volkmann 缺血性挛缩）。这可能是由于肱动脉受压缺血或深筋膜下水肿从而阻碍静脉回流所致。此综合征表现为前臂感觉和运动障碍，手指功能丧失。因此，治疗肘关节损伤的重要原则是保持肘关节以下的血液循环通畅。肘部手术后如果深部的组织肿胀，应及时切开肱二头肌腱膜以减压。

3）肱静脉：有 2 条，与肱动脉伴行，在肘窝内由**桡静脉**（radial v.）和**尺静脉**（ulnar v.）汇合而成。

4）神经：①正中神经：在肘窝上部位于肱动脉内侧，行程中在尺动脉前方穿过旋前圆肌浅、深头之间，而后进入前臂。此处有时可发出骨间前神经。②桡神经：先与桡侧副动脉伴行于肱肌与肱桡肌之间，然后进入肱肌与桡侧腕伸肌之间。临床上将此段肌间隙称为桡管。在桡管内，桡神经先发出 2 条肌支进入肱桡肌和桡侧腕长伸肌，在外上髁前方再分为浅、深 2 支，**桡神经浅支**（superficial branch of radial n.）经肱桡肌深面到达前臂；**桡神经深支**（deep branch of radial n.）紧靠肱桡关节，绕过桡骨头，穿过旋后肌至前臂后区。肱骨髁上骨折引起桡神经的损

伤最为多见,其次为正中神经,再次为尺神经。

5)淋巴结:**肘深淋巴结**(deep cubital lymph node)有 2~3 个,位于肱动脉分叉处,引流前臂深层结构的淋巴,其输出淋巴管注入腋淋巴结。

## 二、肘后区

**肘后区**(posterior cubital region)指通过肱骨内、外上髁的冠状面以后的部分,主要包括肱三头肌腱、血管和神经等(图 7-25)。

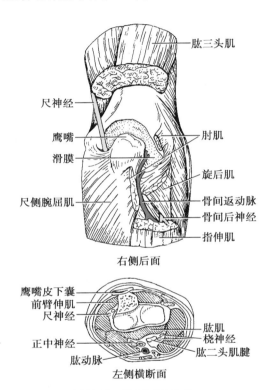

**右侧后面**

- 肱三头肌
- 尺神经
- 鹰嘴
- 滑膜
- 尺侧腕屈肌
- 肘肌
- 旋后肌
- 骨间返动脉
- 骨间后神经
- 指伸肌

**左侧横断面**

- 鹰嘴皮下囊
- 前臂伸肌
- 尺神经
- 正中神经
- 肱动脉
- 肱肌
- 桡神经
- 肱二头肌腱

图 7-25　肘后区的结构

### (一) 浅层结构

皮肤厚而松弛,浅筋膜较薄。在皮肤与鹰嘴筋膜之间有滑液囊,称**鹰嘴皮下囊**(subcutaneous bursa of olecranon),与关节腔不相通。有炎症或出血时,该囊可肿大。

### (二) 深层结构

1. 深筋膜　与肱骨下端和尺骨上端的骨膜紧密结合。

2. 肱三头肌腱　附着于尺骨鹰嘴,其与鹰嘴之间有**鹰嘴腱下囊**(subtendinea bursa of olecranon),外侧有起于外上髁的前臂伸肌群。

3. 肘肌　是位于肘关节后外侧的三角形小肌,起自肱骨外上髁和桡侧副韧带,止于尺骨上端的背面和肘关节囊。肘肌收缩时可协助伸肘。

4. 尺神经　走行于肱骨内上髁后下方的尺神经沟内,临床上将此处称为肘管。管的前壁为尺侧副韧带,后壁为连接尺侧腕屈肌两头的三角韧带,外侧壁为鹰嘴,内侧壁为肱骨内上髁。尺神经在肘管内与尺侧返动脉的后支伴行。尺神经在进入肘管前和出肘管后发出数条肌支至尺侧腕屈肌和指深屈肌的尺侧半,少有至指浅屈肌的分支(9%)。临床上可在肘后内侧沟作尺神经阻滞麻醉。尺神经与皮肤之间仅隔以薄层结缔组织,在肘部的疾患中极易受损。肘关节前脱位、肱骨内上髁骨折、肱骨髁上骨折伴有向前或向外移位时,可发生尺神经麻痹症。

肘后区病变引起软组织增厚或骨质增生时,可导致肘管容积变小,发生肘管综合征。肘外翻是其最常见的原因。幼时肱骨外上髁骨骺损伤,可发生肘外翻畸形。尺神经被推向内侧,引起张力增高,肘关节屈曲时张力更高,如此在肘管内反复摩擦即可产生尺神经慢性创伤性炎症或变性。尺神经半脱位是因先天性尺神经沟浅或肘管顶部的筋膜、韧带松弛,屈肘时尺神经易滑出尺神经沟外,这种反复滑移使尺神经受到摩擦和碰撞而损伤。此外,肘关节是创伤性骨化性肌炎最易发生之处,如肘外伤后这种异位骨化发生在尺神经沟附近,可导致尺神经受压迫。肘管综合征表现为进行性手肌萎缩无力和手尺侧麻木等。尺神经前置术是最基本的治疗方法。如术中发现该段尺神经较硬,应切除神经外膜并行束间松解。

尺神经在肘上损伤时,尺侧腕屈肌和指深屈肌的尺侧半瘫痪、萎缩,不能向尺侧屈腕及屈环、小指远侧指间关节。手内肌广泛瘫痪,小鱼际萎缩,掌骨间明显凹陷。环指和小指呈轻度爪状畸形。在指深屈肌神经的远侧损伤者,由于指屈肌和指伸肌无手内肌的对抗作用,爪状畸形明显,即环指和小指掌指关节过伸,指间关节屈曲,不能在屈曲掌指关节的同时伸直指间关节。因为有桡侧 2 块蚓状肌的对抗作用,示、中指无明显爪状畸形。各手指不能内收外展。拇指和示指不能对掌成"O"形。由于拇收肌瘫痪,故拇指和示指间夹纸试验显示无力。因手内肌瘫痪,手的握力减少约 50%,手失去灵活性。

## 三、肘关节

**肘关节**(cubital joint)属复合关节,包括肱尺关节、肱桡关节和桡尺近侧关节 3 个关节。3 对关节面包在一个关节囊内,在运动上互相制约,成为一个整体。

　　肘关节前面凹,后面凸;前、后方的肌肉较粗大,屈伸运动有力。两侧的骨骼因无肌肉覆盖而显得突出。鹰嘴的骨松质最多,肱骨内、外上髁次之,桡骨头最少。关节囊的前、后壁薄而松弛,适应于肘关节较大范围的屈伸运动。肘关节的两侧有坚强的侧副韧带保护,增加了关节的稳定性。由于肘关节位于上肢的中部,杠杆作用较大,因而受直接暴力打击时易引起关节内骨折。骨折时,骨折块易游离,并可导致关节腔内出血。肱骨外上髁炎又称网球肘,是前臂伸肌总腱在肱骨外上髁止点处反复牵拉造成的慢性损伤,血管、神经在筋膜处受到卡压,产生无菌性炎症。临床表现为肘关节外侧疼痛,可向前臂和手放射,持物和握物无力。肘关节外侧有压痛。

　　（一）关节囊(图7-26)

　　关节囊近侧端在前面附着于冠突窝和桡窝的上缘,向两侧附着于肱骨内、外上髁的远侧,在后面附着于鹰嘴窝底及两侧缘。关节囊远侧端在前面附着于尺骨冠突前面和桡骨的环状韧带,在后面附着于滑车切迹两侧及环状韧带。在鹰嘴窝和桡窝处的纤维层与滑膜层之间有移动性脂肪,可维持关节腔内的压力平衡。关节囊滑膜层的面积较肩关节小,但比腕关节大。

　　关节囊前方有肱二头肌腱,后方有肱三头肌腱,肌腱对薄弱的关节囊起保护作用。桡神经在肘关节前外侧与关节囊贴近,尺神经与尺侧副韧带相贴,而正中神经与关节囊之间隔以肱肌。

　　（二）韧带(图7-26)

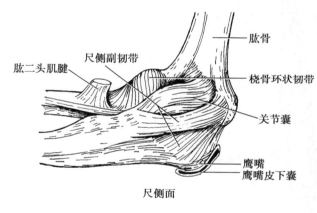

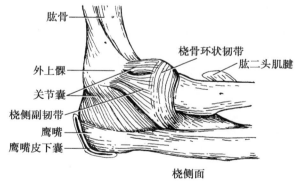

**图7-26　肘关节囊及韧带**

　　1. 尺侧副韧带( ulnar collateral lig. )　较厚,起自肱骨内上髁,呈放射状向下分成前、中、后3束。前束为一坚韧的圆形束,止于冠突,伸肘时紧张;后束薄弱,呈扇形止于冠突尺侧缘至鹰嘴内侧面,屈肘时紧张;中间束为斜行束,可加深滑车切迹。尺侧副韧带能稳定肘关节的内侧部。

　　2. 桡侧副韧带( radial collateral lig. )　起于肱骨外上髁,呈扇形向下止于桡骨环状韧带。此韧带是由关节囊增厚形成,能稳定肘关节的外侧部,防止桡骨头向外侧脱位。

　　3. 桡骨环状韧带( annular lig. of radius )　由强韧的纤维束构成,环绕桡骨头的4/5,两端分别止于尺骨桡切迹的前、后缘,与桡切迹一起组成完整的骨纤维性环。环状韧带呈杯状,上口大,下口小,可防止桡骨头脱出。在不满5岁的小儿,桡骨头尚在发育,其环状韧带松弛。猛力提拉前臂进行后复位时,环状韧带可被卡压在肱、桡骨之间,从而发生桡骨头半脱位。

### (三) 肘关节动脉网

**肘关节动脉网**(cubital articular arterial rete)位于肘关节周围,由肱动脉、桡动脉和尺动脉的9条分支相互吻合而成(图7-27)。此动脉网在关节的背侧发育较好,分为浅深二层,浅层分布于肱三头肌的表面,深层位于肱三头肌腱与肘关节之间。肘关节网的主要吻合有如下4处。

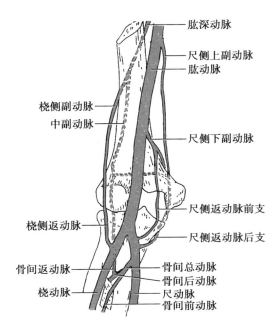

图7-27　肘关节动脉网(右侧)

1. **尺侧下副动脉与尺侧返动脉的吻合**　尺侧下副动脉由肱动脉发出后下行,分为前、后2支。尺侧返动脉由尺动脉发出后上行,而后分为前、后2支。两动脉的前支在内上髁前方吻合。

2. **尺侧上副动脉、尺侧下副动脉和尺侧返动脉的吻合**　尺侧上副动脉由肱动脉发出后穿过臂内侧肌间隔,而后沿其后面下行,至内上髁与鹰嘴之间,与尺侧下副动脉的后支和尺侧返动脉的后支相吻合。

3. **桡侧副动脉与桡侧返动脉的吻合**　桡侧副动脉是肱深动脉的终支之一,在肱骨肌管内下行。桡侧返动脉由桡动脉分出后上行,在肘关节外侧与

桡侧副动脉吻合。

4. **中副动脉与骨间返动脉的吻合**　中副动脉为肱深动脉的另一条终支,在肱骨肌管内下行至肘关节。骨间返动脉由骨间后动脉发出后上行至肘肌深面,经鹰嘴和外上髁之间达肘关节后方,然后与中副动脉吻合。

肘关节动脉网建立了上肢动脉在肘关节周围的丰富侧支循环。因此,在肱动脉发出的主要分支以下结扎肱动脉或其分支时,不会造成上肢的缺血坏死。

肘关节手术入路包括:①后入路:由于除尺神经以外肘关节后方无重要结构,故经后入路显露肘关节是既安全又简便,临床上经常使用。切口以鹰嘴为中心,切开深筋膜,显露肱三头肌腱。术中应注意保护肘后内侧沟中的尺神经。切口向上延长过高时,应避免损伤桡神经。如需切开或切断肱三头肌腱,注意在鹰嘴的附着部,应尽量保留。切开关节囊时,应让患者屈肘关节至90°。②前入路:肘关节前方有较多血管和神经等重要结构,手术复杂,故前入路较少采用。③外侧入路:适用于显露肱骨小头、肱骨外上髁和桡骨头等。切口可自外上髁上方约距肘关节5~7cm处开始,向下至桡骨头。切口上端的前方有肱桡肌和桡侧腕长伸肌,后方有肱三头肌;下端的前方有桡侧腕长伸肌,后方有肘肌。分离肱桡肌时,要注意保护深面的桡神经浅支。在牵开或切断旋后肌时,须避免损伤穿经该肌的桡神经深支。④内侧入路:以肱骨内上髁为标志,分别向上、下延伸。注意保护肱骨内上髁后方的尺神经。凿断内上髁并连同屈肌总腱向桡侧翻转时,切勿牵拉过度,以免损伤正中神经干及其旋前圆肌支,并应注意保护肱动、静脉。

肘关节周围的结构较为简单,没有突出的骨性结构阻挡,故肘关节镜的进路可选择在前方、后方、内侧或外侧均可。前内侧进路是在肱骨内上髁的前2cm处和远侧2cm处进针,穿过旋前圆肌腱膜部和指浅屈肌外侧部。前外侧进路是在肱骨外上髁前方1cm处和远侧1cm处进针,此处恰对着肱骨小头与桡骨头的间隙。采用后外侧进路时需屈肘20°~30°,在鹰嘴尖近侧2cm处,贴近肱骨外上髁后下方,穿过肱三头肌,进入关节腔。内上进路、正后方进路和外侧进路等在临床上也较常用。

## 第五节　前　臂　部

**前臂部**（forearm）以尺、桡骨和前臂骨间膜分为前臂前区和前臂后区。

### 一、前臂前区

**前臂前区**（anterior antebrachial region）指位于尺、桡骨和前臂骨间膜以前的部分，主要包括前臂肌前群、血管和神经等结构。

#### （一）浅层结构

皮肤较薄，移动度大。浅筋膜中有较多的浅静脉和皮神经（图 7-17，图 7-28）。

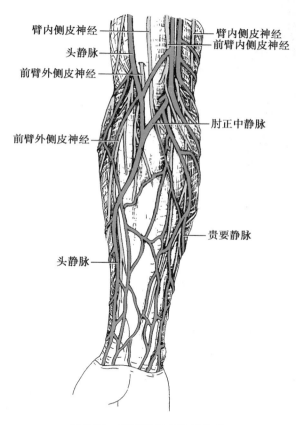

臂内侧皮神经
头静脉
前臂外侧皮神经
前臂外侧皮神经
头静脉

臂内侧皮神经
前臂内侧皮神经
肘正中静脉
贵要静脉

图 7-28　前臂前区的浅层结构

1. **浅静脉**　头静脉位于前臂桡侧，在前臂上半部从后面转至前面。有时在头静脉外侧有**副头静脉**注入该静脉。贵要静脉位于前臂尺侧，在肘窝下方由后面转至前面。有时在贵要静脉内侧出现**副贵要静脉**，注入该静脉。前臂正中静脉不恒定，在前臂前面上行。

2. **皮神经**　前臂外侧皮神经沿前臂外侧下行，分布于前臂外侧皮肤。前臂内侧皮神经在前臂分成前、后两支，分别分布于前臂前内侧、后内侧皮肤。

前臂的皮肤质地好，面积大，易切取。血管较粗，变异少。皮瓣较薄，质地优良。适用于面部修复、舌再造、食管修复、阴茎再造等。在生活中前臂经常处于暴露状态，且需要截断 1 条主干血管，故应慎重选择适应证。由于影响手部血运，对手部缺损修复已较少选用。前臂桡侧皮瓣以桡动脉为轴心，浅部有头静脉和前臂外侧皮神经，深部有桡静脉。尺侧皮瓣以尺动脉为轴心，内有贵要静脉、尺静脉和前臂内侧皮神经。近年来，又以前臂内侧、外侧和背侧的皮神经为轴，切取皮神经营养血管皮瓣，顺行或逆转移至皮肤缺损区，用以修复大面积软组织缺损。

#### （二）深层结构

1. **深筋膜**　又称**前臂筋膜**（antebrachial fascia），较厚，环绕整个前臂，在前臂的上部与起自肱骨内上髁的肌肉紧密相连，近腕部增厚形成腕掌侧韧带。前臂筋膜发出**前臂内侧肌间隔**（medial antebrachial intermuscular septum）和**前臂外侧肌间隔**（lateral antebrachial intermuscular septum），分别从前臂的尺、桡侧缘伸入前臂肌的前、后群之间并附着于尺、桡骨。前臂前区的深筋膜，内、外侧肌间隔，尺、桡骨及前臂的骨间膜围成**前骨筋膜鞘**。鞘内有前臂肌前群、桡侧血管神经束、尺侧血管神经束、骨间前血管神经束和正中神经等（图 7-29，图 7-31）。

2. **前臂肌前群**　共 9 块，分 4 层。各肌的起止点、作用和神经支配见表 7-3。浅层有 5 块肌，从桡侧向尺侧依次为**肱桡肌**（brachioradialis）、**旋前圆肌**（pronator teres）、**桡侧腕屈肌**（flexor carpi radialis）、**掌长肌**（palmaris longus）和**尺侧腕屈肌**（flexor carpi ulnaris）；中层有**指浅屈肌**（flexor digitorum superficialis）；深层的桡侧有**拇长屈肌**（flexor pollicis longus），尺侧有**指深屈肌**（flexor digitorum profundus），两肌远侧的深面有**旋前方肌**（pronator quadratus）。

肱桡肌位于前臂的桡侧缘，位置表浅，易于寻找。临床上常利用肱桡肌作肌瓣或肌皮复合瓣移植，或转位移植以修复腕部功能。掌长肌的肌腹短小，肌腱细长，在腕关节的运动中只起协助作用。临床上常取掌长肌腱作游离移植或转位，以修复代偿邻近诸肌的功能。掌长肌变异较多，缺如率为 4.6%。

3. **血管神经束**　前臂的前区有 4 个血管神经束（图 7-29，图 7-32）。

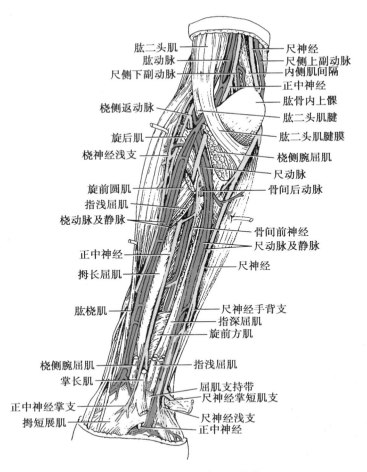

肱二头肌
肱动脉
尺侧下副动脉
桡侧返动脉
旋后肌
桡神经浅支
旋前圆肌
指浅屈肌
桡动脉及静脉
正中神经
拇长屈肌
肱桡肌
桡侧腕屈肌
掌长肌
正中神经掌支
拇短展肌

尺神经
尺侧上副动脉
内侧肌间隔
正中神经
肱骨内上髁
肱二头肌腱
肱二头肌腱膜
桡侧腕屈肌
尺动脉
骨间后动脉
骨间前神经
尺动脉及静脉
尺神经
尺神经手背支
指深屈肌
旋前方肌
指浅屈肌
屈肌支持带
尺神经掌短肌支
尺神经浅支
正中神经

图 7-29　前臂前区的深层结构

表 7-3　前臂前群肌

| 肌群 | 肌名 | 起点 | 止点 | 作用 | 神经支配 |
|---|---|---|---|---|---|
| 第一层 | 肱桡肌<br>旋前圆肌<br><br>桡侧腕屈肌<br>掌长肌<br>尺侧腕屈肌 | 肱骨外上髁上方<br><br>肱骨内上髁、前臂深筋膜 | 桡骨茎突<br>桡骨中部的外侧面<br>第2掌骨底<br>掌腱膜<br>豌豆骨 | 屈肘关节<br>屈肘、前臂旋前<br><br>屈肘、屈腕、腕外展<br>屈腕、紧张掌腱膜<br>屈腕、腕内收 | 桡神经($C_{5,6}$)<br><br>正中神经($C_6 \sim T_1$)<br><br>尺神经($C_8 \sim T_1$) |
| 第二层 | 指浅屈肌 | 肱骨内上髁和尺、桡骨前面 | 第2～5指中节指骨两侧 | 屈肘、屈腕、屈掌指关节和近侧指骨间关节 | 正中神经($C_7 \sim T_1$) |
| 第三层 | 指深屈肌 | 尺骨及骨间膜前面 | 第2～5指远节指骨底 | 屈腕、屈掌指关节和2～5指骨间关节 | 正中神经、尺神经($C_7 \sim T_1$) |
| 第三层 | 拇长屈肌 | 桡骨及骨间膜前面 | 拇指远节指骨底 | 屈腕、屈拇指的掌指关节和指间关节 | 正中神经($C_{6,7}$) |
| 第四层 | 旋前方肌 | 尺骨远端前面 | 桡骨远端前面 | 前臂旋前 | |

（1）桡侧血管神经束：由桡血管和桡神经浅支组成，走行于前臂桡侧肌的间隙内。

1）桡动脉和桡静脉：桡动脉行于肱桡肌与桡侧腕屈肌之间。肱桡肌的尺侧缘是显露桡动脉的标志。

桡动脉在前臂远侧段位于肱桡肌腱尺侧,位置表浅,在此处可摸到桡动脉的搏动。桡动脉外侧的肌受桡神经支配,内侧的肌受正中神经支配,故无运动神经越过该动脉。桡动脉除上端发出桡侧返动脉外,还发出许多肌支。桡静脉有2条,与1条桡动脉伴行。

2）桡神经浅支:行于肱桡肌深面。在前臂上1/3段,邻近桡动脉外侧;在中1/3段两者伴行;至前臂的远侧1/3段两者分开,桡神经浅支经肱桡肌肌腱深面转至前臂后区。

（2）尺侧血管神经束:由尺血管和尺神经组成。

1）尺动脉和尺静脉:尺动脉经旋前圆肌深面进入前臂前区。在前臂上1/3段行于指浅屈肌深面,在下2/3段位于尺侧腕屈肌与指浅屈肌之间。尺动脉在上端发出**骨间总动脉**（common interosseous a.）,该动脉粗而短,又分为骨间前动脉和骨间后动脉。此外,尺动脉在前臂还发出多条肌支。尺静脉有2条,与1条尺动脉伴行。

2）尺神经:经尺侧腕屈肌的两头之间进入前臂前区。在前臂上半部位于尺侧腕屈肌与指深屈肌之间,与尺动、静脉相距较远。在前臂下半部位于尺侧腕屈肌桡侧,伴行于尺动、静脉尺侧。尺神经在臂部无分支,在前臂部发出分支支配尺侧腕屈肌和指深屈肌的尺侧半。

（3）正中血管神经束:由正中神经和伴行的正中血管组成。

1）正中神经:从旋前圆肌的两头之间穿出,进入指浅、深屈肌之间,沿前臂的中线下行。在前臂下1/3段,正中神经位置表浅,表面仅覆以皮肤、浅筋膜和深筋膜,外侧有桡侧腕屈肌肌腱,内侧有掌长肌肌腱。掌长肌肌腱较长,外观与正中神经相似,手术中应注意鉴别。正中神经除发出骨间前神经外,在尺侧还发出肌支,支配旋前圆肌、桡侧腕屈肌、掌长肌和指浅屈肌,故在正中神经桡侧进行手术较为安全。

2）正中动脉（图7-30）:自骨间前动脉发出,多数为一细小的分支,伴正中神经下降。正中动脉与同名静脉伴行。

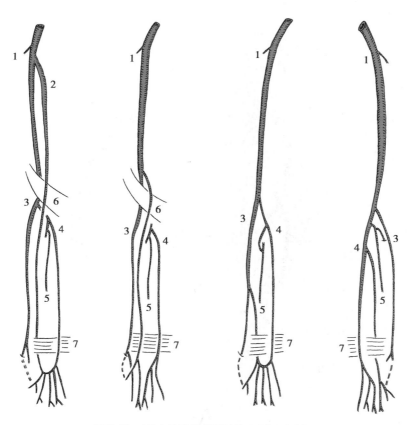

图 7-30 正中动脉的类型（第4图为左侧）
1. 肱动脉; 2. 浅肱动脉; 3. 桡动脉; 4. 尺动脉; 5. 正中动脉; 6. 肱二头肌腱膜; 7. 腕横韧带

（4）骨间前血管神经束:由骨间前神经和骨间前血管组成。

1）**骨间前神经**（anterior interosseous n.）:在正中神经穿旋前圆肌的两头之间处从神经干背侧发

出,沿前臂骨间膜前面、拇长屈肌和指深屈肌之间下行,至旋前方肌深面进入该肌。骨间前神经除支配旋前方肌,还支配拇长屈肌和指深屈肌的桡侧半。

2) **骨间前动脉**(anterior interosseous a.):自骨间总动脉分出后,在拇长屈肌和指深屈肌之间沿骨间膜前面下行。骨间前动脉在行程中与同名神经和静脉伴行。

前臂前面的血管和神经干及其分支较多,分布复杂,故手术时很少采用前侧入路。

4. 前臂屈肌后间隙(posterior space of antebrachial flexor) 位于前臂远侧 1/4 段,指深屈肌和拇长屈肌腱的后方,旋前方肌前方。内侧界为尺侧腕屈肌和前臂筋膜,外侧界为桡侧腕屈肌和前臂筋膜。间隙内有少量的疏松结缔组织。此间隙向远侧经腕管与掌中间隙相通。当前臂远侧段或手掌间隙感染时,炎症可经此间隙互相蔓延。

## 二、前臂后区

**前臂后区**(posterior antebrachial region)指尺、桡骨和前臂骨间膜以后的部分,主要包括前臂肌后群、血管和神经等结构。

### (一)浅层结构

皮肤较厚,浅筋膜内有头静脉和贵要静脉的属支以及皮神经。

1. 副头静脉 为头静脉的一条较大属支,多起自前臂后面的浅静脉,有时直接起自手背静脉网,在肘关节下方注入头静脉。

2. 前臂后皮神经 发自桡神经,经肘关节外侧进入前臂后面,分布于前臂后区的皮肤,并与前臂内侧皮神经和前臂外侧皮神经的分支交通(图 7-17)。

### (二)深层结构

1. 深筋膜 厚而坚韧,近侧部有肱三头肌腱增强。

2. 后骨筋膜鞘 由前臂后区的深筋膜,内、外侧肌间隔,尺、桡骨和前臂骨间膜围成,内有前臂肌后群、血管和神经等(图 7-31,图 7-32)。

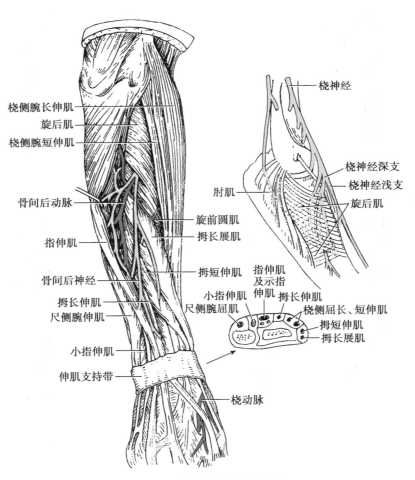

桡侧腕长伸肌
旋后肌
桡侧腕短伸肌

骨间后动脉

指伸肌

骨间后神经

拇长伸肌
尺侧腕伸肌

小指伸肌

伸肌支持带

肘肌

旋前圆肌
拇长展肌

拇短伸肌

尺侧腕屈肌

桡神经

桡神经深支
桡神经浅支
旋后肌

指伸肌及示指伸肌
拇长伸肌
桡侧屈长、短伸肌
拇短伸肌
拇长展肌

桡动脉

图 7-31 前臂后区的深层结构

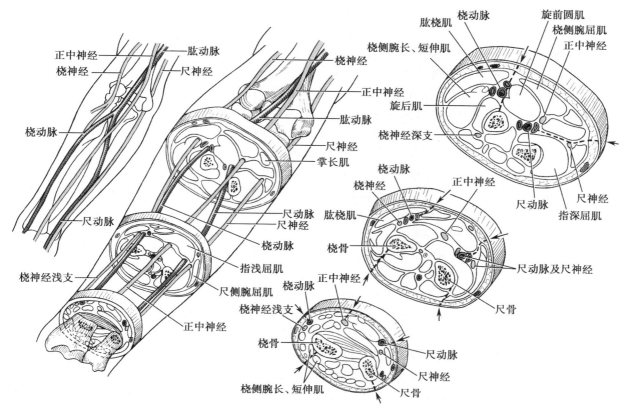

图 7-32　前臂横切面（箭头示骨及血管的手术入路）

3. 前臂肌后群　共 10 块，分两层配布。浅层有 5 块，自桡侧向尺侧依次为**桡侧腕长伸肌**（extensor carpi radialis longus）、**桡侧腕短伸肌**（extensor carpi radialis brevis）、**指伸肌**（extensor digitorum）、**小指伸肌**（extensor digiti minimi）和**尺侧腕伸肌**（extensor carpi ulnaris）。深层有 5 块，各肌接近平行排列，这些肌由内上方向外下方斜行，从桡侧向尺侧依次有**旋后肌**（supinator）、**拇长展肌**（abductor pollicis longus）、**拇短伸肌**（extensor

pollicis brevis）、**拇长伸肌**（extensor pollicis longus）和**示指伸肌**（extensor indicis）。各肌的起止点、作用和神经支配见表 7-4。由于拇长展肌、拇短伸肌和拇长伸肌的肌腱跨越桡侧腕长、短伸肌腱的浅面并与之斜行交叉，故又将浅层肌分为外侧群和后群。外侧群有桡侧腕长、短伸肌，后群包括指伸肌、小指伸肌和尺侧腕伸肌。两肌群间的缝隙无神经走行，是前臂后区手术的安全入路。

表 7-4　前臂后群肌

| 肌群 | 肌名 | 起点 | 止点 | 作用 | 神经支配 |
|---|---|---|---|---|---|
| 浅层 | 桡侧腕长伸肌 | 肱骨外上髁 | 第 2 掌骨底背面 | 伸腕、腕外展 | 桡神经（$C_5 \sim T_1$） |
| | 桡侧腕短伸肌 | | 第 3 掌骨底背面 | | |
| | 指伸肌 | | 第 2～5 指中节、远节指骨底背面（指背腱膜） | 伸肘、伸腕、伸指 | |
| | 小指伸肌 | | 小指中节、远节指骨底背面 | 伸小指 | |
| | 尺侧腕伸肌 | | 第 5 掌骨底背面 | 伸腕、腕内收 | |
| 深层 | 旋后肌 | 肱骨外上髁、尺骨上端 | 桡骨上端前面 | 前臂旋后、伸肘 | |
| | 拇长展肌 | 桡、尺骨后面；骨间膜后面 | 第 1 掌骨底外侧 | 拇指外展 | |
| | 拇短伸肌 | | 拇指近节指骨底背面 | 伸拇指 | |
| | 拇长伸肌 | | 拇指远节指骨底背面 | | |
| | 示指伸肌 | | 示指指背腱膜 | 伸示指 | |

4. 骨间后血管神经束　由骨间后动、静脉和神经组成（图7-31，图7-32）。

（1）**骨间后动脉**（posterior interosseous a.）：自骨间总动脉分出后，随即经骨间膜上缘进入前臂后区，在浅、深两层肌之间下行，分支营养邻近诸肌，并发支参与构成肘关节动脉网。骨间后动脉与同名静脉伴行。

（2）桡神经深支：自肱骨外上髁前方分出后，向后下方行走，发出分支支配桡侧腕长伸肌、桡侧腕短伸肌和旋后肌，并穿入旋后肌。向下穿出旋后肌后，该神经改名为**骨间后神经**（posterior interosseous n.），与骨间后动、静脉伴行于浅、深层肌之间，发出分支支配除桡侧腕长伸肌、桡侧腕短伸肌和旋后肌外的前臂后群诸肌。

旋后肌综合征又称桡管综合征或骨间背侧神经卡压综合征，是桡神经深支被旋后肌浅层腱弓或桡侧腕短伸肌腱弓卡压所致。病因为手工业者、键盘操作者及某些运动员因前臂伸肌过度使用致慢性创伤性炎症、类风湿性关节炎致非感染性炎症，从而引起旋后肌腱弓处增生、粘连和瘢痕形成。此外，旋后肌处良性占位性病变和桡神经在旋后肌内行径异常也可使神经受到卡压而发生功能障碍。骨间后神经无分布于皮肤的感觉纤维，故受压后的症状为肌肉萎缩、无力和疼痛。肱三头肌、肘后肌和桡侧腕长伸肌均不受影响。

## 三、前臂骨间的连接

前臂骨间的连接包括桡尺近侧关节、桡尺远侧关节和骨间膜。

### （一）桡尺近侧关节

桡尺近侧关节是肘关节的一部分，由桡骨的环状关节面和尺骨的桡切迹构成。

### （二）前臂骨间膜

**前臂骨间膜**（interosseous membrane of forearm）为坚韧的纤维膜，连接于桡、尺骨之间。其前、后面的纤维分别斜向内下和内上，止于尺骨。骨间膜上端有一卵圆形裂隙，供骨间后血管通过。无论前臂旋前还是旋后时骨间膜都呈松弛状态，只有在半旋前或半旋后位时骨间膜最紧张。骨间膜不仅起连接作用，而且还有传导力的作用（图7-33）。跌倒时，间接外力从腕部经桡骨上传至骨间膜时，可将外力扩散。如果骨间膜不能分散外力，而集中于一点再传至尺骨，可导致双骨骨折。临床上处理双骨骨折时，要注意恢复骨间膜的张力。固定时应使前臂处于中立位，即半旋前位，以使骨间膜保持最宽距离。这样，骨间膜的张力最大，最有利于维持骨折复位后的稳定性。

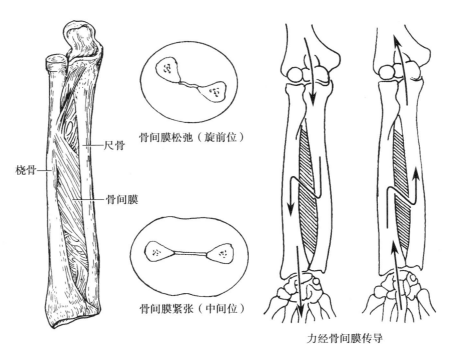

图 7-33　前臂骨间膜及力的传导

尺骨中段骨折时,由于前臂的旋前肌和屈肌的收缩力强于旋后肌和伸肌,近侧断端因肱肌牵引向前上方举起,而远侧断端因旋前方肌的作用偏向桡侧。桡骨骨折发生在旋前圆肌止点以上时,由于肱二头肌和旋后肌的作用,近侧断端呈屈曲和旋后位;远侧断端因旋前圆肌和旋前方肌的作用而呈旋前位。桡骨骨折发生在旋前圆肌止点以下时,由于旋前圆肌的作用被旋后肌和肱二头肌抵消,故骨折近侧断端的移位较小,处于旋转中立位;远侧断端因旋前方肌的作用而呈旋前位(图7-34)。

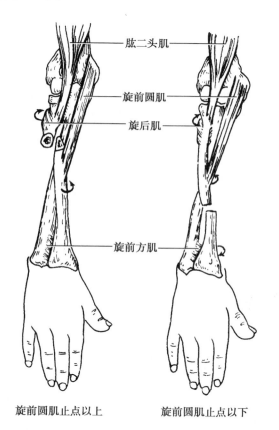

**肱二头肌**

**旋前圆肌**

**旋后肌**

**旋前方肌**

旋前圆肌止点以上          旋前圆肌止点以下

图7-34  桡骨干骨折

**(三)桡尺远侧关节**

**桡尺远侧关节**(distal radioulnar joint)由桡骨的尺切迹与尺骨头的环状关节面以及尺骨头下方的关节盘构成(图7-49)。关节囊松弛,滑膜层常突向骨间膜前方,形成囊状隐窝。桡尺近侧关节和桡尺远侧关节在形态上虽为各自独立的关节,但在功能上是联合关节。当前臂旋转时,桡骨头在环状韧带中旋转,桡骨下端围绕尺骨头旋转。前臂旋前时,桡骨远端绕到尺骨前方,两骨交

叉;前臂旋后时,桡骨远端恢复至尺骨外侧,两骨并列。桡尺远侧关节的外伤可导致关节盘的破裂。

尺骨和桡骨骨折后摄X线片检查时应包括桡尺近、远侧关节,以免遗漏关节脱位:①尺骨上1/3骨折合并桡骨头脱位(Monteggia骨折):可造成桡骨头脱出环状韧带,向前外侧脱位。桡骨头的纵轴延伸线应通过肱骨小头中央,否则表示桡骨头脱位。尺骨骨折时应注意桡骨头有无脱位,必要时加拍健侧肘部X线片以作对比。尺骨上端骨折在X线片上未见到桡骨头脱位,是因桡骨头脱位后有时可自行还纳,故治疗时仍应按Monteggia骨折处理。如忽略固定桡骨头,可自行发生再脱位。②桡骨干中、下1/3骨折合并桡尺远侧关节脱位(Galeazzi骨折):儿童桡骨中、下1/3骨折可合并尺骨下端的骨骺分离,而不发生桡尺远侧关节脱位。桡骨远侧骨折端易发生重叠移位,并向尺侧靠拢移位,桡尺远侧关节脱位,严重者可造成尺骨下方的关节盘、桡尺远侧关节的韧带及腕尺侧副韧带的损伤,甚者可引起尺骨茎突骨折。③桡骨下端骨折:常合并桡腕关节及桡尺远侧关节的损伤。可分为5型,I型是关节外干骺端的折弯骨折;II型是关节内骨折;III型是压缩性损伤导致的关节内骨折和干骺端嵌插;IV型是桡腕远侧关节骨折脱位并有韧带附着处的撕脱骨折;V型是由于多个外力和高速度造成的广泛损伤。由于青少年骨骺未闭合,易发生骨骺分离性骨折。正常时桡骨茎突比尺骨茎突低1~1.5cm。桡骨下端骨折后桡骨茎突与尺骨茎突大致等高。在X线摄片检查,桡骨在距关节面约3.0cm处横断,正位片上远侧骨折段向桡侧移位,可与近侧骨折段发生嵌插。桡尺远侧关节内间距增大(分离)。桡骨下端关节面向尺侧倾斜度减少,正常为20°~25°;侧位片上,桡骨远端向背侧移位,关节面的掌侧倾斜度减少或消失,正常为10°~15°。

由于前臂后区的血管神经束较少,显露前臂骨干的手术入路多采用后入路途径,也可采用前入路途径或桡侧入路途径。无论采用哪种途径,都必须经肌间隙进入,在进入时应注意勿损伤神经干及其肌支。显露尺骨时,切口自鹰嘴的远侧5cm处开始,沿骨的后缘向下延伸,向两侧分离尺侧腕屈肌和尺侧腕伸肌。显露桡骨

时,切口可在肱桡肌和桡侧腕长伸肌、桡侧腕短伸肌的后方,从桡骨头的远侧 4 cm 处起,沿桡骨的背面向远侧延长。在暴露旋后肌时应注意骨间后神经。如在肱桡肌和桡侧腕长伸肌、桡侧腕短伸肌的前方进入,需结扎桡侧返动脉,并分开肌肉。桡侧切口适用于显露桡骨下 1/3 段。首先切开深筋膜,然后将指伸肌和桡侧腕短伸肌分别向内、外侧牵开,即可显露出桡骨干。注意当切口延伸至腕上时,应注意保护桡神经的浅支。

# 第六节 腕 部

腕部(wrist)是前臂的屈肌腱、伸肌腱、血管和神经到达手的通路,可分为腕前区和腕后区。

## 一、腕前区

### (一)浅层结构

腕前区(anterior region of wrist)的皮肤和浅筋膜薄而松弛,浅筋膜内有前臂内、外侧皮神经的分支分布,并有较多的浅静脉。

### (二)深层结构

1. **腕掌侧韧带(volar carpal lig.)** 前臂的深筋膜向下延续,在腕前区增厚形成腕掌侧韧带,对前臂的屈肌腱有固定、保护和支持作用。正中神经在屈肌支持带的稍上方发出掌支,该神经沿屈肌支持带的前面下降,分布于手掌中部和鱼际的皮肤。

2. **掌长肌腱** 细而表浅,在腕上部沿正中神经前面下行,经屈肌支持带前面下行入手掌,续为掌腱膜。

3. **屈肌支持带(flexor retinaculum)** 又称**腕横韧带**,是厚而坚韧的结缔组织扁带,位于腕掌侧韧带深面,尺侧端附着于豌豆骨和钩骨钩,桡侧端附着于手舟骨和大多角骨结节。

4. **腕尺侧管(ulnar carpal canal)** 位于腕管前面,腕掌侧韧带与屈肌支持带之间,内有尺动、静脉和尺神经通过(图 7-34,图 7-35)。腕尺侧管狭窄时,尺神经受压,可导致尺管综合征,出现尺神经麻痹的症状。

5. **腕桡侧管(radial carpal canal)** 屈肌支持带的桡侧端分两层附着于舟骨结节和大多角骨结节,围成腕桡侧管,内有桡侧腕屈肌腱及其腱鞘通过(图 7-35,图 7-36)。

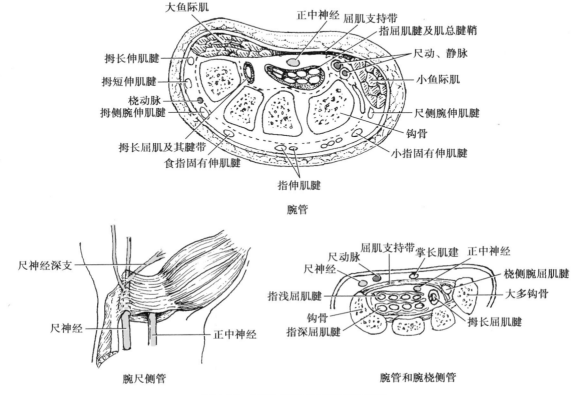

图 7-35 腕管、腕尺侧管和腕桡侧管

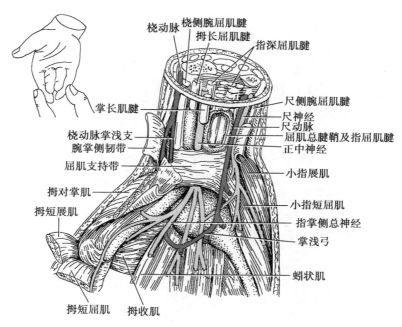

图 7-36　腕前区的深层结构

6. 腕管（carpal canal）　由屈肌支持带和腕骨沟围成，内有指浅、深屈肌腱及**屈肌总腱鞘**（common flexor sheath）、拇长屈肌腱及其腱鞘和正中神经通过（图 7-35，图 7-36）。腕管内正常压力为 20 ～ 30mmHg。腕骨骨折、腱鞘炎或类风湿等引起腕横韧带增厚时，可压迫肌腱与正中神经，导致腕管综合征。此时，主要表现为正中神经麻痹的症状。桡侧 3 个手指麻痛是最早和最常见的症状，少数可累及所有手指。拇、示、中指远端刺痛减退。大鱼际肌萎缩，但多数较轻而无对掌障碍。

正中神经在腕部较表浅，易被锐器伤及。肱骨髁上骨折与月骨脱位常合并正中神经损伤，多为挫伤或挤压伤。继发于肩关节脱位者为牵拉伤。腕部正中神经完全断裂时，鱼际肌中的拇对掌肌、拇短展肌和拇短屈肌的浅头瘫痪，拇指不能对掌，不能与手掌平面形成 90°，不能用拇指的指腹接触其他指尖。鱼际肌萎缩可形成猿手畸形。肘部正中神经损伤时，除上述改变外尚有旋前圆肌、旋前方肌、桡侧腕屈肌、指浅屈肌、指深屈肌桡侧半、拇长屈肌及掌长肌瘫痪，拇指和示指不能屈曲，握拳时拇指和示指仍伸直。有的中指能部分屈曲。

7. **桡动脉**　在肱桡肌与桡侧腕屈肌腱之间与桡静脉伴行，平桡骨茎突水平发出**掌浅支**（superficial pal-

mar branch），该动脉向下进入手掌。桡动脉主干在桡骨茎突下方经拇长展肌和拇短伸肌的深面至腕后区。

## 二、腕后区

### （一）浅层结构

**腕后区**（posterior region of wrist）的皮肤比腕前区厚。浅筋膜薄，头静脉和贵要静脉分别位于桡侧和尺侧。桡神经浅支与头静脉伴行，越过腕背侧韧带后面，进入手背。尺神经的手背支在腕关节上方由尺神经分出，经尺侧腕屈肌腱和尺骨之间转入腕后区，向下至手背。在腕后区正中部有前臂后皮神经的终末支分布。

### （二）深层结构

1. **伸肌支持带**（extensor retinaculum）　又称**腕背侧韧带**，由深筋膜增厚形成。该韧带内侧端附着于尺骨茎突和三角骨，外侧端附着于桡骨外侧缘。伸肌支持带向深面发出 5 个纤维隔，附着于尺骨和桡骨的后面，形成 6 个骨纤维性管道，内有 9 块前臂后群肌的肌腱及其腱鞘通过。从桡侧向尺侧依次通过的是：①拇长展肌和拇短伸肌腱及其腱鞘；②桡侧腕长伸肌腱、桡侧腕短伸肌腱及其腱鞘；③拇长伸肌腱及其腱鞘；④指伸肌腱和示指伸肌腱及其腱鞘；⑤小指伸肌腱及其腱鞘；⑥尺侧腕伸肌腱及其腱鞘（图 7-37）。

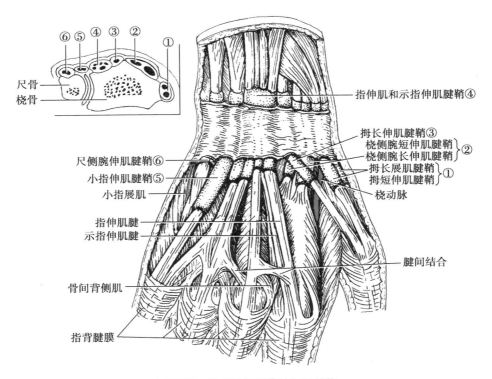

尺骨
桡骨

尺侧腕伸肌腱鞘⑥
小指伸肌腱鞘⑤
小指展肌

指伸肌腱
示指伸肌腱

骨间背侧肌

指背腱膜

指伸肌和示指伸肌腱鞘④

拇长伸肌腱鞘③
桡侧腕短伸肌腱鞘
桡侧腕长伸肌腱鞘②
拇长展肌腱鞘
拇短伸肌腱鞘①
桡动脉

腱间结合

图 7-37　腕后区和手背的深层结构

腱鞘囊肿是发生于关节处腱鞘内的囊性肿物，内含有无色透明或橙色、淡黄色的浓稠黏液，多发于腕背和足背。好发部位是指伸肌腱桡侧的腕关节背侧关节囊处，其次是桡侧腕屈肌腱和拇长展肌腱之间。多为青壮年，女性多见。可由受伤、过分劳损、骨关节炎、一些系统免疫疾病、甚至是感染引起。长期重复劳损关节的职业如货物搬运或电脑操作等会引发或加重此病。腱鞘囊肿生长缓慢，圆形，一般直径不超过 2cm。部分病例除局部肿物外，无自觉不适，有时有轻度压痛。多数病例有局部酸胀或不适，影响活动。检查时，囊肿多数张力较大，肿块坚韧，有囊性感。囊肿的根基固定，几乎没有活动。B 超检查可帮助确诊。其他方法治疗无效时，可手术切除。

2. 鼻烟窝　外侧界为拇长展肌腱和拇短伸肌腱，内侧界为拇长伸肌腱，上界为桡骨茎突，窝底为手舟骨和大多角骨。在鼻烟窝内，有桡动脉经过（图 7-38）。舟骨骨折时，该窝可因肿胀而消失，且可有压痛。此处是切开拇伸肌腱鞘、结扎桡动脉及到达腕中关节的理想手术入路。

## 三、腕部的关节

腕部的关节包括桡尺远侧关节、桡腕关节和腕骨间关节（图 7-51）。桡尺远侧关节已在第五节中叙述。

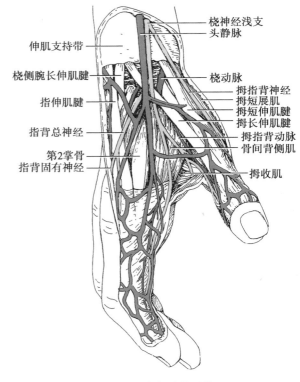

伸肌支持带
桡侧腕长伸肌腱
指伸肌腱

指背总神经
第2掌骨
指背固有神经

桡神经浅支
头静脉

桡动脉
拇指背神经
拇短展肌
拇短伸肌腱
拇长伸肌腱
拇指背动脉
骨间背侧肌
拇收肌

图 7-38　鼻烟窝的结构

（一）桡腕关节

1. 关节面　**桡腕关节**（radiocarpal joint）又称

**腕关节**,关节窝为桡骨下端的腕关节面和尺骨下方的关节盘,关节头为手舟骨、月骨和三角骨的上面。手舟骨和月骨的关节面大致相等,与桡骨下端以及关节盘相对,三角骨几乎不占重要位置。手承担的重量主要由手舟骨和月骨传导至前臂。

2. **关节囊**　薄而松弛,上端附着于桡骨和尺骨的下端,下端附着于近侧列腕骨。关节囊的周围有**腕掌侧韧带**、**腕背侧韧带**、**腕桡侧副韧带**和**腕尺侧副韧带**加强。

（二）腕骨间关节

**腕骨间关节**(intercarpal joint)为由 8 块腕骨之间分别构成的关节,可分为近侧列腕骨间关节、远侧列腕骨间关节和腕中关节。腕中关节是指近侧列腕骨与远侧列腕骨之间的横行关节。

腕部有冠状和矢状两个运动轴,即屈、伸、收、展。由于掌侧韧带比背侧强韧,伸腕的幅度比屈腕略小。由于桡骨茎突比尺骨茎突大,而且桡骨茎突的位置较低,故腕部外展的幅度比内收小。

腕部前方的重要结构多,如正中神经、桡动脉和尺动脉及其分支等从关节的前方经过,故腕部手术宜采用后面入路。切口从前臂下端背面的正中起始,对准第 3 掌骨底,纵行向下。然后,切开关节囊,显露腕关节。依手术需要,切口可转向内侧或外侧。为减少瘢痕的形成,可作"S"形切口(图 7-39)。腕背面的浅静脉较多,故切开浅、深筋膜时不能将这些浅静脉全部切断结扎,需保留 1～2 条手背静脉,以免术后水肿。同时注意勿损伤皮神经。另外,经指伸肌腱和拇长伸肌腱之间纵行切开伸肌支持带,可不破坏骨纤维管,以避免暴露肌腱。前面入路主要适用于显露腕管。首先沿腕远侧纹作横行或"S"形切口(图 7-39)。切开深筋膜,仔细辨认掌长肌腱和正中神经。游离正中神经,以免损伤该神经。然后,将腕掌侧韧带和屈肌支持带切开,以显露腕管。如果将腕管的内容牵开,此时可显露腕管的后壁,经此途径可进入腕关节。另外,常采用外侧入路途径显露手舟骨和大多角骨。首先在鼻烟窝处以手舟骨为中心作纵行微弯切口,然后切断伸肌支持带,接着牵开肌腱并显露手舟骨。

关节镜的入路可采用腕背侧、腕桡侧和腕尺侧入路等。腕背桡侧入路在桡骨背侧结节的远端约 0.8cm 处,拇长伸肌腱和指伸肌腱之间。腕背尺侧入路在指伸肌腱和小指固有伸肌肌腱之间。腕中关节的桡侧入路在腕背桡侧进路的远侧 1cm 处和拇长伸肌腱尺侧,腕中关节的尺侧入路在同一平面指伸肌腱尺侧。腕桡侧入路在拇长、短伸肌肌腱之间,腕尺侧入路在尺侧腕伸肌肌腱的两侧。

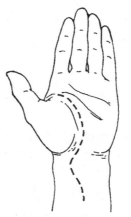
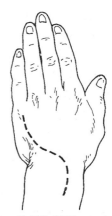

腕关节掌侧切口　　　　腕关节背侧切口

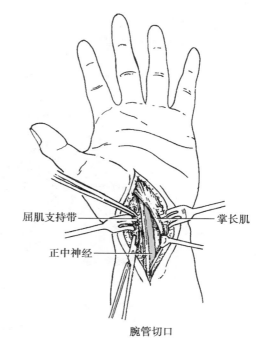

屈肌支持带　　　　　　掌长肌
正中神经

腕管切口

图 7-39　腕部切口

# 第七节　手　部

**手部**(hand)可分为手掌、手背和手指。

## 一、手掌

（一）浅层结构

**手掌**(palm of hand)的皮肤厚而坚韧,缺乏弹性,无毛囊和皮脂腺,但有丰富的汗腺。鱼际和小鱼际处的浅筋膜较薄。掌心的浅筋膜致密,有许多纤维将皮肤与掌腱膜紧密连接,并将浅筋膜分隔成无数小叶,浅血管、淋巴管和皮神经行于其内。

1. 尺神经掌支(palmar branch of ulnar n.) 沿尺动脉前方下降至手掌,穿深筋膜浅出,分布于小鱼际皮肤。

2. 正中神经掌支(palmar branch of median n.) 在屈肌支持带上缘处自正中神经分出,经屈肌支持带前方穿出深筋膜,分布于手掌中部和鱼际的皮肤。

3. 桡神经浅支 向下跨过伸肌支持带后分为4或5条指背神经,拇指的指背神经支配鱼际外侧皮肤。

4. 掌短肌 属于退化的皮肌,位于小鱼际近侧部的浅筋膜内,对浅筋膜有固定作用,并可保护深面的尺神经和血管。

(二)深层结构

1. 深筋膜 分为浅、深两层。

(1)浅层:较致密,覆盖于掌心处指浅屈肌腱、鱼际肌和小鱼际肌的表面,分为**掌腱膜**(palmar aponeurosis)、**鱼际筋膜**(thenar fascia)和**小鱼际筋膜**(hypothenar fascia)。

掌腱膜呈一尖向近侧的三角形,由浅面的纵行纤维和深面的横行纤维构成。近侧在屈肌支持带前面与掌长肌肌腱相续,远侧分成4束,至第2~5指,续于手指腱纤维鞘。掌腱膜损伤后可形成瘢痕,引起增厚和短缩,导致手部畸形,临床上称为掌腱膜挛缩症。

**指蹼间隙**(web space)为掌腱膜远侧端的横行纤维与纵行纤维束在掌骨头处围成3个纤维间隙,其内有从手掌到手指的血管和神经通过,并含有脂肪组织,是手掌、手背和手指互相交通的途径(图7-40)。

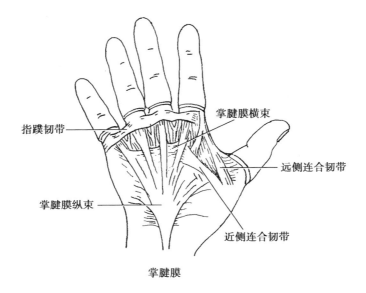

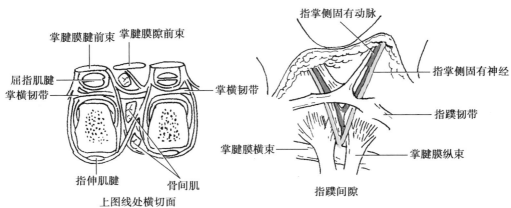

图 7-40　掌腱膜和指蹼间隙

（2）深层：较薄弱，包括**骨间掌侧筋膜**（palmar interosseous fascia）和**拇收肌筋膜**（fascia of adductor pollicis），前者位于诸指深屈肌腱深面，覆盖于骨间掌侧肌和掌骨的表面；后者覆盖在拇收肌的表面。

2. 骨筋膜鞘　包括外侧鞘、中间鞘和内侧鞘。掌腱膜向深面发出掌内、外侧肌间隔。**掌外侧肌间**隔（lateral intermuscular septum of palm）自掌腱膜外侧缘发出，经鱼际肌和示指屈肌腱之间向后，附着于第1掌骨。**掌内侧肌间隔**（medial intermuscular septum of palm）自掌腱膜内侧缘发出，经小鱼际肌和小指屈肌腱之间向后，附着于第5掌骨（图7-41）。

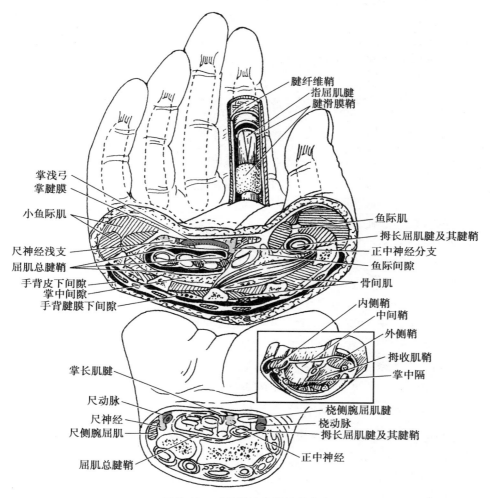

图 7-41　手的骨筋膜鞘及其内容

（1）**外侧鞘**（lateral compartment）：又称**鱼际鞘**，由鱼际筋膜、掌外侧肌间隔和第1掌骨围成，内有除拇收肌以外的鱼际肌、拇长屈肌腱及腱鞘以及至拇指的血管和神经等。

（2）**中间鞘**（intermediate compartment）：由掌腱膜、掌内侧肌间隔、掌外侧肌间隔和骨间掌侧筋膜围成，内有指浅屈肌和指深屈肌的肌腱及屈肌总腱鞘、蚓状肌、掌浅弓及其分支、神经等。在中间鞘中，由拇收肌筋膜、骨间掌侧筋膜、第1掌骨和第3掌骨围成的**拇收肌鞘**（compartment of adductor pollicis），内容拇收肌。拇收肌与骨间掌侧筋膜之间有潜在的腔隙，称**拇收肌后间隙**（posterior space of adductor pollicis）。

（3）**内侧鞘**（medial compartment）：又称**小鱼际鞘**，由小鱼际筋膜、掌内侧肌间隔和第5掌骨围成，容纳除掌短肌以外的小鱼际肌以及至小指的血管和神经等。

3. 筋膜间隙　位于中间鞘内，包括外侧的鱼际间隙和内侧的掌中间隙，两间隙被掌中隔分开（图7-41）。**掌中隔**（palmar intermediate septum）起自掌外侧肌间隔，斜向尺侧，经示指屈肌腱和第2蚓状肌之间，附着于第3掌骨前缘。

（1）**掌中间隙**（midpalmar space）：位于中间鞘尺侧半的深部。前界为第 3～5 指屈肌腱和第 2～4 蚓状肌等，后界为骨间掌侧筋膜，内侧界为掌内侧肌间隔，外侧界为掌中隔。掌中间隙向远侧沿第 2～4 蚓状肌鞘与 2～4 指蹼间隙相通，并可继而通向指背。掌中间隙的上部位于屈肌总腱鞘深面，可经腕管与前臂屈肌后间隙相交通。掌中间隙有感染时，可经上述途径蔓延。

（2）**鱼际间隙**（thenar space）：位于中间鞘的桡侧半，掌中隔、掌外侧肌间隔和拇收肌筋膜之间。鱼际间隙的近端为盲端，远端经第 1 指蹼间隙通向示指的背侧。

4. **手肌** 分 3 群，外侧群有**拇短展肌**（abductor pollicis brevis）、**拇短屈肌**（flexor pollicis brevis）、**拇对掌肌**（opponens pollicis）和**拇收肌**（adductor pollicis），中间群有**蚓状肌**（lumbricales）、**骨间掌侧肌**（palmar interossei）和**骨间背侧肌**（dorsal interossei），内侧群有**小指展肌**（abductor digiti minimi）、**小指短屈肌**（flexor digiti minimi brevis）和**小指对掌肌**（opponens digiti minimi）。各肌的起止点、作用和神经支配见表7-5。

表 7-5 手肌

| 肌群 | 肌名 | 起点 | 止点 | 作用 | 神经支配 |
|---|---|---|---|---|---|
| 外侧群 | 拇短展肌 | 屈肌支持带、舟骨 | 拇指近节指骨底 | 外展拇指 | 正中神经（$C_{6,7}$） |
| | 拇短屈肌 | 屈肌支持带、大多角骨 | | 屈拇指近节指骨 | |
| | 拇对掌肌 | | 第 1 掌骨桡侧缘 | 拇指对掌 | |
| | 拇收肌 | 屈肌支持带、头状骨和第 3 掌骨 | 拇指近节指骨底 | 内收拇指、屈拇指近节指骨 | 尺神经（$C_8 \sim T_1$） |
| 内侧群 | 小指展肌 | 屈肌支持带及豌豆骨 | 小指近节指骨底 | 外展小指 | 尺神经（$C_8$） |
| | 小指短屈肌 | 钩骨、屈肌支持带 | | 屈小指 | |
| | 小指对掌肌 | | 第 5 掌骨尺侧缘 | 小指对掌 | |
| 中间群 | 蚓状肌（4 块） | 指深屈肌腱桡侧 | 第 2～5 指的指背腱膜 | 屈掌指关节、伸指骨间关节 | 正中神经、尺神经（$C_8 \sim T_1$） |
| | 骨间掌侧肌（3 块） | 第 2 掌骨内侧面和第 4、5 掌骨外侧面 | 第 2、4、5 指近节指骨底和指背腱膜 | 第 2、4、5 指内收、屈掌指关节、伸指骨间关节 | 尺神经（$C_8 \sim T_1$） |
| | 骨间背侧肌（4 块） | 第 1～5 掌骨对缘 | 第 2～4 指近节指骨和指背腱膜 | 第 2、4 指离中指向两侧分开（展）、屈掌指关节、伸指骨间关节 | |

5. **血管** 包括桡、尺动脉的分支以及桡、尺静脉的属支，动脉吻合形成掌浅弓和掌深弓。

（1）**掌浅弓**（superficial palmar arch）：由尺动脉的终支和桡动脉的掌浅支吻合而成。该弓位于掌腱膜和掌短肌的深面，指屈肌腱及其总腱鞘、蚓状肌以及正中神经和尺神经分支的前方。掌浅弓凸向远侧，发出指掌侧总动脉和小指尺掌侧动脉（图 7-42）。

1）**指掌侧总动脉**（common palmar digital a.）：有 3 支，由掌浅弓凸侧缘发出，分别沿第 2～4 蚓状肌前面行向指蹼间，在此处各分为 2 支**指掌侧固有动脉**（proper palmar digital a.），分布于相邻两指的相对缘。指掌侧总动脉在掌指关节的附近接受来自掌深弓的掌心动脉和来自掌背动脉的穿支。

2）**小指尺掌侧动脉**（ulnar palmar a. of quinary finger）：发自掌浅弓尺侧缘，沿小鱼际肌表面下降，分布于小指尺侧缘。

掌浅弓的组成类型变异较大，可分为 4 种类型（图 7-43）。尺动脉型最为多见，约为 50%。此型桡动脉的掌浅支细小，由尺动脉的终支形成弓，再由弓上发出分支。桡、尺动脉型为上述典型的掌浅弓，约为 44%。其余两种类型的出现率很低。构成掌浅弓的动脉能吻合成弓形者约为 81%，非弓形吻合者约为 7%，完全独立或分离的约占 12%。

（2）**掌深弓**（deep palmar arch）：由桡动脉的终支与尺动脉的掌深支吻合而成（约占 96%）。该动脉弓位于骨间掌侧筋膜深面，高于掌浅弓 1～2cm。由掌深弓凸侧发出 3 支**掌心动脉**（palmar metacarpal a.），该动脉沿骨间掌侧肌前面下行，至掌指关节处分别与相应的指掌侧总动脉吻合。返支自掌深弓凹侧发出，向腕部走行。穿支多为 3 支，穿过骨间背侧肌与掌背动脉吻合（图 7-44）。

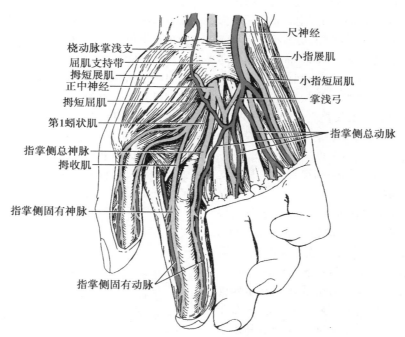

图 7-42 掌浅弓、正中神经及其分支

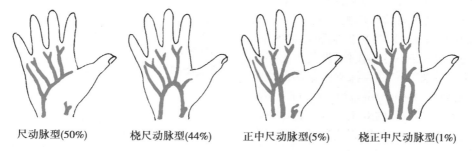

尺动脉型(50%)　　桡尺动脉型(44%)　　正中尺动脉型(5%)　　桡正中尺动脉型(1%)

图 7-43 掌浅弓的类型

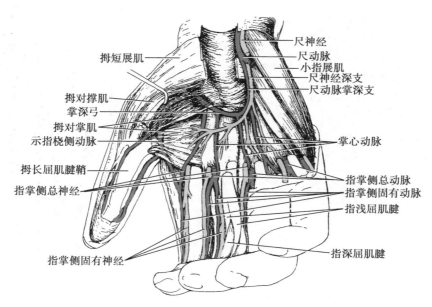

图 7-44 掌深弓和尺神经及其分支

桡动脉穿第 1 骨间背侧肌进入手掌，发出**拇主要动脉**（principal artery of thumb）。该动脉经拇收肌斜头深面下行，至拇掌指关节处分为两支，分布于拇指掌侧的两侧缘。**示指桡侧动脉**（radial index artery）起自拇主要动脉或桡动脉，下行分布于示指桡侧缘。

手是劳动器官，由于抓握功能从而使手掌极易受到压迫。指掌侧总动脉不仅接受掌浅弓的供血，而且还接受掌深弓的分支，故手掌受压时手掌和手指的血液供应仍可以得到保证。

6. 神经　手掌有正中神经和尺神经及其分支分布（图 7-42，图 7-44）。

（1）正中神经：经腕管进入手掌，在屈肌支持带下缘处发出 3 支**指掌侧总神经**（common palmar digital n.），随指屈肌腱走行于掌浅弓深面，下行至掌骨头处分为**指掌侧固有神经**（proper palmar digital n.）。第 1 指掌侧总神经分为 3 支指掌侧固有神经，第 2、3 指掌侧总神经各分为 2 支，分布于鱼际、掌心、桡侧 3 个半手指掌面及其中节和远节指背的皮肤，并分支至第 1、2 蚓状肌。**返支**（recurrent branch）是由第 1 指掌侧总神经在屈肌支持带下缘处发出，绕拇短屈肌内侧缘上行，进入鱼际肌，分支支配拇短屈肌、拇短展肌和拇对掌肌。返支在手部的位置表浅，易受损伤，损伤后拇指的部分功能丧失。返支与尺神经深支由细小的交通支相连，形成**鱼际袢**（thenar ansa）（图 7-45）。鱼际肌可受正中神经和尺神经的双重支配。正中神经损伤时鱼际肌不一定全部瘫痪，对拇指的功能影响较轻，这对临床诊断具有重要意义。

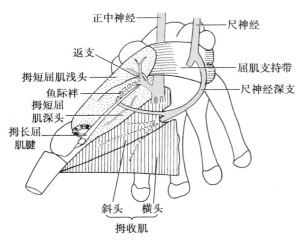

图 7-45　鱼际袢

（2）尺神经：在屈肌支持带前面和尺动脉尺侧下行，进入手掌，然后至豌豆骨外下方分为浅、深 2

支。浅支行于尺动脉尺侧，发出分支至掌短肌，并在该肌深面分为指掌侧总神经和指掌侧固有神经，分布于小鱼际、小指和环指尺侧半掌面的皮肤。深支与尺动脉的掌深支伴行，发出分支至小鱼际肌、骨间肌、拇收肌、拇短屈肌和第 3、4 蚓状肌。

尺神经在腕部走行的一段位置表浅，易受损伤。损伤后可引起小鱼际肌、骨间肌、第 3 和 4 蚓状肌、拇收肌和拇短屈肌深头的瘫痪，从而导致各手指不能内收和外展、骨间肌萎缩、环指和小指的掌指关节过伸以及指间关节屈曲，临床表现为"爪形手"，同时小指和小鱼际尺侧缘的皮肤感觉丧失。

## 二、手背

### （一）浅层结构

**手背**（dorsum of hand）的皮肤薄而柔软，富有弹性。手背皮肤只有横行的张力线而没有螺纹，故握拳时皮肤紧张，伸指时也不太松弛。此处皮肤切口应按张力线方向切开。浅筋膜薄而疏松，使皮肤有较大的移动性。浅筋膜内有丰富的静脉和皮神经（图 7-46）。由于皮肤和浅筋膜较薄，伸指肌腱可使皮肤形成明显的隆起。拇指内收时，第 1 骨间背侧肌隆起，其近端为桡动脉的入掌处，故在此处可触及桡动脉的搏动。

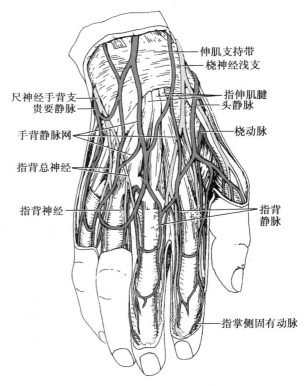

图 7-46　手背浅层结构

1. 手背静脉网（dorsal venous rete of hand）手背静脉网的桡侧半和拇指的静脉汇合成头静脉，尺侧半和小指的静脉汇合成贵要静脉。手的静脉回流一般由掌侧流向背侧，从深层流向浅层。

2. 浅淋巴管 淋巴流向与静脉相似。手掌远端的浅淋巴管网在指蹼间隙处流向手背的淋巴管网，故手部有感染时手背的肿胀较手掌明显。

3. 桡神经浅支 分布于手背桡侧半的皮肤，并发出5支指背神经（dorsal digital n.），分布于桡侧两个半手指近节背面的皮肤。

4. 尺神经手背支（dorsal branch of ulnar n.）分布于手背尺侧半的皮肤，并发出5支指背神经分布于尺侧两个半手指背面的皮肤。

（二）深层结构

1. 深筋膜 称**手背筋膜**（dorsal fascia of hand），分浅、深两层，浅层为伸肌支持带的向下延续，深层为骨间背侧筋膜。在指蹼处，手背筋膜的两层相结合。

（1）**手背腱膜**（aponeurosis dorsalis manus）：由指伸肌腱与手背筋膜的浅层结合而成，两侧分别附着于第2掌骨和第5掌骨。

（2）**骨间背侧筋膜**（dorsal interosseous fascia）：覆盖在第2~5掌骨和第2~4骨间背侧肌表面。在掌骨近端，骨间背侧筋膜借纤维隔与手背腱膜相连接。

2. 筋膜间隙 由于手背的筋膜在掌骨的近、远端彼此结合，在浅筋膜、手背腱膜和骨间背侧筋膜之间形成2个筋膜间隙：①**手背皮下间隙**（dorsal subcutaneous space）：位于浅筋膜与手背腱膜之间。②**腱膜下间隙**（subaponeurotic space）：位于手背腱膜与骨间背侧筋膜之间（图7-41）。二者常有交通，感染时炎症可互相扩散，引起整个手背肿胀。

3. 掌背动脉（dorsal metacarpal a.） 桡动脉经拇长伸肌腱至手背，在穿第1骨间背侧肌之前发出第一掌背动脉，该动脉分为3支，向下分布于拇指背侧的两侧缘和示指背侧的桡侧缘。第2~4掌背动脉发自腕背侧动脉网，沿第2~4骨间背侧肌表面下行，至掌指关节处分别发出2支指背动脉。**腕背侧动脉网**位于腕骨背面，由桡、尺动脉的腕背支和骨间前、后动脉的终末支吻合形成。

4. 指伸肌腱（tendon of extensor digitorum）有4条，分别走向第2~5指，并在近节指骨底处移行为指背腱膜。指伸肌腱扁而薄，在接近掌骨头处，各腱之间借3束斜行的腱纤维束连接，称为**腱间结合**（intertendinous connection）（图7-37）。

由于腱间结合的存在，伸指时各腱彼此牵拉，协同动作。

## 三、手指

### （一）浅层结构

1. 皮肤 **手指**（finger）掌侧的皮肤比背侧的厚，富有汗腺，但无皮脂腺。

2. 浅筋膜 在掌面较厚，但在指横纹处浅筋膜极薄或无浅筋膜，皮肤直接与腱鞘连接。

3. 指髓间隙（pulp space） 又称**指髓**，为位于远节指骨的骨膜与皮肤之间的密闭间隙，约占远节指骨远侧的4/5部。在指的远侧横纹处，有纤维隔连于指深屈肌腱的末端和皮下，形成指髓的近侧边界。指髓间隙内有许多纤维隔连于皮肤与骨膜之间，将指腹的脂肪分成许多小叶，其内有神经末梢和血管。感染肿胀时，指髓间隙内压力升高，压迫神经末梢和血管，可引起剧烈疼痛和末节指骨坏死。这时应及时从指端侧方切开减压，同时须切断纤维隔直达骨膜，才能保证引流通畅（图7-47）。

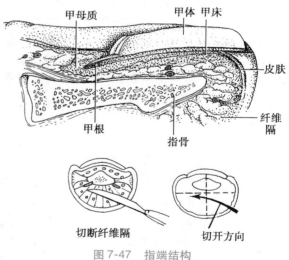

图7-47 指端结构

4. 血管和神经 各手指均有2条指掌侧固有动脉和2条指背动脉，分别与同名神经伴行。指掌侧固有动脉行于各指的两侧面的偏掌侧，并在指端相吻合，分支分布于指骨、指关节、肌腱和皮肤。指背动脉较短小，仅达近侧指间关节，行于各指的两侧面偏背侧。静脉主要位于手指的背侧。浅淋巴管与指腱鞘、指骨骨膜的淋巴管相交通，一旦有感染可互相蔓延。

### （二）深层结构

1. 指屈肌腱（图7-48） 指浅屈肌腱在近节指骨处变扁，并包绕指深屈肌腱，继而向远侧分成两股,附着于中节指骨的两侧缘,形成腱裂孔。指深屈肌腱向下穿出腱裂孔后,止于远节指骨底。指浅屈肌屈近侧指间关节,指深屈肌屈近侧和远侧指间关节。

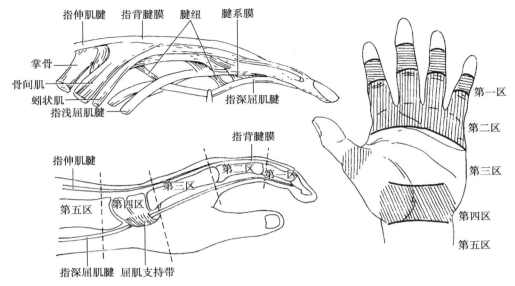

图 7-48　指屈肌腱及其分区

指屈肌腱通过腕部和手掌至手指,行程长,位置浅表,极易损伤。一旦损伤,由于断端的位置不同,临床症状也有所不同,如在伸直位断裂,远侧断端仍处原位,近侧断端因肌肉收缩可向上回缩;如为屈曲位断裂,近侧断端的回缩不显著,远侧断端随着手的伸直向下回缩。临床上根据指屈肌腱的位置和毗邻,将第 2~5 指屈肌腱分为 5 区,拇指屈肌腱分为 4 区,各区损伤的处理原则不同。

2. 指腱鞘(tendinous sheath of finger)　包绕指浅、深屈肌腱,由腱纤维鞘和腱滑膜鞘两部分构成(图 7-49)。

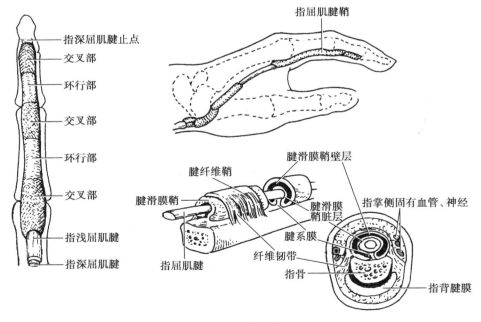

图 7-49　指腱鞘

（1）**腱纤维鞘**（tendinous fibrous sheath）：由深筋膜增厚形成，附着于指骨及关节囊的两侧，形成一骨纤维性管道，对肌腱起约束、支持和滑车的作用，并可增强肌的拉力。

（2）**腱滑膜鞘**（tendinous synovial sheath）：位于腱纤维鞘内，分为脏、壁两层。脏层包绕在肌腱表面，壁层贴附于腱纤维鞘内面和骨面。腱滑膜鞘的两端封闭。在肌腱和骨面之间，脏、壁层腱滑膜鞘反折移行，形成**腱系膜**（tendinous mesentery）或**腱纽**（vincula tendinum），内有出入肌腱的血管和神经（图7-48，图7-49）。拇指和小指的腱滑膜鞘分别与拇长屈肌腱鞘以及屈肌总腱鞘相续，第2~4指的腱滑膜鞘从远节指骨底延伸至掌指关节近侧。

3. **指伸肌腱**　越过掌骨头后向两侧扩展，包绕掌骨头和近节指骨的背面，形成**指背腱膜**（aponeurosis dorsalis digiti）（**腱帽**）。指背腱膜向远侧分成3束，中间束止于中节指骨底，两个侧束在中节指骨的背面合并后，止于远节指骨底。中间束与指间关节囊的背面融合，蚓状肌腱和骨间肌腱参与侧束的构成。指伸肌腱的行程较长，跨越多个关节。根据指伸肌腱的位置和毗邻，临床上将其分为5区（图7-50）。指伸肌腱伸掌指关节和指间关节，与蚓状肌和骨间肌协同作用可屈掌指关节，同时伸指间关节。指伸肌腱断裂时各关节呈屈曲状态，中间束断裂后可引起近侧指间关节不能伸直，侧束断裂后可引起远侧指间关节不能伸直。

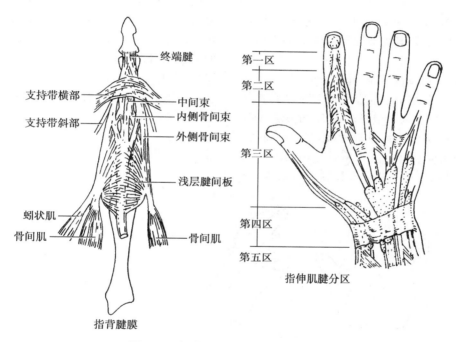

图 7-50　指背腱膜和指伸肌腱的分区

## 四、手部的关节

手部的关节包括腕掌关节、掌骨间关节、掌指关节和指骨间关节（图7-51）。

### （一）腕掌关节

**腕掌关节**（carpometacarpal joint）由远侧列腕骨与5个掌骨底构成。远侧列腕骨的下面高低不平，且腕骨数目与掌骨也不相符。因此，除拇指腕掌关节外，第2~5腕掌关节的活动范围都很小。第2掌骨与大、小多角骨和头状骨相关节，第3掌骨与头状骨相关节，第4掌骨与头状骨和钩骨相关节，第5掌骨与钩骨相关节。第5腕掌关节的活动度稍大，而第2、3腕掌关节几乎不动，故可作为手的中央支柱。

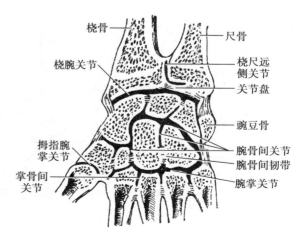

图 7-51　腕部和手部的关节（冠状切面）

**拇指腕掌关节**（carpometacarpal joint of thumb）是由大多角骨与第1掌骨底构成的鞍状关节，为人类及灵长目动物所特有。关节囊厚而松弛，可作屈伸、收展、环转和对掌运动。由于第1掌骨的位置向内侧旋转近90°，故拇指的屈伸运动发生在冠状面上，即拇指在手掌平面上向掌心靠拢为屈，离开掌心为伸。拇指的收展运动发生在矢状面上，即拇指在与手掌垂直的平面上离开示指为展，靠拢示指为收。对掌运动是拇指向掌心、拇指尖与其余4指尖的掌侧面相接触的运动。这一运动加深了手掌的凹陷，是人类进行握持和精细操作时所必需的主要动作。

### （二）掌骨间关节

**掌骨间关节**（intermetacarpal joint）为第2~5掌骨底之间的平面关节，其关节腔与腕掌关节相通。

### （三）掌指关节

**掌指关节**（metacarpophalangeal joint）共5个，由掌骨头与近节指骨底构成，属于球窝关节。关节囊薄而松弛，前、后均有韧带增强，其中**掌侧韧带**（palmar lig.）较坚韧，并含有纤维软骨板。关节囊两侧有**侧副韧带**（collateral lig.），自掌骨头两侧向下延伸，附着于指骨底两侧。此韧带在屈指时紧张，伸指时松弛。当指处于伸位时，掌指关节可作屈伸、收展及环转运动。环转运动因受韧带限制，运动幅度较小。掌指关节处于屈位时，仅允许作屈伸运动。握拳时，掌指关节的背侧凸出处为掌骨头。

### （四）指骨间关节

**指骨间关节**（interphalangeal joint）共9个，由各指相邻两节指骨之间构成，是典型的滑车关节。关节囊松弛，两侧有韧带加强，只能作屈伸运动。指屈曲时，指背凸出处为指骨滑车。

手是重要的劳动器官，解剖结构复杂。手术入路须尽量保持手的功能，并减少神经、血管以及肌腱的损伤。手部手术的切口应与皮肤的横纹一致，以免术后引起粘连，从而影响手指的功能。切口不要从手掌连至手指。不宜沿神经或肌腱的走行作切口，应掀起皮瓣，间接进入，然后进行暴露。手部的手术依目的不同，常用的切口也有很多（图7-52）。在前臂的远端、腕及手掌的尺侧，采用"S"形切口适用于显露尺神经的深支。鱼际纹旁切口或第2掌骨桡侧的切口适用于显露鱼际间隙。手指侧面的正中切口适用于显露手指的肌腱、骨骼及神经等。手指关节的"S"形切口适用于显露指骨间关节。

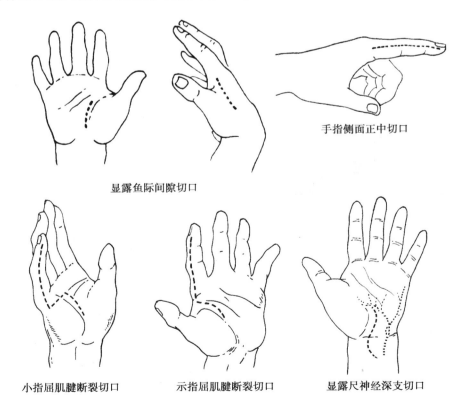

图 7-52　手部切口

## 第八节　上肢的解剖操作

### 一、解剖胸前区与腋窝

#### （一）切开皮肤

将尸体置于仰卧位,触摸颈静脉切迹、胸骨角、胸骨体、剑突、肋弓、胸骨下角和剑肋角。观察男性乳头的位置。然后,作5个切口:①自胸骨柄颈静脉切迹沿前正中线向下作一纵行切口至剑突。②自正中切口上端向外侧沿锁骨作一横行切口至肩峰。③自正中切口下端向外下沿肋弓作一弧形切口至腋后线。④自正中切口下端向外上对着乳头方向作一斜切口至乳晕(男性)或乳房周缘(女性),再沿乳晕(男性)或乳房周缘(女性)作环形切口,然后从环形切口对侧继续向外上作一斜行切口至腋前襞上部。⑤自胸部斜切口上端向下沿上臂内侧面向下作一纵行切口至臂部上、中1/3交界处,再转向外作一横行切口至臂外侧缘(图7-53)。

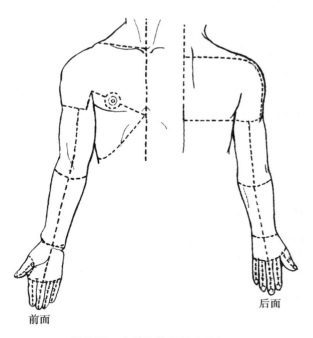

前面　　后面

图7-53　上肢和胸部的皮肤切口

#### （二）层次解剖

##### 1. 解剖胸前区的浅层结构

（1）解剖女性乳房:先将乳房部剩余的皮肤作两个切口,自乳头根部向上作垂直切口,向外作水平切口。剥除乳房外上象限的皮肤。修去乳房表面的脂肪,清理出乳腺叶的轮廓。在已剥除乳

晕皮肤的部位,以乳头为中心,用刀尖沿放射方向轻轻划开,仔细剥出输乳管,追踪至乳腺叶。在乳头处,观察输乳管窦。然后,将乳房自胸大肌的表面剥离。

（2）解剖肋间神经的前皮支:沿胸骨旁线切开浅筋膜,逐渐向外侧将其剥离和翻开,可见第2~7肋间神经的前皮支从相应肋间隙穿出。

（3）解剖肋间神经的外侧皮支:沿腋前线稍后方切开浅筋膜,逐渐将其翻向内侧,可见肋间神经外侧皮支从相应肋间隙穿出,并伴有肋间后动脉的穿支。第2肋间神经的外侧皮支较粗大,经腋窝的皮下达臂内侧皮肤,即肋间臂神经。

##### 2. 解剖胸前区的深层结构

（1）观察胸肌筋膜和腋筋膜:除去浅筋膜,显露出胸前外侧壁的深筋膜,观察其与胸大肌的包被关系以及与腋筋膜的关系。

（2）剖出头静脉:沿三角肌胸大肌间沟切开深筋膜,找到头静脉,向近侧修洁至锁骨下窝处。但不宜深剥,以免破坏锁胸筋膜。此沟内可见有胸肩峰动脉的三角肌支和2~3个淋巴结。

（3）暴露胸大肌:修除胸大肌表面的筋膜,暴露胸大肌的边界,观察其起止点和肌纤维的走行方向。沿胸大肌起点向外2cm处弧形切断该肌,并向上翻起,在深面可见胸小肌、锁胸筋膜、胸肩峰动脉、胸外侧神经和胸内侧神经。切断胸大肌时应注意不要损坏腹直肌鞘。清理进入胸大肌的胸肩峰动脉分支和伴行静脉以及胸内、外侧神经。然后,在近胸大肌处切断血管和神经,将胸大肌翻向外侧至其止点处。

（4）观察锁胸筋膜及穿经结构:观察锁胸筋膜的位置以及穿经锁胸筋膜的胸外侧神经、胸肩峰动脉和头静脉。

（5）解剖经过胸小肌上缘的结构:胸小肌上缘处的主要结构均从锁胸筋膜穿出。

1）头静脉和锁骨下淋巴结:在锁骨下方的头静脉附近,常可见到几个锁骨下淋巴结,仔细剥除。细心除去锁胸筋膜后,可见该筋膜与其深面的腋鞘紧密结合。修洁头静脉至注入腋静脉处。

2）胸外侧神经:除去锁胸筋膜的同时,观察胸外侧神经的分布。

3）胸肩峰动脉:完全除去锁胸筋膜,显露腋鞘,观察胸肩峰动脉的分布。

（6）解剖胸小肌下缘处的结构:

1) 胸内侧神经:清理胸小肌表面,观察其形态与起止点。在胸小肌表面可见自该肌穿出的胸内侧神经进入胸大肌。

2) 胸外侧动脉和胸肌淋巴结:在胸小肌下缘的下方和前锯肌表面,寻找胸外侧动脉及伴行静脉,并仔细寻找沿该血管排列的胸肌淋巴结。观察后清除淋巴结,保留血管。

3. 解剖腋窝

(1) 切断胸小肌:在近胸小肌起点处切断该肌并将其向外上方翻起。观察进入胸小肌的胸内侧神经并切断,然后完全打开腋窝前壁。观察腋鞘和腋窝内的疏松结缔组织。

(2) 解剖腋窝底和中央淋巴结:将臂外展90°,仔细清除腋筋膜及其深面的疏松结缔组织,注意观察埋藏在其深面的腋淋巴结的中央群,观察后清除。

(3) 解剖腋鞘:清除贴近腋静脉排列的腋淋巴结的外侧群,沿血管走行方向切开腋鞘。清除腋鞘,显露腋动、静脉及臂丛各分支。

1) 腋静脉:观察并切断腋静脉的各属支,保留腋静脉主干。

2) 腋动脉:观察腋动脉的分段,仔细剖出各段的分支。

3) 臂丛:观察臂丛的各束以及由各束发出的分支。

(4) 观察腋窝外侧壁:从喙突向下修洁喙肱肌和肱二头肌短头,查看臂丛外侧束以及进入喙肱肌的肌皮神经。

(5) 观察腋窝的后壁:清理腋血管后面,观察臂丛后束的各分支及贴后壁走行的血管。找出起自臂丛后束的腋神经,再寻找出由腋动脉分出的旋肱后动脉,可见二者伴行穿四边孔。清理行于肩胛下肌和大圆肌前面的肩胛下动脉,观察该动脉的两终支。旋肩胛动脉进入三边孔。胸背动脉与胸背神经伴行,沿背阔肌的前缘下降,在其深面进入该肌。在腋窝后壁的上部找出肩胛下神经的上支,该神经分布于肩胛下肌。在肩胛下动脉后方寻找进入大圆肌的肩胛下神经的下支。在肩胛下动脉附近的疏松结缔组织内,找到肩胛下淋巴结,即腋淋巴结的后群,观察后清除。

(6) 解剖腋窝的内侧壁:清理前锯肌,在该肌表面和胸外侧动脉后方找出胸长神经,可见该神经沿腋中线的稍后方垂直下行。

(7) 解剖腋窝顶:在腋静脉近端,即腋窝尖处可找到腋淋巴结尖群,其输出淋巴管汇合成锁骨下干,观察修洁后可保留。

(8) 解剖肩关节:在肩部前方游离附着于喙突的肌肉。辨认止于肱骨小结节的肩胛下肌,在其止点处将其切断,显露关节囊前部。切开关节囊,观察肩关节的构成。如有必要,取肩关节示教标本,观察肩关节的结构并了解结构特点。

## 二、解剖臂前区、肘前区和前臂前区

### (一) 切开皮肤

使上肢呈外展位,手掌向前。作以下4个切口:①在肱骨内、外上髁连线的下方约3~4横指处作一横行切口。②在此切口中点处向上作一纵行切口,延伸至臂上部。③在腕近侧纹处作一横行切口。④沿前臂的中线作一纵行切口,至腕部与横切口相交。然后,将皮肤翻向两侧(图7-53)。

### (二) 层次解剖

1. 解剖浅层结构

(1) 头静脉和前臂外侧皮神经:在三角肌胸大肌间沟内找出已解剖出来的头静脉,沿头静脉走行方向向下追踪至前臂下部,观察该静脉在臂部、肘部和前臂的位置。在肱二头肌腱外侧和头静脉附近,找出由深筋膜穿出的前臂外侧皮神经,向下追踪至前臂下部,观察其走行。

(2) 贵要静脉和前臂内侧皮神经:在肱二头肌内侧沟处寻找贵要静脉,向上追踪至穿入深筋膜处,向下追踪至前臂下部,观察其走行。在臂上部内侧,找到已剖出的前臂内侧皮神经,向下追踪,可见该神经在臂内侧中、下1/3交界处穿出深筋膜,向下与贵要静脉伴行。

(3) 臂内侧皮神经:在腋窝内找到已剖出的臂内侧皮神经,向下追踪。该神经穿出臂上部内侧的深筋膜,进入浅筋膜。

(4) 肘正中静脉:在肘前区寻找连接于头静脉和贵要静脉之间的肘正中静脉,观察其类型。

(5) 寻找肘浅淋巴结:在肱骨内上髁上方和贵要静脉附近,寻找肘浅淋巴结。

(6) 前臂正中静脉:沿前臂中线附近寻找是否存在此静脉,并观察其注入部位。

2. 解剖臂部深筋膜及内、外侧肌间隔 清除臂部的浅筋膜,保留浅静脉和皮神经,显露深筋膜。

在臂前区的正中纵行切开深筋膜,将其翻向两侧,用刀柄或镊子在臂肌的前、后群之间的内侧和外侧向肱骨探查,观察臂内、外侧肌间隔。

3. 观察肱二头肌内、外侧沟及有关结构

(1) 剖查肱动脉:沿腋动脉向下清理,在肱二头肌内侧沟处剖出肱动脉。在肱动脉起始处找出肱深动脉,可见该动脉向后外侧随桡神经进入肱骨肌管。在喙肱肌止点平面找出尺侧上副动脉,可见其与尺神经一起穿过内侧肌间隔,进入臂后区。在内上髁上方约5cm处,寻找尺侧下副动脉。

(2) 剖查正中神经:自腋窝向下追踪正中神经,可见该神经与肱动脉伴行,沿肱二头肌内侧沟下降,注意观察正中神经与肱动脉的位置关系。

(3) 剖查肱静脉:在肱动脉内侧与外侧可观察到两条肱静脉与之伴行,修洁后观察贵要静脉注入肱静脉的部位。

(4) 剖查尺神经:自腋窝向下追踪尺神经,该神经在臂中部穿过内侧肌间隔,进入臂后区。注意观察尺神经与尺侧上副动脉的伴行关系。

(5) 剖查肌皮神经:在腋窝找出肌皮神经,可见该神经行向下外,先穿过喙肱肌,再行于肱二头肌与肱肌之间。行程中发出分支至臂肌前群后,该神经改名为前臂外侧皮神经,在臂下部浅出深筋膜。

4. 观察臂肌前群　将肱二头肌、喙肱肌和肱肌分别修洁,观察其位置关系。

5. 观察前臂深筋膜和肱二头肌腱膜　清除前臂的浅筋膜,保留静脉干和前臂内、外侧皮神经,显露深筋膜。注意观察前臂近侧部的深筋膜和肱二头肌腱膜。

6. 解剖肘窝

(1) 清理肘窝的境界:在中线上纵行切开肘前区和前臂前区的深筋膜,同时切断肱二头肌腱膜,剥除深筋膜,修洁肱桡肌和旋前圆肌,暴露肘窝。

(2) 解剖肘窝内的结构:以肱二头肌腱和旋前圆肌为标志,观察其与血管神经的相互关系。修洁肱二头肌腱,在其内侧寻找肱动脉,追踪至其分为桡、尺动脉处。在尺动脉起始部寻找骨间总动脉,观察该动脉发出的骨间前、后动脉,到此后不必继续追踪。在肱动脉内侧寻找正中神经,向下追踪至其进入旋前圆肌的两头之间处。在肘前外侧沟、肱肌和肱桡肌之间寻找桡神经,追踪至其分为浅支和

深支处。

7. 解剖前臂肌前群、血管和神经

(1) 观察前臂肌前群的浅层:清除各肌中、下部表面的深筋膜。先清理起自肱骨外上髁的肱桡肌,再清理起自内上髁的各肌,观察它们的位置关系。

(2) 剖查桡侧血管神经束:在肱桡肌与桡侧腕屈肌之间寻找桡动脉和桡神经的浅支,观察二者的位置关系。剖出桡动脉的主要分支,追踪桡神经的浅支至腕部。

(3) 剖查正中神经:在指浅屈肌深面找出正中神经,追踪至腕部,并清理和观察其分支,注意在肘窝附近寻找由正中神经发出的骨间前神经。

(4) 剖查尺侧血管神经束:在尺侧腕屈肌和指深屈肌之间清理尺动脉和尺神经,分别向上、下方追踪并观察。

(5) 解剖前臂前群肌的深层:从腕部用手指向上将指浅屈肌与深层肌分离,然后将指浅屈肌拉开,显露并观察其深面的指深屈肌和拇长屈肌。然后,在腕的上方将两肌分开,观察其深面的旋前方肌。

(6) 解剖骨间前血管神经束:在拇长屈肌与指深屈肌之间寻找骨间前动脉和骨间前神经。骨间前神经在肘窝处发自正中神经。

8. 探查前臂屈肌后间隙　用解剖镊柄向下探查位于拇长屈肌和指深屈肌与旋前方肌之间的间隙,理解该间隙与腕管的交通关系。

## 三、解剖腕前区、手掌及手指掌面

### (一) 切开皮肤

作4个切口:①自腕前横切口的中点处向下作纵行切口,至中指近端;②沿手掌远侧缘作一横行切口;③自手掌横切口向各指尖作纵行切口;④自腕前横切口中点至拇指尖作一斜行切口(图7-53)。然后,剥离和翻开皮肤。

### (二) 层次解剖

1. 解剖腕前区的浅层结构　观察前臂内、外侧皮神经的分支和浅静脉后,剥除浅筋膜。

2. 解剖腕掌侧韧带及其深面的结构

(1) 清理和观察腕掌侧韧带。

(2) 切开腕掌侧韧带,观察腕尺侧管及其通过该管的尺神经和尺动、静脉,并分离正中神经的掌支。清理和观察深面的腕横韧带。

3. 解剖手掌浅层结构　了解手掌浅筋膜的结构特点。在浅筋膜内可剖出浅静脉。在鱼际近端找到桡神经浅支。在小鱼际处找到尺神经掌支,解剖和观察掌短肌。

4. 解剖掌腱膜和筋膜鞘

(1) 显露掌腱膜:清除浅筋膜和掌短肌,清理掌筋膜,观察掌腱膜的形态。

(2) 显露筋膜鞘:切断掌腱膜远侧的 4 条纵束,注意勿伤及深面的血管和神经。向近侧剥起掌腱膜,注意观察掌腱膜内、外侧缘向深部发出的纤维隔。

5. 解剖尺神经浅支、正中神经分支和掌浅弓

(1) 追踪尺神经及其分支:在屈肌支持带尺侧缘的浅面剪开深筋膜,找到尺神经。在豌豆骨外下方寻找尺神经浅支,追踪和观察其分支,1 支指掌侧固有神经至小指,另 1 支为指掌侧总神经,分支至第 4、5 指的相对缘。

(2) 剖查尺动脉及其分支:在尺神经附近找到尺动脉。于豌豆骨外下方找到尺动脉分出的掌深支,暂不必继续追踪。

(3) 剖查掌浅弓及其分支:沿尺动脉终支追踪其与桡动脉掌浅支吻合形成的掌浅弓,观察掌浅弓的类型。剖查由掌浅弓发出的 3 条指掌侧总动脉,追踪其至入手指处。

(4) 解剖正中神经分支:在屈肌支持带下缘处找到正中神经返支,该神经行向外上方并进入鱼际肌。在指掌侧总动脉附近寻找指掌侧总神经,追踪其至入手指处。

6. 解剖鱼际肌和小鱼际肌　清除鱼际肌和小鱼际肌表面的深筋膜,分离和观察各肌。

7. 解剖腕管

(1) 剖开腕管:清理屈肌支持带后,纵行切开该韧带,打开腕管。观察通过腕管的结构。分离正中神经,并向前臂和手掌继续追踪。

(2) 观察屈肌腱及其腱鞘:在腕管内找出屈肌总腱鞘,在腕桡侧管内找出拇长屈肌腱鞘,观察其位置关系。切开两腱鞘,探查与指滑膜鞘的交通关系。

(3) 剖查蚓状肌:分离指浅、深屈肌腱,观察其位置关系。清理和观察起自指深屈肌腱的蚓状肌。

8. 解剖尺神经深支和掌深弓　在豌豆骨外下方找到尺神经深支和尺动脉掌深支,清除周围结缔组织,切断附近肌肉,沿其走行追踪。在腕管附近切断各屈指肌腱,向远侧掀开。除去其深面的结缔组织和骨间掌侧筋膜,继续向桡侧追踪,此时可见由掌深支与桡动脉终支吻合形成的掌深弓。修洁和观察掌深弓及其各分支,并观察尺神经深支与掌深弓伴行。切开拇收肌,寻找拇主要动脉,追踪拇主要动脉分布于拇指掌侧两侧缘的分支。寻找发自拇主要动脉或桡动脉的示指桡侧动脉。

9. 观察骨筋膜鞘和筋膜间隙　在手掌中部的横切面示教标本上,观察 3 个骨筋膜鞘、掌中间隙和鱼际间隙。

10. 解剖指蹼间隙　仔细除去各指蹼间隙处的皮肤和脂肪组织。修洁各指的指掌侧总动脉和指掌侧总神经的末段,可见它们在各指蹼间隙处分为 2 条指掌侧固有动脉和 2 条指掌侧固有神经,分别行向相邻两指的相对缘。修洁各蚓状肌腱,观察其走向。探查指蹼间隙的交通。

11. 解剖手指掌面的结构

(1) 将皮肤翻向两侧,从指蹼处向远侧剖查指掌侧固有动脉和指掌侧固有神经,注意二者的位置关系。

(2) 清理指屈肌腱纤维鞘,纵行切开腱鞘,观察指浅屈肌腱的裂孔和附着点,然后观察指深屈肌腱的走行和止点。将指屈肌腱拉起,观察腱系膜。

## 四、解剖肩胛区、臂后区、肘后区和前臂后区

### (一) 切开皮肤

使尸体置于俯卧位,作 7 个切口(图 7-53):①自枕外隆凸沿后正中线向下切至肩胛骨下角高度;②自第 7 颈椎棘突向外侧切至肩峰,再沿肩部向下切至臂上、中 1/3 交界处;③在臂上、中 1/3 交界处作横行切口;④平肩胛骨下角高度,自正中线向外侧切至腋后线;⑤沿中线自臂后向下至腕部作纵行切口;⑥在肱骨内、外上髁连线的下方 3～4 横指处作横行切口,与臂前区切口相接;⑦在腕背部作一横行切口,与腕前区的横切口相接。然后,剥离和翻起皮肤。

### (二) 层次解剖

1. 解剖浅层结构

(1) 肩胛区:剥除浅筋膜,不必寻找皮神经。

(2) 臂后区:在三角肌后缘中点的下方找到臂外侧上皮神经,在臂后区的中部找出臂后皮神经,

在臂后中、下 1/3 交界处的外侧部找出前臂后皮神经。

（3）前臂后区：在前臂下部外侧缘找出头静脉，并在其附近找出前臂后皮神经，观察其分布。在前臂内侧缘找出贵要静脉和前臂内侧皮神经的分支。在腕关节上方的外侧寻找桡神经浅支，在内侧寻找尺神经手背支。

2. 解剖肩胛区的肌肉、血管和神经

（1）剖露三角肌：清理三角肌，观察三角肌的起止、边界和纤维方向。沿锁骨、肩峰和肩胛冈切断三角肌起端，然后将其翻向下。注意观察肩峰下囊。

（2）剖露肩带肌：沿肩胛冈切断斜方肌附着点，将其翻起。清理和辨认冈上、下肌和大、小圆肌。观察肌腱袖，理解其功能。

（3）剖查肩胛上血管和神经：切断冈上、下肌，寻找两肌深面的肩胛上动脉和肩胛上神经，观察血管和神经与肩胛上韧带的位置关系。

（4）解剖腋神经和旋肱后动脉：清理小圆肌、大圆肌和肱三头肌长头，观察四边孔境界和穿过此孔的旋肱后动脉和腋神经。

（5）解剖旋肩胛动脉：观察三边孔境界和经三边孔穿出的旋肩胛动脉。

3. 解剖臂后区

（1）暴露肱三头肌：清除浅筋膜，显露深筋膜。纵行切开深筋膜，向两侧剥离，并探查深入臂肌前、后群之间的内、外侧肌间隔。清理和观察肱三头肌。

（2）解剖桡神经和肱深动脉：在肱三头肌长头与外侧头之间钝性分离，找出桡神经和肱深动脉进入肱骨肌管处的部位。将解剖镊伸入肱骨肌管，然后沿解剖镊的方向切断肱三头肌外侧头，打开肱骨肌管。清理桡神经和肱深动、静脉，观察血管和神经的走行和分支。

4. 解剖肘后区

（1）剖查尺神经：在肱骨内上髁后方、鹰嘴内侧切开深筋膜，找出尺神经，然后分别向上、下追踪，观察其行程。

（2）解剖肘关节：在中线上垂直切开肱三头肌腱膜，向两侧显露关节囊至肱骨内、外上髁附近。在肘关节后方或外侧纵行切开关节囊，然后观察肘关节的构成。如有必要，在肘关节示教标本上观察肘关节的结构。

5. 解剖前臂后区

（1）解剖深筋膜和前臂肌后群：清除浅筋膜，暴露深筋膜。纵行切开深筋膜，保留伸肌支持带。显露前臂肌后群，分离并观察浅层诸肌。从下向上将桡侧腕长、短伸肌和指伸肌分开，并将其向两侧牵拉，进一步显露和观察深层肌。

（2）解剖骨间后血管神经束：在旋后肌下缘处寻出骨间后动脉和神经，然后进行追踪和观察。

## 五、解剖腕后区、手背及手指背面

### （一）切开皮肤

作 3 个切口：①自腕背横切口中点向下作纵行切口至中指近端；②在平掌指关节高度作横行切口；③自切口②沿各指背面中线作纵行切口至甲根部（图 7-53）。然后，向两侧剥离和翻开皮肤。

### （二）层次解剖

1. 解剖腕后区浅层结构　分离和观察浅筋膜内的头静脉、贵要静脉、尺神经手背支和前臂后皮神经的终末支等结构。

2. 解剖伸肌支持带及其深面结构　清理和观察伸肌支持带，在 6 个骨纤维管处分别纵行剪开伸肌支持带，观察伸肌支持带向深面发出的 5 个纤维隔和通过骨纤维管的肌腱及其腱鞘。

3. 解剖鼻烟窝　清理拇长伸肌腱、拇短伸肌腱和拇长展肌腱，观察鼻烟窝境界。除去鼻烟窝内的疏松结缔组织，修洁在窝内走行的桡动、静脉。追踪桡动脉，该动脉穿过第 1 骨间背侧肌至手掌。

4. 解剖腕关节　在拇长伸肌腱和指伸肌腱之间或在腕关节外侧纵行切开关节囊，观察腕关节的构成。在腕关节的示教标本上，观察腕关节的结构。

5. 解剖手背的浅层结构

（1）手背静脉网：浅筋膜内可见静脉网，在第 1 掌骨间隙和第 4 掌骨间隙处静脉网分别合成头静脉和贵要静脉。

（2）手背皮神经：在手背近端的桡侧和尺侧分别清理桡神经浅支和尺神经手背支，观察两神经的分支和分布。

6. 解剖手背的深筋膜

（1）显露手背筋膜：清除浅筋膜，保留静脉网，显露与伸肌腱愈着的手背腱膜。观察指伸肌腱远端的腱间结合。

（2）显露骨间背侧筋膜：剥离并切断手背腱膜远端，将腱膜掀起，暴露骨间背侧筋膜，探查腱膜下间隙。

（3）观察骨间背侧肌：除去骨间背侧筋膜，观察骨间背侧肌。

7. 解剖手指背面的结构　沿指伸肌腱追踪至手指背面，观察指背腱膜。

（邵旭建　宋修军）

# 第八章 下肢

## 第一节 概 述

下肢(lower limb)除行走和运动之外,还可使身体直立和支持体重。因此,下肢骨骼比上肢粗大,骨连接较上肢复杂,其稳固性大于灵活性,下肢肌也比上肢肌发达。

### 一、境界与分区

下肢与躯干相连。前方以腹股沟与腹部分界,后方以髂嵴与脊柱区分界,内侧以股沟与会阴分界。下肢可分为臀部、股部、膝部、小腿部、踝部和足部。除臀部外,其余各部又分若干区。

### 二、表面解剖

#### (一) 体表标志

1. 臀区和股部 在臀部上界可扪及**髂嵴**(iliac crest)全长及其前端的**髂前上棘**(anterior superior iliac spine)和后端的**髂后上棘**(posterior superior iliac spine)。在髂前上棘后上方约5cm处,可扪及**髂结节**(tubercle of iliac crest),其下方约10cm处能触及股骨大转子。两侧髂嵴最高点连线平第4腰椎棘突,这在腰椎手术定位中十分有用。如有胸椎腰化或骶椎腰化则常常错定椎骨间隙,必须拍摄腰椎全长片。屈髋时,臀下部内侧可摸及**坐骨结节**(ischial tuberosity)。在腹股沟内侧端前内上方可扪及**耻骨结节**(pubic tubercle),向内为**耻骨嵴**(pubic crest)。两侧耻骨嵴连线中点稍下方为**耻骨联合**(pubic symphysis)上缘。髂前上棘与耻骨结节连线深面有**腹股沟韧带**(inguinal lig.)。

2. 膝部 前方可扪及**髌骨**(patella)及其下的**髌韧带**(patellar lig.),其下端处可触及**胫骨粗隆**(tibial tuberosity)。髌骨两侧可分别触及上方的**股骨内侧髁**(medial condyle of femur)、**股骨外侧髁**(lateral condyle of femur)和下方的**胫骨内侧髁**(medial condyle of tibia)、**胫骨外侧髁**(lateral condyle of tibia)。股骨内、外侧髁的突出部为**股骨内上髁**(medial epicondyle of femur)和**股骨外上髁**(lateral epicondyle of femur)。屈膝时,在膝部后方可摸到外侧的**股二头肌腱**(tendon of biceps femoris)和内侧的**半腱肌腱**(tendon of semitendinosus)、**半膜肌腱**(tendon of semimembranosus)。

3. 小腿部 前面有纵行的**胫骨前缘**(anterior border of tibia)。在胫骨粗隆后外方,可触及**腓骨头**(head of fibula)及下方的**腓骨颈**(neck of fibula)。在小腿下1/3外侧可触及腓骨下1/3段。

4. 踝和足 踝部两侧可扪及**内踝**(medial malleolus)和**外踝**(lateral malleolus),后方可扪及**跟腱**(tendo calcaneus),其下方为**跟结节**(calcaneal tuberosity)。足内侧缘中部稍后方有**舟骨粗隆**(tuberosity of navicular bone),外侧缘中部可触及**第5跖骨粗隆**(tuberosity of 5th metatarsal bone)。

长期卧床患者,由于体力极度虚弱或感觉运动功能丧失,无力变换卧位,加之护理不当,致位于体表骨隆突和床褥之间的皮肤组织甚至肌肉,因持续受压、局部缺氧、血管栓塞、组织坏死腐烂而形成溃疡,称为压疮。好发部位为骶骨、坐骨结节和股骨大转子等处,其次为跟骨、枕骨、髂前上棘、内外踝等部位。

#### (二) 对比关系

下肢骨折或关节脱位时,骨性标志间的正常位置关系可能发生变化,这些变化对于疾病的诊断和治疗有重要意义。

1. Nelaton 线 侧卧、髋关节屈曲 90°~120°时,自坐骨结节至髂前上棘的连线称 Nelaton 线。正常时,该线恰好通过股骨大转子尖。当髋关节脱位或股骨颈骨折时,大转子尖可向此线上方移位(图8-1)。

2. Kaplan 点 仰卧,两下肢并拢伸直,两髂前上棘处于同一水平面时,由两侧大转子尖过同侧髂前上棘作延长线。正常时两侧延长线相交于脐或脐以上,相交点称 Kaplan 点。髋关节脱位或股骨颈骨折时,此点偏移至脐下并偏向健侧(图8-2)。

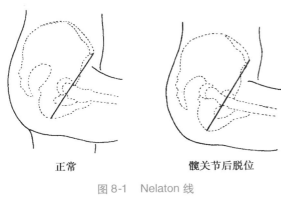

正常　　　　　　　　髋关节后脱位

图 8-1　Nelaton 线

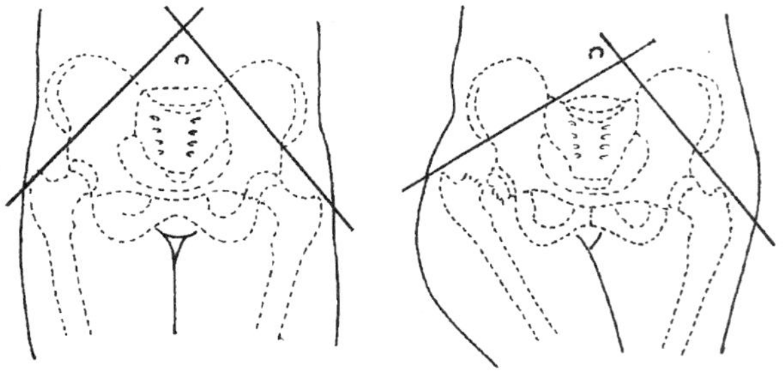

正常　　　　　　　右侧股骨颈骨折

图 8-2　Kaplan 点

### （三）颈干角和膝外翻角

1. **颈干角**　股骨颈与股骨体长轴之间向内的夹角称**颈干角**（collodiaphyseal angle）。颈干角可以增加下肢的活动范围，并有利于躯干的力量下传至股骨干。此角在幼童约为 160°，成人为 127°，范围为 110°～140°。颈干角>140°为髋外翻，股骨颈较正常长，大转子位置较正常低；颈干角<110°为髋内翻，股骨颈较正常短，大转子位置较正常高（图 8-3）。在髋部矫形手术时，应根据股骨力线方向维持正常颈干角，恢复负重功能。

先天性髋内翻是一种少见的先天性畸形，原因不明。随年龄增长，股骨头内翻，股骨颈变短，大转子上移，颈干角逐渐减小。对先天性髋内翻患儿须尽早作矫形手术，如 8 岁后作矫形手术，功能恢复较差。手术方法采取股骨粗隆下外展截骨术，矫正髋内翻，促进股骨颈内侧发育不良的骨组织骨化，增加患肢长度。

2. **膝外翻角**　股骨体长轴线与胫骨长轴线在膝关节处相交成向外的夹角，正常时约 170°，其补角称**膝外翻角**，男性略小于女性。若外侧夹角<170°为膝外翻，站立时两膝能并拢而两踝不能互相接触，呈"X"形腿。若外侧夹角>170°为膝内翻，站立时两踝能并拢而两膝不能互相接触，呈"O"形腿或弓形腿。膝内翻和膝外翻是较常见的下肢畸

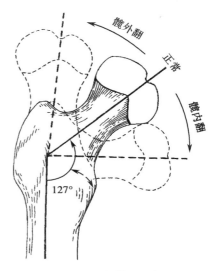

图 8-3　股骨颈干角

形。膝内翻主要由于胫骨变形，有时亦累及股骨。3 岁以下婴幼儿膝内翻相当常见，一般不需要手术。膝内翻矫正手术原则上靠近畸形显著部位作楔形切除、横断或"Y"形截骨。矫正内翻的同时，注意矫正前弓和内旋，将腓骨斜行截断。膝外翻多发生在股骨下部，可累及一侧或两侧下肢。10 岁以上儿童的较明显膝外翻畸形不可能自行矫正，应考虑矫形外科手术治疗。膝外翻矫正手术原则上在股骨远端或胫骨近端进行，多数情况宜作股骨髁上截骨。截骨方法与膝内翻矫正相似。矫正膝外翻的同时，注意矫正外旋畸形。

### （四）体表投影

1. **臀上动脉、静脉与神经**　髂后上棘与股骨大转子尖连线的中、内 1/3 交点为臀上动脉、静脉和神经通过梨状肌上孔出入盆腔的投影点。

2. **臀下动脉、静脉与神经**　出入盆腔的投影点在髂后上棘至坐骨结节连线的中点。

3. **坐骨神经**　出盆腔投影点在髂后上棘至坐骨结节连线中点外侧 2～3cm 处。坐骨神经干的投影位置为股骨大转子与坐骨结节连线的中、内 1/3 交点至股骨内、外侧髁之间中点（或腘窝上角）的连线。

4. **股动脉**　大腿微屈并外展、外旋时，由髂前上棘至耻骨联合连线的中点至收肌结节连线的上 2/3 段。

5. **腘动脉**　股部后面中、下 1/3 交界线与股部后正中线交点的内侧约 2.5cm 处至腘窝中点连线为腘动脉斜行段投影，腘窝中点至腘窝下角连线为垂直段投影。

6. **胫前动脉**　腓骨头和胫骨粗隆连线的中点

与内、外踝前面连线中点的连线。

7. **胫后动脉**　腘窝下角至内踝与跟腱内侧缘之间中点的连线。

8. **足背动脉**　内、外踝经足背的连线中点至第1、2跖骨底之间的连线。

# 第二节　臀　　部

**臀部**(gluteal region)的上界为髂嵴,下界为臀沟,内侧界为骶骨、尾骨外侧缘,外侧界为髂前上棘和大转子的连线。

## 一、浅层结构

臀区皮肤较厚,富含皮脂腺和汗腺。浅筋膜发达,个体差异较大。近髂嵴和臀下部形成厚的脂肪垫,中部较薄,内侧的骶骨后面及髂后上棘附近很薄,长期卧床时此处易受压形成压疮。浅筋膜内的皮神经分3组:①**臀上皮神经**(superior clunial n.):由第1~3腰神经后支的外侧支组成,有时第12胸神经后支的外侧支加入,在第3、4腰椎棘突平面穿出竖脊肌外侧缘,穿经竖脊肌与髂嵴交点处的骨纤维管至臀部皮下。臀上神经一般有3支,以中支最长,可达臀沟甚至膝上方。腰部急性扭伤或受慢性牵拉时,可引起脊神经后支综合征。在横突根部上缘和上关节突外侧处的脊神经后支主干部可有压痛,该神经分布区出现疼痛,并常伴有臀肌痉挛。神经在骨纤维管处受压时,可能引起腰腿疼痛,称为髂嵴综合征。②**臀中皮神经**(medial clunial n.):为第1~3骶神经后支,较细小,在髂后上棘至尾骨尖连线的中段穿出,分布于骶骨后面和臀内侧的皮肤。③**臀下皮神经**(inferior clunial n.):发自股后皮神经,绕臀大肌下缘至臀下部皮肤。此外,臀外侧皮肤有髂腹下神经的外侧皮支分布。

臀区是人体坐姿的承重区,皮肤较厚,皮下脂肪丰富。臀区皮瓣适用于修复皮肤较厚和缺损范围较大的缺损部位。因皮血管的管径较小,分支较分散,一般不宜选作游离皮瓣移植。邻近骶骨、尾骨、坐骨结节、股骨大转子等处,容易发生压迫性压疮,可利用轴型血管走向规律,设计带蒂移位或推进式皮瓣。臀区皮瓣的血供除由臀大肌深面的肌皮动脉发出的穿动脉以外,可分为臀上皮血管、臀中皮血管和臀下皮血管3组。可利用臀大肌的肌皮动脉穿支设计皮瓣术式。

## 二、深层结构

### (一) 深筋膜

臀区深筋膜又称**臀筋膜**(gluteal fascia)。上部与髂嵴愈着,在臀大肌上缘分两层包绕臀大肌,并向臀大肌发出许多纤维小隔分隔肌束。内侧部愈着于骶骨背面,外侧移行为阔筋膜,并参与构成髂胫束。臀筋膜损伤是腰腿痛的病因之一。

### (二) 臀肌

臀肌为髋肌后群,分3层:①浅层为**臀大肌**(gluteus maximus)和**阔筋膜张肌**(tensor fasciae latae)。臀大肌略呈方形,可维持人体直立和后伸髋关节。在臀大肌和坐骨结节间有**臀大肌坐骨囊**(sciatic bursa of gluteus maximus)。臀大肌外下方的腱膜与大转子间有**臀大肌转子囊**(trochanteric bursa of gluteus maximus)。②中层自上而下为**臀中肌**(gluteus medius)、**梨状肌**(piriformis)、**上孖肌**(gemellus superior)、**闭孔内肌腱**(tendon of obturator internus)、**下孖肌**(gemellus inferior)和**股方肌**(quadratus femoris)。③深层有**臀小肌**(gluteus minimus)和**闭孔外肌**(obturator externus)。各肌的起止点、作用和神经支配见表8-1。

表8-1　髋肌

| 名称 | 起点 | 止点 | 作用 | 神经支配 |
| --- | --- | --- | --- | --- |
| 臀大肌 | 髂骨翼外面、骶骨背面、骶结节韧带 | 臀肌粗隆及髂胫束 | 后伸、外旋髋关节 | 臀下神经及坐骨神经($L_{4,5}$) |
| 阔筋膜张肌 | 髂前上棘、髂嵴 | 经髂胫束至胫骨外侧髁 | 紧张阔筋膜、屈和外展髋关节 | 臀上神经($L_4 \sim S_1$) |
| 臀中肌 | 髂骨翼外面 | 股骨大转子 | 前部内旋髋关节、后部外旋髋关节 | 臀上神经($L_4 \sim S_1$) |
| 梨状肌 | 第2~4骶椎的骶前孔外侧 | 股骨大转子 | 外展、外旋髋关节 | 梨状肌神经($S_1,S_2$) |
| 上孖肌 | 坐骨小切迹附近 | 股骨转子窝 | 外旋髋关节 | 骶丛分支($L_4 \sim S_2$) |
| 闭孔内肌 | 闭孔膜内面、周围骨面 | 股骨转子窝 | 外旋髋关节 | 闭孔内肌神经($L_5 \sim S_2$) |

续表

| 名称 | 起点 | 止点 | 作用 | 神经支配 |
|------|------|------|------|----------|
| 下孖肌 | 坐骨小切迹附近 | 股骨转子窝 | 外旋髋关节 | 骶丛分支（L$_4$~S$_2$） |
| 股方肌 | 坐骨结节 | 转子间嵴 | 外旋髋关节 | 骶丛分支（L$_4$~S$_2$） |
| 臀小肌 | 髂骨翼外面 | 股骨大转子 | 与臀中肌同 | 臀上神经（L$_4$~S$_1$） |
| 闭孔外肌 | 闭孔膜外面、周围骨面 | 股骨转子窝 | 外旋髋关节 | 闭孔神经及骶丛分支（L$_2$~S$_5$） |
| 髂肌 | 髂窝 | 股骨小转子 | 前屈、外旋髋关节 | 腰丛分支（L$_{1-4}$） |
| 腰大肌 | 腰椎体侧面和横突 | 股骨小转子 | 前屈、外旋髋关节 | 腰丛分支（L$_{1-4}$） |

臀肌之间存在臀肌间隙，内有血管和神经穿行，并有疏松结缔组织。这些间隙沿血管神经互相连通，是感染蔓延的通道。其中臀大肌深面的间隙较广泛，可经梨状肌上、下孔通盆腔，借坐骨小孔通坐骨肛门窝，沿坐骨神经通至大腿后区。由骨盆经梨状肌上、下孔下行的感染或髋关节囊破溃的脓液常形成臀大肌下脓肿，由于臀大肌很厚，开始常不易发现，待脓液积存较多时外表逐显膨隆，脓液可向下至臀大肌下缘处，并沿坐骨神经至腘窝。

### （三）坐骨大孔及穿经结构

**坐骨大孔**（greater sciatic foramen）由骶结节韧带、骶棘韧带与坐骨大切迹围成。梨状肌起于盆腔后壁、第 2~4 骶前孔外侧，经坐骨大孔出盆腔，紧贴髋关节囊的后上部，向外止于股骨大转子。梨状肌腱与髋关节囊之间可有滑膜囊，炎症刺激梨状肌时可引起梨状肌挛缩，导致坐骨神经痛。梨状肌与坐骨大孔上、下缘之间各有间隙，分别称梨状肌上孔和梨状肌下孔，内有血管和神经穿过（图 8-4）。

1. **梨状肌上孔**（suprapiriform foramen） 穿经的结构自外侧向内侧依次为**臀上神经**（superior glu-

teal n.）、**臀上动脉**（superior gluteal a.）和**臀上静脉**（superior gluteal v.）。臀上神经的分支类型包括 1 支型（37%）、2 支型（50%）和 3 支型（13%）。臀上神经与臀上动脉深支伴行，走在臀中肌和臀小肌之间，分上、下两支，支配臀中、小肌和阔筋膜张肌后部。臀上动脉分为浅、深两支，分别走行在臀中肌的浅面和深面，浅支主要营养臀大肌，深支营养臀中、小肌及髋关节。臀上动脉主干很短，手术时应注意保护，避免切断，否则血管回缩，使得结扎困难，导致严重出血。

臀上神经损伤可引起特征性运动丧失，导致臀中肌外展大腿功能减弱、臀中肌跛行和偏臀步态以及臀肌减弱侧身体代偿性抬高。正常情况下，一条腿站立时臀中肌收缩以防止无支持侧的骨盆倾斜。臀上神经损伤的患者在一条腿站立时无支持侧的骨盆会下降，提示支持侧的臀中肌力量减弱或功能丧失，称为 Trendelenburg 征阳性。臀中肌瘫痪时，为代偿肢体向支持侧倾斜，抬高骨盆以提供更多空间使足向前迈进，导致典型的蹒跚步态；另一种代偿方式是足向前迈进时使足抬得更高，导致跨越步态，即采用与腓总神经麻痹足下垂同样的步态。

2. **梨状肌下孔**（infrapiriform foramen） 穿经的结构自外侧向内侧依次为**坐骨神经**（sciatic n.）、**股后皮神经**（posterior femoral cutaneous n.）、**臀下神经**（inferior gluteal n.）、**臀下动脉**（inferior gluteal a.）、**臀下静脉**（inferior gluteal v.）、**阴部内静脉**（internal pudendal v.）、**阴部内动脉**（internal pudendal a.）和**阴部神经**（pudendal n.）。股后皮神经伴坐骨神经下行至股后区，并发臀下皮神经至臀下部皮肤。臀下神经支配臀大肌。臀下动脉主要供应臀大肌，并与臀上动脉吻合，还发分支供应髋关节。阴部内动脉自梨状肌下孔穿出后，随即越过骶棘韧带穿入坐骨肛门窝，供应会阴部结构。阴部神经伴阴部内动、静脉进入坐骨肛门窝。

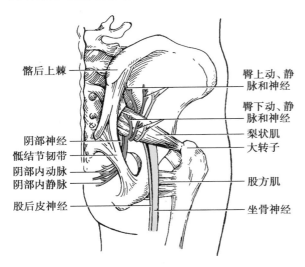

髂后上棘
臀上动、静脉和神经
臀下动、静脉和神经
梨状肌
大转子
阴部神经
骶结节韧带
阴部内动脉
阴部内静脉
股后皮神经
股方肌
坐骨神经

图 8-4 臀部的血管神经

3. 坐骨神经与梨状肌的关系 坐骨神经出梨状肌下孔者占 66.3%。坐骨神经在盆内分为两支，胫神经从梨状肌下孔穿出，腓总神经穿梨状肌，占 27.3%。其他类型占 6.4%（图 8-5）。在梨状肌前面与骨面或其他肌之间，常见臀上动脉的分支斜向下外，连至坐骨神经周围血管网，这些小血管容易受周围结构的挤压，而致坐骨神经鞘周围发生血供障碍和水肿，引起坐骨神经痛。另外，病变的梨状肌腱可直接压迫坐骨神经及其周围营养血管，从而引起坐骨神经痛。

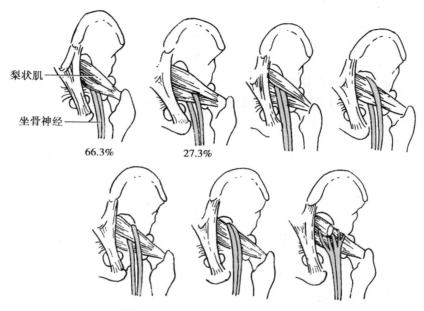

梨状肌
坐骨神经
66.3%　27.3%

图 8-5　坐骨神经与梨状肌的关系

梨状肌损伤或坐骨神经穿过梨状肌造成坐骨神经卡压而产生的一系列症状称为梨状肌综合征，在下肢神经慢性损伤中最为多见。外伤或突然的姿势改变（如跨越动作、下蹲位突然变为站立等）致梨状肌损伤或受压是导致梨状肌综合征的主要原因，其他原因包括臀部外伤出血、粘连、瘢痕形成，注射药物使梨状肌变性、纤维挛缩，髋臼后上方骨折移位、骨痂过大使坐骨神经在梨状肌处受压。部分病例可仅因过度劳累或夜间受凉，少数患者因坐骨神经穿经梨状肌出骨盆。髋关节外旋时梨状肌强力收缩可使坐骨神经受到过大压力。过度使用臀肌的运动和女性更易发生梨状肌综合征，如滑冰、骑车和登山。梨状肌综合征以坐骨神经疼痛为主，疼痛从臀部经大腿后方向小腿和足部放射，可伴有小腿外侧麻木等症状。需注意与腰椎间盘突出相鉴别。

臀部肌肉丰厚，为肌内注射的常用部位。由于血管神经主要位于臀区的内侧及下方，进行肌内注射时应予避开。可简单地在臀区画"十"字，分为 4 个象限，外上象限内无重要结构，为臀区肌内注射的安全部位。反复注射刺激性较强的药物或受注射针的机械性损伤的影响，臀肌组织发生病理改变可形成臀肌挛缩症。因此，在臀大肌注射药物时应慎重，尽量少用刺激性较大的药物，并减少注射次数。如明确为臀肌挛缩症，应及时作臀肌松解术，并在手术后尽早进行功能锻炼。

**（四）坐骨小孔及穿经结构**

**坐骨小孔**（lesser sciatic foramen）由骶棘韧带、骶结节韧带和坐骨小切迹围成，通过的结构由外侧向内侧依次为阴部内动脉、阴部内静脉和阴部神经。这些结构穿坐骨小孔进入坐骨肛门窝，分布于会阴部结构。

**（五）髋关节**

**髋关节**（hip joint）为一典型的球窝关节，稳固而灵活，连接骨盆与下肢，由**髋臼**（acetabulum）和**股骨头**（femoral head）构成。髋关节的结构与人体直立时的负重及行走相适应，特点是构成髋关节的骨大而坚强，髋臼较深，关节周围有些韧带和肌肉坚强，故远较肩关节稳固，脱位机会少。髋关节可作屈、伸、内收、外展和旋转等活动。髋关节结构的稳定是负重的基本条件，灵活是行走的需要，故负重是髋关节最重要的功能，保持负重的稳定性是髋关节各种矫形手术的基本原则。

### 1. 骨性结构

（1）**髋臼**（acetabulum）（图8-6）：由**耻骨**（pubis）、**坐骨**（ischium）和**髂骨**（ilium）融合而成，位于髂前上棘与坐骨结节连线的中点处。髋臼开口朝向外前下方，其中心线与身体矢状面成45°角，与冠状面成20°角。髋臼边缘的骨质隆起，中央凹陷为**髋臼窝**（acetabular fossa）。在髋臼下部有一宽而深的**髋臼切迹**（acetabular notch），切迹上有**髋臼横韧带**（transverse acetabular lig.）附着，围成髋臼孔，内有血管通过。髋臼边缘的骨性唇状隆起可对抗人体直立时产生的压力和屈髋产生的应变力。髋臼的前、上、后3部分均较坚强，而且较深。髋臼下份则较浅，且有髋臼切迹，为关节的薄弱部分。髋臼骨唇上连有坚韧的纤维软骨构成的**髋臼唇**（acetabular labrum），加深加宽髋臼，增加关节的稳固性。髋臼唇的外上部有一定的可活动度。先天性髋关节脱位过程中，如可动性的髋臼唇转入关节腔内，会妨碍股骨头的纳入。髋臼上部骨质坚固，为一有力的支持部，但中心部的窝底骨质较薄，如暴力作用于股骨大转子外侧，使股骨头撞击髋臼，有可能引起髋臼骨折而形成髋关节的中心脱位。在行髋关节脱位切开复位时，注意不要切除髋臼唇和髋臼横韧带，以免影响关节的稳固性。

（2）股骨上端（图8-6）：包括股骨头、股骨颈和股骨大、小转子。**股骨头**（femoral head）呈半球形，其顶端近关节面中心处有**股骨头凹**（fovea of femoral head），为**股骨头韧带**（lig. of head of femur）附着处。除股骨头凹外，股骨头有透明软骨覆盖，软骨在中心部较厚，向周围渐薄。**大转子**（greater trochanter）和**小转子**（lesser trochanter）是**股骨颈**（neck of femur）基底部的骨性突起。大转子位于上外侧，呈长方形，是臀中、小肌的附着处，大转子尖正对髋关节的中心。大转子内侧有一凹陷称**转子窝**（trochanteric fossa），施行股骨髓内针固定术时可从该处打入髓内针。小转子比大转子低，位于后内侧，是髂腰肌的附着处。

股骨头坏死是指股骨头血供中断或受损，引起骨细胞及骨髓死亡，继而导致股骨头结构改变、股骨头塌陷和髋关节功能障碍的疾病。可分为创伤性和非创伤性两类，前者的病因包括股骨颈骨折、髋关节脱位、髋关节扭挫伤等，后者与长期应用激素、酒精中毒、潜水病、高血脂、痛风等有关。早期可没有临床表现，最先出现的症状为髋关节或膝关节疼痛。疼痛性质在早期多不严重，但逐渐加剧。可有跛行，行走困难，甚至扶拐行走。辅助检查可包括X线摄片、CT、MRI及骨扫描，其中以MRI的检测能较早期诊断。约80%以上的股骨头坏死需要采用手术治疗。

股骨颈骨折按部位可分为：①头下型：老年多见。整个股骨颈位于骨折远端，股骨头可在髋臼和关节囊内自由转动。由于血运影响严重，骨折难以愈合，股骨头缺血坏死发生率高。②头颈型：为股骨颈斜行骨折。对股骨头血供的影响仅次于头下型。承受剪应力大，非常不稳定。难以复位，复位后稳定性也差。③经颈（颈中）型：骨折面均通过股骨颈，较少见，特别是老年人。④基底型：位于股骨颈基底处。易与股骨转子间骨折混淆。骨折端血运良好，容易愈合，复位后易保持稳定。前3型骨折为囊内骨折，基底型骨折为囊外骨折。由于股骨颈骨折多系扭转暴力所致，真正的头下型和经颈型很少见，而多数头下型骨折带有一块大小不等的股骨颈骨折块，使骨折线呈斜行。

股骨转子间骨折是指由股骨颈基底至小转子以上部位的骨折，为老年人常见的损伤。老年人跌倒时大转子着地，外力直接作用于转子间部或者间接外力构成对该部内收和向前成角的铰链力而致骨折。该部位血运较丰富，骨折后很少发生不愈合和股骨头坏死。转子间骨折与股骨颈骨折的表现相似，局部疼痛、肿胀，患肢功能受限。两者的不同点在于：①由于转子间骨折是关节囊外骨折，没有关节囊的制约，出现的下肢外旋短缩畸形比股骨颈骨折明显，外旋可达90°。②由于转子间骨折渗血多源于骨松质，局部血肿相对严重，可有较广泛的皮下淤血。若为老年患者，往往年龄较股骨颈骨折患者更高，多在70岁以上。X线检查可明确诊断。

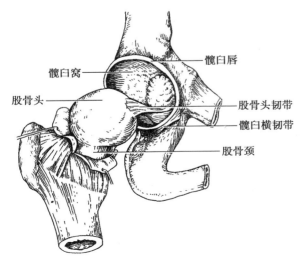

图8-6　髋关节（关节囊已切开）

髋臼唇

髋臼窝

股骨头

股骨头韧带

髋臼横韧带

股骨颈

手术治疗多为首选。

2. 关节囊和韧带　关节囊的近端附着于髋臼边缘的髋臼唇和髋臼横韧带，其远端在前面止于转子间线，在后面止于转子间嵴上内侧约 1.25cm 处，相当于股骨颈后部外、中 1/3 交界处。因此，股骨颈的前部位于囊内，后部仅有中、内 1/3 位于囊内。在关节囊附着处，滑膜层随外面的纤维层增厚形成上、下支持带，血管通过支持带到达股骨头边缘并进入股骨头。关节囊后壁较为薄弱，在受到足以发生脱位的外力时，股骨头可经此处脱出。髋关节与坐骨神经关系密切，髋关节后脱位或骨折合并脱位，可以牵拉和压迫坐骨神经，导致坐骨神经支配的肌瘫痪。

髋关节囊内有髋臼横韧带、股骨头韧带和轮

匝带。**轮匝带**（zona orbicularis）是关节囊内层横向纤维增厚而成，围绕股骨颈中部，防止股骨头向外脱出。关节囊外的韧带有前外侧的髂股韧带、上内侧的耻股韧带及后上侧的坐股韧带（图 8-7），其中髂股韧带最为坚强。**髂股韧带**（iliofemoral lig.）起自髂前上棘，呈人字形向下扩展，止于转子间线。该韧带使髋关节囊前壁加厚，以防止股骨头向前脱位。直立时的人体重心落于髋关节后方，髂股韧带限制髋关节过度后伸，对维持人体直立起稳定作用。**耻股韧带**（pudofemoral lig.）较为薄弱，起自髂耻隆起，止于转子间线下部。**坐股韧带**（ischiofemoral lig.）起自髋臼的坐骨部，止于大转子根部，加强关节囊后部，防止髋关节过度旋内。

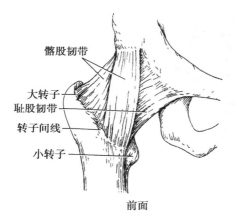
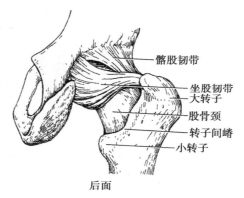

图 8-7　髋关节

3. 动脉和神经　髋关节的血供主要来自旋股内侧动脉、旋股外侧动脉、闭孔动脉和股骨滋养动脉。此外，髂内动脉发出的营养支和臀上动脉的深支分布于髋臼和关节囊的上部，臀下动脉的关节支分布于髋臼的后下部及其邻近的关节囊。

股骨上端主要由股骨滋养动脉、支持带动脉和股骨头韧带动脉供血。支持带动脉分为前、后上和后下 3 组，是供应股骨头的主要动脉。旋股内侧动脉的升支绕股骨颈后方，沿转子间嵴上行，旋股外侧动脉的升支绕股骨颈前方，两升支发出分支于大转子处形成吻合，并有分支经股骨颈基底部穿关节囊至股骨颈，供应股骨颈和股骨头的部分血液，其中旋股内侧动脉的终支较重要。闭孔动脉出闭膜管后行于闭孔外肌深面，发出髋臼支经髋臼孔进入髋臼，再分为两支，一支分布于髋臼窝内软组织；另一支称**股骨头韧带动脉（小凹动脉）**，经股骨头韧带分布于股骨头（图 8-8）。此支有时缺如，故股骨头的血供较股骨颈少。成人股骨头一部分血供来源

于股骨滋养动脉和股骨头韧带动脉，但很大程度上由旋股内侧动脉的骨骺外侧动脉供血，后者沿股骨颈穿关节囊边缘进入股骨头，损伤时可引起股骨头缺血坏死。若股骨颈骨折的部位越高，近侧端缺血越严重，因而极易引起不愈合，股骨头坏死。此外，在切开关节囊施行髋关节手术时，应注意保护关节囊在股骨颈上的附着部，不宜剥离过多，以免影响股骨头的血供。

髋关节由后方的坐骨神经的股方肌支和臀上神经、前方的股神经和内侧的闭孔神经的分支分布。股神经和闭孔神经也有分支至膝关节，故当髋关节发生病变时，常引起膝关节反射痛，需加以鉴别。用闭孔神经前支合并坐骨神经的股方肌肌支切除治疗髋痛症有一定效果，但由于髋关节具有多源性神经分布，疗效并不理想。

4. 髋关节周围动脉网　髋关节周围的髂内、外动脉及股动脉等的分支在臀大肌深面，股方肌与大转子附近形成臀部"十"字吻合。十字吻合由两

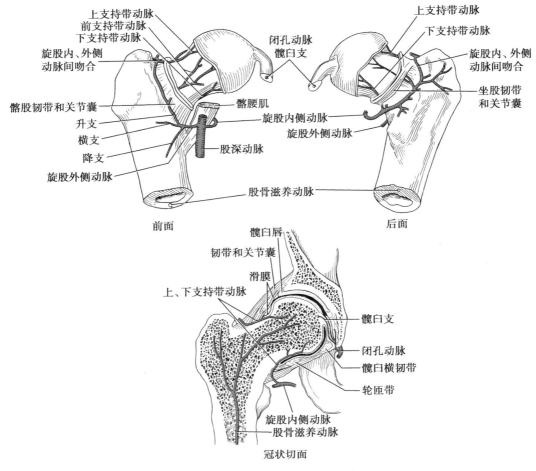

图 8-8 股骨头和股骨颈的动脉

侧的旋股内侧动脉和旋股外侧动脉、上方的臀上动脉和臀下动脉、下方的第 1 穿动脉构成。另外,在近髋关节的盆侧壁处,还有旋髂深动脉、髂腰动脉、骶外侧动脉、骶正中动脉等及其间的吻合支。盆内脏器两侧之间的动脉吻合也较丰富。因此,结扎一侧髂内动脉时,可借髋关节周围动脉网建立侧支循环,以代偿髂内动脉分布区的血液供应(图 8-9)。

髋关节脱位可分为:①前脱位:较少见。诊断依据为脱位后的股骨头位于 Nelaton 线(髂前上棘与坐骨结节的连线)前方,反之则为后脱位。下肢强力外展外旋时,大转子抵于髋臼缘上形成杠杆的支点,暴力可使股骨头向前突破关节,进入髂骨与耻骨之间的前侧关节囊,发生前脱位。常累及髋臼前壁,但合并周围骨折少见。髋关节前脱位的治疗应早期在麻醉下手法复位。②后脱位:最多见,占 85% ~ 90%。常发生于髋关节屈曲,暴力使大腿急剧内收内旋时,迫使股骨颈前缘抵于髋臼前缘作支点,因杠杆作用股骨头冲破后关节囊,滑向髋臼后方形成后脱位。多并发髋臼后壁骨折。无骨折者

可采用闭合复位治疗,合并骨折者应早期切开复位和对骨折进行内固定。③中心脱位:是髋关节的骨折脱位。股骨头向髋臼中心撞击后,髋臼发生骨折,股骨头相对于髋臼发生内移,严重者股骨头可穿破髋臼而突入盆腔。需切开复位内固定,严重者可考虑行人工髋关节置换术。髋关节脱位可导致股骨头韧带内的血管断裂,从而并发股骨头缺血性坏死。如果合并关节面损伤,可能发生创伤性关节炎。因此,在治疗过程中需特别注意预防并发症的发生。

先天性髋关节脱位的发病率占存活新生儿的 0.1%,左侧髋关节受累多于右侧髋关节,双侧病变多于单侧。先天性髋关节脱位可分为:①单纯型:较常见,包括髋臼发育不良、髋关节半脱位和髋关节脱位。髋关节发育不良是由于先天性或发育性因素导致的髋关节结构性异常,进而导致髋关节不稳定和髋关节继发性骨关节炎的一种疾病,表现为不同程度的髋臼和股骨头发育异常,髋关节不同程度的半脱位和脱位。男女比为 1:5,第 1 胎发病率

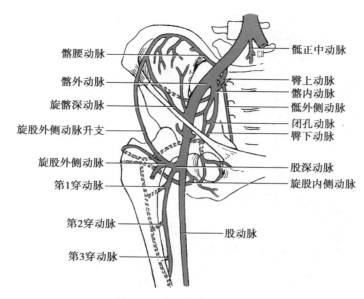

图 8-9 髋关节周围动脉网

高。②畸形型：为双侧髋关节脱位。婴儿主要是髋关节复位，使用 Pavlik 支具或连衣袜套治疗。幼儿采用手法复位、支具或石膏外固定治疗。3 岁以上儿童一般采用手术切开复位和骨盆截骨术。

为处理髋关节的病灶或改善关节功能，有些情况下需敞开髋关节，如关节腔引流、清除破坏性病灶、人工关节置换等。髋关节显露途径包括前方入路、前外侧入路、后外侧入路和内侧入路，均是通过髋关节周围的肌间隙进行显露，前方入路经缝匠肌与阔筋膜张肌之间，前外侧入路经阔筋膜张肌与臀中肌之间，后外侧入路经臀中肌与臀大肌之间或切开臀大肌，内侧入路经由长收肌与股薄肌间隙。

# 第三节 股 部

股部（femoral region）前上方以腹股沟与腹部分界，后上方以臀沟与臀部分界，上端内侧邻会阴部，向下以髌骨上方 2 横指处的环行线与膝部分界。股部以通过股骨内、外侧髁的冠状面分为股前内侧区和股后区。

## 一、股前内侧区

### （一）浅层结构

**股前内侧区**（anteromedial femoral region）的皮肤薄厚不均，内侧皮肤较薄而柔软，皮脂腺较多。外侧皮肤较厚，常作为皮片供皮区。浅筋膜近腹股沟处分为脂性层和膜性层，分别与腹前壁下部的 Camper 筋膜和 Scarpa 筋膜相续。膜性层在腹股沟韧带下方约 1cm 处与股部深筋膜相融合。浅筋膜中有浅动脉、浅静脉、浅淋巴结及皮神经等。

1. 浅动脉

（1）**旋髂浅动脉**（superficial iliac circumflex a.）：多由股动脉和股深动脉发出，沿腹股沟韧带行向髂前上棘，分布于腹前壁下外侧部。

（2）**腹壁浅动脉**（superficial epigastric a.）：单独或与旋髂浅动脉、阴部外动脉共干起于股动脉。于腹股沟韧带内侧半下方约 1cm 处穿深筋膜，分布于腹前壁下部。旋髂浅动脉和腹壁浅动脉的位置表浅，显微外科常以这些血管为轴心的分布区作为带血管蒂皮瓣移植的供区，设计股前外侧皮瓣。

（3）**阴部外动脉**（external pudendal a.）：起于股动脉，分布于外生殖器。阴部外动脉通过大隐静脉末段与股静脉之间，临床上常用该动脉作为寻找大隐静脉根部的标志。

（4）**股外侧浅动脉**（superficial lateral femoral a.）：发自旋股外侧动脉。

股上部的皮瓣移植应根据浅动脉的起始、行程和口径设计皮瓣。股部皮瓣皮肤质量较好，供皮区较隐蔽，可以截取的面积较大。但是，血管蒂不是典型集中的肌间隙皮血管类型。目前，在皮瓣供区中应用较为广泛的是股前外侧皮瓣，血管蒂为旋股外侧血管降支。股前内侧皮瓣有从缝匠肌内缘和外缘穿出的皮血管供血。股后部隐蔽，皮肤较厚，血管蒂较深，操作体位不佳，临床应用较少。股后外侧皮瓣主要以行于股外侧肌间隔上半部的第 1 穿动脉肌间隔皮血管为蒂。

2. 大隐静脉（great saphenous v.） 经股骨内侧髁后方约2cm处进入大腿内侧部。与股神经内侧皮支伴行，在耻骨结节外下方穿隐静脉裂孔注入股静脉。大隐静脉经股静脉前壁注入为19.6%，经前内侧壁为18.6%，经内侧壁为61.8%。大隐静脉注入处距髂前上棘约10.4cm，距耻骨结节4.2cm，距腹股沟韧带3.2cm。大隐静脉注入股静脉前接受5条属支，即旋髂浅静脉（superficial iliac circumflex v.）、腹壁浅静脉（superficial epigastric v.）、阴部外静脉（external pudendal v.）、股内侧浅静脉（superficial medial femoral v.）和股外侧浅静脉（superficial lateral femoral v.）。这些属支汇入大隐静脉的形式多样（图8-10）。大隐静脉有9～10对静脉瓣，可保证血液向心回流。

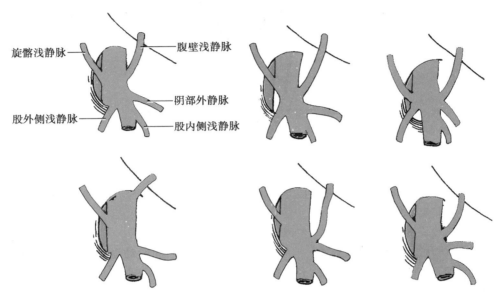

图 8-10　大隐静脉属支的类型

大隐静脉是自体移植的合适材料，常用于替代缺损的动脉，如用于冠状动脉旁路移植术。术中将大隐静脉远侧端与损伤动脉近侧端吻合，以免血流被静脉瓣阻断。大隐静脉在股部的穿支出现率为59.4%，多位于大腿中1/3段。穿静脉瓣膜功能不全时，大隐静脉及其属支常发生曲张，致静脉管腔扩大，静脉瓣不能闭合。重力对不间断血流的吸引作用导致管腔内压力增高，加重静脉曲张。

下肢静脉曲张是血管外科的常见病，主要表现为下肢浅静脉的迂曲扩张，严重者如蚯蚓状外观，尤其是足背、踝部、小腿下段。早期可仅有外观上的改变或久站后小腿酸胀感，晚期出现各种并发症，如小腿水肿、皮肤色素沉着、脂质硬皮病、淤积性皮炎、慢性湿疹、慢性溃疡经久不愈甚至曲张静脉破裂出血。在下肢静脉曲张中，大隐静脉曲张占90%以上。长期站立工作，特别是重体力劳动，是该病的诱因。轻微者可采用物理疗法，严重者需手术治疗。传统手术是大隐静脉高位结扎后将其分段剥离，而微创手术是结扎大隐静脉上端后将其分段结扎，让其机化吸收。需分别结扎切断上端的各属支，以防复发。

3. 浅淋巴结　腹股沟浅淋巴结（superficial inguinal lymph node）易于触摸到，分为上、下两群，上群有2～6个淋巴结，斜行排列于腹股沟韧带下方，主要引流腹前外侧壁下部、会阴、外生殖器、臀部、肛管和子宫的淋巴；下群有2～7个淋巴结，沿大隐静脉末段纵行排列，主要引流下肢、会阴和外生殖器的浅层结构淋巴。腹股沟浅淋巴结的输出淋巴管注入腹股沟深淋巴结或髂外淋巴结（图8-11）。腹股沟浅淋巴结是下肢的防御站，下肢若患有炎症、癌肿，常可导致该群淋巴结肿大。下肢与腹部及会阴相邻，故腹前壁下部与外阴的感染亦可引起腹股沟浅淋巴结肿大。

4. 皮神经（图8-12）

（1）股外侧皮神经（lateral femoral cutaneous n.）：发自腰丛，分前、后两支，在髂前上棘下方5～10cm处穿出深筋膜，前支较长，分布于大腿外侧面皮肤，后支分布于臀区外侧皮肤。

（2）股神经前皮支（anterior cutaneous brach of femoral n.）：起自股神经，在大腿前面中部穿过缝匠肌和深筋膜，分布于大腿前面中、下部的皮肤。

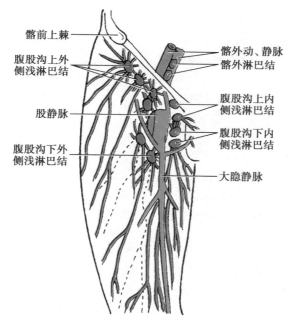

髂前上棘

腹股沟上外侧浅淋巴结

股静脉

腹股沟下外侧浅淋巴结

髂外动、静脉
髂外淋巴结

腹股沟上内侧浅淋巴结

腹股沟下内侧浅淋巴结

大隐静脉

图 8-11　腹股沟浅淋巴结

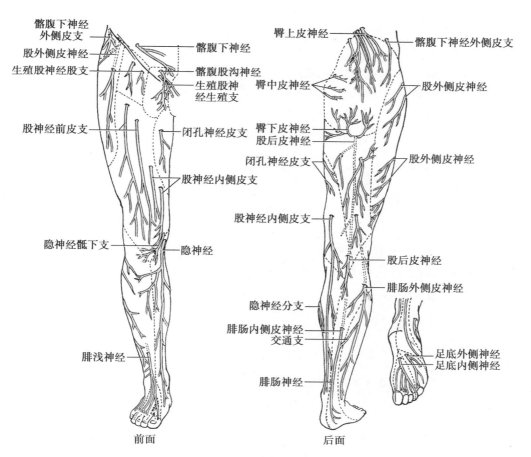

髂腹下神经外侧皮支

股外侧皮神经

生殖股神经股支

髂腹下神经

髂腹股沟神经

生殖股神经生殖支

股神经前皮支

闭孔神经皮支

股神经内侧皮支

隐神经骶下支

隐神经

腓浅神经

前面

臀上皮神经

髂腹下神经外侧皮支

股外侧皮神经

臀中皮神经

臀下皮神经

股后皮神经

闭孔神经皮支

股外侧皮神经

股神经内侧皮支

股后皮神经

腓肠外侧皮神经

隐神经分支

腓肠内侧皮神经交通支

腓肠神经

足底外侧神经

足底内侧神经

后面

图 8-12　下肢的皮神经

（3）**股神经内侧皮支**（medial cutaneous branch of femoral n.）：起自股神经，于大腿下 1/3 穿缝匠肌内侧缘和深筋膜，分布于大腿中、下部内侧皮肤。

（4）**闭孔神经皮支**（cutaneous branch of obturator n.）：多数穿股薄肌或长收肌，分布于股内侧中、上部的皮肤。

（5）生殖股神经的生殖支和股支以及髂腹股沟神经的分支：分布于股前区上部前、内侧皮肤。

（二）深层结构

1. **深筋膜**　称**阔筋膜**（fascia lata）。坚韧致密，为全身最厚的深筋膜，上方附着于腹股沟韧带及髂嵴，与臀筋膜和会阴筋膜相续；下方与腘筋膜和小腿筋膜相续。在大腿外侧增厚，形成扁带状的髂胫束。

（1）**髂胫束**（iliotibial tract）：起自髂嵴前份，上部分为两层，包裹阔筋膜张肌，两者紧密结合不易分离。其后缘与臀大肌腱相续，下端附着于胫骨外侧髁、腓骨头和膝关节囊下部。常用髂胫束作为体壁缺损、薄弱部位或膝关节交叉韧带修补重建的材料。

（2）**隐静脉裂孔**（saphenous hiatus）：又称**卵圆窝**，为腹股沟韧带中、内 1/3 交点下方约一横指处阔筋膜的卵圆形薄弱区。表面覆盖一层疏松结缔组织称**筛筋膜**（cribriform fascia），有大隐静脉穿入。隐静脉裂孔外缘锐利，呈镰状，上端止于耻骨结节，并与腹股沟韧带和腔隙韧带相续，下角向内延伸与耻骨肌筋膜相续。

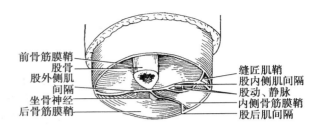

图 8-13　股部中部的骨筋膜鞘

2. **前、内侧骨筋膜鞘**　阔筋膜自股内、外侧和股后向深部发出 3 个肌间隔，伸入肌间隙，附着于股骨粗线，分别称**股内侧肌间隔**（medial femoral intermuscular septum）、**股外侧肌间隔**（lateral femoral intermuscular septum）和**股后肌间隔**（posterior femoral intermuscular septum），其中以股内侧肌间隔最为发达。肌间隔与骨膜及阔筋膜共同形成 3 个骨筋膜鞘，容纳相应的肌群、血管和神经（图 8-13）。**前骨筋膜鞘**包绕股前群肌、股动脉、股静脉、股神经和腹股沟深淋巴结等。股前群肌包括**缝匠肌**（sartorius）和**股四头肌**（quadriceps femoris）。**内侧骨筋膜鞘**包绕股内侧群肌、闭孔动脉、闭孔静脉和闭孔神经等。股内侧群肌列为 3 层，浅层由外上向内下依次为**耻骨肌**（pectineus），**长收肌**（adductor longus）和**股薄肌**（gracilis）；中层位于耻骨肌和长收肌的深面，为**短收肌**（adductor brevis）；深层位于长收肌和短收肌的深面，为**大收肌**（adductor magnus）。股前群肌和内侧群肌的起止点、作用和神经支配见表 8-2。

表 8-2　大腿肌

| 肌群 | 名称 | | 起点 | 止点 | 作用 | 神经支配 |
|---|---|---|---|---|---|---|
| 前群 | 缝匠肌 | | 髂前上棘 | 胫骨上端的内侧面 | 屈髋关节、屈并内旋膝关节 | 股神经（L$_{2,3}$） |
| | 股四头肌 | 股直肌 | 髂前上棘、髋臼上缘 | 四个头向下形成一个腱，包绕髌骨的前面及两侧，向下延为髌韧带，止于胫骨粗隆 | 伸膝关节，股直肌并屈髋关节 | 股神经（L$_{2-4}$） |
| | | 股中间肌 | 股骨体前面上 3/4 部 | | | |
| | | 股外侧肌 | 股骨粗线外侧唇 | | | |
| | | 股内侧肌 | 股骨粗线内侧唇 | | | |
| 内侧群 | 耻骨肌 | | 耻骨梳附近 | 股骨体的耻骨肌线 | 内收、外旋、微屈髋关节 | 股神经、闭孔神经（L$_{2-4}$） |
| | 长收肌 | | 耻骨支前面、耻骨结节下方 | 股骨粗线内侧唇中 1/3 部 | | 闭孔神经（L$_{2,3}$）（大收肌的坐骨部由坐骨神经支配） |
| | 短收肌 | | 耻骨体、耻骨支 | 股骨粗线内侧唇上 1/3 部 | | |
| | 大收肌 | | 闭孔前下缘、坐骨结节 | 股骨粗线内侧唇上 2/3 部、收肌结节 | 内收、微屈髋关节 | |
| | 股薄肌 | | 耻骨体、耻骨支 | 胫骨上端内侧面 | 内收、外旋髋关节 | |

续表

| 肌群 | 名称 | 起点 | 止点 | 作用 | 神经支配 |
|---|---|---|---|---|---|
| 后群 | 股二头肌 | 长头:坐骨结节<br>短头:股骨粗线 | 腓骨头 | 屈膝关节、伸髋关节,并使小腿微外旋 | 坐骨神经(L₄~S₂) |
| | 半腱肌 | 坐骨结节 | 胫骨粗隆内侧 | 屈膝关节、伸髋关节,并使小腿微内旋 | |
| | 半膜肌 | 坐骨结节 | 胫骨内侧髁下缘 | 屈膝关节、伸髋关节,并使小腿微内旋 | |

$L_4 \sim S_2$ 坐骨神经

　　腹股沟肌肉拉伤意味着股前内侧部肌的近端附着点发生了牵拉或撕裂伤,通常涉及股部的屈肌和内收肌。腹股沟肌肉拉伤通常发生在需要快速启动的运动中,如短跑、棒球、篮球和足球等运动。

　　股薄肌体积小,扁窄而长,特别适合于重建运动或功能性移植。另外,股薄肌是内收肌群中的次要肌,切除后对小腿功能无明显影响。因此,股薄肌是良好的肌移植供体。

　　3. 肌腔隙和血管腔隙　腹股沟韧带与髋骨之间被**髂耻弓**(iliopectineal arch)分隔成外侧的肌腔隙和内侧的血管腔隙。二者是腹、盆腔与股前内侧区之间的重要通道(图 8-14)。

　　(1) **肌腔隙**(lacuna musculorum):前界为腹股沟韧带外侧部,后外界为髂骨,内侧界为髂耻弓。内有髂腰肌、股神经和股外侧皮神经通过。患腰椎结核时,脓液可沿腰大肌及其筋膜向下经此腔隙扩散至大腿根部,并可刺激股神经。

　　(2) **血管腔隙**(lacuna vasorum):前界为腹股沟韧带内侧部,后内侧界为耻骨肌筋膜及耻骨梳韧带,内侧界为腔隙韧带,后外侧界为髂耻弓。腔隙内有股鞘、股动脉、股静脉、生殖股神经的股支和淋巴管通过。这些结构由股鞘包绕。

　　4. 股三角(femoral triangle)　位于股前内侧区上 1/3 部,上经肌腔隙和血管腔隙与腹腔相通,下续收肌管。

　　(1) 境界:上界为腹股沟韧带,外下界为缝匠肌内侧缘,内下界为长收肌内侧缘,前壁为阔筋膜,后壁凹陷,自外侧向内侧为髂腰肌、耻骨肌和长收肌及其筋膜。

　　(2) 内容:股三角内的结构由外侧向内侧依次为股神经、股鞘及其包绕的股动脉、股静脉、股管、股深淋巴结和脂肪等。股动脉居中,于腹股沟韧带中点深面由髂外动脉向下延续而成,外侧为股神经,内侧为股静脉。了解这些毗邻关系有利于股动脉压迫止血、股动脉和股静脉穿刺以及股神经阻滞麻醉时的定位(图 8-15)。

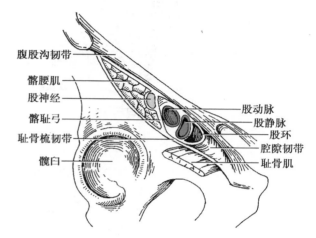

图 8-14　肌腔隙和血管腔隙内的结构

腹股沟韧带
髂腰肌
股神经
髂耻弓
耻骨梳韧带
髋臼
股动脉
股静脉
股环
腔隙韧带
耻骨肌

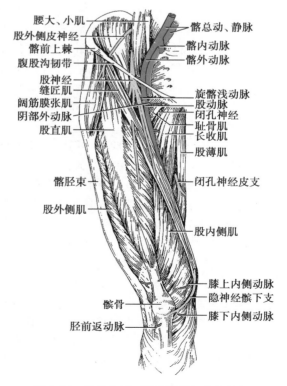

图 8-15　股前内侧区的浅层肌和血管神经

腰大、小肌
股外侧皮神经
髂前上棘
腹股沟韧带
股神经
缝匠肌
阔筋膜张肌
阴部外动脉
股直肌
髂总动、静脉
髂内动脉
髂外动脉
旋髂浅动脉
股动脉
闭孔神经
耻骨肌
长收肌
股薄肌
髂胫束
股外侧肌
闭孔神经皮支
股内侧肌
髌骨
胫前返动脉
膝上内侧动脉
隐神经髌下支
膝下内侧动脉

1) **股鞘**(femoral sheath):为腹横筋膜和髂筋膜向下延续包绕股动脉、股静脉上段的筋膜鞘。呈漏斗形,长约 3~4cm,向下与股血管外膜相续。鞘内两条纵行的纤维隔将鞘分为 3 部分,外侧部容纳股动脉,中间部容纳股静脉,内侧部为股管(图 8-16)。

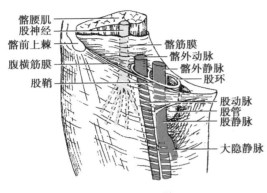

图 8-16 股鞘

2) **股管**(femoral canal):为股鞘内侧份一漏斗状筋膜管,长 1.0~1.5cm。前壁为腹股沟韧带、隐静脉裂孔镰状缘的上端和筛筋膜,后壁为耻骨梳韧带、耻骨肌及其筋膜,内侧壁为股鞘内侧壁和腔隙韧带,外侧壁为股静脉内侧的纤维隔。股管下端为盲端,上口称**股环** femoral ring,呈卵圆形,前界为腹股沟韧带,后界为耻骨梳韧带,内侧界为腔隙韧带,外界为股静脉内侧的纤维隔。股环被薄层疏松结缔组织覆盖,称**股环隔**(femoral septum)。隔的上面衬有腹膜。从腹膜腔面观察,此处有**股凹**(femoral fossa),位置高于股环约 1cm。股管内有 1~2 个腹股沟深淋巴结。股管隔股环隔、腹膜外组织和腹膜与腹膜腔相邻。

腹压增高时,腹腔的大网膜或小肠可被推向股凹,继而经股环至股管,甚至由隐静脉裂孔处突出,形成股疝。股疝位于腹股沟韧带下方和耻骨结节外下方,而腹股沟斜疝位于腹股沟韧带上方并可进入阴囊。股疝多见于女性,腹股沟疝在男性较多见。由于股环的前、后和内侧 3 边均为韧带,锐利坚韧,不易延伸,尤其是陷窝韧带,股疝易发生绞窄(图 8-17)。股环上方常有腹壁下动脉的闭孔支或变异的闭孔动脉经过陷窝韧带附近,故行股疝修补术时应特别注意避免损伤此动脉。股疝手术宜从腹部入路,直视下可以避免损伤该动脉。另外要注意疝与血管的关系,股疝囊外侧有股静脉,手术中慎防损伤。

3) **股动脉**(femoral a.):是髂外动脉自腹股沟

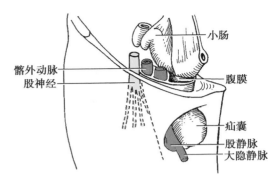

图 8-17 股疝

韧带中点后面向下的延续,在股三角内行向股三角尖,继而经收肌管下行,穿收肌腱裂孔至腘窝,移行为腘动脉。股动脉紧贴髂腰肌,显露髋关节时可在髂腰肌深面剥离以免损伤股动脉。随着肿瘤化疗、介入治疗和微创技术的发展,股动脉穿刺和插管的应用较为广泛。行股动脉穿刺或插管的操作时,穿刺点应选股动脉搏动最明显处。

股动脉起始处发出腹壁浅动脉、旋髂浅动脉和阴部外动脉,这些分支与同名静脉伴行。在腹股沟韧带下方 2~5cm 处,自股动脉后外侧壁发出股深动脉(图 8-18)。

①**股深动脉**(deep femoral a.):是股动脉的最大分支,发出点在腹股沟韧带下方,距腹股沟韧带约为 3.7cm。有时高于腹股沟韧带平面。股深动脉

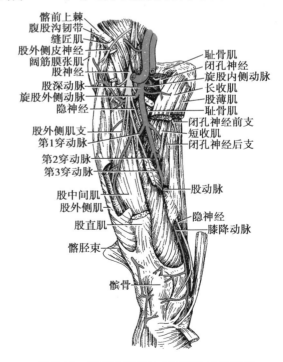

图 8-18 股前内侧区的深层肌和血管神经

起自股动脉后壁为39%,后外侧壁为42%,其他为19%。股深动脉向后、向内下走在髂腰肌和耻骨肌的前面,经过股动脉和股静脉的后方,到达短收肌前面,邻近股骨。股深动脉再向下即离开股三角,跨过长收肌处侧缘而进入其深面,位于大收肌前面,邻近股骨粗线,与股动、静脉间借长收肌分隔。股深动脉末支成为第4穿动脉,在收肌腱裂孔上方不远处穿过大收肌至腘窝。股深动脉沿途发出旋股内侧动脉、旋股外侧动脉、3条穿动脉和肌支,参与构成髋周围动脉网和膝关节动脉网(图8-9)。

②**旋股内侧动脉**(medial femoral circumflex a.):起自股深动脉上端的内侧壁或后壁(71.7%),有时起自股动脉(28.3%)。其起点至股深动脉起点的距离,左侧为1.9mm,右侧为1.5mm;至腹股沟韧带中点为3.1cm。该动脉经耻骨肌与髂腰肌之间向后行,通过闭孔外肌与短收肌之间,绕过股骨干。在股方肌的前面分为浅、深两支,浅支参与构成臀部“十”字吻合,深支越过股方肌上缘到达臀部。浅支分布于股内收肌群的上部,在股骨颈下方常发出一支至髋关节。

③**旋股外侧动脉**(lateral femoral circumflex a.):起自股深动脉上端的外侧壁(79.9%),有时起自股动脉(20.1%)。其起点至股深动脉起点的距离,左侧为2.2cm,右侧1.9cm;至腹股沟韧带中点为3.8cm。该动脉向外跨过髂腰肌,穿过股神经的分支之间至股三角的外侧缘处,进入缝匠肌与股直肌之间。在此处分为3支:升支经股直肌与阔筋膜张肌之间向上外至臀部前份,走在阔筋膜张肌与臀中、小肌之间,分支供应邻近肌,与臀上动脉和旋髂深动脉吻合,并发出一支至髋关节前面;横支在3支中最小,经股直肌与股中间肌之间向外,穿过股外侧肌的上部,绕股骨干到达大转子后外面与旋股内侧动脉吻合,参与形成臀部“十”字吻合;降支有时单独发自股动脉,先在股直肌后面下降,然后在股外侧肌与股中间肌之间的沟内下行,分支供应邻近肌,终末支与股深动脉下部的穿支、膝上外侧动脉的上支和膝最上动脉等吻合。

旋股内、外侧动脉常对称发出,其升支在股骨颈根部形成动脉环,与臀下动脉和第1穿动脉共同构成臀部“十”字吻合,营养股骨头的远侧部。旋股内侧动脉损伤或病变是引起股骨头缺血坏死的主要因素之一。由于旋股内、外侧动脉的升支是股骨头血供的主要来源,试图经股深动脉插管向股骨头、颈注射药物进行介入治疗时,应先在股动脉相应高度的后壁和后外侧壁寻找其开口,如不成功再在后内侧壁及外侧壁寻找。

外伤等情况下有时需结扎股动脉,在股深动脉分出点近侧结扎时,仍可借髂内、外动脉的吻合(臀部“十”字吻合)得以维持血供;在股深动脉分出点以下结扎,股深动脉的分支可与膝关节动脉网的分支相交通。股动脉结扎后肢体坏死率较高,股深动脉以上结扎的坏死率达81%,股深动脉以下结扎的坏死率为55%。

④**穿动脉**(perforating a.):股深动脉在下行途中发出3条穿动脉,末支为第4穿动脉。穿动脉1支型为0.8%,2支型12.6%,3支型55.6%,4支型26.1%,5支型4.6%,6支型0.4%。穿动脉穿过大收肌至股后部,自臀部至腘窝形成一系列的吻合。第1穿动脉先穿过短收肌,再穿过大收肌至股后部,分为升、降两支,升支向上跨过方肌后面至大转子内侧,与旋股内、外侧动脉和臀下动脉构成“十”字吻合;降支向下与第2穿动脉吻合。第2穿动脉也穿过短收肌和大收肌至股后部,分为升、降两支,分别与第1、3穿动脉吻合。第3穿动脉发自短收肌下方,向后穿过大收肌,分支与第2、4穿动脉吻合。第4穿动脉穿过大收肌的下部,分支与第3穿动脉和腘动脉上段的肌支吻合。股骨的滋养动脉常由第2穿动脉发出,但如有两条时则可由任何两条穿动脉发出。

4)**股静脉**(femoral v.):为腘静脉的延续,起自收肌腱裂孔,向上与股动脉伴行。开始位于股动脉后方,逐渐转至内侧,继而穿血管腔隙移行为髂外静脉。股静脉除收集股部的深静脉外,主要收纳大隐静脉的血液。股静脉穿刺术适用于外周浅静脉穿刺困难,但需采血标本或需静脉输液用药的患者;髂静脉、肾静脉、腰静脉、肝静脉、腔静脉、肺动脉、右半心腔、头臂静脉、甲状腺静脉等部位或脏器的造影及介入治疗;心导管检查术常用于危重及不宜翻身婴幼儿股静脉采血。

5)**腹股沟深淋巴结**(deep inguinal lymph node):位于股静脉上部附近和股管内,约3~4个,引流大腿深部结构和会阴的淋巴,并收纳腘深淋巴结和腹股沟浅淋巴结的输出淋巴管,其输出淋巴管注入髂外淋巴结。

6)**股神经**(femoral n.):起于腰丛,沿髂筋膜深面下行,经肌腔隙内侧部进入股三角。在股三角内,股神经位于股动脉外侧为60%;与动脉紧邻为25%;与动脉重叠为15%。股神经在腹股沟韧带稍下方发出肌支、皮支和关节支,肌支分布于股四头肌、缝匠肌和耻骨肌;皮支有股神经前皮支、内侧皮支和隐神经,前两者分布至股前内侧区皮肤;关节支至髋、膝关节。**隐神经**(saphenous n.)在股三角内位于股动脉外侧,伴该动脉经收肌管下行,在收肌管下端穿大收肌腱板,行于缝匠肌和股薄肌之间。在膝关节内侧穿深筋膜,伴大隐静脉下行,分布于髌骨下方、小腿内侧和足内侧缘皮肤。

股神经损伤常与闭孔神经损伤同时发生。脊髓、马尾或腰丛的病变都可影响到股神经,骨盆内肿瘤、腰肌脓肿、股骨或骨盆的骨折都可压迫损伤股神经。如在髂腰肌支发出部的上方损伤股神经,髂腰肌和股四头肌发生瘫痪,表现为大腿不能屈曲,小腿不能伸直,膝反射消失,不能登阶梯或跳跃,股四头肌萎缩,步行困难。若在髂腰肌支发出部的下方受到损伤,屈大腿的功能仍存在,股前内侧及小腿内侧的皮肤感觉障碍。股神经不全损伤时,膝部疼痛比较明显。

5. **收肌管**(adductor canal) 又称 Hunter 管,长 15~17cm,位于股中 1/3 段前内侧,缝匠肌深面,大收肌和股内侧肌之间。横断面上呈三角形。前壁为张于股内侧肌与大收肌间的收肌腱板及其浅面的缝匠肌,外侧壁为股内侧肌,后壁为长收肌和大收肌。上口与股三角尖相通,下口为**收肌腱裂孔**(adductor tendinous opening),通腘窝上角。股三角或腘窝的炎症可借此互相蔓延。在收肌管内,前为股神经的股内侧肌支和隐神经,中为股动脉,后为股静脉。另外,内有淋巴管和疏松结缔组织。

股动脉在收肌管下段发出**膝降动脉**(descending genicular a.)(**膝最上动脉**),该动脉分为浅支和关节支,浅支又称**隐动脉**,离开收肌管的下端,与隐神经一同经过缝匠肌与股薄肌之间,穿出阔筋膜至皮下,终于小腿内侧面的上部,与膝关节动脉网吻合;关节支沿股骨下降,分支供应膝关节,并与膝上内侧、膝上外侧和胫前返动脉等吻合,参与构成膝关节动脉网。偶见隐动脉特别粗大,供应小腿深部结构。

6. **股内侧区的血管和神经** 有闭孔动、静脉和闭孔神经。**闭孔动脉**(obturator a.)起于髂内动脉,穿闭膜管出骨盆至股内侧,分前、后两支,分别位于短收肌前、后面,营养股内收肌群、髋关节和股方肌,并与旋股内侧动脉吻合。**闭孔静脉**(obturator v.)与同名动脉伴行,注入髂内静脉。**闭孔神经**(obturator n.)起自腰丛,伴闭孔血管出闭膜管后分为前、后两支,前支下行于闭孔外肌和短收肌的前面,耻骨肌和长收肌的后面,支配耻骨肌、长收肌、短收肌和股薄肌;后支穿闭孔外肌,位于短收肌与大收肌之间,支配闭孔外肌和大收肌。后支尚发支分布于髋关节、膝关节,故有时髋关节结核患者同时伴有膝关节疼痛。闭孔神经在闭膜管内分为前支和后支占 59.8%,盆腔内分支 25.5%,盆腔外分支 14.7%。

## 二、股后区

### (一)浅层结构

**股后区**(posterior femoral region)的皮肤较薄,浅筋膜较厚。股后皮神经位于阔筋膜与股二头肌之间,沿后正中线下行至腘窝上角。沿途分支分布于股后区、腘窝和小腿后区上部的皮肤。

### (二)深层结构

**后骨筋膜鞘**内有股后群肌、坐骨神经和来自股深动脉的穿动脉等(图 8-19)。鞘内的结缔组织间隙上通臀部,下通腘窝,二者的炎症可沿间隙内的血管神经束互相蔓延。股后群肌包括位于外侧的**股二头肌**(biceps femoris)和内侧的**半腱肌**(semitendinosus)、**半膜肌**(semimembranosus),其起止点、作用和神经支配见表 8-2。切除股后群肌中一块肌,由于协同肌的代偿作用,对功能影响不大。半腱肌有较长的肌腱,而半膜肌有较长的腱膜,均有利于剪裁,适合制作肌瓣。马尾神经病变常伴有股后肌群紧张、痉挛或挛缩,如马尾肿瘤、终丝短缩等。在终丝综合征或晚期脊椎滑脱,马尾的牵引可能引起股后肌群反射性痉挛。某些股后肌群紧张可能因马尾受刺激引起。

**坐骨神经**(sciatic n.)是全身最粗大、最长的神经,起于骶丛,多以单干形式出梨状肌下孔。在臀大肌深面、坐骨结节与大转子之间进入股后区,于大收肌和股二头肌长头之间下降,至腘窝上角分为胫神经和腓总神经。

在股后部,坐骨神经主要在内侧发肌支支配股二头肌长头、半腱肌、半膜肌和大收肌。股二头肌短头由腓总神经的分支支配。因此,手术分离坐骨神经时,在外侧分离较为安全,不易损伤其分支。坐骨神经血供非常丰富,臀下动脉、阴部内动脉、股动脉的穿动脉和腘动脉均发支供给,并相互吻合成链状。坐骨神经偶有一较粗的异常伴行动脉,该动脉多发自臀下动脉。作股部截肢时,需先结扎该动脉,然后切断坐骨神经。

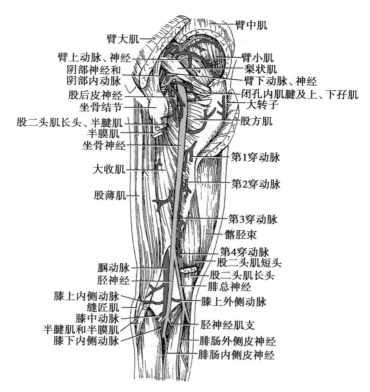

臀大肌
臀上动脉、神经
阴部神经和
阴部内动脉
股后皮神经
坐骨结节
股二头肌长头、半腱肌
半膜肌
坐骨神经
大收肌
股薄肌
腘动脉
胫神经
膝上内侧动脉
缝匠肌
膝中动脉
半腱肌和半膜肌
膝下内侧动脉

臀中肌
臀小肌
梨状肌
臀下动脉、神经
闭孔内肌腱及上、下孖肌
大转子
股方肌
第1穿动脉
第2穿动脉
第3穿动脉
髂胫束
第4穿动脉
股二头肌短头
股二头肌长头
腓总神经
膝上外侧动脉
胫神经肌支
腓肠外侧皮神经
腓肠内侧皮神经

**图 8-19　臀部和股后区的血管神经**

在臀大肌下缘和股二头肌长头外侧缘夹角处，坐骨神经位置表浅，是检查坐骨神经压痛点的常用部位。坐骨神经可在股骨大转子与坐骨结节之间或股后群肌与大收肌之间受到卡压。在行髋关节后外侧入路手术时，应分离保护坐骨神经。逆行打股骨髓内钉时应使大腿屈曲和内收，以防损伤坐骨神经。

坐骨神经痛是以坐骨神经径路及分布区域疼痛为主的综合征。坐骨神经痛多继发于坐骨神经局部及周围结构的病变对坐骨神经的刺激和压迫，原发性坐骨神经炎少见。坐骨神经痛常是骨科疾患的伴发症状。直腿抬高试验阳性，即因坐骨神经受到牵引而使疼痛加剧。疼痛常发生于臀部，放射至大腿后面、小腿外面及后面、足外缘及足背的一部分或全部。

开放性损伤、骨盆骨折、股骨骨折及髋关节脱位以及骨盆肿瘤压迫等均可致坐骨神经损伤。一般腓总神经麻痹的症状最先出现，足趾不能背屈，呈马蹄内翻畸形（图 8-35），行走时欲使足趾离地，常需过度屈曲髋关节，似雨天涉泥姿态。小腿外侧面和后面、足背和足趾常伴有感觉障碍，小腿下 2/3 及足的大部皮肤的感觉消失。如果胫神经同时受累，患者足趾不能跖屈，不能用足趾站立。坐骨神经损伤时跖反射和跟腱反射消失，而膝反射正常。在神经麻痹较久的患者，肌肉萎缩和皮肤营养障碍，有时伴有灼性神经痛。

股骨干骨折多发于青壮年，系由于强大暴力所致。股骨干骨折按位置可分为：①上 1/3 骨折：近端受髂腰肌、臀中肌、臀小肌及其他外旋肌的牵引发生屈曲、外旋、外展移位，远端因受内收肌群牵拉而向上、内移位，造成成角、短缩畸形。②中 1/3 骨折：常随暴力作用方向而变化。③下 1/3 骨折：因远端受腓肠肌牵拉而向后倾斜，可压迫或刺激腘窝内的神经血管。搬运过程中及术中需注意避免损伤腘窝内的神经血管。由于股四头肌对膝关节功能的影响很大，在股骨下 1/3 骨折及髁部骨折的手术中勿加重对股四头肌的损伤，以免加重关节周围软组织粘连。术后应早期练习股四头肌收缩及关节活动。

# 第四节　膝　部

膝部（knee）的上界平髌骨上缘上方两横指处，下界平胫骨粗隆高度，可分为膝前区和膝后区。

## 一、膝前区

**膝前区**（anterior region of knee）的主要结构包

括皮肤、筋膜、滑膜囊和肌腱等。髌韧带两侧隆起的深面填以髌下脂肪垫。屈膝时该处呈浅凹，是关节腔穿刺的常用部位。在髌韧带两侧的凹陷处，向后可扪及膝关节间隙，此处相当于半月板的前端。

### （一）浅层结构

皮肤薄而松弛，皮下脂肪少，移动性大。皮肤与髌韧带之间有**髌前皮下囊**（subcutaneous prepatellar bursa），慢性劳损时可发生炎症。在膝内侧，隐神经自深筋膜穿出，并发出髌下支。外上方和内上方有股外侧皮神经、股神经前皮支和内侧皮支分布，外下方有腓肠外侧皮神经分布。膝内侧部皮瓣的轴心血管为膝降血管。

### （二）深层结构

膝前区的深筋膜是阔筋膜的延续，并与其深面的肌腱相融合。膝外侧部的髂胫束止于胫骨外侧髁前面，其后是胫腓关节。膝内侧部有缝匠肌腱、股薄肌腱和半腱肌腱共同形成的"鹅足"状扁腱，止于胫骨上端内侧面，其深面有一较大的滑膜囊称**鹅足囊**。中间部为股四头肌腱，附着于髌骨底及两侧缘，继而延续为**髌韧带**（patellar lig.），止于胫骨粗隆。在髌骨两侧，股四头肌腱和阔筋膜构成**髌支持带**（patellar retinaculum），该韧带附着于髌骨、髌韧带和胫骨内、外侧髁。

## 二、膝后区

**膝后区**（posterior region of knee）主要为**腘窝**（popliteal fossa）。伸膝时此区深筋膜紧张，屈膝时松弛，腘窝边界清晰可见。

### （一）浅层结构

皮肤薄，移动性较大。浅筋膜中有小隐静脉的末端穿入深筋膜，其周围有 1～3 个**腘浅淋巴结**（superficial popliteal lymph node）。此区皮神经有股后皮神经末支、隐神经和腓肠外侧皮神经的分支。

### （二）深层结构

1. 腘窝的境界　腘窝为膝后区一菱形凹陷，外上界为股二头肌腱，内上界为半腱肌和半膜肌，下内、下外界分别为腓肠肌内、外侧头。腘窝顶为**腘筋膜**（popliteal fascia），腘筋膜与阔筋膜相延续，向下移行为小腿深筋膜。该筋膜由纵、横交织的纤维构成，致密而坚韧。患腘窝囊肿或腘动脉瘤时，因受腘筋膜的限制而胀痛明显。腘窝底自上而下为股骨腘面、膝关节囊后壁、腘斜韧带和腘肌及其筋膜。腘窝内患有大的 Baker 囊肿时，可在坐骨神经分为胫神经和腓总神经处压迫坐骨神经。

2. 腘窝的内容　由浅入深依次为胫神经、腘静脉、腘动脉以及外上方的腓总神经。血管周围有腘深淋巴结和大量的疏松结缔组织（图 8-20）。

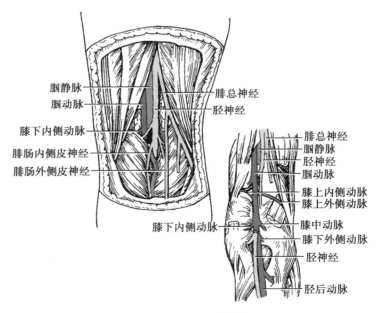

图 8-20　腘窝及其内容

（1）**胫神经**（tibial n.）：由坐骨神经分出，沿腘窝中线下行，至腘肌下缘处穿比目鱼肌腱弓进入小腿后区。在腘窝内，胫神经发出肌支和关节支至附近肌和膝关节，并发出**腓肠内侧皮神经**（medial sural cutaneous n.），该神经伴小隐静脉下行至小腿后面，加入腓肠神经。

股骨髁上骨折和膝关节脱位时易损伤胫神经,常与腘动、静脉损伤同时发生。由于足底肌瘫痪,足不能跖屈、不能屈趾和足内翻。小腿三头肌和屈趾肌瘫痪后,受小腿前群肌和外侧肌的牵拉,足呈背屈外翻状态即仰趾足(图8-35)。患者不能用足尖站立,足跖反射及跟腱反射消失。小腿后1/3、足背外1/3及足底的皮肤感觉显著减弱或消失。

(2) **腓总神经**(common peroneal n.):沿股二头肌腱内侧缘行向外下方,越腓肠肌外侧头表面,绕腓骨颈外侧向前,穿腓骨长肌分为腓浅神经和腓深神经。腓总神经在腘窝发关节支和**腓肠外侧皮神经**(lateral sural cutaneous n.)。

腓总神经在腓骨颈处紧贴骨面,位置表浅,表面无肌组织覆盖,是下肢最易受损的神经。腓骨颈骨折时腓总神经可能会离断,膝关节外伤或脱位时会受到严重牵拉。腓总神经损伤可引起小腿前、外侧群肌瘫痪,踝关节背屈、伸趾和足外翻的功能丧失,导致足下垂,呈马蹄内翻畸形(图8-35)。小腿前外侧、足背和第1趾蹼的感觉障碍。患者行走时,膝关节高举,足向上甩,足趾下垂,难以离地,犹如跨越门槛。

(3) **腘动脉**(popliteal a.):在收肌腱裂孔处续接股动脉,在腘窝深部下行,至腘肌下缘处分为胫前动脉和胫后动脉。腘动脉分为胫前动脉和胫后动脉占96.1%,分为胫前动脉、胫后动脉和腓动脉占2.3%。腘动脉上部位于胫神经内侧,中部位于胫神经深面,下部转至胫神经外侧。在腘窝内,腘动脉分支分布于膝关节和邻近肌,并参与构成膝关节动脉网:①**膝上内侧动脉**(medial superior genicular a.):在股骨内上髁上方贴骨面行向内侧,经半腱肌、半膜肌和大收肌腱与股骨之间至膝关节前面。②**膝上外侧动脉**(lateral superior genicular a.):在股骨外上髁上方行向外侧,经股二头肌肌腱与股骨之间至膝关节前面。③**膝中动脉**(middle genicular a.):穿腘斜韧带和膝关节囊,分布于交叉韧带、半月板和滑膜皱襞等。④**膝下内侧动脉**(medial inferior genicular a.):行向内下方,经胫侧副韧带与胫骨内侧髁之间至膝关节前面。⑤**膝下外侧动脉**(lateral inferior genicular a.):行向外侧,经腓侧副韧带与胫骨外侧髁之间至膝关节前面。

股骨下端和胫骨上端骨折常合并血管损伤,在收肌管和腘窝更易引起。股动脉在收肌管内被大收肌腱板固定于股骨干上。腘动脉紧贴股骨腘面、胫骨平台后缘的唇状突起,与腘静脉共同包绕在一个结缔组织鞘内,较为固定。胫前动脉通过骨间膜上的孔道,而胫后动脉被比目鱼肌腱弓固定。骨折断端作用于血管,或直接暴力使血管发生痉挛,或肌肉撕裂均可使血管发生损伤。此处骨折合并血管损伤时,无论是缺血或反射性痉挛,如血液循环持续受阻,均可引起肢体坏死。股骨髁上骨折时,远侧骨折端被腓肠肌向后牵引,骨折处向后成角,腘动脉被挤压或被断端撕破。

(4) **腘静脉**(popliteal v.):由胫前、后静脉在腘窝下角处汇合而成,有小隐静脉注入。在腘窝内伴胫神经和腘动脉上行,并与腘动脉包于筋膜鞘内。

(5) **腘深淋巴结**(deep popliteal lymph node):位于腘血管周围,约4~5个,收纳足和小腿的深淋巴管,并接受腘浅淋巴结的输出淋巴管,其输出淋巴管注入腹股沟深淋巴结。

腘窝内结构复杂而重要,手术入路应选择髌骨内、外侧,避开腘窝。膝关节置换术中,截骨时应小心操作,摆锯插入不要过深,以免损伤腘窝内结构。由于腘窝内富含疏松结缔组织,且膝关节囊与腓肠肌、半膜肌肌腱滑囊相通,有时膝关节退变或由于发育异常,滑囊形成囊肿进入腘窝内,严重时压迫腘静脉并阻碍膝屈曲,应手术切除。

## 三、膝关节

**膝关节**(knee joint)是连接股部和小腿的滑车关节,为人体最大最复杂的关节。膝关节由股骨下端、胫骨上端和髌骨组成,主要功能为负重和运动,对于站立、行走和上楼梯等日常活动是必需的,对于跑、跳、踢和转向等运动也是必要的。膝关节主要作屈、伸运动,屈膝时可作少许旋转。

### (一) 骨性结构

1. **股骨下端** 向两侧和后方膨大,形成**股骨内侧髁**(medial condyle of femur)和**股骨外侧髁**(lateral condyle of femur)。两髁的下面有髁关节面。股骨下端前面中间部稍凹陷,为髌面。

2. **胫骨上端** 膨大,两侧突出形成**胫骨内侧髁**(medial condyle of tibia)和**胫骨外侧髁**(lateral condyle of tibia),其上面平坦,称**胫骨平台**。髁的上面各有一微凹的关节面,并被覆于其上面的半月板而加深。胫骨内、外侧髁的关节面与股骨内、外侧髁的关节面相对应。在胫骨内、外侧髁关节面之间的粗糙隆起称**髁间隆起**(intercondylar eminence),隆起的前、后方的平坦小区域,分别为前、后交叉韧带的附着处。胫骨平台以松质骨为主，活动度较高且承担体重，故遭遇暴力时可发生骨折，如髁关节面凹陷和髁关节面劈裂移位，并常合并膝关节韧带和半月板损伤。胫骨上端的骨骺距关节面较近，故对幼年患者作骨端切骨手术时，不可切除过多的骨质，以免损伤骨骺，影响骨的发育。

3. **髌骨**（patella） 为人体最大的籽骨，略呈三角形，前后扁平。髌骨后面的中间部有纵行的骨嵴，将其分为内、外两部，与股骨的髌面相对应。髌骨作为股四头肌腱的支点，加强股四头肌的伸膝力量，尤其是伸膝至150°～180°时更为明显。在膝关节屈伸运动中起到延长杠杆力臂、降低关节面应力的作用。

髌骨骨折一般有外伤史、膝关节局部疼痛肿胀、皮下瘀斑，膝关节活动障碍，甚至可直接触到髌骨骨折缝。治疗原则是尽可能复位，恢复关节面的平整，牢固内固定，防止创伤性关节炎。对于无移位的髌骨骨折，可抽出关节腔积血，然后进行包扎和固定。对于有移位的骨折，采取改良的张力带Kirschner针内固定、髌骨部分切除或髌骨全切除进行治疗。但是，不可轻易将其切除。

髌股关节（膝关节的髌股部分）不稳的病因包括软组织异常或骨结构异常导致的髌骨对线不良、髌骨形态异常、高位髌骨。主要表现为髌骨周围钝痛，当做增加髌股关节应力的动作时，疼痛加剧。患者可诉膝关节不稳，例如"打软腿"等，或有髌骨脱位病史。髌骨轨道试验阳性，即膝关节用力伸直过程中髌骨向外滑动。也可通过髌骨被动倾斜试验和髌骨内外侧滑动试验诊断。Q角可见增大。常伴随股四头肌萎缩。正侧位及髌骨轴位X线片可帮助诊断高位髌骨，轴位X线片可显示髌股关节不稳和脱位。非手术治疗多不理想。常用术式包括：①调节髌骨近端力线：膝外侧松解内侧紧缩术、股内侧肌止点移位术。②调节髌骨远端力线：肌腱转位术、髌腱手术、胫骨结节移位术。③髌骨切除股四头肌成形术：适用于不适合以上术式、复发性脱位、髌股关节炎者。

（二）**韧带、半月板和滑膜囊**

1. **韧带** 膝关节的韧带分为囊外韧带和囊内韧带，囊外韧带包括胫侧副韧带、腓侧副韧带、髌韧带、髌支持带和腘斜韧带等（图8-21），囊内韧带主要有膝交叉韧带（图8-22）。

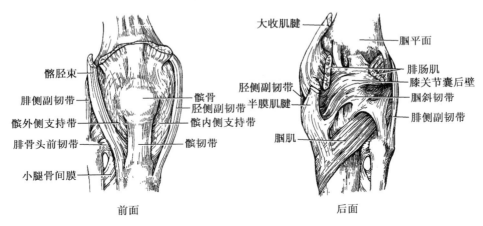

图8-21 膝关节

（1）**胫侧副韧带**（tibial collateral lig.）：扁宽呈带状，起自股骨内上髁，止于胫骨内侧髁和胫骨体内侧面。该韧带前部纤维较垂直，并与关节囊壁分离，其间有疏松结缔组织和滑液囊，半膜肌腱在该韧带与胫骨之间扩展，膝中、下血管在此扩展部与韧带间穿行；后部纤维向下、后方斜行，至内侧半月板水平斜向前方，止于胫骨。因此，韧带后部的中份宽阔，与关节囊和内侧半月板紧密相连。胫侧副韧带的前部在膝关节任何位置均处于紧张状态，而后部在屈膝时松弛。

（2）**腓侧副韧带**（fibular collateral lig.）：呈圆索状，起自股骨外上髁，止于腓骨头外侧面的中部。该韧带与其浅面的股二头肌腱和髂胫束有加强和保护膝关节外侧部的作用。腓侧副韧带不与关节囊相连，膝下外侧血管从其深面穿过。腓侧副韧带在屈膝时松弛，伸膝时紧张。

胫、腓侧副韧带可发生损伤乃至断裂，尤其胫侧副韧带常见。由于胫侧副韧带与内侧半月板连接，膝关节处于半屈状态并受到旋转力量作用时，易发生胫侧副韧带损伤，应注意可能伴有半月板破

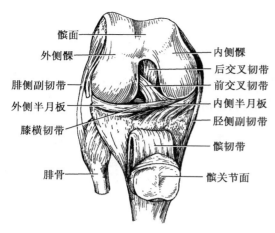

髌面
外侧髁
腓侧副韧带
外侧半月板
膝横韧带
腓骨

内侧髁
后交叉韧带
前交叉韧带
内侧半月板
胫侧副韧带
髌韧带
髌关节面

图 8-22　膝交叉韧带

裂。腓侧副韧带一般不易损伤，一旦发生则常伴有腓总神经的牵拉或断裂，应予注意。胫、腓侧副韧带对人工全膝关节置换的稳定性意义重大，韧带严重受损时应避免进行表面型的全膝关节置换而选择铰链式假体。胫、腓侧副韧带不平衡时将导致全膝关节置换术后内、外侧间隙不平衡，故对于术前膝内、外翻的患者术中应进行胫、腓侧副韧带松解，以调节内、外侧间隙。对于胫、腓侧副韧带与截骨平面的关系也应仔细考量，否则将导致术后屈伸间隙不平衡。

（3）**膝交叉韧带**（cruciate lig. of knee）：为膝关节重要的稳定结构，呈铰链式连于股骨髁间窝和胫骨的髁间隆起之间，可防止胫骨沿股骨前、后移位。**前交叉韧带**（anterior cruciate lig.）是膝关节最重要的稳定结构，起自股骨外侧髁的内侧面，斜向前下方，止于胫骨髁间隆起的前部和内、外侧半月板的前角。**后交叉韧带**（posterior cruciate lig.）起自股骨内侧髁的外侧面，斜向后下方，止于胫骨髁间隆起的后部和外侧半月板后角。当膝关节活动时，前、后交叉韧带都有一部分纤维处于紧张状态。因此，除前交叉韧带防止胫骨向前移位，后交叉韧带防止胫骨向后移位外，还可限制膝关节的过伸、过屈及旋转活动。

膝交叉韧带损伤多见于青壮年。由于膝交叉韧带居关节深处，并在关节周围韧带的保护下，常不易损伤。虽然交叉韧带强度高，但由于膝关节活动度大而负重，故在半屈位时旋转膝关节，容易撕裂前交叉韧带，如一旦损伤，常与胫侧副韧带或内侧半月板损伤同时发生。单纯后交叉韧带损伤较少见。交叉韧带完全断裂后，膝关节稳定性明显降低，患者会因关节无力、不稳等就医。特征性检查

是抽屉试验阳性，MRI 可确定诊断及损伤程度。对于前叉韧带损伤 I 度、Ⅱ 度者，可考虑应用长腿石膏托固定屈膝 30° 4～6 周。韧带止点撕脱者、合并内侧半月板破裂的膝关节持续绞锁者、膝关节脱位并后交叉韧带和外侧副韧带断裂者应尽早手术治疗。陈旧性交叉韧带断裂、年轻而不合并膝关节退变者应采取关节镜手术重建。对于交叉韧带完全断裂的患者，应手术重建韧带，否则膝关节长时间不稳会导致关节软骨退变。同时，加强股四头肌和股后群肌的锻炼，增强膝关节的稳定性，利于膝关节功能的恢复。

2. **半月板**（meniscus）（图 8-22，图 8-23）　为纤维软骨板，内、外侧各一，呈半月形，位于胫骨平台和股骨内、外侧髁之间。半月板有内、外侧两缘和前、后两角。外侧缘较厚，内侧缘较薄。**内侧半月板**（medial meniscus）较大，前、后角距离较远，呈"C"形，前角窄而薄，后角宽而稍厚。前角和后角分别位于髁间隆起的前、后方非关节面部分。内侧缘与胫侧副韧带后部紧密相连，故胫侧副韧带的损伤常合并内侧半月板撕裂。**外侧半月板**（lateral meniscus）较小，前、后角距离较近，略呈"O"形。前角附着于髁间隆起前方，后角附着于内侧半月板后角与髁间隆起之间。外侧半月板的外侧缘有一斜沟，腘肌腱在此通过，故其外侧缘不与腓侧副韧带相连。外侧半月板活动度比内侧半月板大，故通常不易受损，手术摘除比内侧半月板容易。

半月板的上面凹陷，下面平坦，近似楔状，嵌于关节间隙内，是稳定膝关节的复杂结构中不可缺少的部分。半月板具有弹性，在关节运动时，可减少震荡。当膝关节伸、屈时，半月板凹面与股骨髁之间发生移动。在膝关节旋转时，半月板下面与胫骨平台之间发生移动。

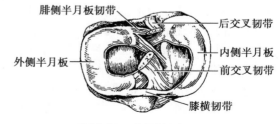

腓侧半月板韧带
外侧半月板

后交叉韧带
内侧半月板
前交叉韧带
膝横韧带

图 8-23　半月板（上面）

半月板本身不容易发生损伤，但由于半月板与周围韧带相连，当外伤时部分暴力可通过韧带传导至半月板，引起半月板撕裂。半月板损伤多见于青壮年、运动员和矿工。由于撕裂的半月板可能卡在

关节面之间,产生弹响、绞锁等特征性症状。伴股四头肌萎缩和行走活动无力感。McMurray 试验和 Apley 试验可以帮助诊断,MRI 可确定诊断及分型。

半月板撕裂后长时间不处理将严重影响膝关节生物力学,导致关节软骨退变和骨性关节炎,故应及时恰当处理。对于急性期半月板撕裂、边缘部撕裂者可考虑非手术治疗。症状反复并影响生活和工作,或严重、反复发作绞锁,或持续绞锁状态者,需考虑行关节镜探查后修复和切除,开放性手术治疗半月板损伤基本不推荐。对于桶柄形撕裂、横行撕裂、放射形撕裂者,应切除撕裂的中央部碎片,平滑修正裂口和切口;对于边缘性撕裂者,应缝合修补以期待其愈合;对于半月板严重损伤不能愈合,而破碎的半月板又造成膝关节功能紊乱,其他治疗无效者,可行半月板全切除。由于半月板血供差,外缘有血供,内侧部几乎无血供,故半月板内侧部撕裂可以进行部分切除,半月板外侧撕裂应尽量缝合以期愈合。手术切除半月板后并不明显影响关节功能。

盘状半月板指不明原因半月板异常增厚,常见于外侧半月板。由于失去了正常的上面凹陷,盘状半月板无法与股骨髁形合,也难以分散关节应力,故易损伤破裂。可手术切除半月板中心区域,保留边缘,重建凹陷。

3. **滑膜囊及脂肪垫**  滑膜衬于关节囊内面,几乎覆盖关节内全部结构,部分滑膜突向关节腔外,形成与关节腔相通的滑膜囊,其中以**髌上囊**(suprapatellar bursa)最大,位于股四头肌腱与股骨之间(图 8-24)。当膝关节腔积液时,可出现浮髌感,此时可在髌骨两侧缘中点行关节腔穿刺抽液检查。部分滑膜向关节腔内隆起形成皱襞,按其位置可分 3 组:①**髌上滑膜襞**:位于髌上囊与关节腔之间,出现率达 94%;②**髌内滑膜襞**:为关节囊内侧的带状突起,出现率仅为 39%;③**髌下滑膜襞**:位于前交叉韧带前方,出现率为 100%。髌上滑膜襞容易嵌于髌关节面后方,故多引起膝关节内干扰症状,临床上称为膝关节滑膜皱襞综合征。

膝关节内的脂肪垫为滑膜与关节囊的纤维层之间的一层脂肪组织,充填与关节面不相适应的空间,并向两侧延伸。其中以**髌下脂体**(infrapatellar fat pad)为主要部分,它位于髌骨和股骨髁下方之间以及胫骨髁上方与髌韧带之间,并在髌骨两侧向上伸展形成称**翼状襞**。髌下脂体内的血管较多,施行半月板手术时应注意保护。髌下脂体因外伤而被钳挟、压迫时,可引起关节内干扰症状。

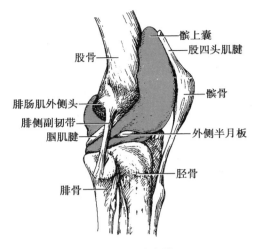

图 8-24　髌上囊

**(三)膝关节动脉网**

膝关节的血供十分丰富,由股动脉、腘动脉、胫前动脉和股深动脉的分支在膝关节周围吻合形成动脉网。主要有旋股外侧动脉降支、膝降动脉、膝上内侧动脉、膝上外侧动脉、膝中动脉、膝下内侧动脉、膝下外侧动脉、胫前返动脉和股深动脉的第 3、4 穿动脉参与构成(图 8-25)。当胫动脉损伤或栓塞时,膝关节动脉网可成为侧支循环的重要途径,保证肢体远端的血供。

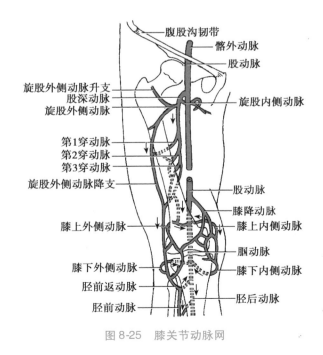

图 8-25　膝关节动脉网

膝关节既运动又承重,故损伤多见,特别在踢足球和打排球跑动时需要扭转处于屈位膝关节。除膝部骨折、结核需要手术外,膝部恶性肿瘤、类风湿性关节炎或骨性关节炎常需要作全膝关节置换术。半月板损伤、侧副韧带损伤、先天性盘状软骨等膝内紊乱等需要作膝关节探查。膝关节的前外侧壁和外侧壁接近表面，附近无重要结构，多在此处作切口。后壁位置较深，附近有较多的重要结构，故除必要外一般不作后侧切口。前侧切口一般围绕髌骨进行，可在其外侧或内侧，但以后者较常用。切口自大腿前侧下部沿股四头肌腱内侧缘开始，至膝上7~8cm处，然后向内绕髌骨弯行，至其下缘，纵行至胫骨粗隆稍下。也可在膝关节前侧作正中切口。在小腿上内侧找到隐神经的髌下支并牵开。游离创口两侧皮瓣，充分显露股四头肌腱、髌韧带、关节囊前壁和胫、腓侧副韧带。

关节镜检查对临床诊断有很大价值，对施行膝关节内手术和术后检查也有重要作用。通过关节镜在关节腔内观察膝关节的结构，并可连接内镜照相机进行摄影记录。可用专用的活检钳采取组织标本，也可借助关节镜施行治疗性手术。使用关节镜时，必须通过皮肤切口经套管针插入膝关节。根据具体要求确定穿刺点，髌骨外下方为最常用穿刺部位。关节镜检查应有一定顺序，以免遗漏某些部位。可用直视镜和前斜视镜交替检查髌上囊滑膜和髌骨软骨面。然后，使膝关节慢慢屈，沿股骨内侧髁关节面至内侧膝关节间隙进行观察。于屈60°位观察内侧半月板，移动关节镜可以看到内侧半月板的大部分。继而逐渐伸膝并使关节镜前端退回髌上囊，再慢慢曲膝关节，使关节镜沿髁间窝外侧下移，检查外侧半月板后部，使膝被动内翻检查外侧半月板中部和前部。最后，检查膝交叉韧带、膝关节前下腔及滑膜皱襞等。

# 第五节 小 腿 部

小腿部(leg)含连接膝关节和踝关节的胫骨和腓骨。胫骨是承重骨，腓骨的承重作用较小。腓骨上端不参与膝关节构成，下端参与踝关节构成。腓骨为若干肌提供附着点，对踝关节起加固作用，也是自体骨移植的供体。

小腿上界为平胫骨粗隆的环行线，下界为内、外踝根部的环行线。可将小腿分为小腿前外侧区和小腿后区。

## 一、小腿前外侧区

### (一) 浅层结构

**小腿前外侧区**( anterolateral region of leg) 的皮肤较厚而紧，移动性小，毛发较多。由于血供较差，损伤后愈合较慢。浅筋膜疏松，含少量脂肪。下肢水肿时，胫骨前指压时可出现凹陷。浅静脉为大隐静脉及其属支。大隐静脉在足内侧缘起自足背静脉弓，经内踝前方上行达小腿前内侧。大隐静脉及其属支与小隐静脉和深静脉有广泛的吻合。皮神经主要有两条：①**隐神经**( saphenous n. )：伴大隐静脉行至足内侧缘。在小腿上部，隐神经居静脉后方，在小腿下部绕至静脉前方。②**腓浅神经**( superficial peroneal n. )：于小腿外侧中、下 1/3 交界处穿出深筋膜至皮下，分为**足背内侧皮神经**( medial dorsal cutaneous n. of foot )和**足背中间皮神经**( intermediate dorsal cutaneous n. of foot )，下行至足背，分布于小腿外侧及除第 1、2 趾相对面以外的足背皮肤。

小腿前部皮瓣的皮肤质量虽然较好，血管蒂外径也很粗，但血管蒂的位置较深，操作上不甚方便，供区部位也较显露，只是备用的供皮区。皮瓣区无知名的浅静脉和皮神经干，皮瓣血供来自胫前动脉的肌间隙皮支。小腿前外侧部皮瓣是以胫前动脉的腓浅神经支为轴心动脉。

小腿外侧部皮瓣的轴心血管为腓动脉的肌间隔皮支和肌皮动脉穿支。小腿下外侧部皮瓣(外踝上皮瓣)的轴心血管是从小腿骨间膜下端穿出的腓动脉终末穿支的上行支。该动脉上行供应外踝上部皮区，并与小腿前外侧和足背外侧皮区的血管吻合。一般不宜作为吻合血管移植供区，常以腓动脉终末穿支的上行支为轴心血管设计为逆行岛状皮瓣。

### (二) 深层结构

深筋膜较致密，在胫侧与胫骨体内侧面的骨膜紧密融合，在腓侧发出**小腿前肌间隔**( anterior crural intermuscular septum )和**小腿后肌间隔**( posterior crural intermuscular septum )，止于腓骨。深筋膜、前、后肌间隔和胫、腓骨及其骨间膜共同围成前、外侧和后骨筋膜鞘，容纳相应肌群、血管和神经(图 8-26)。

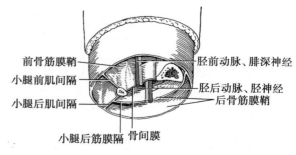

图 8-26 小腿中部的骨筋膜鞘

构成小腿各骨筋膜鞘的深筋膜非常致密,骨筋膜鞘内因肌创伤可能会引起出血、水肿和炎症。动脉出血会使骨筋膜鞘内压力升高,压迫鞘内的结构。受压区域的远端结构会因缺血受到持续损伤,远端动脉搏动消失,温度降低,此称为小腿骨筋膜鞘综合征。为降低骨筋膜鞘内的压力,宜早期行筋膜切开术减压。

1. 前骨筋膜鞘 容纳小腿前群肌、腓深神经和胫前血管等(图8-27)。小腿前群肌包括内侧的**胫骨前肌**(tibialis anterior)、外侧的**趾长伸肌**(extensor digitorum longus)和两者之间的**踇长伸肌**(extensor hallucis longus),其起止点、作用和神经支配见表8-3。

胫骨前肌劳损主要是因该肌反复轻微创伤或覆盖胫骨体的骨膜轻微撕裂伤所致。长期坐姿办公的人长距离行走时易引起胫骨前肌劳损,运动员于运动前未充分热身或运动后没有放松也会发生。胫骨前肌劳损其实是前骨筋膜鞘综合征较轻的形式,肿胀肌肉可引起疼痛,并有明显压痛。

(1)**胫前动脉**(anterior tibial a.):起于腘动脉约占99%,起于腓动脉1%。胫前动脉于腘肌下缘由腘动脉分出后,向前穿骨间膜进入小腿前骨筋膜鞘,紧贴骨间膜前面伴腓深神经下行。上1/3段位于胫骨前肌和趾长伸肌之间,下2/3段位于胫骨前肌和踇长伸肌之间。主干下行至伸肌上支持带下缘处移行为足背动脉。胫前动脉起始部发出胫前返动脉加入膝关节动脉网,中部发出肌支营养前群肌和胫、腓骨,下部在踝关节附近发出**内踝前动脉**(medial anterior malleolar a.)和**外踝前动脉**(lateral anterior malleolar a.),与跗内、外侧动脉吻合,参与构成踝关节动脉网。

表8-3 小腿肌

| 肌群 | 名称 | | | 起点 | 止点 | 作用 | 神经支配 |
|---|---|---|---|---|---|---|---|
| 后群 | 浅层 | 小腿三头肌 | 腓肠肌 | 内侧头:股骨内上髁及附近骨面<br>外侧头:股骨外上髁 | 跟骨结节 | 屈踝、膝关节(比目鱼肌除外) | 胫神经<br>($L_4 \sim S_3$) |
| | | | 比目鱼肌 | 腓骨上端、胫骨比目鱼肌线、胫骨内侧缘中1/3 | | | |
| | | 跖肌 | | 腘面外下部、膝关节囊后壁 | | | |
| | 深层 | 腘肌 | | 股骨外侧髁外侧面上缘 | 胫骨比目鱼肌线以上骨面 | 屈和内旋膝关节 | |
| | | 趾长屈肌 | | 腓骨后面中1/3 | 第2~5趾远节趾骨底 | 屈踝关节、屈第2~5趾、足内翻 | |
| | | 踇长屈肌 | | 腓骨后面下2/3 | 踇趾远节趾骨底 | 屈踝关节、屈踇趾 | |
| | | 胫骨后肌 | | 胫、腓骨及小腿骨间膜后面 | 舟骨粗隆、第1~3楔骨跖面 | 屈踝关节、足内翻 | |
| 前群 | 腓骨前肌 | | | 胫骨上半外侧面 | 内侧楔骨、第1跖骨跖面 | 伸踝关节、足内翻 | 腓深神经<br>($L_4 \sim S_2$) |
| | 趾长伸肌 | | | 腓骨前面、小腿骨间膜 | 第2~5趾中节、远节趾骨底 | 伸踝关节、伸第2~5趾 | |
| | 踇长伸肌 | | | 腓骨中部内侧面、小腿骨间膜 | 踇趾远节趾骨底 | 伸踝关节、伸踇趾 | |
| | 第3腓骨肌 | | | 腓骨下1/3前面、小腿骨间膜 | 第4、5跖骨底背面 | 协助伸踝、趾间关节及足外翻 | |
| 外侧群 | 腓骨长肌 | | | 腓骨上2/3外侧面 | 内侧楔骨、第1跖骨底 | 屈踝关节足外翻 | 腓浅神经<br>($L_5 \sim S_1$) |
| | 腓骨短肌 | | | 腓骨下1/3外侧面 | 第5跖骨粗隆 | | |

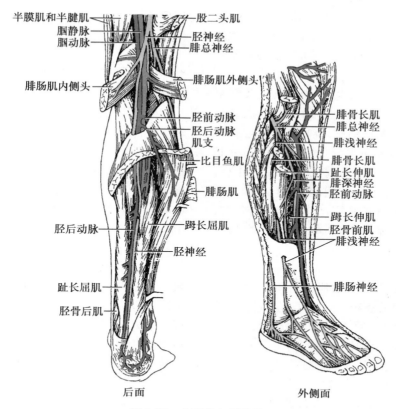

半膜肌和半腱肌 — 股二头肌
腘静脉 — 胫神经
腘动脉 — 腓总神经

腓肠肌内侧头 — 腓肠肌外侧头

腓骨长肌
腓总神经

胫前动脉
胫后动脉
肌支

腓浅神经

腓骨长肌
趾长伸肌
腓深神经
胫前动脉

比目鱼肌

腓肠肌

胫后动脉

鉧长屈肌

鉧长伸肌
胫骨前肌
腓浅神经

胫神经

趾长屈肌

腓肠神经

胫骨后肌

后面        外侧面

图 8-27 小腿的血管神经

（2）**胫前静脉**（anterior tibial v.）：两条，与同名动脉伴行。

（3）**腓深神经**（deep peroneal n.）：于腓骨颈水平起自腓总神经，穿腓骨长肌起始部及前肌间隔进入前骨筋膜鞘，与胫前血管伴行。肌支支配小腿前群和足背肌。皮支仅分布于第1、2趾相对面的背侧皮肤。腓深神经损伤常由前骨筋膜鞘综合征时肿胀肌肉压迫或穿过紧的鞋引起，可致足下垂和不能伸趾。

2. **外侧骨筋膜鞘** 内有小腿外侧群肌、腓血管和腓浅神经等（图8-27）。小腿外侧群肌包括**腓骨长肌**（peroneus longus）和**腓骨短肌**（peroneus brevis），其起止点、作用和神经支配见表8-3。

**腓动脉**（peroneal a.）起于胫后动脉（95.2%）、腘动脉（3.5%）或胫前动脉1.4%。

**腓浅神经**（superficial peroneal n.）于腓骨颈高度由腓总神经分出，下行于腓骨长、短肌之间，支配此二肌。于小腿外侧中、下1/3交界处穿出深筋膜至皮下。腓浅神经损伤常导致足不能外翻。

## 二、小腿后区

### （一）浅层结构

**小腿后区**（posterior region of leg）的皮肤柔软，富有弹性，血供丰富，是临床上常用的带血管蒂皮瓣的供皮区。浅筋膜较薄，内有小隐静脉及其属支、腓肠内侧皮神经、腓肠外侧皮神经和腓肠神经。

1. **小隐静脉**（small saphenous v.） 起于足背静脉弓，伴腓肠神经绕外踝后方，沿小腿后区正中线上行，至腘窝下角处穿腘筋膜入腘窝。小隐静脉内有7~8个静脉瓣，并有交通支与大隐静脉和深静脉相吻合。静脉瓣发育不良或深静脉回流受阻可导致小隐静脉和大隐静脉淤血或曲张。

2. **腓肠神经**（sural n.） 多由腓肠内侧皮神经和腓肠外侧皮神经交通支于小腿后区下部吻合而成，穿出深筋膜后，经外踝后方达足背外侧，分布于小腿后区下部和足背外侧缘的皮肤。

小腿后区皮瓣的血供主要来自腘窝，属肌间隙血管皮瓣，供血动脉有腘窝外侧皮动脉、腘窝中间皮动脉和腘窝内侧皮动脉。该皮瓣优点是部位隐蔽，皮肤质量较好，供皮面积较大，知名静脉和皮神经具备，主要缺点是轴型动脉不理想，没有纵贯小腿的皮动脉，只有较为分散的仅分布至小腿上部的皮动脉。

小腿内侧中、下部皮瓣是以胫后动脉皮支为血供的皮瓣。小腿内侧部位较隐蔽，皮肤致密，皮下脂肪少。较大皮瓣可以胫后动、静脉为蒂,带上几个节段性肌间隙皮血管。小型皮瓣可以较粗大的肌间隙皮血管为蒂。皮瓣供区有大隐静脉和隐神经可供吻接。

腓肠神经移植是治疗周围神经缺损及恢复器官功能的主要措施之一。腓肠神经的血供主要来源于小腿后部的皮动脉,其中与该神经伴行的腘窝中间皮动脉较重要。此动脉的浅支分布于小腿上部皮肤,深支多与腓肠内侧神经伴行,于小腿中、上 1/3 穿出深筋膜,分布于小腿后部皮肤。腓肠神经与营养血管、小隐静脉的伴行关系为:外侧为腓肠神经,中间为营养血管,内侧为小隐静脉。

### (二)深层结构

深筋膜较致密,与小腿后肌间隔和胫、腓骨及其骨间膜围成**后骨筋膜鞘**,容纳小腿后群肌、血管和神经等(图 8-28)。后骨筋膜鞘分为浅、深两部,浅部容纳**小腿三头肌**(triceps surae),向下逐渐缩窄,仅包绕跟腱及其周围脂肪;深部容纳深层肌,在小腿上部,深层肌由外侧向内侧依次为**姆长屈肌**(flexor hallucis longus)、**胫骨后肌**(tibialis posterior)和**趾长屈肌**(flexor digitorum longus);在内踝后上方,趾长屈肌腱越胫骨后肌腱浅面至外侧,相互交叉。小腿后群肌的起止点、作用和神经支配见表 8-3。

跟腱断裂在足部肌腱断裂中最为常见,好发于中年运动员。一般断裂的部位多发生在跟腱附着点上方 3~4cm 处,此处跟腱最窄;其次为与肌腹连接处和跟骨附着处。跟腱断裂常发生于跖屈状态下足突然背屈,小腿突然感觉疼痛。跟腱完全断裂时,不能使用患肢,小腿肚肿胀,可触及断端。跟腱内纤维的微小撕裂伤可导致跟腱炎,行走或穿硬底鞋时引起疼痛。过度活动,尤其是长期不活动后再跑步的人更易患跟腱炎。

**胫后动脉**(posterior tibial a.)起于腘动脉约占 98.4%,起于腓动脉 1.6%。胫后动脉在小腿区浅、深肌层之间下行,经内踝后方进入足底,沿途分支营养邻近肌。胫后动脉在起始处发出**腓动脉**(peroneal a.),越胫骨后肌表面斜向外下,在姆长屈肌与腓骨之间下降至外踝后方,终于外踝支,并参与构成踝关节动脉网。腓动脉主要营养邻近肌和腓骨。**胫后静脉**(posterior tibial v.)2 支,与胫后动脉伴行。**胫神经**(tibial n.)伴胫后血管行于小腿后群浅、深肌之间,经内踝后方进入足底。胫神经发肌支支配小腿后群肌,皮支为腓肠内侧

皮神经,伴小隐静脉,分布于小腿后面的皮肤。

### 三、小腿骨间的连接

小腿骨间的连接包括胫腓关节、小腿骨间膜和胫腓连接。

#### (一)胫腓关节

**胫腓关节**(tibiofibular joint)由胫骨外侧髁的腓关节面与腓骨头关节面构成,属平面关节,其运动范围甚小。关节囊周围有**腓骨头前韧带**(anterior lig. of fibular head)和**腓骨头后韧带**(posterior lig. of fibular head)加强。关节腔有时通过腘肌囊与膝关节相通。

#### (二)小腿骨间膜

**小腿骨间膜**(crural interosseous membrane)为连接于胫骨、腓骨的骨间缘之间的坚韧纤维膜,大部分纤维斜向外下方,小部分纤维斜向外上方。骨间膜上端宽而薄,有一卵圆形孔,有胫前动脉通过;下端窄而厚,也有一小孔,有腓动脉的穿支通过。除连接胫、腓骨外,骨间膜有传导重力的作用。

#### (三)胫腓连接

胫骨的腓切迹与腓骨下端的内侧面之间借韧带连成**胫腓连接**(tibiofibular syndesmosis),其活动度甚小。韧带包括**骨间韧带**(interosseous lig.)、**胫腓前韧带**(anterior tibiofibular lig.)和**胫腓后韧带**(posterior tibiofibular lig.)。

胫骨是承重的主要骨骼,腓骨承重仅为 1/6。胫、腓骨中、下 1/3 处交接处由于骨形态转变易发生骨折。胫、腓骨骨干骨折约占全身骨折的 13.7%,10 岁以下儿童多见。胫、腓骨双骨折最多,胫骨次之,腓骨最少。胫、腓骨的骨折需特别注意合并骨筋膜鞘综合征。

## 第六节 踝部和足部

**踝部**(ankle region)上界为内、外踝根部的环行线,下界为过内、外踝尖的环行线。踝部以通过内、外踝的冠状面分为踝前区和踝后区。**足部**(foot)分为足背和足底。

### 一、踝前区与足背

#### (一)浅层结构

**踝前区**(anterior region of ankle)和**足背**(dorsum of foot)的皮肤较薄。浅筋膜疏松,缺少脂肪。足背静脉弓在足内、外侧缘分别与足背其他静脉汇合成大隐静脉和小隐静脉。皮神经包括足内侧缘的隐

神经、外侧缘的腓肠神经延续的足背外侧皮神经以及足背的腓浅神经发出的足背内侧皮神经和足背中间皮神经。第1、2趾相对面有腓深神经的终支分布。

大隐静脉在内踝前方的位置表浅而恒定，在紧急静脉输液或输血而上肢静脉穿刺有困难者，常作为静脉穿刺或切开部位，插入导管以长时间补充液体或输血。切开时注意不要损伤与其伴行的隐神经。一般在两侧踝部切开失败、踝部静脉已阻塞以及大面积烧伤患者的表浅静脉均已烧损，才作股部大隐静脉切开术。

足背供皮区的皮肤较薄，色泽较好，皮下脂肪少，韧性大，弹性好。血管蒂较长，血管管径较粗，有可供缝接的皮神经。可以同时切取伸肌肌腱做成复合组织瓣。但是，供皮区面积小，皮肤的伸张性小。供皮区不能拉拢缝合，必须植皮，创面覆盖要求高。如处理不当，会影响足的功能和穿鞋。皮瓣的动脉血供主要来自足背动脉及其分支。足外侧皮瓣位于足背外侧，是以跟外侧动脉为轴心血管的供区，常作带蒂移位。血管神经恒定，属小皮瓣

供区。

**（二）深层结构**

1. **深筋膜**　踝前区的深筋膜为小腿深筋膜的向下延续，在此增厚形成两个伸肌支持带，并向深部的骨面发出纤维隔，形成骨纤维管，这些骨纤维管具有约束肌腱和保护血管神经的作用。

（1）**伸肌上支持带**（superior extensor retinaculum）：又称**小腿横韧带**，呈宽带状，位于踝关节上方，附着于胫、腓骨前缘。深面有两个间隙，内侧者通过胫骨前肌腱、胫前血管和腓深神经，外侧者通过𧿹长伸肌腱、趾长伸肌腱和第3腓骨肌。

（2）**伸肌下支持带**（inferior extensor retinaculum）：又称**小腿十字韧带**，位于踝关节前面、伸肌上支持带远侧，多呈横"Y"形，外侧端附着于跟骨外侧面，内侧端分叉附着于内踝和足内侧缘。伸肌下支持带向深面发出两个纤维隔，参与构成3个骨纤维管，内侧者通过胫骨前肌腱，中间者通过𧿹长伸肌腱、足背动脉和腓深神经，外侧者通过趾长伸肌腱和第3腓骨肌腱，肌腱表面均有腱鞘包绕（图8-28）。

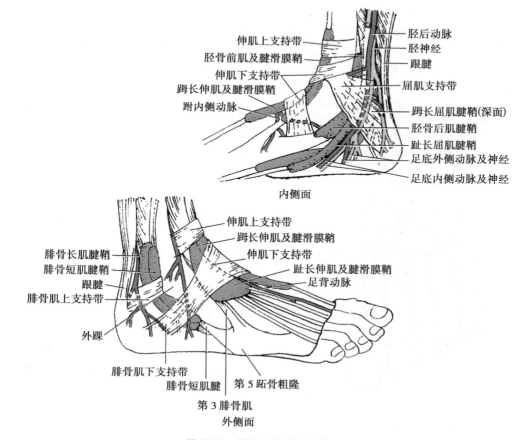

图 8-28　伸肌支持带和腱鞘

2. 足背动脉(dorsal a. of foot) 出现率为95.3%,为胫前动脉延续95.1%,为腓动脉穿支延续4%,发自腓动脉穿支0.9%。足背动脉于伸肌上支持带下缘续于胫前动脉。在踝关节前方行于拇长伸肌腱和趾长伸肌腱之间,位置表浅,足轻微背屈时可触及搏动。由于在有的个体足背动脉被粗大的腓动脉穿支替代,触摸不到足背动脉,且往往发生在双侧下肢。足背动脉触诊有助于外周动脉阻塞性疾病的诊断。足背动脉发出分支如下:①跗外侧动脉(lateral tarsal a.):行向足背外侧。②跗内侧动脉(medial tarsal a.):1~3支,行向足背内侧及足底。③弓状动脉(arcuate a.):呈弓状向足背外侧弯行,与跗外侧动脉吻合,并发出3支跖背动脉(dorsal metatarsal a.)。④足底深支(deep plan-tar a.):穿第1跖骨间隙至足底,与足底外侧动脉吻合成足底弓。⑤第1跖背动脉为足背动脉主干的终末,分布于拇趾和第2趾的内侧面。第1跖背动脉和第2~4跖背动脉分别由足背动脉和弓状动脉发出,沿跖骨间隙前行,至跖趾关节附近各分为2支趾背动脉(dorsal digital a.),分布于趾的相对缘(图8-29)。

3. 腓深神经(deep peroneal n.)(图8-29)多行于足背动脉的内侧,分成两终支,分布于足背肌、足关节及第1、2趾相对缘皮肤。

4. 足背间隙 足背深筋膜分为浅、深两层,浅层为伸肌下支持带的延续,附着于足内、外侧缘;深层紧贴骨间背侧肌和跖骨骨膜,又称骨间背侧筋膜。两层筋膜之间的间隙称为足背间隙(dorsal space of foot),容纳趾长伸肌腱及腱鞘、趾短伸肌、足背动脉及分支、足背静脉及属支、腓深神经、拇长伸肌腱及腱鞘。

## 二、踝后区

踝后区(posterior region of ankle)的上界为内、外踝根部后面的连线,下界为足跟下缘。中线深面有跟腱附着于跟结节。跟腱与内、外踝之间各有一浅沟,内侧沟深面有小腿屈肌腱和小腿后区血管神经穿入足底,外侧沟深面有腓骨长、短肌腱和小隐静脉、腓肠神经穿过。

（一）浅层结构

踝后区的皮肤上部移动性较大,足跟的皮肤角化层较厚。浅筋膜疏松,跟腱两侧有较多脂肪。跟腱与皮肤之间有跟皮下囊,跟腱止端与跟骨骨面之间有跟腱囊。

（二）深层结构

1. 踝管(malleolar canal) 深筋膜在内踝和跟骨内侧面之间的部分增厚,形成屈肌支持带(flexor retinaculum)(分裂韧带)。此韧带与跟骨内侧面和内踝之间围成踝管。屈肌支持带向深面发出3个纤维隔,将踝管分成4个骨纤维性管,由前向后依次通过:①胫骨后肌腱;②趾长屈肌腱;③胫后动、静脉和胫神经;④拇长屈肌腱(图8-30)。在内踝后方与跟腱之间可触及胫后动脉搏动,触摸时需使足内翻以便让屈肌支持带放松。胫后动脉触诊常用于检查外周动脉阻塞性疾病。踝管是小腿后区与足底间的一个重要通道,感染可借踝管蔓延。踝管变狭窄时,可能压迫其内容物,形成踝管综合征,可引起胫神经受压。

2. 腓骨肌上、下支持带 由外踝后下方的深筋膜增厚形成。腓骨肌上支持带(superior peroneal retinaculum)附着于外踝后缘与跟骨外侧面上部之间,固定腓骨长、短肌腱于外踝后下方。腓骨肌下支持带(inferior peroneal retinaculum)前端续于伸肌下支持带,后端附着于跟骨外侧面前部,固定腓骨长、短肌腱于跟骨外侧面。在腓骨上、下支持带深面,腓骨长、短肌腱上部有总腱鞘包绕,在下部腱鞘分别包绕腓骨长肌腱和腓骨短肌腱。

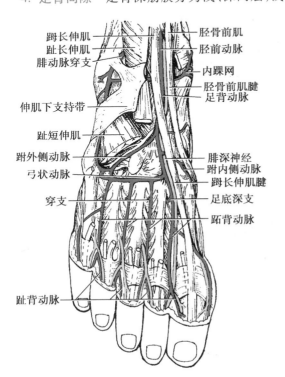

拇长伸肌
趾长伸肌
腓动脉穿支
伸肌下支持带
趾短伸肌
跗外侧动脉
弓状动脉
穿支
趾背动脉
胫骨前肌
胫前动脉
内踝网
胫骨前肌腱
足背动脉
腓深神经
跗内侧动脉
拇长伸肌腱
足底深支
跖背动脉

图8-29 踝前区和足背的结构

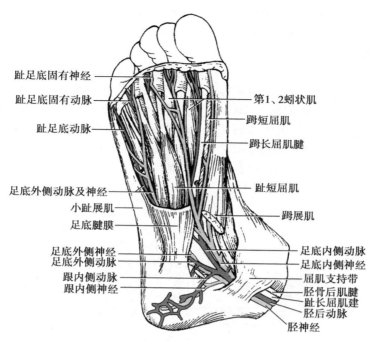

趾足底固有神经
趾足底固有动脉
趾足底动脉

足底外侧动脉及神经
小趾展肌
足底腱膜

足底外侧神经
足底外侧动脉
跟内侧动脉
跟内侧神经

第1、2蚓状肌
蹈短屈肌
蹈长屈肌腱

趾短屈肌

蹈展肌

足底内侧动脉
足底内侧神经
屈肌支持带
胫骨后肌腱
趾长屈肌建
胫后动脉
胫神经

图 8-30  踝后区和足底的结构

## 三、踝关节

### (一) 骨性结构

**踝关节**(ankle joint)又称**距小腿关节**,由胫、腓骨下端与距骨滑车构成,属于屈戌关节,主要功能是负重。运动功能亦相当重要,日常生活中上下楼梯、登山和跳跃运动等都有踝关节屈伸运动的参与。距骨体的上、内侧、外侧面皆嵌入胫骨与腓骨下端共同构成的踝穴内(图 8-31)。由于内、外踝经距骨两侧向下凸出,分别与距骨的内、外侧面构成关节,主要允许关节作前后方向的运动,侧向运动的程度很轻微,关节的稳固性得以增强。外踝较内踝长,距骨与外踝接触的关节面较大,与内踝接触的关节面较小。距骨上面前宽后窄,相对的胫、腓骨所形成的踝穴也前宽后窄,故不易发生距骨向后脱位。在足跖屈时,距骨上面较窄的后份转对上方关节槽的较宽部分,故关节的侧向运动角度大于背屈,此时踝关节最不稳定。绝大多数踝关节损伤都发生在足跖屈时,常因足突然内翻引起,如下山、下坡和下楼梯等。

踝关节与距跟关节的功能互补,两个关节可视为一个关节复合体。踝关节同时背屈与外展或跖屈与内收联合,而距跟关节同时背屈、外展及外翻或跖屈、内收及内翻。这两个关节中一个关节运动时很少不伴有另一个关节的运动,这种互补作用是很明显的。临床上如对距跟关节施行融

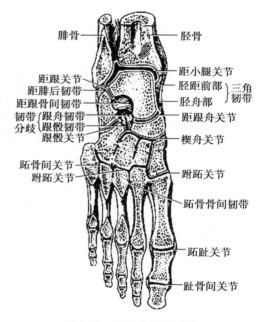

腓骨
距跟关节
距腓后韧带
距跟骨间韧带
韧带（跟舟韧带
分歧｛跟骰韧带
跟骰关节

跖骨间关节
跗跖关节

胫骨
距小腿关节
胫距前部｝三角
胫舟部｝韧带
距跟舟关节
楔舟关节
跗跖关节
跖骨骨间韧带

跖趾关节
趾骨间关节

图 8-31  足关节(斜切面)

合,踝关节运动增加,必然引起关节炎性改变,而踝关节融合后距跟关节和跗横关节承受应力必然增加。

跟骨骨刺多位于跟骨结节跖侧面前份的内、外侧突,其基底与跟骨体跖面形成一横沟,尖端埋于足底腱膜和趾短屈肌的起点内。足底腱膜炎患者X线片显示,跟骨骨刺的出现率为59%。足底外侧神经在内踝尖端下方发出小趾展肌神经,后者紧贴

跟骨表面的横沟。足底外侧神经也发出细支分布于跟骨跖面骨膜和足底长韧带。跟骨骨刺引起的足跟痛可能与刺激此神经有关。

（二）关节囊及韧带

1. 关节囊　前、后壁较为薄弱，但两侧有强健的侧副韧带加强。关节囊在近侧附着于胫、腓骨的关节面边缘，远侧附着于距骨上关节面的边缘，向前伸展至距骨颈，因而关节腔内积液时关节囊易向前凸。关节滑膜向上伸展至胫、腓骨之间

约0.6cm。滑膜的前、后部较为松弛。踝关节前方的穿刺伤或浅部伤口，可进入关节腔。

2. 韧带（图8-32）　关节囊各壁有韧带增强。前面的韧带为一薄片，由横行纤维构成，上方附着于内、外踝前面和胫骨下端，下方附着于距骨颈。后面的韧带最为薄弱，有时不明显，常仅为几条韧带性纤维束，由胫骨下端后缘伸展至距骨后面。关节囊前、后部的韧带甚薄，这样的构造便于跖屈、背伸动作。

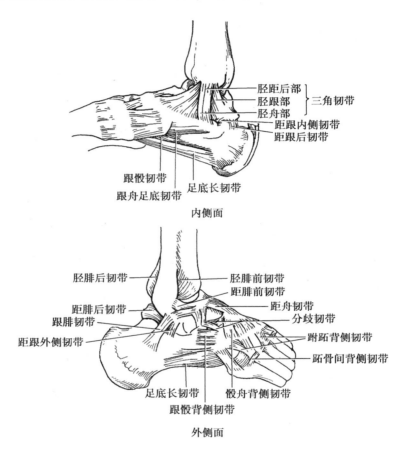

图8-32　足关节的韧带

关节囊内侧的韧带较坚韧，呈三角形，称为**三角韧带**（deltoid lig.）。该韧带向上附着于内踝，向下扩展，附着于距骨、跟骨和舟骨，形成**胫距前韧带**（anterior tibiotalar lig.）、**胫距后韧带**（posterior tibiotalar lig.）、**胫跟韧带**（tibiocalcanean lig.）和**胫舟韧带**（tibionavicular lig.）。三角韧带是踝关节内侧的唯一韧带，是踝关节韧带中最坚强的韧带，对防止踝关节外翻起着重要作用。足强力外翻时常使三角韧带由内踝的附着处撕脱，但韧带本身一般保持完整。韧带的完全断裂时常伴有全部或部分内踝尖的骨折。

关节囊外侧的韧带较为薄弱且不完整，起自外踝，向下分为3束：①**距腓前韧带**（anterior talofibular lig.）：由外踝前面向前内伸展至距骨颈外侧，甚为薄弱，单纯损伤很少见，多伴有骨折。②**跟腓韧带**（calcaneofibular lig.）：自外踝尖向下后伸展至跟骨外面上部，最长，较坚强。腓骨长、短肌腱从外侧越过。跟腓韧带最容易受损。内翻暴力时跟腓韧带首先断裂，关节囊也可撕裂。施加于外踝的压力使胫腓前韧带扭伤，并发胫、腓骨下端分离倾向，故跟腓韧带与胫腓前韧带扭伤常同时存在。跟腓韧带伴有距腓前韧带断裂时，引起踝关节不稳、习惯

性扭伤和关节过度活动。③**距腓后韧带**（posterior talofibular lig.）：由外踝后面向后略偏下伸展至距骨后突，该束最坚强，很少单独发生撕裂。

胫跟韧带和跟腓韧带自内、外踝尖向下后越过距骨止于跟骨两侧面，胫距后韧带和距腓后韧带自内、外踝向后止于距骨后突的结节，这4条韧带的方向均向后，并且后2条韧带更为坚强，起着防止小腿骨下端向前脱位的重要作用。胫距前韧带和距腓前韧带很薄弱，对踝关节的稳定作用较弱。

**3. 增强关节的肌腱** 踝关节囊前面有胫骨前肌腱、跛长伸肌腱和趾长伸肌腱增强，后面有跛长屈肌腱增强，内侧面有胫骨后肌腱和趾长屈肌腱增强，外侧面有腓骨长、短肌腱增强。

**（三）血管和神经**

**1. 血管** 踝关节的血液供应来自胫前动脉和腓动脉的踝部分支。

**2. 神经** 来自胫神经和腓深神经。胫神经在分为足底内、外侧神经以前发出1或2支，下行至踝关节后面。跟内侧神经后支发出一支至关节囊后外侧壁。腓深神经在分为内、外侧支前后，发出几支至关节囊前壁。

踝关节是全身最易损伤的关节，其中踝关节扭伤（韧带撕裂）最为常见，大部分属于内翻损伤。站在不平地面时，足被迫内翻导致负重足扭转而造成内翻损伤。外侧韧带扭伤常发生在跑、跳等动作的运动中，特别是篮球运动。在踝关节扭伤中，距腓前韧带可部分或全部撕裂，跟腓韧带也可发生撕裂，严重的损伤还可合并外踝骨折。日常生活中踝关节扭伤的原因如下：①负重力大，在行走、跳跃时身体全部力量落在该关节上。②外踝长，内踝短。③外侧韧带较内侧韧带薄弱，较易引起撕裂。④足跖屈时距骨体较宽的部分脱出，较窄的部分进入关节内，关节变得不稳定。⑤胫腓骨下端构成踝关节的踝穴，并非安全坚固。⑥使足外翻背伸的第3腓骨肌不如使足内翻背伸的胫骨前肌坚强，故足部向外的力量不如向内大。

## 四、足底

### （一）浅层结构

**足底**（sole of foot）的皮肤厚，致密而坚实，移动性差，尤其是足跟、足外侧缘和趾基底部。这些部位是身体重力的支持点，可因摩擦增厚形成胼胝。

足跟部的浅筋膜肥厚，称跟垫，是负重的重要结构。其他部分皮肤较薄，汗腺丰富。浅筋膜内的致密纤维束将皮肤与足底深筋膜紧密相连。

足底常用作移位修复负重区的皮肤缺损，但一般不宜选为吻合血管的游离移植。足底皮瓣的供皮区有两条轴心动脉，即足底内侧动脉和足底外侧动脉。因此，可设计足底内侧皮瓣和足底外侧皮瓣。选用足底内侧皮瓣为佳。

### （二）深层结构

**1. 深筋膜** 分为浅、深两层，浅层覆于足底肌表面，两侧较薄，中间部增厚形成足底腱膜；深层覆于骨间肌的跖侧，称**骨间跖侧筋膜**（plantar interosseous fascia）。**足底腱膜**（plantar aponeurosis）又称**跖腱膜**，与掌腱膜相似，前方宽薄，后方窄厚，含有较多的纵行纤维，附着于跟结节前缘内侧部。足底腱膜是维持足弓的重要结构，并有保护足关节、维持足底肌和肌腱正常活动的作用。

足底筋膜炎（足底腱膜炎）是导致足跟痛最主要的病因，发病率约为10%，肥胖人群、整天站立的人群或踝部弹性不足的人群较易患病。过度运动或长时间站立时，由于趾背屈及足纵弓拉伸的作用，导致足底腱膜的张力增大，长时间的张力载荷即可导致足底腱膜的急性或慢性损伤。足底腱膜炎时常出现足跟下面和足内侧面的疼痛，通常在坐下后或早晨开始走路时最严重。在足底腱膜近端附着点和跟骨内侧面有压痛，跛趾被动背屈时可加重疼痛。如果足底腱膜缩短，足弓弧度增大，可形成弓形足。矫正时可切断足底腱膜。手术方式主要有开放性足底腱膜切开术、内镜下足底腱膜松解术和双极电凝腱膜松解术。

足底腱膜的两侧缘向深部发出肌间隔，附着于第1、5跖骨，形成3个骨筋膜鞘：①**内侧骨筋膜鞘**：容纳**跛展肌**（abductor hallucis）、**跛短屈肌**（flexor hallucis brevis）、跛长屈肌腱以及血管、神经；②**中间骨筋膜鞘**：容纳**趾短屈肌**（flexor digitorum brevis）、**足底方肌**（quadratus plantae）、**跛收肌**（adductor hallucis）、**蚓状肌**（lumbricale）、趾长屈肌腱、足底动脉弓及其分支、足底外侧神经及其分支等；③**外侧骨筋膜鞘**：容纳**小趾展肌**（abductor digiti minimi）、**小趾短屈肌**（flexor digiti minimi brevis）以及血管、神经。足肌的起止点、作用和神经支配见表8-4。

表 8-4　足肌

| 肌群 | | 名称 | 起点 | 止点 | 作用 | 神经支配 |
|---|---|---|---|---|---|---|
| 足背肌 | | 蹈短伸肌 | 跟骨前端的上面和外侧面 | 蹈趾近节趾骨底 | 伸蹈趾 | 腓深神经（L₄~S₂） |
| | | 趾短伸肌 | | 第2~4趾近节趾骨底 | 伸第2~4趾 | |
| 足底肌 | 内侧群 | 蹈展肌 | 跟骨结节、舟骨粗隆 | 蹈趾近节趾骨底 | 外展蹈趾 | 足底内侧神经（L₄,₅） |
| | | 蹈短屈肌 | 内侧楔骨跖面 | | 屈蹈趾 | |
| | | 蹈收肌 | 第2~4跖骨底 | | 内收和屈蹈趾 | |
| | 中间群 | 趾短屈肌 | 跟骨 | 第2~5趾的中节趾骨底 | 屈第2~5趾 | 足底内、外侧神经（L₄~S₂） |
| | | 足底方肌 | | 趾长屈肌腱 | | |
| | | 蚓状肌 | 趾长屈肌腱 | 趾背腱膜 | 屈跖趾关节、伸趾关节 | |
| | | 骨间足底肌 | 第3~5跖骨内侧半 | 第3~5趾近节趾骨底和趾背腱膜 | 内收第3~5趾 | |
| | | 骨间背侧肌 | 跖骨的相对面 | 第2~4趾近节趾骨底和趾背腱膜 | 外展第2~4趾 | 足底外侧神经（S₁,₂） |
| | 外侧群 | 小趾展肌 | 跟骨 | 小趾近节趾骨底 | 屈和外展小趾 | |
| | | 小趾短屈肌 | 第5跖骨底 | | 屈小趾 | |

2. **血管和神经**　胫后动脉和胫神经穿踝管至足底，分为足底内、外侧动脉和足底内、外侧神经。**足底内侧动脉**（medial plantar a.）较细小，伴同名静脉和神经沿足底内侧缘前行，分布于邻近组织，末端与第1跖背动脉吻合。**足底外侧动脉**（lateral plantar a.）较粗，伴同名静脉、神经斜向前外，穿趾短屈肌深面至足底外侧缘，分布于邻近组织，终支向内侧弯行至第1跖骨间隙处，与足背动脉的足底深支吻合成**足底弓**（artery arch of sole）。由足底弓发出4支**跖足底总动脉**（common plantar metatarsal a.），于跖骨间隙内前行，分布于骨间足底肌，至跖趾关节附近各分成2支**跖足底固有动脉**（proper plantar digital a.），分布于第1~5趾的相对缘（图8-33）。**足底内侧神经**（medial plantar n.）支配足底内侧部肌，分布于关节、足底内侧半及内侧3个半趾足底面的皮肤。**足底外侧神经**（lateral plantar n.）支配足底外侧部肌，分布于关节、足底外侧半及外侧1个半趾足底面的皮肤（图8-34）。

**（三）足部关节**

足骨间形成许多关节，有运动和减轻震荡的作用。足的骨和关节经常作为一个整体发挥作用。一个或多个关节发生病变时，除影响足的运动，还可影响身体的平衡。足的连接包括跗骨、跖骨和趾骨之间的连接，即跗骨间关节、跗跖关节、跖骨间关节、跖趾关节和趾骨间关节。其中跗骨间关节数目

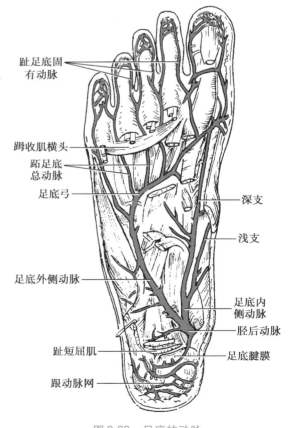

趾足底固有动脉

蹈收肌横头

跖足底总动脉

足底弓

深支

浅支

足底外侧动脉

足底内侧动脉

胫后动脉

趾短屈肌

足底腱膜

跟动脉网

图 8-33　足底的动脉

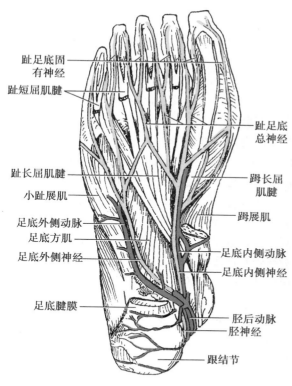

趾足底固
有神经

趾短屈肌腱

趾长屈肌腱

小趾展肌

足底外侧动脉

足底方肌

足底外侧神经

足底腱膜

趾足底
总神经

蹞长屈
肌腱

蹞展肌

足底内侧动脉

足底内侧神经

胫后动脉

胫神经

跟结节

图 8-34 足底的神经

较多,足的内翻和外翻是其主要运动形式。足的其他关节相对较小,彼此之间由韧带紧密相连,只可允许轻微运动。

1. 跗骨间关节(intertarsal joint)(图 8-31,图 8-32)

(1) 距跟关节(talocalcaneal joint):又称距下关节,由距骨体下面和跟骨上面构成,与距跟舟关节在功能上是联合关节。足的大部分内翻和外翻运动都发生在距跟关节,跟骨和足舟骨连同其他的足骨对距骨作内翻和外翻运动,足的内侧缘提起使足底转向内侧称内翻,足的外侧缘提起使足底转向外侧称外翻。内翻和外翻通常与踝关节协同运动,即内翻伴有足的跖屈,外翻伴有足的背屈。

(2) 距跟舟关节(talocalcaneonavicular joint):由距骨头的前凸面和跖面、舟骨后面和跟骨载距突上面及载距突前外方的跟骨上面构成。此关节属于杵臼型,仅在后面和背面有真正的关节囊。关节囊后部较薄弱,与两骨间的骨间韧带相续。关节囊背侧部有距舟韧带(talonavicular lig.)加强。临床上所称的距下关节包括距跟关节与距跟舟关节的距跟部分及距跟两骨间的骨间韧带。

(3) 跟骰关节(calcaneocuboid joint):由跟骨

前端和骰骨后面构成,位于足外侧纵弓的最高点。跟骰关节在足的内、外翻运动中只起辅助作用。足部畸形时,为了改善足功能,常将距跟关节、距跟舟关节和跟骰关节行骨性融合,即三关节融合术。

距跟舟关节与跟骰关节合称为**跗横关节**(transverse tarsal joint)(**Chopart 关节**)。关节线呈横置的"S"形,内侧部凸向前,外侧部凸向后。临床上常沿此关节线施行足离断术。两个关节腔互不相通,只是功能类似。足前半部通过此关节可作轻度跖屈、背屈、内翻和外翻运动。另外,跗横关节可通过纵轴作内、外旋,使足的中部适应不同地面情况。

(4) **楔舟关节**(cuneonavicular joint):由舟骨前面和 3 块楔骨的后面构成。关节腔常与楔跖关节腔和相对的跖骨间关节腔相通。如果舟骨与骰骨构成关节,其关节腔即为楔舟关节腔的延续部分。楔舟关节囊的背侧和内侧有**楔舟背侧韧带**(dorsal cuneonavicular lig.)增强,跖侧有**楔舟足底韧带**(plantar cuneonavicular lig.)增强,后者较坚韧。

(5) **楔骰关节**(cuneocuboid joint):由外侧楔骨和骰骨构成,关节腔较小,后方与楔舟关节腔不一定相通。关节囊的背侧有**楔骰背侧韧带**(dorsal cuneocuboid lig.)增强,跖侧有**楔骰足底韧带**(plantar cuneocuboid lig.)增强。两骨之间有**楔骰骨间韧带**(interosseous cuneocuboid lig.)连接。

(6) **楔骨间关节**(intercuneiform joint):由相邻的楔骨构成。关节的背侧有横行的**楔骨间背侧韧带**(dorsal intercuneiform lig.)增强,跖侧有较坚强的**楔骨间足底韧带**(plantar intercuneiform lig.)增强,并与连接相邻楔骨的骨间韧带相续。骨间韧带将楔骨间关节腔分隔为前、后两部,前部与跗跖关节相连,后部与楔舟关节相通。连接第 1、2 楔骨的骨间韧带在背侧常不完整,使楔舟关节腔与跗跖关节腔相通。

除上述韧带外,跗骨间关节周围有许多较长的韧带。足底的韧带强韧有力,重要的有:①**跟舟足底韧带**(plantar calcaneonavicular lig.):位于距跟舟关节下方,连接于跟骨与足舟骨之间,对维持足内侧纵弓起重要作用。因其弹性较强,又称**弹簧韧带**(**跳跃韧带**)。②**足底长韧带**(long plantar lig.)(**跖长韧带**):是足底最长的韧带,自跟骨下面向前连至骰骨和第 2～4 跖骨底,对维持足外侧纵弓起重要作用。③**跟骰足底韧带**(plantar calcaneocuboid lig. )（**跖短韧带**），位于跖长韧带深面，连接跟骨与骰骨的足底面，宽短坚韧，位置深，对维持足外侧纵弓起重要作用。足背的韧带薄弱，重要的有**分歧韧带**（bifurcated lig. )，位于跗横关节背侧，由跟骨背面向前分别附着于足舟骨和骰骨。

　　跗骨间关节的血液供应来自足背动脉、足底内侧动脉、足底外侧动脉和足底动脉弓。背面的神经来自腓深神经，内侧面来自隐神经，跖面来自足底内、外侧神经。

　　2. 跗跖关节（tarsometatarsal joint）（图8-31，图8-32）　由3块楔骨和骰骨与5个跖骨底连接而成。属于平面关节，活动甚微。

　　3. 跖骨间关节（intermetatarsal joint）（图8-31，图8-32）　由2~5跖骨底相邻面之间构成的关节。韧带连接紧密，活动甚微。

　　4. 跖趾关节（metatarsophalangeal joint）（图8-31，图8-32）　由跖骨头与近节趾骨底构成。属于椭圆关节，可作轻微屈、伸、收、展运动。

　　蹈外翻是常见的足病，指第1跖骨内翻（第1与第2跖骨夹角>10°）、蹈趾过度斜向外侧（外翻角>15°）畸形。常伴有进行性第1跖趾关节半脱位。足楔骨间和跖骨间有坚强的韧带联系，但第1楔骨、跖骨与其他楔骨、跖骨的联系较弱。若站立过久、行走过多、经常穿高跟或尖头鞋时，第1楔骨和跖骨受非生理压力的影响而向内移位，引起足纵弓和横弓塌陷。蹈长伸肌腱、蹈长屈肌腱和蹈短屈肌腱外侧头呈弓弦样紧张，增加蹈趾外翻的力量。蹈趾近节趾骨底将第1跖骨头推向内侧，第1与第2跖骨夹角加大。在第1跖骨头内侧可形成骨赘和滑囊炎。畸形严重者的第2趾有时被挤到足趾背侧形成锤状趾，第1跖趾关节足底侧处出现胼胝。如畸形和疼痛较重，保守治疗无效，可采取软组织手术、骨性手术、软组织联合骨性手术和跖趾关节人工关节置换术。手术目的是切除增生的骨赘和滑囊，矫正蹈趾畸形。

　　5. 趾骨间关节（interphalangeal joint）（图8-31）　由各趾相邻两节趾骨底与滑车构成，属于滑车关节，仅可作屈、伸运动。

　　先天性马蹄内翻足（图8-35）是一种常见的先天畸形，发病率为1%，男孩和女孩为2∶1，单侧稍多于双侧，可伴有其他畸形如多指、并指等。先天性马蹄内翻足的因素包括跗骨间关节内收、踝关节跖屈、足内翻、年龄较大时可有胫骨内旋和胫骨后肌挛缩。足处于此位置时，对矫正有弹性抗力，还可合并继发的跟腱和跖腱膜挛缩。足背和足外侧的软组织因持续牵扯而延伸。小儿开始行走后逐渐发生骨骼畸形。先出现跗骨排列异常，以后发展为跗骨发育障碍和变形、足舟骨内移、跟骨跖屈和内翻、距骨头半脱位等。严重者常伴有胫骨内旋畸形。这些骨骼畸形属于适应性改变，取决于软组织挛缩的严重程度和负重行走的影响。在未经治疗的成人，某些关节可自发融合或继发于挛缩而产生退行性改变。非手术疗法多采用手法板正、双侧夹板固定和手法矫正石膏固定。对于非手术疗法效果不满意或畸形复发者，可采用跟腱延长术和足内侧挛缩组织松解术治疗。

**（四）足弓**

　　**足弓**（arch of foot）由跗骨和跖骨借韧带和关节连接而成，分为内、外侧纵弓和横弓（图8-36）。

　　1. 内侧纵弓　由跟骨、距骨、足舟骨、第1~3楔骨和第1~3跖骨连接构成。曲度大，弹性强，适应动态跳跃。主要由胫骨后肌腱、趾长屈肌腱、蹈长屈肌腱、足底方肌、足底腱膜和跟舟足底韧带等维持。

　　2. 外侧纵弓　由跟骨、骰骨和第4、5跖骨连接构成。曲度小，弹性弱，适应负重直立的静态功能。主要由腓骨长肌腱、足底长韧带和跟骰足底韧带等维持。

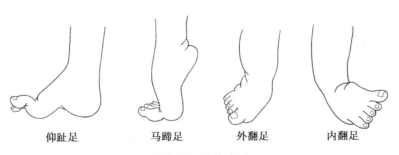

　　仰趾足　　　　　马蹄足　　　　　外翻足　　　　　内翻足

图8-35　足的畸形

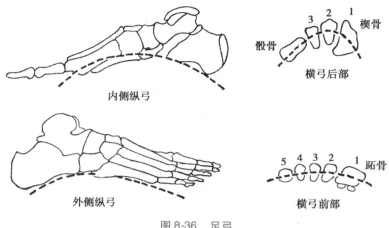

内侧纵弓

外侧纵弓

横弓后部

横弓前部

图 8-36　足弓

3. 横弓　由骰骨、第 1～3 楔骨、第 1～5 跖骨连接构成,主要由腓骨长肌腱、胫骨前肌腱和姆收肌横头等维持。

维持足弓的韧带:①跟舟跖侧韧带:从跟骨载距突至足舟骨内下面,是内侧最强的韧带。②跖侧长、短韧带:连接跟骨和骰骨的跖面。③跖腱膜:从跟骨结节起,向前分成 5 个腱束,止于屈肌腱鞘和跖骨头横韧带,维持足弓犹如弓弦。④三角韧带:在踝关节内侧呈扇形分布,连接内踝和跟骨,防止足外翻。⑤背侧、跖侧骨间韧带和跖骨头横韧带:维持足弓和连接各跖骨。

足弓的维持除各骨间连接的韧带外,足底短肌和小腿长肌腱的牵引也起着重要作用。足部肌特别是小腿各下行肌腱协助足的外展和内收以及足趾的屈、伸,是维持足弓最主要的结构。小腿的下行肌腱包括:①胫骨后肌:从足内侧进入足底,附着于除第 1、5 跖骨及距骨以外的跗骨、跖骨,主要止于足舟骨。加强跟舟跖侧韧带,防止距骨头下陷内倾,并使足的前部内收。②腓骨长肌:止于第 1 楔骨和第 1 跖骨底的内侧和跖侧,与胫骨后肌像两条坚强的悬带绕过足底,将足弓向上提起。③胫骨前肌:止于第 1 楔骨和第 1 跖骨的内侧,可提起足弓的内侧。④趾长屈肌和姆长屈肌:也有提升足弓的作用。肌肉是维持足弓的一个重要因素。农民虽然足弓较低,但因经常行走于高低不平的泥土上,很少发生平足症,这主要是因为勤于肌肉锻炼,并能维持一定平衡的缘故。鞋跟过高或平底鞋对于肌肉都是不利的,使肌肉过于紧张或过于松弛,日久均能引起肌肉作用的不平衡及韧带慢性劳损,从而导致足弓结构和功能异常。

婴儿无足弓,开始学走路时才出现,主要是因为足部肌肉尚不发达,缺乏锻炼的缘故。足弓是人类直立、行走和负重时的重要装置,以足底的跟结节、第 1 跖骨头和第 5 跖骨头 3 点着地,维持站立时足底的稳定性,并保护足底的血管神经免受压迫。足弓提供了足够的弹性,行走、跑跳和负重等活动中可减少地面对人体的反冲力,保护内脏器官和脑。如果维持足弓的软组织(尤其是韧带)发育不良或受损,可引起足弓塌陷,导致平足症。

平足症俗称扁平足(图 8-37),是最常见的足病之一,是指内侧足弓低平或消失,并伴有足跟外翻、距下关节轻度半脱位和跟腱短缩等畸形。患足失去弹性,站立和行走时足弓塌陷,出现疲乏或疼痛。平足症可分为:①姿态性(易变性)平足症:比较常见,软组织虽然松弛,但仍然保持一定弹性,负重时足扁平,除去承重力后足可立即恢复正常。②僵硬性(痉挛性)平足症:多数由于骨联合(包括软骨性及纤维性联合)所致,跗关节间跖面突出,足弓消失。跟骨外翻,双侧跟腱呈"八"字形。距骨头内移,呈半脱位。距骨内侧突出。有时合并腓骨长、短肌及第三腓骨肌痉挛。在严重先天性平足症,距骨极度下垂,其纵轴几乎与胫骨纵轴平行,足舟骨位于距骨头上。足前部背屈,跟骰关节外侧皮肤松弛,形成的皱褶悬挂于外侧。轻型平足症病例可采用非手术疗法。对于僵硬性平足症的治疗,可选择截骨术、三关节融合术、肌力平衡重建术或副足舟骨摘除术等。

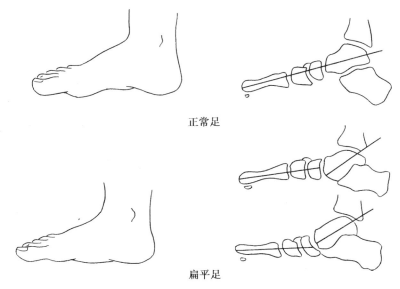

正常足

扁平足

图 8-37　扁平足(站立时)

## 第七节　下肢的解剖操作

### 一、解剖股前内侧区

#### (一) 切开皮肤

尸体仰卧位,腿稍外展外旋。作如下切口(图8-38):①自髂前上棘至耻骨结节作一斜行切口。②平胫骨粗隆作一横行切口。③自切口①的中点向下作一纵行切口至切口②。将皮肤向两侧翻起。

#### (二) 层次解剖

1. 解剖浅筋膜内结构

(1) 解剖大隐静脉及属支和伴行的浅动脉:在股骨内侧髁后缘脂肪组织内寻找大隐静脉及伴行的隐神经。向上追踪大隐静脉至耻骨结节外下方3~4cm处,可见其穿过深筋膜注入股静脉。用解剖镊将大隐静脉近侧端稍提起,用刀柄将隐静脉裂孔下外侧缘的轮廓划清,清楚地显示隐静脉裂孔的边缘,观察其形状、大小和位置。解剖和观察大隐静脉的 5 条属支。先找出腹壁浅静脉、旋髂浅静脉、阴部外浅静脉及伴行的 3 条同名动脉。动脉很细小,可单独起自股动脉,亦可共干起于股动脉。然后,寻找股内侧浅静脉和股外侧浅静脉。观察大隐静脉属支注入类型以及大隐静脉与深静脉的交通支。纵行剖开一段大隐静脉,观察静脉瓣。

(2) 解剖腹股沟浅淋巴结:在腹股沟韧带下方及大隐静脉近端两旁的脂肪中寻找和观察腹股沟浅淋巴结。观察排列和分组后可除去。

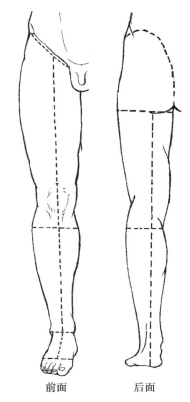

前面　　后面

图 8-38　下肢皮肤切口

(3) 解剖皮神经:在浅筋膜内寻找下列皮神经:股外侧皮神经在髂前上棘下方 5~10cm 处穿出阔筋膜;股神经前皮支和内侧皮支于大腿中、下部经缝匠肌前面穿出阔筋膜;闭孔神经皮支于大腿上部内侧穿出阔筋膜,大约在缝匠肌中点内侧 3 横指处可找到该神经。上述皮神经均尽量追踪至远端，并保留。

2. 解剖深筋膜 保留浅血管和皮神经，去除浅筋膜，仔细观察阔筋膜，可见外侧与内侧厚薄不一。股外侧面阔筋膜增厚的部分为髂胫束，起自髂嵴，止于胫骨外侧髁。阔筋膜张肌包于髂胫束上份两层之间。在腹股沟韧带中点稍下方向下纵行切开阔筋膜，用刀柄将其与深层组织分离，翻向两侧，将皮神经抽向深面。阔筋膜翻至髂胫束前缘处，保留髂胫束。在髂嵴稍下方，纵行切开阔筋膜张肌浅面的筋膜，观察阔筋膜张肌及其与髂胫束的关系。

3. 解剖股前群肌 修洁缝匠肌和股四头肌，观察股四头肌的位置和纤维方向。检查股四头肌腱附着于髌骨，并形成髌韧带止于胫骨粗隆。拉开股直肌，查认深面的股中间肌。

4. 解剖股三角及其内容

（1）观察股三角的位置和境界：股三角由腹股沟韧带、缝匠肌内侧缘与长收肌内侧缘围成。

（2）解剖股鞘：在腹股沟韧带中部下方由筋膜形成。纵行切开股鞘前壁，可见由两个纵行纤维隔将鞘腔分为三部，由外侧向内侧分别包含股动脉、股静脉及股管。

（3）解剖股动脉及其分支：在髂前上棘至耻骨结节的中点和腹股沟韧带的下方，寻找股动脉，并追踪至股三角的尖。在腹股沟韧带下方 3～5cm 处，于股动脉后外侧，解剖出股深动脉。股深动脉在股三角内发出旋股内、外侧动脉。旋股外侧动脉一般从股深动脉外侧壁发出，行于缝匠肌和股直肌深面。切断缝匠肌上端和股直肌中部，并翻起二肌，可见旋股外侧动脉分为升、横、降 3 支。在股深动脉内侧解剖出旋股内侧动脉，可见该动脉从髂腰肌和耻骨肌之间穿向深面。有的旋股外侧动脉和旋股内侧动脉直接发自股动脉。沿股深动脉向下追踪沿途发出的 3～4 支穿动脉，观察它们穿过短收肌和大收肌至大腿后部。

（4）解剖股静脉、观察腹股沟深淋巴结：在股动脉内侧解剖出股静脉，注意其先位于股动脉内侧，至股三角尖走向股动脉后方。清理股深静脉时，应注意保护股深动脉的分支。寻找沿股静脉近段排列的腹股沟深淋巴结，观察后除去。

（5）探查股管：股静脉内侧的筋膜间隙为股管，内有腹股沟深淋巴结和脂肪。剪开股管前壁，用解剖镊取出淋巴结和脂肪，然后用小指探查股管和股环，体会股环的毗邻关系：外侧为股静脉，内侧为腔隙韧带，前方为腹股沟韧带，后方为耻骨梳韧带。探查时不要破坏股环隔及其上面的腹膜。待解剖腹部时观察股凹与股管的位置关系。

（6）解剖股神经：在腹股沟韧带下方和股动脉的外侧，切开覆盖于髂腰肌表面的髂腰筋膜，暴露股神经及髂腰肌。解剖追踪分布于耻骨肌、缝匠肌和股四头肌的股神经分支。清理隐神经，注意观察隐神经与股动脉伴行进入收肌管。

5. 解剖收肌管及其内容 将已切断的缝匠肌向内下翻起，如有皮神经穿过此肌，可切断。观察缝匠肌下段深面的股内侧肌、长收肌和大收肌腱板。缝匠肌和大收肌腱板构成收肌管前壁。辨认股内侧肌与长收肌和大收肌之间的股内侧肌间隔。纵行切开大收肌腱板，暴露收肌管内结构，主要是股三角内结构的向下延续，如股神经的股内侧肌支、隐神经、股动脉和股静脉等。用镊子分离血管神经，观察毗邻关系。隐神经从外侧跨过股动脉前方至内侧。在收肌管内寻找隐神经发出的髌下支和股动脉发出的膝降动脉，观察两者伴行从股薄肌与缝匠肌腱之间穿出，分布于膝内侧。注意股动脉在收肌管内逐渐跨向股静脉的前内侧，两者通过收肌腱裂孔至腘窝。

6. 解剖股内侧群肌和闭孔神经 先分离修洁内侧的股薄肌，再清理长收肌和耻骨肌。在长收肌起点下约 3cm 处切断该肌，向上、下翻起，暴露深面的短收肌。清理短收肌及其表面的闭孔神经前支和位于该肌深面的闭孔神经后支。清理短收肌后下方的大收肌，观察大收肌肌腱与股骨围成的收肌腱裂孔。股动、静脉由此进入腘窝。闭孔动脉和静脉伴闭孔神经穿出闭膜管后分为前、后二支，分布于股内侧群肌。

## 二、解剖小腿前外侧区、踝前区和足背

### （一）切开皮肤

作下列切口（图 8-38）：①平内、外踝作一过踝关节前方的横切口。②沿足趾根部和趾蹼背侧作一横切口达足背内、外侧缘。③延长大腿前面的纵切口直达切口①。④循切口①和②的中点，纵切足背皮肤，直达第 3 趾尖。将皮肤翻向两侧。注意踝部、足背部的皮肤切口要浅，以免破坏浅筋膜内的浅静脉和皮神经。

**（二）层次解剖**

1. 解剖浅筋膜内结构

（1）解剖小腿前外侧区和踝前区的浅筋膜内结构

1）解剖大隐静脉和隐神经：沿股前内侧区解剖出的大隐静脉向下追踪并修洁至足背,注意观察大隐静脉与内踝的位置关系。同时找出与其伴行的隐神经。沿足背静脉弓外侧端找出小隐静脉,向上追踪至其通过外踝的后下方。然后,找出与小隐静脉伴行的腓肠神经。

2）解剖腓浅神经：在小腿外侧中、下 1/3 交界处,仔细找出腓浅神经的皮支。

（2）解剖足背浅筋膜内结构：修洁足背静脉弓,沿其内侧端清理出大隐静脉起始段及伴行的隐神经,从外侧端清理出小隐静脉及伴行的腓肠神经终支足背外侧皮神经。在足背正中部位修洁腓浅神经的两终支足背内侧、中间皮神经,观察其分布。在第 1、2 趾蹼处切开浅筋膜,寻找腓深神经的终末支。

2. 解剖深筋膜 清除浅筋膜,暴露小腿前外侧区、踝前区和足背的深筋膜,观察筋膜各部不同的厚度。从胫骨外侧髁前方向下纵行切开深筋膜,可见小腿上部的深筋膜较厚,其深面有肌附着,不易分离。小腿中部的深筋膜较薄,肌较易分离。在小腿下部、踝关节上方,深筋膜横行纤维增厚,即伸肌上支持带。在踝关节前下方近足背处深筋膜增厚,呈横位的"Y"形,即伸肌下支持带。观察伸肌上、下支持带的附着部位。然后,清除深筋膜,仅保留伸肌上、下支持带。

3. 解剖深层结构

（1）解剖小腿前、外侧群肌：于小腿下 1/3 处从内侧向外侧依次修洁胫骨前肌、踇长伸肌、趾长伸肌和第 3 腓骨肌。在小腿外侧,修洁腓骨长、短肌。辨认腓骨长、短肌与趾长伸肌之间的小腿前肌间隔、与小腿三头肌之间的小腿后肌间隔。注意观察在伸肌上支持带及腓骨肌支持带深面经过的肌腱皆包以腱鞘。

（2）解剖胫前动、静脉：分离胫骨前肌和趾长伸肌的上段,在两肌之间和小腿骨间膜前面剖出胫前动脉和伴行静脉。清理动脉时注意保护附近的神经。向上尽量将胫骨前肌和趾长伸肌分开,在胫骨粗隆水平处横行切断胫骨前肌,然后切除胫骨前肌上份。沿胫前动脉向上找出向内上行于胫骨前肌深面、紧贴胫骨外侧髁的胫前返动脉。该动脉与胫前返神经伴行,分布于膝关节。在腓骨内侧纵切

伸肌上支持带,于第 3 腓骨肌外侧找出腓动脉的穿支,该支有时粗大,可代替足背动脉。

（3）解剖腓浅、腓深神经：在腓骨颈外侧找出腓总神经,观察其绕过腓骨颈穿入腓骨长肌。将尖头镊沿腓总神经向前插入腓骨长肌,按腓总神经的走向切断其浅面的肌纤维,分离和观察腓总神经、胫前返神经、腓浅神经和腓深神经。胫前返神经与胫前返动脉伴行。腓浅神经在腓骨长、短肌之间下行,观察其支配两肌的肌支以及在小腿前外侧中、下 1/3 交界处穿出深筋膜,分为内、外两支。沿胫前动脉寻找和修洁伴行的腓深神经达足背。

4. 解剖足背深层结构 清理踇长伸肌腱和趾长伸肌腱,找出其深面的短伸肌和趾短伸肌,观察骨间背侧肌。在足趾跟部切断踇长、短伸肌腱和趾长、短伸肌腱,翻向近侧。于踝关节前方找出腓深神经。然后,找出与腓深神经伴行的足背动脉和足背静脉,追踪至第 1 跖骨间隙近侧端,寻找该动脉发出的第 1 跖背动脉和足底深支。清理和观察弓状动脉、跖背动脉和趾背动脉。

## 三、解剖臀区和股后区

**（一）切开皮肤**

尸体俯卧位,作如下切口（图 8-38）：①从髂前上棘沿髂嵴切至髂后上棘,再向内侧切至骶部正中。②由切口①内侧端沿骶部正中垂直向下切至尾骨尖。③自尾骨尖沿臀沟至臀部外侧作一弧形切口。④平胫骨粗隆作一横切口。⑤由切口③的中点向下沿股后正中线纵切至切口④。将臀区皮肤翻向外侧,股后区皮肤翻向两侧。

**（二）层次解剖**

1. 解剖浅层结构 于髂嵴稍上方和竖脊肌外缘的浅筋膜内寻找由第 1~3 腰神经发出的臀上皮神经,并向下追踪至臀上部。在髂后上棘与尾骨尖连线的中 1/3 段剖查 1~3 支臀中皮神经。在臀大肌下缘中点附近寻找从下向上分布的 2~3 支臀下皮神经。然后,剥除浅筋膜。

2. 解剖深层结构

（1）观察臀筋膜：臀区深筋膜非常发达,发出纤维束深入到臀大肌肌束内,故不易清理。追查臀筋膜的延续,可见其向上附着于髂嵴,向下和向外侧移行于阔筋膜。阔筋膜向外侧续于髂胫束。保留臀筋膜。

（2）解剖臀大肌和股后皮神经：沿后正中线剪开股后区的深筋膜,向两侧翻开。在深筋膜的深面,寻找股后皮神经。在臀大肌上缘处剪开臀筋膜,钝

性分离该肌上缘。将手指深入臀大肌与臀中肌之间,理解臀肌下间隙的位置。在靠近臀大肌起点约2cm处弧形切开臀大肌。尽可能地分离连于臀大肌的神经血管,边分离边切断该肌。在近臀大肌侧,剪断相连的血管和神经。将臀大肌翻向外下方,清理进入臀大肌上部的臀上动、静脉的浅支以及进入臀大肌下部的臀下动、静脉和臀下神经。有时可见臀大肌与股骨大转子之间的臀大肌转子囊和臀大肌与坐骨结节之间的臀大肌坐骨囊,剪开滑膜囊后有黏液流出。观察臀大肌下部肌腱止于髂胫束。

(3)解剖出入梨状肌上孔的血管和神经:辨认并修洁梨状肌。弧形切断臀中肌中份,将此肌翻开,观察深面的臀小肌。在梨状肌的内上方寻找和修洁由梨状肌上孔穿出的臀上动、静脉和臀上神经。臀上动脉分浅、深两支,浅支分布于臀大肌,深支伴臀上神经分布于臀中、小肌。

(4)解剖出入梨状肌下孔的血管和神经:在梨状肌稍下方自外侧向内侧分离坐骨神经、股后皮神经、臀下血管和臀下神经。在梨状肌下孔最内侧细心剖出阴部内动、静脉和阴部神经,这些血管神经行径隐蔽,出梨状肌下孔后,立即穿坐骨小孔进入坐骨肛门窝。

(5)观察坐骨神经的行径及其深面的肌:清理坐骨神经周围结缔组织,可见该神经自梨状肌下孔穿出(有时在梨状肌上孔或梨状肌中穿出),在坐骨结节与大转子连线中点偏内侧处下行。在臀大肌下缘与股二头肌长头之间坐骨神经位置表浅。提起坐骨神经,在其深面由上而下清理上孖肌、闭孔内肌腱、下孖肌和股方肌。垂直切断股方肌并翻开,可见其深面的闭孔外肌腱。

(6)观察股后区的神经和血管:修洁半腱肌、半膜肌和股二头肌,辨认半膜肌与大收肌之间的股后肌间隔、股二头肌与股外侧肌之间的股外侧肌间隔。在股二头肌深面追踪坐骨神经及其支配股后群肌和部分大收肌的肌支。在坐骨神经深面寻找股深动脉发出的穿动脉,观察其穿过短收肌和大收肌。

(7)解剖髋关节:在臀中、小肌的上端切断两肌,翻向下方,显露髋关节。切开髋关节囊后壁,观察关节内结构。在整体和剖开髋关节示教标本,观察韧带、关节囊、髋臼唇、髋臼窝和股骨头等结构,注意观察关节囊在股骨颈的附着位置。

## 四、解剖腘窝和小腿后区

### (一)切开皮肤

作下列切口(图8-38):①平内、外踝水平过踝

关节后方作一横切口。②沿小腿后区正中作一纵切口,与平胫骨粗隆的切口和切口①相连。③经切口①的中点作一垂直切口,直达足跟。将小腿皮肤翻向两侧。注意踝部的横切口不宜过深。

### (二)层次解剖

**1. 解剖浅层结构** 在外踝后下方的浅筋膜中解剖出小隐静脉及伴行的腓肠神经,向上追踪小隐静脉至穿入深筋膜处,可见1~3个腘浅淋巴结。清除小腿后面和腘窝的浅筋膜,注意小隐静脉穿入深筋膜的位置。在小腿后面中、下份,观察小隐静脉的穿支以及大、小隐静脉之间的吻合支。沿腓肠神经向上解剖,于小腿中部后正中线处找到发自胫神经的腓肠内侧皮神经,在腓骨头后方约5cm处找到由腓总神经发出的腓肠外侧皮神经,观察腓肠内、外侧皮神经合并形成的腓肠神经。

**2. 解剖深层结构**

(1)解剖深筋膜:切开厚而坚韧的腘筋膜,显露参与构成腘窝边界的肌与肌腱,同时除去小腿后区的深筋膜。

(2)观察腘窝的境界:清理和观察腘窝上内侧界的半膜肌和半腱肌,上外侧界的股二头肌以及下内、外侧界的腓肠肌内、外侧头。

(3)解剖腘窝中的血管和神经:清理股二头肌内侧缘,找出腓总神经,追踪至腘窝外侧角,可见其在腓骨头下方绕腓骨颈向前穿入腓骨长肌。分离腓总神经发出的腓肠外侧皮神经。在腘窝中线清理胫神经,可见其发分支到腓肠肌,发出的腓肠内侧皮神经与小隐静脉伴行。另外还有若干关节支。

抬起小腿,使小腿后群肌放松,先清理腓肠肌的内、外侧头,以刀柄插入内、外两头的深面,使腓肠肌与跖肌、比目鱼肌及腘肌分离。在腓肠肌起点下约5cm处(胫神经分支穿入点以下),将该肌的内、外侧头切断,翻向下方。清理脂肪组织,显露腘血管筋膜鞘。在腘血管周围可见腘深淋巴结。观察收肌腱裂孔。小心切开包裹腘动、静脉的筋膜鞘,暴露腘静脉,并拉向一侧,其深面为腘动脉。进一步清理脂肪组织,剖出腘动脉发出的膝上内侧动脉、膝上外侧动脉、膝中动脉、膝下外侧动脉和膝下内侧动脉。膝上、下内侧与膝中血管与胫神经的关节支伴行,膝上、下外侧血管与腓总神经的关节支伴行。

(4)解剖小腿后群肌和血管神经:修洁比目鱼肌,仔细解剖穿经比目鱼肌腱弓深面的胫神经和胫后血管。沿腱弓切断比目鱼肌内侧份,翻向外侧。可见该肌深面有后筋膜隔,分隔浅、深两层肌,观察

后将此筋膜隔清除,显露深层肌。清理辨认胫骨后肌、趾长屈肌和蹞长屈肌,并观察深层肌在内踝上、下方的排列位置变化。观察腘动脉在腘肌下缘分为胫前、后动脉,分离胫前动脉及伴行静脉至穿小腿骨间膜处。在胫骨后肌表面清理胫后动、静脉及胫神经,追踪至屈肌支持带深面。在胫后动脉起点稍下方寻找腓动脉及伴行静脉,沿腓骨内侧缘向下追踪至腓骨肌支持带深面。观察胫神经在小腿后区的分支,向下追踪至屈肌支持带深面。

(5) 解剖膝关节:切开膝关节囊后壁或前壁,观察关节内结构。在整体和剖开膝关节示教标本,观察关节囊、囊外韧带、囊内韧带和半月板等结构,探查髌上囊。通过使膝关节屈伸,理解内、外侧半月板和前、后交叉韧带的作用。

(6) 解剖踝管及其内容:沿肌腱和血管神经束纵行切开屈肌支持带,观察支持带向深面发出的纤维隔和4个骨纤维管。解剖踝管内结构,从前后依次为胫骨后肌腱及其腱鞘、趾长屈肌腱及其腱鞘、胫后血管和胫神经、蹞长屈肌腱及其腱鞘。

(7) 解剖腓骨长、短肌腱:在外踝后下方,切开腓骨肌上、下支持带,观察深面的腓骨长、短肌腱及其腱鞘。

(8) 解剖踝关节:切开关节囊后壁,观察踝关节的构成,并在踝关节示教标本上观察关节面、关节囊和韧带。

## 五、解剖足底

### (一) 切开皮肤

在踝前垫一木枕,使足底朝上。作如下切口(图8-38):①从足跟沿足底正中线纵切至中趾末端。②沿趾根从足外侧缘横切至足内侧缘。剥去足底皮肤,可见皮肤很厚,特别是足跟、趾根和足底外侧缘的皮肤。

### (二) 层次解剖

1. 解剖浅、深筋膜 剥除浅筋膜,其内纤维束较坚韧,趾蹼处的横行纤维发达。清理深筋膜,可见内侧部最薄,中间部最厚,为足底腱膜。修去内、外侧部,保留足底腱膜。观察足底腱膜向前分为5束,分别终于5趾;两侧向深部发出内、外侧肌间隔,分别附着于第1、5跖骨。于趾蹼处沿趾间隙纵行切开足底腱膜,清除脂肪组织,寻找行向趾部的神经和血管。

2. 解剖浅层肌、血管和神经 在跟骨前方5cm处横断足底腱膜,并切断内、外侧肌间隔,将足底腱膜向远侧翻起,注意勿破坏深面的结构。从内向外修洁蹞展肌、趾短屈肌和小趾展肌,清理肌间的足底内、外侧神经及血管。

3. 解剖中层肌、血管和神经 在趾短屈肌中部切断该肌,翻向远侧,暴露蹞长屈肌腱和趾长屈肌腱,观察两肌腱在足底内侧相互交叉。然后,查看足底方肌和4个蚓状肌。观察行于足底方肌浅面的足底外侧神经、血管及其分支,并观察行于蹞展肌与趾短屈肌之间的足底内侧神经、血管及其分支。

4. 解剖深层肌、血管和神经 在跟结节前方切断足底方肌、趾长屈肌腱和蹞长屈肌腱,翻向远侧,暴露蹞短屈肌、蹞收肌和小趾短屈肌。在足底内侧切断蹞展肌起端,翻向远侧,露出胫骨后肌腱。在足底外侧切断小趾展肌止端,翻向近侧,露出腓骨长肌腱。检查二肌腱的止点。切断蹞收肌斜头和横头起端,翻向远侧,露出足底动脉弓、足底外侧神经深支以及3个骨间足底肌和4个骨间背侧肌。

5. 观察足关节 在整体示教标本上,观察足关节的韧带和足弓。在剖开足关节示教标本上,观察各关节的构成和关节腔的范围。

(初国良 盛璞义)

# 参 考 文 献

1. 中国医科大学. 局部解剖学. 北京:人民卫生出版社, 1979.
2. 曹献廷. 局部解剖学. 第 2 版. 北京:人民卫生出版社, 1984.
3. 陈日亭. 颌面颈手术解剖. 北京:人民卫生出版社, 1984.
4. 王建本. 实用解剖学与解剖方法. 北京:人民卫生出版社, 1985.
5. 金绍岐. 实用外科解剖学. 西安:陕西科学技术出版社, 1987.
6. 张为龙,钟世镇. 临床解剖学丛书:头颈部分册. 北京:人民卫生出版社, 1988.
7. 郭世绂. 临床骨科解剖学. 天津:天津科技出版社, 1988.
8. 徐恩多. 局部解剖学. 第 3 版. 北京:人民卫生出版社, 1989.
9. 刘正津,陈尔瑜. 临床解剖学丛书:胸部和脊柱分册. 北京:人民卫生出版社, 1989.
10. 王启华,孙博. 临床解剖学丛书:四肢分册. 北京:人民卫生出版社, 1991.
11. 韩永坚,刘牧之. 临床解剖学丛书:腹盆部分册. 北京:人民卫生出版社, 1992.
12. 于彦铮. 局部解剖学. 上海:上海医科大学出版社, 1993.
13. 陆裕朴,胥少汀,葛宝丰,徐印坎. 实用骨科学. 北京:人民军医出版社, 1993.
14. 王永贵. 解剖学. 北京:人民卫生出版社, 1994.
15. 曹献廷. 手术解剖学. 北京:人民卫生出版社, 1994.
16. 刘治民,周水生,胡国斌,等. 颈部外科学. 北京:中国科学技术出版社, 1995.
17. 朱治远,韩子玉. 局部解剖操作. 北京:人民卫生出版社, 1996.
18. 凌凤东,林奇. 心脏临床解剖学. 西安:陕西科学技术出版社, 1996.
19. 李凤鸣. 眼科全书. 北京:人民卫生出版社, 1996.
20. 徐恩多. 局部解剖学. 第 4 版. 北京:人民卫生出版社, 1997.
21. 张效房,杨进献. 眼外伤学. 郑州:河南医科大学出版社, 1997.

22. 张朝佑. 人体解剖学. 第 2 版. 北京:人民卫生出版社, 1998.
23. 王忠诚. 神经外科学. 武汉:湖北科学技术出版社, 1998.
24. 钟世镇. 临床应用解剖学. 北京:人民军医出版社, 1998.
25. 马维义. 局部解剖学及解剖方法. 北京:北京医科大学中国协和医科大学联合出版社, 1998.
26. 张书琴. 美容整形临床应用解剖学. 北京:中国医药科技出版社, 1998.
27. 钱永忠,樊忠,李培华,等. 耳鼻咽喉-头颈外科手术指南. 北京:人民军医出版社, 2000.
28. 丘实,冯克俭,赵卫星,等. 临床应用解剖学. 郑州:河南医科大学出版社, 2000.
29. 刘正津,姜宗来,殷玉琴. 胸心外科临床解剖学. 济南:山东科学技术出版社, 2000.
30. 吉士俊,潘少川. 小儿骨科学. 济南:山东科学技术出版社, 2000.
31. 郭世绂. 骨科临床解剖学. 济南:山东科学技术出版社, 2000.
32. 谢立信. 角膜移植学. 北京:人民卫生出版社, 2000.
33. 彭裕文. 局部解剖学. 第 5 版. 北京:人民卫生出版社, 2001.
34. 王怀经. 局部解剖学. 北京:人民卫生出版社, 2001.
35. 姜宗来. 人体局部解剖学. 上海:第二军医大学出版社, 2001.
36. 王根本,刘理候. 医用局部解剖学. 北京:人民卫生出版社, 2001.
37. 黄洁夫. 腹部外科学. 北京:人民卫生出版社, 2001.
38. 中国解剖学会体质调查委员会. 中国人解剖学数值. 北京:人民卫生出版社, 2002.
39. 蒋文华. 神经解剖学. 上海:复旦大学出版社, 2002.
40. 朱长庚. 神经解剖学. 北京:人民卫生出版社, 2002.
41. 石美鑫. 实用外科学. 北京:人民卫生出版社, 2002.
42. 郭世绂. 骨科临床解剖学. 济南:山东科学技术出版社, 2002.
43. 陈孝平. 外科学. 北京:人民卫生出版社, 2003.
44. 顾恺时. 胸心外科手术学. 上海:上海科学技术出版社, 2003.

45. 王海杰. 临床局部解剖学. 北京：人民卫生出版社，2004.

46. 艾寿坤. 手术局部解剖学. 北京：科学出版社，2004.

47. 冯传汉. 临床骨科学. 第2版. 北京：人民卫生出版社，2004.

48. 宋广来，巢志复. 腹腔镜手术学. 上海：复旦大学出版社，2004.

49. 张致身. 人脑血管解剖与临床. 第2版. 北京：科学技术文献出版社，2004.

50. 孔维佳，周梁，许庚，等. 耳鼻咽喉头颈外科学. 北京：人民卫生出版社，2005.

51. 胥少汀，葛宝丰，徐印坎. 实用骨科学. 第3版. 北京：人民军医出版社，2005.

52. 王海杰. 英汉人体解剖学词典. 上海：复旦大学出版社，2006.

53. 王海杰，谭玉珍. 实用心脏解剖学. 上海：复旦大学出版社. 2007.

54. 朱晓东. 心脏外科学. 北京：人民卫生出版社，2007.

55. 贾宁阳，王晨光. 脊柱影像诊断学. 北京：人民军医出版社，2007.

56. 叶晓键，袁文. 脊柱外科聚焦. 北京：人民军医出版社，2007.

57. 洛树东，高振平. 医用局部解剖学. 第7版. 北京：人民卫生出版社，2008.

58. 吕毅，陈规划. 手术解剖学. 西安：世界图书出版公司，2008.

59. 吴孟超，吴在德. 黄家驷外科学. 第7版. 北京：人民卫生出版社，2008.

60. 李冬梅. 眼部整形美容手术图谱. 北京：人民卫生出版社，2008.

61. 邱贵兴. 脊柱畸形外科学. 北京：科学技术文献出版社，2008.

62. 韩德民. 外科手术规范化操作与配合：耳鼻咽喉头颈外科分册. 北京：人民军医出版社，2009.

63. 刘忠军. 脊柱外科手术操作及技巧. 北京：人民卫生出版社，2009.

64. 谭明生. 上颈椎外科学. 北京：人民卫生出版社，2010.

65. 邵旭建. 图表系统解剖学. 北京：人民卫生出版社，2010.

66. 孔维佳. 耳鼻咽喉头颈外科学. 第2版. 北京：人民卫生出版社，2010.

67. 张志庸. 协和胸外科学. 北京：科学出版社，2010.

68. 宋修军，李明. 临床骨科诊断学. 北京：科学技术文献出版社，2010.

69. 王德广，王海杰. 人体局部解剖学. 第2版. 上海：复旦大学出版社，2011.

70. 陈孝平. 外科学（下册）. 第2版. 北京：人民卫生出版社，2011.

71. 平舆，冈本道雄. 分担解剖学. 第11版. 东京：金原出版株式会社，1982.

72. 腾田恒夫. 入门解剖学. 第3版. 大阪：南江堂株式会社，1988.

73. 饭野晃启. 临床解剖学ガイド. 东京：广川书店，1991.

74. Sauerland EK. Grant's dissector. 7th ed. Baltimore：The Williams & Wilkins，1974.

75. Hollinshead WH. Textbook of anatomy. 3rd ed. New York：Harper & Row，1974.

76. Basmajian JV. Grant's method of anatomy. 10th ed. Baltimore：The Williams & Wilkins，1980.

77. Smith JW. Regional anatomy illustrated. New York：Churchill Livingstone，1983.

78. Romanes GJ. Cunningham's manual of practical anatomy. 14th ed. London：Jarrold & Sons，1984.

79. Williams PL, Bannister LH, Berry MM, et al. Gray's anatomy. 38th ed. London：Churchill Livingstone，1995.

80. Mathers Jr LH, Chase RA, Dolph J, et al. Clinical anatomy principles. St. Louis：Mosby，1996.

81. Clemente CD. Anatomy：a regional atlas of the human body. Baltimore：The Williams & Wilkins，1997.

82. Lastanga N, Field D and Soames R. Anatomy and human movement-structure and function. 2nd ed. New York：Butterworth-Heinemann，1997.

83. Sinnatamby CS. Last's anatomy：regional and applied. 10th ed. London：Churchill Livingstone，2000.

84. Ekition N, Tortora GJ, Grabowski SR. Principles of anatomy and physiology. London：John Wiley & Sons，2000.

85. Snell RS. Clinical anatomy. 6th ed. London：Wolters Kluwer Company，2000.

86. Standring S. Grany's anatomy. 40th ed. New York：Churchill Livingstone，2009.

87. Moore KL, Dalley AF, Agur AMF. Clinically oriented anatomy. 6th ed. New York：Lippincott Williams & Wilkins，2010.

# 中英文名词对照索引

C

## D

## E

## F

## G

# H

## L

# M

## N

## P

## R

## S

## T

## W

## Y

## Z